HANDBUCH DER GESAMTEN AUGENHEILKUNDE

BEGRÜNDET VON **A. GRAEFE** UND **TH. SAEMISCH**

FORTGEFÜHRT VON **C. HESS**

HERAUSGEGEBEN UNTER MITARBEIT VON

C. ADAM-Berlin, TH. AXENFELD-Freiburg i. B., K. BEHR-Kiel, BERN-HEIMER-Wien †, A. BIELSCHOWSKY-Marburg, A. BIRCH-HIRSCHFELD-Königsberg i. Pr., A. BRÜCKNER-Berlin, R. CORDS-Köln, A. ELSCHNIG-Prag, O. EVERSBUSCH-München †, A. FICK-Zürich, B. FLEISCHER-Tübingen, E. FRANKE-Hamburg, S. GARTEN-Leipzig, W. GILBERT-München, ALFR. GRAEFE-Halle †, R. GREEFF-Berlin, A. GROENOUW-Breslau, K. GRUNERT-Bremen, O. HAAB-Zürich, L. HEINE-Kiel, E. HERING-Leipzig †, E. HERTEL-Leipzig, C. von HESS-München, E. von HIPPEL-Göttingen, J. HIRSCHBERG-Berlin, F. B. HOFMANN-Marburg a. L., J. van der HOEVE-Leiden, J. IGERSHEIMER-Göttingen, E. KALLIUS-Breslau, J. KÖLLNER-Würzburg, A. KRAEMER-San-Diego †, E. KRÜCKMANN-Berlin, H. KUHNT-Bonn, R. KÜMMELL-Hamburg, F. LANGENHAN-Hann.-Münden, H. LAUBER-Wien, TH. LEBER-Heidelberg †, G. LENZ-Breslau, W. LÖH-LEIN-Greifswald, F. MERKEL-Göttingen, J. von MICHEL-Berlin †, I. W. NORDENSON-Stockholm, M. NUSSBAUM-Bonn †, E. H. OPPENHEIMER-Berlin, A. PETERS-Rostock, A. PÜTTER-Bonn, M. von ROHR-Jena, R. SALUS-Prag, TH. SAEMISCH-Bonn †, H. SATTLER-Leipzig, C. H. SATT-LER-Königsberg i. Pr., G. von SCHLEICH-Tübingen, H. SCHMIDT-RIMP-LER-Halle a/S. †, L. SCHREIBER-Heidelberg, OSCAR SCHULTZE-Würz-burg, R. SEEFELDER-Innsbruck, H. SNELLEN jun.-Utrecht, K. STAR-GARDT-Bonn, W. STOCK-Jena, A. von SZILY sen.-Budapest, A. von SZILY-Freiburg i. B., W. UHTHOFF-Breslau, H. VIRCHOW-Berlin, A. WAGENMANN-Heidelberg, K. WESSELY-Würzburg, M. WOLFRUM-Leipzig

VON

TH. AXENFELD UND A. ELSCHNIG

DRITTE, NEUBEARBEITETE AUFLAGE

BERLIN

VERLAG VON JULIUS SPRINGER

1921

VERLETZUNGEN DES AUGES

MIT BERÜCKSICHTIGUNG DER UNFALLVERSICHERUNG

VON

A. WAGENMANN

PROFESSOR IN HEIDELBERG

DRITTE AUFLAGE

II. BAND

MIT 79 TEXTFIGUREN UND 2 TAFELN

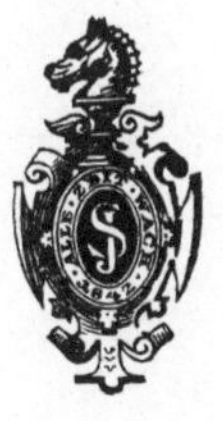

BERLIN

VERLAG VON JULIUS SPRINGER

1921

ISBN 978-3-642-98156-2   ISBN 978-3-642-98967-4   (eBook)
DOI 10.1007/978-3-642-98967-4

Inhalt.

Verletzungen des Auges
mit Berücksichtigung der Unfallversicherung.

Von **A. Wagenmann** in Heidelberg.

II. Band.

Mit 79 Figuren im Text und 2 Tafeln.

Spezieller Teil.

II. Verwundungen ohne Zurückbleiben des verletzenden Fremdkörpers.

	Seite
Allgemeines über Augenwunden (§ 161)	891
Über die Heilungsvorgänge an den Augenhäuten nach Verwundung (§ 162)	894
Literatur zu § 162	907
Wunden der Bedeckung und Umgebung des Auges (§§ 163—165)	912
Wunden der Lider (§ 163)	912
Wunden der Tränenorgane. Tränenableitungswege und Tränendrüse (§ 164)	921
Wunden der Bindehaut (§ 165)	925
Literatur zu §§ 163—165	928
Die nicht perforierenden Verwundungen der Augenkapsel (§§ 166—174)	932
Die nicht perforierenden Wunden der Hornhaut (§ 166)	932
Die rezidivierenden Erosionen (§ 167)	938
Die Prognose und Therapie der oberflächlichen Verwundungen der Hornhaut und der rezidivierenden Erosionen (§ 168)	943
Die nicht perforierende Verwundung der Korneoskleralgrenze und der Sklera (§ 169)	946
Literatur zu §§ 166—169	948
Die infektiösen Entzündungen bei nicht perforierender Hornhautverwundung (posttraumatische Hornhautentzündungen) (§§ 170—174)	952
Ulcus corneae serpens (§ 170)	953
Ulcus corneae traumaticum simplex (atypische Hypopyonkeratitis) (§ 171)	974
Keratomycosis aspergillina (§ 172)	977
Keratitis disciformis (Fuchs) (§ 173)	979
Herpes corneae (Keratitis dendritica) nach oberflächlicher Hornhautverwundung (§ 174)	982
Literatur zu §§ 170—174	984
Perforierende Verwundungen des Auges (§§ 175—183)	993
Allgemeines über die perforierenden Verwundungen des Auges (§ 175)	993
Prognose der perforierenden Verwundungen des Auges ohne Zurückbleiben des verletzenden Fremdkörpers (§ 176)	996

Seite

Die Behandlung aseptischer und infizierter perforierender Verwundungen des
Auges (§ 177) 1000
Die perforierenden Kornealverwundungen (§ 178) 1013
Die perforierenden Korneoskleralverwundungen (§ 179) 1026
Die perforierenden Skleralverwundungen (§ 180) 1034
Pathologische Anatomie der perforierenden Verwundungen des Bulbus (§ 181) 1039
Literatur zu §§ 175—181 1052
Verwundung der Iris bei perforierenden Verwundungen des Auges (§ 182) 1073
Literatur zu § 182 1076
Traumatische Katarakt nach perforierender Verwundung des Auges (§ 183) 1077
Literatur zu § 183 1094
Die Verwundungen der Orbita (§§ 184—190) 1099
Allgemeine Übersicht über die Orbitalverwundungen, ihren Befund und ihre
Folgen (§ 184) 1099
Die Verletzung der Orbitalknochen durch Verwundung (§§ 185—187) 1103
Allgemeines über die Verwundung der Orbitalknochen (§ 185) 1103
Die direkte Fraktur des knöchernen Orbitalrandes durch Verwundung (§ 186) 1105
Die isolierte direkte Fraktur der Orbitalwände durch Verwundung (§ 187) . 1107
Literatur zu §§ 184—187 1117
Läsion des Optikus durch Verwundung der Orbita (direkte Opti-
kusläsion und Evulsio nervi optici) (§ 188) 1120
Literatur zu § 188 1135
Verletzung der übrigen Weichteile der Orbita (Augenmuskeln, Nerven, Ge-
fäße und Fettgewebe) durch Verwundung der Orbita (§ 189) 1144
Literatur zu § 189 1154
Pulsierender Exophthalmus nach Stichverletzung der Orbita (§ 190) . . . 1155
Literatur zu § 190 1158
Die direkte Verwundung der zentralen Optikusbahn und der
zentralen Bahnen der anderen mit dem Auge in Beziehung
stehenden Nerven (§ 191) 1159
Literatur zu § 191 1161

III. Verwundungen mit Zurückbleiben des verletzenden Fremdkörpers (Fremdkörperverletzungen).

Allgemeines über Fremdkörperverletzungen (§ 192) 1161
Literatur zu § 192 1171
Die Hilfsmittel zum Nachweis und zur Lokalisation von Fremd-
körpern (§§ 193 u. 194) 1172
Sideroskop, Metallophon, Magnet, Durchleuchtungslampe (§ 193) 1172
Literatur zu § 193 1187
Untersuchung mit Röntgenstrahlen (§ 194) 1194
Literatur zu § 194 1205
Experimentelle Untersuchungen über die chemische Wirkung von Fremd-
körpern auf das Auge (§ 195) 1215
Literatur zu § 195 1222
Über die chemische Wirkung von Fremdkörpern auf das mensch-
liche Auge (§§ 196—199) 1223
Über die Wirkung von Fremdkörpern aus Eisen und Stahl auf das mensch-
liche Auge. Siderosis bulbi (§ 196) 1223

Seite

Literatur zu § 196 1255

Über die Wirkung von Fremdkörpern aus Kupfer und Messing auf das menschliche Auge (§ 197) 1264

Literatur zu § 197 1286

Über die Wirkung einiger weiterer Fremdkörper auf das menschliche Auge
(Edelmetalle, Blei, Zink, Glas, Steine, Holzsplitter) (§ 198) 1294

Literatur zu § 198 1301

Verletzungen des Auges durch Raupenhaare [Pseudotuberkulöse Entzündung
(Wagenmann), Ophthalmia nodosa (Saemisch)] (§ 199) 1303

Literatur zu § 199 1331

Die Magnetoperation (§ 200) 1333

Geschichte der Magnetoperation 1333

Zur Theorie der Augenmagnete 1340

Die Augenmagnete 1342

Vergleichende Untersuchungen über die Magnetleistungen und Versuche,
sie zu steigern . . . . : 1361

Die Entfernung von Eisensplittern aus dem Auge durch Einführen der Ansatzspitze eines kleinen Elektromagneten in das Auge. Intraokulare
Magnetanwendung (Hirschbergsches Verfahren) 1364

Die Entfernung von Eisensplittern aus dem Augeninnern mittels des starken
Magneten. Extraokulare Anwendung des großen Magneten (Haabsches
Verfahren) 1372

Wahl der Methode und Indikation für die intraokulare und extraokulare
Magnetanwendung (Hirschbergsches und Haabsches Verfahren) . . . 1381

Literatur zu § 200 1390

Fremdkörper in der Bedeckung und Umgebung des Auges (Augenlidern und Tränenorganen) (§§ 201—204) 1418

Fremdkörper in den Augenlidern (§ 201) 1418

Fremdkörper auf und in der Bindehaut (§ 202) 1422

Fremdkörper auf und in der Hornhaut (§ 203) 1432

Fremdkörper in der Sklera (§ 204) 1450

Literatur zu §§ 201—204 1455

Perforierende Verletzungen des Auges mit Zurückbleiben von
Fremdkörpern im vorderen Bulbusabschnitt (vorderer Kammer, Iris, hinterer Kammer und Linse) (§§ 205 und 206) 1464

Fremdkörper in der Vorderkammer, Iris und hinteren Kammer (§ 205) . . 1464

Literatur zu § 205 1494

Fremdkörper in der Linse (§ 206) 1511

Literatur zu § 206 1523

Fremdkörper im hinteren Bulbusabschnitt (im Glaskörperraum,
im Ziliarkörper, in der Aderhaut, in der Netzhaut, im
Optikus) (§ 207) 1528

Literatur zu § 207 1576

Verletzungen mit Zurückbleiben eines Fremdkörpers in der
Orbita (§ 208) 1600

Die Läsion der zentralen Optikusbahn und der zentralen Bahnen der anderen
mit dem Auge in Beziehung stehenden Nerven durch Verwundung mit
Zurückbleiben eines Fremdkörpers (§ 209) 1624

Literatur zu §§ 208 und 209 1624

Kapitel XVII₂.

Verletzungen des Auges mit Berücksichtigung der Unfallversicherung. II.

Von

A. Wagenmann,

Professor in Heidelberg.

Mit zahlreichen Figuren im Text und auf Tafeln.

II. Verwundungen ohne Zurückbleiben des verletzenden Fremdkörpers.

Allgemeines über Augenwunden.

§ 161. Unter Wunden verstehen wir solche Kontinuitätstrennungen der Gewebe, bei welchen die veranlassende mechanische Gewalteinwirkung die äußere Decke durchtrennt und in wechselnder Tiefe in die Gewebe eindringt. Zum Gebiet der Augenheilkunde gehören in erster Linie die Wunden, die den Bulbus selbst, seine Bedeckung und Umgebung, die Lider, die Bindehaut und Tränenorgane betreffen, sodann die Wunden, die bis in die Augenhöhle sich erstrecken und die Weichteile, vor allem den Sehnerven und die Augenmuskeln, sowie die Knochen der Augenhöhle verletzen. Durch die in das Gebiet der Chirurgie gehörenden Schädelwunden können ferner die zentralen Sehbahnen, sowie die mit dem Auge in Verbindung stehenden Hirnnerven Schaden erleiden.

Bei Verwundungen des Augapfels ist von größter Bedeutung die Unterscheidung in oberflächliche oder nicht perforierende Wunden und in perforierende Wunden des Bulbus. Im ersten Fall hat sich die Gewalteinwirkung noch innerhalb der äußeren Augenkapsel — Hornhaut und Lederhaut — erschöpft, im zweiten Fall ist die Bulbuswand ganz durchtrennt. Mit der Tatsache der Perforation der Bulbuswand ist die Möglichkeit gegeben, daß der verletzende Fremdkörper im Augeninnern zurückgeblieben ist (Fremdkörperverletzung) und sodann, daß durch Infektion bei der Verletzung oder nachträglich auf dem Wege der penetrierenden Wunde eine intraokulare infektiöse Entzündung entsteht, die, wie bereits S. 82 ausgeführt wurde, unabhängig von der Schwere und Größe der ursprünglichen Verwundung häufig das Sehvermögen vernichtet, oft die Erhaltung des Auges auch nur der Form nach unmöglich macht und vor allem das zweite Auge durch sympathische Entzündung bedroht. Die Bedeutung der perforierenden Wunden des Bulbus besteht ferner darin, daß Teile aus dem Augeninnern vorfallen und austreten können, daß bei schwerer Verwundung, auch bei aseptischem Verlauf, die Vernarbungsvorgänge, z. B. durch Ablösung der Netzhaut und der Uvea, zu dauernder Erblindung und selbst zu Schrumpfung des Auges führen können. Sind die Contenta bulbi bei der Verletzung in größerer Menge verloren gegangen, so ist dadurch ohne weiteres der Bestand des Auges bedroht.

Die perforierenden Verletzungen des Augapfels werden je nach der Lage der Eingangswunde am besten in perforierende Korneal-, Korneoskleral- und Skleralverletzungen eingeteilt.

Am Auge kommen Schnitt-, Stich-, Hieb-, Riß-, Quetsch-, Biß- und Schußwunden vor. Die letzteren werden in einem besonderen Abschnitt abgehandelt. Nach der Beschaffenheit der Wunde sind zu unterscheiden einfache oder glatte Wunden, bei denen die Gewebe ohne Quetschung der Umgebung scharf durchtrennt sind, und komplizierte Wunden, Riß- und Quetschwunden, bei denen die Wundränder gequetscht und zerrissen sind und bei denen auf die Nachbarschaft der Wunde und bei Bulbusverletzungen selbst auf den ganzen Bulbus gleichzeitig eine mehr oder weniger starke Kontusion eingewirkt hat. Bei der ersten Gruppe sind nur die Gewebe im Bereich der Wunde durchtrennt, und es bluten nur die direkt getroffenen Gefäße, bei der zweiten Gruppe gehen die Gewebszerreißung und die Blutung über den Bereich der Wunde am Angriffspunkt des Fremdkörpers hinaus. In die erste Gruppe gehören im allgemeinen die Schnitt-, Stich- und Hiebwunden, in die zweite die Riß-, Quetsch-, Biß- und Schußwunden. Doch kann auch ein stumpfer Körper einmal eine glatte Wunde verursachen, während umgekehrt ein schneidender Fremdkörper Quetschung und Rißwunde bewirken kann. Die Riß- und Quetschwunden stellen sich oft als direkte Rupturen durch stumpfe Gewalt — Zerreißung unter hohem Druck am Angriffspunkt der stumpfen Gewalt — dar, wie bereits § 79 S. 446, § 123 S. 607 und § 133 S. 655 erwähnt wurde. Ferner ist wichtig die Unterscheidung in frische, reine, aseptische Wunden, die nur die Zeichen der mechanischen Gewebsdurchtrennung darbieten, in infizierte Wunden, bei denen die Infektion mit Mikroorganismen Entzündung veranlaßt hat, in verunreinigte Wunden, bei denen Verunreinigung mit Schmutz, Staub, mitgerissenen Fremdkörpern und mit zufälligen Einlagerungen erfolgt ist, in vergiftete Wunden, in die ein chemisch giftiger Körper, z. B. durch Insektenstich, eingedrungen ist, und schließlich in Wunden mit verbranntem oder verätztem Wundrand, die z. B. durch scharfe glühende metallische Fremdkörper veranlaßt werden. Je nach der Richtung des verwundenden Fremdkörpers entstehen senkrecht oder schräg die Gewebe durchtrennende Wunden, bei tangentialer Schnittrichtung Lappenwunden oder Wunden mit Substanzverlust.

Diagnose. Wunden sind leicht zu erkennen, nur ganz kleine Wunden oder bereits verklebte und vernarbte Wunden können entgehen. Bei jeder Wunde hat man die Lage, Form, Richtung, Größe und Tiefe genauer festzustellen und sich klar zu werden, was alles mitverletzt ist. Am besten fertigt man, zumal zu Zwecken der späteren Begutachtung, sofort über den Befund der Wunde eine Skizze an. Bei Wunden des Augapfels ist das Wichtigste die Feststellung, ob die Wunde penetrierend ist oder nicht. Bei penetrierenden Wunden hat man in jedem Fall auf das genaueste nachzuforschen, ob etwa der verletzende Fremdkörper noch im Auge steckt. In den meisten Fällen wird man nach der Anamnese, dem Aussehen der Wunde und nach dem sonstigen Befund die Frage sicher entscheiden können, in manchen Fällen aber ist die Entscheidung schwierig oder unmöglich. Man hat in solchen zweifelhaften Fällen alle diagnostischen Hilfsmittel auf Vorhandensein eines Fremdkörpers heranzuziehen (Röntgendurchleuchtung, Sideroskop, diagnostische Benutzung des starken Magneten usw.).

Bei Wunden seitlich vom Bulbus hat man festzustellen, ob sie nur oberflächlich sind oder etwa bis in die Orbita reichen, da die Eröffnung der Orbita von der weitgehendsten Bedeutung ist und perforierende Orbital-. verletzungen lebensgefährlich werden können. Man hat hier, abgesehen von der Untersuchung der Wunde und Feststellung ihrer Tiefe durch Sondierung, die sonstigen Zeichen einer Orbitalverletzung, Exophthalmus, Sehstörung, Beweglichkeitsbeschränkung und Folgen der Orbitalblutung zu beachten und hat bei nachweisbarer Orbitalverletzung genau nachzuforschen, ob ein Fremdkörper zurückgeblieben ist. Auch hat man stets festzustellen, ob die Nebenhöhlen, vor allem die Schädelhöhle, mit eröffnet sind und besonders auf Gehirnerscheinungen zu fahnden.

In jedem Fall von Verwundung hat man sich die Frage vorzulegen, ob Anzeichen der erfolgten Infektion bestehen, oder ob die vorliegenden Symptome dem Grad der auf die mechanische Läsion folgenden Reaktion entsprechen. Die Entscheidung ist leicht bei eitriger oder ausgesprochen fibrinös-plastischer, exsudativer Entzündung, dagegen bei weniger hochgradig exsudativer Entzündung schwer.

Bei Bulbuswunden hat man festzustellen, ob Teile aus dem Bulbusinnern eingeklemmt oder vorgefallen sind, da alle Einlagerungen stets den schnellen und festen Verschluß der äußeren Wunde hindern und damit die Gefahr für nachträgliche Infektion erhöhen. Außerdem hat man bei jeder

Wunde auf Verunreinigung mit fremden mitgeschleppten Substanzen, unter denen bei Bulbuswunden die Zilien eine besonders große Rolle spielen, zu achten. Bei jeder Verletzung ist eine möglichst schonende vorläufige Funktionsprüfung anzustellen, da die Änderung der Funktionen während der Heilung wichtige Schlüsse gestattet und da die Funktionsprüfung Aufschluß über die Mitverletzung der Tiefe gibt, besonders bei Medientrübung, die die Augenspiegeluntersuchung verhindert. Und schließlich hat man bei der ersten Untersuchung sofort das andere Auge einer vorläufigen kurzen Untersuchung zu unterziehen. Bei älteren Fällen muß man auseinander halten, was von den Veränderungen im unmittelbaren Anschluß an die Verwundung aufgetreten und was als nachträglicher Folgezustand der Verletzung anzusehen ist.

Über die Heilungsvorgänge an den Augenhäuten nach Verwundung.

§ 162. Die feineren Vorgänge bei der Heilung von Hornhautwunden sind wiederholt Gegenstand experimenteller Untersuchung besonders am Kaninchen gewesen. Vielfach sind Verwundungen der Hornhaut benutzt, um allgemeinere biologische und histologische Fragen über Zellteilung, Gewebsregeneration usw. zu studieren.

Über die Art der Heilung von perforierenden Hornhautwunden haben zuerst GÜTERBOCK (1870) und dann GUSSENBAUER (1871) Versuche an Kaninchen und Fröschen angestellt. Weiter sind zu nennen die Arbeiten von v. WYSS (1876), der zuerst die Proliferation der Epithelien betonte, von NEESE (1887), der die Vernarbung bis zum 30. Tage verfolgte und die Vorgänge in den wesentlichsten Punkten richtig beschrieb, von RANVIER (1896, 1898), MONESI (1899), MASUGI (1901), der nur die frühen Stadien bis 48 Stunden untersuchte, von MARCHAND (1901), WEINSTEIN (1903), der die Vernarbung bis zum 120. Tage verfolgte, von RETTERER (1903), von GERMANI (1906), HENDERSON (1907), SALZER (1912), BONNEFON et LACOSTE (1912), LANDREAU (1912), HANKE (1915).

Die Wundheilung einfacher perforierender Schnittwunden der Kornea verläuft in folgender Weise.

Die Wunde fängt nach wenigen Minuten an sich zu schließen, nach ca. $^1/_4$ Stunde ist die vordere Kammer vollständig hergestellt. Dieser erste primäre Verschluß kommt im wesentlichen durch eine Verklebung mit Fibrin zustande, da das Kammerwasser infolge des Kammerwasserabflusses fibrinhaltig geworden ist. Und zwar findet die erste Vereinigung an der mittleren Partie des Wundkanals statt. Durch die Elastizitätsverhältnisse der Kornea kommt es zu einer leichten Retraktion des äußeren und zu einer etwas stärkeren des inneren Wundrandes, während die mittleren Partien bei kleinen Wunden sich berühren, bei größeren klaffenden relativ mehr angenähert bleiben. Dadurch wird ein vorderer und hinterer Wundtrichter gebildet. Die Annäherung der mittleren Partie wird dadurch begünstigt, daß die Hornhautlamellen am Schnittrand durch Imbibition mit Kammerwasser sofort etwas aufquellen. Wenn bei kleinen Wunden diese gequollenen Fasern der mittleren Partie direkt aneinander gelagert sind, so kann man von einem »primären lamellären« Verschluß sprechen. Der hintere Wundtrichter wird durch einen dicken Fibrinpfropf, aus dem Kammerwasser stammend, verschlossen, der aber während der nächsten

Tage verschwindet. Das Epithel endet anfangs scharf am Wundrand, nach 2 Stunden beginnt es sich in den vorderen Wundtrichter einzusenken und von der 3. Stunde ab schiebt es sich immer mehr vor bis zur primären Verklebungsstelle, so daß nach 15 Stunden (Neese) die Überbrückung derselben und nach 1—2 Tagen die vollständige Ausfüllung des vorderen Wundtrichters erzielt ist. Damit ist ein festerer provisorischer Wundschluß gegeben.

Die Epitheleinsenkung entsteht durch Epithelproliferation vom .Wundrand aus (von Wyss, Neese, Masugi, Monesi, Weinstein, Germani, Henderson, Salzer, Bonnefon et Lacoste, Landreau, Hanke). Man findet Mitosenbildung und zwar die lebhafteste 3—5 Stunden nach der Verletzung. Die Mitosenbildung ist in einem gewissen Abstand von der Wunde am stärksten (Neese, Masugi, Monesi, Weinstein), ein Befund, der für die Epithelproliferation bei Wunden der Linsenkapsel von Leber (1878) und Schirmer (1889) ebenfalls konstatiert wurde.

In den späteren Stunden werden auch Mitosen im Epithelzapfen des Wundtrichters selbst beobachtet. Vom 2. Tage ab beginnt die Proliferation der fixen Hornhautzellen, am 4. Tage sind schon massenhafte Spindelzellen gebildet, es erfolgt dann die Herausdrängung des Epithelzapfens aus dem vorderen Wundtrichter unter Abstoßung und Degeneration von Epithelzellen und die Ausfüllung der ganzen Wunde mit jungem Bindegewebe, das sich am Schluß der ersten Woche in festes Narbengewebe umwandelt. Nach 14 Tagen überzieht das Epithel die Narbe in gewöhnlicher Dicke, und nach 3 Wochen sind die Lamellen der Narbe dem Hornhautgewebe ähnlicher geworden, nur etwas kernreicher.

Salzer (1912), der Schnittwunden der Kaninchenhornhaut in Stadien von 5 Stunden bis $4^{1}/_{2}$ Monaten nach der Verletzung untersuchte, bestreitet, daß die Vernarbung der Grundsubstanz von den fixen Hornhautzellen herrührt, sondern leitet die die Regeneration besorgenden Keratoblasten mit großer Wahrscheinlichkeit vom Epithel ab. Ich komme auf diese Annahme bei Besprechung der Regeneration der Hornhaut auf S. 898 zurück.

Ein Ersatz der Bowmanschen Membran findet nicht statt.

Die Descemetsche Membran klafft und die Schnittenden biegen sich etwas nach vorn nach dem Wundkanal zu um. Das Endothel schiebt sich vom 3. Tag an unter Formveränderung der Zellen ebenfalls über den Wundrand hinüber, es findet eine Proliferation der Zellen mit nachweisbaren Mitosen statt, und schließlich stellt sich am 8.—9. Tage wieder ein Überzug normaler Endothelien her.

Während Neese noch auf Grund der Untersuchung einer 30 tägigen Narbe beim Kaninchen die Wiederherstellung der Descemetschen Membran bestritten hatte, habe ich (1889) zuerst an mehreren Augen mit Hornhautperforation durch Geschwür die Neubildung von Descemetscher Membran an der Narbe nachgewiesen und den Befund abgebildet.

In einem Falle (1889) war auch ein Stück der ursprünglichen Descemet eine Strecke weit abgelöst und dieser frei in die Kammer hängende Zipfel zeigte ebenfalls neben Endothelüberzug neugebildete Glashaut. Die innige Beziehung zwischen Endothelwucherung und Neubildung der Glashaut, selbst um ein abgelöstes Stück Descemet, der früher von mir erhobene Befund von Verdickung der Descemet durch neugebildete Glashaut nach ausgiebiger Endothelabschabung (1888), sowie die analogen, auch von mir beschriebenen Befunde an der Linsenkapsel bei Kapselstar und Kapselnarbe (Leber 1878, Schirmer 1889) führten mich dazu, die neugebildete Descemet als ein Ausscheidungsprodukt des Endothels anzusprechen. Kurz darauf hat Gepner (1890) an einer viele Jahre alten

Iridektomienarbe bei einem jugendlichen Individuum zwischen den ein wenig klaffenden Enden der ursprünglichen Descemet die von der Basalmembran entblößte Stelle der Hornhautgrundsubstanz mit einer neugebildeten Glashaut überzogen gefunden.

Sodann habe ich (1891) die Neubildung der DESCEMETschen Membran an einer Hornhautnarbe nach Starextraktion bei einem 57jährigen Mann beschrieben. Die Enden der durchschnittenen Descemet klafften kaum, so daß die neugebildete Glashaut die beiden Wundränder fast unmittelbar deckte. An der $2^1/_4$ Jahre alten Narbe hatte die neugebildete Glashaut etwa $^1/_4$ der Dicke der DESCEMETschen Membran erreicht. Die Heilung von Durchtrennung der DESCEMETschen Haut kann sich, wie ich damals ausgeführt habe, analog der Heilung von Linsenkapselwunden vollziehen. Die beiden Enden der Descemet heilen nicht direkt zusammen, da die Basalmembran als Kutikulargebilde von sich aus nicht regenerationsfähig ist. Doch kann eine Heilung so zustande kommen, daß der Defekt durch eine vom Endothel ausgeschiedene, neugebildete Schicht Glashaut, die der alten DESCEMETschen Membran bzw. dem narbigen Zwischengewebe aufgelagert ist, verschlossen wird.

Später ist dann auch bei den Narben an Tieren nach experimentell erzeugter Hornhautperforation das Auftreten der neugebildeten Glashaut beschrieben, so von RANVIER (1896, 1898), MONESI (1898), WEINSTEIN (1903) und GERMANI (1906). WEINSTEIN (1903) hat den mikroskopischen Befund von sechs verschieden alten Narben (bis zu 120 Tagen) angeführt und das erste Auftreten eines dünnen homogenen Streifens in einer 30 Tage alten Narbe gefunden. Der Streifen, der das Endothel vom Narbengewebe abteilte, nahm an Dicke langsam zu, nach 2 Monaten war er noch sehr dünn, nach $3—3^1/_2$ Monaten erreichte die Membran ungefähr die Hälfte der Dicke der normalen Descemet und erst nach 4 Monaten fast die Norm.

WEINSTEIN (1903) verwarf die von mir angenommene Entstehung durch Ausscheidung vom Endothel und meinte, daß die neugebildete ebenso wie die normale Descemet die Grenzlamelle der Hornhaut darstellt, welche eine eigentümliche Veränderung unter dem Einfluß der beständigen Anfeuchtung mit dem Humor aqueus, eine Hyalinisation, erfahren hat. Das Kammerwasser soll durch Stomata zwischen den Endothelialzellen auf das Bindegewebe einwirken.

Auf die Unhaltbarkeit der Theorie von WEINSTEIN, die Dürftigkeit ihrer Motivierung, sowie die Nichtbeachtung zahlreicher von mir beigebrachter und zum großen Teil abgebildeter Befunde, die von anderen bestätigt sind, hat schon HALBEN (1904) näher hingewiesen.

Mehrfach ist der Einfluß, den das Kokain auf die anfängliche Wundheilung ausübt, untersucht worden. Bekanntlich war dem Kokain vielfach eine schädigende Wirkung auf das Epithel der Kornea und auf die Grundsubstanz zugeschrieben, von anderen aber bestritten worden (BUNGE 1885, PFLÜGER 1885, HIRSCHBERG 1885, WICHERKIEWICZ 1885, WÜRDINGER 1886, MELLINGER 1891, BELLARMINOFF 1893 u. a.).

MELLINGER (1893) kam auf Grund seiner experimentellen Untersuchungen zu dem Schluß, daß das Kokain die Elastizität der Hornhaut schädigend beeinflußt, den primären lamellären Wundverschluß dadurch stört und die Bildung eines Gerinnungspfropfes in der Hornhautwunde durch Lymphanämie des Parenchyms beeinträchtigt. Dadurch entsteht anfangs nur ein lockerer epithelialer Verschluß der ganzen Wunde. BLOCK (1894) konnte einen schädigenden Einfluß auf die Wundheilung nicht bestätigen und DALÉN (1899), der die Wirkung des Holokain und Kokain auf die Heilung perforierender Wunden prüfte, sprach beiden Mitteln nur eine Herabsetzung der Elastizität der Hornhaut zu, während der primäre lamelläre Verschluß und die Fibrinbildung weder beim Kokain noch beim Holokain behindert waren. Masugi (1901) dagegen fand Störung der Wundheilung durch Kokain. Die vordere Kammer stellt sich zwar ebenso schnell her, wie ohne Kokain, auch ist das Kokain dem primären Wundverschluß nicht hinderlich, und es entsteht ein Fibringerinnungspfropf in der gleichen Weise, aber das Kokain ruft Veränderungen der Epithelzellen hervor, die die Karyokinese stören, wahrscheinlich durch Wasserentziehung und vielleicht durch spezifische Giftwirkung. Dadurch wird die Epitheleinsenkung verzögert.

Verderame (1907) stellte fest, daß das Novokain eine im Vergleich zum Kokain erhöhte schädigende Wirkung auf die Epithelzellen besitzt.

Iușélius (1910) stellte experimentelle Untersuchungen über die Beeinflussung der Regeneration des Hornhautepithels an oberflächlichen Defekten, die mittels des v. Hippelschen Trepans gesetzt waren, an und fand, daß Kokain auch in verdünnten Lösungen hemmend auf die Regeneration wirkt, daß subkonjunktivale Injektion von physiologischer Kochsalzlösung die Regeneration etwas beschleunigt, mehr noch die von 2%iger Lösung, während 4%ige und stärkere Lösungen hemmend wirken, daß subkonjunktivale Injektion von Sublimat in schwacher Lösung 1:10000 die Regeneration beschleunigt, von stärkeren Lösungen 1:2000 schädigt, daß Dionin in 10$\%$iger Lösung eingetropft sie etwas beschleunigt, daß feuchte Wärme die Epithelregeneration beschleunigt, während Kälte als Eiskompresse hemmend wirkt.

Erwähnt sei noch, daß nach Kraisselsky (1905) die Durchschneidung des Halssympathicus bei Kaninchen einen verzögernden Einfluß auf die Heilung von Hornhautwunden hat.

Anhangsweise sei noch angeführt, daß mehrfach Versuche über die Einwirkung von Infektionserregern auf experimentell erzeugte Hornhautwunden angestellt sind. Knapp (1886) hat zahlreiche derartige Versuche gemacht und die Versuchsbedingungen variiert, die Reinkulturen verschiedener Mikroorganismen genommen, zum Teil mit infizierten Instrumenten operiert, zum Teil die Infektionsträger vor, zum Teil nach der Operation in den Bindehautsack oder auf die Wunde gebracht. Während alle aseptisch operierten Kontrolltiere gut heilten, trat nach Operation mit absichtlicher Infektion fast durchweg schwerste Eiterung ein.

Bach (1895) fand, daß bei Operationen an vorher oder kurz nachher mit Staphyl. pyog. aureus infizierten Bindehautsäcken nur ein gewisser Prozentsatz der Wunden, 20$\%$ bei vorheriger und 8$\%$ bei nachheriger Infektion, infiziert wurde, während bei Operation mit infizierten Instrumenten unter 10 Augen 9 an Panophthalmie zugrunde gingen. Clarke (1899) infizierte Wunden in verschieden langer Zeit nach der Verletzung mit Staphyl. aureus und fand, daß in allen Fällen Eiterung eintrat, wenn die Wunde innerhalb der ersten Dreiviertelstunden nach der Verletzung verunreinigt wurde, daß Wunden von ca.

Stunde aber von Eiterung verschont blieben.

Über die Heilung nicht perforierender Wunden der Kornea von der einfachen Epithelläsion an bis zur tiefen Schnittwunde und über die Regeneration des Hornhautgewebes bei Substanzverlusten liegen ebenfalls zahlreiche Untersuchungen vor.

Donders (1848) hat zuerst mikroskopische Untersuchungen über die Regeneration der Hornhaut angestellt. Erwähnt seien noch die Arbeiten von Reich

(1873), v. Wyss (1876), Eberth (1876), Homén (1883), Peters (1885), Ranvier (1896), Monesi (1898), Montalcini (1899), Szili (1900), Masugi (1901), Iusélius (1910), Salzer (1910, 1911, 1912), Bonnefon et Lacoste (1912), Landreau (1912), v. Szily (1913), Hanke (1915).

Schon 1 Stunde nach der oberflächlichen Verwundung finden sich feine Formveränderungen an den benachbarten Zellen, 2 Stunden nach der Verletzung schiebt sich das Epithel bereits vom Wundrand aus in den Defekt vor und gelangt in der 3.—4. Stunde schon in den Wundkanal, wobei wieder die Mitosenbildung am stärksten in einiger Entfernung vom Wundrand ist. Nach 1—2 Tagen ist die Wunde mit Epithel ausgefüllt und vom 2. Tage an setzt dann die Vernarbung durch Proliferation der fixen Hornhautzellen ein.

Iusélius (1910) fand nach der Entfernung eines Epithelstückes aus dem Zentrum der Kaninchenkornea, daß unmittelbar danach als Vorbereitung eine mitotische Teilung fern vom Defekt am Limbus centripetal beginnt, welche nach 2 Stunden den Defekt erreicht hat (»Karyokinetische Reaktionswelle«). Nach 8—12 Stunden findet in der Hornhautperipherie Karyokinese nicht mehr statt. Die eigentliche Regeneration des Defektes beginnt erst 4 Stunden nach der Verletzung in den randständigen Zellen, erfolgt durch Zellteilung, ohne daß eine passive Gleitung, ein Hinausgeschobenwerden des ursprünglichen Epithels vom Rand her in den Defekt stattfindet. Die primäre Überhäutung geht bei Kaninchen mit einer Durchschnittsschnelligkeit von 1 mm in 12 Stunden vor sich.

Salzer (1910, 1911) studierte die Regeneration der Hornhaut an den mit dem Trepan gesetzten, perforierenden und nicht perforierenden Defekten der Hornhaut und fand Ersatz des Trepandefektes an der Kaninchenhornhaut durch neugebildete Hornhautsubstanz, die auch bei vollständigem Defekt eines Hornhautstückes nach einigen Wochen bis Monaten eine vollständige Durchsichtigkeit zeigen kann. Die Regeneration bei perforierenden Defekten erfolgte schneller als bei nicht perforierenden. Die die Hornhaut bildenden Zellen, die er Keratoblasten nannte, stammen nach ihm keinesfalls von den fixen Hornhautzellen ab, vieles spricht gegen die Herkunft aus Wanderzellen, er hält sie mit großer Wahrscheinlichkeit für Abkömmlinge des Epithels.

Bonnefon u. Lacoste (1912) bestritten auf Grund ihrer Untersuchungen die Annahme Salzers, daß die Keratoblasten von den Epithelzellen herstammen und nicht von den Wanderzellen hergeleitet werden könnten. Sie sprechen den fixen Bindegewebszellen der Hornhaut jede Bedeutung bei der Regeneration ab und leiten die Keratoblasten von den Wanderzellen, Lymphozyten, ab. Ebenso wandte sich Landreau (1912) gegen die Salzersche Annahme und führte die Regeneration des Hornhautgewebes auf bindegewebige Elemente, deren Ursprung noch dunkel ist, zurück. Hankel (1915) kam auf Grund seiner Untersuchungen zu der Überzeugung, daß sowohl die Salzersche als auch die Bonnefon u. Lacostsche Ansicht von der Regeneration der Hornhaut unhaltbar ist, daß vielmehr die Keratoblasten von den mesodermalen, fixen Hornhautkörperchen abstammen, und daß auch das Endothel der Descemet sich an dem Aufbau des neuen Hornhautgewebes beteiligt.

Ähnlich der Regeneration des Hornhautepithels erfolgt die Heilung bei isolierter Verletzung des Endothels.

Durch Versuche am Kaninchen hat Leber (1873) zuerst nachgewiesen, daß nach partieller Abschabung des Endothels durch die nunmehr ermöglichte Filtration des Kammerwassers das Hornhautgewebe quillt und sich trübt. Während bei seinen umschriebenen Abschabungen die Quellung und Trübung nach Regeneration des Endothels sich bald zurückbildeten, habe ich (1888) bei möglichst vollständiger Abschabung des Endothels viel stärkere, selbst bleibende Trübungen der Hornhaut und Vaskularisation auftreten sehen. Der Endothelbelag war nach etwa 10 Tagen fast vollständig wieder hergestellt. Trotzdem blieb selbst nach $6^1/_4$ Monaten noch eine Trübung nachweisbar, auch war eine glashäutige Auflagerung auf der Descemet bei der mikroskopischen Untersuchung vorhanden.

Die Befunde über die Endothelregeneration sind später mehrfach bestätigt worden, z. B. von NUEL (1890), v. HIPPEL (1898).

Bei Riß- und lappenförmigen Wunden tritt ja oft eine Quellung und Trübung ein; bei der das Kammerwasser einmal von der Wundfläche aus, sodann aber auch bei Endothelläsion von der Hinterfläche aus auf das Hornhautgewebe eingewirkt hat.

Die Heilungsvorgänge bei Hornhautverletzung verlaufen beim Menschen analog den Befunden beim Tier, wie die Untersuchungen von Narben, besonders nach Staroperationen, beweisen.

Die Epitheleinsenkung an einer menschlichen Hornhautwunde hatte O. BECKER (1874) schon in seinem Atlas abgebildet und den Befund älterer Narben beschrieben. Eine nahezu ideale Wundheilung ohne jede Verschiebung der Wundränder habe ich in einem Fall (1891) nach Staroperation nachweisen können. Die Narbe war $2^1/_4$ Jahr alt, die neugebildete Glashaut betrug aber nur $^1/_4$ der normalen Dicke der Descemet. Der von WEINSTEIN (1903) aufgestellte Satz: nach perforierenden Hornhautwunden wird die DESCEMETsche Membran vollständig wieder hergestellt, trifft für die menschlichen Wunden älterer Leute nicht zu.

Im Unterschied zu den Tierversuchen wird die Heilung bei Verletzungen menschlicher Augen außerordentlich oft kompliziert durch unregelmäßige Gestaltung der Wundränder, durch Klaffen und Verschiebung der Wundränder gegeneinander, sowie durch Einlagerung in die Wunde besonders von seiten der Iris. Man findet deshalb viel häufiger Vernarbung mit reichlichem Zwischengewebe und mit knopfförmigen Narbenwülsten, die in die Kammer vorragen und mit der Nachbarschaft zusammenhängen, ebenso zystoide Vernarbung bei Einheilung von Iris.

Über die Heilungsvorgänge nach perforierenden Skleralwunden liegt eine Reihe von experimentellen Untersuchungen vor. Einige dieser Arbeiten (ROTH 1872, BAQUIS 1889, TEPLJASCHIN 1894, HERRNHEISER und PICK 1894) haben sich vorwiegend mit den Veränderungen der Netzhautverwundung befaßt und nur nebenbei die Heilung der Lederhautwunden berücksichtigt. Hinsichtlich der Vernarbung der Skleralwunden und der Herkunft des Narbengewebes gingen die Ansichten der Untersucher lange Zeit auseinander.

LUBINSKY (1867), der zuerst die Heilungsvorgänge experimentell am Kaninchen untersucht hatte, war zu der Ansicht gekommen, daß sich Lederhautwunden durch Wucherung der Konjunktiva und Chorioidea mit Narbengewebe füllen.

Nach ROTH (1872) (Versuche an Kaninchen und Hunden) wird das Material der Narbe von der Sklera und vom Glaskörper geliefert.

KREBS (1878), der die Heilung von Skleralwunden mit und ohne Bindehautlappendeckung nach SCHÖLER studierte, fand, daß bei Bindehautdeckung eine schmale Narbe von der Sklera gebildet wird, daß bei fehlender Deckung eine breite fehlerhafte Narbe aus Bindegewebe der Bindehaut und Aderhaut die Skleravernarbung hindert. Er konstatierte eine starke Beteiligung der fixen Skleralzellen.

Die von SCHUNKITZ MIYASHITA (1888) angestellten Kaninchenversuche ergaben, daß bei gemeinsamer Durchtrennung der 3 Membranen die Narbe allein von der Sklera selbst gebildet wird, während bei isolierter Aderhaut-Netzhautwunde mit Erhaltung der Sklera das Granulationsgewebe von der Aderhaut stammt. Auf die Herkunft von fixen Skleralzellen und vom peribulbären Gewebe führte Baquis (1889) die die Narbe bildenden Zellen zurück, während Tepljaschin (1894) das Material zur Narbe vornehmlich auf die Zellelemente des peribulbären Bindegewebes zurückführte, aber auch den Elementen der Aderhaut und des Glaskörpers einen deutlichen und den fixen Skleralzellen einen geringeren Anteil zuwies.

Nach Herrnheiser und Pick (1894), die zum Studium über den Faserverlauf im Optikus bei verschiedensten Versuchstieren penetrierende Stich- und Brandwunden der Augenhäute angelegt hatten, beteiligen sich an der Heilung der Skleralwunde vorwiegend das episklerale Gewebe und die Aderhaut.

Erst die Arbeiten von Franke (1895), vor allem die von Krückmann (1896), sowie die von Stoewer (1898) haben genaue Befunde über die Heilungsvorgänge der penetrierenden Skleralwunden aus den verschiedenen Stadien gebracht und im wesentlichen vollkommen übereinstimmende Resultate ergeben.

Krückmann (1896) experimentierte nicht nur an Kaninchen, sondern auch an Hunden, Katzen, Meerschweinchen und Ratten, verfolgte histologisch alle Stadien von 4 Stunden bis zu 120 Tagen und variierte die Versuchsbedingungen in bezug auf Schnittrichtung, Gewebseinlagerung, Naht usw. Parsons (1903) stellte Versuche an 6 Affen an und konnte die Befunde bestätigen

Innerhalb der ersten 24 Stunden beherrschen die leicht entzündlichen Vorgänge, Exsudation mit Auflockerung der Gewebe, Infiltration mit Leukozyten, die vornehmlich aus 'den Gefäßen der Aderhaut und des episkleralen Gewebes stammen, sowie Fibrinbildung die Lage.

Am zweiten Tage herrschen unter Glättung der Wundränder die Degenerationsvorgänge vor, besonders an der Retina, wo unter anderem die Sehnervenfasern die bei Verwundungen der menschlichen Retina zuerst von Berlin (1867), dann bei den Tierversuchen von Roth (1872), Baquis (1889), Tepljaschin (1894) beschriebene variköse Hypertrophie zeigen.

Vom dritten Tag an beginnen die Regenerationsvorgänge mit Proliferation der fixen Gewebszellen (Mitosenbildung) in allen Geweben jedoch verschieden lebhaft, je nach ihrem Gefäßreichtum, am stärksten in der Episklera und in der Aderhaut, am geringsten an der gefäßarmen Sklera selbst, wenn auch Franke (1895) den Übertritt einzelner aus den fixen Skleralzellen stammender Fibrillen vom sechsten Tag an annimmt, was Krückmann und Stoewer nicht bestätigen konnten. Innerhalb der ersten Woche ist der Wundspalt durch zelliges, Gefäße enthaltendes Gewebe ausgefüllt, von der zweiten Woche ab nimmt das Ersatzgewebe fibrilläre Beschaffenheit an und wird allmählich dem normalen Skleralgewebe morphologisch ähnlich, wenn auch nicht völlig gleich.

Wie schon Duffing (1894) bei einer menschlichen Skleralnarbe feststellte, fand auch Franke die Richtung der Fasern in der definitiven Narbe die gleiche wie die der Skleralfasern.

Die besten Resultate geben die glatten Wunden ohne Diastase oder Verschiebung der Wundränder. Bei Verschiebung der Wundränder nach innen und bei trichterförmiger Hineinziehung des episkleralen Gewebes wird der Heilungsprozeß ins Augeninnere verlegt und ein zelliges fibrilläres Gewebe als Wundknopf zum Glaskörper hin gebildet. Bei Vorfall, besonders der Retina, findet eine bindegewebige Durchwucherung der eingeklemmten Partie statt. Die Verheilung eines Glaskörpervorfalls gleicht nach Krückmann (1896) der Organisation eines Thrombus.

Bei Wunden des Ziliarkörpers ist eine aktive Beteiligung des Ziliarmuskels nicht zu konstatieren (KRÜCKMANN 1896, CONTINO 1911), vielmehr entsteht eine derbe Narbe mit Gewebsabnahme in der Umgebung. Die Zellen der Pars ciliaris retinae können zu Spindelzellen auswachsen und in den Glaskörper hineinwuchern. Nach CONTINO (1911) geht die Narbenbildung vom lockeren Gewebe zwischen Sklera und Ziliarmuskel, das die Fortsetzung des suprachorioidealen Gewebes darstellt, und von dem episkleralen Gewebe aus. Das Ziliarepithel der Netzhaut zeigte bei seinen Versuchen niemals Wucherung.

Die Retinawundränder, die bei glattem Schnitt sich oft am stärksten zurückziehen, beteiligen sich an der Narbenbildung nicht, verwachsen auch niemals, sondern verkleben in situ mit der Aderhaut durch spärliches Narbengewebe, das von der Aderhaut stammt. Die Proliferationsvorgänge an der Retina sind im ganzen äußerst gering, im Vordergrund stehen die regressiven Vorgänge. Nach und nach tritt eine Degeneration der nervösen Elemente und der inneren Schichten ein, während die Stäbchen und Zapfen relativ gut erhalten bleiben können. Der Wundrand spitzt sich dadurch etwas nach der Wunde hin zu.

BAQUIS (1889) und TEPLJASCHIN (1894) wollen in der Ganglienzellenschicht karyokinetische Figuren gesehen haben, KRÜCKMANN (1896) konnte den Befund nicht bestätigen. TEPLJASCHIN (1894) fand auch an den Stützfasern stärkere Wucherung, während KRÜCKMANN (1896) an ihnen fast gar keine Proliferation, sondern nur eine geringe an den Netzhautgefäßen konstatierte. Auch PARSONS (1903) bestritt die Proliferation des Stützgewebes und führte das Narbengewebe auf Wucherung seitens der Gefäße und der Aderhaut zurück.

Bei oberflächlicher Abtragung der Sklera kommt, wie STOEWER (1898) nachwies, durch Wucherung der Episklera nur eine mangelhafte Ausfüllung des Defektes durch ein lockeres welliges Bindegewebe zustande, das dem festen Skleralgefüge nicht gleicht. Geht der Defekt bis auf die Chorioidea oder war sie oberflächlich mit verletzt, so beteiligt sich die Aderhaut neben der Episklera an der Narbenbildung, und es entsteht eine gewöhnliche Skleralnarbe wie bei perforierender Verletzung, die aber dauernd dünner bleibt als diese. Bei großem Defekt kann histologisch eine Ektasie nachweisbar sein.

Um die Heilung unter ungünstigen Umständen zu erforschen, hat STOEWER nach Bildung eines Konjunktivallappens größere Stücke aus Sklera, Aderhaut und Retina exzidiert und den Konjunktivallappen über die Wunde genäht. Sodann hat er nach Bildung eines Sklerochorioidealretinallappens Chorioidea und Retina abgetragen und die Wunde unter Erhaltung der Sklera durch Lederhautnaht geschlossen. Bei Totaldefekten wird der Defekt je nach der Größe in $1—1^1/_2$ Wochen durch gefäßhaltiges, aus der Episklera und Chorioidea stammendes Ersatzgewebe geschlossen, das sich allmählich in ein der Sklera ähnliches Gewebe umwandelt. Aber die Narbe erlangt nicht die Stärke der normalen Sklera, bei großen Defekten erreicht die Mitte nur eine Dicke von ca. $^1/_{10}$ der Sklera. Dadurch ist die Möglichkeit der Ektasie nahegerückt. Bei isolierter Chorioideal-Retinalexzision mit Erhaltung des Sklerallappens wird ein Narbengewebe aus der Episklera und Chorioidea gebildet, das aber keine Neigung zeigt, sich inniger mit dem wenig lebensfähigen Sklerallappen zu verbinden. Die Retina degeneriert auf eine weite Strecke. Dabei kann ein flacher Gewebsknopf aus Chorioidealgewebe nach dem Glaskörper vorragen.

Genauere pathologisch-anatomische Befunde vom menschlichen Auge über die Heilung der Lederhaut-, Aderhaut- und Netzhautwunden finden sich u. a. bei BERLIN (1867), BIANCHI (1900), PARSONS (1903) und DUFFING (1894), der eine

ektatische Skleralnarbe bei doppelter Perforation durch eine Stichsäge untersucht
hat.　Auch ist auf die mannigfachen anatomischen Befunde bei indirekter Skleralruptur hinzuweisen.

　　Bindehaut.　Die Konjunktivalwunden heilen äußerst schnell, meist
ohne Hinterlassung einer sichtbaren Narbe.　Bei kleineren Wunden verkleben die
Wundränder mit etwas Fibrin, das Epithel deckt in kurzer Zeit die Wunde und
füllt in dickeren Zapfen alle Unebenheiten aus.　Die Vernarbung erfolgt mit
spärlicher Bindegewebswucherung.　Bei stärker klaffenden Wunden oder bei
Substanzverlusten füllt sich der Defekt zunächst mit Fibrin aus und darunter erfolgt die weitere Vernarbung unter Heranziehung der beweglichen Bindehaut von
der Seite her.　Nur zuweilen kommt es zur Bildung von reichlicherem Granulationsgewebe und zu dem Auftreten von Granulationsknöpfen, die sich weiterhin
als gestielte kleine Tumoren abheben.　Die Naht beugt dem Auftreten dieser
Wundknöpfe vor.　Bei perforierenden Skleralwunden kann die Bindehaut mit der
Skleralnarbe fester zusammenwachsen.

　　Über die Heilung von experimentell erzeugten Wunden des Glaskörpers hatte Lubinsky (1867) angegeben, daß die Wunde in der Hyaloidea
durch Verklebung ihrer Ränder schnell heilt und daß der Glaskörper dadurch
vollständig vom Narbengewebe abgeschlossen wird, wodurch jede Teilnahme
desselben an der Narbenbildung ausgeschlossen wird.　Krebs (1878) konnte auf
Grund seiner Versuche dem schnellen Verschluß des Risses der Hyaloidea und
Abschluß des Glaskörpergewebes von dem Narbengewebe nicht zustimmen.

　　Ogawa (1906) legte auf Anregung Greeffs bei Kaninchen Glaskörper-
wunden an, indem er einmal mit dem v. Graefeschen Messer ca. 5 mm hinter
dem oberen Hornhautrand senkrecht durch die Sklera meridional in den Glaskörper einstach und indem er mehrere Wochen nach Extraktion der Linse das
v. Graefesche Messer durch die Hornhaut und Pupille in den Glaskörper einführte.　Er kam zu folgenden Resultaten: Die Wunde des Glaskörpers ist eine
nicht wieder herstellbare Kontinuitätstrennung des Gewebes.　Es findet sich
danach weder eine Regenerationserscheinung, noch eine Narbenbildung, noch
Gefäßneubildung.　Auch fand er bei seinen Wunden keine Strangbildung.　Die
Wände des nur mit Glaskörperflüssigkeit angefüllten Stichkanals bestehen aus
dem mechanisch verdichteten Gerüste des Glaskörpers.　Die Verdichtung lockert
sich wahrscheinlich nach einiger Zeit.　Anfangs wanderten nach der Verletzung
Leukozyten ein, die sich aber wieder allmählich verminderten, so daß sie an
einer 39 Tage alten Wunde nicht mehr aufzufinden waren.

　　Wie groß der Glaskörperverlust sein kann, den das Auge noch verträgt,
ist nicht ganz sicher zu bestimmen.　Zander und Geissler (1864, S. 288), gaben an,
daß, selbst wenn mehr als $1/3$ des Humor aqueus ausgeflossen und der Bulbus
ganz zusammengesunken sei, das Auge sich allmählich wieder füllen kann.

　　Cereseto (1895) hat bei Kaninchen am luxierten Auge durch einen 2 mm
langen Schnitt Glaskörper unter Druck entleert, aufgefangen und gewogen.
Sofort war der Glaskörper trübe, hellte sich aber nach 2 Wochen wieder auf.
Die entzogene Glaskörpermenge schwankte zwischen 30 und 40 cg bei einem
Totalgewicht von 150 cg.

　　Über die Frage der Regeneration des Glaskörpers waren die Ansichten geteilt.　Herzog Carl Theodor (1879) beobachtete unter mehr als 20 mit
Ablösung des Glaskörpers untersuchten menschlichen Augen eine Regeneration
des Corpus vitreum und nahm an, daß die Zellen, die das Material für die
Bildung der Glaskörpersubstanz liefern, aus der Retina stammen.

HAEMERS (1903) stellte Untersuchungen über die Regeneration des Glaskörpers an, indem er an Kaninchenaugen durch äquatorialen Skleralschnitt Glaskörper austreten ließ. Er kommt zu dem Resultat, daß eine Neubildung von Glaskörpersubstanz von den Stützelementen der Retina, also aus der Neuroglia derselben, stattfindet, und zwar bestehen die neugebildeten Elemente teils in einem Netzwerk mit granulöser Substanz, teils in bläschenartigen Zellen. Demgegenüber betonte CIRINCIONE (1904), daß das Gerüst des Glaskörpers, wenn es im ausgebildeten Glaskörper zugrunde geht, sich nicht mehr regeneriert. Ebenso betonte GREEFF (1905, 1906), daß es eine eigentliche Regeneration des Glaskörpers, was die Gerüstsubstanz und die Zellen anbelangt, nicht gibt. Es erneuert sich allein die Glaskörperflüssigkeit, die vor der Pars ciliaris retinae abgesondert wird. Dadurch kann ein mäßiger Glaskörperverlust wieder ersetzt und der normale Tonus des Auges wieder hergestellt werden.

BIRCH-HIRSCHFELD und INOUYE (1909) konnten im Gegensatz zu den Angaben HAEMERS bei ihren Tierversuchen ebenfalls keine eigentliche Regeneration, d. h. Wiederherstellung des normalen Glaskörpergefüges, nachweisen.

Ein ausgiebiger Glaskörperverlust führt, wie die pathologisch-anatomische Untersuchung vom menschlichen Auge mit perforierender Verletzung ergibt, zu fibrillärer Glaskörperschrumpfung und Glaskörperabhebung. In einem Teil der Fälle kommt es zu Netzhautabhebung. Von feineren Veränderungen findet man fibrilläre Verdichtung, Verflüssigung, Einwanderung von Bindegewebszellen und bindegewebige Verdichtung. Erheblicher sind die Veränderungen, wenn zugleich Blutungen in den Glaskörper erfolgt sind. Man findet Einwanderung von Leukozyten, die sich an der Resorption der Blutung beteiligen, das Auftreten von Fettkörnchenzellen usw., sowie unter Umständen bleibende Bindegewebsverdichtung durch eingewanderte Zellen und gliöse Wucherungen von der Netzhaut aus.

HEMMI (1897) hat auf die Bedeutung der Glaskörperverletzungen auf Grund der Zusammenstellung von 201 klinisch beobachteten Fällen der Züricher Klinik hingewiesen. Veranlaßt waren die Glaskörperverletzungen 97mal durch Fremdkörper, 67mal durch Kontusion, Stich und Schnitt, 34mal durch Kataraktoperation und ·3mal durch Schrotschuß. 76mal kam es zur Enukleation des Auges, von den erhaltenen Augen wurden 13,6 % von Ablatio retinae, oft erst nach Jahren, befallen.

Neuerdings haben BIRCH-HIRSCHFELD und TATSUJI INOUYE (1909) experimentelle Untersuchungen über traumatisch erzeugte Netzhautabhebung bei Kaninchen angestellt, bei denen sie mittels einer durch die Sklera eingeführten Pravazspritze dem Auge durch langsames Ansaugen Glaskörperflüssigkeit (durchschnittlich 0,7 ccm, in minimo 0,4, in maximo 1,4 ccm) entnahmen. In einem Teil der Fälle trat nach einmaliger, in einem Teil der Fälle erst nach ein- oder mehrmaliger Wiederholung des Eingriffes Netzhautabhebung auf. In 9 Fällen wurde selbst nach umfangreichem Glaskörperverlust eine spontane Rückbildung der Ablatio retinae beobachtet. In den Fällen von dauernder Ablösung nach dem Glaskörperverlust fand sich konstant ein Netzhautriß, während er bei den Fällen mit rückgängiger Ablösung niemals nachgewiesen werden konnte. Anatomisch fand sich der Einstichstelle entsprechend ein mit eiweißarmer Flüssigkeit erfüllter Kanal, dessen Begrenzung durch zusammengedrängte Glaskörperfibrillen gebildet wurde. Die Veränderungen des Glaskörpers bestanden in Verdichtung des Glaskörpergewebes im vorderen und hinteren Abschnitt des Auges. Bleibt nach dem Glaskörperverlust Netzhautabhebung aus, so kann sich das normale Glaskörpergefüge wieder herstellen. In den Fällen mit Netzhautablösung ließ sich feststellen, daß die Glaskörpergrenzschichten durch Verdichtung und Zusammenschiebung der Fibrillen sich wesentlich verstärken und zu einer derben Membran werden können, die sich an manchen Stellen von der Netzhaut entfernt, an anderen Stellen mit ihr in fester Verbindung bleibt. Unzweifelhaft bestanden Beziehungen zwischen dieser verdichteten Glaskörpergrenzschicht und der abgehobenen Netzhaut, sowie mit dem offenbar sekundären Netzhautriß. Die Befunde sprachen dafür, daß die Entstehung der Netzhautabhebung nach experimentellem Glaskörperverlust durch die LEBERsche Theorie zu erklären ist.

Über die Verwundung der Linse und ihrer Kapsel und die darauffolgenden Heilungsvorgänge liegen schon aus früherer Zeit einige experimentelle Untersuchungen vor, deren Ergebnisse aber hinsichtlich der feineren Vorgänge gering waren (DIETERICH 1824, BEGER 1833, WERNECK 1834, RITTER 1861). DIETERICH (1824) fand die Tatsache, daß sich die bei Kaninchen erzeugten Kapselwunden in der Regel bald schlossen und nur zu unbedeutenden Trübungen führten. COCCIUS (1858) wies auf den Verschluß der Linsenkapselwunde durch eine Glashaut hin. In neuerer Zeit hat zuerst LEBER (1878) die Heilung von Wunden der vorderen Linsenkapsel experimentell am Kaninchen in Untersuchungen, die unter seiner Leitung von WENGLER (1874) und SCHUCHARDT (1878) ausgeführt waren, näher erforscht und über die Resultate zusammenfassend berichtet. Er wies zuerst nach, daß die Kapselnarbe allein durch Wucherung des Vorderkapselepithels gebildet wird und aus einem kapselstarähnlichen Gewebe besteht. SCHLÖSSER (1887) hat dann in einer eingehenden Studie die Folgen der Linsenverletzung bei Kaninchen, Meerschweinchen und Katzen behandelt und vor allem die degenerativen Vorgänge an den Linsenfasern zuerst näher erforscht. Mit der Bildung der Kapselnarbe hat sich SCHIRMER (1889) durch Experimente beim Kaninchen eingehend befaßt und die LEBERschen Resultate voll bestätigt und erweitert. DE OBARRIO (1899) experimentierte beim Kaninchen und der Katze und verursachte isolierte Verletzungen der vorderen und hinteren Kapsel, sowie gleichzeitige Verletzungen beider Kapseln. SCHMIDT-RIMPLER (1899) erwähnte Versuche an Kaninchen. Weiterhin hat P. KNAPP (1900) die Heilungsvorgänge von Linsenverletzungen beim Frosch, bei Fischen, bei Vögeln, beim Kaninchen und bei der Ziege experimentell studiert und ebenfalls die Verletzungen der hinteren Kapsel eingehender berücksichtigt, die später von BOESE (1903) einer weiteren Untersuchung am Kaninchenauge unterzogen wurden. Bei jungen Hunden hat TERRIEN (1902) die Vernarbung von Vorderkapselverletzungen untersucht. Weiter zu erwähnen sind noch die Untersuchungen von BOÉ (1886, 1887) aus dem LEBERschen Laboratorium, die sich auch mit der Resorption von traumatischen Katarakten befaßten.

Während beim Menschen schon nach kleinen Kapselwunden meist totale Katarakt auftritt, heilen beim Kaninchen selbst etwas größere Kapselwunden schnell mit Hinterlassung einer umschriebenen Trübung, die zum Teil sich noch aufhellt. KNAPP fand die Linse beim Frosch, Fisch und Vogel sogar noch resistenter gegen Verletzungen. Man erhält beim Tier Totalkatarakt nur nach Herausreißen eines größeren Kapselstückes oder nach ausgiebiger Linsendurchtrennung.

Nach einer Verwundung der vorderen Linsenkapsel beim Kaninchen quillt die Linsensubstanz in der Umgebung der verletzten Stelle durch die Wirkung des Kammerwassers auf und trübt sich. Bald dringt eine kleine Flocke getrübter Linsensubstanz aus der Kapselwunde nach der vorderen Kammer vor. Die hervorquellende Flocke und die Kapselöffnung werden schon sehr bald, am ersten Tage, von einer Fibrinkappe überdeckt, die das weitere Eindringen des Kammerwassers verhindert und unter deren Schutz die Vernarbung vor sich geht, wobei die vorquellende Flocke sich bald mehr und mehr verkleinert und abflacht. Da beim Menschen dieser primäre Abschluß der Wunde gegen das Kammerwasser durch eine Fibrinhaut fehlt, so erklärt sich daraus die deletäre Wirkung einer Kapselverletzung auf die Linse. Unter der schützenden Fibrinhaut schiebt sich innerhalb der ersten Tage von dem Wundrand der Kapsel aus das Linsenepithel unter lebhafter Proliferation vor und deckt in mehrfacher Lage den Substanzverlust, wobei die Zellen eine Formveränderung erleiden und die Gestalt von Spindeln annehmen. Die Mitosen finden sich besonders in einem gewissen Abstand von der Kapselwunde (LEBER, SCHIRMER). Die Fibrinhaut verschwindet weiterhin. Um die Mitte des ersten Monats wird die junge Kapselnarbe auf ihrer inneren Oberfläche wieder vom Rande her überwachsen von einer einfachen Schicht gewöhnlicher Linsenepithelien, und fast gleichzeitig tritt zwischen diesem Epithel und der Kapselnarbe eine später stetig an Dicke zunehmende neugebildete Glashaut in Erscheinung, die als Ausscheidungsprodukt — Kutikularbildung — der Epithelien aufzufassen ist (LEBER, SCHIRMER). Sie läßt sich auch auf der Innenfläche der ursprünglichen Kapsel nur durch eine feine Linie getrennt, eine weite Strecke verfolgen. In der anfangs nur zelligen Narbe kommt es ferner zu der Bildung von feiner glashäutiger Interzellularsubstanz zwischen den bandförmigen Zellen, die ebenfalls als Ausscheidungsprodukt dieser Zellen anzusehen ist. Die Kapselnarbe gleicht vollkommen dem bekannten Kapselstargewebe. Die Kerne der Zellen verschwinden größtenteils und späterhin tritt nur eine langsam sich vollziehende Schrumpfung der Kapselnarbe ein (SCHIRMER). In ihrem chemischen Verhalten gleicht, wie SCHIRMER nachwies, die Kapselnarbe völlig·dem Kapselstargewebe, beide Gewebe sind aber von den Bindesubstanzen, denen sie morphologisch gleichen, chemisch durchaus verschieden.

Wird die Kapselwunde von der Iris ganz oder zum Teil bedeckt, so beteiligt sich die Iris an der Vernarbung. Leukozyten, zum Teil mit Pigment angefüllt, Irisstromazellen und Pigmentzellen dringen in den Substanzverlust mit ein, im übrigen vollzieht sich aber die Bildung der Kapselnarbe in der gewöhnlichen Weise vom Linsenepithel des Wundrandes aus. Nur können besonders bei gleichzeitigen hinteren Synechien Auflagerung und Einschluß von Pigment an der Kapselnarbe vorkommen (SCHIRMER, SCHLÖSSER, KNAPP). Ähnlich erfolgt die Vernarbung von Kapselwunden im Linsenäquator, nur daß dabei neben der Iris die Ziliarfortsätze eine Rolle spielen, indem sie mit der Wunde verkleben (SCHLÖSSER).

Nach KNAPP (1900), der bei allen seinen Versuchen auch der Heilung der Wunden der hinteren Kapsel besondere Aufmerksamkeit geschenkt hat, erfolgt dieselbe im allgemeinen nach dem gleichen Modus, nämlich durch eine Wucherung des Epithels vom Äquator aus. Die gewucherten Epithelzellen verschließen den hinteren Kapselriß und bilden ein Gewebe von vollkommen dem gleichen Bau wie die vordere Kapselnarbe. Nur bei kleinen Wunden am hinteren Pol beim Kaninchen schien eine Heilung auszubleiben. In 2 Fällen beobachtete er das Zustandekommen eines Lenticonus posterior durch Verdrängen der durchsichtigen Linsenmassen nach dem Glaskörper zu, wobei aber die beginnende Heilung der Kapselwunde schon deutlich erkennbar war. Auch DE OBARRIO (1899) und BOÉ (1887) konstatierten Vernarbung der hinteren Kapselwunde, hielten aber die Zellen der Narbe für Bindegewebszellen bzw. Leukozyten.

Boese (1903), der über Verletzungen der hinteren Kapsel beim Kaninchen berichtete, kam zum Resultat, daß die Verletzungen der hinteren Linsenkapsel immer heilen. Die Verletzungen waren teils von vorn her, teils von hinten her durch den Glaskörper hindurch hervorgerufen. Bei der Vernarbung der letzteren kann die Vernarbung mit Beteiligung eines von der Bulbusnarbe herstammenden Bindegewebsstranges vor sich gehen, ohne daß aber dieser eine prinzipielle Bedeutung für den Heilungsverlauf hat. Bei Verletzungen, welche bis in die Nähe des Äquators reichten, erfolgte ein primärer Verschluß der Wunde durch Wucherung des Vorderkapselepithels, der weitere dauernde durch Wucherung neuer Fasern vom Äquator aus. Diese Faserwucherung brachte für sich allein die Heilung isolierter Verletzungen der hinteren Kapsel zustande.

Die degenerativen Vorgänge an der Linse nach Verwundungen der Vorderkapsel beginnen, wie Schlösser (1887) näher beschrieben hat, zunächst mit dem Eindringen des Kammerwassers zwischen Kapselepithel und Linsenfaserenden und schon nach $^1/_2$ stündigem Bestand der Wunde mit einer über die ganze Vorderfläche verbreiteten Vakuolenbildung in den Faserenden der jüngeren Fasern. Daran schließen sich innerhalb der ersten 10—12 Stunden die Entstehung einer eigentümlichen Quellungsschicht der hinteren Kortikalis, das Deutlichwerden eines perinukleären Kanalsystems und die Erfüllung der vorderen Sternstrahlen mit körniger Masse an. Dann kommt es zum Zerfall der vorderen Faserenden in der Nähe der Kapselwunde durch Platzen der gequollenen Fasern. Schließt sich die Wunde, so sind diese Veränderungen noch reparabel, und es kann Wiederaufhellung eintreten. Die weiteren Vorgänge führen zur progressiven Katarakt, die ganzen Fasern quellen stark auf, die Kerne sterben ab und die Faser zerfällt schließlich, oft ganz rapide, zu molekulärem Brei. Der Linsenkern widersteht der Imbibition durch Kammerwasser und mithin der Zerstörung am längsten. Je nach Schluß der Kapselwunde treten Stillstand und Zurückgehen der Veränderung oder weitergehende Katarakt ein.

Knapp (1900) fand die Linse beim Frosch, Fisch und Vogel selbst nach ausgiebigen Verletzungen besonders resistent. Nach Schluß der Kapselwunde wurde der vordere kortikale Zerfallsherd von einwuchernden Kapselepithelien erfüllt, die sogar zu einem faserähnlichen durchsichtigen Gewebe auswuchsen. Beim Kaninchen und bei der Ziege blieb dagegen eine mit verflüssigten Kataraktmassen ausgefüllte Höhle zurück.

Schmidt-Rimpler (1899) erwähnte eine Wiederaufhellung einer totalen Katarakt beim Kaninchen nach 3 Wochen. Neben Resorption von Flüssigkeit muß eine Wiederaufhellung getrübter Fasern eingetreten sein.

Wiederholt wurde in den späteren Stadien ein Zurückrücken der getrübten Partie durch eine inzwischen neugebildete durchsichtige Kortikalschicht beobachtet (Leber 1880, Schirmer 1889, Knapp 1900). Bei einem Kaninchenversuch Lebers (1880), bei dem 11 Monate zuvor ein Stück der vorderen Linsenkapsel extrahiert war, fand sich ein ausgesprochener Kernstar, der mit der Kapselnarbe noch zusammenhing, und in einer Beobachtung von Schirmer (1889) nach gleichlanger Zeit eine schichtstarähnliche Trübung.

Daß bei der Resorption von Linsenbröckel nach ausgiebiger Verletzung der Linse, abgesehen von der Auflösung und dem Zerfall der Fasern, lymphoide Zellen eine Rolle spielen, hat Boé (1886) auf Grund von Versuchen am Kaninchen festgestellt. Er beobachtete auch konstant mehrkernige Riesenzellen, die Myelintropfen aufgenommen hatten. Die Zellen wurden dagegen vermißt, wenn eine Infektion erzeugt war.

Ich selbst (1896) habe an einer Reihe von Fällen beim Menschen die Mitwirkung lymphoider Zellen und selbst großer mehrkerniger Riesenzellen, die alle möglichen Zerfallsprodukte der Linsenfasern enthielten, bei der Resorption traumatischer Katarakte anatomisch nachweisen können. Ich fand an solchen Linsenbröckeln eine ausgesprochene zellige Resorptionszone, freilich besonders schön ausgebildet, wenn plastische Entzündung bestand. Bei rein eitriger Entzündung fehlten Riesenzellen.

Die Vorgänge bei der Bildung der Kapselnarbe der menschlichen Linse spielen sich analog den Befunden bei Tieren ab, nur daß, wie erwähnt, ein primärer Wundschluß durch eine Fibrinhaut fehlt und daß dadurch die Kapselnarbenbildung durch vorquellende Linsenmassen erschwert ist. SCHIRMER (1889) konnte 3 alte Kapselnarben vom Menschen, 2 nach Kataraktextraktion und 1 nach Diszission, untersuchen und einen analogen Befund feststellen. Ich selbst (1905) konnte über den anatomischen Befund einer frischen Linsenkapselwunde mit beginnender Wucherung der Kapselepithelien und beginnender traumatischer Katarakt berichten. Von einer Fibrinkappe auf der Linsenkapselwunde war nichts zu sehen (vgl. Fig. 93—96, § 183.).

<hr>

Literatur zu § 162.

1824. 1. **Dieterich**, Über die Verwundungen des Linsensystems. Tübingen.

1833. 2. **Beger**, Über die Verwundbarkeit des Auges und seiner Häute. Zeitschr. f. d. Ophth. v. Ammon. III.

1834. 3. **Werneck**, Einige Resultate meiner Experimente über die traumatische Reaktion bei Verwundungen der Kapsel und der Linse. Zeitschr. f. d. Ophth. v. Ammon. IV.

1848. 4. **Donders**, Untersuchungen über die Regeneration der Hornhaut. Holländische Beitr. zu d. anat. u. physiol. Wissensch. I. S. 387.

1858. 5. **Coccius**, Über die Neubildung von Glashäuten im Auge. Leipzig.

1861. 6. **Ritter**, Beiträge zur pathologischen Anatomie des Auges nach Versuchen an Tieren. II. Folgen der Discission und Verwundungen der vorderen Kapsel. v. Graefes Arch. f. Ophth. VIII, 1. S. 25

1867. 7. **Berlin**, Über den Gang der in den Glaskörper eingedrungenen fremden Körper. v. Graefes Arch. f. Ophth. XIII, 2. S. 275.

8. **Lubinsky, Alexander**, Über die den Augapfel penetrierenden Wunden, nach an Kaninchen ausgeführten Experimenten. v. Graefes Arch. f. Ophth. XIII, 2. S. 377.

1868. 9. **Berlin**, Beobachtungen über fremde Körper im Glaskörperraum. v. Graefes Arch. f. Ophth. XIV, 2. S. 275.

1870. 10. **Güterbock**, Studien über die feineren Vorgänge bei der Wundheilung per primam intentionem an der Cornea. Virchows Arch. L, 4. S. 465.

1871. 11. **Gussenbauer**, Über die Heilung per primam intentionem. Langenbecks Arch. f. klin. Chir. XII. S. 794.

1872. 12. **Roth**, Beiträge zur Kenntnis der varikösen Hypertrophie der Nervenfasern. Virchows Arch. f. path. Anat. LV. S. 197 u. 209.

1873. 13. **Leber**, Studien über den Flüssigkeitswechsel im Auge. v. Graefes Arch. f. Ophth. XIX, 2. S. 87. 166.

14. **Reich**, Über die Regeneration der Hornhaut. Klin. Monatsbl. f. Augenheilk. XI. S. 197.

1874. 15. **Becker, Otto**, Atlas der pathologischen Topographie des Auges. Wien, Braumüller.

1874. 16. Wengler, Über die Heilungsvorgänge nach Verletzung der vorderen Linsenkapsel. Inaug.-Diss. Göttingen.

1876. 17. Eberth, Über Kern- und Zellteilung. Virchows Arch. f. path. Anat. LXVII. S. 523.

18. von Wyss, Über Wundheilung der Hornhaut. Virchows Arch. f. path. Anat. LXIX. S. 24.

1877. 19. Schöler, Jahresbericht der Augenklinik.

1878. 20. Krebs, Die Heilung perforierender Skleralwunden mit und ohne Binde-hautlappen nach an Kaninchen ausgeführten Experimenten. Inaug.-Diss. Berlin.

21. Leber, Zur Pathologie der Linse. (Sitzungsbericht d. ophth. Ges.) Klin. Monatsbl. f. Augenheilk. Beilageheft. S. 33.

22. Schuchardt, Zur pathologischen Anatomie der Discissionen. Inaug.-Diss. Göttingen.

1879. 23. Herzog Carl in Bayern, Beiträge zur Anatomie und Pathologie des Glaskörpers. Arch. f. Ophth. XXV, 3. S. 111.

1880. 24. Leber, Kernstararartige Trübung der Linse nach Verletzung ihrer Kapsel, nebst Bemerkungen über die Entstehungsweise des stationären Kern- und Schichtstars überhaupt. v. Graefes Arch. f. Ophth. XXVI, 1. S. 283.

1881. 25. Vossius, Über das Wachstum und die physiologische Regeneration des Epithels der Cornea. v. Graefes Arch. f. Ophth. XXVII, 3. S. 225.

1883. 26. Homén, Untersuchungen über die Regeneration der fixen Hornhaut-zellen durch indirekte Kernteilung. Fortschritte d. Med. I. No. 16. S. 505.

1885. 27. Bunge, Über schädliche Wirkungen des Cocains auf die Hornhaut. Klin. Monatsbl. f. Augenheilk. XXIII. S. 402.

28. Hirschberg, Zusatz zum Referat der Bungeschen Arbeit. Zentralbl. f. prakt. Augenheilk. S. 316.

29. Peters, Die Regeneration des Epithels der Cornea. Inaug.-Diss. Bonn.

30. Pflüger, Cocain. Zentralbl. f. prakt. Augenheilk. IX. S. 206.

31. Wicherkiewicz, Zur schädlichen Wirkung des Cocains. Zentralbl. f. prakt. Augenheilk. IX. S. 368.

1886. 32. Boé, Recherches expérimentales pour servir à l'étude de la cataracte traumatique. Travail du laboratoire de la clinique opht. de M. le prof. Leber à Goettingue. Arch. d'Opht. VI. p. 308.

33. Knapp, Versuche über die Einwirkung von Bakterien auf Augen-operationswunden. Arch. f. Augenheilk. XVI. S. 167.

34. Würdinger, Experimentelle und anatomische Untersuchungen über die Wirkung des Cocains auf die Hornhaut. Münchener med. Wochen-schrift. No. 8.

1887. 35. Boé, Recherches expérimentales etc. (II. partie). Arch. d'Opht. VII. p. 193.

36. Neese, Über das Verhalten des Epithels bei der Heilung von Linear- und Lanzenmesserwunden in der Hornhaut. v. Graefes Arch. f. Ophth. XXXIII, 1. S. 1.

37. Schlösser, Experimentelle Studie über traumatische Katarakt. München, Rieger.

1888. 38. Schunkitz Miyashita, Experimentelle Studien über die Verheilung der Lederhaut-, Aderhaut- und Netzhautwunden. Inaug.-Diss. Würzburg.

39. Wagenmann, Experimentelle Untersuchungen zur Frage der Kerato-plastik. v. Graefes Arch. f. Ophth. XXXIV, 1. S. 211. (254).

1889. 40. Baquis, Etude expérimentale sur les rétinitis en rapport avec la ré-action irritative des divers éléments rétiniens. Zieglers Beiträge z. path. Anat. IV. S. 265.

41. Peters, Über die Regeneration des Endothels der Cornea. Arch. f. mikr. Anat. XXXIII. S. 153.

1889. 42. Schirmer, Histologische und histochemische Untersuchungen über Kapselnarbe und Kapselkatarakt nebst Bemerkungen über das physiologische Wachstum und die Struktur der vorderen Linsenkapsel. v. Graefes Arch. f. Ophth. XXXV, 1. S. 220.

43. Schirmer, Zur pathologischen Anatomie und Pathogenese des Schichtstars. v. Graefes Arch. f. Ophth. XXXV, 3. S. 147.

44. Wagenmann, Neubildung von glashäutiger Substanz an der Linsenkapsel (Nachstar und Kapselstar) und an der Descemetschen Membran. v. Graefes Arch. f. Ophth. XXXV, 1. S. 172.

45. Wagenmann, Über die von Operationsnarben und vernarbten Irisvorfällen ausgehende Glaskörpereiterung. v. Graefes Arch. f. Ophth. XXXV, 4. S. 183.

1890. 46. Gepner, Beitrag zur Kenntnis der glashäutigen Neubildungen auf der Linsenkapsel und der Descemetschen Membran. v. Graefes Arch. f. Ophth. XXXVI, 4. S. 255.

47. Nuel, De l'endothelium de la chambre antérieur de l'œil, particulièrement de celui de la cornée. Arch. de Biol. X. p. 235.

1891. 48. Mellinger, Experimentelle Untersuchungen über die Entstehung der in letzter Zeit bekannt gewordenen Trübungen der Hornhaut nach Starextraktion. v. Graefes Arch. f. Ophth. XXXVII, 4. S. 159.

49. Wagenmann, Zur Anatomie des dünnhäutigen Nachstars, nebst Bemerkungen über die Heilung von Wunden der Descemetschen Membran. v. Graefes Arch. f. Ophth. XXXVII, 2. S. 21.

1892. 50. Kruse, Über Entwicklung, Bau und pathologische Veränderungen des Hornhautgewebes. Virchows Arch. f. path. Anat. CXXVIII.

51. Wagenmann, Weitere Mitteilungen über glashäutige Neubildungen an der Descemetschen Membran und auf der Iris und über Veränderungen des Hornhautendothels. v. Graefes Arch. f. Ophth. XXXVIII, 2. S. 91.

1893. 52. Bellarminoff, Untersuchungen mit der quantitativen kolorimetrischen Methode über die Resorption in die vordere Augenkammer. v. Graefes Arch. f. Ophth. XXXIX, 3. S. 38.

53. Mellinger, Schädlicher Einfluß des Cocainum muriaticum auf die erste Vereinigung von Hornhautwunden. Beitr. z. Augenheilk. Festschr. f. Prof. Schiess-Gemuseus. Basel, Schwabe.

1894. 54. Block, Genezing van corneawonden na cocaine Gebruik. Melisch Weekblad.

55. Herrnheiser, Über Veränderungen in den Augenhäuten nach kleinen Verletzungen. (Vers. deutscher Naturf. in Wien.) Wiener klin. Wochenschrift. No. 46. S. 874.

56. Herrnheiser und Pick, Über die Veränderungen der inneren Augenhäute bei kleinen experimentellen Verwundungen. Berl. klin. Wochenschr. No. 45.

57. Tepljaschin, Zur Kenntnis der histologischen Veränderungen der Netzhaut nach experimentellen Verwundungen. Arch. f. Augenheilk. XXVIII. S. 353.

1895. 58. Bach, Experimentelle Untersuchungen über die Infektionsgefahr penetrierender Bulbusverletzungen vom infizierten Bindehautsack aus usw. Arch. f. Augenheilk. XXX. S. 225.

59. Cereseto, Gaz. d. ospit. XV. p. 482. Ref. Zentralbl. f. prakt. Augenheilk. S. 488.

60. Franke, Über die histologischen Vorgänge bei der Heilung perforierender Lederhautwunden. v. Graefes Arch. f. Ophth. XLI, 3. S. 30.

1896. 61. Krückmann, Experimentelle Untersuchungen über die Heilungsvorgänge von Lederhautwunden. v. Graefes Arch. f. Ophth. XLII, 4. S. 293.

62. Ranvier, Une théorie nouvelle sur la cicatrisation et le rôle de l'épithelium antérieur de la cornée etc. Comptes rendus de l'acad. des sciences. No. 26.

1896. 63. Usher and Dean, Experimental research on the course of the optic
           nerve fibris. (Ophth. Soc. of the Unit. Kingd.) Ophth. Review. p. 215.
       64. Wagenmann, Einiges über Fremdkörperriesenzellen im Auge. v. Graefes
           Arch. f. Ophth. XLII, 2. S. 1.
1897. 65. Hemmi, Klinische Beobachtungen über die Folgen der Glaskörper-
           verletzungen des Auges. Inaug.-Diss. Zürich.
1898. 66. v. Hippel, Über die klinische Diagnose von Endothelveränderungen der
           Cornea usw. Bericht über d. 27. Vers. d. ophth. Ges. zu Heidelberg. S. 67.
       67. Monesi, Das Epithel bei Heilung von Cornealwunden. Giorn. Acc. Med.
           di Torino. Fasc. 8. Ref. Zentralbl. f. prakt. Augenheilk. S. 648.
       68. Ranvier, Recherches expérimentales sur le mécanisme de la cicatri-
           sation des plaies de la cornée. Arch. d'anat. microsc. II. p. 44 et 177.
       69. Schmidt-Rimpler, Über spontanes Verschwinden von Startrübungen.
           Berliner klin. Wochenschr. No. 44. S. 965.
       70. Stoewer, Beitrag zur Histologie der Heilungsvorgänge bei Wunden der
           Formhäute des Auges. v. Graefes Arch. f. Ophth. XLVI, 1. S. 65.
1899. 71. Clarke, Über Wundschluß bei Hornhautwunden. Bericht über d. Verh.
           d. 9. internat. Ophth.-Kongr. in Utrecht. Zeitschr. f. Augenheilk. II.
           Beilageheft. S. 50. — The union of corneal wounds. Compte-Rendu
           IX. Congr. intern. d'Opht. d'Utrecht. p. 453.
       72. Dalén, Über das Holokain und dessen Einwirkung auf das Hornhaut-
           epithel und auf die Heilung perforierender Hornhautschnitte. Mitt.
           aus d. Augenklinik d. Carol. Medico-chirurg. Instituts zu Stockholm.
           Heft 2. S. 1. Verlag v. G. Fischer.
       73. Montalcini, Sul processo di cicatrizzazione delle ferite epiteliali della
           cornea. Giorn. della R. Acc. di Med. di Torino. LXII. No. 12. p. 696.
       74. de Obarrio, Étude expérimentale sur la cataracte traumatique. Ann.
           d'Ocul. CXXII. p. 114.
1900. 75. Bianchi, Sulle ferite della sclera. Clin. ocul. Palermo. p. 397.
       76. Knapp, P., Über Heilung von Linsenwunden beim Frosch. Zeitchr. f.
           Augenheilk. III. S. 209.
       77. Knapp, P., Über Heilung von Linsenverletzungen beim Fisch. Zeitschr.
           f. Augenheilk. III. S. 540.
       78. Knapp, P., Über Heilung von Linsenverletzungen beim Vogel. Zeitschr.
           f. Augenheilk. IV. S. 33.
       79. Knapp, P. Über Heilung von Linsenverletzungen beim Kaninchen und
           der Ziege. Zeitschr. f. Augenheilk. IV. S. 282.
       80. Knapp, P., La guérison des lésions du cristallin chez quelques animaux
           (études expérimentales). Arch. d'Opht. XX. p. 629.
       81. Monesi, Riparazione delle ferite corneali a tutto spessore. Ann. di
           Ottalm. Clin. oc. di Napoli. XXIX. p. 283.
       82. Szili, Über Disjunction des Hornhautepithels. v. Graefes Arch. f. Ophth.
           LI. S. 486.
1901. 83. Atsuhiko Masugi, Experimentelle Untersuchungen über den Heilungs-
           vorgang bei perforierenden und nicht perforierenden Hornhautwunden
           mit besonderer Berücksichtigung der Cocaineinwirkung. Klin. Monatsbl.
           f. Augenheilk. S. 634 u. 731.
       84. Marchand, Prozeß der Wundheilung.
1902. 85. Axenfeld, Zur Neubildung glashäutiger Substanz im Auge. Bericht
           über d. 30. Vers. d. ophth. Ges. zu Heidelberg. S. 275.
       86. Greeff, Lehrbuch der speciellen pathologischen Anatomie von Orth.
           Auge. I. Hälfte. S. 184.
       87. Terrien, Mode de cicatrisation de la capsule du cristallin après les
           plaies de cette membrane. (Soc. de biol.) Arch. d'Opht. XXII. p. 452.
1903. 88. Boese, Über den Heilungsvorgang bei Verletzungen der hinteren Linsen-
           kapsel. Zeitschr. f. Augenheilk. IX. S. 575 u, Inaug.-Diss. Marburg.

1903. 89. Haemers, Régénération du corps vitré. Arch. d'Opht. XXIII. p. 103.

90. Parsons, The healing of wounds of the retina, choroid and sclera, with some remarks on the pathology of »Retinitis proliferans«. Ophth. Hosp. Rep. XV. P. III. p. 215.

91. Reterer, Über die Vernarbung von Hornhautwunden. Journ. de l'Anat. et de la Physiol. Zit. Zentralbl. f. prakt. Augenheilk. S. 459.

92. Weinstein, Experimentelle Untersuchungen über den Heilungsprozeß bei perforierenden Schnittwunden der Hornhaut. Arch. f. Augenheilk. XLVIII. S. 1.

93. Wiener, Über Neubildung von Glashaut in der vorderen Kammer Arch. f. Augenheilk. XLVIII. S. 51.

1904. 94. Cirincione, Über den gegenwärtigen Stand der Frage hinsichtlich der Genesis des Glaskörpers. Arch. f. Augenheilk. L. S. 201 u. 214.

95. Halben, Ein Fall von Irisverglasung bei Buphthalmus und eine Kritik der Weinsteinschen Theorie über die Bildung der Descemetschen Membran. Arch. f. Augenheilk. XLIX, 3. S. 220.

1905. 96. Hess, Pathologie und Therapie des Linsensystems. Dieses Handbuch. 2. Aufl. VI. Bd. IX. Kap.

97. Kraisselsky, De l'influence de la résection du sympathique cervical sur la cicatrisation des plaies de l'œil. Thèse de Paris.

98. Wagenmann, Zur pathologischen Anatomie der Cataracta traumatica. Bericht über d. 32. Vers. d. ophth. Ges. zu Heidelberg. S. 320.

1906. 99. Germani, Der Heilungsprozeß aseptischer Hornhautwunden. (18. Vers. d. ital. ophth. Ges. zu Rom.) Bericht Klin. Monatsbl. f. Augenheilk. XLV. (N. F. III.) S. 413.

100. Greeff, Die pathologische Anatomie des Auges Kap. XIII: Glaskörper. Lehrb. d. spez. path. Anat. v. Orth. Berlin, Hirschwald.

101. Ogawa, Experimentelle Untersuchungen über Wunden des Glaskörpers. Arch. f. Augenheilk. LV. S. 91.

1907. 102. Henderson, A histology study of the normal healing of wounds after cataract extraction. Ophth. Review. p. 127.

103. Verderame, Experimentelle Untersuchungen über die gewerbsschädigenden Eigenschaften des Novokains. Zeitschr. f. Augenheilk. XVIII. S. 191.

1909. 104. Birch-Hirschfeld und Tatsuji Inouye, Experimentelle und histologische Untersuchungen über Netzhautabhebung. v. Graefes Arch. f. Ophth. LXX. S. 486.

1910. 105. Jusélius, Experimentelle Untersuchungen über die Regeneration des Epithels der Cornea unter normalen Verhältnissen und unter therapeutischen Maßnahmen. v. Graefes Arch. f. Ophth. LXXV. S. 350.

106. Salzer, Über die Regeneration der Hornhaut. Bericht über d. 36. Vers. d. ophth. Ges. zu Heidelberg. S. 244.

1911. 107. Contino, Ricerche sperimentali sulle ferite del corpo ciliare. La Clin. oculist. Febr. Marzo. XII. p. 481.

108. Krückmann, Zur Heilung von Lederhautwunden. Bericht über d. 37. Vers. d. ophth. Ges. zu Heidelberg. S. 366.

109. Salzer, Über die Regeneration der Kaninchenhornhaut. Arch. f. Augenheilk. LXIX. S. 272.

1912. 110. Bonnefon et Lacoste, Régénération transparente du tissu cornéen Journ. de méd. de Bordeaux 4 févr. Arch. d'Opht. XXXII. p. 65 et 210. Recherches expérimentales et cliniques sur la kératectomie réposante. Arch. d'Opht. XXXII. p. 390.

111. Landreau, Contribution à l'étude de la generation transparente de la cornée chez le lapin. Thèse de Bordeaux.

112. Salzer, Über die Regeneration der Kaninchenhornhaut II. Arch. f. Augenheilk. LXX. S. 166. III. Arch. f. Augenheilk. LXXI. S. 221.

1913. 113. Salzer, Vergleichende anatomische Untersuchungen über Wundheilung
          und Regeneration der Hornhaut. Intern. med. Congr. London. Berl.
          Klin. Monatsbl. f. Augenheilk. LI. (N. F. XVI.) S. 412.
       114. v. Szily, Versuche über Regeneration und Wundheilung aus der ex-
          zidirten Hornhaut (Gewebszüchtung in vitro). Soc. belge d'Opht.
          Bericht Klin. Monatsbl. f. Augenheilk. LI. (N. F. XVI.) S. 428.
1915. 115. Hanke, Studien über die Regeneration des Hornhautgewebes und die
          wahre Natur der Keratoblasten. v. Graefes Arch. f. Ophth. LXXXIX.
          S. 350.

Wunden der Bedeckung und Umgebung des Auges.

Wunden der Lider.

§ 163. **Vorkommen, Befund und Verlauf.** Schnitt- und Stichwunden an den Augenlidern werden durch die mannigfachsten schneidenden und stechenden Gegenstände, wie Messer, Degen, Nadeln, spitze Holzsplitter, abspringende Fremdkörper aus Metall, Glasscherben usw. verursacht und gehören zu den gewöhnlichsten Vorkommnissen. Hiebwunden
werden durch Schläger- und Säbelhiebe veranlaßt. Bald handelt es sich nur
um oberflächliche Wunden der Haut oder des Lidrands, bald um Wunden,
die das Lid in seiner Dicke teilweise oder ganz durchsetzen. Die das Lid
in seiner ganzen Dicke penetrierenden Schnitt- und Stichwunden setzen sich
oft auf den Bulbus, die Orbitalhöhle oder die Orbitalknochen fort, so daß
die Lidwunde als solche an Bedeutung gegenüber den tieferen Läsionen vollkommen zurücktritt, manchmal aber, z. B. bei Stichverletzungen, durch Vergleichung der äußeren Haut- und inneren Bindehautwunde wichtigen Aufschluß über die Richtung des verwundenden Fremdkörpers gestattet.

Bei Schnitt- und Hiebwunden erstreckt sich zuweilen die Wunde
auf beide Lider. Oft setzen sich die Wunden auf Stirn, Schläfe, Wange
oder Nase fort. Die Richtung der Wunde ist meist horizontal oder schräg,
seltener rein vertikal. Die Blutung ist bei reinen Lidwunden im ganzen
gering, bei Fortsetzung der Wunde auf die Umgebung durch Verletzung
der dort liegenden größeren Gefäße oft stärker. Ein Aneurysma im Lid
nach Trichiasisoperation sah Hotz (1879) auftreten. Nach Durchtrennung
der Lidhaut wird oft der Orbikularis mit durchtrennt, was aber selbst bei
schräger Wundrichtung auf die Stellung und Beweglichkeit des Lids keinen
dauernden schädigenden Einfluß ausübt, wenn auch der Muskel mit der
Haut stets verwächst.

Wird dagegen bei tieferen Schnittwunden am oberen Lid der Levator
palpebrae superioris oder seine Sehne durchtrennt, so entsteht damit eine
Ptosis traumatica, die bestehen bleibt, falls es nicht gelingt, die durchtrennten Enden mit der Naht zu vereinigen.

Horizontale oder schräge Durchtrennung des Tarsus ohne Mitverletzung
des Lidrandes hat keine besondere Bedeutung, da die Wunde keine Neigung

zum Klaffen besitzt und die Durchschneidung der Meibohm'schen Drüsen meist zu Obliteration der Drüsen und höchst selten zu Konkretionsbildung in den durchtrennten Drüsen führt. Weit erheblicher und mannigfacher sind die Folgen, wenn das Lid in schräger oder vertikaler Richtung samt dem freien Lidrand gespalten wird. Durch die Wirkung des quer zur Faserrichtung durchtrennten Orbikularis und die physiologische Krümmung des Lides zum Bulbus tritt sofort große Neigung zum Klaffen der Wundränder mit Verschiebung der beiden Enden in der Höhe auf. Bleibt die Wunde sich selbst überlassen, so entsteht durch Überhäutung der Wundränder ein Lidkolobom oder bei weniger tiefer Spaltung eine Vernarbung mit von oben nach unten oder von vorn nach hinten verschobener Stellung des Lidrandes. Bei einer derartigen Verwundung am unteren Lid entsteht besonders gern Ektropium. Durch die unregelmäßige Vernarbung besonders mit Kolobom leidet der Lidschluß, und es stellen sich meist die weiteren Folgezustände der ungenügenden Bedeckung an Bindehaut und Hornhaut ein. Waren bei vollständiger Spaltung des Lides die Bindehaut der Übergangsfalte und die Conjunctiva sclerae mitverletzt, so können abnorme Verwachsungen der Konjunktivalblätter mit einem oder beiden Wundrändern des Lides eintreten und symblepharonartige Narbenstränge zum Bulbus sich erstrecken, die unter Umständen die Lidstellung und selbst die Augenbewegungen stark beeinträchtigen. Zu den Schädlichkeiten für das Auge tritt in solchen Fällen noch die kosmetische Entstellung hinzu. Die Neigung zum Klaffen und zur gegenseitigen Verschiebung der Wundränder bei vertikaler Lidspaltung ist so groß, daß selbst bei frühzeitiger Vereinigung durch die Naht während der Heilung leicht eine Verschiebung der Wundränder auftritt. Reine Durchtrennungen der temporalen Lidkommissur werden durch Schnitt und Stich nur selten beobachtet.

Sämtliche Wunden, die den freien Lidrand mit dem Zilienboden betreffen, auch die oberflächlichsten, die vielleicht wegen ihrer Kleinheit anfangs kaum beachtet waren, können durch die Narbenbildung auf die Richtung der Zilien Einfluß gewinnen und zu perverser Stellung einer oder mehrerer Zilien Veranlassung geben. Auch bei gewissen Operationen am Auge, Chalazionoperation, Spaltung von Hordeolum usw., kann durch unbeabsichtigtes Ausgleiten des Messers eine derartige kleine Wunde des Lidrandes hervorgerufen werden. Bei einzelnen pervers stehenden Zilien wird die Papille am besten durch Elektrolyse zerstört.

Bei zirkumskripten, nach dem Bindehautsack penetrierenden Wunden kann eine Fistel zurückbleiben, aus der Tränenflüssigkeit auf die Wange abfließt, wie z. B. durch Blutegelstich am unteren Lid (Ritter, ref. Zander und Geissler, 1864, S. 251).

Bei tieferen Schnittwunden in der Gegend des Orbitalrandes, besonders leicht bei Stichwunden, kann die Fascia tarsoorbitalis durchtrennt und damit die Orbitalhöhle eröffnet werden. Zugleich kann das Periost des Knochens und der Knochen selbst getroffen werden.

Besonders schwere Wunden werden durch Säbelhiebe verursacht, die meist die Umgebung mit betreffen und auf die Lider allein nicht beschränkt sind. Säbelhiebwunden in vertikaler Richtung können sich von der Stirn über beide Lider bis in die Wange erstrecken. Säbelhiebe in horizontaler Richtung finden nach Durchtrennung des Lides in seitlicher Richtung einen Widerstand an der Nase oder sie treffen gegen den temporalen Orbitalrand und verwunden von hier die Lider mit. Bei den meisten derartigen schweren Wunden finden sich gleichzeitige Verletzungen des Bulbus und der Orbita.

Die tiefgehenden Schnitt- und Hiebwunden mit Eröffnung der Orbita und Verletzung des Knochens führen gern zu eingezogenen und mit dem Knochen adhärenten Narben, woraus sich ein Ektropium, besonders bei Verletzung am unteren Lid, entwickeln kann. Bei Wunden der Augenbrauengegend können die dort austretenden Nerven, der N. supraorbitalis und frontalis, durchtrennt werden. Larger (1889) beobachtete unter einer Verletzungsnarbe am oberen Orbitalrand eine dermoidartige, zystische Geschwulst, die er für traumatisch hielt und die anatomisch sich nicht als echtes Dermoid erwies.

Noch häufiger als Schnitt- und Stichwunden sind die Riß- und Quetschwunden der Lider, die auf die mannigfachste Weise entstehen und je nach der Art und Stärke der Gewalteinwirkung einen ganz verschiedenen Befund darbieten und häufig durch anhaftende Fremdkörper verunreinigt sind. In den leichteren Fällen gleichen sie den Schnitt- und Stichwunden, besitzen aber meist unregelmäßige, zackige Wundränder mit lappigen, sich umrollenden Rändern und verbinden sich häufig mit einem Substanzverlust. Bei den oberflächlichen Verletzungen ist nur die Haut exkoriiert in Form einer Kratzwunde oder durchtrennt, wobei der Orbikularis noch getroffen sein kann. Bei den tieferen Wunden ist das Lid in seiner ganzen Dicke durchsetzt und häufig in mehr oder weniger großer Ausdehnung abgetrennt, so daß der abgerissene Teil herabhängt. Riß- und Quetschwunden werden durch die verschiedenartigsten stumpfen, stumpfspitzen, eckigen oder hakenförmigen Körper, die die Augengegend treffen oder gegen die das Auge durch Stoß oder Fall des Kopfes auftrifft, durch Stoß mit Hörnern, wie Kuhhorn, durch Schnabelhiebe von Vögeln, besonders Hühner, sowie durch Nägel, Krallen, Klauen, durch Gebiß usw. hervorgerufen. Besonders schwere Riß- und Quetschwunden, zum Teil mit breiter Ablösung der Weichteile vom Knochen, entstehen durch Hufschlag und derartige schwere, breit auftreffende Gewalten, vor allem auch als Kriegsverletzungen durch Gewehrprojektile, Schrappnell, Granatstücke usw. Bei den letzteren sind die Substanzverluste und die Zerstörungen an den Lidern oft ungewöhnlich schwere, und es kommt, zumal wenn der benachbarte Knochen zertrümmert ist, zu abnormen Verlagerungen und Verwachsungen der Lidreste. Wir kommen auf diese Lidverletzungen bei den Schußverletzungen zurück.

ANCKE (1886) hat über 3 Zerreißungen des Lides berichtet, einmal durch Ziegenhorn, einmal durch Biß eines Menschen, einmal aus unbekannter Ursache; die Lostrennung war immer am konvexen Rande des Tarsus erfolgt. MACKENZIE (ZANDER u. GEISSLER, 1864, S. 305) berichtete über Abreißung des Lides bei einem Knaben durch Schlag mit einer Hundepfote.

Besonders häufig kommen Zerreißungen des Lides vor, wenn Fremdkörper, zumal hakenförmige, in den Bindehautsack eingreifen und von innen her das Lid abreißen.

Ich selbst habe derartige Verletzungen auch ohne Bulbusverletzung mehrfach beobachtet, z. B. einmal durch Fall gegen eine Wand, an der ein Haken vorstand. Von LÖHRER (1901) sind 8 Lidzerreißungen durch eiserne Haken mitgeteilt, ähnliche Fälle von SZILI (1884), KOMOTO (1912). Auch durch den in den Bindehautsack eingedrungenen Finger kann das Lid abgerissen werden. CAUER (1907) berichtet über 2 Fälle von vertikaler Zerreißung des Tarsus, die durch eine das Oberlid stark nach abwärts drückende Gewalt hervorgerufen waren und als indirekte Rupturen angesprochen wurden. DUTOIT (1909) beobachtete durch eine in den Bindehautsack eingedrungene Pfahlspitze eine vertikale subkutane Zerreißung des Tarsus.

Die Bißwunden, am häufigsten durch Hundebiß veranlaßt, weisen neben Zerreißungen oft große Substanzverluste auf.

BELLARMINOFF (1901) berichtete über eine schwere Verstümmelung, die ein 19jähriger Hirt im Kampfe mit einer angeschossenen Bärin an beiden Augen davongetragen hatte. In einem von KUHNT (1900) mitgeteilten Falle war der 14jährigen Patientin als Kind von 7 Wochen das linke obere Lid in toto von ihrem 2jährigen Bruder abgebissen. Der Wiederersatz des Lides wurde durch Überpflanzung des unteren Lides kombiniert mit Transplantation stielloser Lappen erzielt. Über eine schwere Verletzung durch Hundebiß, bei der das Unterlid zu zwei Drittel abgerissen und eine perforierende Verletzung der Hornhaut und Sklera mit Vorfall von Lid und Glaskörper und mit traumatischer Katarakt hervorgerufen war, berichtete COHN (1911). Über Zerreißung beider Lider mit Kolobombildung ohne Bulbusverletzung durch Schlag mit einer Hundepfote berichtete RUTTEN (1911). Nach Hundebiß, selbst bei kleinen Wunden, ist mehrfach Lyssa mit tödlichem Ausgang beobachtet. (Vgl. § 33, S. 156.)

Die Bißwunden durch Schnabelhiebe von Vögeln (Hühner, Reiher, Eule usw.) sind weniger wegen der Verletzung der Augenlider als vielmehr der Mitverletzung des Bulbus gefährlich, wie z. B. die 3 von RODEWALD (1896) mitgeteilten Fälle zeigen. Bei ihrer Verteidigung scheinen Vögel es besonders auf das Auge der Angreifer abzuzielen. Nach derartigen Verletzungen können Infektion mit Lidphlegmone und Gangrän auftreten (PES 1904).

Charakteristische Quetschwunden, die den Schnittwunden vollkommen gleichen, werden dadurch hervorgerufen, daß der Knochenrand von innen her die Weichteile durchtrennt, so durch Fall auf harten Boden, auf das Eis usw. oder durch Schlag mit stumpfen Gegenständen.

Neben Riss- und Quetschwunden der Lider finden sich häufig mehr oder weniger schwere Verletzungen des Auges, der Knochen, der Orbitalweichteile, zuweilen selbst der Nebenhöhlen, Nasen-, Stirnbein-, Oberkieferhöhle. Die Wunden der Augenbedeckung treten dann an Bedeutung vollkommen zurück, geben aber auf der anderen Seite für die Beurteilung dieser Verletzungen wichtige diagnostische Merkmale über den Angriffspunkt usw. des antreffenden Körpers ab.

Die schwersten Quetsch- und Rißwunden werden durch ausgedehnte mechanische Verletzungen, die den Schädel oder das Gesicht erheblich mitverletzen, beobachtet, so bei Quetschungen des Schädels durch Steinmassen, bei Verschüttungen, beim Überfahrenwerden, bei Sturz auf den Kopf, bei Maschinenverletzungen durch Treibriemen, Explosionsverletzungen, Hufschlag, Granatsplitter und andere Projektile usw.

Während kleinere Quetschwunden und Rißwunden, selbst bei Einreißung eines Lides, den Schnittwunden noch gleichen, führen größere Quetschwunden immer zu einer viel stärkeren Durchsetzung der Gewebe mit Blut und Schädigung der Gewebe durch die Gewalteinwirkung. Derartige Wunden neigen eher zur Eiterung, zumal da sie häufig bei der Verletzung der Verunreinigung und Infektion ausgesetzt sind. Oft läßt sich bei ausgedehnten Quetschungen partielle Nekrose der abgetrennten Teile nicht vermeiden.

Der Verlauf und Ausgang der leichten Riss- und Quetschwunden unterscheidet sich nicht wesentlich von denen der Schnitt- und Stichwunden, nur daß die Heilungszeit meist längere Zeit in Anspruch nimmt, zumal wenn ein Substanzverlust damit verbunden war.

Viel ungünstiger ist der Ausgang ausgedehnter Quetschwunden, zumal der mit Knochenverletzungen komplizierten. Dann bleiben dicke adhärente Narbenstränge und oft Epikanthus ähnliche Hautfalten zurück, die mit Stellungsanomalie und Verkürzung der Lider, mit Verziehung und Verengerung der Lidspalte, mit Symblepharon, sowie Defekten der Lider usw. verbunden sind, Zustände, die, falls das Auge erhalten war, zu weiteren schweren Schädlichkeiten des Organes führen können. War das Auge mitverletzt, so können abnorme Verwachsungen mannigfachster Art und Ausdehnung zwischen Lid und Bulbus oder Bulbusstumpf entstehen.

Komplikationen des Wundverlaufes. Auf die Komplikation des Wundverlaufes der Lidwunden durch Infektion und auf die dabei in Betracht kommenden Infektionserreger wurde bereit in § 21, S. 93 und § 28, S. 116 hingewiesen. Durch Infektion meist mit Streptokokken und Staphylokokken entsteht eitrige Entzündung der Wunde mit Infiltration des Wundkanals, mit gewöhnlich rasch zunehmender, eitriger Infiltration der Umgebung und schließlich mit ausgesprochener Phlegmone und Abszeßbildung. Das lockere Unterhautzellgewebe befördert die Ausbreitung der eitrigen Infiltration. Bei tieferen infizierten Wunden kann sich die äußere Wundöffnung durch Borken schließen, während die Eiterung in der Tiefe zur Abszeßbildung führt. Bei schwereren Infektionen von Lidwunden schwellen die präaurikularen Lymphdrüsen an.

Die phlegmonöse Entzündung der Lider kann in seltenen Fällen auf die Orbita übergreifen, zu Orbitalphlegmone und Orbitalabszeß führen und ferner durch Thrombophlebitis eitrige Meningitis oder Sinusthrombose mit

Fig. 63.

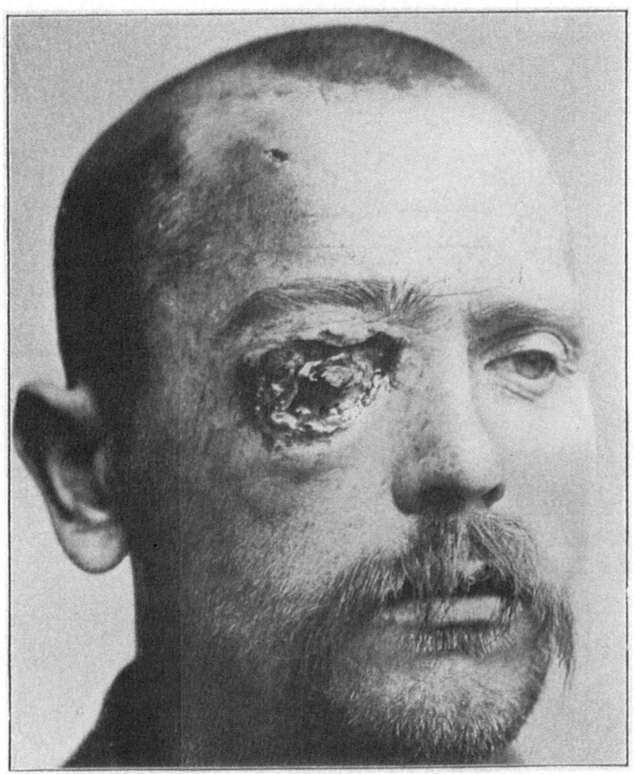

Quetsch- und Rißwunde der Lider mit nachfolgender Gangrän der Lider und des Orbitalinhaltes.

tödlichem Ausgang veranlassen. Wiederholt wurde des weiteren selbst nach kleinen oberflächlichen Quetschwunden durch schwere Infektion Phlegmone mit Gangrän der Lider beobachtet. Die Gangrän kann auf den Orbitalinhalt und den Bulbus übergreifen und selbst zum Exitus letalis führen. Auch Erysipel kann durch Infektion von Lidwunden ausgehen. War bei tiefen infizierten Lidwunden der Knochen mitverletzt, so kann es zu eitriger Periostitis und Ostitis mit Karies kommen; war die Orbitalhöhle eröffnet, so ist meist eitrige Entzündung des Orbitalgewebes als Phlegmone oder Abszeß die Folge.

Fälle von schwerer Lidphlegmone und Lidverletzung sind z. B. mitgeteilt von Schmidt-Rimpler (1878), von Langhorst (1904) aus der Jenaer Augenklinik; über Lidphlegmone mit nachfolgendem Orbitalabszeß berichtete z. B. Narkiewicz-Jodko (1881). Fälle von Gangrän der Lider nach Trauma, zum Teil mit Gangrän der Orbita und tödlichem Ausgang, sind mitgeteilt von Martin (1884), Friedenwald (1890), Fraenkel (1890), Valude (1890), Kipp (1896), Morax (1902), Bock (1898), Zia (1903), Pes (1904), Apetz (1906), Bossalino (1912).

Fig. 64.

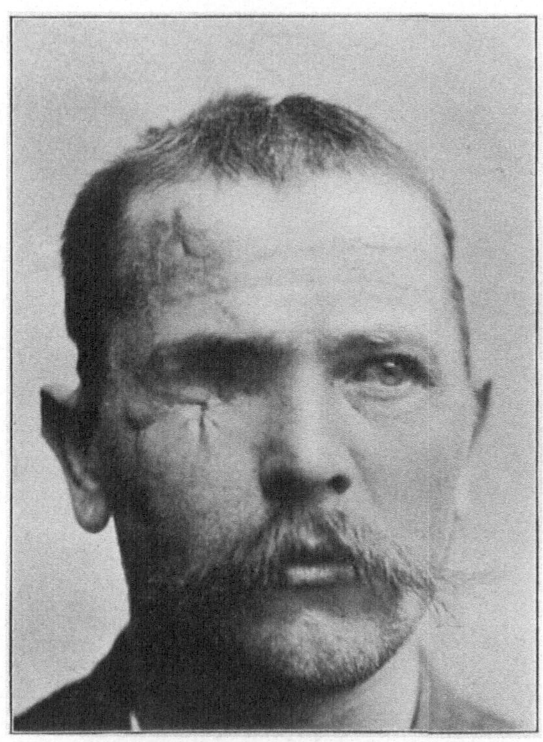

Derselbe Fall wie Fig. 63 nach Heilung.

In einem Fall von Scholtz (1901) war die Gangrän nach Stichverletzung des Lides und der Orbita aufgetreten und in einem Fall von Vossius (1902) von einer Bindehautwunde aus.

Ich selbst habe einen derartigen Fall von Lidgangrän mit Nekrose des Orbitalinhaltes nach infizierter Lidwunde durch Fall im Delirium und mit Ausgang in Heilung von Schwarzbach (1905) mitteilen lassen und gebe die Abbildungen des Falles in Fig. 63 und Fig. 64 wieder. Auch verweise ich auf die Arbeiten über Lidgangrän von Römer (1899), Pes (1904) und Possek (1907).

Die Komplikation von Lidwunden und Tuberkulose wurde in § 29 berücksichtigt, die durch Milzbrand in § 31, die durch Rotz in § 32, die durch Lyssa humana in § 33, die durch Syphilis in § 34 und die durch Tetanus in § 30. Weitere Fälle von Tetanus nach Lidverletzung sind mitgeteilt von Minet und Guehlinger (1907) und Wicherkiewicz (1907).

Besondere Beachtung verdienen sodann die mit einem chemischen Giftstoff verunreinigten Stich- oder Bißwunden am Lid, vor allem die gar nicht seltenen Verletzungen durch Insektenstiche. Sie rufen stärkere, oft überaus starke Lokalsymptome — Schwellung der Lider, Rötung und Schmerzen — hervor, die aber meist von selbst bald zurückgehen. Die Einstichstelle ist oft nicht mehr sicher zu erkennen, in anderen Fällen aber ist ein Stachel zurückgeblieben oder ein intensiv roter Fleck wahrnehmbar. In einzelnen Fällen kann aber durch Insektenstiche, z. B. Fliegenstiche, schwere Infektion übertragen werden, die zu Lidphlegmone, Lidgangrän (z. B. Pes 1904, Lacaussade 1906) infolge von Verschleppung des Infektionsmaterials auf dem Wege der Venen und selbst zum Exitus letalis durch Meningitis oder Sinusthrombose führen können (Zia 1903).

Auf das häufige Vorkommen von Bienen- und Wespenstichen an den Lidern wiesen schon Zander und Geissler (1864) hin. In einem von Hilbert (1904) mitgeteilten Fall war anscheinend nur das obere Lid innen von einem Bienenstich getroffen. Neben Lidödem traten Ziliarinjektion und Iritis mit Beschlägen und Hypopyon auf. 3 Tage lang bestanden schwere Allgemeinerscheinungen mit Appetitlosigkeit und Mattigkeit. Langsame Besserung und Heilung nach 4 Wochen. Das 2 Monate lange Verweilen eines Bienenstachels im Lid erwähnte Gepner (1907), 3 Monate langes Verweilen eines Bienenstachels mit nachfolgender Keratitis Orendorff (1911), Hornhauterosion nach Wespenstich im Lid Kraupa (1911), ebenso nach Bienenstich Purtscher (1911).

Die Diagnose der frischen Lidwunden bietet keine Schwierigkeit, da die Kontinuitätstrennung durch Blutung, blutige Borken oder Klaffen der Wundränder ohne weiteres markiert ist. Durch eventuelle Untersuchung mit der Sonde wird man die Tiefe und Richtung der Wunde feststellen können, auch wird sich durch Ektropionieren der Lider erkennen lassen, ob eine Wunde das ganze Lid durchsetzt hat. Ist seit der Verletzung bereits einige Zeit verflossen, so kann der Nachweis einer kleinen Lidverletzung, z. B. Stichverletzung, große Schwierigkeit bereiten, da die kleinen Narben nur wenig hervortreten. Bei schweren Riß- und Bißwunden wird man durch vorläufige Anpassung der Wundränder einen etwaigen Substanzverlust leicht erkennen.

Durch Untersuchung mit der Sonde wird die Verletzung des Knochens sowie die Eröffnung der Orbitalhöhle festzustellen sein, auch deutet bei größeren Wunden der Vorfall von Fettgewebe auf Orbitalhöleneröffnung, ebenso sind die Symptome der Orbitalblutung und Weichteilverletzungen, Exophthalmus, Beweglichkeitsbeschränkung, Sehstörung, zu beachten, zumal bei Stichverletzungen. Durch stärkere ödematöse Schwellung der Lider und Umgebung, durch Rötung, harte Infiltration und Eiterbildung wird man auf die Infektion aufmerksam. Bei Stichverletzungen ist immer auf einen etwa zurückgebliebenen Fremdkörper zu fahnden, ebenso wie bei Quetschwunden auf zufällige Verunreinigung zu achten ist.

Behandlung der Lidwunden. Die Behandlung der Lidwunden hat nach den Grundsätzen der Chirurgie zu erfolgen. Bei frischen Wunden wird nach Reinigung der Wunde mit Wasser und Seife, nach Entfernung etwaiger Verunreinigungen und nach eventueller Blutstillung die Wunde sorgfältig genäht. War das Lid durch seine ganze Dicke, mit Einschluß des Lidrandes, in vertikaler Richtung gespalten, so muß ganz besonders sorfältige Vereinigung der Wundränder angestrebt werden. Es empfiehlt sich zunächst, die eine oder die andere Sutur von der Konjunktivalseite aus durch Bindehaut und Tarsus anzulegen, ehe man die äußere Wunde näht. Dann wird eine Sutur durch den intermarginalen Teil gelegt, so daß die beiden Enden ohne Verschiebung in ihrer ursprünglichen Lage zusammenkommen. Schließlich wird die äußere Wunde durch Suturen geschlossen. Nur durch die exakte Vereinigung läßt sich die Vernarbung ohne Verschiebung erzielen. War die Conjunctiva bulbi mitverletzt, so wird sie zunächst genäht, um ein Symblepharon zu verhüten. Erstreckt sich die Wunde in die Gegend der Tränenröhrchen oder des Tränensackes, so muß man beim Nähen eine Sonde in das Tränenröhrchen einführen, um das Kanälchen nicht durch eine Sutur abzubinden.

Ist die Wunde nicht mehr frisch oder kommt eine Lidwunde mit fehlerhafter Vernarbung, z. B. Kolobombildung, in Behandlung, so muß man nach Anfrischung der Wundränder oder nach eventueller Trennung und Exzision der fehlerhaften Narbe eine exakte Vereinigung zu erreichen suchen. War der Muskel oder die Sehne des Levator palpebrae superioris mit durchtrennt, muß man die Enden aufsuchen und sorgfältig vereinigen, wobei mit Vorteil versenkte Katgutsuturen zu verwenden sind. Es gelingt selbst nach längerer Zeit bei fehlerhafter Vernarbung nach Trennung der Narbe die Enden zu finden und durch exakte Vereinigung die Ptosis zu beseitigen. [Dürr (1879). Oliver (1897). Bonverse (1899). Marple (1903).]

Auch bei kleineren Riß- und Quetschwunden wird man nach sorgfältiger Reinigung der Wunde und Glättung der gefetzten Wundränder möglichst durch Vernähung primären Wundschluß anstreben. Nur bei schweren Riß- und Quetschwunden, besonders bei gleichzeitiger Knochen- oder Orbitalverletzung, wird man auf die primäre Naht meist verzichten müssen, sondern zunächst die Wunde mit Gaze ausstopfen und erst später, eventuell nach Anfrischung, durch Sutur nachhelfen. Oft kann aber primär ein Teil der Wunde durch Naht geschlossen werden.

Nach der Vereinigung durch· Suturen wird die Wunde eventuell mit Jodoform oder einem anderen pulverförmigen Antisepticum bepudert und bei kleinen, besonders den horizontalen Wunden, mit Pflaster verklebt, während bei allen größeren Wunden Verband nötig ist. Nur in seltenen Fällen, zumal bei Spaltungen des Lides, wird man, um alle Zerrungen durch Muskelzug zu verhindern, beide Augen anfangs verbinden müssen, auch kann zur Sicherung der Heilung in solchen Fällen nach Wundschluß die Lidspalte mit Suturen für einige Zeit geschlossen werden.

Ist die Wunde bereits infiziert, so muß man zunächst durch geeignete antiseptische Behandlung — Ausstopfen der Wunde mit in Sublimatlösung oder essigsaure Tonerde oder dergl. getauchte Gaze, Abspülen mit Wasserstoffsuperoxyd usw. — der eitrigen Entzündung Herr werden. Bei phlegmonöser Entzündung sind ausgiebige Inzisionen erforderlich. Ist die Eiterung beseitigt, läßt man die Wunde sich durch Granulationsgewebe schließen oder kann durch Sutur nach Anfrischung eine regelrechte Vereinigung erzielen. In manchen Fällen wird die Korrektion der Stellung erst einer späteren Operation vorbehalten. Die nach Lidwunden zurückbleibenden Folgezustände, wie Ektropium, Entropium, partielle Trichiasis, Symblepharon, Ptosis, Lagophthalmus usw. müssen durch geeignete operative Maßnahmen gebessert oder beseitigt werden. Bei Verlust von Lidhaut kann durch plastische Operationen, Transplantation von stiellosen Lappen usw. wesentliche Besserung oder Heilung erzielt werden. (Noyes, Kuhnt, 1900; P. Knapp, 1908, Lidplastik nach Büdinger bei Liddefekt durch Bißwunde.) Auf die plastischen Operationen nach Kriegsverletzungen komme ich später zurück.

Ich habe aus meinem Beobachtungsmaterial der Jenaer Augenklinik 22 Fälle von Lidverletzungen in einer Dissertation durch Langhorst (1904) mitteilen lassen, die die Mannigfaltigkeit der Ursachen, der Befunde, der Komplikationen und der erforderlichen therapeutischen Maßnahmen bei Lidverwundungen zeigen.

Wunden der Tränenorgane.   Tränenableitungswege und Tränendrüse.

§ 164. Die Tränensackgegend ist bei Lidwunden häufig mitbetroffen, in anderen Fällen, zumal bei Stichverletzung, allein Sitz der Verwundung. Am häufigsten werden die Tränenkanälchen bei Schnittwunden im inneren Augenwinkel schräg oder quer getroffen, während isolierte Verletzungen des Tränensackes wegen seiner Lage selten sind. Von den Kanälchen werden bei Schnitt- und Stichwunden nur selten beide und das untere häufiger als das obere verletzt, während bei Quetsch- und Rißwunden des inneren Augenwinkels leichter beide verletzt werden. Die Folgen der sich selbst überlassenen Durchtrennung der Tränenkanälchen bestehen in einer Obliteration, die, falls nur ein Kanälchen betroffen ist, häufig ohne stärkeres Tränenträufeln verläuft. Manchmal wird der Verschluß als zufälliger Befund erhoben. Waren beide unwegsam geworden oder durch eine Verwundung der Lider eine Stellungsanomalie mit Eversion veranlaßt, so findet sich meist deutliche Epiphora, die bei vermehrter Tränenabsonderung lästig empfunden wird.

Selbst wenn sich eine Wunde in die Tränensackgegend erstreckt, ist nur selten dabei der Tränensack eröffnet. Bei Stichwunden und ebenso bei Quetschwunden durch stumpfspitze Gegenstände kommt es dagegen eher einmal zu isolierter Eröffnung des Tränensackes. Etwas häufiger sieht man Verletzung des Tränensackes bei komplizierteren Verletzungen im inneren Augenwinkel mit Zertrümmerung der Knochen. Auch bei Frakturen der Nasenknochen stellt sich oft sekundär eine Tränensackeiterung mit Ektasie des Sackes ein. Bei gleichzeitiger Verletzung des Knochens kann Emphysem auftreten. Ist die vordere Wand des Tränensackes durchtrennt, so kann sich die Wunde ohne weitere Schädigung wieder schließen, war die hintere Wand und der Knochen mitverletzt, so bleiben leicht Strikturen des Sackes zurück. Eine zirkumskripte Knochenverletzung der hinteren Wand kann sich ohne weitere bleibende Störung schließen, bei ausgedehnter Zertrümmerung im inneren Augenwinkel können lochförmige Kommunikationen mit der Nase zurückbleiben und Tränensackentzündung auftreten. In einzelnen Fällen sind nach Verletzung des Tränensackes Fistelbildungen beobachtet worden.

Daß Polypen im Tränensack traumatischen Ursprunges sein können, darauf habe ich auf Grund einer Beobachtung hingewiesen (1906).

Diagnose. Bei Wunden in dem inneren Augenwinkel und in der Tränensackgegend kann man durch Sondieren der Tränenkanälchen feststellen, ob sie durchtrennt sind, ebenso wird man durch Sondieren der Wunde und von dem Kanälchen aus, sowie durch Ausspülen mit eventuell durch Kalium hypermanganicum gefärbter Flüssigkeit, die Eröffnung des Tränensackes sowie die Durchgängigkeit zur Nase hin konstatieren können.

Behandlung. Waren die Tränenröhrchen durchtrennt, wird man am besten durch Spaltung der Kanälchen der Obliteration vorbeugen. Auch ist empfohlen, ein dickeres Haar oder eine Dauersonde einzuführen und liegen zu lassen oder das Tränenröhrchen zu nähen (Elschnig 1915, Raupp 1915). Bei Wunden mit Eröffnung des Tränensackes kann man durch exakte Vereinigung der Wunde der vorderen Wand Strikturen vorbeugen und durch spätere Sondierung weiterhin zu verhindern suchen. Hat sich Tränensackeiterung ausgebildet, so empfiehlt sich die Exstirpation des Tränensackes. Bei größeren zur Nase gehenden Fisteln sind plastische Operationen nötig.

Bei lästigem Tränenträufeln infolge von Verschluß beider Kanälchen kann die Exstirpation der Tränendrüse mit Nutzen ausgeführt werden. (Oliver, 1897.)

Elschnig (1915) empfahl die Tränenröhrchennaht über einer in den Tränensack vorgeschobenen Sonde, die 6—7 Tage liegen blieb, während die Fäden am 5. oder 6. Tage entfernt wurden. Raupp (1915) berichtet über einen Fall von Tränenröhrchennaht mittelst doppelarmierten Fadens. Eine Nadel wurde durch

die proximale Wunde des zerrissenen Röhrchens ein- und im Intermarginalsaum
nach oben ausgestochen; die andere Nadel wurde durch das distale Röhrchen
nach außen geführt und nun der Faden geknüpft, so daß die Enden zusammen-
kamen. LÖHRER (1901) hat aus der Gießener Klinik 17 Fälle von Verletzungen
der abführenden Tränenwege tabellarisch zusammengestellt. 10 mal waren die Lider
und Tränenwege und 7 mal die Tränenwege allein betroffen. Die Verletzungen
waren fast durchweg Berufsverletzungen. Von komplizierter Ruptur des Tränensackes wird außerdem ein Fall bei einem 23 jährigen Manne mitgeteilt, der durch
Schlag mit dem spitzen Ende einer Stockkrücke aus Hirschhorn eine Zerstörung
des Tränensackes mit Knochenfraktur und Eröffnung der Nasenhöhle im inneren
Augenwinkel davongetragen hatte. In den aus der Jenaer Augenklinik mitgeteilten
Fällen von Lidverletzung (LANGHORST 1904) waren die Tränenwege mehrfach
mitverletzt. PRAUN (1899, S. 491) sah nach Stoß mit einer Ruderstange die
Abreißung der vorderen Wand des Tränensackes, die in Form eines $1^1/_2$ cm
langen Weichteilfetzens am inneren Augenwinkel heraushing. Durch Naht erfolgte
primäre Heilung mit normaler Durchgängigkeit des Tränensackes. Nach ZANDER
und GEISSLER (1864, S. 255) haben SCHMIDT und MACKENZIE Fistelbildungen gesehen; in einem Falle bestand sie, durch eine eiserne Spindel veranlasst, 16 Jahre.
SZILI (1884, S. 50) sah nach Messerstich eitrige Entzündung mit Hinterlassung
einer Tränensackfistel.

Bei tieferen Wunden im temporalen Drittel des oberen Lides können
die Ausführungsgänge der Tränendrüse oder nach Durchtrennung
der Fascia tarsoorbitalis die Tränendrüse selbst verletzt werden.

In einer Reihe von Fällen ist bei größeren Schnittwunden mit Durchtrennung der Fascie besonders durch Glasscherben, Fall auf Eis, spitzen
Stein oder Holzkante und dergl. ein Prolaps der Tränendrüse beobachtet
worden und zwar vornehmlich bei Kindern und jugendlichen Individuen,
doch auch bei Erwachsenen, z. B. von ROHMER (1898), PURTSCHER (1903,
Fall 2), OLOFF (1910).

Die Drüse hängt als ein rötlicher, fleischiger Wulst von lappigem Bau
mehr oder weniger weit, gewöhnlich noch durch einen Stiel festgehalten,
aus der Lidwunde heraus. Hat sich die Hautwunde über der prolabierten
Drüse geschlossen, so stellt sich die Drüse als subkutaner Tumor dar, der
mit leichter Ptosis verbunden ist und entstellend wirken kann. In fraglichen Fällen kann die anatomische Untersuchung die Diagnose erhärten, da
vorgefallenes infiltriertes Gewebe, z. B. Fettgewebe, einen Tränendrüsen-
prolaps vortäuschen kann. Die Behandlung besteht am besten in Abtragung
des vorgefallenen Teiles und Anlegung entsprechender Suturen. Die mehrfach
vorgenommene Reponierung der vorgefallenen Drüse bietet Infektionsgefahr.
Der Verlust der Tränendrüse hat in diesen Fällen keinerlei schädliche
Folgen für das Auge.

Eine sekundäre Dislokation der Tränendrüse kann durch Narbenzug
veranlaßt werden (RAMPOLDI 1884).

Fälle von Prolaps der Tränendrüse sind mitgeteilt von v. GRAEFE (1866),
GOLDZIEHER (1876), PANAS (1877), HALTENHOFF (1895), BISTIS (1895), AHLSTRÖM

(1898), Rohmer (1898), Praun (1899 S. 489), Hilbert (1900), Mittendorf (1901), Kuropatwinski (1902), Purtscher (1903), Villard (1903), Santucci (1903), Collomb und Doret (1906), Crowder (1906), Constantin (1908), Oloff (1910).

In dem zuerst beschriebenen Falle A. v. Graefes (1866) war der Prolaps bei einem 10 jährigen Knaben nach Fall in Glasscherben aufgetreten. Aus der Wunde ragte der gelappte fleischige Wulst hervor und hing bis über die Lidspalte herunter. Es bestand gleichzeitig Protrusio bulbi durch Orbitalblutung. v. Graefe stellte sich vor, daß die Orbitalblutung die Vortreibung bewirkt habe, zumal der Knabe an sich prominente Bulbi hatte.

Ahlström (1898) brachte den Umstand, daß der Prolaps bis dahin nur bei Kindern beobachtet war, damit in Verbindung, dass die Tränendrüse bei Kindern noch nicht so fest fixiert und ihr Ligamentum suspensorium noch dehnbar sei, während Hilbert (1900) auf die geringere Entwicklung der Augenhöhlenränder der kindlichen Orbita hinwies, wodurch der Schutz geringer als bei Erwachsenen sei.

Ahlström (1898) fand bei einem 12 jährigen Knaben, der sich als Kind von 2 Jahren durch Fall auf dem Eise eine bald verheilte Lidwunde zugezogen hatte, neben Ptosis die dislozierte Drüse als einen mandelgroßen, festen und etwas gelappten Tumor, den er exstirpierte. Das Drüsengewebe bot die Zeichen chronischer Entzündung mit Degeneration der Drüsenepithelien. Einen ähnlichen Befund erhob Santucci (1903) an einer 7 Jahre zuvor dislozierten Drüse. In dem von Haltenhoff (1895) mitgeteilten Fall blieb nach Abtragung und Sutur kurze Zeit eine Tränenfistel zurück, die sich dann spontan schloß.

Bei der geschützten Lage der Tränendrüse sind Verwundungen der Tränendrüse selten. Häufiger werden wohl die Ausführungsgänge verletzt, was aber meist zu keinem weiteren Nachteil führt, da nach Verwachsung des Ausführungsganges die Drüse bindegewebig degeneriert. Doch kann bei Durchtrennung eines Ausführungsganges nahe der Konjunktivalöffnung eine Ektasie des verschlossenen Ganges eintreten, die man als Dakryops bezeichnet hat. Besteht neben Dakryops eine Fistelöffnung zur Lidhaut, so findet sich ein Dacryops fistulosus. Durch Verletzung der Tränendrüsensubstanz, zumal mit nachfolgender Entzündung, kann sich eine Tränendrüsenfistel ausbilden. Aus der als kleines verdicktes Knötchen sich darstellenden Fistelöffnung entleert sich ab und zu, besonders beim Weinen, etwas Tränenflüssigkeit. Man kann die Fistel durch Kauterisation oder Exzision zur Heilung bringen. Eventuell kann die Exstirpation der Tränendrüse in Frage kommen.

Auf die Beziehung der Verletzungen zur Entstehung des Dacryops wurde bereits § 39 S. 182 hingewiesen und eine Anzahl Fälle aufgeführt.

Jarjavay (1854) beschrieb das Auftreten eines Dacryops fistulosus nach Vernarbung einer Messerschnittwunde der rechten Orbitalgegend. Bei Reizung der Augen oder starkem Luftzug nahm die Geschwulst zu. Durch Druck entleerte sich wasserhelle Flüssigkeit aus einer kleinen Fistelöffnung, auch bei Sondierung schwoll die Geschwulst an und es sickerte neben der Sonde Flüssigkeit ab. Einen ähnlichen Fall beobachtete Alfred Graefe (1861) nach tiefer Inzision eines Abszesses am oberen Lid, der im Anschluß an Operation einer

Balggeschwulst aufgetreten war. Hier kam es schließlich zur Exstirpation der Tränendrüse.

Morano (1880) sah bei einem 14jährigen Mädchen, welches sich in der rechten Augenbrauengegend an eine Sessellehne gestoßen und eine eitrige Entzündung davongetragen hatte, weiterhin einen fistulösen Gang zur Tränendrüse zurückbleiben, der nach einjährigem Bestande durch Kauterisation mit Höllensteinstift und Einpinselung von Jodtinktur zum Verschluß gebracht wurde.

Goerlitz (1908) beobachtete einen Dacryops nach einem 2 Jahre zuvor erfolgten Säbelhieb in der Gegend des oberen Augenlides. Die Hervorwölbung war bereits 2 Monate nach der Verletzung entstanden, später erbsengroß geworden und trotz mehrfacher Punktion immer wiedergekommen. Die Zyste wurde exstirpiert und mikroskopisch untersucht. Auch verweise ich auf die Zusammenstellung von Goldzieher (1905).

Wunden der Bindehaut.

§ 165. Schnitt- und Stichwunden der Bindehaut kommen als alleinige Verletzung am Auge nur seltener vor und sind meist auf den im Lidspaltenbezirk freiliegenden Teil beschränkt. Doch können sie seitwärts liegen, wenn das verletzende Instrument das Lid zur Seite geschoben hat oder bei tangentialer Richtung am Bulbus entlang gleitend in den Bindehautsack vorgestoßen wurde. Überaus häufig wird die Bindehaut aber bei Lidverletzungen mitverletzt, so bei allen penetrierenden Lidwunden. Die Wunde betrifft dann in erster Linie die Conjunctiva tarsi, kann sich auf die Übergangsfalte und auf die Conjunctiva bulbi erstrecken. Ebenso wird die Bindehaut bei allen penetrierenden Skleralwunden, bei vielen Wunden der Orbita und der Augenmuskeln als Eingangspforte des verletzenden Fremdkörpers mit durchtrennt.

Riß- und Quetschwunden der Konjunktiva sind etwas häufiger als die Schnitt- und Stichwunden auf die Membran beschränkt, aber in weitaus der Mehrzahl der Fälle bilden auch sie die Fortsetzung oder den Ausgangspunkt von Verletzungen der Lider, des Bulbus, der Muskeln und der Orbita. Man kann bei ihnen direkte und indirekte Riß- und Quetschwunden unterscheiden. Die direkten entstehen an der Stelle, wo der stumpfe oder stumpfspitze Gegenstand das Auge trifft, die indirekten entstehen an einer von dem Einwirkungspunkte entfernten Stelle durch die Folgen der mechanischen Kompression und Dehnung. Indirekte Bindehautrisse beobachtet man am häufigsten bei den subkonjunktivalen Rupturen der Sklera, besonders mit gleichzeitiger Austreibung der Linse. Derartige Risse haben für diese Verletzung die große Bedeutung, daß dadurch eine Perforation nach außen auftritt und die subkonjunktivale Ruptur in eine nach außen perforierende umgewandelt wird.

Direkte Riß- und Quetschwunden der Konjunktiva entstehen entweder von der offenen Lidspalte aus, oder die Bindehaut zerreißt, indem der stumpfe Fremdkörper das Lid, oft ohne es zu penetrieren, trifft. Durch

Riß entstehen meist gezackte und lappenförmige Wunden, deren Ränder sich umrollen. Die Bindehaut kann in größerer Ausdehnung vom Limbus abgetrennt werden, zumal wenn tangential auftreffende Fremdkörper an der Hornhaut abgleiten und in den Bindehautsack vorgestoßen werden. So beobachtete ich bei einem Studenten, dem ein stumpfes Rapier ins Auge gestoßen war, an der Kornea nur einen kleinen Epitheldefekt, dagegen eine weitgehende Abschälung der Konjunktiva von der Sklera am unteren Bulbusumfang bis in die Übergangsfalte und eine ähnliche Verletzung durch Kuhhornstoß bei einer Dienstmagd, wobei der Bulbus vollkommen intakt geblieben war.

In zahlreichen Fällen finden sich neben einer Riß- oder Quetschwunde der Konjunktiva erhebliche Kontusionsfolgen am Bulbus.

Eine konzentrisch zum Hornhautrand verlaufende Abreißung und mehrfache Einreißung der Bindehaut durch einen das Auge treffenden kräftigen Wasserstrahl beschrieb CASPAR (1893).

Über Ablösung der Bindehaut vom Tarsus durch stumpfe Gewalt berichteten GOERING (1897) und FREUDENTHAL (1897).

PRAUN (1899, S. 501) beobachtete, daß durch eine das Lid treffende und nicht penetrierende Zange die Skleralbindehaut unten in großer Ausdehnung abriß und sich über die Hornhaut hinüberklappte.

An den Bindehautwunden finden sich häufiger Verunreinigungen, die durch den verletzenden Fremdkörper hineingebracht werden. Vor allem können Zilien und selbst kleine abgerissene Hautfetzen des Lidrandes in die Bindehautwunde und unter die Bindehaut geschoben werden. Die Zilien können fest implantiert sein und später zur Entstehung von Konjunktivalzysten Anlaß geben (UHTHOFF 1878, NUYTS 1896). KRAISKY (1902) fand z. B. ein ganzes Zilienbüschel unter der Bindehaut.

Diagnose. Frische Kontinuitätstrennungen an der Konjunktiva sind im ganzen leicht durch blutige Sugillation und Klaffen der Wundränder und Freilegen der Sklera zu erkennen, nur kleine Stichwunden können dem Auge entgehen und sich höchstens durch eine umschriebene Hämorrhagie kenntlich machen. Die Blutung aus Bindehautwunden ist äußerst gering, etwas stärker bluten die Wunden der Karunkel. Bei Hämophilie kann auch aus einer Bindehautwunde eine starke Blutung erfolgen.

Verlauf und Ausgang. Kleine Bindehautwunden verheilen schnell und reaktionslos. Bei größeren Wunden pflegt die Bindehaut bald in deren Umgebung zu schwellen. Wenn die Wunde klafft, wird die Wundfläche besonders an der Conjunctiva sclerae bald mit einer grauweißlichen Membran, die hauptsächlich aus Fibrin besteht, ausgefüllt. Unter Bildung eines nur spärlichen Granulationsgewebes und Heranziehung der Bindehaut von der Seite her vernarbt dann die Konjunktivalwunde. In anderen Fällen bildet sich reichliches, stark gefäßhaltiges Granulationsgewebe, welches sich knopfartig über die Umgebung erhebt und durch Zusammenziehen der Wundränder an der Basis schmäler wird und sich dann als pilzförmiger, dünngestielter Granulationsknopf darstellt. Klinisch stellen sich die Granulationsknöpfe als rotgefärbte, fleischige Auswüchse dar, anatomisch bestehen sie aus jungem kernhaltigem und mit zahlreichen kleinen, nach dem Stiel zu konfluierenden Gefäßen durchsetztem Bindegewebe, das mit einer dünnen Epithelschicht überdeckt ist. Diese Wundknöpfe beobachtet man jetzt seltener, seitdem die Bindehautwunden möglichst genäht werden.

Die nach einfachen Bindehautwunden zurückbleibenden Narben sind meist äußerst fein und nach einiger Zeit kaum mehr zu erkennen. Bei größeren Wunden und bei Wunden mit Substanzverlust kann sich partielles Symblepharon ausbilden und bei größeren Narben im inneren Lidwinkel kann es zu Stellungsanomalie der Tränenpunkte, des Lidrandes usw. kommen.

Die Reaktion der Schleimhaut bei aseptischem Wundverlauf ist gering, wenn auch bei größeren Wunden Auflockerung und leichte Absonderung im Rahmen einer leichten katarrhalischen Entzündung nicht ausbleiben. Infektion der Bindehautwunden kommt selten vor; tritt sie ein, so findet sich stärkere schleimig-eiterige Entzündung, schmieriger Belag der Wunde. Störend für den Wundverlauf wirkt vorhandenes Trachom. Auch können subkonjunktivale Abszesse und sekundäre Hornhauterkrankung auftreten. Als Beispiel schwerer infektiöser Entzündung von Konjunktivalwunden möchte ich folgende zwei Fälle anführen.

Langhorst (1904) hat einen Fall von subkonjunktivalem Abszeß nach Kratzwunde durch Hundepfote, den ich beobachtet habe, mitgeteilt (Fall 12).

Vossius (1902) beobachtete nach Verletzung der Bindehaut im äußeren Lidspaltenbezirk außen durch abspringenden Nagelkopf Streptokokkeninfektion mit Orbitalphlegmone, Lidgangrän und Abstoßung der nekrotischen Conjunctiva bulbi, Kornea und Sklera.

Über das Vorkommen von Tuberkulose nach Bindehautverletzungen verweise ich auf § 29 S. 132 und über die Beziehungen der Bindehautwunden zur Entstehung von Bindehauttumoren (Zysten, polypoiden Bindegewebstumoren sowie Sarkom und Karzinom) auf § 36 und § 38, S. 175, 178. Ein Fall von polypoidem Tumor mit Blutungen nach Bindehautverletzung ist noch mitgeteilt von Nicolaier (1899) sowie weitere Fälle von Konjunktivalzysten von Langhorst (1904 aus meinem Beobachtungsmaterial) und von Segal (1906).

Die Behandlung der Bindehautwunden besteht in Reinigung der Wunde, genauer Vereinigung der Wundränder durch feine Suturen und Anlegen von Verband. Bei Reizung der Schleimhaut und Absonderung werden Adstringentien und kühle Borsäureumschläge verordnet. Etwaige Folgezustände werden entsprechend behandelt, z. B. Granulationswucherungen abgetragen.

Literatur zu §§ 163—165.

1833. 1. **Ritter**, Allgemeine physiologische Betrachtung der Sinnesorgane überhaupt und specielle des Auges insbesondere. Journ. f. Chir. von v. Graefe u. v. Walther. XIX. S. 393 u. 487.

1854. 2. **Jarjavay**, Gaz. des Hôp. No. 124. Ref. Zander u. Geissler 1864 S. 253.

1861. 3. **A. Graefe**, Verlauf und Heilung einer Tränendrüsenfistel. v. Graefes Arch. f. Ophth. VIII, 1. S. 279.

1864. 4. **Zander und Geissler**, Die Verletzungen des Auges. Leipzig u. Heidelberg. (Daselbst ältere Literatur.)

1866. 5. **v. Graefe**, Traumatischer Prolapsus der Tränendrüse. v. Graefes Arch. f. Ophth. XII, 2. S. 224.

1869. 6. **Wagner**, Dislokation der Augenlider durch eine Rißwunde. Klin. Monatsbl. f. Augenheilk. VII. S. 48.

1873. 7. **Talco**, Sarcoma Conjunctivae palpebrae superioris. Genesung nach Excision des Sarkoms. Klin. Monatsbl. f. Augenheilk. XI. S. 326.

1874. 8. **Chapmann und Knapp**, Ein Fall von Epitheliom der Conjunctiva. Arch. f. Augenheilk. IV. S. 197.

1876. 9. **Goldzieher**, Verletzung des linken oberen Augenlides, Prolapsus der Tränendrüse. Pester med. chir. Presse. No. 33.

1877. 10. **Panas**, Leçons sur les affections de l'appareil lacrymal comprenant la glande lacrymale etc. Paris. — Vgl. auch Traité des maladies des yeux. II. p. 321. 1894.

1878. 11. **Schmidt-Rimpler**, Fall von Oedema malignum des linken Auges. Berliner klin. Wochenschr. No. 43.

1879. 12. **Dürr**, Totale Zerreißung des Musculus levator palpebrae superioris. Klin. Monatsbl. f. Augenheilk. XVII. S. 322.

13. **Hotz**, Traumatic aneurism in the eyelid, following an operation for trichiasis. Med. Record. XV. p. 559.

14. **Nieden**, Ein Fall von Lyssa humana nach Verletzung des unteren Augenlides. Zentralbl. f. prakt. Augenheilk. S. 357.

15. **René**, Epicanthus traumatique; epicanthus congénital. Gaz. des Hôp. p. 853.

16. **Senft**, Angeblich schwere, lebensgefährliche Verletzung, bedingt durch penetrierende Stichwunden in den linken Oberarm durch die linke Achselhöhle bis in den linken Pleurasack. Durchschneidung des linken Augenlidrandes. Hämoptöe. Heilung in 18 Tagen. Wiener med. Presse. XX. S. 1401.

17. **Uhthoff**, Über Cystenbildung in der Conjunctiva. Berliner klin. Wochenschrift. No. 49. S. 729.

1880. 18. **Morano**, Fistola della glandula lacrymale. Giorn. delle mal. degli occh. III. p. 11. Jahresb. f. Ophth. S. 410.

19. **Noyes**, Behandlung der Rißwunden der Lider. (Bericht über die am 22. u. 23. Juli 1880 in Newport abgeh. Vers. d. amerik. ophth. Ges., erstattet v. H. Knapp.) Arch. f. Augenheilk. X. S. 100.

20. **Schenkl**, Beitrag zur Kasuistik der Augenverletzungen. Prager med. Wochenschr. No. 36. S. 353.

1881. 21. **Fano**, Tuberculose aigue de la conjonctive. Journ. d'Ocul. et de Chir. IX. p. 54.

22. **Narkiewicz-Jodko**, Zur Kasuistik der Augenbeschädigungen traumatischen Ursprungs. Gaz. lek. — Jahresber. über die ophth. Literatur Polens für 1881. Zentralbl. f. prakt. Augenheilk. V. S. 386.

1882. 23. **Baudry**, Deux cas de tumeurs bénignes de la conjonctive. Bull méd. du Nord. XXI. p. 243.

1883. 24. **Makrocki**, Ein Fall von Conjunctivalcyste. Klin. Monatsbl. f. Augenheilk. XXI. S. 466.

1884. 25. **Martin**, Phlegmon gangréneux de la paupière superieure de l'œil droit consécutif à un traumatisme. Revue gén. p. 146.

26. **Rampoldi**, Un caso di lussazione· della glandula lacrimale. Ann. di Ottalm. Fasc. 1. p. 68.

27. **Szili**, Über Augenverletzungen. Arch. f. Augenheilk. XIII. S. 33 (50).

1886. 28. **Ancke**, Drei Fälle von traumatischem Lidkolobom. Zentralbl. f. prakt. Augenheilk. X. S. 9.

1887. 29. **Berger**, Vier seltene Fälle von Verletzung des Auges und seiner Umgebung. II. Eröffnung der Tenonschen Kapsel durch einen Fremdkörper. Arch. f. Augenheilk. XVII. S. 290.

1889. 30. **Larger**, Tumeur de la queue du sourcil d'origine traumatique pris pour une tumeur dermoide. Bull. et mém. Soc. de chir. de Paris. p. 88.

1890. 31. **Fraenkel**, Münchener med. Wochenschr. S. 411.

32. **Friedewald**, Case of phlegmonous gangrene of the lid. Amer. Journ. of Ophth. September.

1891. 33. **Knapp**, Beitrag zur Tuberkulosenfrage. Festschr. z. Feier d. 70. Geburtstages v. H. v. Helmholtz. S. 28.

1893. 34. **Caspar**, Traumatische Ruptur der Bindehaut des Augapfels. Klin. Monatsbl. f. Augenheilk. XXXI. S. 399.

35. **Pregel**, Tuberkulose der Conjunctiva. Wiener med. Wochenschr. S. 9.

1894. 36. **Gayet**, Soins immédiats à donner dans traumatismes des paupières. (8. congr. franç. de chir.) Ann. d'Ocul. CXII. p. 269.

37. **Panas**, Traité des maladies des yeux. Paris.

38. **Zimmermann**, Beitrag zur Kenntnis der pathologischen Anatomie der polypoiden Neubildungen der Conjunctiva. Klin. Monatsbl. f. Augenheilk. XXXII. S. 371.

1895. 39. **Bistis**, Hernie traumatique de la glande lacrymale orbitaire. Ann. d'Ocul. CXIV. p. 457.

40. **Cattaneo**, Del coloboma traumatico delle palpebre interessante il decorso del canalicolo lacrimale. Arch. di Ottalm. III. p. 157.

41. **Haltenhoff**, Traumatischer Vorfall der Tränendrüse. Revue méd. de la Suisse Romande. no. 3. p. 155. Ref. Zentralbl. f. prakt. Augenheilk. 1896. XX. p. 128.

42. **Haltenhoff**, Prolapsus traumatique de la glande lacrymale orbitaire. Ann. d'Ocul. CXIII. p. 319.

43. **Rombolotti**, Klinischer und anatomischer Beitrag zu den einfachen oder serösen Cysten der Bindehaut. Arch. f. Augenheilk. XXXI. S. 9.

1896. 44. **Bock**, Zur Kenntnis d. gesunden u. kranken Tränendrüse. Wien, J. Safár.

45. **Kipp**, Bilateral necrosis of the skin of the lids. (Transact. of the Amer. ophth. Soc.) Ref. Zentralbl. f. prakt. Augenheilk. S. 449.

46. **Nuyts**, Un cas de transplantation traumatique des cils sur la conjonctivite oculaire. Recueil d'Opht. p. 276.

47. **Rodewald**, Drei Fälle von Bißverletzungen des Auges. Inaug.-Diss. Kiel.

1897. 48. **Freudenthal**, Auch eine Ablösung der Bindehaut des oberen Lides vom Tarsus. Deutsche med. Wochenschr. No. 17.

49. **Goering**, Über Ablösung der Bindehaut des Oberlides von Tarsus nach Verletzungen. Deutsche med. Wochenschr. No. 11.

50. **Oliver**, A case of reparation from extensive injury involving the inner-angle of the eyelids. Ophth. Record. April.

51. **Oliver**, Clinical history of an operation for cicatricial ectropium with advancement of the levator palpebrae. Ann. of Ophth. April. Ref. Zentralbl. f. prakt. Augenheilk. S. 544.

1898. 52. **Ahlström**, Beitrag zur Kenntnis der traumatischen Dislokation der Tränendrüse. Zentralbl. f. prakt. Augenheilk. S. 300.

53. **Bock**, Verletzungen der Augenlider. Wiener klin. Wochenschr. No. 30 ff.

54. **Bock**, Augenärztliche Mitteilungen. Wiener med. Wochenschr. No. 30 ff.

1898. 55. Fox, Webster, Injuries of the eyelids and eyeballs. Philadelphia.

56. Rohmer, Traumatisme de la glande lacrymale. Revue gén. d'Opht. p. 29. Ref. Zentralbl. f. prakt. Angenheilk. S. 603.

57. Stutzer, H. G., Ein Fall von Conjunctivaltuberkulose durch Hundebiß. Deutschmanns Beiträge z. prakt. Augenheilk. Heft 30. S. 10. Bd. III. S. 884.

1899. 58. Converse, A peculiar accident to the left eyelid. (Louisville Ophth. Soc.) Ophth. Record. p. 240.

59. Nicolaier, Ein Pseudotumor der Conjunctiva bulbi. Wochenschr. f. Therapie u. Hygiene. III. No. 10.

60. Praun, Die Verletzungen des Auges. Wiesbaden, Bergmann.

61. Römer, Über Lidgangrän. Samml. zwangl. Abhandl. d. Augenheilk. III. Heft 4.

1900. 62. Goy, De la déchirure des paupières. Thèse de Lyon.

63. Hilbert, Ein Fall von traumatischem Prolapsus der Tränendrüse. Klin. Monatsbl. f. Augenheilk. S. 478.

64. Kuhnt, Wiederersatz eines abgebissenen oberen Lides durch Überpflanzung des unteren Lides, kombiniert mit Transplantation stielloser Hautlappen. Zeitschr. f. Augenheilk. III. S. 322.

1901. 65. Bellarminoff, Verstümmelung der Augen im Kampfe mit einer Bärin. (Petersburger ophth. Ges.) Wratsch. XXII. S. 487 u. v. Michels Jahresbericht. S. 655.

66. Löhrer, Über Verletzungen der Lider und Tränenorgane mit besonderer Berücksichtigung der Tränensackverletzungen. Inaug.-Diss. Gießen.

67. Mittendorf, Dislocation of lacrymal gland. Transact. of the Amer. ophth. Soc. Thirty-seventh annual meeting. p. 382.

68. Scholtz, Die Abstoßung des Augapfels infolge von Vereiterung der Weichteile der Orbita. Szemészet. no. 2. Ref. v. Michels Jahresbericht. S. 427.

1902. 69. Kraisky, Ophthalmologische Beobachtungen. Ophth. Klinik. Nr. 20.

70. Kuropatwinski, Eine komplizierte Luxation der Tränendrüse. Postep okul. no. 5.

71. Morax, Nécrose et gangrène des paupières. Ann. d'Ocul. CXXVII. p. 43.

72. Vossius, Zwei seltene Fälle von Orbitalaffektion. Bericht über d. 30. Vers. d. ophth. Ges. zu Heidelberg. S. 210.

1903. 73. Marple, Case of traumatic ptosis of the left eye operated etc. Ophth. Record. p. 493.

74. Purtscher, Traumatischer Vorfall der Tränendrüse. Zentralbl. f. prakt. Augenheilk. S. 353.

75. Santucci, Contributo alla casuistica delle lussazioni traumatiche della glande lagrimale. Ann. di Ottalm. Napoli. XXXII. p. 827.

76. Villard, Luxation traumatique de la glande lacrymale orbitaire. Revue gén. d'Opht. p. 193.

77. Zia, Phlegmonöse Entzündung der Lider mit gangränöser Abstoßung der Conjunctiva durch Staphylokokken bedingt. Allgemeine Sepsis. Exitus letalis. Ophth. Klinik Nr. 20. S. 306.

1904. 78. Hilbert, Iritis nach Bienenstich. Wochenschr. f. Therapie u. Hygiene des Auges. Nr. 26. 24. März.

79. Langhorst, Zur Kasuistik der Lidverletzungen. Inaug.-Diss. Jena.

80. Pes, Über die akute gangränöse Phlegmone der Lider. Zeitschr. f. Augenheilk. XII. S. 438.

81. Santucci, Der traumatische Vorfall der Tränendrüse und die Zweckmäßigkeit ihrer Exstirpation. Zentralbl. f. prakt. Augenheilk. S. 137.

1905. 82. Goldzieher, Über die Cyste der Tränendrüse. Dakryops. v. Graefes Arch. f. Ophth. LXI. S. 339.

83. Schwarzbach, Ein Fall von Nekrose der Lider und des Orbitalinhaltes nach Trauma. Inaug.-Diss. Jena.

1906. 84. Apetz, Symmetrische Gangrän beider Lider nach Verletzung an der Stirn. Münchener med. Wochenschr. S. 908.

85. Collomb et Doret, Luxation traumatique de la glande lacrymale orbitaire. Revue méd. de la Suisse romande. S. 331 et Ann. d'Ocul. CXXXVI. S. 381.

86. Crowder, Dislocation of the lacrymal gland. Ophth. Record. p. 422.

87. Lacaussade, Phlegmon des paupières consécutif à une piqûre septique du poignet. L'Opht. Provinc. p. 109 et Revue gén. d'Opht. p. 426.

88. Segal, Ectropium palpebr. infer. c. cysta conjunctivae. Wratsch. Gazeta. no. 22. p. 583.

89. Wagenmann, Ein großer gestielter Polyp im Tränensack. Bericht über d. 33. Vers. d. ophth. Ges. zu Heidelberg. S. 296.

1907. 90. Cauer, Zwei Fälle von indirekter Ruptur des Tarsus superior. Klin. Monatsbl. f. Augenheilk. XLV. (N. F. IV. Bd.) S. 80.

91. Gepner, Ein Bienenstachel durch zwei Monate im Lide. Medycyna. no. 31.

92. Minet et Guehlinger, Plaie du sourcil suivie de tétanos céphalique. Revue gén. d'Opht. p. 184.

93. Possek, Beitrag zur Kasuistik der Lidgangräne. Klin. Monatsbl. f. Augenheilk. XLV. (N. F. III. Bd.) S. 211.

94. Wicherkiewicz, Über Tetanus infolge einer Verletzung des Sehorgans. Post. okul. no. 2.

1908. 95. Constantin, Hernia traumatique de la glande lacrymale. Arch. d'Opht. IV. p. 243.

96. Goerlitz, Über Dakryoadenitis und Dakryops. Klin. Monatsbl. f. Augenheilk. XLVI. (N. F. VI. Bd.) S. 406.

97. Knapp, P., Zwei Fälle von Lidplastik nach Büdinger. Klin. Monatsbl. f. Augenheilk. XLVI. (N. F. VI. S. 317.)

1909. 98. Asmus, Totale traumatische Ptosis mit Ektropium geheilt durch Kuhntsche Ektropium-Operation und Pagenstechersche Suturen. Zeitschr. f. Augenheilk. XXII. S. 222.

99. Dutoit, Ein Fall von subkutaner Zerreißung des Tarsus palpebrae sup. Zeitschr. f. Augenheilk. S. 224.

1910. 100. Oloff, Ein Fall von Luxation der Tränendrüse. Klin. Monatsbl. f. Augenheilk. XLVIII. (N. F. X.) S. 472.

1911. 101. Cohn, Schwere Augenverletzung durch Hundebiß. Wochenschr. f. Therapie u. Hygiene. XIV. Nr. 35.

102. Kraupa, Erosio corneae durch Wespenstachel im Lid. Zentralbl. f. prakt. Augenheilk. S. 321.

103. Orendorff, A case of the stinger of a bee embedded in the upper eyelid for three month. Ophth. Record. p. 242.

104. Purtscher, Erosio corneae durch einen Bienenstachel im Lid. Zentralbl. f. prakt. Augenheilk. S. 360.

105. Rutten, Déchirure en forme de colobome double des paupières de l'oil gauche par coup de griffe de chien. Conservation de la vue. Bull. de la Soc. belge d'Opht. no. 31. p. 10.

1912. 106. Bossalino, Un caso di gangrena palpebrale. Ann. di Ottalm. XLI. p. 610.

107. Komoto, Über den traumatischen Riß des Lidhebers und dessen operative Behandlung. Jap.-ophth. Zeitschr. Oct. 1910. Ref. Klin. Monatsbl. f. Augenheilk. L. (N. F. XIII.) S. 264.

108. Prevedi, Sopra un caso di ablefacia traumatica parziale con spostamento del tarso. La clin. Oculist. XII. p. 1181.

1915. 109. Elschnig, A., Tränenröhrchennaht. Klin. Monatsbl. f. Augenheilk. LV. S. 144.

110. Raupp, Tränenröhrchennaht. Klin. Monatsbl. f. Augenheilk. LV. S. 388.

Die nicht perforierenden Verwundungen der Augenkapsel.

Die nicht perforierenden Wunden der Hornhaut.

§ 166. Vorkommen und Ursache. Unter den nicht perforierenden Wunden der Hornhaut sind am häufigsten die oberflächlichen, den Charakter der Kratz- oder Quetschwunden tragenden Verletzungen (Erosionen), bei denen ein mehr oder weniger großer, oft streifenförmiger Epitheldefekt gesetzt wird oder bei denen neben dem Epitheldefekt noch eine Anritzung oder Abschürfung der Bowmanschen Membran und der oberflächlichsten Lamellen stattfindet. Derartige oberflächliche Verwundungen der Hornhaut sind besonders bei der arbeitenden Klasse überaus häufig und werden durch die mannigfachsten das Auge streifenden oder gegen das Auge anfliegenden oder schlagenden Gegenstände hervorgerufen oder dadurch veranlaßt, daß das Auge gegen stumpfspitze oder eckige Dinge stößt.

Zu nennen sind die Verletzungen durch Grashalme, Strohhalme, Getreidegrannen, durch Holzreiser oder kleine Äste, durch spitze Palmblätter, Fichtenzweige, Draht oder Blechstücke, durch Kämme, durch Reiben im Auge mit Tüchern usw.

Bekannte Verletzungen sind die Kratzwunden durch Fingernägel, die kleine Kinder ihrer Umgebung (Eltern, Wärterinnen) durch Greifen in das Gesicht beibringen. Ich habe einen Fall beobachtet, bei dem ein Kindchen innerhalb von $1/2$ Jahr dreimal seiner Mutter einen Epitheldefekt der Hornhaut verursacht hatte. Zu den gegen das Auge anfliegenden, aber dort nicht haftenden Fremdkörpern gehören die verschiedensten abspritzenden Partikelchen, wie Steinsplitter usw. Sodann können in den Bindehautsack eingedrungene Fremdkörper, besonders die unter dem oberen Lid steckenden, durch Reiben auf der Kornea Epitheldefekte veranlassen, wie Kohlenstückchen, Ährengrannen usw. Auch verkalkte Konkretionen der Meibomschen Drüsen, pervers stehende Zilien, schlechtsitzende, zumal bei mangelndem Lidschluß angelegte Verbände vermögen Epitheldefekte zu veranlassen, ebenso Bienen- oder Wespenstachel im Lid (vgl. S. 919).

Seltener als die Erosionen sind die in die Hornhautgrundsubstanz sich erstreckenden Stich-, Schnitt-, Hieb- oder Rißwunden, die in verschiedener Länge, Tiefe und Richtung die Membran durchsetzen. Reine Stich- und Schnittwunden haben meist eine schräge oder tangentiale Richtung, da senkrecht zur Hornhaut mit nur einiger Kraft auftreffende, scharfschneidende oder spitze Gegenstände die Membran in ihrer ganzen Dicke durchtrennen. Daher zeigen sich die Schnittwunden besonders gern als Lappenwunden. Auch kommen Wunden mit Substanzverlust vor. Im allgemeinen aber findet sich bei den nicht perforierenden Wunden vor allem der Charakter der Rißwunden. Gar nicht selten sind die Wunden durch abgestreifte Fremdkörper verunreinigt.

Die tieferen Wunden werden durch alle möglichen stechenden und schneidenden Gegenstände, wie Nadeln, Dornen, Nägel, Messer, Glasscherben usw. veranlaßt. Bei den durch Stahlfedern hervorgerufenen Stichverletzungen kann sich die Hornhautgrundsubstanz in der Umgebung der Wunde durch anhaftende Tinte dunkelschwarz färben (MAYERHAUSEN 1885, FEINSTEIN 1901, HAASS 1905).

Auf die mannigfachen Hornhautverletzungen durch Selbstverstümmelung, die vornehmlich in Rußland zur Entziehung vom Militärdienst ausgeführt wurden, so z. B. durch Blutegelbisse (TALKO 1881, 1882), durch Stichwunden der Hornhaut mit Einspritzung unlöslicher Farbstoffe zur Erzeugung dichter Hornhauttrübungen (MYSSOWSKI 1900, SUJEW 1900) usw. wurde bereits § 5, S. 12 näher hingewiesen. BONWETSCH (1906) teilte einen weiteren Fall mit.

Zu den vergifteten Wunden gehören die in seltenen Fällen beobachteten Verletzungen der Hornhaut durch Bienen- oder Wespenstich. In der Umgebung der Stichstelle in der Hornhaut, in der meist der Stachel zurückbleibt, entwickelt sich stets eine durch den chemischen Reiz veranlaßte stärkere eitrige Infiltration. Zuweilen kann der Stich die Hornhaut perforieren. Doch kann auch ohne Hornhautperforation Kapsel-Katarakt auftreten (HUWALD 1904).

ZANDER und GEISSLER (1864, S. 521) führten einen von KRIEG (1842, Caspers Wochenschrift Nr. 42) beobachteten Fall von eitriger Keratitis nach Bienenstich an. Weitere Fälle sind mitgeteilt von HUWALD (1904), LUNIEWSKI (1906). Ich selbst beobachtete einen Fall von Keratitis nach Bienenstich und KAUFMANN (1904) berichtete aus der Jenaer Augenklinik über einen weiteren Fall von einem Bienenstich mit Katarakt. JOACHIM (1904) beschrieb eine perforierende Hornhautverletzung mit Eindringen des Stachels in die Iris, von wo der Stachel entfernt wurde; die Linse war unverletzt.

Fälle von Wespenstich der Hornhaut sind mitgeteilt von LEPLAT (1894), PURTSCHER (1895).

In dem von HUWALD (1904) mitgeteilten Fall folgte der Bienenstichverletzung eine graugelbe Infiltration der Hornhaut mit Hypopyonbildung. Am 18. Krankheitstage sah man den Stachel im Rest des Infiltrates. Bei der Untersuchung nach 5 Monaten war das Auge reizfrei, die Kornea klar bis auf eine zarte Trübung, in der der Stachel sichtbar war. Außerdem bestand ein Zentralkapselstar, der nicht durch den Stachel selbst entstanden sein konnte. S $= {}^5/_{20}$. Der Befund war nach $1\frac{1}{2}$ Jahr unverändert. Zur Aufklärung des Falles wurden Versuche am Kaninchenauge gemacht, indem man eine, selten 2 oder 3 Bienen in die Hornhaut stechen ließ. Die Stachel blieben in der Kornea stecken. Das Stachelgift führte zu einer umschriebenen Nekrose an der Stichstelle und zu Entzündung durch Chemotaxis mit reichlicher Leukozyteneinwanderung. Es folgte Epitheleinsenkung an der Stichstelle mit Endothelwucherung. Die Iris reagierte mit sofortiger Miosis, Hyperämie, und mehrfach kam es zu Blutaustritt. In $^2/_3$ der Versuche war die Linse beteiligt. Es fand sich anfangs klinisch eine subkapsuläre Trübung im Pupillargebiet und anatomisch Nekrose der Linsenepithelien und Flüssigkeitsansammlung zwischen der Kapsel am Epitheldefekt und den Fasern. Weiterhin kam es zu Kapselstarbildung. Das Bienengift gelangt offenbar in die Vorderkammer, trifft die Iris und Linsenoberfläche; durch Verteilung wird es verdünnt und entfernt.

Einen von mir beobachteten Fall von offenbar perforierender Wespenstich-verletzung der Hornhaut mit schwerer Iritis, Katarakt und Ausgang in Phthisis bulbi hat Martha Macco (1913) mitgeteilt. Haliecki (1910) berichtete über Verletzung der Hornhaut durch Bienenstich mit nachfolgender Cataracta capsularis, Bär (1913) über Katarakt nach Wespenstich der Sklera, Kusano (1914) über Erosio corneae nach Wespenstich.

Über die Verletzung durch Stich mit einer Impflanzette, die sich ein Arzt beim Impfen zuzog, berichtete Critchett (1877). Trotz sorgfältiger Reinigung entstand nach 24 Stunden eine heftige Entzündung mit eitrigem Hornhautinfiltrat, das schließlich zu einem großen Leukom führte.

Döler (1905) berichtete über eine Hornhautverletzung durch ein zersprungenes Vaccineröhrchen. Die Vaccineinfektion führte zum Verlust des Auges.

Befund. Bei den oberflächlichen Abschürfungen (Erosionen) findet sich ein Epitheldefekt, dessen Größe und Form ganz von der Art der Verletzung abhängt. Der Defekt kann scharfrandig oder unregelmäßig begrenzt sein. Bei ganz frischen Epitheldefekten hängt zuweilen noch ein Fetzen abgetreiften Epithels am Wundrand. Der Grund des Defektes erscheint anfangs durchscheinend, später erkennt man eine leichte rauchige Trübung infolge von Quellung der Lamellen durch die eindringende Flüssigkeit.

In der Regel stellen sich unmittelbar nach der Verletzung oder innerhalb des ersten Tages lebhafte Reizerscheinungen ein: Lichtscheu, Tränenträufeln, Lidkrampf, ausgesprochene Ziliarinjektion. Die Patienten empfinden meist drückenden oder stechenden Schmerz, oft starkes Fremdkörpergefühl, der Schmerz nimmt bei Bewegungen des Auges oder der Lider, besonders aber beim Versuch, das Auge zu öffnen, zu.

In einzelnen Fällen können überaus heftige Schmerzanfälle auftreten, die selbst bei reichlicher Kokainisierung nicht weichen, sondern eine Morphiuminjektion nötig machen.

Landesberg (1880) beobachtete nach einer Kratzwunde der Hornhaut durch Fingernagel neben heftigen ausstrahlenden Schmerzen auch vasomotorische Störungen. An der entsprechenden Gesichtshälfte bestand starke Hyperämie, Gedunsensein und Schwitzen, ausgesprochene Hyperästhesie sowie Weichheit des Auges und Zurückgesunkensein in die Orbita.

Die Pupille ist deutlich verengt, anfangs durch Reflexwirkung, später auch durch Hyperämie der Iris.

Die Reizerscheinungen und Schmerzen bei Riß- und Kratzwunden mit Epitheldefekt sind viel heftiger als bei glattgeschnittenen Wunden, da die feinen Nervenendigungen bei der Erosion selbst stärker gezerrt sind, sodann freiliegen und durch Quellung in der Umgebung sowie Flüssigkeitsansammlung in der Nervenscheide stärker gereizt werden.

Bei Kratzwunden können auch Luftbläschen zwischen die oberflächlichsten Schichten der Kornea eintreten.

So beobachtete ich bei einer Verletzung durch einen über die Hornhaut gestreiften Kamm neben einem Epitheldefekt zahlreiche kleine Luftblasen in den oberflächlichen Schichten der Hornhaut, die sich als ein weißlicher Schaum darstellten. Nach 1 Tag war die Luft verschwunden und der Defekt nur leicht grau getrübt.

Des weiteren hat GALLENGA (1911) den Eintritt von Luft zwischen die Hornhautlamellen bei kleinen Kratzwunden oder Operationen beobachtet. Bei der Entfernung von Fremdkörpern, vor allem bei der ELLIOTschen Trepanation sieht man häufiger Luftbläschen zwischen den Hornhautlamellen.

Die in die Hornhautgrundsubstanz sich erstreckenden Wunden geben sich, abgesehen von feinsten Stichwunden, ohne weiteres durch die Unterbrechung der regelmäßigen Wölbung und der Spiegelung der Oberfläche zu erkennen. Frische Schnittwunden stellen sich als feine graue Linien dar ohne nennenswertes Klaffen der Wundränder. Bei den Lappenwunden klafft die Wunde etwas stärker und schon kurze Zeit nach der Verletzung tritt eine Quellung und graue Trübung durch Einwirkung der Tränenflüssigkeit auf. Erstreckte sich die Wunde bis zu den tiefsten Schichten, so kann in ihrem Grunde eine Ausbuchtung — Keratokele — sichtbar sein. Bei den so häufigen Rißwunden ist die Wunde breiter und der Wundrand unregelmäßig, meist hängen noch Gewebs- und Epithelfetzen am Rande.

Diagnose. Schon der plötzlich aufgetretene starke Reizzustand des Auges und die Ziliarinjektion deuten auf die Kornea hin, auch wenn sich Patienten, wie es oft vorkommt, nicht bestimmt über eine Verletzung äußern können. Die Diagnose größerer Epitheldefekte oder Abschürfungen der Oberfläche ist leicht zu stellen durch die Einsenkung im Epithel, die unterbrochene Spiegelung der Oberfläche, die zarte bläulich-graue Trübung des Grundes und oft durch anhaftende Epithelfetzen. Schwerer werden dagegen kleine Epitheldefekte erkannt. Zur Feststellung kleiner Defekte dienen das Spiegelnlassen der Hornhautoberfläche, eventuell unter Benutzung des Keratoskops von PLACIDO, die genaue Untersuchung mit fokaler Beleuchtung und eventuell mit der Lupe, am besten der ZEISSschen binokularen Lupe, sowie die Prüfung im durchfallenden Licht, worauf besonders SZILI (1900) hingewiesen hat.

Bei starkem Reizzustand ist die Untersuchung nur am kokainisierten Auge möglich. Da die Tränenflüssigkeit den Defekt ausfüllt und dadurch eine gleichmäßige spiegelnde Oberfläche vortäuscht, empfiehlt sich, bei der Untersuchung die Lider eine kurze Zeit offen zu halten, bis die Flüssigkeit verdunstet ist. Dann tritt auch ein kleiner Defekt deutlich hervor.

Ein weiteres wichtiges diagnostisches und differentialdiagnostisches Mittel stellt das Fluoreszin dar, das, in den Bindehautsack eingetropft, in kurzer Zeit bei vorhandenem Epitheldefekt eine Grünfärbung der oberflächlichen Hornhautlamellen im Bereich des Defektes bewirkt, während die Wirkung bei intaktem oder regeneriertem Epithel ausbleibt. Dadurch kann man einen frischen Defekt von einer Makula oder Narbe unterscheiden.

Benutzt wird entweder eine 2-proz. Lösung des Fluoreszin in 3,5 proz. Natr. carbon.-Lösung (FRANKE 1889, THOMALLA 1889) oder eine 2 proz. wässerige Lösung von Fluoreszinkalium (FROMM-GROENOUW 1891).

Fluoreszin wurde zuerst von PFLÜGER (1882) experimentell bei Epitheldefekten benutzt und dann von STRAUB (1888) zum Nachweis von Epitheldefekten beim Menschen angewandt und empfohlen. Weitere Versuche sind angestellt von THOMALLA (1889), FRANKE (1889), von FROMM und GROENOUW (1891) u. a.

Auf die diagnostische Bedeutung der Fluoreszinfärbung bei Hornhautgeschwüren und den Wert für die galvanokaustische Behandlung wies vor allem NIEDEN (1891) hin. Neuerdings hat dann v. HIPPEL (1898, 1901, 1902) das Fluoreszin benutzt, um klinisch Erkrankungen des Endothels nachzuweisen. Tropft man einen Tropfen Fluoreszin in den Bindehautsack ein, so tritt bei abnormer Beschaffenheit des Endothels und nur dabei eine tiefliegende Grünfärbung der Kornea ein.

Zum Sichtbarmachen der Epithelläsionen empfahl FRÖHLICH (1892) das Aescorcin und FAURE (1895) das Pyoktanin.

Die Diagnose tieferer Wunden der Hornhaut bietet, abgesehen von kleinen Stichverletzungen, keine besondere Schwierigkeit, da man besonders bei fokaler Beleuchtung und Lupenuntersuchung die Verwundung ohne weiteres sieht. Nur muß man bei diesen Wunden stets darauf achten, ob sie wirklich nicht penetrierende sind, und wird sein Augenmerk auf die Tiefe der vorderen Kammer, die Form der Pupille und Lage der Iris sowie auf den Augendruck richten.

Verlauf und Ausgang. Bleiben die Wunden aseptisch, so heilen Hornhautwunden in verhältnismäßig kurzer Zeit und im allgemeinen bei jugendlichen Personen schneller als bei älteren Leuten. Ein einfacher Epitheldefekt — Erosion — überzieht sich je nach seiner Größe innerhalb weniger Tage wieder mit Epithel und die Reizung nimmt dementsprechend ab. Bei kleinen scharfrandigen Defekten kann schon nach 1 Tag der Defekt ausgefüllt sein. Kratz- und Rißwunden erfordern immerhin 4—6 Tage bis zur Heilung. Die anfängliche zarte Trübung verliert sich und die Verletzung heilt ohne jede bleibende Trübung aus.

Bei großen flächenhaften Epitheldefekten kann die Heilung und Herstellung einer festen Epitheldecke verzögert sein und sich während der Heilung rezidivierende Blasenbildung und Abhebung des Epithels mit entsprechend vermehrtem Reizzustand zeigen. Ich habe diesen protrahierten Verlauf mehrfach bei ungewöhnlich großen Defekten gesehen.

FRANKE (1906) stellte fest, daß bei frischen oberflächlichen Hornhautverletzungen, z. B. bei Kratzwunden durch Fingernägel, schon 10—12 Stunden nach der Verletzung eine mehr oder weniger ausgedehnte Lockerung des Epithels, welche über die Stelle der Verletzung hinausgeht, klinisch nachweisbar ist.

Sodann kann während der Heilung der Erosionen oder kleiner oberflächlicher Wunden Fädchenbildung auftreten und vorübergehend den Reizzustand steigern.

Czermak (1891) hatte auf das Vorkommen der Fädchen bei Erosion hingewiesen, ebenso Hess (1892) und ich selbst (1892). Durch die Untersuchungen von Hess wissen wir, daß die Fädchen aus mehr oder weniger degenerierten Epithelzellen bestehen.

Fand sich neben dem Epitheldefekt ein kleiner Substanzverlust, so kann die Stelle nach Regeneration des Epithels etwas abgeflacht sein und schließlich mit Hinterlassung einer kleinen Trübung ausheilen, die bei zentraler Lage das Sehvermögen etwas beeinträchtigen kann.

War der Wundrand gequetscht oder war, wie es so oft bei diesen oberflächlichen Wunden vorkommt, die Wunde durch abgestreifte Partikelchen verunreinigt, so kommt es zu umschriebener, mit geringer Infiltration einhergehender Entzündung. Erst nach Abstoßung nekrotischer Gewebspartikelchen und Reinigung der Wundfläche tritt Heilung mit leichter zurückbleibender Trübung ein. Einen ungewöhnlich großen und mit Sand stark verunreinigten Epitheldefekt sah ich z. B. nach Verletzung durch Tennisball.

Wohl auf eine chemisch wirksame Substanz, vielleicht auf kleinste eingedrungene Fremdkörper, ist die von McDowell (1879) als Corneitis Ostrearii beschriebene und in einem Jahre an 40—50 Fällen beobachtete Form von Hornhautverletzung durch abspringende Austerschalenfragmente zurückzuführen, die in einer umschriebenen weißen Trübung, nachfolgender Ulzeration und Heilung mit kleiner Narbe besteht.

Lenz (1907) beschrieb eine bei einem Ofensetzer im Anschluß an eine oberflächliche Hornhautverletzung durch die Splitter einer Ofenkachel aufgetretene eigenartige Degeneration des Hornhautepithels, die klinisch der bandförmigen Hornhauttrübung glich, die aber anatomisch eine eigentümliche Degeneration der Zellen mit reichlicher pathologischer Mitosenbildung, Degeneration der Kerne und Umwandlung des Protoplasmas in eine kolloide Substanz darstellte. Erinnert sei auch an die von Topolanski (1894) beschriebene bandförmige Hornhauttrübung bei Hutmachern.

Die tieferen Wunden der Hornhautgrundsubstanz erfordern etwas längere Heilungszeit als die Erosionen. Einfache Schnittwunden überziehen sich in wenigen Tagen mit Epithel und hinterlassen eine geringe lineare Narbe, die je nach der Lage auf das Sehvermögen einen bleibenden Einfluß gewinnen kann. Bei Lappenwunden quillt der Lappen auf, trübt sich grauweißlich, legt sich aber gewöhnlich an und heilt mit Hinterlassung einer etwas breiteren Narbe und meist unter beträchtlicher Aufhellung aus.

Bei gerissenen Lappenwunden oder bei Quetschwunden mit Lappenbildung kann aber der Lappen absterben, und die Demarkation mit Abstoßung und schließlicher Vernarbung erfordert längere Zeit. Die zurückbleibende Narbe ist dann ebenso wie bei Rißwunden mit Substanzverlust stets eine breitere und dichtere.

Daß selbst große Hornhautlappen wieder anheilen können, beweist ein von Ulbrich (1904) mitgeteilter Fall. Nach Verletzung durch Messerschnitt fand sich neben einem Epitheldefekt in der oberen Hornhauthälfte eine bogenförmige Wunde am unteren Limbus, die sich als eine vollkommene Spaltung der Hornhaut fast der ganzen Fläche nach erwies. Die Hornhaut war von unten nach oben in 2 Blätter gespalten, die vordere Kammer aber nicht eröffnet. Der Lappen trübte sich etwas, heilte aber an und hellte sich wieder bis auf eine zarte bleibende Trübung auf mit S $= {}^6/_{20}$.

Verunreinigung der Wunde durch Fremdkörper, Rostpartikelchen und dergleichen oder durch chemisch wirksame Substanzen, wie Tinte bei Stichverletzung mit Stahlfedern, führen zu mehr oder weniger starker Entzündung und erfordern meist die mechanische Entfernung oder Abtragung (Mayerhausen 1885, Feinstein 1900).

Die zurückbleibenden Narben stören je nach ihrer Größe und Lage verschieden stark das Sehvermögen. Größere Wunden verändern auch die Wölbung der Hornhaut und beeinträchtigen das Sehvermögen durch meist unregelmäßigen Astigmatismus. Den Einfluß von nicht perforierenden Hornhautwunden auf die Hornhautkrümmung und die Entstehung von Astigmatismus durch solche Wunden hat Lans (1898) experimentell beim Kaninchen näher untersucht.

Komplikationen und Folgezustände. Die wichtigste Komplikation des Heilungsverlaufs ist die Infektion der Hornhautwunden. Vor allem geben die kleinen Erosionen, Riß- und Quetschwunden der Hornhaut durch Infektion so häufig die Veranlassung zur Entstehung des Ulcus serpens und gewinnen damit eine weit über den Rahmen der ursprünglichen Verletzung hinausgehende wichtige Bedeutung. Bevor wir auf die durch Infektion veranlaßten Entzündungen der oberflächlichen Hornhautwunden, welche wohlcharakterisierte Krankheitsbilder darstellen, eingehen, haben wir noch einen eigenartigen Folgezustand oberflächlicher Verletzungen: die rezidivierende Erosion zu behandeln.

Die rezidivierenden Erosionen.

§ 167. Ein wichtiger Folgezustand der oberflächlichen Abschürfung des Epithels ist das Auftreten von rezidivierenden Schmerzanfällen und rezidivierenden Erosionen an der Stelle der früheren Verletzung ohne erkennbare äußere Ursache und ohne neue Verletzung.

Hansen (1872) gab zuerst im Jahre 1872 eine genaue Schilderung des Krankheitsbildes als »intermittierende Keratitis vesiculosa neuralgica«. Er beobachtete die Erkrankung besonders bei Frauen nach Kratzwunden durch Fingernägel kleiner Kinder (Nagel-Keratitis). Sodann beschrieb v. Arlt (1874, 1875), der schon Ende der 60er Jahre seine Schüler (v. Reuss 1898) auf diese Folgezustände von Epithelabschürfungen hingewiesen hatte, das klinische Krankheitsbild mit dem Wiederauftreten der Zufälle und dem rezidivierenden Charakter. Er teilte auch einen Fall von viermaligem Rezidiv nach Kratz durch Fingernagel mit. Fuchs (1889) wies in seinem Lehrbuch auf die Arltschen Beobachtungen hin und führte den Namen »rezidivierende Erosionen« ein.

Eine Beschreibung der Erkrankung und eine genauere Schilderung des Verlaufs der Anfälle sowie der subjektiven Beschwerden gab Szili (1884), da er selbst infolge einer oberflächlichen Verletzung durch Kratz mit der Spitze eines Kartons davon befallen war.

Grandclément (1888), der an der Stelle der ursprünglichen Verletzung keine frische Epithelläsion feststellen konnte, bezeichnete die Erkrankung als »Kératalgie traumatique«. Durch Grandcléments Veröffentlichung angeregt, teilte Johelson (1890) zwei Fälle mit. Bronner (1889) trug in der Ophth. Soc. of the Unit. Kingdom über die Erkrankung vor und erwähnte einen Fall von acht Monate langen heftigen Schmerzen an einer Hornhautnarbe, die erst nach Exzision der Narbe schwanden. In der Diskussion nahm Hulke eine Zerreißung der Nervenendigungen als Ursache an, Brailey hielt die Keratalgie für hysterisch und Nettleship empfahl den Galvanokauter. Aus der Haabschen Klinik veröffentlichte sodann Biber (1890) 3 Fälle unter dem Namen Keratitis bullosa. In 2 Fällen bestand leichte Ablösbarkeit des Epithels der ganzen Hornhaut beim Versuch, die Blase abzuheben.

Zahlreiche Mitteilungen erfolgten dann seit Ende der 90er Jahre von Szili (1897), v. Reuss (1898), Gradle (1898), v. Schröder (1898), Adamück (1898), Wicherkiewicz (1898), Hirsch (1898), Nicolai (1899), Sassaparel (1900), Szili (1900), der in einer ausführlichen Arbeit »über Disjunktion des Hornhautepithels« das Krankheitsbild behandelte und wertvolle Untersuchungen über die Entstehung der Affektion brachte, von v. Reuss (1901), Schöler (1901), Stood (1901), der unter 40000 Augenkranken 60mal rezidivierende Erosionen beobachtete, von de Schweinitz (1902), Merz Weigandt (1902), Peters (1903), Wagenmann (1905), Franke (1906), der in 4 Jahren 60 Fälle beobachtete, Kaufmann (1907), Cuperus (1908), Curdy (1908), Klein-Bäringer (1909), Cauvin (1909), Wyler (1911), Alexander (1912), Schreiber (1914) u. a.

Die klinischen Erscheinungen sind kurz folgende. Nach meist unbedeutenden oberflächlichen Verletzungen der Kornea, die spurlos oder mit Hinterlassung einer zarten Trübung abgeheilt sind, besonders kleinen Kratzwunden, treten ohne nachweisbare Ursache mehrere Wochen oder Monate später Anfälle von starkem Reizzustand am Auge und oft heftigen Schmerzen auf, die sich in kürzeren oder längeren Intervallen wiederholen und selbst über Jahre hin erstrecken können. Die einzelnen Anfälle treten besonders nachts oder morgens dicht vor oder kurz nach dem Erwachen auf. Die Erscheinungen der rezidivierenden Erosionen werden auch nach Fremdkörpern auf der Hornhaut, aber viel seltener, beobachtet (Franke 1906). In einem von Schreiber (1914) mitgeteilten Fall war ein Patient 3 Jahre lang mit Rezidiven geplagt, dann trat erst nach 20 Jahren spontan eine neue Erosion auf.

Bei einem ausgesprochenen Anfall findet man neben stärkerer Rötung, Tränenträufeln und Lichtscheu in der Regel feine Epithelveränderungen an der Stelle der früheren Verletzung, manchmal deutliche Blasenbildung oder eine Erosion, manchmal zarte Trübung. Die Anfälle dauern oft nur Stunden, manchmal länger.

In den schweren Fällen beschränkt sich die Epithelveränderung mit Blasenbildung nicht nur auf die Stelle der früheren Verletzung.

Neben diesen ausgesprochenen Anfällen mit nachweisbaren frischen Erosionen kommen leichtere Anfälle vor, bei denen die Patienten nur einen momentan stechenden Schmerz, bei den leichtesten Fällen nur ein Unbehagen im Auge verspüren. In diesen leichten Attacken, die oft als Prodromalerscheinungen dem schweren Anfall mehrmals vorangegangen sind, findet man, wenn sich der Patient vorstellt, an der Kornea keine frische Erosion. Die Häufung der Anfälle ist ganz verschieden.

Da die leichtesten Anfälle nur in einem gewissen momentanen Unbehagen bestehen, wird man schließen dürfen, daß ein Defekt fehlt.

Bei den ganz leichten Anfällen klagen die Patienten zuweilen über monokulares Doppeltsehen, wie ich es selbst in einem Fall mehrfach beobachtet habe (ebenso PETERS 1903).

v. REUSS (1898, 1901) unterscheidet klinisch 2 Formen der Erkrankung: 1. die leichtere Form, bei der nach längerem Lidschluß besonders morgens beim Erwachen ohne sichtbaren Defekt nur schmerzhafte Empfindungen auftreten, die sich schnell verlieren; 2. die schwerere Form, bei der frische rezidivierende Erosionen sich einstellen.

Auch FRANKE (1906) hat die 2 Gruppen nebeneinander gestellt, er nennt die eine Keratalgie und die zweite rezidivierende Erosion.

MERZ WEIGANDT (1902) schlug vor, als 3. Form noch die Fälle anzunehmen, bei denen größere Blasen im Sinne einer Keratitis bullosa nachweisbar sind. Hierher gehören offenbar die Fälle von BIBER (1890), GÖRING (1896) und ACWORTH MENZIES (1900).

KAUFFMANN (1907) unterscheidet neben der Keratalgie und der rezidivierenden Erosion noch als 3. Gruppe die Fälle, bei denen überhaupt keine Heilung eingetreten war, sondern bei denen sich die Abhebung des Epithels mit fortbestehender Reizung sofort bei Beginn der Epithelbildung anschließt.

Ist durch rezidivierende Erosion wieder ein Defekt vorhanden, so kann sekundäre Infektion zu Ulzeration führen.

Über das Zustandekommen der Anfälle gehen die Ansichten auseinander, und es stehen sich 2 Anschauungen gegenüber: erstens die Annahme eines mechanischen Insultes bei mangelnder Haftung des regenerierten Epithels, zweitens die Annahme eines neurogenen Ursprunges durch Läsion der feinen Nervenendigungen.

Während sich v. ARLT über die Erklärung der rezidivierenden Abschürfung nicht geäußert hatte, besteht nach FUCHS die Ursache wahrscheinlich darin, daß an der ursprünglich verletzten Stelle das Epithel sich nicht in vollkommen normaler Weise regeneriert hat, so daß es auf eine unbedeutende Veranlassung hin wieder abgehoben und abgestoßen werden kann.

Szili, der schon in seinen ersten beiden Publikationen für das mechanische Zustandekommen der Anfälle eingetreten war, hat in seiner letzten Arbeit weitere Beweise für seine Anschauung beigebracht und die Annahme eines neuralgischen Charakters zu widerlegen versucht. Er sieht den Hauptgrund der Affektion in einer mangelnden Haftbarkeit des Epithels. Dieselbe findet nach ihm ihren Ausdruck in einer leichten Ablösbarkeit (Disjunktion) des Epithels, wie er an zahlreichen Fällen konstant nachweisen konnte. Die leichte Abziehbarkeit des Epithels war schon vor ihm von Biber (1890) in 2 Fällen, sowie von Nicolai (1899) konstatiert, später auch von Peters (1903), Franke (1906), Kauffmann (1907) u. a. bestätigt. Die Untersuchungen von Szili erwiesen, daß die Disjunktion des Epithels sich weit über die verletzte Stelle hinaus erstreckte und daß sie während der ganzen Dauer der Krankheit von Anfang an, vor dem ersten Anfall, nach dem Anfall und in der anfallsfreien Zeit besteht. Das Zustandekommen der Anfälle erklärt sich durch die mechanische Verschiebung des losen Epithels, vornehmlich beim brüsken Scheiden der Lider aus dem während des Schlafes innig gewordenen Kontakt mit der Hornhaut. Jedoch ist es nicht ausgeschlossen, daß an diesem kranken Epithel hier und da auch auf andere Weise Exfoliationen entstehen können.

v. Reuss (1898, 1901), der die Erkrankung ebenfalls auf physikalische Vorgänge und mechanische Einwirkungen zurückführte, wies noch darauf hin, daß die Disjunktion des Epithels begünstigt werden kann, wenn bei Kratzwunden mit zackiger Begrenzung die Epithelfransen anfangs bei mangelnder Ruhigstellung des Auges durch den häufigen Lidschlag gezerrt werden.

Für mechanisches Zustandekommen sprachen sich ferner aus Biber (1890), Stood (1901) und Merz Weigandt (1902).

Vor allem hat Franke (1906) die Befunde Szilis bestätigen und erweitern können. Er sieht das Wesen in einer primären Erkrankung des Epithels.

Franke hat 40 Fälle von frischen oberflächlichen Hornhautverletzungen durch Fingernägel, Palmblätter usw. auf die Löslichkeit des Epithels untersucht und jedesmal feststellen können, daß schon 10—12 Stunden nach der Verletzung eine mehr oder weniger ausgedehnte Lockerung des Epithels, welche über die Stelle der Verletzung hinausgeht, klinisch sich nachweisen läßt. In gleicher Weise, nur meist ausgedehnter, fand sich diese Lockerung des Epithels bei der rezidivierenden Erosion und bei der sogenannten Keratalgia traumatica. Etwa 60 Fälle kamen zur Untersuchung. Das Epithel war oft nach einer Seite weiter abziehbar, so daß die erkrankte Stelle exzentrisch lag. Das Epithel erwies sich abziehbar, auch wenn nur charakteristische Klagen bestanden, aber objektiv nichts nachweisbar war. Anatomisch fand sich eine eigentümliche Degeneration des Epithels (ballonierende Degeneration), welche das Substrat für die klinisch nachweisbare Lockerung des Epithels bildet und deren Anfänge sich schon 10 bis 12 Stunden nach der frischen Verletzung nachweisen ließen. Auch bei kleinen Fremdkörpern auf der Hornhaut, sowie bei anderen entzündlichen Hornhautleiden, wie Fädchenkeratitis, Herpes corneae, Keratitis dendritica, bei Ulcus serpens in frischen Fällen, fand Franke Ablösbarkeit des Epithels. Er bezieht die Ursache der Veränderung des Epithels auf gleichzeitiges Einwirken chemischer oder bakterieller Schädigung.

Franke versuchte auf experimentellem Wege die Lösbarkeit des Epithels hervorzurufen. Kleine Kratzwunden bei Tieren durch Palmblätter usw. ergaben ihm, wie schon früher Peters, ein negatives Resultat. Die Wunden heilten glatt nach 24—48 Stunden, und der Versuch, wie beim Menschen das Epithel abzulösen, mißlang völlig. Wurden aber Kratzwunden mit Instrumenten, die mit reizenden Mitteln, wie Tuberkulin, abgetöteten Kulturen von Streptokokken, bestrichen waren, ausgeführt, oder wurden die Kratzwunden nachträglich gereizt, so ließ sich auch beim Kaninchen eine Hornhautaffektion erzeugen, bei welcher ähnlich wie beim Menschen klinisch die Epithellockerung nachweisbar war und die zunächst als reine epitheliale Erkrankung auftrat.

Die Ursache, weshalb beim Menschen eine Wunde glatt heilt, die andere rezidivierende Erosion zeigt, und wie die Auslösung des Anfalls bei rezidivierender Erosion zu erklären ist, erscheint FRANKE noch zweifelhaft. Doch scheint ihm die mechanische Annahme SZILIS wahrscheinlicher als die von PETERS, daß es sich um Summation kleinster Nervenreize handelt. Auch sieht er die Erfolge unserer Therapie in der Erzielung eines gesunden Epithels.

SCHOELER (1901) nahm als Ursache eine chemische Verunreinigung der Wunde und den Einschluß fremder Substanzen durch das schnell wuchernde Epithel an, wodurch eine feste Verwachsung mit der Unterlage verhindert und Verschiebung bei stärkerer Reibung der Lider veranlaßt wird. Die Reizung führt dann zu Flüssigkeitsansammlung zwischen Epithel und Unterlage.

FEILCHENFELD (1905) sieht die Ursache der Erosion in einer primären, durch den verletzenden Fremdkörper gesetzten Infektion. KAUFFMANN (1907) hält die Ursache des Leidens für unbekannt.

HANSEN (1872), der die Krankheit zuerst beschrieben hat, betonte dagegen den neuralgischen Charakter.

GRANDCLÉMENT (1888), der das Auftreten der Anfälle nachts oder morgens beim Erwachen konstatierte, aber an der Stelle der ursprünglichen Verletzung keine frische Epithelläsion, höchstens eine leichte Trübung feststellen konnte, faßte die Affektion als eine Neuralgie durch leichte Neuritis der lädierten Nervenendigungen in der Hornhaut auf und bezeichnete sie als Kératalgie traumatique. Dieser Auffassung GRANDCLÉMENTS traten HULKE (1889), JOHELSON (1890), v. SCHROEDER (1898), HIRSCH (1898), WICHERKIEWICZ (1898) und ROQUES (1903) bei. Auch SALZMANN (Praun 1899, S. 169) ist geneigt, die Erkrankung für eine Keratitis vesiculosa, die durch Veränderung der peripheren Nervenendigungen hervorgerufen wird, zu halten. BARTELS (1904) vertrat die Ansicht, daß Neuralgien im Gebiete des Trigeminus eine Rolle spielen.

PETERS (1903) meinte, daß ein Ödem der Hornhaut als das Primäre der Blasenbildung zugrunde liegt, das häufig auch die tieferen Schichten der Hornhaut in der Form der Streifenbildung an der Hornhauthinterfläche in Mitleidenschaft zieht. Die leichte Abziehbarkeit des Epithels stellt nach ihm nur den geringsten Grad einer Blasenbildung der Epithelschicht dar. Er sieht also das Ödem als das Primäre an und die Epithelveränderung als das Sekundäre. Das Ödem ist, wie er aus der Analogie mit den herpesartigen Erkrankungen und aus neurologischen Erfahrungen schließt, neurogenen Ursprungs. Der mechanische Reiz verstärkt die Nervenzerrung und durch Summation der Nervenreizung damit das Ödem. Durch die neurotische Basis erklärt er die lange Persistenz und dadurch die häufigen Rezidive bei Hornhauterosionen. Sodann behauptete er, daß als Ausdruck der Nervenschädigung Sensibilitätsstörungen bei Hornhauterosionen die Regel bilden, sowohl nach der ursprünglichen Verletzung als auch beim Rezidiv und vor allem nach der Heilung. Weitere Mitteilungen über Sensibilitätsstörung bei Erosion stammen von PLASCHKE (1904) aus der PETERS-schen Klinik.

Die PETERSschen Ausführungen stoßen auf gewichtige Bedenken. Die Annahme eines primär neurogenen Ödems als Ursache der Disjunktion erscheint vorläufig unbewiesen. Auch dürften die mechanische Zerreißung der Nerven und das anfängliche Fehlen der Nervenendigung im regenerierten Epithel die Ursache der Anästhesie der Epithelnarbe sein.

Schon STRAUB (1888) hatte darauf hingewiesen, daß das frisch regenerierte Epithel selbst nach 10 Tagen noch gefühllos war. LEBER (1903) betonte, daß die Anästhesie oder neuralgische Zustände als die Folge der Epithelabhebung durch Zerreißung oder Zerrung anzusehen sind, ebenso SCHIRMER (1903). FRANKE (1906) sieht die Sensibilitätsstörung als die Folge der Epithelentartung an.

FRANKE (1906) wendet sich nachdrücklichst gegen die PETERSsche Annahme, daß die Löslichkeit des Epithels die Folge eines neuropathischen Ödems des Hornhautparenchyms und die Epithelveränderung sekundär sei. Er hält umgekehrt die Epithelbeschädigung für das Primäre und die Veränderungen des Parenchyms für sekundär.

Ich persönlich sehe auf Grund zahlreicher Beobachtungen von rezidivierenden Erosionen die Ursache der Anfälle in mangelnder Haftbarkeit des Epithels und in mechanischen Insulten, die zu einer Zerrung und Abhebung des Epithels und damit auch zu einer Läsion der feinen Nervenendigungen führen. Das Ödem bei Blasenbildung halte ich für etwas Sekundäres.

Anhangsweise sei erinnert an die Mitteilung von v. SZILI jun. (1913), über Disjunktion des Hornhautepithels infolge von Endothelveränderungen, die vollständig im Bilde der rezidivierenden Erosionen verläuft und auf endothelialer Grundlage in Augen mit relativ guter Sehschärfe entstehen kann.

Die Prognose und Therapie der oberflächlichen Verwundungen der Hornhaut und der rezidivierenden Erosionen.

§ 168. Die Prognose. Falls bei frischen oberflächlichen Abschürfungen der Hornhaut die Patienten sofort in sachgemäße ärztliche Behandlung kommen, ist die Prognose gut, da der Defekt in wenigen Tagen ohne Hinterlassung einer Trübung ausheilt und da es selbst bei ungünstigen Bedingungen, wie bei chronischer Augenentzündung und Tränensackleiden durch entsprechende Behandlung gelingt, die Infektion zu verhüten oder ihrer sofort Herr zu werden. Auch wenn die oberflächlichen Lamellen der Grundsubstanz mit verletzt waren, bleibt doch nur eine bedeutungslose Trübung zurück. Je sorgfältiger bei frischen Erosionen oder kleinen Hornhautwunden die anfängliche Behandlung durchgeführt wird, um so geringer ist die Gefahr der späteren Komplikation mit den Rezidiven der Erosion. Immerhin kommt es in einer Reihe von Fällen zu rezidivierender Erosion, so daß man mit der Möglichkeit dieser Komplikation zu rechnen hat. Das Auftreten dieses Folgezustandes kann für den Betroffenen sehr lästig werden. Bei entsprechender energischer Behandlung ist die Prognose für Dauerheilung nicht ungünstig.

Unfallrechtlich verdient die Komplikation Beachtung.

FRANKE (1906) rät, bei Unfallkranken auf die Möglichkeit der rezidivierenden Erosion hinzuweisen, ebenso KAUFFMANN (1907).

Bei tieferen Wunden der Hornhaut ist die Prognose ebenfalls relativ gut, nur daß das Sehvermögen durch die Narbe je nach ihrer Größe, Dichtigkeit und Lage leiden kann.

Therapie. Bei frischen Erosionen wird nach Reinigen des Auges zunächst Kokainlösung eingetropft, um die Beschwerden und den Reizzustand zu beseitigen und um die genauere Untersuchung vornehmen zu können. Bei gefetzten Abschürfungen, hängenden Epithelfransen wird in Kokainanästhesie eine Glättung des Randes und Abtragung der Fetzen vorgenommen, ebenso werden bei verunreinigten Quetschwunden alle fremden Partikelchen entfernt.

Treten die Schmerzen, wie häufiger im Laufe des ersten Tages, wieder heftiger auf, so ist die Kokaineinträufelung zu wiederholen. Da aber, wie Masugi (1901, vgl. § 162, S. 897) nachgewiesen hat, das Kokain die Proliferation des Epithels stört und verlangsamt, so wird man nur soviel Kokain anwenden, als zur Beseitigung heftiger Schmerzen nötig ist. v. Pflugk (1907) empfahl als schmerzstillend bei oberflächlichen Hornhautverletzungen das 1%ige Akoinöl. Sodann wird man ein desinfizierendes Mittel, wie Sublimat 1:5000 oder Borsäure, 10%iges Xeroform oder anderes, am besten in Salbenform, in den Bindehautsack einstreichen. Der Fettüberzug schützt die lädierte Stelle und vermindert die Zerrung und damit die Beschwerden bei Bewegungen des Auges. Bei ausgesprochen iritischer Reizung wird man Atropin einträufeln. Dringend geboten ist sodann das Anlegen eines trockenen oder feuchten Verbandes. Derselbe stellt das Auge ruhig, verhindert die Reizung der lädierten Stelle durch Lidbewegungen, vermindert dadurch den Reizzustand, hält die Schädlichkeiten von außen ab und befördert eine gute Reparation des Epithels. Der Patient muß sich ruhig halten, möglichst jede Augenbewegung vermeiden und am besten anfangs mit geschlossenen Augen still sitzen oder liegen. Sollte, wie ich mehrfach beobachtet habe, am ersten Tage ein überaus heftiger Schmerzanfall auftreten, so ist Morphium anzuwenden. Der Verband ist so lange zu tragen, bis der Defekt vollkommen regeneriert und das Auge blaß geworden ist, bei kleineren Epitheldefekten also in der Regel 5—7 Tage. Den Verband wochenlang anzuwenden, wie v. Reuss berichtete, dürfte sich wohl erübrigen. Sodann empfiehlt sich noch, abends einige Zeit lang eine Bor- oder Sublimat-Vaselinsalbe einstreichen zu lassen.

Schoeler (1901), der die Ursache des Rezidivierens der Erosion in einer Verunreinigung der Wunde sieht, empfahl auch bei frischen Erosionen unter Kokainanästhesie die Hornhaut mit Chlorwasser abzupinseln, wobei ein beträchtlicher Epitheldefekt entsteht. Bei Nachbehandlung mit Atropin-Lanolinsalbe und Umschlägen mit stark verdünntem Chlorwasser tritt in wenigen Tagen Heilung ein. Bei frischen Verletzungen schützt das Abziehen des gelockerten Epithels nicht vor Rückfällen (Franke 1906).

Bestehen Komplikationen mit Bindehaut- oder Lidrandentzündung, so hat man diese Erkrankung sorgfältig zu behandeln und bei stärkerer Absonderung statt des Verbandes Umschläge mit Borwasser anzuwenden. Vor allem ist bei vorhandener Tränensackeiterung diese wichtige Infektionsquelle am besten durch sofortige Exstirpation des Thränensackes zu beseitigen.

· Tiefere Wunden der Hornhaut werden entsprechend mit desinfizierenden Salben und Verband behandelt, nachdem etwaige gesetzte Wundränder geglättet und Verunreinigungen gründlichst entfernt sind. Bei Lappenwunden wird man womöglich die Anheilung des Lappens erstreben und nur bei nachgewiesener Nekrose das abgestorbene Stück abtragen. Bei peripheren Riß- und Lappenwunden kann man eine konjunktivale Deckung vornehmen.

In Fällen, bei denen es soeben an der Perforation hergegangen ist und bei denen nur die tiefste Schicht erhalten ist, muß man sich hüten, durch unzweckmäßigen Druck von seiten des Patienten oder des Untersuchers oder durch Instrumente, die zur Untersuchung und Reinigung der Wunde benutzt werden, vollends eine Perforation der Hornhaut herbeizuführen.

Bei rezidivierenden Hornhauterosionen wird man je nach der Schwere und Häufung der Anfälle sowie nach dem Befund verschieden vorgehen. Bei dem ersten leichten Anfall mit nur kleiner frischer Erosion kann man zunächst wie bei einer frischen Erosion mit Kokain, Salbe und Verband behandeln, muß dann aber zur Verhütung von Rückfällen nach Abheilung des Anfalls noch wochenlang abends eine Bor- oder Sublimatsalbe einstreichen lassen und wird möglichst schonendes Öffnen der Augen nach dem Erwachen am besten nach vorherigen Massagebewegungen mit den Lidern anraten (Szili 1884, Stood 1901). Ich habe mehrfach damit nach einem Anfall dauernde Heilung beobachtet. Bei den leichtesten Anfällen, bei denen kurze Zeit nachher nichts Krankhaftes an der früheren Verletzungsstelle zu sehen ist, genügt zuweilen dieses Verfahren, um neue Anfälle zu verhüten.

Handelt es sich aber um schwerere Anfälle mit größerem Defekt oder mit Blasenbildung, oder um einen mehrfach rezidivierenden leichteren Anfall, so wird man auf dauernde Heilung nur durch Zerstörung des krankhaften Epithels und Erzielung einer neuen festen Epitheldecke rechnen dürfen.

Man kann die betreffende Stelle nach dem Vorschlag von Schroeder (1898) mit 2%iger Argent. nitric.-Lösung tupfen oder das Epithel mit Chlorwasser (Schoeler 1901) abpinseln.

Die Entfernung des erkrankten Epithels und die nachfolgende Pinselung mit frischem unverdünntem Aqua chlori nach dem Vorschlag Schoelers haben sich Franke (1906) als bestes Mittel gegen Rezidive bei allen Fällen von rezidivierender Erosion oder Keratalgie bewährt. Er sah bei 60 Fällen nur 2 Rückfälle, einer schwand nach Wiederholung des Verfahrens. Ebenso empfiehlt Kauffmann (1907) Abschaben des Epithels und Pinselung mit Aqua chlori.

Auch andere Mittel, wie Wasserstoffsuperoxyd (H_2O_2) und Dionin, sind versucht worden, aber fraglich in ihrer Wirksamkeit (Franke 1905, Kauffmann 1907).

Vorzügliches leistet, worauf Schreiber (1913, 1914) hinwies, bei der Behandlung der Hornhauterosionen die Scharlachrotsalbe (5%ige Salbe Scharlachrot R. Michaelis). Die Scharlachsalbe muß in möglichst großen Mengen in den Konjunktivalsack gebracht und ein Kompressionsverband angelegt werden. Heilung wurde damit erzielt selbst in einem Fall, in dem Abrasio, Abtupfen mit Aqua chlori und abendliches Borsalbeeinstreichen ein Rezidiv nicht verhindert hatten. Die Scharlachrotsalbe erwies sich dem Pellidol überlegen.

Ich selbst habe das von Schreiber angegebene Verfahren bewährt gefunden.

Bei Blasenbildung, vor allem bei ausgesprochener Keratitis bullosa, empfiehlt sich, das kranke und lockere Epithel abzuziehen oder mit einem scharfen Löffelchen abzukratzen (Hansen 1872, Biber 1890, Goering 1896, Szili 1900, Stood 1901, Peters 1903).

In hartnäckigen Fällen ist die galvanokaustische Behandlung in Anwendung zu ziehen, die von Nettleship (1899) und besonders von Nieden (1891) empfohlen wurde. Bei Brennen mit schwach rötlich glühender Spitze bleibt eine kaum merkbare Trübung zurück. Immerhin wird man bei zentralem Sitz der Erosion nur im äußersten Fall zum Galvanokauter greifen. Tupfen mit Jodtinktur kann mit Erfolg angewandt werden.

Curdy (1908) beobachtete, daß die Beseitigung einer Striktur des Tränennasenkanals günstigen Einfluß hatte.

Unter der Annahme eines neurogenen Ursprungs und neuralgischen Charakters der Anfälle sind vielfach neben einer Lokalbehandlung Mittel wie Brom, Antipyrin, Phenazetin und anderes empfohlen. Roques (1903) empfahl Aspirin. Hirsch (1898) legte Wert auf Darreichung von Chinin, v. Schroeder auf Galvanisierung des Nervus supraorbitalis.

Die nicht perforierende Verwundung der Korneoskleralgrenze und der Sklera.

§ 169. Die nicht perforierenden Verletzungen der Korneoskleralgrenze und der Sklera peripherwärts davon sind im ganzen selten und haben in der Regel keine größere Ausdehnung. Sie werden hauptsächlich durch tangential den Bulbus streifende stumpfspitze Gegenstände veranlaßt und haben oft den Charakter von Rißwunden. Einen seltenen Fall von

Bißwunde der Sklera durch einen Hund bei einer Dame teilte KORSCHENEWSKY (1889) mit. Etwa 3 mm vom Hornhautrand entfernt sah man einen Substanzverlust der Bindehaut und Sklera von 3 mm Durchmesser mit unebenen Rändern und einem weißlichen Grund. Im übrigen war das Auge völlig normal. Die Bißwunde heilte in wenigen Tagen.

Zuweilen sind die oberflächlichen Skleralwunden durch mitgeschleppte, oder abgestreifte Fremdkörper verunreinigt. Bei tangentialem Auftreffen des verletzenden Fremdkörpers bleiben die Verunreinigungen zum Teil subkonjunktival liegen. Auch durch Schultinte kann eine Skleralverletzung verunreinigt sein. So berichtete OPPENHEIMER (1903) über eine große mit Tinte verunreinigte sklerale Wunde durch Hineinwerfen eines Federhalters ins Auge. Trotz ausgedehnter blauschwarzer Verfärbung der Umgebung trat glatte Heilung ein. Eine Perforation der Sklera hatte nicht stattgefunden.

Bei dem geringeren Gehalt an Nerven ist der Reizzustand und der Schmerz weit geringer als bei Hornhautwunden. Die Verletzungsstelle macht sich durch geringe Blutung aus der durchtrennten Bindehaut und durch das Freiliegen der Sklera ohne weiteres kenntlich. Bei Quetsch- und Rißwunden dieser Gegend kann es zu Kontusionsveränderungen im Innern des Auges sowohl an der Stelle der Verletzung als auch im übrigen Auge kommen.

Bei frischen Verletzungen empfiehlt sich eine vorsichtige Untersuchung der Wunde auch mit Rücksicht darauf, ob etwa ein Fremdkörper oder sonstige Verunreinigung in der Tiefe der Wunde steckt. Die Frage, ob die Wunde perforierend war, wird, abgesehen von der Sondierung der Wunde, durch die Augenspiegeluntersuchung, bei Limbuswunden auch durch Beurteilung der Tiefe der vorderen Kammer sowie durch das Verhalten der Iris meist sicher zu entscheiden sein.

Nicht perforierende Skleralwunden heilen gewöhnlich ohne Schaden für das Auge und mit Hinterlassung einer kaum sichtbaren und bedeutungslosen Narbe aus. Nur etwaige Kontusionsveränderungen an der Netzhaut und Aderhaut usw. können die Prognose trüben. Infektiöse Prozesse sind bei diesen Wunden selten, da die Bindehautwunde sich ziemlich schnell schließt und ein Fibrinbelag die Stelle deckt.

LEVY (1900) berichtete über eine wandernde Scleritis necroticans durch Infektion nach Verletzung beim Holzhauen. Es fand sich 5 mm vom Hornhautrand entfernt eine bis auf die Sklera reichende $1^1/_2$ mm lange Bindehautwunde, die infolge von Dakryozystitis infiziert war. Die Wunde wurde mißfarben, eiternd und diphtheroid. Da nach der Exstirpation des Tränensackes die Wunde noch nekrotisch aussah und sich seitwärts ein gelber Buckel zeigte, wurde breit inzidiert und ein Fremdkörper nicht gefunden. Staphylokokken und Xerosebazillen ließen sich nachweisen. Die Entzündung ging in der Episklera weiter, es kam zu deutlichen skleritischen Buckeln. Salizyl, Hg, Jod usw. wurden ohne Erfolg angewendet. Erst tägliche $1/_2$ stündige Galvanisierung besserte die Entzündung, die mit schiefergrauer Verfärbung der Sklera am ganzen Bulbus ausheilte. Auch bröckelige Nekrose der Sklera durch Infektion mit Schimmelpilzen ist von Köllner (1906) beobachtet (vgl. § 172, S. 978).

Die Behandlung dieser frischen oberflächlichen Wunden hat in eventueller Anlegung von Bindehautsuturen, Anwendung von desinfizierenden Mitteln und Verband zu bestehen.

Literatur zu §§ 166—169.

1864.   1. Zander und Geissler, Die Verletzungen des Auges. Heidelberg und Leipzig, Winter.

1877.   2. Critchett, De l'inoculation dans la pratique de l'oculistique. Ann. d'Ocul. LXXVII. p. 43.

   3. Rählmann, Zur Histologie der Cornea. v. Graefes Arch. f. Ophth. XXIII, 1. S. 165.

1879.   4. McDowell, Oyster-Shuckers corneitis. Virginia medical monthley. Febr. Ref. Klin. Monatsbl. f. Augenheilk. XVII. S. 199.

   5. Warthon, Jones, A case of injury of the cornea. Lancet. no. 3. 18. Jan.

1880.   6. Landesberg, Zur Kenntnis der vasomotorischen Neurosen des Auges. Klin. Monatsbl. f. Augenheilk. XVIII. S. 467.

1881.   7. Talko, Über Augenbeschädigungen bei Militärpflichtigen. Gaz. lek. Ref. Zentralbl. f. prakt. Augenheilk. S. 386.

1882.   8. Pflüger, Zur Ernährung der Cornea. Klin. Monatsbl. f. Augenheilk. XX. S. 69.

   9. Talko, Über traumatische Augenbeschädigung der Konskripten. Gaz. lek. Ref. Zentralbl. f. prakt. Augenheilk. S. 400.

   10. Talko, Verletzung des Augapfels durch Blutegel. Wojenno med. Journ. Januar. Ref. Zentralbl. f. prakt. Augenheilk. 1884. S. 398.

1885. 11. Mayerhausen, Eine unfreiwillige Tätowierung der Hornhaut. Zentralbl. f. prakt. Augenheilk. IX. S. 230.

1888. 12. Straub, Fluorescinlösung als ein diagnostisches Hilfsmittel für Hornhauterkrankungen. Zentralbl. f. prakt. Augenheilk. XII. S. 75.

1889. 13. Franke, Fluorescinlösungen zur Erkennung oberflächlicher Hornhautverletzungen. Münchener med. Wochenschr. S. 922.

   14. Korschenewski, Fall von einer Bißwunde der Sklera. Med. Obozrenje. XXXI. no. 5. p. 524. Ref. v. Michels Jahresber. S. 570.

   15. Thomalla, Über die Färbung der erkrankten Hornhaut mit Fluorescein und die Verwertung dieser Färbung bei Stellung von Diagnosen und Differentialdiagnosen. Zentralbl. f. prakt. Augenheilk. XIII. S. 332 u. 353.

1891. 16. Critchett, Exceptional cases in ophthalmic practice. Brit. med. Journ. 5. Dec.

   17. Czermak, Über Fadenbildung an der Cornea. Klin. Monatsbl. f. Augenheilk. XXIX. S. 229.

   18. Fromm, Fluoresceinwirkung bei Hornhautverletzungen. Deutsche med. Zeitg. S. 945.

   19. Fromm und Groenouw, Über die diagnostische Verwendbarkeit der Fluoresceinfärbung bei Augenerkrankungen. Arch. f. Augenheilk. XXII. S. 247.

   20. Nieden, Über den Wert der Fluorescinfärbung für die galvanokaustische Behandlung. Zentralbl. f. prakt. Augenheilk. S. 129.

1892. 21. Fröhlich, Aescorcin als diagnostischer Farbstoff. Arch. f. Augenheilk. XXIV. S. 318.

   22. Hess, Zur pathologischen Anatomie der Fädchenkeratitis. Bericht über d. 22. Vers. d. ophth. Ges. zu Heidelberg. S. 34.

1892. 23. Wagenmann, Diskussion zu obigem Vortrage. Bericht über d. 22. Vers. d. ophth. Ges. zu Heidelberg. S. 43.

1894. 24. Leplat, Piqûre de l'œil par un dard de guêpe. Bull. de la Soc. de Med. de Gand.

1895. 25. Faure, Blessures de l'œil: Plaies du globe oculaire. L'Indépendance méd. p. 10.

26. Purtscher, Keratitis nach Wespenstich. Zentralbl. f. prakt. Augenheilk. XIX. S. 112.

1897. 27. Grossmann, Über Läsionen der äußeren Cornealfläche und der Adnexe. Therap. Wochenschr. Nr. 31.

1898. 28. v. Hippel, Über die klinische Diagnose von Endothelveränderungen der Cornea u.s.w. Bericht über d. 27. Vers. d. ophth. Ges. zu Heidelberg. S. 67.

29. Jessop, Injury to cornea. (Ophth. Soc. of the Unit. Kingd.) Ophth. Review. p. 378.

30. Lans, Experimentelle Untersuchungen üb. Entstehung von Astigmatismus durch nicht perforierende Cornealwunden. v. Graefes Arch. f. Ophth. XLV. S. 117.

1900. 31. Levy, Ein Beitrag zu den Verletzungen des Auges. B. Wandernde Scleritis necroticans infolge von Trauma. Klin. Monatsbl. f. Augenheilk. S. 840.

32. Manzutto, Über primäre und traumatische gürtelförmige Hornhaut-trübung. Deutschmanns Beiträge z. Augenheilk. Heft 44. S. 1. — Berichtigung zur Arbeit des Herrn Manzutto im vorigen Heft. Ebenda. Heft 45. S. 164.

33. Myssowski, Über künstliche Augenverletzungen bei Rekruten. Wojenno-med. Journ. LXXVIII, 3. p. 1731. Ref. v. Michels Jahresb. S. 706.

34. Sujew, Über künstlich erzeugte Hornhautflecken. Wojenno-med. Journ. LXXVIII, 1. p. 53. Ref. v. Michels Jahresb. S. 706.

1901. 35. Feinstein, Ein in bezug auf die Therapie interessanter Fall von Horn-hautverletzung. Postemp. okul. no. 12. Ref. v. Michels Jahresb. f. Ophth. S. 666.

36. v. Hippel, Zur Pathologie des Hornhautendothels. Bericht über d. 29. Vers. d. ophth. Ges. zu Heidelberg. S. 44.

37. Patterson, A case of traumatic keratitis. Ophth. Record. p. 322.

1902. 38. v. Hippel, Die Ergebnisse meiner Fluresceinmethode zum Nachweis von Erkrankungen des Hornhautendothels. v. Graefes Arch. f. Ophth. LIV. S. 509.

1903. 39. Oppenheimer, Über Verletzung der Augen mit Schultinte. Zeitschr. f. Schulgesundheitspflege. XVI. S. 533.

1904. 40. Huwald, Klinische und histologische Befunde bei Verletzung der Cornea durch Bienenstiche. v. Graefes Arch. f. Ophth. LIX. S. 46.

41. Joachim, Über perforierende Bienenstachelverletzung der Hornhaut. Inaug.-Diss. München.

42. Topolanski, Die Ätiologie der bandförmigen Hornhauttrübung. Wiener klin. Wochenschr. Nr. 6.

43. Ulbrich, Eine seltene Hornhautverletzung (Hornhautspaltung). Klin. Monatsbl. f. Augenheilk. XLII. I. Bd. S. 256.

1905. 44. Döler, Hornhautverletzung durch zersprungenes Vaccineröhrchen. (Schles. Ges. f. vaterl. Kultur.) Deutsche med. Wochenschr. Mai.

45. Haass, Sind mit Tinte verunreinigte Verletzungen des Auges besonders gefährlich? Zentralbl. f. prakt. Augenheilk. S. 220.

1906. 46. Bonwetsch, Ein Fall von künstlicher Hornhautverletzung bei einem Soldaten. Wojenno-med. Journ. p. 793.

47. Luniewski, Verletzung der Hornhaut durch einen Bienenstich. Post. okul. Juni.

1907. 48. Lenz, Über eine bisher nicht beschriebene Form von Degeneration des Hornhautepithels. Klin. Monatsbl.. f. Augenhelik. XLV. (N. F. IV. Bd.) S. 406.

49. v. Pflugk, Über ölige Kollyrien, insbesondere Akoinöl. Klin. Monatsbl. f. Augenheilk. XLV. N. F. IV. S. 505.

1910. 50. Haliecki, Ein Star traumatisch-chemischen Ursprungs. Post. okul. Januar.

1911. 51. Gallenga, Über das traumatische Emphysem der Cornea. Klin. Monatsbl. f. Augenheilk. XLIX. N. F. XI. S. 150.

52. Wagenmann, Bemerkungen zu dem Aufsatz von Prof. Gallenga: ›Über das traumatische Emphysem der Kornea‹. Klin. Monatsbl. f. Augenheilk. XLIX. N. F. XI. S. 368.

1913. 53. Bär, Cataracta nach Wespenstich. Klin. Monatsbl. f. Augenheilk. LI. N. F. XVI. S. 314.

54. Macco, Martha, Ein Fall von Wespenstichverletzung des Auges. Inaug.-Diss. Heidelberg.

1914. 55. Kusano, Erosio corneae nach Wespenstich. Nippon Gankakai Zashi. Ref. Klin. Monatsbl. f. Augenheilk. LII. S. 569.

Literatur über rezidivierende Erosionen.

1872. 1. Hansen, Intermittierende Keratitis vesiculosa nevralgica af traumatisk Oprindelse. Hosp. Tid. 15. Aug. Nr. 201. Ref. Nagels Jahrb. f. Ophth. S. 265.

1874. 2. v. Arlt, Über Verletzungen des Auges in gerichtsärztlicher Beziehung. Wiener med. Wochenschr. Nr. 21. S. 449. Wien, Braumüller.

1875. 3. v. Arlt, Über die Verletzungen des Auges mit besonderer Rücksicht auf deren gerichtsärztliche Würdigung. Wien, Braumüller.

1884. 4. Hansen-Grut, Bericht über d. 8. internat. Kongr. zu Kopenhagen. Arch. f. Augenheilk. XIV. S. 765. 1885.

5. Szili, Über Augenverletzungen. Arch. f. Augenheilk. XIII. S. 39.

1888. 6. Grandclément, Kératalgie traumatique ou crises neuralgiques de la cornée, revenant indéfiniment à la suite d'un léger traumatisme de cette membrane. (Soc. franç. d'opht.) Arch. d'Opht. VIII. p. 257.

7. Grandclément, Trois nouvelles observations de la kératalgie traumatique. Lyon méd. p. 587.

8. Grandclément, Encore un mot sur la kératalgie traumatique à propos de quatre nouveaux cas. Ann. d'Ocul. CI. p. 187.

1889. 9. Bronner, On some forms of traumatic keratalgia. (Ophth. Soc. of the Unit. Kingd.) (Disc.: Brailey, Hulke, Hutchinson jun., Nettleship.) Ophth. Review. July. p. 221.

10. Fuchs, Lehrbuch der Augenheilk. Wien.

1890. 11. Biber, Über einige seltenere Hornhauterkrankungen. Recidivierende Keratitis bullosa nach Trauma. Inaug.-Diss. Zürich. S. 24.

12. Eliasberg, Brief an die Redaktion in Anlaß der Veröffentlichung Johelsons über Keratalgia traumatica. Westnik ophth. Mai-Juni. Ref. Zentralbl. f. prakt. Augenheilk. S. 494.

13. Hirschberg, Referat der Arbeit von Johelson. Zentralbl. f. prakt. Augenheilk. XIV. S. 490. Fußnote.

14. Johelson, Zwei Fälle von Keratalgia traumatica. Westnik ophth. März-April. Ref. Zentralbl. f. prakt. Augenheilk. S. 490.

1892. 15. Wicherkiewicz, Das Antipyrin in seiner Bedeutung als Augenheilmittel. Allg. Wiener med. Zeitg. Nr. 3 u. 4.

1896. 16. Göring, Heilung einer Keratitis bullosa. Deutsche med. Zeitg. Nr. 50.

1897. 17. Szili und Weiss, Bericht über die Wirksamkeit der Abteilung für Augenkranke. Budapest. S. 34.

1898. 18. Adamück, E., Aus Anlaß der Arbeit von Dr. Schroeder: Das klinische
       Bild und die Behandlung der Keratalgia traumatica und der rezidivierenden Hornhauterosionen. Westnik ophth. XV, 4 u. 5. p. 480. Ref.
       v. Michels Jahresb. S. 852.

19. Gradle, Traumatic recurrent keratitis, keratalgia and ciliary neurosis.
    Ann. of Ophth. Oct. Ref. Zentralbl. f. prakt. Augenheilk. S. 618.

20. Hirsch, C., Über die sogenannte »rezidivierende Erosion der Hornhaut«
    (Arlt) und ihre Behandlung. Wochenschr. f. Therapie u. Hygiene des
    Auges. Nr. 21 u. 22 und Prager med. Wochenschr. Nr. 25.

21. v. Reuss, A., Über rezidivierende traumatische Erosionen der Hornhaut.
    Prager med. Wochenschr. Nr. 21.

22. v. Schroeder, Das Krankheitsbild und die Behandlung der Keratalgia
    traumatica und der rezidivierenden Hornhauterosionen. Mitt. aus der
    Petersburger Augenheilanstalt. Heft 5. S. 24.

23. Wicherkiewicz, Über rezidivierende traumatische Hornhautneuralgie.
    Wiener klin. Wochenschr. Nr. 37. S. 844.

1899. 24. Nicolai, Erosio corneae recidivans. Nederl. Oogh. Bijdr. Liefg. VII. p. 42.
       Ref. Zentralbl. f. prakt. Augenheilk. S. 284.

25. Praun, Die Verletzungen des Auges. Wiesbaden, Bergmann.

1900. 26. Acworth Menzies, Detachment of corneal epithelium. Ref. Zentralbl.
       f. prakt. Augenheilk. S. 191.

27. Sassaparel, Ein Fall von Neuralgia ciliaris traumatica. Westnik Ophth.
    XVII. p. 371. Ref. v. Michels Jahresb. S. 689.

28. Szili, A., Über Disjunktion des Hornhautepithels. v. Graefes Arch. f.
    Ophth. LI. S. 486.

1901. 29. Fuchs, Über ringförmige und scheibenförmige Keratitis, K. annularis et
       disciformis. Klin. Monatsbl. f. Augenheilk.

30. v. Reuss, Die Erosionen der Hornhaut und ihre Folgen. Zentralbl. f.
    prakt. Augenheilk. S. 78 u. 103.

31. Schoeler, Zur Frage der Hornhauterosionen. Zentralbl. f. prakt. Augenheilk. Juni. S. 161.

32. Stood, Über rezidivierende Blasenbildungen auf der Hornhaut des Auges
    und »Keratalgien« nach Verletzungen der Hornhautoberfläche. Arch.
    f. Augenheilk. XLIII. S. 220.

1902. 33. Menzies, Detachement of corneal epithelium. Ophth. Review. S. 34.

34. de Schweinitz, Relapsing traumatic bullous keratitis, with cases. Ophth.
    Record. p. 76.

35. Merz Weigandt, Zwei Fälle von Keratitis bullosa nach vorausgegangener
    Erosio corneae. Zentralbl. f. prakt. Augenheilk. XXVI. S. 65.

1903. 36. Hadano, Über die Anwendung des scharfen Löffels bei Hornhauterkrankungen. Inaug.-Diss. Rostock.

37. Krause, Über Hornhauterosionen und ihre Folgen. Inaug.-Diss. Rostock.

38. Peters, Über traumatische Hornhauterkrankungen mit spezieller Berücksichtigung der Abhebung des Epithels. Bericht über d. 31. Vers.
    d. ophth. Ges. zu Heidelberg. S. 104. (Disk.: Schirmer, v. Hippel, Franke,
    Leber.)

39. Peters, Über traumatische Hornhauterkrankungen (Erosionen, Keratitis
    disciformis und Ulcus serpens) und ihre Beziehungen zum Herpes
    corneae. v. Graefes Arch. f. Ophth. LVII, 1. S. 93.

40. Roques, Sur les traumatismes de la cornée. Clin. Opht. p. 110.

1904. 41. Bartels, Über die Beziehungen zwischen Trigeminusneuralgien und der
       rezidivierenden Hornhauterosion. Münchener med. Wochenschr. S. 746.

42. Plaschke, Über Sensibilitätsstörung der Kornea nach Trauma. Inaug.-
    Diss. Rostock.

1905. 43. Feilchenfeld, Zur Prophylaxe der Rezidive bei Erosion der Hornhaut.
       Deutsche med. Wochenschr. Nr. 11.

1905. 44. Wagenmann, Über rezidivierende Erosionen der Hornhaut. Münchener
        med. Wochenschr. S. 74.
1906. 45. Franke, Über Erkrankungen des Epithels der Hornhaut. Klin. Monatsbl.
        f. Augenheilk. XLIV. (N. F. I.) S. 508.
1907. 46. Kauffmann, Klinische Studien zur Frage der rezidivierenden Erosion.
        Klin. Monatsbl. f. Augenheilk. XLV. (N. F. III.) S. 202.
1908. 47. Cuperus, Über sogenannte rezidivierende Erosio corneae. Arch. f.
        Augenheilk. LXI. S. 26.
      48. Curdy, Recent traumatic erosion of the cornea. Trans. of the Americ.
        Ophth. Soc. XI. III. p. 594
      49. Strader, Recurring corneae bleb. Color. Ophth. Soc. 21. XI.
1909. 50. Cauvin, De la néuralgie cornéenne traumatique récidivante. Arch.
        d'Opht. XXIX. p. 163.
      51. Klein-Bäringer, Hartnäckige Erosio corneae geheilt durch Abrasio
        corneae. Ophth. Ges. Wien. Bericht. Zeitschr. f. Augenheilk. XXI.
        S. 266.
1911. 52. Coburn, Leech bite of the cornea. Ophth. Record. p. 234.
      53. Wyler, Recurring corneae erosious. Ophthalmology. VII. p. 564.
1912. 54. Alexander, Rezidivierende traumatische Hornhauterosion. Münchener
        med. Wochenschr. S. 2704.
1913. 55. v. Szily jun., Über rezidivierende Epithelerosion infolge von Endothel-
        veränderungen und über Epithelstreifen in der Kornea. Bericht über
        d. 38. Vers. d. ophth. Ges. zu Heidelberg. S. 56.
1914. 56. Dutoit, Über die Bedeutung und den Wert des Pellidols in der Augen-
        heilkunde. v. Graefes Arch. f. Ophth. LXXXVIII. S. 60.
      57. Schreiber, Die Behandlung der »rezidivierenden Hornhauterosion« mit
        Scharlachsalbe. v. Graefes Arch. f. Ophth. LXXXVII. S. 174. Verein.
        südwestdeutscher Augenärzte. 1913. Ber. Klin. Monatsbl. f. Augenheilk.
      58. Schreiber, Berichtigung und Bemerkungen zu der Mitteilung von
        A. Dutoit usw. v. Graefes Arch. f. Ophth. LXXXVIII. S. 413.

Die infektiösen Entzündungen bei nicht perforierender Hornhautverwundung (posttraumatische Hornhautentzündungen).

Wie bereits § 19 S. 79 ausgeführt wurde, entstehen durch Infektion
von Hornhautwunden oder Epithelabschürfung eitrige Infiltrate und Geschwüre, die zum Teil einen ausgesprochen progressiven Charakter haben.
Die bei weitem wichtigste Form von posttraumatischem progressivem Hornhautgeschwür ist das typische Ulcus corneae serpens, das vorwiegend durch
Infektion mit Pneumokokken hervorgerufen wird. Daneben können wir
noch die atypische Hypopyon-Keratitis und das einfache posttraumatische
Geschwür unterscheiden, die durch die mannigfachsten eitererregenden
Mikroorganismen veranlaßt werden. Eine seltenere Form der posttraumatischen Keratitis stellt die durch Schimmelpilzinfektion veranlaßte Keratomycosis aspergillina dar, sowie die Keratitis disciformis (Fuchs). Über die
bei den posttraumatischen infektiösen eitrigen Hornhautentzündungen in
Betracht kommenden Infektionserreger verweise ich auf § 26 S. 101.

Da die genannten posttraumatischen Hornhauterkrankungen bei den Erkrankungen der Hornhaut in diesem Handbuch (Bd. V) in klinischer und pathologisch-anatomischer Hinsicht ausführlich abgehandelt werden, so muß ich mich hier auf Ausführungen beschränken, die sich vor allem auf die klinische Bedeutung als Unfallerkrankungen beziehen.

Ulcus corneae serpens.

§ 170. **Das Wesen des Ulcus corneae serpens.** Der Begriff des Ulcus corneae serpens als eine scharf charakterisierte Hornhauterkrankung wurde zuerst von SAEMISCH (1870, 1876) aufgestellt und von den übrigen eitrigen Hornhautentzündungen (Hypopyon-Keratitis ROSER) klinisch abgegrenzt. Die Feststellung der Bedeutung der Infektion als Ursache eitriger Hornhautgeschwüre und das Verständnis der infektiösen Vorgänge bei dem Ulcus serpens haben vor allem die Arbeiten LEBERS (1873, 1891) gefördert. Um die Erweiterung unserer Kenntnisse über das Ulcus serpens, besonders der Pathogenese und pathologischen Anatomie haben sich sodann UHTHOFF und AXENFELD (1896, 1897) verdient gemacht. Wir bezeichnen als Ulcus corneae serpens das progressive, anfangs unter schneller Abstoßung der zuerst erkrankten und eitrig infiltrierten Teile hauptsächlich nach der Fläche sich ausdehnende, mit bogenförmig infiltriertem, oft unterminiertem Rand verlaufende, eitrige Geschwür der Hornhaut, das schon frühzeitig durch Diffusion der entzündungerregenden Stoffwechselprodukte der Mikrobien (Toxine) durch die Hornhaut zu anfangs fibrinöser, bald fibrinös-eitriger Iritis mit Hypopyonbildung führt. Die weitere Flächenausdehnung des Geschwürs erfolgt meist ungleichmäßig und oft nur nach einer Richtung hin, während nach anderer Richtung hin die erkrankte Partie sich abgestoßen und gereinigt hat, spiegelt und sich selbst wieder mit Epithel überkleiden kann. Erst wenn das Ulcus corneae serpens eine größere Flächenausdehnung erlangt hat, erfolgt gern die Spontanperforation.

Pathogenese des Ulcus corneae serpens. Das Ulcus corneae serpens entsteht dadurch, daß eine oberflächliche Läsion der Hornhaut infiziert wird. Da das intakte Epithel einen hinreichenden Schutz gegen das Eindringen der in Frage kommenden Mikroorganismen in die Hornhaut abgibt, so wird man auch in den Fällen, in denen ein äußerer Verletzungsvorgang nicht angegeben wird, eine Oberflächenläsion annehmen müssen. Da die kleinen Verletzungen vornehmlich die mittlere Partie der Hornhaut im Lidspaltbezirk treffen, so erklärt sich daraus der vorzugsweise Sitz des Ulcus serpens in der Hornhautmitte. Die oberflächliche Verletzung der Hornhaut wird am häufigsten durch eine Verletzung bei der Berufsarbeit veranlaßt, so daß das Ulcus serpens eine überaus wichtige Rolle als Unfallserkrankung spielt. Da die, wenn auch an sich oft bedeutungslose Verletzung eine wesentlich mitwirkende Ursache der Erkrankung abgibt, so wird das Ulcus corneae serpens ohne weiteres als Folge eines Betriebsunfalls anerkannt, wenn die Verletzung bei der Berufsarbeit im weitesten Sinne des Wortes entstanden ist.

Die Verletzung besteht häufig in kleinen oberflächlichen Kratz- oder Quetschwunden, die oft nur geringe Beschwerden verursachen, von dem Verletzten kaum beachtet werden und meist anfangs die Weiterarbeit gestatten. Erst einige Tage später treten die bedrohlichen Erscheinungen der beginnenden infektiösen Entzündung auf.

Unter den Verletzungsvorgängen und Verletzungsursachen spielen vor allem eine große Rolle kleine oberflächliche Abschürfungen oder Kratzwunden durch Strohhalme, Grashalme, Kornähren, Ährengrannen, Reisig, Zweige, Holzsplitter u. dergl., sowie oberflächliche Läsionen durch Hineinfliegen von kleinen Fremdkörpern, vor allem Steinsplitter, Staub und Sandkörner, Erdstückchen u. dergl., seltener Metallsplitter.

Obwohl nach Einführung der Unfallversicherungsgesetze die Angehörigen der Berufsgenossenschaften gelernt haben, auch kleinen Verletzungen Beachtung zu schenken, so bleibt doch die Feststellung des Unfalls oft zweifelhaft, da die unbedeutende Verletzung nicht beachtet worden ist, weil sie keine besonderen Beschwerden verursachte oder weil derartige Vorkommnisse bei vielen Arbeitern, z. B. Steinschlägern, Erntearbeitern, zu den alltäglichen Dingen gehören, die sich dem Gedächtnis nicht einprägen. Im Unterschied zu anderen Unfällen vermögen die Verletzten oft nicht mehr genau den Vorgang der Verletzung und die Zeit des Unfalls anzugeben. Manchmal verneinen sie bei der ersten Untersuchung eine vorangegangene Verletzung und erinnern sich erst nachträglich, daß ihnen etwas ins Auge geflogen sei. Haben die Erkrankten eine Arbeit verrichtet, die erfahrungsgemäß häufig zu oberflächlichen Verletzungen führt und erinnern sie sich, wenn auch ungenau, einer Verletzung, so wird man den ursächlichen Zusammenhang mit der Betriebsverletzung als höchst wahrscheinlich annehmen müssen. Selbst in zweifelhaften Fällen wird man im Gutachten stets zum Ausdruck bringen müssen, daß das Ulcus serpens besonders häufig gerade nach oberflächlichen Verletzungen, die oft anfangs keine erheblichen Beschwerden verursachen und sich dem Verletzten in der Erinnerung nicht einprägen, auftritt und daß deshalb von vornherein eine gewisse Wahrscheinlichkeit für Entstehung durch Betriebsunfall spricht.

Auch Vossius (1898) und Cramer (1908) äußerten sich in ähnlichem Sinne.

Die Infektion wird in den meisten Fällen nicht durch den verletzenden Fremdkörper direkt auf die Hornhaut übertragen, sondern erfolgt in der Regel sekundär. Die Infektion rührt überaus häufig von einer Tränensackblennorrhöe her, in anderen Fällen wird sie durch Entzündung der Bindehaut oder des Lidrandes bewirkt. Auch kann sie durch die

Hände, durch unreine Tücher, besonders Taschentücher, durch Auswischen des Auges mit Speichel oder durch andere Möglichkeiten übertragen werden. Zuweilen sind die Erkrankten mit Nasenerkrankungen, besonders Ozaena, behaftet.

Wie schon § 26, S. 101 näher ausgeführt wurde, haben die Untersuchungen von Gasparini (1893) und Basso (1894), sowie die Arbeiten von Uhthoff und Axenfeld (1894, 1896, 1897) den Nachweis erbracht, daß für das typische Ulcus corneae serpens ganz vorwiegend der Pneumokokkus als Krankheitserreger in Betracht kommt. In anderen Fällen wurden anderweitige Mikroorganismen, relativ am häufigsten die Diplobazillen Petit und Morax-Axenfeld, nachgewiesen. Da die Pneumokokken seltener im normalen, häufiger im entzündeten Bindehautsacke, vor allem bei Tränensackeiterung, wenn auch zusammen mit anderen Mikroorganismen, ferner auf der normalen oder nicht normalen Nasenschleimhaut sowie in der Mundhöhle, im Speichel und im Nasensekret gefunden sind, so kann die häufige Infektion der Hornhautverletzungen durch Pneumokokken nicht verwundern. Ich verweise auf die ausführliche Zusammenstellung in § 23, S. 95 und § 26, S. 101.

Die Tatsache, daß die Infektionsquelle für das Ulcus serpens hauptsächlich in der vor der Vorletzung am Auge vorhandenen äußeren Augenerkrankung, besonders der Tränensackerkrankung, besteht, erklärt auch, daß das Ulcus serpens meist bei Leuten gefunden wird, die vorwiegend im Freien arbeiten, wie landwirtschaftliche Arbeiter, Steinarbeiter usw., da bei diesen die äußeren Erkrankungen des Auges, sowie chronische Nasenerkrankungen mit nachfolgendem Tränensackleiden überaus häufig angetroffen werden. Die zahlreichen oberflächlichen Verletzungen, z. B. durch kleine Metallsplitter bei industriellen Arbeitern, die in geschlossenen Räumen und unter guten hygienischen Bedingungen arbeiten, führen viel seltener zum Ulcus corneae serpens, da sich bei diesen Arbeitern die Erkrankung des Tränensackes und des äußeren Auges weniger häufig findet und sie mithin zur Infektion nicht disponiert sind.

Das Ulcus corneae serpens wird vor allem bei Arbeitern bestimmter Arbeitsbetriebe beobachtet, besonders bei den Angehörigen landwirtschaftlicher und forstwirtschaftlicher Betriebe, sowie bei Steinklopfern, Arbeitern im Steinbruch, im Bauhandwerk, im bergmännischen Betrieb u. dergl.

Sodann wird eine Häufung der Erkrankungsfälle an Ulcus corneae serpens in den Sommermonaten vom Juni bis September beobachtet. Es rührt das daher, daß gerade in den Betrieben, bei denen die oberflächlichen Verletzungen besonders leicht vorkommen, in diesen Monaten eine erhebliche Arbeitshäufung eintritt, wie vor allem durch die Erntearbeiten, ebenso in den Steinbrüchen, bei Bau- und Wegearbeiten. Außerdem ist in den Sommermonaten die Infektionsgefahr durch Zunahme der äußeren Augenentzündungen erhöht. Vgl. auch § 23 S. 95 über das Vorkommen pathogener Mikroorganismen am Auge: Bindehaut, Lidrand, Tränensack.

Unter den Erkrankten überwiegt das männliche Geschlecht, wenn auch bei Angehörigen des landwirtschaftlichen Betriebes durchaus nicht in dem Maße, wie bei anderen Berufsverletzungen.

Beide Augen sind annähernd gleich häufig betroffen. Nicht selten erkranken die beiden Augen nacheinander, ausnahmsweise sind beide zur gleichen Zeit betroffen, auch kann dasselbe Auge mehrmals erkranken (vgl. z. B. Cohn 1907).

Das Ulcus corneae serpens wird vorwiegend bei älteren Leuten beobachtet, am häufigsten bei Individuen zwischen dem 40.—70. Lebensjahre, bei Kindern ist es selten.

Uhthoff und Axenfeld (1896) glaubten, daß die Hornhaut im jugendlichen Alter aus uns unbekannten Gründen weniger zur Entstehung eines Ulcus serpens disponiert sei. Vossius (1898) hob außerdem mit Recht hervor, daß Kinder weniger oft den Verletzungen ausgesetzt seien und daß sich bei ihnen seltener die Komplikationen von seiten der Tränenorgane finden.

Über die Häufigkeit des Ulcus corneae serpens im Vergleich zu anderen Augenerkrankungen seien folgende Zahlen, die sich teils auf die gesamten Augenkranken, teils nur auf die stationären beziehen, angeführt; nach den Angaben von Saemisch (1876) machte das Ulcus serpens in der Bonner Klinik 1% der Augenkranken aus. Aus derselben Klinik berichtete Schmitz (1897), daß in einem Zeitraum von $7\frac{1}{2}$ Jahren 5,4% der stationären Kranken an Ulcus serpens litten. In der Augenklinik zu Jena wurden, wie ich durch Schultz (1896) in einer Dissertation zusammenstellen ließ, in der Zeit vom November 1892 bis Mai 1895 83 Fälle = 7,1% der stationären Kranken und in dem Zeitraum vom Januar 1895 bis Dezember 1899 nach der Zusammenstellung von Dötsch (1900) 98 Fälle = 5,4% der stationären Kranken daran behandelt. Schultz (1899) fand in Berlin 4,2% der stationären Kranken. Vossius (1898) beobachtete in der Gießener Klinik in einem Zeitraum von 7 Jahren unter 21462 Patienten 345 mal Ulcus serpens = 1,6% der gesamten und 6,3% der stationären Kranken. Doch fehlt es nicht an Zusammenstellungen, die viel geringere Prozentsätze ergeben. So fand v. Korff (1895) in der Kieler Klinik in den Jahren 1890—94 Ulcus serpens nur bei 0,38% der gesamten Augenkranken, Wehrle (1896) in Basel 0,5% der gesamten und 1,07% der stationären Kranken, Burkard (1914) aus der Heidelberger Augenklinik 2,6% der stationären Kranken.

Welche bedeutende Rolle die Verletzung bei der Entstehung des Ulcus serpens spielt, geht aus einer Reihe von Zusammenstellungen, von denen ich einige anführe, hervor. Dabei ist nicht zu verkennen, daß seit Einführung des Unfallversicherungsgesetzes die Erkrankten, besonders die Männer, auch geringfügigen Verletzungen der Hornhaut eine größere Beachtung schenken. Saemisch (1876) gab an, daß in 40% der Fälle Verletzungen vorangegangen waren. Hillemanns (1895) fand bei 57 Fällen, die in den Jahren vom 1. April 1893 bis 1. April 1894 in Bonn behandelt waren, 41 mal eine Verletzung erwiesen und zwar unter 38 Fällen bei Männern 34 mal und unter 19 Fällen bei Frauen 7 mal. Schmitz (1897) berichtete aus derselben Klinik über 261 Fälle von Ulcus serpens, die innerhalb von $7^{1}/_{2}$ Jahren (1889—1896) behandelt waren. Vorangegangene Verletzung war in 70,6% der Fälle bei Männern und in 47% der Fälle bei Frauen angegeben. Unter 80 Fällen der Basler Klinik war nach Wehrle (1896) in 70% Trauma bekannt. Von 345 Fällen der Gießener Klinik (Vossius 1898) war 216 mal = 63,16% eine Verletzung mit Sicherheit angegeben und 76 mal = 22,22% als möglich bezeichnet; in 53 Fällen = 15,5% blieb die Ursache unbekannt. Cohn (1907), der aus derselben Klinik über 331 während 9 Jahren beobachtete Fälle berichtete, fand 228 mal = 69% eine Verletzung angegeben, und zwar bei den Männern in 74,5%, bei den Frauen in 53%. Schultz (1896), der über 109 von mir in der Jenaer Augenklinik vom November 1892 bis Mai 1895 behandelte Fälle berichtet hat, fand 58 mal eine Verletzung sicher erwiesen und bei 98 von mir in den Jahren 1897—1899 behandelten Fällen, über die Dötsch (1900) berichtete, war 69 mal eine Verletzung erwiesen und 29 mal die Möglichkeit der Verletzung durch die Art der Beschäftigung, Steineklopfen, Erntearbeit nahegelegt. Hövel (1902) fand unter 275 Fällen 175 mal = 64% Trauma sichergestellt. Nach Schultz-Berlin (1899) war unter 221 Fällen 119 mal Verletzung sicher = 53,8%, nach v. Werthern-Kiel (1907) bei 114 Fällen 69 mal. Bondi (1908) fand in 86% der Fälle Trauma als Ursache, Gunnufsen (1912) in 70% der Fälle, Burkard (1914) in ca. 62% der Fälle.

Über die Verletzungsursache ergab z. B. die Zusammenstellung von Vossius (1898), daß die Verletzung veranlaßt war: 96 mal durch Steinsplitter, 36 mal durch Kornhalm oder Kornähre, Heuhalm, 20 mal durch Holzsplitter, 16 mal durch Baum- oder Dornreis, 12 mal durch Stahlteile oder Eisensplitter, 9 mal durch Kies oder Erde oder Schmutz. 5 mal durch Kalk oder Zement, 2 mal durch Schlag mit Kuhschwanz, 1 mal durch eine Fliege. In der Zusammenstellung von Cohn (1907) war bei 228 Fällen mit bekannter Verletzung die Verletzung erfolgt: 84 mal durch Steinsplitter, 50 mal durch Stroh, Kornähre u. dergl., 41 mal durch Reisig, Holzsplitter u. dergl., 8 mal durch Schlag mit Kuhschwanz, 12 mal durch Eisensplitter, während Läsionen durch andere Gegenstände nur vereinzelt vorkamen. In anderen Berichten überwiegen die Verletzungen durch Halme, Kornähren und Baumzweige gegenüber den Verletzungen durch Steinsplitter, z. B. Schultz-Berlin (1899).

Hinsichtlich der Infektionsquelle und der Häufigkeit der Tränensackerkrankung bei Ulcus serpens fand Saemisch (1876) in 32% Erkrankungen des Tränenschlauchs und erwähnte chronischen Katarrh und Ektropium. Nach Bericht aus derselben Klinik fand Hillemamns (1895) unter 57 Patienten 21 mal Tränensackeiterung und Schmitz (1897) bei 53% der erkrankten Frauen und bei 27,7% der erkrankten Männer Tränensackerkrankung. Schmidt-Rimpler beobachtete nach Angabe in seinem Lehrbuch in 54% der Fälle Tränensackblennorrhöe. Uhthoff und Axenfeld (1896) fanden relativ häufig Komplikationen mit Tränenleiden (40%) und mit Ozaena (25%). Ebenfalls 40% fand Dötsch (1900) bei 98 Patienten meines Beobachtungsmaterials und 42,2% Schultz nach dem Berliner Material (1899). Vossius (1898) beobachtete bei 345 Fällen 186 mal = 53,9% Komplikationen schwerer Art von seiten der Tränenwege und der Bindehaut: 102 mal Dakryozystoblennorrhöe, 72 mal Dakryostenose, 26 mal Rauhigkeiten im Tränen-Nasenkanal, 19 mal Trachom, 8 mal chronische Blepharokonjunktivitis, 3 mal Ektropium und 1 mal Lagophthalmus. Cohn (1907) fand

in derselben Klinik bei 331 erkrankten Augen Affektion der Tränenwege in 31%
(und zwar in 27,9% bei Männern und in 43% bei Frauen), chronische Blepharokonjunktivitis in 64 Fällen, Trachom in 12 Fällen, Ektropium in 15 Fällen,
Entropium und Trichiasis in 9 Fällen und Lagophthalmus in 2 Fällen. Hövel
(1902) fand bei 276 Fällen von Ulcus corneae serpens 159 mal = 57% Tränensackblennorrhöe, und unter den 175 Fällen, in denen ein Trauma als Ursache
angegeben war, waren 105 damit behaftet. Unter 154 Erwachsenen mit Ulcus
serpens hatten nach Gunnufsen (1912) 129 Tränensackleiden, die übrigen bis
auf 2 Katarrhe usw. Cramer (1912) fand bei 80 Fällen von Ulcus serpens
62 mal = in 77,5% der Fälle Tränenschlaucherkrankungen.

Über die Bedeutung des Ulcus corneae serpens als Unfallerkran-
kung bei gewissen Betrieben verweise ich auf § 13 S. 41, daselbst finden
sich Angaben von Pfannmüller (1904) über das Vorkommen bei Bauhand-
werkern (bei 540 Fällen 30 mal Ulcus serpens), im bergmännischen Betrieb von
Büscherhoff (1903) (bei 426 Augenverletzten 148 mal Ulcus serpens) und im
landwirtschaftlichen Betrieb von Brandenburg (1901) (bei 401 Unfällen 197 mal
Ulcus serpens), von Römer (1902) (zwischen 18,1 und 70,5% der in einem Jahr
angemeldeten Unfälle) und von Eschenauer (1903) (bei 1490 Fällen 443 Fälle
von Ulcus serpens).

Daß das Ulcus serpens vornehmlich bei ärmeren Leuten der arbeitenden Klasse vorkommt, wurde mehrfach, so von Saemisch (1876), Laqueur
(1897) u. a., ausdrücklich hervorgehoben. Vossius (1898) z. B. gab eine Statistik
der Berufsarten. Es handelte sich bei 258 Männern 79 mal um Bergleute,
47 mal um Bauern, 32 mal um Tagelöhner, 23 mal um Steinschläger, 18 mal um
Maurer, 12 mal um Bahn- und Wegebauarbeiter, 6 mal um Zimmerleute und
vereinzelt um andere Berufsarten. Bei den 87 Frauen handelte es sich 18 mal
um Bäuerinnen, 44 mal um Arbeiterinnen im land- und forstwirtschaftlichen
Betriebe und 25 mal um Tagelöhnerinnen. Cohn (1907) fand unter 240 Männern
79 mal Bahn- und Wegebauarbeiter, 77 mal forst- und landwirtschaftliche Arbeiter,
50 mal Bergleute, andere Berufe waren vereinzelt und unter den Frauen 24 mal
Arbeiterfrauen, 24 mal Bäuerinnen und 27 mal Tagelöhnerinnen.

Daß das Ulcus corneae serpens am häufigsten bei Leuten zwischen
dem 40. oder 50. und 70. Lebensjahre und nur vereinzelt bei Kindern
angetroffen wird, ergeben übereinstimmend zahlreiche statistische Zusammenstellungen aus den verschiedensten Kliniken, so z. B. von Nieden (1872), Saemisch (1876), Hillemanns (1895), Uthhoff und Axenfeld (1896), Schultz-Jena
(1896), Wehrle (1896), Schmitz (1897), Vossius (1898), Schultz-Berlin (1899),
Dötsch (1900), Schultze (1902), Hövel (1902), Cohn (1907), Gunnufsen (1912),
Burkard (1914).

Ebenso besteht Übereinstimmung in der erheblichen Häufung der Erkrankungsfälle in den Sommermonaten Juni bis September, wie z. B.
die Zusammenstellung von Nieden (1884), Hillemanns (1895), Schmitz (1897),
Vossius (1898), Schultz-Berlin (1899), Dötsch (1900), Schultze (1902), Cohn
(1907), Gunnufsen (1912) zeigen.

Hinsichtlich der Beteiligung der Geschlechter an der Erkrankung seien
noch folgende Zahlen angeführt. In der Zusammenstellung von Hillemanns (1895)
aus der Bonner Klinik fand sich bei 57 Fällen die Erkrankung 38 mal bei Männern
und 19 mal bei Frauen und in der von Schmitz (1897) aus derselben Klinik
178 mal bei Männern und 83 mal bei Frauen.

Aus der Jenaer Klinik berichtete Schultz (1896) über 108 erkrankte Patienten, darunter 74 Männer und 34 Frauen, und Dötsch (1900) über 98 Patienten, von denen 56 Männer und 42 Frauen waren. Vossius (1898) fand 258 Fälle = 74,78 % beim männlichen und 87 Fälle = 25,22 % beim weiblichen Geschlecht, Cohn (1907) unter 315 Fällen 240 beim männlichen und 75 beim weiblichen Geschlecht und Gunnufsen (1912) unter 157 Fällen 118 beim männlichen und 39 beim weiblichen Geschlecht.

Ein durchgreifender Unterschied in der Häufigkeit der Erkrankung beider Augen war nicht zu konstatieren, z. B. in den Zusammenstellungen von Schultz (1896), Wehrle (1896), Schmitz (1897), Vossius (1898), Schultze (1902), Cohn (1907), Gunnufsen (1912).

Befund und Verlauf. Hat man Gelegenheit, das früheste Stadium zu sehen, so findet man gewöhnlich in dem mittleren Hornhautbezirk, an der Stelle der Erosion, ein kleines rundliches eitriges Infiltrat, das sich anfangs kreisförmig nach allen Seiten ausdehnt und aus dem nach Abstoßung der infiltrierten Partie ein Geschwür wird. Fuchs (1909) konnte an 32 Fällen das Anfangsstadium beobachten; zuerst trübte sich die Hornhaut im Bereich der Erosion, dann entstand am 2. bis 3. Tage ein grauer Ring, der zu einem gelben wurde, sich vorschob und abstieß. Weiterhin dehnt sich das Geschwür mit ausgesprochener Neigung nach der Fläche hin, aber meist nicht mehr nach allen Richtungen gleichmäßig und gleichzeitig aus. Man findet dann vorwiegend nach einer Seite den bogenförmigen, gelb verfärbten, oft unterminierten oder wallartig aufgeworfenen Infiltrationsrand vor, während nach anderen Seiten hin der Rand gereinigt erscheint. Doch kann bald darauf der scheinbar gereinigte Rand frisch infiltriert sein, während umgekehrt der vorher infiltrierte Teil sich abgestoßen hat. Das Geschwür ist entsprechend größer geworden. Weiterhin kann das Fortschreiten nur nach einer bestimmten Richtung hin erfolgen, während nach anderen Seiten der Geschwürsgrund gereinigt bleibt und sich wieder mit Epithel überdeckt. Häufig bleibt aber der Prozeß progressiv und ergreift große Teile der Hornhaut oder schließlich die ganze Hornhaut. Hat das Geschwür eine gewisse Flächenausdehnung gewonnen, so nimmt die Infiltration auch in der Tiefe zu. Nach der Größe unterscheidet man kleine Geschwüre bis 3 mm, mittelgroße bis 6 mm und große über 6 mm im Durchmesser.

Jensen (1910) nahm, um die Genese der Randinfiltration zu erklären, an, daß zwischen der Verletzung und dem infektiösen Leiden eine Keratitis bullosa recidivans das Zwischenglied bildet, die Grenze zwischen dem lockern und festen Epithel bildet ein Kreis. Hat eine geborstene Blase Infektionskeime aufgenommen, so werden sich am Rande der Blase unter dem Epithel die Mikroben am leichtesten festsetzen, weil sie vom Epithel geschützt nicht weggespült werden können. Deshalb hat das Infiltrat dann auch meistens die Form eines mit seiner Konvexität nasal oder temporal gewendeten Bogens. Das bogenförmige Infiltrat wird der eigentliche Anfang der septischen Infektion.

Schon frühzeitig führt der eitrige Prozeß in der Hornhaut durch Diffusion der Toxine zu einer fibrinös-eitrigen Iritis bzw. Iridozyklitis mit hinteren Synechien, Kammerwassertrübung und Hypopyon, das weiterhin zunimmt und einen Teil der vorderen Kammer ausfüllt. An der·Hinterfläche der Hornhaut werden im Bereich des Geschwürs fibrinös-eitrige Beläge beobachtet. Wenn sich auch in der Regel Größe und Schwere des Hornhautprozesses und Höhe des Hypopyons entsprechen, so kommen doch zuweilen Verschiedenheiten in der Stärke vor derart, daß sich bei mittelgroßem Geschwür schon ein hohes Hypopyon findet, während umgekehrt ein großes Geschwür nur ein kleines Hypopyon aufweist.

Schiötz (1910) wies darauf hin, daß bei Ulcus serpens mit Hypopyon der Augendruck oft gesteigert ist.

Gunnufsen (1912) berichtete aus der Schiötzschen Klinik, daß der Druck bei Ulcus serpens zumal bei Atropinbehandlung überaus häufig gesteigert erscheint. Unter 101 Fällen war der Druck 59 mal erhöht, 5 mal wegen Perforation vermindert und nur in 37 % normal. Unter den mit dem für deformierte Kornealoberfläche modifizierten Schiötzschen Tonometer gemessenen 41 Fällen zeigten nur 13 = 32 % normalen Druck.

Die sonstigen klinischen Erscheinungen am Auge bei einem in Entwicklung begriffenen Ulcus corneae serpens sind stets erheblich und lassen sofort erkennen, daß ein schwerer infektiös eitriger Prozeß vorliegt. Neben Lidschwellung, Auflockerung, Rötung und Absonderung der Bindehaut finden sich starke Ziliarinjektion und häufig ausgesprochene Chemosis. Neben der ins Gelbliche gehenden Trübung der Hornhaut an der Stelle des Geschwürs und des progressiven Randes zeigt die Hornhaut in der Umgebung des Geschwürs diffuse, streifige, oft radiär streifige oder scheibenförmige, graue Trübung. Die Iris erscheint stark verfärbt und hyperämisch, die Pupille unregelmäßig und das Kammerwasser getrübt. Bei Beginn der Entzündung bestehen oft erhebliche ausstrahlende Schmerzen, die weiterhin nachlassen oder gering sind. Hat das Geschwür eine gewisse Flächenausdehnung erlangt und ist, wie meistens im Verlaufe, der Prozeß auch in die Tiefe fortgeschritten, so kommt es überaus häufig zu einer Perforation des Geschwürsgrundes. Das Hypopyon entleert sich mehr oder weniger vollständig. Die Iris legt sich an den Geschwürsgrund an und fällt häufig in mehr oder weniger großer Ausdehnung vor. Manchmal kommt es nun zum Stillstand des Geschwürs. Schreitet der eitrige Zerfall fort, so kann die ganze Hornhaut eingeschmolzen werden und ein totaler Irisvorfall entstehen. In den schwersten Fällen setzt sich der Prozeß nach Verlust der Linse in die Tiefe fort und führt zu eitriger Glaskörperinfiltration und zur eitrigen Panophthalmie. Selbst wenn der Prozeß frühzeitig zum Stillstand kommt, bleibt stets eine mehr oder weniger große und dichte, graue oder grauweißliche Hornhautnarbe als Makula oder Leukom zurück, die das Sehvermögen bei ihrer meist zentralen Lage mehr oder weniger erheblich beeinträchtigt. Auch finden sich in der Regel hintere Synechien und oft Reste des Pupillarexsudates in der Pupille. Waren bereits Perforation und Iriseinlagerung in den Geschwürsgrund erfolgt, so bleiben adhärente Leukome zurück, die zu Drucksteigerung oder Partialstaphylom führen können und beim Ausbleiben dieser Komplikation das Sehvermögen stets erheblich beeinträchtigen. Häufig hat in diesen schweren Fällen die Linse gelitten und zeigt partielle Trübungen. War die Hornhaut in großer Ausdehnung oder total eingeschmolzen und die Iris in entsprechender Ausdehnung mit dem Geschwürsgrund verwachsen oder vorgefallen, so kommt es während der Vernarbung entweder zu akuter Drucksteigerung mit schneller Ausbuchtung der verdünnten Narbe oder zu chronischer Staphylombildung. In anderen Fällen flacht sich die Hornhaut-Irisnarbe ab, und es entsteht Phthisis anterior. Das Verhalten des Ziliarkörpers ist für den verschiedenen Ausgang in diesem Stadium maßgebend. Augen mit adhärenten und ektatischen Leukomen geben manchmal erst nach längerer Zeit zu erneuter Entzündung Anlaß, sei es durch schleichendes Glaukom, sei es durch die von adhärenten ektatischen Narben ausgehenden frischen eitrigen Prozesse, die eventuell rasch auf die Tiefe übergreifen.

Wenn auch beim Ulcus corneae serpens die Art des Prozesses und seine Erscheinungen große Regelmäßigkeit aufweisen, so zeigen doch die einzelnen Fälle große Verschiedenheit in der Schwere des Verlaufs. Die Virulenz der Mikroorganismen, die Widerstandsfähigkeit der Gewebe und die Art der Verletzung haben darauf Einfluß, wie auch UHTHOFF und AXENFELD (1896) hervorhoben. Die Annahme von PETERS (1903), daß ein neurogenes Ödem infolge des Traumas einen wichtigen Einfluß auf die Ausbreitung der Infektion nach der Fläche und in die Tiefe ausübe, ist unbewiesen. Auf den Befund und Verlauf ist auch der Grad der vor der Verletzung am Auge vorhandenen äußeren Augenentzündung und Tränensackeiterung von Bedeutung, da während des Verlaufs Reinfektionen möglich sind. Für den Verlauf und Ausgang ist von größtem Einfluß, ob sich die Verletzten sofort im Beginn der Erkrankung in ärztliche Behandlung begeben oder ob sie sich erst mit vorgeschrittenem Geschwür vorstellen. Die Indolenz der Verletzten und die Sucht, es erst mit allen möglichen Hausmitteln zu versuchen, ist oft schuld, daß die Geschwüre zu spät in sachgemäße Behandlung kommen und daß auch im günstigsten Fall auf ein brauchbares Sehvermögen von vornherein nicht zu rechnen ist. Zweifellos ist ferner die Bösartigkeit der Geschwüre nach verschiedenen Gegenden und zu verschiedenen Zeiten eine wechselnd schwere (SCHIRMER 1895, HAKEN 1899, COHN 1907, HERTEL 1907). Als Ursache der regionären Verschiedenheit kommen unter anderem in Betracht die verschiedene Virulenz der Pneumokokken und die verschiedene Intelligenz und Wohlhabenheit einer

Gegend. Je indolenter und ärmer eine Bevölkerung, desto später kommen die Erkrankten in Behandlung und desto ungünstiger sind der Befund und Ausgang. Welche zeitliche Schwankungen in der Zahl der bösartigen Fälle an derselben Klinik vorkommen, beweisen meine Jenaer Erfahrungen, die von SCHULTZ (1896), DÖTSCH (1900) und HERTEL (1907) mitgeteilt sind. COHN (1907) fand in Gießen Schwankungen bis zu 20% bei der Zahl der Verluste innerhalb der verschiedenen Jahre, z. B. im Jahre 1900 unter 50 Fällen 2 Erblindungen = 4% und im Jahre 1901 unter 29 Fällen 7 Erblindungen = 24,1%. Je nach dem Befund, den das Ulcus serpens darbietet, hat KUHNT (1887) 2 Hauptkategorien unterschieden, 1. das Ulcus serpens simplex bis zu 4 mm Größe mit vorwiegender Flächenausdehnung ohne nennenswerte Tiefenausdehnung, 2. das Ulcus serpens complicatum, wobei es sich um größere unreine Geschwüre mit Infiltration der Tiefe und mit oft schon erfolgter Perforation handelt. RÖMER (1909) gab mehrere Methoden an, um an weißen Mäusen die Virulenz der Pneumokokken zu prüfen.

Prognose. Das Ulcus corneae serpens ist wegen der Bösartigkeit seines Verlaufs eine äußerst gefährliche Augenerkrankung, die, sich selbst überlassen, innerhalb kurzer Zeit zu dauernder schwerster Schädigung des Auges und seines Sehvermögens führt. Der Ausgang gestaltet sich ganz verschieden, je nach der Bösartigkeit des Prozesses und je nach der Ausdehnung, die das Geschwür bei Beginn sachgemäßer Behandlung erreicht hat. Im allgemeinen gestaltet sich der Ausgang um so günstiger, je kleiner das Geschwür ist und je frühzeitiger die Erkrankten in Behandlung kommen. Nur ausnahmsweise kommen besonders bösartige Fälle vor, die trotz frühzeitiger Aufnahme der Patienten jeder Behandlung trotzen und progressiv bleiben. Der Prozentsatz der Fälle, in denen ein Geschwür, sei es spontan, sei es durch Kunsthilfe, mit Hinterlassung einer kleinen Narbe und mit gar keiner oder geringer Herabsetzung der Sehschärfe (ca. S $^1/_2$—1) ausheilt, ist nur ein kleiner. In den meisten Fällen bleiben mehr oder weniger große, oft adhärente Leukome zurück, die bei ihrer in der Regel zentralen Lage das Sehvermögen auch trotz eventueller optischer Iridektomie dauernd erheblich herabsetzen. Die Beeinträchtigung des Sehvermögens wird vielfach durch Reste von Iritis oder durch Linsentrübung verstärkt. In vielen Fällen tritt im Laufe der Jahre noch eine beträchtliche spontane Aufhellung der Hornhautnarben ein (PFALZ, 1912).

Nicht einmal 50% der klinisch behandelten Fälle behält ein Sehvermögen über $^1/_{10}$. Der Prozentsatz der Fälle, in denen die an Ulcus serpens erkrankten Augen durch totale adhärente Leukome, durch Staphylombildung, durch Drucksteigerung, durch Phthisis bulbi, meist anterior, oder durch die Folgen der Panophthalmie erblinden oder verloren gehen, ist ein hoher.

Das Ulcus corneae serpens gehört zu den infolge von Verletzung auftretenden Unfallerkrankungen, bei denen wegen bleibender erheblicher

Schädigung eines Auges in der Regel relativ hohe Dauerrenten gewährt werden müssen. Nur vereinzelt sind. die Fälle, in denen der zurückbleibende Schaden am Auge so gering ist, daß eine Rente nicht gewährt zu werden. braucht oder in denen durch nachträgliche Besserung eine gewährte Rente in Wegfall kommen kann. Bei der Rentenfestsetzung kommen vielfach neben der Herabsetzung des Sehvermögens die zurückbleibende Blendung durch Maculae, das Tränenträufeln und die Reizung in Betracht. Auch kann das Überstehen eines Ulcus serpens bei alten Leuten das Allgemeinbefinden schädigen. Ferner kommen zuweilen Fälle vor, in denen Spätfolgen eines Ulcus corneae serpens, wie Drucksteigerung, Staphylombildung, von der ektatischen Narbe ausgehende Eiterung usw. neues Heilverfahren und Rentenerhöhung nötig machen.

Zu betonen ist ferner, daß die mannigfachen therapeutischen Maßnahmen, die zur Bekämpfung des Ulcus serpens vorgeschlagen und im Gebrauch sind, bisher nicht vollkommen sichere und zumal für das Sehvermögen hinreichend befriedigende Resultate ergeben, wenn auch die seit der Erkenntnis der infektiösen Natur der Erkrankung auf rationelle Grundlage gestellte Behandlung gegenüber der vorantiseptischen Zeit ganz wesentliche Erfolge zu verzeichnen hat. Einige Zusammenstellungen über den Ausgang und die therapeutischen Erfolge beim Ulcus serpens folgen S. 972.

Hinsichtlich der Prophylaxe verweise ich auf die Ausführungen in § 18, S. 61. Von besonderer Wichtigkeit ist die Benutzung von passenden und hinreichend sicheren Schutzbrillen bei den das Auge erfahrungsgemäß häufig gefährdenden Arbeiten, wie Steinklopfen, Schotterschlagen, Arbeiten in Steinbrüchen, beim Schärfen von Mühlsteinen, bei Arbeiten·an der Dreschmaschine usw. Sodann ist wichtig die Behandlung äußerer Augenentzündungen, vor allem die Beseitigung der Tränensackleiden durch Exstirpation des Sackes, bei Leuten der arbeitenden Klasse, die Berufsverletzungen leicht ausgesetzt sind. Zumal wenn bei einem an Ulcus corneae serpens Erkrankten das zweite Auge Tränensackblennorrhöe zeigt, ist dieses vor Abschluß der Behandlung durch Tränensackexstirpation unter allen Umständen sicher zu stellen.

Behandlung. Ich möchte mich darauf beschränken, eine gedrängte Übersicht über die verschiedenen Maßnahmen mit kurzen kritischen Bemerkungen zu geben, während ich im übrigen auf die ausführliche Darstellung im V. Bande d. Handb. II A verweisen muß.

Bei der Bösartigkeit des Prozesses ist ein möglichst rasches und energisches Eingreifen nötig, um der Infektion Herr zu werden. Wir müssen mit allen Mitteln darnach streben, einmal die Mikroorganismen zu vernichten oder in ihrem Wachstum zu schädigen und sodann die Körpergewebe in ihrem Kampf mit den Eindringlingen zu unterstützen und die natürlichen Heilfaktoren zu verstärken. In jedem Fall hat man den Heilplan individuell zu entwerfen und fast immer verschiedene Maßnahmen zu kombinieren. Das Vorgehen im einzelnen Fall hängt ab vor allem von dem Stadium, in dem das Geschwür in Behandlung kommt, von seiner Größe, Bösartigkeit und seinen Komplikationen.

Die lokale Behandlung ist entweder eine konservative, vornehmlich medikamentös desinfizierende oder eine operative. Hinzugekommen ist neuerdings noch die Serumtherapie, die aber aus dem Versuchsstadium noch nicht herausgetreten ist und über deren Wert sich ein abschließendes Urteil noch nicht gewinnen läßt. Außerdem ist die Behandlung äußerer Augenentzündungen, vor allem der so häufigen Tränensackentzündung, sofort einzuleiten und hat stets neben der Behandlung des Geschwürs einherzugehen. In Betracht kommen Sondierung mit oder ohne Schlitzung der Kanälchen, Ausspülung des Tränensackes mit adstringierenden oder desinfizierenden Lösungen sowie die Totalexstirpation des Sackes.

Hand in Hand mit der Erkenntnis der infektiösen Natur der Erkrankung ging die Einführung der antiseptischen Mittel in die Behandlung des Ulcus corneae serpens. Die verschiedensten Antiseptika in verschiedener Konzentration und Anwendungsform sind empfohlen worden·und im Gebrauch. Die Zahl der Mittel ist eine große und ständig wachsende. Der Antrieb, immer neue Mittel zu versuchen, erklärt sich daraus, daß keins voll befriedigen kann. Die Wirksamkeit aller in den Bindehautsack oder auf die Hornhaut gebrachten antiseptischen Mittel ist eben eine begrenzte. Kein Mittel vermag mit genügender Sicherheit bei einem bösartigen und progressiven, zumal schon größeren Geschwür die im Hornhautgewebe steckenden Infektionskeime zu vernichten oder im Wachstum aufzuhalten. Auch sind die Antiseptika Protoplasmagifte, so daß sie in stärkerer Konzentration schaden können.

WOKENIUS (1899) und REIS (1908) haben die zur Behandlung des Ulcus serpens empfohlenen antiseptischen Mittel in chronologischer Reihenfolge zusammengestellt. Wohl das älteste Mittel ist das von A. v. GRAEFE bereits angewendete und von HORNER und SCHMIDT-RIMPLER empfohlene Aqua chlori. Es folgen das Chinin als Chininum hydrochloricum (NAGEL 1870) und später als Chininum sulfuricum (WILLIAMS 1892); Acidum boricum (PFLÜGER); Acidum salicylicum (HORNER, BECKER, SATTLER u. a.); Acidum carbolicum (A. GRÄFE 1878); Sublimat (ROTHMUND 1883, SATTLER u. a.); Jodoform (BRETTAUER 1881, LEBER, DEUTSCHMANN, VOSSIUS u. a.); Resorzin (MASIUS 1882); Wasserstoffsuperoxyd (LANDOLT 1882); Kreolin (GALEZOWSKI 1888); Jodol (STRZEMINSKI 1887); Pyoktanin (STILLING 1890); Hydrarg. bijodatum (NOVELLI 1891); Aristol (VIGNES 1892); Thioform (FROMM, ROGMAN 1894); Nosophen (VOSSIUS); Formol (GUAITA 1894); Natrium sozojodol. (GOLDZIEHER); Gallizin (MELLINGER 1895); Ichthyol (LUCIANI 1895); Airol (FISCHER 1896); Jodtinktur (STASINSKI 1901, BAHR 1913); Xeroform (ZIRM 1902); Kollargol (LELOUTRE 1903); Pyoktanin in Verbindung mit Dionin (WICHERKIEWICZ 1903); Acidum trichloraceticum (BULSON 1903); weiter sind zu nennen: Galle (taurochols. Natrium) (GABRIÈLIDES 1907, VERDERAME u. WEEKERS 1908);

Orthoform, Hydrarg. oxycyanatum und cyanatum, Azetozon (KLINEDINST 1902); Dionin (TILLOT 1903, DARIER 1908); Silber-Vitellin, CREDÉSCHE Salbe (ALLPORT 1906); Itrol, Dermatol, Noviform, Argol. nitric., Argyrol (GUNNUFSEN 1912); Salicyl. zincic. (SCHAUTE 1913); verschiedene Anilinfarbstoffe und Anilinfarbstoffgemische, die sich auf Pneumokokken und Diplobazillen als bakterizid erwiesen (RÖMER, GEBB und LÖHLEIN 1914).

Die antiseptischen Mittel werden je nachdem meist in Tropfen-, Pulver- oder Salbenform angewendet. Am meisten Verbreitung gefunden haben das Sublimat oder andere Hg-Präparate, wie das Hydrarg. oxycyanatum, sowie das Jodoform in Pulver- oder Salbenform, sowie die mannigfachen Ersatzpräparate des Jodoforms, wie Xeroform, Orthoform, Airol usw. Ich selbst bevorzuge das Sublimat in Salbenform mit einer Konzentration von $1 : 5000$ oder $1 : 3000$.

Für die Behandlung des Ulcus serpens corneae viel versprechend ist die durch MORGENROTH und seine Mitarbeiter experimentell begründete Chemotherapie der Pneumokokkeninfektion. Durch die Untersuchungen von MORGENROTH und seinen Mitarbeiter LEVY, KAUFFMANN und GINSBERG (1911, 1912, 1913, 1914) haben wir in einigen Chinaalkaloiden, besonders dem Äthylhydrocupreinum hydrochloricum, Verbindungen kennen gelernt, welche in spezifischer Weise Pneumokokken sowohl im Reagenzglas als auch im lebenden Gewebe mit Sicherheit abzutöten imstande sind, und zwar in Dosen, die dem Organismus und den Geweben nicht schaden. Das Äthylhydrokuprein als Salz oder Base hat jetzt den Namen Optochinum hydrochloricum oder basicum erhalten. Es wird bei Ulcus serpens entweder als $1—2\%$ ige Lösung oder als $1—2\%$ ige Salbe angewandt. Da bei den Pneumokokken während der Anwendung des Optochins leicht Giftfestigkeit (Chemoflexion, MORGENROTH 1914) eintritt, so ist eine schnelle und energische Therapie notwendig.

Über günstige Resultate der Behandlung des Ulcus serpens corneae mittels Optochin berichteten: A. LEBER (1913), GOLDSCHMIDT (1913, 1914), SATTLER (1913), SCHUR (1913, 1914), KUHNT (1914), KÜMMELL (1914), HOLTH (1914), WIENER (1914), DARIER (1914), KRAUPA (1914), MAGGI (1914), KANDIBA und NATANSON (1914), GRADLE (1914), DIMITRIU (1914), SCHWARTZKOPFF (1914), CAVARA (1915), u. a. Wir haben in der Heidelberger Augenklinik ebenfalls günstige Erfolge zu verzeichnen, wenn auch manchmal der Verlauf ein protrahierter ist und die Besserung der Entzündung nicht so schnell erfolgt, wie nach erfolgreicher Cauterisation.

Bei Behandlung des durch Diplobazillen (MORAX-AXENFELD) veranlaßten Ulcus corneae serpens haben sich die Zinkpräparate (Zinc. sulfuric., Zinc. oxyd.) als außerordentlich wirksam erwiesen. [AXENFELD u. McNAB (1904), AGRICOLA (1906), SILVA (1906), ZADE (1908) u. a.]

Vielfach ist auch versucht, die Ränder und den Grund des Geschwürs mit stark konzentrierten Mitteln zu tupfen bzw. zu ätzen, so mit Argent. nitric. in konzentrierter Lösung oder als Stift (A. v. GRAEFE, HORNER, MOOREN), mit Phenylsäure (WILLIAMS), mit konzentrierter Karbolsäure (SUAREZ), mit starker Sublimatlösung (Kuhnt), mit 50%iger Milchsäure (Dolgenkow), mit 20%iger Lösung von Zinc. sulfur. (Éperon 1907, Purtschér 1913). Die Wirkung auf die in der Hornhaut steckenden Mikroorganismen ist aber auch hierbei eine unsichere, die Dosierung der Wirkung erschwert und die Gefahr der Verätzung der Umgebung des Geschwürs nicht gering.

Im Anschluß an die Behandlung mit antiseptisch wirkenden Medikamenten sind die in der Augenklinik zu Jena von Hertel (1903, 1907) angestellten Versuche zu erwähnen, das Ulcus corneae serpens durch Bestrahlung mit kurzwelligem Licht zu behandeln.

Hertel konstruierte eine Lampe, deren Elektroden aus einer Legierung von Kadmium und Zink bestehen und mit der es gelingt, eine umschriebene Strahlenwirkung zu erzielen. Die Wirkung der Bestrahlung ist einmal eine direkt bakterizide und sodann eine indirekte auf die Gewebe, die in mannigfacher Weise dadurch im Kampf mit den Mikrobien unterstützt werden. Die Versuche ergaben, daß wir in der Tat imstande sind, durch Bestrahlung die Progression der Geschwüre zu unterdrücken, falls der Krankheitsprozeß nicht zu bösartig oder zu weit vorgeschritten ist. Die funktionellen Resultate bei den zum Stillstand gebrachten Fällen waren recht gute, da die Narbenverhältnisse besser sind als nach Kauterisation. Nesnamow (1902) berichtete über einige günstige Erfolge bei Bestrahlung mit Sonnenlicht.

Über eine günstige Wirkung der Ionentherapie bei Behandlung des Ulcus serpens berichteten Wirtz (1908, 1910), Hagemann (1909), Lubowski (1911). Wirtz schreibt der Jontophorese eine bakterizide Kraft zu, die von anderer Seite (zur Nedden 1909) bestritten wurde.

Von sonstigen Maßnahmen zur Bekämpfung der Entzündung, die nicht nur bei konservativer, sondern auch bei operativer Behandlung stets in Betracht kommen, sind zu nennen: die Anwendung des Atropins in Tropfen- oder Salbenform, das sofort und in häufiger Wiederholung gegeben werden muß, sowie die Anwendung von warmen Umschlägen, von feuchtem oder trockenem Verband. Nur bei starker Tränensackblennorrhöe und erheblicher Absonderung der Bindehaut ist mit Anlegen des Verbandes Vorsicht geboten und jedenfalls der Verband häufig zu wechseln. Die feuchte Wärme in ihrer verschiedenen Anwendungsweise als warme Umschläge oder hydropathischer Verband ist ein überaus wichtiges Behandlungsmittel und vermag die Gewebe kräftig zu unterstützen. Benutzt werden meist leicht desinfizierende Mittel wie die Borsäure.

Ferner gehören hierher die subkonjunktivalen Injektionen, teils mit antiseptischen Lösungen, vor allem Sublimat, teils mit Kochsalzlösung, denen eine günstige Wirkung nicht abgesprochen werden kann.

Empfohlen wurden Injektionen mit Sublimat (Seconi, Sieni, Darier u. a.), mit Jodtrichlorid (Pflüger), Paraphenol (Dolganoff), Chinin. bimuriatic. (Bossalino), Hydrarg. sozojodol. (Bjelitowski), Hydrarg. cyanat. (Fromaget, Darier, Haitz); für die subkonjunktivalen Kochsalzlösungen traten ein u. a. Mellinger, Wehrle, Haab, Haken.

Andere therapeutische Maßnahmen, wie die lineare Kauterisation der Übergangsfalte mit dem Lapisstift (SCHIESS-GEMUSEUS, HOSCH, FISCH, MELLINGER), das Pinseln der Konjunktiva mit Argent. nitric. (ZIRM, WESSELY 1912, 1913) usw. haben keine allgemeinere Anwendung erlangt. Über Versuche, das Ulcus serpens durch Stauungshyperämie mit Saugglocke zu bekämpfen, berichteten RENNER (1906) und HESSE (1906, 1907) auf Grund von 23 Fällen.

Die konservative Behandlung darf nur dann angewandt werden, wenn es sich um kleine, offenbar nicht stark progressive Geschwüre handelt. Ferner kann sie anfangs versucht werden, wenn der Charakter des Geschwürs nicht feststeht. Auch setzt sie genaue Überwachung des Patienten voraus, damit, falls das Geschwür sich progressiv erweist, sofort die operative Behandlung einsetzen kann. Sodann sind die genannten Maßnahmen stets zur Unterstützung und Nachbehandlung bei den operativ behandelten Fällen anzuwenden. Stellen sich Patienten mit schon fast vereiterter Hornhaut und Spontanperforation vor, so bleibt die konservative Behandlung allein anwendbar.

Unter den operativen Maßnahmen ist in erster Linie die Kauterisation des Geschwürs mittels der Glühhitze zu nennen, die zuerst von MARTINACHE (1873) angewandt wurde und sich als unser wichtigstes und erfolgreichstes Mittel in der Behandlung progressiver Hornhautgeschwüre erwiesen und bewährt hat.

Die Kauterisation des Geschwürs kam durch die Empfehlung von GAYET, BERRY, SATTLER, FUCHS, NIEDEN, KUHNT, EVERSBUSCH, FROEHLICH u. a. rasch in Aufnahme, hat längst allgemeine Anwendung gefunden und erfreut sich nach wie vor warmer Fürsprache. Die Glühhitze kann in Anwendung gebracht werden mittels des Ferrum candens, des PACQUELINschen Thermokauters oder des Galvanokauters. Der Galvanokauter eignet sich am besten zum Brennen und hat die anderen Brenner immer mehr verdrängt. Die Kauterisation hat den großen Vorzug, daß sie am kokainisierten Auge leicht, gefahrlos und schmerzlos ausgeführt werden kann. Sie leistet am meisten bei noch kleinen Geschwüren, wobei es fast ausnahmslos gelingt, den Prozeß zu kupieren und schnelle Heilung herbeizuführen. Die Kauterisation vermag noch mittelgroße und selbst große Geschwüre zum Stillstand und zur Vernarbung zu bringen, während die ganz großen, tief infiltrierten oder gar perforierten Geschwüre oft überhaupt nicht mehr gebrannt werden können. Tritt nach dem Brennen an einer Stelle ein Rezidiv auf, sei es durch Reinfektion, sei es dadurch, daß nicht alles zerstört war, so muß die Kauterisation wiederholt werden. Das Brennen großer und tiefgehender Geschwüre erhöht die Gefahr von Irisvorfall, Ausbuchtung der Narbe und Drucksteigerung. Bei größeren Geschwüren mit höherem Hypopyon oder bei drohender Perforation empfiehlt es sich, die Kauterisation mit der Eröffnung der vorderen Kammer zu verbinden, wobei man je nach dem Befund nach dem Brennen die Querspaltung der Hornhaut vornimmt oder sich mit der Punktion des Geschwürsgrundes begnügt. Stets sind nach dem Brennen die vorhergenannten Maßnahmen der konservativen Behandlung fortzusetzen oder anzuwenden.

NIEDEN (1884, 1885, 1891, 1895), dessen Beobachtungsmaterial von infizierten progressiven Hornhautgeschwüren sich auf einige tausend Fälle erstreckte, hat andauernd gute Erfahrungen mit der Galvanokaustik gemacht und hob den volkswirtschaftlichen Nutzen der Methode hervor, da durch sie die Behandlungszeit wesentlich abgekürzt und eine raschere Arbeitsmöglichkeit wieder gewährt wird, vorausgesetzt, daß die Patienten frühzeitig in Behandlung kommen. NIEDEN (1891) empfahl auch, beim Brennen durch Anwendung von Fluoreszin die krankhafte Partie deutlich hervortreten zu lassen. Auch HÖDERATH (1895) trat für möglichst frühzeitige Kauterisation ein, ebenso VASEK (1908).

Nachdem schon WEEKERS (1910) auf Ersatz der Glühhitze durch niedere Temperaturen (Thermotherapie) hingewiesen hatte, empfahl WESSELY (1912, 1913), um mit niedrigeren Temperaturen auszukommen und das Hornhautgewebe weniger zu schädigen, die Kauterisation des Ulcus serpens mit dem von ihm angegebenen Dampfkauter.

Er berichtete (1913) über 76 mit seinem Dampfkauter behandelte Fälle von Ulcus serpens. In 56 Fällen, d. h. in 75%, genügte eine einmalige Kauterisation zur Erzielung des Stillstands des Geschwürs. Die Resultate für das Sehvermögen waren besser als bei den mit dem Galvanokauter behandelten Fällen, auch war die Zahl der Fälle mit schließlichem Sehvermögen von weniger als 0,1 beträchtlich gesunken.

WEEKERS (1913) trat erneut für die Vorzüge der Thermotherapie ein und berichtet über vergleichende experimentelle Untersuchungen zwischen Thermotherapie und Kauterisation am Kaninchenauge.

Andere auf die Reinigung des Geschwürs abzielende operative Maßnahmen, wie das Abtragen der Geschwürsränder, das Ausschaben, Auskratzen oder Auslöffeln des Geschwürs mit nachfolgender Desinfektion (VERDESE, MEYHÖFER, v. MICHEL, FUKALA, DE WECKER, FROMAGET u. a.) haben keine allgemeinere Anwendung erlangt und die Kauterisation nicht verdrängen können. Wenn ja auch diese Verfahren in einzelnen Fällen günstige Wirkungen erzielen, so sind sie doch in ihrem Erfolg unsicher und wegen Verschleppung der Infektionskeime nicht ungefährlich. Zuweilen wird rapide Zunahme des Geschwürs danach beobachtet. Auch die Ätzung des Geschwürsgrundes, die bereits vorher erwähnt war, steht der Kauterisation nach.

Als weitere überaus wichtige operative Maßnahme kommt die 1870 von SAEMISCH (1870) angegebene Keratotomie (Querspaltung des Geschwürsgrundes mit konsequenter Wiedereröffnung der vorderen Kammer) in Betracht, eine Methode, die den ersten wesentlichen Fortschritt in der bis dahin so wenig erfolgreichen Therapie des Ulcus serpens darstellte und deren wirksame Faktoren durch die späteren Forschungen über die Entzündung und ihre Bekämpfung Aufklärung und Bestätigung fanden (vgl. z. B. ZUR NEDDEN 1909).

SAEMISCH (1876, 1889) und seine Schüler (HILLEMANNS 1895, SCHMITZ 1897, HERMANN 1903) traten auch weiterhin auf das wärmste für die Keratotomie ein und sahen sie bei richtiger frühzeitiger Anwendung und Beobachtung der gegebenen Vorschriften allen anderen Methoden für überlegen an. Seit der Einführung der Kauterisation beschränken sich die meisten Operateure, wie auch ich, darauf, die Keratotomie nach Saemisch in Fällen auszuführen, in denen das Geschwür bereits große Ausdehnung gewonnen hat, Perforation droht und ein hohes Hypopyon besteht. Dabei wird, falls irgend möglich, die Kauterisation des Geschwürs, zum mindesten des progressiven Randes, der Spaltung vorausgeschickt; nur wenn die Kombination nicht mehr angezeigt erscheint, wird allein die Spaltung vorgenommen. Die Schattenseiten der Spaltung sind: erhöhte Gefahr der Iriseinheilung, Verletzung der Iris und Linse, starke Schmerzhaftigkeit beim Vorrücken der Iris nach Entleerung der Kammer, Schwierigkeit der exakten Ausführung im Vergleich zur Einfachheit der Kauterisation, sowie bei kleinen Geschwüren unnötig große Narbenbildung und Veränderung der Hornhautkrümmung. Da die Keratotomie zudem die Mikroorganismen nicht direkt angreift, kommt bei ihrer alleinigen Anwendung Fortschreiten des Geschwürs vor. Wenn auch die Kauterisation die Keratotomie bei den leichten und mittelschweren Fällen überflüssig gemacht hat, so erscheint sie bei allen schweren Fällen als ein überaus wichtiges Heilverfahren. Die günstige Wirkung des Verfahrens besteht in Entspannung der Hornhaut, Herabsetzung des Druckes, Entleerung des Hypopyons, Entfernung der Toxine, Hebung der Ernährung der Hornhaut, Erhöhung ihrer Widerstandsfähigkeit, Hyperämie der Iris und des Ziliarkörpers und vermehrte Zufuhr von Schutzstoffen.

Von den Ersatzmethoden der Keratotomie haben der Demarkationsschnitt von A. Gräfe (1872) und die Kuhntsche (1882, 1898) modifizierte Schlitzung des Geschwürsgrundes ohne Eröffnung der Vorderkammer keine allgemeine Anwendung erfahren. Dagegen ist die einfache Punktion des Geschwürsgrundes nach erfolgter Kauterisation vielfach in Anwendung gebracht, zumal bei drohender Perforation oder bei mittelgroßem Hypopyon. Die Punktion wird ausgeführt entweder mit einem schneidenden Instrument (Messer, Nadel, Lanze) oder mit der Glühschlinge (Nieden, Martin, Kuhnt, v. Hippel u. a.), wobei durch rasche Abkühlung der Spitze eine Gefahr der Verletzung in der Tiefe nicht besteht. Mit einem Stilet gelingt es dann leicht, die Entleerung der Vorderkammer zu wiederholen. Bei großem Hypopyon genügt aber eine kleine Punktionsöffnung nicht zur Entleerung des stark fibrinhaltigen Eitergerinnsels. Dabei ist die Querspaltung vorzuziehen. Eine Parazenthese seitwärts vom Geschwür, meist nach unten, wird ebenfalls als Ersatz der Keratotomie und Punktion empfohlen (Hövel 1902, Schmidt-Rimpler).

Über Entleerung des Hypopyons durch peripheren Lanzenschnitt, in der Regel mit gleichzeitiger Iridektomie (43mal bei 157 Fällen) berichtete Gunnufsen 1912). Speziell Cirincione (1914) empfahl Kauterisation, Trepanation am Limbus und Bindehautdeckung.

Als weiteres operatives Verfahren kommt bei größeren und tieferen Geschwüren mit drohender Perforation, mit der Gefahr der Ausbuchtung des Geschwürsgrundes und der Staphylombildung und zur Erzielung einer festen Narbe die konjunktivale Deckung des Geschwürsgrundes in Betracht.

Das Verfahren wurde zuerst von ALEXANDER PAGENSTECHER (vgl. SCHEFFELS 1913) angewandt, dann von SCHÖLER (1877) mitgeteilt und vor allem von KUHNT (1884, 1898, 1910) empfohlen und weiter ausgebildet. Die Bindehautdeckung wird ausgeführt, nachdem zuvor der Geschwürsgrund durch Kauterisation, Auskratzen und Abtragen der Ränder möglichst gereinigt ist. Benutzt werden zur Deckung einfache oder doppelt gestielte, aber auch selbst stiellose Lappen. Die Deckung kann in Anwendung kommen bei einfachen tiefen Geschwüren zur Abkürzung des Heilungsverlaufes und vor allem bei den schweren Geschwüren mit Ausdehnung nach der Fläche und in die Tiefe. Über günstige Resultate berichteten u. a. BOURGEOIS (1894), WEISS (1896), SCHEFFELS (1899), COHN (1901), HILDEBRAND (1902), HAARLAND (1902), BIPPARD (1906), KREVET (1912).

v. MENDE (1913) benutzte bei trachomatösen Hornhautulzerationen zur Deckung Lippenschleimhaut mit gutem Erfolg.

Überaus häufig wird im weiteren Verlauf die Iridektomie notwendig, teils um das Sehvermögen zu heben, teils um Drucksteigerung und Staphylombildung zu verhüten. Vielfach empfiehlt es sich, die Iridektomie frühzeitig, noch vor vollendeter Vernarbung, auszuführen, zumal bei drohender Drucksteigerung.

Die Serumtherapie, die eine neue Ära der Behandlung des Ulcus serpens bildet, befindet sich noch im Versuchsstadium, ein abschließendes Urteil läßt sich nicht gewinnen, die Ansichten stehen sich zum Teil schroff gegenüber und die Serumbehandlung hat noch keine allgemeinere Anwendung gefunden. Es fehlt an hinreichend klinischen Erfahrungen. Ich muß es mir versagen, hier eingehender auf die Serumtherapie einzugehen, verweise auf die Bearbeitung dieser Behandlungsmethode in diesem Handbuch von HERTEL, II. Teil, IV. Bd., Nachtr. 1, und beschränke mich auf einige Bemerkungen.

RÖMER (1902, 1903, 1905, 1908, 1909) versuchte die Ergebnisse der Immunitätsforschung auf das Auge zu übertragen, die experimentelle Grundlage zu schaffen und zu einer spezifischen Therapie des Ulcus serpens durch Pneumokokkenserum zu gelangen. Anfangs (1902) wandte er die passive Immunisierung an, um durch Zuführung immunisierender Substanzen in den Organismus die Pneumokokken zu vernichten, und injizierte ein polyvalentes Pneumokokkenserum, welches von verschiedenen Tierspezies erhalten wurde. Später (1905) ging RÖMER dazu über, die aktive Immunisierung durch Injektion abgetöteter Pneumokokkenkulturen zu versuchen, um den Organismus zur Produzierung entsprechender Mengen bakteriolytischer Substanzen anzuregen. Noch wirksamer fand er sodann die Kombination der aktiven mit der passiven Immunisierung (die kombinierte Immunisierung oder Simultanmethode). Die auf die spezifische Pneumokokkenserumtherapie und die empfohlene Serumanwendung gesetzten Hoffnungen erfüllten sich nicht, zumal bei ausgesprochener Erkrankung waren die Resultate nicht befriedigend und die Anwendbarkeit eine beschränkte. Zur Beurteilung über die mit RÖMERS ersten Empfehlungen erreichten Erfolge und die Anwendbarkeit der Methode verweise ich auf die kritischen Besprechungen und Zusammenstellungen von AXENFELD (1905, 1907), von v. HIPPEL sen. (1908) und VASEK (1908).

RÖMER (1908, 1909) hat dann zusammen mit Prof. RUPPEL ein neues Antipneumokokkenserum dargestellt, das in den Höchster Farbwerken auf dem Immunisierungswege mit Hilfe von tierpathogenen, aber nicht durch Tierpassagen modifizierten Pneumokokkenstämmen, welche von differenten Pneumokokkenerkrankungen des Menschen stammen, gewonnen wird. Das neue Serum enthält nach RÖMERS Angaben eine beträchtliche Menge antibakterieller Immunstoffe, die dem Organismus zugeführt werden. RÖMER ist also zur passiven Immunisierung zurückgekehrt. Empfohlen werden Injektionen von 10 ccm zu prophylaktischen Zwecken und 20 ccm bei bereits bestehender Infektion. Diese Dose kann mehrfach wiederholt werden. Auch wird das Einstäuben eines Trockenserums in den Bindehautsack hei Ulcus corneae serpens empfohlen. Römer ist überzeugt, daß innerhalb einer gewissen Virulenzbreite die Zufuhr des Serums deutliche Heileffekte auslöst, wo die Spontanheilung nicht hinreichen kann. Die Zukunft muß lehren, ob dieses neue Serum sich leistungsfähig erweist und in der Praxis bewährt.

MARX (1910) berichtete über unbefriedigende Erfolge mit der Serumbehandlung (Serum RÖMER-RUPPEL) bei Ulcus serpens; von 9 Fällen nur 2 mal Besserung.

GEBB (1911, 1912), der mit Serumdosen von 50—90 ccm (RÖMER-RUPPEL) keinen befriedigenden Erfolg hatte, erzielte weit bessere Resultate mit großen Serummengen (100—300 ccm, durchschnittlich 250 ccm), die subkutan (unter die Bauchdecke) oder intravenös (in die Vena cubitalis) appliziert wurden. Bei 15 mit großen Dosen behandelten Fällen war 10 mal = 71 % der Erfolg ein überraschend guter, 3 mal unbefriedigend durch Rezidive und 2 mal negativ.

SOLM (1913) empfahl auf Grund von klinischen und experimentellen Beobachtungen die orale Anwendung des Pneumokokkenserums. Bei kleineren und mittelgroßen Geschwüren sah er bei sofortiger Anwendung gute Erfolge. Gegeben wurden morgens und abends je nach der Schwere 10—25 ccm bis insgesamt 250 ccm.

Die Anwendung nicht spezifischer Sera. DEUTSCHMANN (1907) empfahl auf das wärmste ein Serum, das von Tieren nach Verfütterung steriler Dauerhefe gewonnen wird, als ein hervorragendes Unterstützungsmittel für den menschlichen Organismus im Kampfe gegen die verschiedensten Mikroorganismen bzw. die Toxine (Pneumokokken, Staphylo- und Streptokokken). Er berichtete über günstige Heilerfolge beim Ulcus serpens. DEUTSCHMANN (1908) gab später eine Serummodifikation, Serum E, bekannt. v. HIPPEL sen. (1908) bestätigte auf Grund von den Beobachtungen von 40 damit behandelten Fällen die günstige Wirkung und später (1909) berichtete er ausführlicher über seine weiteren Erfahrungen, indem er 39 Fälle, zum Teil schwerer Natur, mitteilte. 22 mal gelang es allein unter Serumtherapie Stillstand zu erzielen, 17 mal wurde Querspaltung noch ausgeführt. In 50 % der Fälle wurde S von $^{1}/_{10}$ und mehr erreicht.

Später fand v. HIPPEL (1911) das Serum E unwirksam. Über weitere günstige Erfahrungen aus seiner Klinik berichtete DÖRR (1912).

Auch ZIMMERMANN (1908) berichtete über günstige Resultate, während NAPP (1908) und SCHMIDT-RIMPLER (1908) nur negative Resultate hatten. Kein sicheres Urteil gestatten die Erfahrungen, die THOENESSEN (1909) aus der Gießener Klinik mitteilte, ebenso meine eigenen Erfahrungen. Neben scheinbar günstiger Wirkung fand sich vollständiges Versagen.

HAPPE (1908), der in der AXENFELDschen Klinik zahlreiche Versuche über die Wirksamkeit des DEUTSCHMANNschen Serums am Kaninchen nach Impfungen in die Vorderkammer, in den Glaskörper und in die Hornhaut ausgeführt hatte, kam zu einem völlig negativen Resultat bei diesen experimentellen Impfeiterungen und sprach der Heilmethode die experimentelle Grundlage ab. Er wie AXENFELD (1908, 1910) sprachen sich deshalb skeptisch über Heilerfolge beim Menschen aus. Ebenso betonte RÖMER (1908) die Unwirksamkeit des Serums beim Tierexperiment gegenüber Pneumokokkenstämmen. Sodann kam BOCKHOFF (1911) auf Grund eingehender serologischer Untersuchungen mit den beiden Modifikationen des DEUTSCHMANNschen Serums zu einem durchweg negativen Resultat; die Unwirksamkeit wurde bestätigt von MURAKAMI (1911). DEUTSCHMANN (1908, 1909) trat demgegenüber für die Wirksamkeit seines Serums beim Ulcus corneae serpens am Menschen ein.

DARIER (1904, 1908) verwandte als nicht spezifisches Serum das ROUXsche Antidiphtherieserum bei Augeneiterungen und sah günstige Wirkung davon auch beim Ulcus serpens. Nach ihm wurde dieses Serum in Frankreich vielfach benutzt und empfohlen (z. B. TEULIÈRES 1908).

Der Anregung DARIERS folgend, versuchte ZIMMERMANN (1908) das BEHRINGsche Diphtherieserum bei Ulcus serpens, ebenso berichtete SCHEUERMANN (1908) über günstige Erfolge mit diesem Serum.

JANSON (1913) kam auf Grund von serologischen Untersuchungen, Tierversuchen und klinischen Beobachtungen aus der AXENFELDschen Klinik zu dem Schluß, daß wir im Diphtherieheilserum kein erheblich wirksames polyvalentes Mittel gegen verschiedene Augeninfektionen besitzen.

Über Behandlung des Ulcus serpens corneae mit Pyozyanase berichteten HEILBORN (1909), ARENZ (1911).

Über den Ausgang des Ulcus corneae serpens und die mit den verschiedenen Methoden erzielten Erfolge gibt eine große Reihe von Zusammenstellungen Aufschluß, von denen ich nur einige hier mitteilen will.

VOSSIUS (1898) berichtete über 345 Fälle von Ulcus serpens, die in dem Zeitraum vom 1. April 1890 bis 1. April 1897 in der Gießener Klinik von ihm behandelt waren, davon waren 151 auf friedlichem Wege und 194 operativ behandelt, und zwar durch Kauterisation allein 83 Fälle, durch Kauterisation mit Punktion 36 Fälle, durch Kauterisation mit Querspaltung 53 Fälle und durch Querspaltung allein 22 Fälle.

Die vergleichende Schlußtabelle war folgende:

Sehresultat	operative Behandlung	konservative Behandlung
S = 0	31 mal	18 mal
S = Lichtschein	20 »	7 »
S = $< {}^1/_{10}$	44 »	27 »
S = ${}^1/_{10} - {}^5/_{10}$	67 »	73 »
S = ${}^5/_{10} - 1$	4 »	11 »
S unbekannt	28 »	15 »

In anderen Tabellen werden die Resultate für die einzelnen Behandlungsmethoden gesondert aufgeführt.

HÖVEL (1902) fand unter 210 in Betracht kommenden Fällen der Halleschen Klinik:

Völlige Wiederherstellung der Sehschärfe, 7 Fälle, in   3,5 %
Leidliches Sehvermögen, S $^1/_{50}$ — $^6/_{12}$,   in 42,4 %
S = Handbewegungen oder Fingerzählen   in 38,0 %
S = Lichtempfindung   in 12,4 %
Totale Amaurose   in   3,8 %
Leucoma adhaerens bestand in 23 % der Fälle.

49 mal war allein kauterisiert, 47 mal kauterisiert und Parazenthese ausgeführt, 49 mal allein nach SAEMISCH Spaltung ausgeführt, 23 mal kauterisiert und gespalten.

COHN (1907) berichtete über 331 weitere Fälle aus der Gießener Klinik, bei denen 46 Augen = 14 % erblindeten. 20 dieser Augen mußten enukleiert oder exenteriert werden. 162 Fälle waren rein medikamentös und 169 Fälle operativ (Kauterisation und Spaltung) behandelt. Der Endausgang sämtlicher Fälle war: Maculae 206 mal, Leucoma adhaerens 65 mal, Leucoma totale 5 mal, Staphylombildung 20 mal, Phthisis bulbi 11 mal, Glaucoma absol. 1 mal und Entfernung des Auges 20 mal, unbekannt 3 mal.

Von den 162 konservativ behandelten Fällen hatten:

$$S = 0 \qquad\qquad = 14 \text{ Fälle}$$
$$S = \text{Lichtschein} = 5 \quad »$$
$$S = {}'\!< {}^5/_{50} \qquad = 23 \quad »$$
$$S = {}^5/_{50} — {}^5/_{20} = 34 \quad »$$
$$S = {}^5/_{20} — {}^5/_{10} = 46 \quad »$$
$$S = {}^5/_{10} — {}^5/_5 = 34 \quad »$$
$$S \text{ unbekannt} \qquad = 7 \quad »$$

Von den 169 operativ behandelten Fällen hatten:

$$S = 0 \qquad\qquad = 32 \text{ Fälle}$$
$$S = \text{Lichtschein} = 28 \quad »$$
$$S = < {}^5/_{50} \qquad = 61 \quad »$$
$$S = {}^5/_{50} — {}^5/_{20} = 23 \quad »$$
$$S = {}^5/_{20} — {}^5/_{10} = 20 \quad »$$
$$S = {}^5/_{10} — {}^5/_5 = 4 \quad »$$

LÜBS (1908) hat aus der Göttinger Klinik 306 Fälle, die in den Jahren 1901—1907 zur Aufnahme kamen, bearbeitet. S bis 0,1 war in 48 % erhalten.

Aus meinem Beobachtungsmaterial aus der Jenaer Augenklinik berichteten ZIMMERMANN (1895) und SCHULTZ (1896) über 109 Fälle in der Zeit vom November 1892 bis Mai 1895, von denen 83 klinisch und 26 poliklinisch behandelt waren. Konservative Behandlung reichte aus in 64 Fällen, 40 klinischen und 24 poliklinischen. Unter den 40 klinischen Fällen waren 3 mit totaler Einschmelzung der Kornea aufgenommen, von denen 2 enukleiert wurden. Bei den 37 klinischen Fällen war:

$$6 \text{ mal } S = {}^6/_8 — {}^6/_6$$
$$11 \text{ mal } S = {}^6/_{18} — {}^6/_{24}$$
$$1 \text{ mal } S = {}^6/_{60}$$
$$5 \text{ mal } S = \text{Fingerzählen in } 3—6 \text{ m.}$$

14 mal war S nicht zu prüfen, teils weil die Patienten vor beendeter Heilung weggingen, teils weil sie zu beschränkt oder zu jung waren.

45 mal wurde kauterisiert, 2 mal gleichzeitig gespalten und 1 mal punktiert.

In allen Fällen kam der Prozeß zum Stillstand, 14mal nach wiederholter Kauterisation.

$$4 \text{mal } S = \frac{6}{10} - \frac{6}{12}$$
$$4 \text{mal } S = \frac{6}{18} - \frac{6}{36}$$
$$9 \text{mal } S = \frac{6}{60}$$
$$10 \text{mal Fingerzählen in } 4 - 6 \text{ m}$$
$$14 \text{mal Fingerzählen in } 1 - 4 \text{ m}$$
$$2 \text{mal Handbewegungen.}$$

In den übrigen Fällen S unbekannt, weil die Patienten zu jung oder zu beschränkt.

14mal wurde Iridektomie ausgeführt.

Dötsch (1900) berichtete über 98 Fälle, die in der Zeit von Januar 1897 bis Dezember 1899 in der Jenaer Augenklinik behandelt waren. In 45 Fällen handelte es sich um kleine Geschwüre von 2—3 mm Durchmesser, von denen 30 bei konservativer Behandlung und 15 nach Kauterisation, davon 1mal mit Spaltung, ausheilten. Stets wurde bald Stillstand erzielt. Von den konservativ behandelten Geschwüren heilten 20 mit S $\frac{5}{5} - \frac{5}{50}$ und 8 mit Fingerzählen in $1\frac{1}{2} - 5$ m aus, von den kauterisierten erlangten 8 Visus über $\frac{5}{50}$ und 7 unter $\frac{5}{50}$. Bei den Fällen, die sich als mittelgroße oder große Geschwüre vorstellten, wurde 32mal kauterisiert, und zwar 26mal mit gleichzeitiger Perforation oder Spaltung des Geschwürsgrundes. Von den kauterisierten gingen 5 Augen durch Phthisis oder Panophthalmie verloren, 8mal wurden Handbewegungen erkannt, 15mal war S = Fingerzählen in 1—5 m, 2mal S $\frac{5}{50}$. Von den übrigen Augen waren 4 bereits mit fast total zerstörter Hornhaut zur Aufnahme gekommen, von 16 mittelgroßen (3—5 mm) konservativ behandelten Geschwüren wurde 2mal S $\frac{5}{50}$ bis $\frac{5}{35}$ erzielt, 9mal Fingerzählen in $\frac{1}{2} - 5$ m und 4mal wurden nur Bewegungen der Hand erkannt.

Eine weitere Serie von Fällen aus den Jahren 1902/03 erwähnte Hertel (1903). Sodann hat Hertel (1907) über 47 Fälle, in denen die Bestrahlung zur Behandlung angewandt war, berichtet. 26 Fälle kamen durch Lichttherapie allein zum Stillstand, in 8 waren Lichttherapie und Spaltung angewandt und in 13 Fällen wurde noch nachträglich kauterisiert, weil der Prozeß progressiv blieb (= 27% der Fälle). Hertel verglich in einer Tabelle die funktionellen Resultate mit den Resultaten, die früher in der Jenaer Klinik durch Kauterisation erreicht und von Schultz, Dötsch und von ihm selbst (1903) mitgeteilt waren.

Von 44 bestrahlten Fällen erreichten 21 (48%) einen Visus über $\frac{1}{10}$, 1 Fall S = $\frac{1}{10}$, 14 Fälle S = Fingerzählen, 5 Fälle S = Handbewegungen und 3 Fälle S = 0.

Weiter sei verwiesen auf die Mitteilungen von Nieden (1884), Saemisch (1889), Wehrle (1896), Schmitz (1897), Schultz-Berlin (1899), Haken (1899), Schultze-Straßburg (1902), Hermann (1903), v. Werthern (1907), Vasek (1908), Gunnufsen (1912).

Über die Behandlungsdauer werden Mitteilungen gebracht u. a. von Nieden (1884, 1895), Schultze (1902), Hövel (1902), Cohn (1907), Gunnufsen (1912).

Ulcus corneae traumaticum simplex (atypische Hypopyonkeratitis).

§ 171. Nach Verwundungen der Hornhaut kommen vielfach infektiöse Entzündungen unter dem Bilde von einfachen Infiltraten oder Geschwüren vor, die sich in ihrem Befund und Verlauf von dem charakteristischen Ulcus serpens unterscheiden und die nur in schweren Fällen eine gewisse Ähnlichkeit damit besitzen (atypische Hypopyonkeratitis). In der Intensität des Prozesses kommen dabei große Verschiedenheiten vor, so daß sich der Befund und Verlauf höchst mannigfach gestalten können. In den leichtesten Fällen findet sich nur ein einfaches, oft kleines Infiltrat, das keine Neigung zur Ulzeration hat und bald zurückgeht. In anderen Fällen ist die Infiltration etwas stärker und erstreckt sich mehr in die Tiefe. Es kommt zu einer Ulzeration, die nichts Typisches besitzt, verschieden lokalisiert ist, im ganzen nur langsam zunimmt und mit nur geringer Infiltration des Grundes und Randes verläuft. Die übrigen Erscheinungen sind je nach der Schwere verschieden. Bei einfachen Infiltraten und Geschwüren kann sich die Mitbeteiligung der Iris auf Hyperämie beschränken, vielfach kommt es zu leichter plastischer Entzündung mit einzelnen hinteren Synechien, Hypopyonbildung fehlt meist ganz oder ist gering. Entsprechend der Gutartigkeit des Prozesses sind die Ziliarinjektion und der Reizzustand nicht erheblich.

In anderen Fällen kommen dichte Infiltrate und Geschwüre mit ausgesprochen progressivem Charakter vor, aber es fehlt, wie beim Ulcus corneae serpens, die oberflächliche Flächenausbreitung. Vielfach erstrecken sich die Infiltrate sofort auch in die Tiefe, gehen mit krater- oder muldenförmiger Ulzeration einher und können zu baldiger Perforation führen. Diese progressiven Geschwüre sind meist mit stark fibrinös-eitriger Iritis und schnell zunehmendem Hypopyon kompliziert (atypische Hypopyonkeratitis, Uhthoff und Axeneeld 1896, 1897). Entsprechend der Schwere der Entzündung sind die übrigen Symptome ähnlich denen bei Ulcus serpens.

Atypische Hornhauteiterungen sind, abgesehen von der Art der Infektion, auch von der Form der Hornhautwunden abhängig. Wird eine in die Tiefe gehende Schnitt- oder Stichwunde der Hornhaut infiziert, so kann im Grunde der Wunde ein dichtes eitriges Infiltrat entstehen, das sich schnell nach hinten und zur Seite ausdehnt und zu Iritis mit Eiterung in der Kammer führt. Bei lappenförmigen Wunden kann der Lappen sich eitrig infiltrieren, dabei stark quellen und sich abstoßen. In Fällen, in denen eine tiefere Hornhautwunde bereits zu eitriger Infiltration und Hypopyonbildung durch Infektion geführt hat, ist manchmal nicht sicher zu entscheiden, ob eine perforierende infizierte Verletzung vorliegt oder nicht. Die Unterscheidung ist für die Auffassung des Prozesses, die Prognose und Behandlung wichtig. Während bei einer nicht perforierenden infizierten Hornhautverletzung die Mikroorganismen in der Hornhaut liegen und der Eiter in der vorderen Kammer keimfrei ist, hat man bei perforierter infizierter Verletzung damit zu rechnen, daß die Mikroorganismen ins Auge eingedrungen sind.

Während bei Kindern das Ulcus corneae serpens nach Verletzung selten ist, kommt die atypische Hypopyonkeratitis etwas häufiger vor. Zuweilen kann man bei ihnen die Quelle der Infektion in einer Eiterung am Körper, z. B. in einer Ohreiterung, nachweisen. Atypische infektiöse Hornhautentzündungen nach Verletzungen werden des weiteren beobachtet, wenn nicht eine normale, sondern eine narbig veränderte oder mit ausgesprochenem Leukom behaftete Hornhaut verletzt war. Durch hinzutretende Infektion können frische, rasch in die Tiefe sich fortsetzende Infiltrate von mäßiger Dichtigkeit entstehen, die wenig Neigung zu Ulzeration besitzen und äußerst hartnäckig verlaufen. Auch kann eine eigenartige Erweichung des Leukoms entstehen. Bei der fehlenden Ulzeration und der tiefen Infiltration erinnert der Befund manchmal an Keratitis disciformis oder an parenchymatöse Entzündung, wenn sich das Infiltrat diffuser erweist.

Über die als Ursache der traumatischen Hornhautgeschwüre und der atypischen Hypopyonkeratitis in Betracht kommenden Mikroorganismen wurde § 26 S. 101 berichtet. Sie werden durch die mannigfachsten eitererregenden Mikroorganismen, Bazillen, Kokken (Staphylokokken, Streptokokken) usw. erzeugt. Daß auch Pneumokokken unter Umständen den klinischen Befund der atypischen Hypopyonkeratitis hervorrufen können, wurde bereits daselbst erwähnt, ebenso daß bei Trachom die Pneumokokkeninfektion atypisch verlaufen kann.

Der Verlauf und Ausgang gestalten sich nach der Schwere des Hornhautprozesses ganz verschieden. Einfache Infiltrate und Geschwüre verlaufen häufig gutartig und heilen mit Hinterlassung geringer Trübungen, die sich im günstigsten Fall oft nach einiger Zeit fast vollständig aufhellen, aus. Hier und da erweisen sich aber auch einfache traumatische Hornhautgeschwüre in ihrem Verlauf als äußerst hartnäckig und hinterlassen dichtere Trübungen. Es kommt die größte Mannigfaltigkeit vor. Bei der progressiven atypischen Hypopyonkeratitis sind der Verlauf und Ausgang schwerer und gleichen im großen und ganzen denen beim Ulcus corneae serpens.

Diagnose. Stets finden sich als Zeichen des nicht aseptischen Verlaufes stärkere Ziliarinjektionen, eine mehr oder weniger dichte graue, grauweißliche oder graugelbliche Trübung an der Wunde, häufig eine in die Umgebung der Verletzungsstelle sich fortsetzende streifige oder diffusere Trübung, sowie Zeichen der Irishyperämie oder Irisentzündung. Bei ausgesprochener Geschwürsbildung ist die Diagnose ohne weiteres gegeben. Die Unterscheidung vom Ulcus serpens ist oft leicht, in anderen Fällen schwerer durchzuführen. Die bakteriologische Untersuchung kann die Diagnose und Auffassung des Prozesses unterstützen.

Hinsichtlich der Behandlung kommen die beim Ulcus corneae serpens genannten Maßnahmen in Frage. Einfache traumatische Hornhautgeschwüre ohne ausgesprochen progressiven Charakter heilen häufig bei konservativer antiseptischer Behandlung. Bei zweifelhaft gutartigen oder hartnäckigen

Geschwüren ist vielfach die Kauterisation notwendig und beschleunigt die Heilung. Die Behandlung der progressiven atypischen Hypopyonkeratitis gestaltet sich ähnlich der des Ulcus corneae serpens.

Keratomycosis aspergillina.

§ 172. Vorkommen. Die eitrige Entzündung der Hornhaut durch Übertragung von Schimmelpilzen nach Verletzung der Hornhaut gehört zu den seltenen Vorkommnissen. Die Erkrankung wurde zuerst von LEBER (1879) bei einem 54jährigen Landmann nach Verletzung an der Dreschmaschine, wahrscheinlich durch eine Haferspelze, festgestellt. Die weiteren bisherigen Beobachtungen sind in § 26, S. 109 aufgeführt (Literatur S. 131). Dazu kommen noch Fälle von GRÜTER (1914), CAVARA (1913), ORLOW (1913).

Die Schimmelpilze werden wahrscheinlich stets durch den verletzenden Fremdkörper direkt bei der Verletzung auf die Hornhaut übertragen.

Die Erkrankung kommt vorwiegend bei Landleuten vor, sie ist auch bei Kindern beobachtet. Meist handelt es sich um Verletzung durch Fremdkörper pflanzlicher Natur, so wurde sie beobachtet nach Verletzung an der Dreschmaschine durch Haferspelze, nach Verletzung durch Getreidekorn, durch Halme, durch Holzsplitter, durch Kastanie, durch faule Birne, Mehlstaub usw., sodann kommt in Betracht Verletzung durch Erdklumpen u. a. Zuweilen wurde noch ein Fremdkörper am Auge gefunden (UHTHOFF und AXENFELD 1897, JOHNSON 1903, KAYSER 1903). In einzelnen Fällen war eine Verletzung nicht sicher festzustellen (z. B. SCHIRMER 1896).

Befund. Die Keratomykosis verläuft in der Regel unter dem Bild einer atypischen Hypopyonkeratitis. Der klinische Befund weicht schon äußerlich von dem Bild des Ulcus corneae serpens in mancher Beziehung ab und besitzt bei vollentwickelter Krankheit charakteristische Merkmale. Es entsteht meist in den mittleren und nur selten in den peripheren Partien der Hornhaut ein scharf begrenztes eitriges Infiltrat und durch oberflächlichen Zerfall ein Geschwür, das sich durch eine eigentümlich trockene und krümelige Beschaffenheit des Geschwürsgrundes auszeichnet. Der Grund erscheint zuweilen wie von einer grauweißen oder graugelblichen krümeligen Schicht bedeckt. In der Umgebung der erkrankten Stelle kommt es gewöhnlich zur Bildung eines grauen oder gelben Infiltrationsringes, der zu einer Rinnenbildung und Sequestrierung der erkrankten Partie führen kann. Das nekrotisch gewordene Hornhautstück fängt an, sich spontan abzuheben, stößt sich in Fetzen oder in toto ab oder läßt sich bei Berührung leicht in toto ablösen. Damit kann der Prozeß zum Stillstand kommen und der Substanzverlust allmählich in Vernarbung übergehen. In anderen Fällen besteht aber Neigung zu langsamem Fortschreiten, und der Prozeß der krümeligen Infiltration und Demarkierung wiederholt sich. In den schweren Fällen kommt es stets zu heftiger Iritis und Hypopyonbildung. Die äußeren Reizerscheinungen sind meist relativ gering. Neben den in der Regel schweren Fällen sind auch leichtere Erkrankungen beobachtet, bei denen Hypopyonbildung fehlte (Uhthoff und Axenfeld 1897, Kayser 1903, Johnson 1903, Martin 1904, Marx 1911, Feruglio 1910). Die Fälle stellten sich mit dem Bild eines einfachen Infiltrates oder eines vaskularisierten Infiltrates (Keratitis fasciculosa) dar und es kann Heilung erfolgen, ohne daß es zur Sequestrierung kommt.

Der Verlauf ist meist ein äußerst langwieriger und schwerer. Doch erfolgt auch in den hartnäckigsten Fällen das Fortschreiten nur langsam. Durch den chronischen Verlauf sowie durch die geringe Neigung zur Destruktion der Hornhaut gestaltet sich der Verlauf im ganzen gutartiger als z. B. beim Ulcus corneae serpens. In den schweren Fällen bleiben dichte ausgedehnte, in den leichteren Fällen kleine umschriebene Narben zurück. Einen Ausgang in Phthisis bulbi teilte Markow (1900) mit, in einem Fall von Buchanan (1903) kam es zur Enukleation. Bei der von Schirmer (1896) pathologisch-anatomisch nachgewiesenen Keratomykosis war das Auge enukleiert, weil es sich um ein nach früherer Verletzung schwer verändertes buphthalmisches Auge handelte. Die vorherigen Veränderungen erklärten das Eindringen der Pilzfäden bis in den Glaskörper auf dem Wege eines Narbenstranges.

Anhangsweise sei bemerkt, daß Köllner (1906) nach Verletzung der Sklera durch einen Holzsplitter eine bröckelige Nekrose der Sklera durch Infektion mit Aspergillus fumigatus beobachtet hat.

Diagnose. Die charakteristischen Merkmale der Keratomykosis, die schon nach dem klinischen Befund die Schimmelpilzerkrankung vermuten lassen, sind: die trockene krümelige Beschaffenheit des scharf begrenzten Infiltrats, der Infiltrationsring an der Grenze der nekrotischen und infiltrierten Zone, die Rinnenbildung am Demarkationsring, die spontane Sequestrierung oder leichte mechanische Ablösbarkeit der erkrankten Partie sowie der chronische Verlauf. Die Diagnose läßt sich durch die mikroskopische Untersuchung kleiner, vom Geschwürsgrund entnommener Partikelchen unschwer stellen. Man findet darin meist ein dichtes Geflecht von Pilzfäden — das Mycelium von Aspergillus fumigatus. Fruktifikationsorgane an den der menschlichen Hornhaut entnommenen Pilzen hat Ball (1901) nicht ganz einwandsfrei und Zade (1907) vollkommen sicher nachgewiesen. (Grüter 1914.) Sodann läßt sich durch Kultur der weitere Nachweis leicht erbringen und die Art bestimmen. Bisher ist stets Aspergillus fumigatus gefunden.

Bei der Behandlung kommt neben desinfizierenden Mitteln die Auskratzung des Geschwüres in Frage. Manchmal ließ sich der nekrotische Bezirk ·leicht loslösen und damit Vernarbung erzielen. In anderen Fällen gelang die Loslösung nicht vollständig. Bei Neigung zum Fortschreiten des Prozesses ist die Kauterisation angezeigt. In dem von Zade (1907) mitgeteilten Falle gelang die mechanische Loslösung nicht, es mußte weiterhin zweimal kauterisiert und dann noch die Spaltung nach Saemisch vorgenommen werden. Erst dann erfolgte Vernarbung. Heilbrun (1911) versuchte Deutschmanns Heilserum ohne Erfolg.

Keratitis disciformis (Fuchs).

§ 173. Ohne jeden Zweifel [kann die von Fuchs (1901) zuerst beschriebene und als Keratitis disciformis (scheibenförmige Keratitis) bezeichnete Hornhautentzündung nach oberflächlichen Hornhautverletzungen auftreten. Fuchs wies darauf hin, daß die Keratitis disciformis mit dem Ulcus corneae serpens verwandt ist und daß ihr Vorkommen und ihre Verwandtschaft mit dem Ulcus serpens schon den älteren Autoren bekannt war, die sie im Unterschied zum Ulcus serpens, das als Abscessus corneae bezeichnet war, Abscessus siccus (Arlt) nannten. Auch hob er hervor, daß Fälle von scheibenförmiger Keratitis mehrfach unter anderem Namen, so von Pfister (1890) und Grunert (1900), beschrieben worden sind.

Befund und Verlauf. Die Keratitis disciformis ist nach Fuchs (1901, 1905) charakterisiert durch eine zentrale, in den mittleren Schichten der Hornhaut sich entwickelnde graue Trübung von Scheibenform, deren Peripherie sich von dem durchsichtigen Randteil der Hornhaut durch einen stärker grauen Rand scharf abgrenzt, welcher in manchen Fällen durch mehrere konzentrische Kreislinien gebildet wird. Makroskopisch erscheint die Trübung gleichmäßig grau, bei Lupenuntersuchung erkennt man, daß sie sich aus kleinen grauen Fleckchen zusammensetzt. In der Mitte der Scheibe sieht man gewöhnlich ein kleines, stärker getrübtes Fleckchen. Die Oberfläche über dem scheibenförmigen Infiltrat erscheint matt und unempfindlich. Das scheibenförmige Infiltrat wird niemals gelb und führt nicht zum Zerfall der Hornhaut, nur ausnahmsweise kommt es an einer umschriebenen Stelle zu einem kleinen Substanzverlust. Die Reizerscheinungen sind meist nicht erheblich, die Mitbeteiligung der Iris gewöhnlich gering, Hypopyon fehlt oder ist nur klein, ab und zu werden Beschläge der Descemet beobachtet. Zuweilen wurde Neigung zu Drucksteigerung festgestellt (Grunert 1900, Meller 1905, Erdmann 1909). Im weiteren Verlauf treten häufig einzelne oberflächliche oder tiefe Gefäße, die bis in das Infiltrat reichen, in Erscheinung.

Der Verlauf der Krankheit ist stets ein langwieriger und erstreckt sich bis zum Ablauf der Reizerscheinungen auf ein oder mehrere Monate. Es bleibt eine dauernde Hornhauttrübung zurück, deren Dichtigkeit von der Intensität des Prozesses abhängt und die bei ihrer zentralen Lage meist das Sehvermögen stark herabsetzt.

Die Keratitis disciformis kommt hauptsächlich bei Personen im mittleren Lebensalter vor und ist in ihrer traumatischen Form bisher nur einseitig beobachtet. Der von Dodd (1905) kurz erwähnte Fall von doppelseitiger interstitieller Keratitis disciformis bei einem 7 jährigen Knaben nach Trauma scheint nicht hierherzugehören.

Die Diagnose der Keratitis disciformis stützt sich auf den charakteristischen Befund des in den mittleren Hornhautschichten meist zentral gelegenen, mit geringen Reizerscheinungen einhergehenden grauen scheibenförmigen Infiltrates mit saturiertem, scharf abgesetztem grauem Rand. Schon Fuchs (1901) grenzte die Keratitis disciformis von der Keratitis annularis (Vossius) ab, die zur Keratitis parenchymatosa gehört und meist infolge von Lues doppelseitig auftritt. Er warnte ausdrücklich vor Verwechslung mit dieser grundverschiedenen Erkrankung. Fuchs (1901) wies ferner auf die Unterschiede mit der Keratitis profunda (Arlt) hin, mit der die Keratitis disciformis manche Erscheinungen gemeinsam hat, wie den Sitz der Trübung in den mittleren Hornhautschichten, das Fehlen der Ulzeration und die lange Dauer. Bei der Keratitis profunda setzt sich die Trübung aus zahlreichen grauen, unscharf begrenzten Flecken und Strichen, offenbar multiplen Entzündungsherden, zusammen, welche sich am Rande ganz allmählich in die durchsichtige Hornhaut verlieren. Bei der Keratitis disciformis dagegen handelt es sich um einen einzigen, wohlumschriebenen Krankheitsherd, bei dem sich die scheibenförmige Trübung mit einem dichten grauen Grenzsaum von der übrigen Hornhaut abgrenzt.

Die Prognose der Keratitis disciformis ist nicht besonders günstig. Die Erkrankung ist äußerst langwierig, und es bleibt in der Regel eine erhebliche Herabsetzung des Sehvermögens durch die zentrale Hornhauttrübung zurück.

Die Therapie ist ziemlich machtlos. Meist muß man sich auf Behandlung mit desinfizierenden Salben, Atropin, warmen Umschlägen und Verband beschränken. Subkonjunktivale Kochsalzinjektionen wurden öfters versucht. Nur in den ganz schweren, mit dichter Infiltration und mit zentraler Geschwürsbildung einhergehenden Fällen wird man sich zur Kauterisation entschließen. Peters (1903) sah einen günstigen Einfluß vom Auskratzen des erkrankten Bezirkes. Nach Ablauf der Reizerscheinungen empfehlen sich die zur Aufhellung der Hornhauttrübung dienenden Maßnahmen, wie Massage mit gelber Salbe, Anwendung von Dionin u. dgl.

Die Ursache der Keratitis disciformis besteht nach Fuchs (1901) darin, daß ebenso wie beim Ulcus serpens eine Infektion von außen her durch eine Epithelläsion erfolgt. Der zentrale, stärker graue Herd entspricht offenbar der Einbruchspforte, von der aus sich die Infektion zentrifugal und kreisförmig ausbreitet. Die Epithelläsion kommt manchmal durch eine oberflächliche Verletzung, manchmal durch einen vorangegangenen Herpes corneae febrilis zustande, vielfach ist die Ursache unbekannt. Nach Fuchs steht die Keratitis disciformis dem Ulcus serpens nahe und stellt gewissermaßen eine gemilderte Form desselben dar. Er möchte ihr eine Stellung zwischen dem Ulcus serpens und den scheibenförmigen, flachen Ulzerationen nach Herpes corneae anweisen. Das Übereinstimmende ist die ektogene Infektion durch eine Epithellücke. Der Unterschied liegt darin, daß die Entzündung in der Tiefe verläuft, nicht zur Eiterung und Zerstörung des Gewebes führt, was wahrscheinlich durch die Verschiedenartigkeit und die geringe Virulenz der eingedrungenen Mikroorganismen bedingt wird.

Eine Bestätigung der Fuchsschen Auffassung über die Pathogenese der Keratitis disciformis konnte Schirmer (1904) erbringen, einmal durch zwei nach oberflächlicher Verletzung beobachtete Fälle, sodann vor allem durch typische Fälle von scheibenförmiger Keratitis, in denen die Hornhaut durch Vaccinevirus infiziert war (Keratitis postvaccinolosa). In mehreren derartigen Fällen konnte das Anfangsstadium beobachtet und der Nachweis erbracht werden, daß nach Vaccineerkrankung am Lidrand zunächst eine Infektion des Hornhautepithels eintritt und dann erst durch Infektion des Parenchyms nach einigen Tagen die Infiltration in der Tiefe nachfolgt.

v. Hippel jun. (1902), der bei Keratitis disciformis mittels seiner Fluoreszinmethode ausgesprochene Reaktion gefunden hatte, äußerte die Ansicht, daß die Hornhauttrübung wahrscheinlich mit einer Endothelerkrankung beginnt. Er möchte deshalb an die Möglichkeit denken, daß die Krankheit endogen, d. h. von der vorderen Kammer aus entsteht und daß das Trauma nur einen Locus minoris resistentiae setzt. Später (1906) hielt er aber den traumatischen Ursprung vieler Fälle dieser Krankheit für sichergestellt und ihre Anerkennung als Unfallfolge für vollberechtigt.

Eine von der Fuchsschen Anschauung völlig abweichende Auffassung vom Zustandekommen der Erkrankung vertritt Peters (1903, 1905), der nach seinen Erfahrungen die Entstehung nach Herpes und Trauma bestätigt fand. Er nimmt hinsichtlich der Pathogenese eine vollkommene Übereinstimmung der Keratitis disciformis mit den Erosionen und dem Herpes corneae an und sieht das Primäre in einer Nervenläsion mit sekundärem neurogenem Ödem, das bei der Keratitis disciformis das Endothel schädigt und nun durch eindringendes Kammerwasser deutlicher in Erscheinung tritt. Der in seiner Innervation ausgeschaltete und in seiner Ernährung ohnehin gestörte Teil der Hornhaut wird durch das eindringende Kammerwasser weiter geschädigt, und es wird eine Art von Nekrobiose erzeugt, die zur Sequestrierung des befallenen Teiles führt. Die Annahme einer Infektion im Sinne von Fuchs hält Peters für viele Fälle von Keratitis disciformis nicht für gerechtfertigt, nur ausnahmsweise könne eine Infektion die scheibenförmige, neurogen ödematöse Trübung deutlicher hervortreten lassen.

Nach Meller (1905), der die anatomische Beschreibung eines ohne nachweisbare Ursache entstandenen Falles von Keratitis disciformis aus der Fuchsschen Klinik mitteilen konnte, handelte es sich um einen umschriebenen Erkrankungsherd, der zweifellos durch eine Infektion zustande gekommen war. Die Erkrankung besteht nach dem Befund in einer entzündlichen Infiltration, welche von der in der Oberfläche gelegenen Infektionsstelle aus in das umgebende Hornhautparenchym gleichmäßig nach allen Richtungen auch in die Tiefe fortschreitet und einen scheibenförmigen Herd mit stärker saturiertem Rand erzeugt. Die Tendenz zur Ausbreitung in der Tiefe und Fläche verschwindet rasch, da sehr bald eine totale Nekrose des Infiltrats und wohl auch der darin enthaltenen Krankheitserreger eintritt. Die bakteriologische Untersuchung intra vitam und im Schnitt blieb negativ.

Demgegenüber betonte PETERS (1905), daß der MELLERsche Befund ebenso wie der von HADANO (1903) an einem durch Auskratzen gewonnenen Stück erhobene Befund einer einfachen Gewebsnekrose durchaus mit seiner Annahme einer primären neurogenen Nekrose und sekundären Infiltration im Einklang stände. BARTELS (1907), der ein weiteres Auge mit Keratitis disciformis in der PETERSschen Klinik anatomisch untersuchen konnte, fand einfache Hornhautnekrose ohne Infiltration. Er hielt nach dem Befund ektogene Infektion für ausgeschlossen und die PETERSsche Anschauung für bestätigt.

Wenn auch die Pathogenese der Keratitis disciformis weiterer Aufklärung bedarf, so ist doch über jeden Zweifel erhaben die Annahme, daß die Erkrankung infolge von oberflächlicher Verletzung der Hornhaut auftreten und mithin Unfallfolge sein kann. Die Angaben von FUCHS (1901) fanden in dieser Beziehung Bestätigung, so von v. HIPPEL jun. (1902, 1906), PETERS (1903), SCHIRMER (1904), DE LIETRO VOLLARO (1905), POSEY (1905, 1906), SCHEFFELS (1906), FRANKE (1906), LAWSON and SUTHERLAND (1906), ERDMANN (1909).

Ich selbst habe auch derartige Fälle beobachtet und stimme hinsichtlich der Pathogenese der FUCHSschen Auffassung zu.

Herpes corneae (Keratitis dendritica) nach oberflächlicher Hornhautverwundung.

§ 174. In neuerer Zeit ist häufiger die Frage zu entscheiden, ob eine oberflächliche Verletzung einen Herpes corneae und die verschiedenen Erkrankungsformen, unter denen der Herpes corneae sich darstellen kann, wie vor allem die Keratitis dendritica und Fädchenkeratitis, veranlassen kann. Die an Herpes erkrankten Patienten sind immer mehr geneigt, die Erkrankung mit einer vorangegangenen geringfügigen Verletzung in Zusammenhang zu bringen und Anspruch auf Unfallrente zu erheben. Zuweilen erinnern sie sich erst nachträglich einer Verletzung, selbst wenn der Herpes im Anschluß an eine nachweisliche fieberhafte Erkrankung aufgetreten ist.

Der Herpes corneae ist zweifellos eine mit den Nervenbahnen in Zusammenhang stehende Erkrankung, bei der uns aber die feineren Vorgänge in den Nerven sowie die Art der Schädigung und ihr Ort noch nicht genügend bekannt sind. Sicher ist, daß in den meist spontanen, charakteristischen Fällen die Krankheitsursache auf endogenem Wege einwirkt. Es fragt sich, ob auch ektogen dieselbe Krankheit entstehen und eine Schädigung der Hornhaut die Lokalisation bei endogener Entstehung bestimmen kann. Im ersteren Falle wäre die Verletzung alleinige, im letzteren Falle nur mitwirkende Ursache. Wenn ja auch eine völlig einwandsfreie Entscheidung der Frage weder im positiven noch im negativen Sinne zurzeit möglich ist, so gewinnt doch auf Grund klinischer Beobachtungen die Auffassung immer mehr an Boden, daß ein Trauma den Ausbruch des Herpes corneae veranlassen kann. Als Begutachter wird man deshalb die Möglichkeit einer Entstehung durch Trauma a priori nicht von der Hand weisen können, aber in jedem Falle genau prüfen müssen, ob eine gewisse Wahrscheinlichkeit dafür vorliegt. In Betracht kommen vor allem der Nachweis und die Art der Verletzung, die Feststellung der zeitlichen Aufeinanderfolge, die Feststellung, ob und wann dem Ausbruch des Herpes eine fieberhafte Störung des Allgemeinbefindens voraufging usw. Auch hat man darauf zu achten, ob es sich um rezidivierende Erosion handelt oder um Herpes corneae febrilis. Die rezidivierende Erosin mit Blasenbildung oder Fädchenbildung kann ja einem Herpes corneae auf den ersten Blick ähnlich sehen.

Ich selbst habe als Gutachter in einer Reihe von Fällen jeden ursächlichen Zusammenhang verneinen, im einzelnen Falle die Möglichkeit nicht von der Hand weisen können und Anerkennung als Unfallkrankheit und Gewährung einer Rente befürwortet.

HALTENHOFF (1893) beschrieb einen Fall von traumatischer Keratitis dendritica bei einem 40 jährigen Manne nach Schlag mit einem Ochsenziemer. PETERS (1903) trat dafür ein, daß zwischen dem Herpes corneae und einer großen Zahl von traumatischen Hornhauterkrankungen eine große innere Verwandtschaft bestehe, die er in einem Reizzustand der Nerven sieht, und daß die traumatische Schädigung des Hornhautgewebes das klinische Bild des Herpes corneae hervorrufen kann. Er ist bei Unfallansprüchen dafür, den ursächlichen Zusammenhang eines Herpes corneae mit vorangegangener Hornhautverletzung nicht zu verneinen. Weiterhin behauptete PETERS (1905), daß Herpeseruptionen nach Trauma gar nichts Seltenes sind. Auch FRANKE (1903, 1906) sprach sich dafür aus, daß sich die Keratitis dendritica nicht selten nach leichten Verletzungen zu entwickeln scheint.

In einigen Zusammenstellungen von herpetischen Erkrankungen sind zahlreiche Fälle angegeben, in denen ein Trauma beschuldigt oder genannt wurde, ohne daß aber die Fälle 'alle einer strengen Kritik stand halten, so in der Zusammenstellung von BAAS (1899) bei 6 Fällen = 17 % aller Fälle, bei PFLÜGER in 5 Fällen = 18,5 % und bei SCHMIDT (1906) in 9 unter 51 Fällen = 16,9 %. BAACK (1907) teilte einen Fall aus der Jenaer Augenklinik mit, in dem sich der Herpes 3 Tage nach einer Verletzung entwickelt haben soll. BRAUN (1907) berichtete über 5 Fälle von Keratitis dendritica nach Trauma, über einen weiteren Fall BIRKHÄUSER (1912).

Vereinzelt wurde über Herpes corneae nach Operationen berichtet. VOSSIUS (1893) beobachtete bei einem an Katarakt leidenden Patienten am 3. Tage nach einer unter Kokainanästhesie vorgenommenen präparatorischen Iridektomie Herpes corneae. Bei der später in Chloroformnarkose ausgeführten Kataraktextraktion wiederholte sich die Herpeseruption.

BEDELL (1904) sah Keratitis dendritica nach einer Kapsulotomie.

Die Beziehungen des Trauma zu den konstitutionellen Hornhautleiden wurden bereits §§ 29 und 34 abgehandelt.

Literatur zu §§ 170 und 171.

Ich verzichte darauf, ausführliche Literatur über das Ulcus serpens zu bringen, und verweise auf die Literatur bei den Hornhauterkrankungen in diesem Handbuche, 1. und 2. Aufl., sowie auf die Zusammenstellungen von Uhthoff und Axenfeld (1896), Vossius (1898), Wokenius (1899), Römer (1902), Cohn (1907).

1856.   1. Roser, Über die Hypopyonkeratitis. v. Graefes Arch. f. Ophth. II,2. S. 151.
1870.   2. Saemisch, Das Ulcus corneae serpens und seine Therapie. Eine klinische Studie. Bonn.
1872.   3. Nieden, Zur Therapie des Ulcus serpens. Arch. f. Augenheilk. II,2. S. 151.
1873.   4. Leber, Über Entzündung der Hornhaut durch septische Infektion. Zentralbl. f. med. Wissensch. Nr. 21.
        5. Martinache, Ulcers of the cornea treated by the actual cautery. Pacific Med. and Surg. Journ. Nov. p. 294.
        6. Stromeyer, Über die Ursachen der Hypopyonkeratitis. v. Graefes Arch. f. Ophth. XIX, 2.
1876.   7. Saemisch, Krankheiten der Conjunctiva, Cornea und Sklera. Dieses Handb. 1. Aufl. IV.
1877.   8. Schöler, Jahresbericht über die Wirksamkeit der früher Ewerschen Augenklinik für 1876. Ref. Nagels Jahresber. f. Ophth. S. 265.
1878.   9. Thilo, Die Hypopyonkeratitis. Inaug.-Diss. Straßburg u. Zentralbl. f. prakt. Augenheilk. S. 141.
1881. 10. Rampoldi, Della cheratite dei mietitori e dei suoi rapporti colla dacricistite. Ann. di Ottalm. Fasc. 4 e 5. p. 304.
1882. 11. Kuhnt, Bericht über die augenärztliche Sektion der Eisenacher Naturforscherversammlung.
1883. 12. Sattler, Über die Anwendung der Antiseptica in der Ophthalmologie, besonders des Sublimats, und über Kauterisation der Cornea. Bericht über die 15. Vers. d. ophth. Ges. zu Heidelberg. S. 89. (Disk.: Schmidt-Rimpler, Kuhnt.)
1884. 13. Kuhnt, Vorschlag einer neuen Therapie bei gewissen Formen von Hornhautgeschwüren. Wiesbaden, Bergmann. — Weitere Mitteilungen über Heilungen tiefer, zur Perforation tendierender Hornhautgeschwüre durch konjunktivale Deckung. Berliner klin. Wochenschr. Nr. 27.
       14. Nieden, Über die Anwendung der Galvanokaustik in der Ophthalmotherapie, speziell der destruktiven Hornhautprozesse. Arch. f. Augenheilk. XIV. S. 336 u. 8. internat. med. Kongr. in Kopenhagen. Berliner klin. Wochenschr. Nr. 41.
1885. 15. Nieden, Die zweite Hundertreihe galvanokaustisch behandelter Augenaffektionen. Archiv f. Augenheilk. XV. S. 405.
1887. 16. Kuhnt, Zur Therapie des Ulcus serpens. Korrespondenzbl. d. allg. ärztl. Vereins von Thüringen.
1889. 17. Saemisch, Über Verletzungen des Auges. Klin. Jahrb. S. 188.
1891. 18. Nieden, Über den Wert der Fluoresceinfärbung für die galvano-kaustische Behandlung. Zentralbl. f. prakt. Augenheilk. S. 129.
1894. 19. Bourgeois, Autoplastie conjunctivale etc. Recueil d'Opht. p. 156.
1895. 20. Hillemanns, Über Verletzungen des Auges. Archiv f. Augenheilk. XXX. S. 29.
       21. v. Korff, Beitrag zur Lehre vom Ulcus corneae serpens. Inaug.-Diss. Kiel.
       22. Zimmermann, Über Kauterisation bei Ulcus serpens. Bericht über d. 24. Vers. d. ophth. Ges. zu Heidelberg. S. 126. (Disk.: Schirmer, Schlösser, Kalt, Bach, Nieden, Höderath, v. Hoffmann, Thier.)

1896. 23. Schultz, Über die Behandlung der Hypopyonkeratitis. Inaug.-Diss. Jena.

24. Uhthoff und Axenfeld, Beiträge zur pathologischen Anatomie und Bakteriologie der eitrigen Keratitis des Menschen. v. Graefes Arch. f. Ophth. XLII,1. S. 1.

25. Wehrle, Die Behandlung der Hypopyonkeratitis an der Baseler ophthalmologischen Klinik. Inaug.-Diss. Basel.

26. Weiss, L., Über Transplantation brückenförmiger Bindehautlappen usw Archiv f. Augenheilk. XXXIII. S. 311.

1897. 27. Kohl, Zur Pathologie und Therapie des Ulcus corneae serpens. Inaug.-Diss. Gießen.

28. Laqueur, Du traitement de l'ulcère cornéen grave. Clin. Opht. 25. Juin.

29. Schmitz, Reiner, Die Therapie des Ulcus corneae serpens. Inaug.-Diss. Bonn.

30. Uhthoff und Axenfeld, Weitere Beiträge zur Bakteriologie der Keratitis des Menschen, insbesondere der eitrigen. v. Graefes Archiv f. Ophth. XLIV,1. S. 172.

1898. 31. Kuhnt, Über die Verwertbarkeit der Bindehaut in der praktischen und operativen Augenheilkunde. Wiesbaden, Bergmann.

32. Kuhnt, Behandlung der Hornhautgeschwüre. 70. Vers. deutscher Naturf. u. Ärzte in Düsseldorf. Sept.

33. Vossius, Der gegenwärtige Standpunkt der Pathologie und Therapie des Ulcus corneae serpens. Samml. zwangl. Abhandl. II. Heft 4.

1899. 34. Haken, Das Ulcus corneae serpens und seine Behandlung. Klin. Monatsbl. f. Augenheilk. S. 125.

35. Scheffels, Über Bindehauttransplantation zur Deckung von Hornhautdefekten. Zeitschr. f. Augenheilk. II. S. 427.

36. Schultz, Klinische Beiträge zur eitrigen Keratitis. Archiv f. Augenheilk. XXXIX,1. S. 26.

37. Wokenius, Die Therapie des Ulcus corneae serpens. Kritisches Sammelreferat. Zeitschr. f. Augenheilk. II. S. 256. (Daselbst weitere Literatur.)

1900. 38. Dötsch, Zur Pathologie des Ulcus serpens corneae. Ophth. Klinik. Nr. 18 u. 19. S. 277.

1901. 39. Cohn, R., Über 200 Fälle von Bindehautverwendung. Inaug.-Diss. Königsberg in Pr.

40. Hertel, Über eitrige Keratitis beim Menschen. v. Graefes Arch. f. Ophth. LIII. S. 316.

1902. 41. Haarland, Über Bindehauttransplantation. Inaug.-Diss. Tübingen.

42. Hildebrand, Zur Klinik und pathologischen Therapie der Konjunktivaltransplantation. Inaug.-Diss. Greifswald.

43. Hövel, Über Ulcus corneae serpens, seine Ursachen und seine Folgen. Inaug.-Diss. Halle a. S.

44. Klinedinst, Die Behandlung infizierter Cornealwunden mit Azetozon. Journ. of eye, ear and throat diseases. Ref. Zentralbl. f. prakt. Augenheilk. 1903. S. 187.

45. Nesnamow, Westnik ophth. Nr. 1. Ref. Zeitschr. f. Augenheilk. VII, S. 249.

46. Römer, Experimentelle Grundlagen für klinische Versuche einer Serumtherapie des Ulcus cornea serpens nach Untersuchungen über Pneumokokkenimmunität. v. Graefes Arch. f. Ophth. LIV. S. 99.

47. Römer, Weitere Untersuchungen zur Serumtherapie des Ulcus corneae serpens. Bericht über d. 30. Vers. d. ophth. Ges. zu Heidelberg. S. 1.

48. Schultze, Zur Pathologie und Therapie des Ulcus corneae serpens. Inaug.-Diss. Straßburg i. E.

1903. 49. Hermann, Über die Behandlungsmethode des Ulcus corneae serpens mit besonderer Berücksichtigung der in der Bonner Universitäts-Augenklinik geübten Therapie. Klin. Monatsbl. f. Augenheilk. XLI. (II. Bd.) S. 429.

50. Peters, Über traumatische Hornhauterkrankungen mit spezieller Berücksichtigung der Abhebung des Epithels. Bericht über die 31. Vers. d. ophth. Ges. zu Heidelberg. S. 104.

51. Peters, Über traumatische Hornhauterkrankungen (Erosionen, Keratitis disciformis und Ulcus serpens) und ihre Beziehungen zum Herpes corneae. v. Graefes Arch. f. Ophth. LVII. S. 93.

52. Römer, Immunitätsvorgänge im lebenden Auge. Kurzer Bericht über den gegenwärtigen Stand der Serumtherapie des Ulcus serpens. Bericht über die 31. Vers. d. ophth. Ges. zu Heidelberg. S. 47.

53. Tillot, Kératite traumatique ulcéreuse compliquée d'iritis, traitée avec succès par la dionine. Clin. Opht. p. 401 et Revue gén. d'Opht. 1904. p. 25.

1904. 54. Darier, Die neuesten Fortschritte in der Augentherapie. Ophth. Klinik S. 354.

55. Mc Nab, Über den Diplobacillus liquefaciens Petit usw. Klin. Monatsbl. f. Augenheilk. XLII. (I. Bd.) S. 54.

56. Römer, Anleitungen für klinische Untersuchungen über die Serumtherapie des Ulcus serpens. Zeitschr. f. Augenheilk. XI. S. 193.

1905. 57. Axenfeld, Serumtherapie bei infektiösen Augenerkrankungen. Univ.-Programm. Freyburg i. B., N. Hochreuther.

58. Römer, Ausbau der Serumtherapie des Ulcus serpens. Die Kombination der aktiven mit der passiven Pneumokokkenimmunisierung. Arch. f. Augenheilk. LII. S. 1.

59. Römer, Über die Aggressine der Pneumokokken in der Pathologie des Ulcus serpens. Bericht über die 32. Vers. d. ophth. Ges. zu Heidelberg. S. 248. — Wertbestimmung des Pneumokokkenserums mit Demonstration von Tieren. Ebenda. S. 325.

1906. 60. Agricola, Über eitrige Diplobazillenkeratitis, besonders ihre Therapie Klin. Monatsbl. f. Augenheilk. XLIV. (N. F. II. Bd.) Beilageheft. S. 160

61. Allport, Bemerkungen über die konservative Behandlung schwerer Augenverletzungen. California State Journ. of Med. Febr. Ref. Zentralbl. f. prakt. Augenheilk. S. 315.

62. Bippart, Ein Beitrag zur Kasuistik der Bindehautdeckung bei Hornhautverletzungen und Geschwüren. Inaug.-Diss. Leipzig.

63. Hesse, Die Stauungshyperämie im Dienste der Augenheilkunde. Zentralbl. f. prakt. Augenheilk. S. 167.

64. Renner, Über Biersche Stauungshyperämie bei Augenkrankheiten. Münchener med. Wochenschr. S. 62.

65. Silva, Experimentelle Untersuchungen über die Einwirkung von Zink auf die Morax-Axenfeldschen und Petitschen Diplobazillen. Klin. Monatsbl. f. Augenheilk. Beilageheft.

1907. 66. Axenfeld, Die Bakteriologie in der Augenheilkunde. S. 302. Jena, Gustav Fischer.

67. Cohn, Der gegenwärtige Standpunkt in der Pathologie und Therapie des Ulcus serpens corneae. Samml. zwangl. Abhandl. aus dem Geb. d. Augenheilk. VII. Heft 4.

68. Deutschmann, Ein neues tierisches Heilserum gegen mikrobische Infektionen beim Menschen. Münchener med. Wochenschr. S. 921.

69. Deutschmann, Erfolge bei Injektion von »Heilserum Deutschmann«. (Ärztl. Verein in Hamburg.) Münchener med. Wochenschr.

70. Deutschmann, Mein Heilserum. Beiträge zur Augenheilk. Heft 69.

1907. 71. Éperon, Un traitement efficace des ulcères inféctieux de la cornée. Arch. d'opht. XXVII. p. 433.

72. Hertel, Über Versuche mit lokaler Lichttherapie beim Ulcus serpens corneae. Klin. Monatsbl. f. Augenheilk. XLV. (N. F. IV. Bd.) S. 178.

73. Hertel, Experimentelles und Klinisches über die Anwendung lokaler Lichttherapie bei Erkrankungen des Bulbus, insbesondere beim Ulcus serpens. v. Graefes Arch. f. Ophth. LXVI. S. 275.

74. Hesse, Die Stauungshyperämie im Dienste der Augenheilkunde. Zur Therapie des Ulcus corneae serpens. Zentralbl. f. prakt. Augenheilk. S. 133.

75. zur Nedden, Experimentelle Untersuchungen über das Vorkommen bakterizider Substanzen im Auge nicht immunisierter Individuen. v. Graefes Arch. f. Ophth. LXV, 2. S. 267.

76. zur Nedden, Untersuchungen über das Vorkommen bakterizider Substanzen im Bindehautsekret, nebst Bemerkungen über den Heilungsprozeß der Bindehautkatarrhe. Zeitschr. f. Augenheilk. XVIII, 5. S. 300.

77. Tertsch, Ulcus serpens bei einem 2jähr. Kinde. Ophth. Ges. Wien. Ber. Klin. Monatsbl. f. Augenheilk. XLV. N. F. IV. S. 267.

78. v. Werthern, Die Augenverletzungen der letzten 6 Jahre aus der Kieler Universitäts-Augenklinik. Inaug.-Diss. Kiel.

1908. 79. Bondi, Über den gegenwärtigen Stand der Pathologie und Therapie des Ulcus serpens. Med. Klinik. S. 930 u. Österr. Ärzteztg. Nr. 12 u. 13.

80. Cramer, Zur unfallrechtlichen Stellung des Ulcus corneae serpens. Monatsschr. f. Unfallheilk. und Invalidenwesen. XV, 2.

81. Darier, Die Serumtherapie bei Augenerkrankungen. Ophth. Klinik. Nr. 18/19. S. 550 u. Clin. opht. p. 211.

82. Deutschmann, Über eine wesentliche Verbesserung meines Serums. Münchener med. Wochenschr. Nr. 29.

83. Ferentinos, Der subkonjunktivale aseptische Abszeß zur Heilung des Ulcus serpens. Ophth. Klinik. S. 129.

84. Happe, Zur nicht spezifischen Serumtherapie bei Augeninfektionen. Ber. über d. 35. Vers. d. ophth. Ges. zu Heidelberg. S. 141. (Disk.: Deutschmann, Römer, Schmidt-Rimpler, Axenfeld, v. Hippel sen., Mayweg, v. Michel.)

85. v. Hippel sen., Der gegenwärtige Stand der Pneumokokkenserumtherapie des Ulcus serpens. Deutsche med. Wochenschr. Nr. 27. S. 1805.

86. v. Hippel sen., Der gegenwärtige Stand der Pneumokokkenserumtherapie des Ulcus serpens. Entgegnung an Prof. Römer (Greifswald). Deutsche med. Wochenschr. Nr. 42.

87. Lübs, Beitrag zur Pathologie und Therapie des Ulcus corneae serpens. Inaug.-Diss. Göttingen.

88. Monbouyran, Die Behandlung eitriger Hornhautgeschwüre mit Antidiphterieserum. Ophth. Klinik. S. 76.

89. Napp, Kurzer Bericht über die in der Berliner Universitäts-Augenklinik gemachten Erfahrungen mit Deutschmannschem Heilserum. Zeitschr. f. Augenheilk. XX. S. 30.

90. Reis, Das Römersche Immunisierungsverfahren (Injektion von Pneumokokkenkultur und Pneumokokkenserum) in Fällen von Ulcus serpens corneae. Wiener klin. Wochenschr. S. 978.

91. Römer, Der gegenwärtige Stand der Pneumokokkenserumtherapie des Ulcus serpens. Deutsche med. Wochenschr. Nr. 34. S. 1465.

92. Römer, Das neue Pneumokokkenserum und seine Anwendung beim Ulcus serpens. Bericht über die 35. Vers. d. ophth. Ges. zu Heidelberg. S. 325.

93. Scheuermann, Beitrag zur polyvalenten Serumtherapie mit Behringschem Diphtherieserum. Ophth. Klinik. S. 673.

1908. 94. Teulières, Die Serotherapie bei schweren Infektionen des Auges (Anti-
       diphtherieserum). Ophth. Klinik. S. 161, 204 u. 225.
       95. Vasek, Therapie der serpiginösen Hornhautgeschwüre mit dem Galvano-
       kauter. Zeitschr. f. Augenheilk. XX. S. 520.
       96. Verderame und Weekers, Experimentelle Untersuchungen über die
       bakteriologische Wirkung der Galle und ihrer Salze gegenüber den
       augenpathogenen Keimen, besonders Pneumokokken, und über ihre
       Verwendbarkeit bei der Pneumokokkeninfektion der Cornea (Ulcus
       corneae serpens). Klin. Monatsbl. f. Augenheilk. XLVI. (N. F. VI.) S. 289.
       97. Wirtz, Die Jonentherapïe in der Augenheilkunde. Klin. Monatsbl. f.
       Augenheilk. XLVII. (N. F. VI.) S. 543.
       98. Zade, Beitrag zur Kenntnis des Diplobazillengeschwüres der Hornhaut.
       Klin. Monatsbl. f. Augenheilk. XLVI. (N. F. VI. Bd.) S. 153.
       99. Zimmermann, Beitrag zur Deutschmannschen Serumtherapie. Ophth.
       Klinik. Nr. 13.
      100. Zimmermann, Weitere Mitteilung zur paraspezifischen Serotherapie
       von Augenkrankheiten. Ophth. Klinik. Nr. 21.
1909. 101. Deutschmann, Zur Behandlung des Ulcus serpens. Beiträge zur
       Augenheilk. Heft 71. S. 6.
      102. Fuchs, Über das Ulcus serpens. Wiener med. Wochenschr. Nr. 1.
      103. Hagemann, Über Jontophorese. 23. Vers. d. Rhein.-Westf. Augenärzte.
       Diskussion zur Nedden. Ber. Klin. Monatsbl. f. Augenheilk. XLVII.
       (N. F. VIII.) S. 93.
      104. Heilbron, Über die Behandlung des Ulcus corneae serpens mit Pyo-
       cyanase. Wochenschr. f. Ther., Hyg. d. Auges. Nr. 25.
      105. v. Hippel sen., Über den therapeutischen Wert von Deutschmanns
       Serum. v. Graefes Arch. f. Ophth. LXXII. S. 301.
      106. Lübs, Beitrag zur Pathologie und Therapie des Ulcus corneae serpens.
       Inaug.-Diss. Göttingen.
      107. zur Nedden, Über die natürlichen Heilfaktoren bei infektiösen Augen-
       erkrankungen und ihre zweckmäßige künstliche Beeinflussung. Klin.
       Monatsbl. f. Augenheilk. XLVII. (N. F. VII. Bd.)
      108. Römer, Experimentelle und klinische Grundlagen für die Serumtherapie
       der Pneumokokkeninfektion der menschlichen Cornea (Ulcus serpens).
       Wiesbaden, Bergmann.
      109. Thönnessen, Zur Behandlung von Augenkrankheiten mit Deutsch-
       mannschem Serum. Inaug.-Diss. Gießen.
1910. 110. Axenfeld, Kritische Bemerkungen zu der Arbeit von A. v. Hippel,
       »Über den therapeutischen Wert von Deutschmanns Serum«. v. Graefes
       Arch. f. Ophth. LXXV. S. 190.
      111. Bistis, Keratite traumatique de forme circulaire. Arch. d'Opht. XXX.
       p. 343.
      112. Jensen, Zur Ätiologie des Ulcus corneae serpens. v. Graefes Arch.
       f. Ophth. LXXIII. S. 579.
      113. Kern, Zur Ätiologie und Therapie des Ulcus serpens. Inaug.-Diss.
       Erlangen.
      114. Kuhnt, Über einige Verbesserungen der Bindehaut-Keratoplastik.
       Zeitschr. f. Augenheilk. XXIV. S. 19.
      115. Marx, Beitrag zur Serumtherapie des Ulcus corneae serpens. Archiv
       f. Augenheilk. LXV. S. 461.
      116. Schiötz, Om Glaucom. Med. Revue. Bergen.
      117. Schneider, Das Ulcus corneae serpens, sein Verlauf und seine Be-
       handlung. Münchener med. Wochenschr. S. 995.
      118. Weekers, Nouveau traitement des ulcères serpigineux de la cornée
       par le chauffage. Bull. de la Soc. belge d'Opht. no. 28. p. 70.

1910. 119. Wirtz, Untersuchungen über die bakterizide Kraft der Zink- und Kupferiontophorese. Klin. Monatsbl. f. Augenheilk. XLVIII. (N. F. X.) S. 89.

1911. 120. Arens, Weitere Untersuchungen über die Wirkung der Pyocyanase auf den Erreger des Ulcus serpens. Wochenschr. f. Ther. u. Hyg. Nr. 40.

121. Bockhoff, Experimentelle Untersuchungen über Deutschmanns Heilserum. Zeitschr. f. Immunitätsforsch. IX. Nr. 1.

122. Gebb, Serumtherapie des Ulcus corneae serpens. Deutsche med. Wochenschr. S. 286.

123. Gebb, Die Behandlung der Pneumokokkeninfektion der Hornhaut (Ulcus serpens) mittelst großer Serummengen. Deutsche med. Wochenschr. S. 2289.

124. v. Hippel, A., Offener Brief, betreffend das Deutschmann-Serum E. Klin. Monatsbl. f. Augenheilk. XLIX. N. F. XI. S. 730.

125. Lubowsky, Ein neues Instrument zur Behandlung des septischen Hornhautgeschwürs mittelst Iontophorese. Med. Klinik. Nr. 43. S. 1658.

126. Morgenroth und Levy, Berl. Klin. Wochenschr. Nr. 34, 44. I. und II. Mitteil.

127. Murakami, Wirkung des Deutschmannschen Serums auf Cornealgeschwüre. Jap. opht. Ges. Ber. Klin. Monatsbl. f. Augenheilk. XLIX. (N. F. XII.) S. 679.

1912. 128. Cramer, Abriß der Unfall- und Invaliditätskunde des Sehapparats. Stuttgart. Enke.

129. Dörr, Weitere Erfahrungen mit Deutschmanns Serum. Inaug.-Diss. Göttingen.

130. Gebb, Die Behandlung des Ulcus corneae serpens mittelst großer Serummengen. Arch. f. Augenheilk. LXXI. S. 144 u. 191.

131. Gunnufsen, Klinisches und Statistisches über Ulcus serpens corneae mit besonderer Berücksichtigung des intraokularen Druckes. Klin. Monatsbl. f. Augenheilk. L. N. F. XIII. S. 717.

132. Krevet, Der Wert der Bindehautdeckung bei perforierenden Bulbusverletzungen und Cornealgeschwüren nach Literatur und Material der Gießener Augenklinik. Inaug.-Diss. Gießen.

133. Lidström, Beitrag zur Behandlung des Ulcus serpens. Schwed. augenärztl. Ver. Ber. Klin. Monatsbl. f. Augenheilk. LI. (N. F. XV.) S. 246.

134. Morax, Formes atypiques de kératite traumatique. Arch. d'Opht. XXXII. p. 379.

135. Morgenroth und Ginsberg, Berl. Klin. Wochenschr. Nr. 46 u. 1913. Nr. 8. Morgenroth u. Kaufmann, Zeitschr. f. Immunitätsforschung.

136. Pfalz, Die Dauer und Art der optischen Veränderungen narbiger Hornhauttrübungen. Ber. über die 38. Vers. d. Ophth. Ges. Heidelberg. 1912.

137. Wessely, Zur Behandlung des Ulcus serpens. Ber. über die 38. Vers. d. Ophth. Ges. Heidelberg. S. 339.

1913. 138. Bahr, Erfahrungen über die Behandlung von Hornhautgeschwüren und Wundinfektionen am Auge mit Jodtinktur. Verein südwest-deutscher Augenärzte. Ber. Klin. Monatsbl. f. Augenheilk. LII. S. 137.

139. Ginsberg und Kaufmann, Beeinflussung der kornealen Pneumokokkeninfektion beim Kaninchen durch Chinaalkaloide. Klin. Monatsbl. f. Augenheilk. LI. (N. F. XV.) S. 804.

140. Goldschmidt, Zur spezifischen Therapie der Pneumokokkeninfektion des menschlichen Auges, besonders des Ulcus corneae serpens durch Äthylhydrokuprein. Klin. Monatsbl. für Augenheilk. LI. (N. F. XVI.) S. 449.

141. Janson, Über den Einfluß des Diphtherieheilserums auf den Verlauf von infektiösen Augenerkrankungen. Klin. Monatsbl. f. Augenheilk. LI. (N. F. XV.) S. 654.

1913. 142. Leber, A., Chininwirkung auf Bindehaut und Hornhaut. Ber. über d.
       39. Vers. d. Ophth. Ges. Heidelberg. S. 148. Disk.: Goldschmidt.
     143. Löwenstein, Über die Histologie des Diplobazillengeschwürs. Ber.
       über die 39. Vers. der Ophth. Ges. Heidelberg. S. 417.
     144. v. Mende, Über die Verwendbarkeit der Lippenschleimhaut zur tekto-
       nischen Keratoplastik. Klin. Monatsbl. f. Augenheilk. LI. (N. F. XVI.)
       S. 238.
     145. zur Nedden, Multiple Pneumokokkengeschwüre der Hornhaut. Disk.:
       Sattler. Int.-med. Kongreß. London. Ber. Klin. Monatsbl. f. Augen-
       heilk. LI. (N. F. XVI.) S. 410.
     146. Purtscher, Über Erfolge des Éperonschen Abortiv-Verfahrens bei in-
       fektiösen Hornhaut-Prozessen. Zentralbl. f. prakt. Augenheilk. S. 372.
     147. Schoute, Therapie des Ulcus serpens mit Salicylas zincicus. Disk.:
       Zeeman u. a. Niederl. ophth. Ges. Ber. Klin. Monatsbl. f. Augen-
       heilk. LII. S. 538.
     148. Schur, Klinische Beobachtungen über die Wirkung des Äthylhydro-
       kuprein gegen Ulcus corneae serpens (Pneumokokken). Klin. Monats-
       bl. f. Augenheilk. LI. (N. F. XVI.) S. 469.
     149. Solm, Experimentelle und klinische Versuche zur Serumtherapie bei
       eitrigen Augenentzündungen. Ber. über die 39. Vers. d. Ophth. Ges.
       Heidelberg. S. 132. — Serumtherapie per os bei eitrigen Augenentzün-
       dungen. Verein hess. Augenärzte. Ber. Klin. Monatsbl. f. Augenheilk.
       LII. S. 149.
     150. Szafnicki, Das Ulcus serpens corneae im Lichte der Statistik von
       1900—1909. Post. ocul. Nr. 9, 10.
     151. Weekers, Experimentelle Untersuchung über Thermotherapie bei Ulcus
       serpens. Soc. belge d'Opht. Ber. Klin. Monatsbl. f. Augenheilk. LI.
       (N. F. XVI.) S. 428.
     152. Wessely, Weitere Erfahrungen in der Behandlung des Ulcus serpens
       mit dem Dampfkauter usw. Ber. über die 39. Vers. der Ophth. Ges.
       Heidelberg. S. 156.
1914. 153. Burkard, Die Ulcus serpens-Fälle an der Heidelberger Universitäts-
       Augenklinik vom 1. X. 1910 bis 1. X. 1913. Inaug.-Diss. Heidelberg.
     154. Speciale-Cirincione, Chirurgische Behandlungsmethode zur Heilung
       der Hypopyonkeratitis. La clin. ocul. XIV. p. 1601.
     155. Darier, La clin. Ophtalm. Jan.
     156. Dimitrui, Revista stintelor medicale. Bukarest. I. p. 152.
     157. Goldschmidt, Münchener Wochenschr. Nr. 27. S. 1505.
     158. Gradle, Ref. Münchener med. Wochenschr. Nr. 44. S. 276.
     159. Holth, Norsk Mag. f. Luczev. Nr. 2. S. 213.
     160. Kraupa, Die bakterielle Prophylaxe der operativen Infektion. Klin.
       Monatsbl. f. Augenheilk. LII. S. 177.
     161. Kuhnt, Zentralbl. f. ges. Ophth. I. Heft 2. S. 77.
     162. Kümmell, Zur Behandlung des Ulcus serpens corneae. Münchener
       med. Wochenschr. Nr. 24.
     163. Maggi, La chemotherapia nelle infezioni pneumococciche oculari.
       Pisa.
     164. Morgenroth, Die Chemotherapie der Pneumokokkeninfektion. Berl.
       Klin. Wochenschr. Nr. 47 u. 48.
     165. Römer, Gebb und Löhlein, Experimentelle und klinische Unter-
       suchungen über die hemmende und abtötende Wirkung von Anilin-
       farbstoffen auf augenpathogene Keime. v. Graefes Arch. f. Ophth.
       LXXXVII. S. 1.
     166. Schur, Die Behandlung des Ulcus corneae serpens mit Optochin (Äthyl-
       hydrokuprein). Deutsche med. Wochenschr. Nr. 34. — Verein d. würt.
       Augenärzte. Ber. Klin. Monatsbl. f. Augenheilk. LIII. S. 432.

1914. 167. Schwartzkopff, Erfahrungen mit Äthyldydrokuprein bei Ulcus serpens. Berl. ophth. Ges. Disk.: Ber. Klin. Monatsbl. für Augenheilk. LIII. S. 236.

168. Wiener, Med. Rekord. 17. I. 1914.

1915. 169. Cavara, Über die spezifische Optochintherapie der Pneumokokkeninfectionen der Hornhaut, etc. Klin. Monatsbl. f. Augenheilk. LIV. S. 601.

Literatur zu § 172: Aspergillusinfektion (Keratomycosis aspergillina) s. § 19—28 S. 124.

Weitere dort nicht erwähnte Literatur:

1913. 1. Cavara, Über eine neue Form von Keratomycosis (cheratomycosi mucorina). Ann. di Ottalm. XLII. p. 650.

2. Orlow, Zur Lehre von den Keratomycosen. West. Ophth. XXX. S. 749.

1914. 3. Grüter, Keratomycosis aspergillina mit Bildung von Konidienträger. Klin. Monatsbl. f. Augenheilk. LII. S. 192.

Im Literaturverzeichnis S. 132 muß es Nr. 28 heißen: Marx statt Morax.

Literatur zu § 173.

1890. 1. Pfister, 130 Fälle von Keratitis interstitialis diffusa usw. Klin. Monatsbl. f. Augenheilk. S. 114.

1900. 2. Grunert, Über Keratitis annularis. Klin. Monatsbl. f. Augenheilk. XXXVIII. Beilageheft. S. 10.

1901. 3. Fuchs, Über ringförmige und scheibenförmige Keratitis (Keratitis annularis et disciformis). Klin. Monatsbl. f. Augenheilk. S. 513.

1902. 4. v. Hippel, Die Ergebnisse meiner Fluoresceinmethode zum Nachweis von Erkrankungen des Hornhautendothels. v. Graefes Arch. f. Ophth. LIV. S. 509 u. 518.

1903. 5. Hadano, Beitrag zur Kenntnis der Keratitis disciformis. Zeitschr. f. Augenheilk. X. S. 500.

6. Peters, Über traumatische Hornhauterkrankungen mit spezieller Berücksichtigung der Abhebung des Epithels. Bericht über die 31. Vers. d. ophth. Ges. zu Heidelberg. S. 104. (Disk.: Schirmer, v. Hippel jun., Franke, Leber.)

1904. 7. Schirmer, Über Keratitis disciformis und Keratitis postvaccinolosa. v. Graefes Arch. f. Ophth. LIX. S. 133.

1905. 8. Dodd, A case of keratitis. Ophth. Record. p. 87.

9. Fuchs, Lehrbuch der Augenheilkunde. 10. Aufl. S. 200.

10. de Lieto Vollaro, Contributo clinico allo studio della cheratite disciforme di Fuchs e della cheratite interstiziale traumatica. Arch. di Ottalm. XII. p. 558.

11. Meller, Die histologischen Veränderungen des Auges bei der Keratitis disciformis. Klin. Monatsbl. f. Augenheilk. XLIII. (II. Bd.) S. 335.

12. Peters, Zur Frage der Keratitis disciformis. Klin. Monatsbl. f. Augenheilk. XLIII. (II. Bd.) S. 535.

13. Posey, Keratitis disciformis with the report of a case. Ophth. Review. p. 129.

1906. 14. v. Hippel, Über die Bedeutung des Trauma in der Ätiologie der Keratitis parenchymatosa. Bericht über die 33. Vers. d. ophth. Ges. zu Heidelberg. S. 83.

15. Lawson and Sutherland, Case of keratitis parenchymatosa (traumatic). (Ophth. Soc. of the Unit. Kingd.) Ophth. Review. p. 27.

16. Posey, Case of keratitis disciformis. Ophth. Record. p. 35.

1906.   17. Posey, Ein zweiter Fall von Keratitis disciformis; Bericht über einen
          Fall von Cornealerosion. Ophthalmology. Ref. Zentralbl. f. prakt.
          Augenheilk. S. 309.
        18. Scheffels, Hornhauttrübungen nach abgelaufener Keratitis disciformis
          (Fuchs). (Bericht über d. 16. Vers. d. rhein.-westf. Augenärzte.) Klin.
          Monatsbl. f. Augenheilk. XLIV. (N. F. I. Bd.) S. 420.
1907.   19. Bartels, Beitrag zur pathologischen Anatomie der Keratitis disciformis.
          Inaug.-Diss. Rostock.
        20. Zentmayer, Keratitis disciformis. Ophth. Record. p. 401.
1909.   21. Erdmann, Glaukomatöse Drucksteigerung bei Keratitis disciformis und
          herpesartigen Hornhauterkrankungen. Zeitschr. f. Augenheilk. XXII.
          S. 30.
1910.   22. Goldstein, Klinischer Beitrag zur Keratitis disciformis. Inaug.-Diss.
          Greifswald.
1912.   23. Cramer, Abriß der Unfall- und Invaliditätskunde des Sehapparats.
          Stuttgart. Fr. Enke. 1912.
        24. Dor, Ulcus rodens de la cornée et traumatisme, rapport d'expertise.
          L'opht. Provinc. no. 6.

<h2 style="text-align:center">Literatur zu § 174.</h2>

1893.   1. Haltenhoff, Kératite dendritique traumatique. Ann. d'Ocul. CIX. p. 258.
          — Traumatische Keratitis dendritica. Th. Gaz. no. 7. Ref. Zentral-
          bl. f. prakt. Augenheilk. S. 551.
         2. Vossius, Über Herpes corneae. Wiener klin. Rundschau.
1899.   3. Baas, Über die Keratitis dendritica und ihre Beziehungen zum Herpes
          corneae. Inaug.-Diss. Gießen.
1902.   4. Pflüger, Herpes corneae. Korrespondenzbl. f. Schweizer Ärzte. S. 382.
1903.   5. Peters, Über traumatische Hornhauterkrankungen mit spezieller Be-
          rücksichtigung der Abhebung des Epithels. Bericht über die 31. Vers.
          d. ophth. Ges. zu Heidelberg. S. 104. — Franke, Diskussion zu
          diesem Vortrag. Ebenda. S. 112.
         6. Peters, Über traumatische Hornhauterkrankungen (Erosionen, Keratitis
          disciformis und Ulcus serpens) und ihre Beziehungen zum Herpes
          corneae. v. Graefes Arch. f. Ophth. LVII. S. 93.
1904.   7. Bedell, Ulcers of cornea treated by quinine. Ophth. Review. p. 353
1905.   8. Peters, Zur Frage der Keratitis disciformis. Klin. Monatsbl. f. Augen-
          heilk. XLIII. (II. Bd.) S. 535.
1906.   9. Schmidt, Über Keratitis dendritica. Inaug.-Diss. Gießen.
1907.   10. Baack, Über Herpes corneae febrilis. Inaug.-Diss. Jena.
        11. Braun, Die Augenverletzungen in der Tübinger Klinik in den Jahren
          1903 und 1904. Inaug.-Diss. Tübingen.
1910.   12. Häcke, Ist Herpes zoster ophthalmicus als Unfallfolge aufzufassen?
          Ärztl. Sachverst.-Ztg. Nr. 16.
        13. Weinstein, Die Variationen des Herpes corneae usw. Inaug.-Diss.
          Rostock.
1911.   14. Landtau, Ein Fall von Herpes zoster ophthalmicus nach Trauma.
          Inaug.-Diss. Kiel.
1912.   15. Birkhäuser, Keratitis dendritica nach Trauma bei Kieferhöhlen-
          empyem. Klin. Monatsbl. f. Augenheilk. (L. N. F. XIII.) S. 92.

Perforierende Verwundungen des Auges.

Allgemeines über die perforierenden Verwundungen des Auges.

§ 175. Einteilung. Perforierende Wunden der Bulbuswand bestehen in der Durchtrennung der Hornhaut oder Lederhaut oder beider Membranen zusammen. Man kann die perforierenden Bulbusverletzungen gruppieren

1. in perforierende Kornealverletzungen,
2. in perforierende Korneoskleralverletzungen,
3. in perforierende Skleralverletzungen.

Zu der zweiten Gruppe gehören auch die schweren Verwundungen, bei denen nicht nur die Zone des Limbus, sondern die Sklera und Kornea gleichzeitig in großer Ausdehnung durchtrennt sind. Die Gruppierung stützt sich darauf, daß bei jeder dieser Gruppen in der Regel charakteristische Mitverletzungen der tieferen Teile vorkommen, die — aseptischen Wundverlauf vorausgesetzt — das Krankheitsbild, den Verlauf und Ausgang bestimmen. Perforationswunden innerhalb der Hornhaut sind am häufigsten, dann folgen die der Hornhaut-Lederhaut und schließlich die der Lederhaut seitwärts von der Ziliargegend.

Ursache. Die perforierenden Wunden entstehen auf die verschiedenste Weise und durch die mannigfachsten schneidenden, stechenden und quetschenden Gegenstände.

Überaus häufig handelt es sich um Berufsverletzungen, vielfach um schlimme Zufälle, zuweilen um bösartige Absicht oder um Unvorsichtigkeit. Auffallend groß ist die Zahl der perforierenden Verletzungen bei Kindern, die sich beim Spiel oder durch Hantierung mit Messer und Schere verletzen. Die Verletzung entsteht dabei vielfach dadurch, daß die schneidenden und stechenden Gegenstände abgleiten oder, mit großer Kraft aufgesetzt, rasch durchfahren, wie beim Schneiden von Brot, Holz, Durchschneiden von Bindfaden, Lösen von Knoten am Schuhwerk usw. Fälle von Selbstverstümmelung zur Befreiung vom Militärdienst durch Stichverletzungen mit Nadeln, durch Blutegelbisse usw. sind häufiger aus Rußland berichtet und dürften in Deutschland kaum vorkommen (vgl. S. 11 und v. Krüdener 1907).

Stichwunden werden durch Eindringen von Nadeln, feiner oder voluminöser spitzer Gegenstände, wie Pfriemen, Draht, Nägel, Griffel, Gabel, Scheren oder Messerspitzen und dergleichen, sowie durch Dornen, Stacheln, Holzsplitter usw. hervorgerufen. Schnittwunden werden am häufigsten durch Messer oder Scherenklingen veranlaßt, ferner durch Glas-, Porzellansplitter oder Scherben, Schieferstücke, Steinsplitter, durch größere Instrumente und Fremdkörper aus Metall, wie Meißel, Blechstücke, Stahlstücke usw., die gegen das Auge fliegen oder an die das Auge stößt. Verletzungen durch Glassplitter können durch zerschlagene Brillengläser entstehen (z. B. Bourgeois 1901, Mitchell 1903, Hirschberg 1906 sowie eigene Beobachtungen, Vogt 1912, Lauber 1914), ebenso durch explodierende Glasflaschen (in chemischen Laboratorien), bei der Fabrikation von Selterswasser oder Champagner (Bourgeois 1907, Cusner 1912), durch platzende Manometergläser usw.

Riß- und Quetschwunden werden verursacht durch Wurf, Fall oder Stoß mit größeren stumpfspitzen Gegenständen, durch Schlag mit Peitsche, durch Schuß mit Pfeilen oder Bolzen, seltener durch Kratz mit Tierpfoten, z. B. durch Katzenpfoten, wie ich beobachtet habe, ebenso durch Biß und Schnabelhiebe von Vögeln (Hirschberg 1874, Rodewald 1896, Fouchard 1896, Bentzen 1897, Rutten 1912).

Noch einige besondere Verletzungsarten seien angeführt. Strachow (1908) berichtet, daß bei dem russischen Volksspiel »Tschishik«, bei dem Holzklötze in die Luft geschwungen werden, häufiger schwere Augenverletzungen vorkommen. Es wird das ein ähnliches Spiel wie das moderne Diabolospiel sein, bei dem ebenfalls Augenverletzungen, meist aber schwere Kontusionen, vorkommen. Blessig (1909) berichtete über eine perforierende Verletzung durch Zeitungshalter, Langenhan (1904) über 2 perforierende Verletzungen bei Soldaten durch den um den Hals getragenen Schrankschlüssel, der beim Turnen das Auge traf. Genaue Angaben über Verletzungsursache von 185 frischen perforierenden Verwundungen aus der Jenaer Augenklinik finden sich bei Kaufmann (1904).

In der Regel ist nur ein Auge betroffen, doch können auch z. B. bei Explosionen und Zertrümmern von Glasgefäßen beide Augen perforierende Wunden zeigen. Mellinger (1898) berichtete über Verletzung beider Augen durch einen Dolchstoß. Ferner kommt es vor, daß ein Auge mehrere perforierende Wunden aufweist, z. B. durch Gabelstich.

So teilte Kaufmann (1904) aus meinem Beobachtungsmaterial 2 Verletzungen mit, bei denen ich gleichzeitig zwei perforierende Wunden in verschiedenen Abschnitten angetroffen hatte. Die eine Verletzung war durch Gabelstich, die andere durch eine geplatzte Kinderpistole veranlaßt. Bei der Gabelstichverletzung lag eine Wunde in der Hornhaut, die andere in der Sklera, der Fall heilte mit $S \, ^5/_{25}$ aus. Bei dem anderen Falle zeigte sich eine Wunde im Limbus, die andere in der Sklera. Das Auge behielt nur S = Erkennen von Handbewegungen. Ich habe seither noch mehrere Fälle von Gabelstichverletzung mit 2 perforierenden Wunden behandelt.

Ausnahmsweise wird beobachtet, daß beide Augen nacheinander auf dieselbe Weise verunglücken. In einem von Benthel (1900) mitgeteilten Fall hatte ein 41jähriger Patient sich nach Stoß mit dem Fingernagel beim Waschen eine linksseitige perforierende Hornhautwunde nebst Irisvorfall mit drohender Erblindung zugezogen, nachdem er 4 Jahre vorher das rechte Auge genau auf dieselbe Weise durch Hornhautzerreißung mit nachfolgender Eiterung verloren hatte.

Als Kriegsverletzungen kommen perforierende Verwundungen ohne Zurückbleiben eines Fremdkörpers durch die mannigfachsten Gegenstände vor, so durch Stich mit Bajonett oder Seitengewehr, durch Stacheldraht, Minen- und Granatsplitter, Glassplitter u. dergl. Die Verletzungen können doppel-

seitig sein und selbst doppelseitige Erblindung zur Folge haben. Auch das Aus-
stechen beider Augen durch Kriegsgreuel ist im letzten Weltkrieg beobachtet.

Ich sahe inen doppelseitig erblindeten deutschen Soldaten, der in Frankreich
verwundet in die Hände des Feindes gefallen war und dem nach seinen Angaben
beide Augen böswillig vom Feinde ausgestochen waren.

Ziemlich selten sind doppelte Perforationen des Auges bei Stich-
oder Schnittverletzungen. Die zweite Perforation liegt gewöhnlich mehr
oder weniger weit nach hinten.

Längere stechende Gegenstände können nach doppelter Durchbohrung
in die Orbita vordringen und selbst nach Durchbohrung des Orbitaldachs
ins Gehirn eindringen.

Einige Fälle von doppelter Durchbohrung des Auges durch Stich oder Schnitt
seien hier angeführt.

Duffing (1894) fand doppelte Perforation durch eine Stichsäge, wobei beide
Perforationen dem vorderen Bulbusabschnitt angehörten.

Fromaget (1895) fand doppelte Perforation durch Stich mit Schusterahle.
Die Spitze des Instruments war hinter der Externussehne an der Knochenwand
abgebrochen.

Ich selbst (1905) berichtete über doppelte Skleralperforation durch Messerstich mit Implantation von Epithel hinter die Iris und beginnender Zystenbildung.
Der Bulbus zeigte Sanduhrform. Warnecke (1908) fand doppelte Perforation
des Bulbus durch Messerstich mit Implantation einer Zilie und einer Epithelinsel
in der hinteren Narbe am Sehnerveneintritt.

Feilke (1905) beobachtete doppelte Perforation durch Häkelnadel und Heilung mit voller Sehschärfe.

Benett (1911) fand doppelte Perforation der Hornhaut mit Durchquerung
der Vorderkammern ohne Linsenverletzung durch Stich mit einer Hutnadel.

Davids (1912) beobachtete doppelte Perforation durch Stoß des Auges gegen
einen an der Wand hängenden Zetteldraht. Die vordere Perforation lag im Limbus,
die hintere sklerale Perforation war mit dem Augenspiegel sichtbar.

In einem von Ray (1907) mitgeteilten Fall traten nach der Enukleation
eines infolge von Stichverletzung der Hornhaut verletzten Auges psychische Erscheinungen und Exitus letalis ein. Das Orbitaldach war nach doppelter Bulbus-
perforation durchstoßen.

Häufig ist dagegen doppelte Perforation des Auges durch kleine Fremdkörper, die die Augenwand zweimal durchschlagen und meist in die Orbita eindringen, z. B. durch Schrotkörner, Eisensplitter. Wir kommen auf diese Verletzungen bei den Fremdkörperverletzungen und Schußverletzungen zurück.

Bei Stichverletzungen oder Fremdkörperverletzung der Orbita kann ferner
der Bulbus durch Streifung eine perforierende Verletzung erfahren. Z. B. Haene
(1896) fand nach Stahlfederstichverletzung neben perforierender Korneal-Irisver-
letzung die Stahlfederspitze in die Orbita eingedrungen. Sie kam nach 6 Jahren
unter der Bindehaut zum Vorschein.

Die Diagnose hat sich, wie bereits § 161, S. 893 angeführt ist, darauf
zu erstrecken, ob eine perforierende Verletzung vorliegt, ob Infektion erfolgt ist, was alles von inneren Augenteilen nach Perforation der Bulbus-

kapsel mitverletzt ist, ob ein Fremdkörper im Auge zurückgeblieben ist und was für Folgezustände der perforierenden Verwundung sich sekundär eingestellt haben.

Als ein diagnostisch und prognostisch wichtiges Merkmal zur Beurteilung der Frage, ob sympathisierende Ophthalmie und Gefahr sympathischer Ophthalmie vorliegt, hatte GRADLE (1910, 1911) die Lymphozytose d. h. Lymphozytenvermehrung im Blute angesprochen. Er hatte Lymphozytose bei 6 Fällen von schleichender Iridozyklitis traumatica mit Charakter der sympathisierenden · Entzündung nachgewiesen, während der Blutbefund normal blieb sowohl bei 11 Fällen von perforierenden Verletzungen mit glattem Verlauf oder mit eitriger Pan- und Endophthalmie als auch bei 13 Fällen von Iridozyklitis nicht traumatischen Ursprungs. Die Annahme von GRADLE hat sich nicht bestätigt. FRANKE (1912) bewieß durch eingehende Untersuchungen, daß das Vorhandensein oder Nichtvorhandensein der Lymphozytose bei schweren perforierenden Augenverletzungen keinen diagnostischen oder prognostischen Wert bezüglich des Entstehens der sympathischen Augenentzündung besitzt. Die Beziehungen der Lymphozytose zu Augenverletzungen sind wechselvoll und noch unklar. Lymphozytose kann bei frischen schweren Augenverletzungen mit reizlosem Verlauf oder mit nachfolgender Iridozyklitis vorhanden sein, kann bei sympathisierender Entzündung mit nachfolgender sympathischer Ophthalmie fehlen, wird ferner gefunden bei alten reizlos geheilten perforierenden Hornhaut- und Lederhautverletzungen, sowie bei schweren Kontusionen und schließlich auch bei nicht traumatischen Entzündungen. NEUMANN (1912) konnte die Angaben FRANKES bestätigen. Die Feststellungen FRANKES werden durch die Mitteilungen von PURTSCHER und KOLLER (1913) nicht berührt.

Prognose der perforierenden Verwundungen des Auges ohne Zurückbleiben des verletzenden Fremdkörpers.

§ 176. Jede perforierende Verwundung des Auges ist als eine schwere Verletzung anzusehen. Nur in einem kleinen Prozentsatz der Fälle ist die Verletzung eine so schwere, die Durchtrennung der Augenhäute eine so ausgiebige und der sofortige Ausfluß von Augeninhalt ein so reichlicher, daß die Prognose auch nur für die Erhaltung des Augapfels in seiner Form von vornherein ungünstig ist. In allen anderen Fällen ist die Prognose für Erhaltung von Sehvermögen oder auch nur der Bulbusform in erster Linie von dem Hinzutreten oder Fehlen der Infektion abhängig. SCHIRMER (1901) hat mit Recht darauf hingewiesen, daß die Frage der Infektion bei penetrierenden Bulbusverletzungen als das Ausschlaggebende bei den früheren Statistiken über den Ausgang perforierender Augenverletzungen nicht genügend berücksichtigt ist. In zweiter Linie kommen für die Prognose wesentlich in Betracht die Schwere der Verletzung, die Form, Lage, Größe der Wunde, die Mitverletzung anderer Teile im Auge, besonders des Ziliarkörpers, und die mit der Vernarbung zusammenhängenden Vorgänge, wie Glaskörperschrumpfung, Netzhautablösung usw. Die Prognose der perforierenden Korneoskleralverwundungen ist weit schwerer als die der Korneal- oder Skleralverletzungen. Bei allen Verletzungen der Korneoskleralgrenze und der Sklera ist tiefe Einziehung der Narbe und Verminderung des Augendruckes für Erhaltung von Sehvermögen prognostisch ungünstig. Die verschiedene Prognose der einzelnen Gruppen wird noch später bei den entsprechenden Abschnitten berücksichtigt.

Der Ausgang bei Abschluß des ersten Heilverfahrens entspricht oft nicht dem definitiven Ausgang. Eine Anzahl der Fälle, z. B. mit Katarakt, ist späterer Besserung zugängig, umgekehrt kann in anderen Fällen nachträgliche Verschlechterung auftreten und selbst noch die Entfernung des Auges nötig machen.

Wir dürfen mit Genugtuung konstatieren, daß dank der Einführung der aseptischen Wundbehandlung und der nach modernen chirurgischen Grundsätzen durchgeführten Behandlung besonders unter Anwendung der Naht und Deckung der Wunde mit Bindehaut wesentlich bessere Erfolge erreicht werden. Viele Augen, die früher, zumal wegen Gefahr sympathischer Entzündung, enukleiert wurden, können jetzt erhalten werden und die sympathische Ophthalmie selbst ist viel seltener geworden, da sich aseptischer Wundverlauf viel häufiger erzielen läßt. Auch stehen uns wichtige Maßnahmen zu Gebote, die selbst bei erfolgter Infektion einen gewissen, nicht unerheblichen Prozentsatz der infizierten Fälle zur Heilung bringen lassen, selbst mit leidlichem und gutem Sehvermögen, manchmal nur mit Erhaltung der Form des Auges oder mit einem Rest von Sehvermögen. Schon die Erhaltung der Form des Auges ist ein großer Gewinn für den Verletzten.

Auf die Erzielung eines möglichst guten Ausganges und damit auf die Prognose ist von wesentlichstem Einfluß, daß die penetrierenden Verwundungen frühzeitig in sachgemäße augenärztliche Behandlung kommen.

Es liegt eine Reihe von statistischen Zusammenstellungen über perforierende Bulbusverletzungen aus der Zeit nach Einführung der antiseptischen und aseptischen Wundbehandlung, die allein noch einen Vergleichswert besitzen, vor. Sie geben aber zum Teil über den Ausgang und die Prognose der hier in Frage kommenden perforierenden Verwundungen des Auges ohne Zurückbleiben eines Fremdkörpers deshalb kein hinreichend genaues Bild, weil teils andere Verletzungsarten, wie perforierende Verletzungen mit Zurückbleiben eines Fremdkörpers im Auge, Schußverletzungen oder Berstungen durch Kontusion, mitgezählt sind und weil teils nicht zwischen aseptischen und infizierten Wunden unterschieden ist.

Hierher gehören die bereits S. 54 angeführten Statistiken von OHLEMANN (1890), BLESSIG (1893), KNABE (1895), ROEMER (1898), HILLEMANNS (1895) sowie die Zusammenstellungen von SILEX (1888), GELPKE (1902), THEOPOLD (1907), STIER (1908).

Aus der verdienstvollen Arbeit SCHIRMERS (1901) seien folgende Zahlen angeführt. Unter 133 frischen perforierenden Bulbusverletzungen waren 71 aseptisch. Die perforierende Wunde hatte dabei ihren Sitz 42 mal in der Hornhaut, 19 mal in der Lederhaut und 10 mal in der Hornhaut und Lederhaut. 13 von diesen Augen beherbergten einen Fremdkörper. Von diesen 71 Augen wurden 5 primär enukleiert, 3 sekundär enukleiert oder reseziert, 4 mal war das Auge reizlos, aber blind, 13 mal bestand Fingerzählen bis $S < \frac{1}{10}$, 16 mal bis $S < {}^5/_{10}$, 21 mal ${}^5/_{10}$—1, 9 mal war S brauchbar, aber nicht bestimmbar. Unter den 62 infizierten Verletzungen fanden sich 3 mit Uveitis serosa, die sämtlich heilten. Von 39 Augen mit Uveitis fibrinosa gingen 16 für das Sehvermögen verloren, 23 mal blieb ein geringerer oder größerer Teil des Visus erhalten, darunter 14 mal $S >$ als ${}^1/_{10}$ (12 mal S ${}^1/_{10}$—${}^5/_{10}$ und 2 mal S ${}^5/_{10}$—1). Von 20 Augen mit Uveitis purulenta gingen 7 verloren, 13 wurden erhalten, dabei 10 mal S mehr als ${}^1/_{10}$ (3 mal S ${}^1/_{10}$—${}^5/_{10}$ und 7 mal S ${}^5/_{10}$—1). Niemals wurde sympathische Ophthalmie beobachtet.

KAUFMANN (1904) hat auf meine Veranlassung 185 Fälle von frischen perforierenden Verwundungen, die in den Jahren 1893—1903 in der Jenaer Augenklinik von mir klinisch behandelt wurden, statistisch bearbeitet. Darunter waren 115 perforierende Kornealverletzungen, 54 perforierende Korneoskleralverletzungen und 16 perforierende Lederhautverletzungen. Von den 115 Kornealverletzungen waren 75 aseptisch, 33 infiziert und 7 der Infektion verdächtig; unter den 54 Korneoskleralverletzungen waren 31 aseptisch, 10 infiziert und 13 der Infektion verdächtig; unter den 16 Skleralperforationen waren 11 aseptisch, 1 infiziert und 4 der Infektion verdächtig. Der Ausgang der sämtlichen 185 perforierenden Verwundungen gestaltete sich zusammengenommen folgendermaßen:

$S = {}^1/_2$—1	30 mal = 16,21 %
$S = {}^1/_{10}$—$< {}^1/_2$	32 mal = 17,3 %
$S =$ Fingerzählen — $< {}^1/_{10}$	34 mal = 18,37 %
S brauchbar, aber nicht bestimmbar (bei Kindern)	20 mal = 10,81 %
Amaurose, Erblindung bis Lichtschein . . .	19 mal = 10,26 %
Entfernung des Auges	50 mal = 27,03 %
Mithin Erblindung oder Verlust des Auges . .	69 mal = 37,3 %
Erhaltung von Visus	116 mal = 62,7 %

Welche große Rolle die Infektion spielte, ergab folgende getrennte Zusammenstellung der Ausgänge der aseptischen und infizierten Verletzungen: Unter 117 Verletzungen mit aseptischem Wundverlauf wurde in 106 Fällen = 90,6 % Heilung mit Erhaltung von Sehvermögen erzielt, nur 11 Fälle = 9,4 % endeten mit Erblindung (7) oder Verlust des Auges (4). Von 68 infizierten oder der Infektion verdächtigen Augen heilten 10 = 15 % mit Erhaltung des Sehvermögens aus, 68 Fälle = 85 % endeten mit Amaurose (22 mal) oder mit Verlust des Auges (46 mal). Ein Vergleich der Prognose der 3 Gruppen von perforierenden Verwundungen untereinander ergibt, daß die schlechteste Prognose die perforierenden Korneoskleralverletzungen haben. Von 54 derartigen Fällen behielten nur 27 Augen = 50 % Sehvermögen, 27 Augen = 50 % endeten mit Erblindung (8) oder Verlust (19). Bei den 115 Kornealverletzungen und 16 Skleralverletzungen behielten 70 % Sehvermögen und 30 % endeten mit Erblindung oder Verlust des Auges.

Nur in 1 Fall von Korneoskleralverletzung kam es zu sympathischer Ophthalmie. KAUFMANN hat auch innerhalb der einelnen Gruppen die Resultate der aseptischen und infizierten Verletzungen tabellarisch zusammengestellt.

Außerdem berichtete er noch über 55 Fälle von alten perforierenden Verletzungen, die teils zufällig, z. B. zur Begutachtung, teils wegen Verbesserung der Verletzungsfolgen, z. B. bei traumatischer Katarakt, teils wegen eingetretener Verschlechterung der ursprünglichen Verletzungsfolgen aufgenommen waren. Die dritte Gruppe der Ursachen zur Aufnahme überwog. Unter den 55 Fällen war allein 19 mal = etwa 33 % die Enukleation nötig. Das Nähere ergibt seine Tabelle.

Beck (1906) berichtete über 100 Perforationsverletzungen der Würzburger Klinik aus den letzten Jahren, davon 80 ohne und 20 mit Zurückbleiben eines Fremdkörpers. Der Ausgang der ersten 80 Fälle wurde für die Verletzungen der Hornhaut, der Sklera, der Linse und des Glaskörpers gesondert zusammengestellt. . Der Ausgang bei Verletzungen der Hornhaut und Linse war relativ günstig, der der Glaskörperverletzungen ungünstig.

v. Werthern (1907) berichtete aus der Kieler Klinik über 215 Fälle von perforierenden Verwundungen .des Auges durch scharfe Gegenstände ohne Zurückbleiben eines Fremdkörpers, davon 127 Fälle ohne Infektion und 88 mit Infektion. Von diesen 88 Augen wurden 48 = 56 % entfernt. 4 mal wurde sympathische Ophthalmie beobachtet.

Bei den 88 infizierten Verletzungen ließ sich 84 mal der Sitz bestimmen: 49 mal Kornealperforation, 32 mal Ziliarkörperverletzung und 3 mal Skleralperforation. Der Endausgang der infizierten Verletzungen war: 48 mal Entfernung des Auges, 7 mal Atrophia bulbi, 11 mal fast erloschene Sehfunktion = 75 % Verluste. 25 % behielten Sehfunktion, davon 4 mal $S = {}^8/_{20}$, 5 mal bei leichter Infektion $S = {}^8/_{10}$, die übrigen mit geringer, aber zum Teil verbesserungsfähiger Sehleistung.

Von den 127 Verletzungen ohne Infektion mußte das Auge wegen der Schwere der Verletzung 15 mal sofort entfernt werden, 1 mal nach 2 Tagen und 1 mal nach 5—6 Wochen. Bei den übrigen 110 Verletzungen handelte es sich 65 mal um Kornealperforation, 35 mal um Ziliarkörperverletzungen und 10 mal um Skleralperforation. Bei den 127 nicht infizierten Verletzungen trat in 37 % der Fälle Verlust des Auges oder schwere Beschädigung des Visus ein.

Theopold (1907) hat aus der v. Hippelschen Klinik in Göttingen über den Ausgang von 251 perforierenden Verletzungen, bei denen die Bulbusperforationen aller Verletzungsarten zusammengenommen sind, berichtet. Der Ausgang war:

Enukleation oder Exenteration . . . . 63 mal = 25,09 %
Visus = 0, Erhaltung des Auges . . . 18 mal = 7,17 %
Visus = < 0,1 Lichtschein, Handbewegung
   bis Fingerzählen in 5 m . . . . . 75 mal = 29,88 %
Visus = 0,1 — 0,5 . . . . 56 mal = 22,31 %
Visus = > 0,5 — 1,0 . . . . 39 mal = 15,57 %

Rechnete er den Ausgang von 266 perforierenden Verletzungen, die Römer (1898) aus der v. Hippelschen Klinik in Halle nach denselben Gesichtspunkten bearbeitet hatte, hinzu, so ergab das Resultat von diesen 517 unter v. Hippels Leitung behandelten Fällen:

Verlust des Auges . . . . = 25,53 %
Mit Erhaltung des Auges geheilt . . . = 9,86 %
Mit Erhaltung von S < 0,1 geheilt . . = 21,47 %
Mit Erhaltung von S 0,1 — 1 geheilt . . = 43,13 %

Wegen der großen Zahl der unter derselben Leitung behandelten Bulbusperforationen habe ich diese Übersicht angeführt, auch wenn sie sich nicht nur auf die perforierenden Verwundungen ohne Zurückbleiben eines Fremdkörpers erstreckt und die Scheidung zwischen aseptischen und infizierten Verletzungen nicht enthält.

Die Prognose der Kriegsverwundungen ist viel ungünstiger.

Die Behandlung aseptischer und infizierter perforierter Verwundungen des Auges.

§ 177. Die Behandlung der perforierenden Verwundungen des Auges hat nach den allgemeinen Grundsätzen moderner Wundbehandlung zu erfolgen. Ein möglichst schneller Verschluß der getrennten Decke ist zu erzielen und Infektion während der Wundheilung fern zu halten. Ist Infektion bei oder nach der Verletzung erfolgt, so ist sie nach Möglichkeit energisch zu bekämpfen. Stets ist auf das Bestehen von äußeren Augenentzündungen und Tränensackerkrankungen, die als Infektionsquelle von großer Bedeutung sind, zu achten und gegen etwaige Erkrankungen vorzugehen. Eine wichtige Aufgabe ist schließlich, bei nicht aseptischem Wundverlauf den Ausbruch der sympathischen Entzündung am zweiten Auge zu verhüten.

Bei frischen perforierenden Verwundungen ist die konservative Behandlung stets zu versuchen, wenn nicht das Auge vollkommen zertrümmert ist und die Contenta bulbi großenteils ausgetreten sind. Nur in diesen Fällen wird man bei frischen Verletzungen zur sofortigen primären Enukleation oder Exenteration schreiten. Sonst wird man stets, auch wenn das Auge für das Sehen verloren erscheint, konservativ behandeln. Man muß darauf bedacht sein, ein möglichst gutes Sehvermögen zu erzielen und bei Erblindung das Auge wenigstens der Form nach zu erhalten. Die anfängliche konservative Behandlung kann nicht schaden, da man in der Hand hat, bei nachfolgender tiefer Entzündung oder bei rapider Phthisis bulbi durch Verlust von Augeninhalt die sekundäre Entfernung des Auges nachträglich vorzunehmen. Während des weiteren Verlaufes darf die konservative Behandlung keinesfalls zu weit getrieben werden wegen der Gefahr der sympathischen Entzündung, die von der 3. Woche nach der Verletzung nahegerückt ist, wenn infektiöse Entzündung vorliegt. So lange die rechtzeitige Entfernung des verletzten Auges das einzige vollkommen sichere Schutzmittel gegen sympathische Erkrankung des zweiten Auges ist, muß man sich zur sekundären Enukleation des Auges entschließen, falls das Auge nach der genannten Zeit tief entzündet ist und nach dem Befund und Verlauf begründete Bedenken erregt. Der Entschluß wird erleichtert, wenn für das Sehvermögen nichts zu hoffen ist, langdauernde Entzündung zu erwarten steht oder gar Phthisis bulbi droht, ferner wenn der Verletzte sich nicht genügend schonen kann oder ärztliche Überwachung fehlt. Ich komme auf diese Frage noch bei Besprechung der Behandlung infizierter perforierender Verwundungen zurück (vgl. auch S. 1012).

Bei Kriegsverwundungen, bei denen aus äußeren Gründen die Verhältnisse ungünstiger liegen, wird man mit der konservativen Behandlung vorsichtiger sein, um vor allem sympathische Ophthalmie zu verhüten.

Die Frage, inwieweit bei perforierenden Verletzungen des Auges die konservative Behandlung gestattet und wann die Enukleation indiziert ist, ist vielfach verschieden beurteilt. Ich halte es für einen wichtigen Fortschritt und für unsere Aufgabe, bei perforierenden Verwundungen anfangs nach Möglichkeit die konservative Behandlung zu versuchen und die weitere Entscheidung abzuwarten. So berechtigt es ist, vor übertriebener konservativer Behandlung zumal erblindeter Augen zu warnen, so geht es meines Erachtens doch zu weit, wenn z. B. Antonelli (1907) neuerdings die Enukleation für indiziert hält: in allen Fällen, in denen ein intraokularer Fremdköper, zumal ein metallischer und oxydierbarer, nicht entfernt werden kann, bei jeder ausgedehnten Riß- und Quetschwunde mit Vorfall von Glaskörper, bei jeder Wunde mit Einziehung der Narbe und Einheilung von Uvea, bei allen tiefen und ausgedehnten Verbrennungen und bei jeder schweren Schußverletzung. Die erhaltene und abwartende Therapie soll nur berechtigt sein bei einfachen Rissen der Kornea und Sklera, bei Wunden der Kornea, auch wenn sie ausgedehnt und kompliziert sind, wenn sie nur den Limbus nicht erreichen und eine lineare regelmäßige Narbe ohne Einklemmung der Iris zurücklassen, ferner nur bei umschriebenen und oberflächlichen Verbrennungen und nur unter besonderen Umständen bei Jagdunfällen.

Kommt eine frische Verletzung in Behandlung, so müssen nach sorgfältiger Reinigung zunächst der Umgebung des Auges, der Lider, des Lidrandes, sodann der Wunde und nach Ausspülung des Konjunktivalsackes am besten mit leicht desinfizierenden Lösungen die Wundränder gut adaptiert werden. Vor allem ist möglichst jede Einlagerung einer fremden Substanz, vorgefallener Gewebe usw., zu beseitigen, da jede derartige Einlagerung den Wundschluß hindert und auch später noch schädigende Folgen haben kann. Vorgefallene oder eingeklemmte Teile sind abzutragen, nur ausnahmsweise darf bei ganz frischen und reinen Wunden eine Reposition versucht werden. Im allgemeinen sind alle vorgefallenen Teile als der Infektion verdächtig anzusehen. Unregelmäßige Wundränder sind zu glätten, gefetzte und gequetschte Teile vorsichtig abzutragen.

Bei frischen reinen perforierenden Wunden ist sodann die Naht ein wichtiges Mittel, eine gute Wundheilung zu erzielen. Sie kommt vor allem bei perforierenden Korneoskleralverletzungen und Skleralverletzungen in Frage, nur ausnahmsweise bei Kornealverletzungen. Die Naht gewährleistet einen schnellen und glatten Wundverschluß, macht alle Wunden im Bereich der Sklera zu subkonjunktivalen, verhindert die nachträgliche Einwanderung von Infektionskeimen, sowie das nachträgliche Vorfallen von Augeninhalt, befördert die Bildung einer festen Narbe ohne interponiertes Narbengewebe, das einer späteren Schrumpfung oder Ausbuchtung zugängig ist, und kürzt die Heilungsdauer wesentlich ab.

Bei der Anlegung der Sutur sind die verschiedensten Modifikationen möglich und je nach der Lage, Größe und dem Klaffen der Wunde ist das Verfahren im einzelnen zu wählen, aber stets möglichst schonend zu gestalten. Die Verschiedenheiten beziehen sich auf die Zahl der Suturen, auf die Tiefe, ob die Membran in ihrer ganzen Dicke oder ob nur ihre oberflächlichen Schichten durchstochen werden sollen, sodann bei allen im Bereich der Bindehaut liegenden Wunden der Korneoskleralgrenze und der Sklera, ob die Bindehaut allein genäht oder auch die Sklera mitgefaßt werden soll. Bei den perforierenden Wunden im Bereich der Kornea ist in der Regel von einer Sutur abzusehen, nur bei größeren, klaffenden oder zackigen oder lappigen Wunden sowie bei Verschiebung der Wundränder gegeneinander erscheint die Kornealsutur angezeigt. Sie ist zudem vielfach durch die später zu erwähnende Bindehautdeckung zu ersetzen. Frische Wunden der Korneoskleralgrenze und der Sklera erfordern fast ausnahmslos die Anlegung der Sutur. Dabei empfiehlt sich, so weit angängig, die Beschränkung auf Bindehautsuturen, mit denen man eine konjunktivale Deckung der Bulbuswandwunde und meist eine vollkommen genügende Aneinanderlagerung der Wundränder, zumal durch tiefgreifende Konjunktivalnähte, erreicht. Oft wird mit Vorteil die Bindehaut am Wundrand gelockert und abpräpariert und dann über der Skleralwunde vernäht. Bei großen klaffenden Wunden müssen aber außerdem eine oder mehrere Suturen die Skleralwundränder selbst mitfassen und vereinigen. Versenkte Suturen können in der Regel entbehrt werden. Die Indikation im einzelnen und die Wahl der Sutur werden bei den verschiedenen Gruppen von Verletzungen noch besprochen.

Nur bei Kindern und bei unruhigen und stark pressenden Erwachsenen sowie bei starker Druckempfindlichkeit der Ziliargegend ist Narkose angezeigt, sonst kommt man mit Kokainanästhesie aus. Als Material zur Sutur wird fast durchweg feine Seide, nur bei kleinen Kindern, zumal zu Konjunktivalsuturen, eventuell Katgut benutzt. Die Seide ist im allgemeinen vorzuziehen, da sie sich im Gegensatz zum Katgut durch Kochen leicht sterilisieren läßt. Die früher empfohlenen Metallfäden kommen nicht mehr zur Anwendung. Terson (1908) empfahl neuerdings Naht aus Renntiersehne, die sich langsamer resorbiert als Katgut. Die Suturen müssen stets mehrere Tage (4—6), bei Neigung zum Klaffen auch länger liegen bleiben. Oberflächliche Suturen stoßen sich oft nach mehreren Tagen von selbst ab.

Ist schon einige Zeit seit der Verletzung vergangen, sind die Wundränder verunreinigt und der Infektion verdächtig, so kann selbst dann noch nach vorheriger Abtragung aller vorgefallenen Gewebe und des Wundrandes bis soeben ins Gesunde hinein und nach gründlicher Reinigung und Glättung des Wundkanals die Sutur mit Erfolg angewendet werden (Kuhnt 1883, 1898). Von anderer Seite, wie z. B. von Leber (1898), wird geraten, in diesen Fällen auf die Sutur zu verzichten, da unter der Behandlung mit Sutur ab und zu sympathische Ophthalmie beobachtet ist; bei offener Wundbehandlung können sich nekrotische Gewebsfetzen und darin eingenistete Mikroorganismen abstoßen.

Sind schon einige Tage seit der Verletzung vergangen und sind die Wundränder nicht unverdächtig oder gar schon etwas infiltriert, so kann man mit Vorteil nach Reinigung des Wundkanals und Abtragung vorgefallenen und gefetzten Gewebes den Wundrand mit dem Galvanokauter verschorfen. Bei skleralen und korneoskleralen Wunden kann die seitlich gelockerte Bindehaut eventuell darüber genäht werden. Auch bei frischen perforierenden Verletzungen durch glühende Instrumente läßt sich mit Vorteil die losgelöste Bindehaut über die gereinigte Wunde nähen (NORMAN-HANSEN 1896).

Notizen über die Geschichte der Korneal- und Skleralnaht finden sich zuerst bei YVERT (1880, S. 376). Es läßt sich nicht bestimmt angeben, wem das Verdienst gebührt, zuerst die Naht am Auge praktisch verwandt zu haben. BARETTI (1833) nähte eine 1 cm lange Skleralwunde nach Entfernung eines Glassplitters. DIEFFENBACH (1847) hat nach einigen Versuchen an Tieren ein dickes Zentralleukom der Hornhaut exzidiert, die Wundränder durch mehrere feine Knopfnähte vereinigt und zur Heilung gebracht. v. WALTHER (1849) erwähnte, daß Suturen mit Menschenhaaren bei keratoplastischen Operationen zur Anheftung der zu transplantierenden Kornea sowie auch bei großen durch Exzision verursachten Substanzverlusten zur Vereinigung der Wundränder benutzt seien. Um 1860 hat CRITCHETT (YVERT S. 376) die Naht bei großen Skleralwunden angewandt und eine Reihe von Erfolgen damit erzielt. Nach seinem Vorgang haben POMMEROY und BOWMAN in analogen Fällen genäht und das Verfahren gelobt. WILLIAMS in Boston hat 1867 seine Erfolge mit der Kornealnaht nach Staroperationen veröffentlicht. (Vgl. auch KALT: Die Kornealnaht nach Extraktion der Katarakt, Arch. f. Augenheilk. XXX. S. 15, 1895; KUHNT: Über den Wert der Hornhautnaht, Zeitschr. f. Augenheilk. III. S. 310, 1900). Weiterhin hat THOMAS WINDSOR (1871) eine Arbeit über die Behandlung der Augenverletzungen durch die Naht veröffentlicht und den Schluß gezogen, daß man klaffende Wunden der Kornea und Sklera ohne Gefahr durch die Naht vereinigen könne und sogar regelmäßig dies tun solle. LAWSON (1871) nähte eine klaffende Skleralwunde mit Seide und erzielte schnelle Heilung, wenn auch Ablatio bestand. Beim Referat dieses Falles meinte BERLIN (1871), daß Rückenlage und Druckverband dem Nähen der Skleralwunde vorzuziehen sei. Vereinzelte Fälle wurden noch in den 70er Jahren erwähnt von POOLEY (1873), der die Nadel nicht durch die ganze Dicke der Sklera zu führen empfahl, von HIGGENS (1875), MEYHÖFER (1877), SNELL (1877), KERZENDORFER (1878), der karbolisiertes Katgut verwandte, von FRIBOURG (1879), und GALEZOWSKI (1879), der den Golddraht empfahl. DEUTSCHMANN (1884) erwähnte eine 1876 in der LEBERschen Klinik angelegte Goldfadensutur und RÖMER (1898) berichtete, daß nach v. HIPPELS Mitteilung Hornhautnaht von JACOBSON und seinen Schülern seit 1865 benutzt wurde. In der Vorrede zu YVERTS Verletzungen hat GALEZOWSKI (1880) die Anwendung von Korneal- und Skeralsuturen mit feiner Seide zur Behandlung schwerer perforierender Verletzungen warm empfohlen und günstig verlaufene Fälle als Beispiel angeführt. KUHNT (1883) erweiterte die Indikation der Naht und begründete ihren Vorteil. Seitdem ist die Sutur bei schweren perforierenden Verwundungen immer mehr zur allgemeinen Anwendung und Anerkennung gekommen und ein wichtiges Hilfsmittel bei der Wundbehandlung geworden. Nur vereinzelte Stimmen (GORKE 1886, VAN MOLL 1886, GUIOT 1894) sprachen sich gegen ihre Anwendung aus. ADAMÜCK (1892) und LOGETSCHNIKOW (1891) hielten die Hornhautsutur nur bei einem die Dicke der Hornhaut einnehmenden Substanzverlust für angezeigt, in allen anderen Fällen für eher schädlich. Mehrfach ist sodann bei Skleralperforation nur der Verwendung von Bindehautsuturen das Wort geredet und die Skleralsutur verworfen.

Über Benutzung der Sutur haben u. a. berichtet: LANGE (1880), JOYE (1884), SNELL (1884), ABADIE (1885), TROUCHET (1885), FLEMMING (1885), LANDESBERG (1885), SNELL (1887), NUEL (1888), SILEX (1888), GILLET DE GRANDMONT (1888), BURDA (1889), MEDWEDEW (1889), PUECH (1890), BERRY (1890), DARIER (1891), EVERSBUSCH (1891), FROMM (1891), GALEZOWSKI (1891), BOURGEOIS (1891), ROLLAND (1891), FORLANINI (1892), BECCARIO (1893), BONNAUD (1893), DEUTSCHMANN (1893), SNELLEN (1894), FAGE (1892, 1894) MÖLLER (1895), FRIEBIS (1896), QUERENGHI (1896), NORMAN-HANSEN (1896, 1898, 1899, 1903) VOSSIUS (1896), MÜLLER (1897), BONSIGNORIO (1896), KUHNT (1898, 1900), RÖMER (1898), REUMEAUX (1899), ANDOGSKY (1899), PRAUN (1899), CRAMER (1900), GINSBURG (1899), BIANCHI (1900), RAYNAUT (1900), MAYNARD-SILCOCK (1900), ZIEGLER (1900), STÄDTFELD (1901), LANDSBERG (1901), SCHIRMER (1901), GELPKE (1902), KAUFMANN (1904, aus der Jenaer Augenklinik), VIDÉKI (1904), TEICH (1905), SIEGRIST (1906), SIMONSEN (1906), v. WERTHERN (1907), THEOPOLD (1907), SCHEFFELS (1907), LANGE (1908), RIVERA (1909).

REIN (1907) hat in einem Fall aus der Jenaer Augenklinik durch die anatomische Untersuchung die günstige Wirkung der Naht und Bindehautdeckung auf die Wundheilung bestätigen können (vgl. § 181 Fig. 84 S. 1047, Fig. 67, 68, S. 1041). In diesem Fall war eine Korneal- und eine Bindehautsutur angelegt. Auch Fig. 83 S. 1046 zeigte gute Vernarbung durch Skleralsutur.

Eine weitere wichtige Maßnahme, die den Zweck einer raschen, festen, aseptischen Wundheilung bei perforierenden Wunden der Hornhaut und der Hornhaut-Lederhautgrenze erfüllt und damit zugleich als Ersatz der Kornealsutur dient, ist die Verwertung der Bindehaut zur Wunddeckung oder kurz die Bindehautdeckung.

Nach SCHEFFELS (1899, 1913) hatte ALEXANDER PAGENSTECHER etwa im Jahre 1861 zuerst Hornhautgeschwüre mit gestielten Bindehautlappen gedeckt und zur Heilung gebracht und angeblich auch die Methode veröffentlicht. SCHÖLER (1877) zog die Verwendung der Bindehaut zur Heilung von Hornhautgeschwüren und Staphylomen heran, benutzte sie auch zur Lappendeckung von Hornhaut- und Skleralwunden und ließ durch KREBS (1878) den Unterschied in der Vernarbung der Skleralwunden experimentell untersuchen. EDUARD MEYER (1892) verwandte gestielte Lappen der Konjunktiva und selbst die Übernähung der Kornea mit Bindehaut eventuell nach vorheriger Galvanokaustik, vornehmlich um Narben zu decken. Zur Gewinnung fester Narben und zur Verringerung der Infektionsgefahr deckte SNELLEN (1894) Wunden der Korneo-Skleralgrenze mit Bindehautlappen. Bei schweren Verletzungen der Hornhaut mit Klaffen der Wundränder empfahl sodann v. WECKER (1894), die Bindehaut rings um die Kornea loszulösen und tabaksbeutelartig über die Kornea provisorisch zu nähen. Die Bindehaut zog sich nach seiner Beobachtung dabei später von selbst zurück und blieb nur an der Wundstelle haften.

Über günstige Erfolge mit der v. WECKERSCHEN Methode berichtete dann ROHMER (1897) unter Anführung zahlreicher Fälle besonders von perforierenden Verletzungen.

Auch Norman-Hansen (1896) empfahl Konjunktivalplastik bei Wunden der Ziliargegend und bei Staroperationen mit drohender Infektion. Vor allem hat Kuhnt (1898), der die Bindehautdeckung zur Behandlung von Hornhautgeschwüren (1884) empfohlen hatte, das Verdienst, die verschiedenen Methoden der Bindehautdeckung ausgebildet und systematisch angewandt zu haben.

Nach Kuhnt wirkt die zur Deckung benutzte Bindehaut kerato- resp. skleroplastisch und mechanisch-antiseptisch, d. h. als Gewebsersatz und als Schutzmittel gegen Infektion und gegen Verschiebung der Wundränder. Er empfahl bei peripheren Hornhaut- und Korneoskleralwunden provisorisches Hinübernähen der Bindehaut nach Loslösen vom Limbus über die Hornhaut, je nach dem Fall auch die Benutzung einfacher oder doppeltgestielter Lappen oder die zeitweise Übernähung der Hornhaut mit der ringsum vom Limbus losgelösten und eventuell unter Anlegen von äquatorialen Entspannungsschnitten beweglich gemachten Bindehaut. Kuhnts Mitteilung hat der wertvollen Methode, die sich auch nach meinen Erfahrungen außerordentlich gut bewährt hat, zur weiteren Verbreitung verholfen. Über günstige Erfolge bei zum Teil zahlreichen Fällen berichteten u. a.: Cramer (1900), Cohn (1901), Scheffels (1901), Haarland (1902), Hildebrand (1902), Cammin (1904), Suker (1905), Hartmann (1905), Schirmer (1906), Bippart (1908), v. Werthern (1907), Goldschmidt (1908), Hiltmann (1909, aus der Jenaer Augenklinik 13 im Jahre 1907 behandelte Fälle). Gunnufsen (1912 34 Fälle), Preiss (1911), Ratner (1911 34 Fälle), Heidenheim (1911), Ollendorff (1913 28 Fälle), Krevet (1912 84 Fälle), Helmbold (1914 130 Fälle) Tivnen (1912).

In dem von Rein (1907) aus der Jenaer Klinik mitgeteilten anatomischen Befund war Skleralsutur und Bindehautdeckung ausgeführt, ich habe seitdem noch in anderen Fällen die gute Wirkung der Bindehautdeckung auf die Wundheilung anatomisch bestätigen können.

Krückmann (1911) berichtete über Versuche, bei klaffenden Lederhautwunden stiellose Lappen, die aus einer anderen Sklera oder aus der Fascia lata oder von einer aufgeschnittenen Vena saphena entnommen waren und zwischen Lederhaut und Bindehaut eingeschoben wurden, zu überpflanzen. Es gelang, die überpflanzten Stücke zur Einheilung zu bringen, doch läßt sich über den praktischen Erfolg der Methode zurzeit kein Urteil gewinnen, da die Zahl der behandelten Fälle noch zu klein ist.

Unter gewissen Umständen können noch weitere Maßnahmen bei der Wundbehandlung in Frage kommen. So empfahl Kuhnt (1906) bei komplizierten penetrierenden Hornhautwunden, d. h. bei solchen, bei denen neben der Hornhautverletzung eine Verletzung der Linse oder der vorderen Uvea und der Linse, eventuell noch des Glaskörpers, vorliegt, gleich bei der ersten Wundbehandlung der frischen Verletzung eine Iridektomie auszuführen, zumal bei zentraler Lage der Wunde, drohender starker Linsenquellung oder voraussichtlich verlangsamtem Verschluß der Hornhautwunde.

Monthus (1906) berichtete über gute Erfolge bei der Behandlung penetrierender Verwundungen ohne schwere Infektion durch temporäre Vereinigung der Lider. Er führte eine mittlere Tarsorrhaphie 4—5 mm vom äußeren Winkel beginnend und 3—4 mm vor den Tränenpunkten endigend aus, entfernte die Nähte am 5. Tage und nahm die Wiedereröffnung der Lidspalte nicht vor dem 15. Tage vor.

Am Schluß der Wundbehandlung empfiehlt sich, noch ein leichtes Desinfektionsmittel in Tropfen-, Pulver- oder Salbenform oder bei Bindehautreizung Zinc. sulfuric., sowie je nach dem Fall ein Mydriatikum oder Miotikum anzuwenden, Verband anzulegen und anfängliche Bettruhe anzuordnen.

Behandlung der der Infektion verdächtigen oder bereits infizierten perforierenden Verwundungen. In den Fällen, die der Infektion verdächtig sind oder bei denen offenkundige Infektion mit schon ausgesprochener seröser oder fibrinöser oder beginnender eitriger Entzündung des Uvealtraktus vorliegt, muß man versuchen, der infektiösen Entzündung Herr zu werden, und wird in manchen Fällen noch gute Resultate haben. Nur bei diffuser eiteriger Glaskörperentzündung oder bereits vorhandener eitriger Panophthalmie, d. h. eitriger Entzündung der inneren Augenhäute mit Exophthalmus, Chemosis, Lidödem usw., oder wenn die tiefe, fibrinös-plastische oder fibrinös-eiterige Entzündung schon einige Zeit bestanden hat und wegen der späten Vorstellung des Verletzten die Gefahr der sympathischen Ophthalmie nahegerückt ist, wird man zur Enukleation oder bei Panophthalmie zur Exenteration greifen müssen.

Bei der Bekämpfung der Infektion müssen wir schnell und energisch vorgehen und teils durch örtliche Maßnahmen, teils durch Allgemeinbehandlung auf die infektiöse Entzündung einwirken. Von den verschiedenen Maßnahmen sind je nach der Lage des Falles, nach dem Sitz des Infektionsherdes, dem Grad der Entzündung usw. die einzelnen auszuwählen und meist in verschiedener Kombination anzuwenden. Der Zweck ist, teils auf die Mikroorganismen einzuwirken, teils die Gewebe in ihrem Kampf mit den Infektionserregern zu unterstützen.

Bei frischen, noch umschriebenen Infektionsherden an der Wunde oder in ihrer nächsten Umgebung gelingt es zuweilen, durch die Galvanokaustik den Herd zu zerstören und die Eiterung zum Stillstand zu bringen. Abgesehen von der ausgiebigen Kauterisation der Wunde kann ferner nach dem Vorschlag van Millingens (1899) die Glühschlinge je nachdem verschieden tief in das Auge eingeführt werden. Man bezeichnet dieses Verfahren als endokulare Galvanokaustik.

van Millingen (1899) hat in 3 Fällen von beginnender Eiterung nach perforierter Verletzung und in 1 Fall nach Staroperation die Platinschlinge nach Brennen der Wunde mehrere Millimeter tief und 3—4 Sekunden lang in den Glaskörper eingeführt und in den 4 Fällen Heilung mit S $^3/_6$, $^6/_5$, $^5/_{25}$ und $^6/_{12}$ erzielt. In 2 Fällen hatte er die Bindehaut nach der Kauterisation über das Skralloch genäht. Die günstige Wirkung der endokularen Galvanokaustik wurde u. a. bestätigt von Bäumler (1900), Glauning (1900), Roscher (1902), Lange (1903), Zentmayer (1903), Berlin (1903).

Die vielfachen Versuche, den Infektionsherd mit stärkeren Desinfektionsmitteln anzugreifen, so durch Betupfen der Wunde und des Wundkanals bis in den Glaskörper hinein mit starker (bis 1 proz.) Sublimatlösung, konzentrierter Karbolsäure, Jodtinktur (BAHR 1913), sowie die Ausspülungen der vorderen Kammer mit antiseptischen Lösungen usw. haben im allgemeinen keine befriedigenden Resultate ergeben. Vor allem hat auch die durch die Empfehlung von OSTWALT (1897) und HAAB (1899) vielfach in Aufnahme gekommene intraokulare Anwendung des Jodoforms die auf sie anfangs gesetzte Hoffnung nicht erfüllt und ist wohl meist wieder verlassen, zumal seitdem wiederholt festgestellt wurde, daß unter Benutzung dieses Verfahrens sympathische Ophthalmie am zweiten Auge auftrat (MAYWEG 1900, LAAS 1903, v. GROSZ 1903, PAPE 1903, KRAUSS 1904, COHN 1905).

Im Jahre 1897 hatte OSTWALT über günstige Wirkung des in kleinen Stiften eingeführten Jodoforms auf die beim Kaninchen experimentell durch Staphylokokken hervorgerufene intraokulare Eiterung berichtet. HAAB (1899), der schon vorher bei tuberkulösen Entzündungen Jodoformeinführung ins Auge vorgenommen hatte, zog auf Grund der OSTWALTschen Angaben die Jodoformeinführung in die Vorderkammer auch bei eitrigen, vornehmlich posttraumatischen und postoperativen Entzündungen des menschlichen Auges in Anwendung und empfahl das Verfahren auf Grund von 17 damit behandelten Fällen, unter denen sich auch ein Ulcus serpens befand. Er gab, wenn auch mit Vorbehalt, der Vermutung Ausdruck, daß es vielleicht gelänge, durch rechtzeitige Jodoformeinführung die sympathische Entzündung fernzuhalten. Zur Einführung benutzte er Jodoformgelatineröllchen, die später meist durch die von WÜSTEFELD (1901) empfohlenen sterilisierten Jodoformblättchen ersetzt wurden. Auf HAABs Empfehlung hin wurde das Verfahren bei den verschiedenartigen eitrigen intraokularen Entzündungen angewandt und das Jodoform teils in die Vorderkammer, teils in den Glaskörper eingeführt. Anfangs schien sich die günstige Wirkung, die HAAB dem Verfahren nachgerühmt hatte, zu bestätigen, dann mehrten sich die Fälle, in denen das Resultat zweifelhaft oder sicher negativ war, wie z. B. in einem aus meiner Klinik von HARTWIG (1903) mitgeteilten und anatomisch untersuchten Fall, und schließlich wurde mehrfach trotz der Jodoformeinführung sympathische Ophthalmie beobachtet. Mitteilungen über Anwendung der intraokularen Jodoformeinführung wurden bekannt gegeben von MAYWEG (1900, 1903), KNUR (1901), RÖMER (1901), GOLDZIEHER (1901), WÜSTEFELD (1901), FISCHER (1901) v. PFLUGK (1902), HAAS (1902), SCHMIDT (1902), KUHNT (1902), WOKENIUS (1902), LEHMANN und COWL (1902), EWETZKY (1902), NATHANSON (1902), ELLET (1903), v. GROSZ (1903), LAAS (1903), PAPE (1903), HARTWIG (1903), DINNER (1903), SIDLER-HUGUENIN (1903), NIEDEN (1903), ASMUS (1903).

KRAUS (1904) behandelte den Wert der intraokularen Jodoformdesinfektion in einer ausführlichen Arbeit, stellte die bisherigen klinischen Erfahrungen zusammen und teilte weitere Fälle mit, besprach die über die Wirkung des Jodoform angestellten Tierversuche von OSTWALT (1897, 1901), WEILL (1900), OLLENDORF (1901), SIDLER-HUGUENIN (1903), RICCHI (1904) und berichtete über eigene Versuche an normalen und künstlich infizierten Tieraugen. KRAUSS (1904) kam zu dem Schluß, daß die intraokulare Jodoformdesinfektion ihren Namen zu Unrecht trägt, daß sie keinen Nutzen bringt, aber schaden kann und daß sie demnach aus der Reihe der bei Augeninfektionen üblichen konservativtherapeutischen Maßnahmen zu streichen sei.

FILIPOW (1905) kam auf Grund seiner experimentellen Untersuchungen zu demselben Schluß.

Weitere Mitteilungen über Anwendung beim Menschen liegen noch vor von Frank-Gießen (1904), Frank-Greifswald (1904), Rave (1905) der einen schädigenden Einfluß bei 17 behandelten Fällen nicht nachweisen konnte, Diehl (1905), Cohn (1905), der nur über Mißerfolge und sympathische Entzündung am 2. Auge zu berichten hatte, Beck (1906), Zemke (1906).

In manchen Fällen von posttraumatischen infektiösen Entzündungen erweist sich, wie ich selbst wiederholt bestätigen konnte, als recht wirksam das wiederholte Ablassen des Kammerwassers. In der Regel wird dazu die Wunde wieder eröffnet, doch kann man auch eine Parazentese ausführen. Einen besonders nachhaltigen Abfluß des Kammerwassers erzielte Eversbusch durch die galvanokaustische Parazentese der Vorderkammer, die meist am Ende der Hornhautwunde vorgenommen wurde. Aus der lochförmigen Wunde sickert noch stundenlang das Kammerwasser aus. Glauning (1900) hat aus der Klinik von Eversbusch 4 Fälle mitgeteilt, in denen das Verfahren mit relativ günstigem Erfolg bei schleichender infektiöser Iridozyklitis ausgeführt war. Der Abfluß des Kammerwassers wirkt günstig, weil etwaige Mikroorganismen und ihre Stoffwechselprodukte sowie Exsudatmassen aus der Vorder- und Hinterkammer abfließen und weil die durch die Kammerentleerung hervorgerufene Hyperämie des Uvealtraktus den Geweben in erhöhtem Maße die Schutz- und Heilstoffe des Blutes zuführt und den ganzen Stoffwechsel hebt. Wie Römer und Wessely nachweisen konnten, treten die bakterienfeindlichen Substanzen des Blutes (Antikörper) in das erneuerte Kammerwasser über und zur Nedden (1906, 1909) konnte feststellen, daß durch Abfluß des Kammerwassers der Übertritt von Bakteriolysinen und Opsoninen in hohem Maße begünstigt wird.

Einen entschieden günstigen Einfluß üben bei Wundinfektionen ferner die subkonjunktivalen Injektionen mit Kochsalz, Sublimat oder dergleichen aus. Ohne Zweifel rufen sie eine heilungbefördernde Hyperämie und Hebung der Lymphzirkulation hervor. Wie Addario (1898) mittels der feinsten Hg-Reaktionen von Jannasch, mit denen man noch die minimale Menge von $1/_{100}$ mg nachweisen kann, feststellen konnte, tritt nach subkonjunktivaler Sublimatinjektion keine erkennbare Menge Sublimat in das Kammerwasser über. Daraus folgt, daß von dem Übertritt antiseptisch wirksamer Mengen in das Kammerwasser keine Rede sein kann. Bei den gleichen Versuchen mit chemisch leicht nachweisbaren diffusionsfähigen Substanzen, z. B. Jodkalium, läßt sich der Übertritt in das Kammerwasser nachweisen, z. B. noch bei einer injizierten Lösung von Jodkalium 1 : 500 (Bach 1895).

Trotz der negativen intraokularen antiseptischen Wirkung wird vielfach wegen der intensiveren Hyperämisierung das Sublimat dem Kochsalz noch vorgezogen, wie von Schirmer (1901). Ich selbst verwende ebenfalls vielfach Sublimatinjektionen, daneben auch Kochsalz von 2,5—5 %.

Die subkonjunktivalen Injektionen mit Sublimat wurden vor allem von REYMOND (1889, 1897), DARIER (1891, 1893) empfohlen, die mit Kochsalzlösung von MELLINGER (1896, 1899).

Die verschiedensten anderen Substanzen sind zu den Injektionen herangezogen und empfohlen, ohne aber allgemeinere Anwendung gefunden zu haben, so die mannigfachsten Jodpräparate, wie z. B. das Jodtrichlorid (PFLÜGER 1891, 1897), Jodkalium (GALLEMAERTS 1893), Kalium jodatum mit Jod. pur. (SOURDILLE 1898), das jodsaure Natron (RUHEMANN 1894, SCHIELE 1903), sowie andere Hg-Präparate, wie das Hydrarg. cyanat. (DARIER 1899, HAITZ 1901) und Alkohol (PESCHEL 1903). DARIER und PFLÜGER empfahlen, die subkonjunktivale Injektion mit der Parazentese zu verbinden. Im übrigen verweise ich wegen der subkonjunktivalen Injektionen und ihrer Wirksamkeit auf die Arbeit von MELLINGER (1899) und die Arbeit von HERTEL in der 2. Auflage dieses Handbuchs, Bd. IV.

Auch die Stauungshyperämie mit Kopfstauung oder Saugglocke ist versucht worden (HOPPE 1906, HESSE [Ulcus serpens] 1907).

Neben diesen lokalen Maßnahmen kommen, so lange die Wunden noch nicht vernarbt sind, die mannigfachsten Desinfektionsmittel (vgl. S. 964), die in Lösung, in Pulver- oder Salbenform in den Konjunktivalsack gebracht werden, zur Anwendung, ferner reichliche und wiederholte Atropinisierung sowie feuchte Wärme in Gestalt von warmen Umschlägen oder hydropathischem Verband. Vielfach wird man bei milderen oder mehr diffusen, vor allem bei nicht mehr frischen posttraumatischen Infektionen von lokalen operativen Eingriffen Abstand nehmen und sich auf die lokale konservative Behandlung beschränken.

Allgemeinbehandlung. Überaus wirkungsvoll hat sich bei allen infizierten perforierenden Verletzungen die Allgemeinbehandlung mit Quecksilber erwiesen. Auf Grund der allgemein anerkannten günstigen Wirkung des Quecksilbers bei sympathischer Ophthalmie hat SCHIRMER (1901, 1906) bei den infektiösen Entzündungen nach Trauma perforans anfangs bei den fibrinösen, dann aber auch bei den eitrigen das Quecksilber systematisch mit bestem Erfolg angewandt und die Anwendung auf das wärmste empfohlen. Schon ALBRECHT V. GRAEFE hatte bei perforierenden infizierten Verletzungen Quecksilber in Form großer Kalomeldosen dem Körper zugeführt und auch KOLLOCK (1896) hatte die Schmierkur bei schweren Augenverletzungen empfohlen. Auf Grund mehrjähriger Erfahrungen gab SCHIRMER der Überzeugung Ausdruck, daß es bei richtiger und frühzeitig eingeleiteter Therapie gelingt, etwa zwei Drittel der infizierten Augäpfel zu erhalten und davon einen recht erheblichen Prozentsatz mit brauchbarer Sehschärfe. Sodann sieht er in der Quecksilbertherapie ein wichtiges Prophylaktikum gegen die sympathische Ophthalmie und gibt der Überzeugung Ausdruck, daß sie uns von der Furcht der sympathischen Erkrankung befreien kann. Die günstige Wirkung des Quecksilbers bei sympathischer Entzündung führt zu der Annahme, daß es die Erreger der sympathischen Entzündung auch im ersten Auge sowie während ihrer Über-

wanderung angreift und schädigt. Bei der Behandlung von 157 perforierten
infizierten Verletzungen sah Schirmer (1906) nicht einmal während der Inunktionen oder innerhalb des ersten Vierteljahrs nach Aussetzen derselben
sympathische Ophthalmie auftreten.

Schirmer legt das Hauptgewicht darauf, den Körper möglichst schnell mit
Quecksilber zu überschwemmen. Er empfiehlt energische Quecksilberinunktion
in möglichst großen Dosen, bei Männern anfangs 8—9 g Ungt. ciner., bei
Frauen 6—8 g und bei Kindern 1—3 g pro die. Die Einreibungen sollen, um
eine möglichst schnelle Hg-Wirkung zu erzielen, in den ersten 2—3 Tagen
kombiniert werden mit intramuskularen Einspritzungen von Hydrarg. bijodat. (1 ccm
einer 1 proz. Lösung von Hg. bijodat. in 10 proz. Kal. jodat. bei Erwachsenen
in die Glutäen). Erforderlich erscheint, die Einreibung größerer Dosen längere
Zeit fortzusetzen. Sodann legt Schirmer großen Wert auf Innehalten von meist
4—6 wöchiger Bettruhe, bis die Entzündung sich ihrem Ablauf nähert.

Schirmer (1901) konnte in seiner ersten Zusammenstellung bei den fibrinösen
Entzündungen über 65 %, bei den eitrigen über 60 % Heilungen berichten.
Eine weitere Serie von Fällen ließ er durch Franck (1904) mitteilen. Später
gab Schirmer (1906) die Resultate bekannt, die sich auf 157 innerhalb von
10 Jahren behandelte frische infizierte Verletzungen erstreckten. Ausgeschlossen
dabei blieben die schon mit Panophthalmie gekommenen Fälle, die sofort exenteriert werden mußten. Von den 157 Fällen boten 6 das Bild der Cyclitis
serosa, die sämtlich heilten, 70 das Bild der Uveitis fibrinosa und 81 das Bild
der Uveitis purulenta. Bei der Uveitis fibrinosa (70 Fälle) wurde in 80 % Heilung
und bei den 81 Fällen von Uveitis purulenta in 50 % Heilung erzielt. In den
übrigen Fällen wurde sekundäre Enukleation, Exenteration oder Resektion vorgenommen. Unter den 81 Eiterungen handelte es sich 59 mal um Glaskörperabszeß, und bei 41 Fällen dieser 81 Eiterungen waren Fremdkörper, meist
Eisensplitter, im Auge zurückgeblieben. Es gelang bei den 70 Fällen von Uveitis
fibrinosa in 71 % Sehvermögen zu erhalten und in 41 % bei den 81 Fällen
mit Uveitis purulenta. Über S = $^1/_{10}$ hatten 33 % der Uveitis fibrinosa und
25 % der Uveitis purulenta. Von 157 Fällen gelang es 103 mal das Auge zu
erhalten, d. h. in 66 %, davon 90 mal = 57 % mit größerem oder geringerem
Sehvermögen. Daß nicht ein einziges Mal sympathische Ophthalmie beobachtet
wurde, wurde bereits vorher erwähnt.

Durch die Schirmersche Empfehlung ist die Quecksilberbehandlung schnell
in Aufnahme gekommen. Auch ich verwende sie seitdem und habe mich von
ihrer günstigen Wirkung überzeugt. Für Anwendung der Schmierkur traten
u. a. ein und berichteten über günstige Heilerfolge: Bentzen (1902), Nieden (1903),
Stood (1903), Berlin (1903), Lange (1903, 1908), Kaufmann (1904, Bericht
aus der Jenaer Augenklinik), Silex (1905), Schmidt-Rimpler (1906), Krückmann
(1906), Mayweg (1906) Terson (1908), Fraenkel (1912) Corréges (1912).

Schmidt-Rimpler (1906) sah trotz Merkurialisierung sympathische Ophthalmie
am 2. Auge. Als das Auge nach 4—5 wöchigem gutem Verlauf weich wurde,
wurde Enukleation empfohlen, aber verweigert. Nach einiger Zeit trat Iritis auf,
die trotz sofortiger Enukleation des verletzten Auges weiterging. Er wie Mayweg
(1906) warnten, nicht allzu vertrauensselig zu sein.

Vielfach ist versucht, durch anderweitige Allgemeinbehandlung
auf die infektiösen Prozesse, besonders die fibrinösen Entzündungen einzu-

wirken, so durch salicyls. Natron, durch Aspirin (ROQUES 1903, JOCQS 1903), Urotropin, durch Schwitzkuren.

DOR (1901) empfahl, bei Verletzungen und Operationen 4—5 g Jod prophylaktisch gegen Entzündung zu geben.

Neuerdings ist vielfach versucht, die Serumtherapie bei posttraumatischen intraokularen Infektionen in Anwendung zu bringen, ebenso wie bei postoperativen Infektionen. Die Ansichten über die Erfolge der Anwendung verschiedener Sera sind noch völlig geteilt, die Versuche noch fortzusetzen, ehe sich ein abschließendes Urteil gewinnen läßt. Auch die Art der Wirkung bedarf noch der Aufklärung.

Bei infektiösen Entzündungen des Glaskörpers mit Übergang der Mikroorganismen in denselben ist, wie AXENFELD (1905) hervorhob, die Wirkung weniger hoffnungsvoll, weil anscheinend der Glaskörper an der Immunität des Körpers geringeren Anteil nimmt im Unterschied zum Kammerwasser.

So erwies sich ihm die Anwendung des RÖMERschen Pneumokokkenserums bei postoperativer Pneumokokkeninfektion völlig wirkungslos.

Die spezifischen Sera haben den Nachteil, daß bis zur Feststellung der Infektionserreger, falls sie sich nach perforierter infizierter Verletzung überhaupt anfangs nachweisen lassen, wertvolle Zeit vergeht, ehe das spezifische Serum angewandt werden kann.

In Frankreich wurden zuerst Versuche mit der Anwendung nicht spezifischer Sera gemacht. Benutzt wurde das ROUXsche Antidiphtherieserum. DARIER (1903, 1904, 1908), der es bei Hornhautgeschwüren wirksam gefunden hatte, wandte es bei posttraumatischen und postoperativen intraokularen Infektionen an, beobachtete in zahlreichen Fällen eine durchweg günstige Wirkung und empfahl seine Anwendung auf das wärmste, zumal es fast keine üblen Nebenwirkungen hervorruft und überall sofort erhältlich ist.

Über günstige Erfolge mit dem ROUXschen bzw. BEHRINGschen Antidiphtherieserum berichteten ferner: TEULIÉRES (1908 aus der BADALschen Klinik), ZIMMERMANN (1908), MAYWEG sen. (1908, 1912), TERSON (1908), BAILLART (1908), ANTONELLI (1908), SCHEUERMANN (1908), CORRÈGES (1912). JANSON (1913) dagegen konnte auf Grund von serologischen Untersuchungen, Tierversuchen, klinischen Beobachtungen aus der AXENFELDschen Klinik den Nachweis erbringen, daß wir im Diphtherieheilserum kein erheblich wirksames polyvalentes Mittel gegen verschiedene Augeninfektionen besitzen.

DEUTSCHMANN (1907, 1908) empfahl sein durch Verfüttern von Hefe bei Tieren gewonnenes polyvalentes Serum auch bei infektiösen Prozessen nach Verletzungen und Operationen.

ZIMMERMANN (1908) berichtete über zum Teil günstige Erfolge.

NAPP (1908) konnte nach den Erfahrungen der Berliner Klinik einen günstigen Einfluß bei posttraumatischem Glaskörperabszeß, postoperativer Infektion und sympathischer Ophthalmie nicht feststellen.

v. HIPPEL sen. (1908) fand es, abgesehen vom Ulcus serpens, bei infektiöser Iritis wirksam, dagegen erwies es sich unwirksam bei schwerer Infektion des Glaskörpers. Später (1909) berichtete er über weitere Anwendungen, die dasselbe Resultat ergaben.

Thoennessen (1909) fand das Serum bei einer postoperativen Glaskörpereiterung wirkungslos.

Happe (1908, 1909) konnte eine Wirkung bei experimentell erzeugten Eiterungen bei Kaninchen nicht feststellen. Weder durch Immunisierung der Tiere durch Hefefütterung, noch durch Injektion mit Hefeserum war irgend eine Beeinflussung der eitrigen Prozesse gegenüber den Kontrolltieren bei Anwendung der verschiedensten Bakterienarten zu konstatieren. Auch die Immunisierung mit dem Diphtherieserum blieb wirkungslos (Axenfeld 1908).

Risley (1905) sah Heilung traumatischer Iridozyklitis durch Tuberkulin.

Solm (1913) empfahl auf Grund klinischer und experimenteller Versuche bei infektiösen Entzündungen nach perforierenden Verletzungen, nach Operationen und beim Ulcus serpens die Anwendung des Serum per os. Bei Pneumokokkeninfektionen wurde Pneumokokkenserum täglich morgens und abends je nach der Schwere in Gaben von 10 oder 25 ccm verabfolgt bis zu 300 oder 430 ccm Gesamtmenge. Er beobachtete günstigen Erfolg selbst bei beginnender Panophthalmie.

Weitere Versuche mit Sera am Menschen müssen angestellt werden, um ein abschließendes Urteil über die Wirkung bei posttraumatischen Infektionen und bei der sympathischen Ophthalmie zu gewinnen. Auch ist festzustellen, ob ein Unterschied der Wirksamkeit bei infektiösen Entzündungen im vorderen Bulbusabschnitt und bei Glaskörperinfektionen vorliegt.

In jedem Fall ist ebenso wie bei der Quecksilbertherapie die sorgfältigste Lokalbehandlung zur Verhütung und Bekämpfung der Infektion notwendig.

Wenn man bei infizierten perforierenden Verletzungen energisch mit Quecksilberbehandlung vorgeht und unter den sonstigen vielfach zu Gebote stehenden Maßnahmen je nach der Lage des Falles die geeigneten auswählt, so wird man manches Auge trotz der Infektion noch retten und vielfach selbst auf ein brauchbares Sehvermögen rechnen dürfen. Aber die konservative Behandlung infektiöser intraokularer Entzündungen hat ihre Grenzen in der Rücksicht auf das zweite Auge. Zeigt die tiefe Entzündung nicht bis gegen Mitte der dritten Woche nach der Verletzung eine entschiedene Wendung zur Besserung, ist das Auge weich und die Ziliargegend stark druckempfindlich, dann ist die Entfernung des Auges geboten, zumal wenn für das Sehen nichts zu hoffen ist. Versagt der Verletzte seine Einwilligung zur Enukleation, so soll man wenigstens die Resektion des Optikus, die einen gewissen Schutz gegen Ausbruch der sympathischen Ophthalmie abgibt, als Ersatzoperation in Vorschlag bringen.

So groß auch die prophylaktische Wirkung des Quecksilbers ist, so ist der Schutz gegen sympathische Ophthalmie kein vollkommen sicherer, wie der Fall von Schmidt-Rimpler (1906) beweist. Zumal wenn das Auge erblindet, durch die Verletzungsfolgen oder durch drohende Phthisis bulbi dauernd entstellt bleibt, steht das, was man erhält, in keinem Verhältnis zum Risiko der doppelseitigen Erblindung. Bei hartnäckigen Fällen kommt auch die Gefahr des späteren Rezidivs und damit der erneuten Gefährdung

des zweiten Auges in Betracht, zumal wenn genügende ärztliche Über-
wachung fehlt. Vielfach wird deshalb vor zu weitgehender konservativer
Behandlung gewarnt (Scheffels 1903, Landolt 1906, Mayweg 1906, Schmidt-
Rimpler 1906, Terson 1908, und Diskussion zu Tersons Vortrage).

Die Entscheidung, ob man konservative Behandlung noch fortsetzen
kann oder das Auge wegen der Gefahr der sympathischen Entzündung entfernen muß, kann im einzelnen Fall große Schwierigkeiten bereiten.

Während bei Panophthalmie die Exenteration indiziert ist, empfiehlt
es sich, bei nicht eitriger Entzündung zu enukleieren, da die Exenteration
keinen völlig sicheren Schutz gegen den Ausbruch der sympathischen Ophthalmie bietet (Schiek 1908, Schmidt-Rimpler 1908, Mayweg 1908, Komoto
1911).

Ist das erste Heilverfahren bei perforierenden Verwundungen abgeschlossen, so machen sich häufig weitere operative Eingriffe nötig,
teils zur Hebung des Sehvermögens, teils zur Beseitigung oder Verhütung
anderweitiger Komplikationen. Selbst bei aseptischem Verlaufe ist zu beachten, daß der Eingriff nicht zu frühzeitig vorgenommen wird. Ist die
Indikation nicht dringend, so soll man dem Auge einige Zeit Ruhe geben,
vor allem wenn der Ziliarkörper mit verletzt war. Derartige Augen vertragen oft nicht zu frühzeitige Operationen. War das Auge nach der perforierenden Verletzung stärker gereizt oder bestand gar eine ausgesprochene
infektiöse Entzündung, so ist, wenn irgend möglich, jeder operative Eingriff an dem Auge mehrere Monate lang nach Ablauf der Entzündung zu
unterlassen. Nur drohende Gefahr, wie Drucksteigerung, gibt die Indikation
zu sofortiger Operation.

Die Behandlung der Augenverwundungen ist vielfach zusammenfassend
besprochen worden, so in den letzten Jahren u. a. von Praun (1899), Gelpke
(1902), Kipp (1902), Silex (1905), Teich (1905); Pick (1905), Siegrist (1906),
Pfalz (1906), Lange (1908), Terson (1908), Cramer (1912).

Die perforierenden Kornealverwundungen.

§ 178. Befund. Die penetrierenden Wunden der Hornhaut weisen
nach Lage, Länge, Form und Richtung die größten Verschiedenheiten auf.
Je nach dem verletzenden Gegenstand variiert die Größe der Hornhautwunde
von der kleinsten kaum sichtbaren Öffnung bis zu der viele Millimeter
langen oder schließlich die ganze Hornhaut durchsetzenden Wunde. Perforiert ein feiner spitzer Gegenstand, wie eine Nadel, die Hornhaut, so ist
nur ein feiner grauer Trübungsstreifen sichtbar, der je nach der Richtung
die Kornea senkrecht oder schräg durchsetzt. Die voluminöseren stechenden
Instrumente veranlassen mehr eckige, winkelig verzogene oder strählige
Wunden von etwas größerer Ausdehnung, die ohne weiteres durch die
Trübung und die Oberflächenveränderung sichtbar sind. Nahm der ver-

letzende Gegenstand von der Spitze schnell an Umfang zu, wie bei Dornen, Stahlfedern usw., so ist die äußere Wundöffnung größer als die innere, der vorderen Kammer zugekehrte. Manchmal bleiben Verunreinigungen, die an dem verletzenden Fremdkörper haften, in der Wunde hängen, wie Rostpartikelchen bei metallnen Fremdkörpern. Von Dornenspitzen, Aststückchen, Stacheln usw. streift sich leicht etwas von der Rinde ab und bleibt in der Wunde hängen. Bei Verletzungen mit Stahlfedern kann die Hornhautwunde durch Tinte verfärbt werden (HAASS 1905).

Durch Schnitt und Riß entstehen meist längere, geradlinige, bogenförmige oder winkelige Wunden, die die Dicke der Membran senkrecht oder schräg durchtrennen. Je schärfer der verletzende Fremdkörper ist, um so glatter sind die Wundränder, je stumpfer der Fremdkörper, um so mehr sind die Wundränder unregelmäßig, gequetscht und gefetzt. Die atypischen, durch stumpfe Körper veranlaßten Rißwunden, die man auch als direkte Kornealrupturen bezeichnet hat, wurden bereits § 79, S. 416, § 133, S. 654 abgehandelt. Die Wundränder quellen gewöhnlich etwas auf, um so stärker, je weniger glatt sie sind, und zeigen dann eine leicht bläulich graue Trübung, die sich in die Umgebung fortsetzt und zuweilen in feinen Streifen sich weiter verfolgen läßt. Je länger die Schnittwunden sind und je senkrechter sie die Hornhaut durchsetzen, um so größer ist die Neigung zum Klaffen und zur Verschiebung der Ränder gegeneinander. Schräg die Hornhaut durchsetzende und damit lappenförmige Wunden legen sich besser zusammen. Sind aber durch Riß ganze Lappen herausgetrennt, so klappen diese gern nach außen um oder rollen sich ein und zeigen wenig Neigung zur Vereinigung.

So beobachtete z. B. WÖLFFLIN (1903) durch Verletzung mit Ast eine dreieckige Rißwunde der Kornea, die fast den ganzen temporalen Quadranten betraf. Der Lappen war umgeklappt und befand sich innerhalb der geschwollenen Bindehaut. Der Lappen wurde reponiert und heilte an. Ähnlich ist ein Fall von PRAUN (1899).

Die Wunden können jede Stelle der Hornhaut einnehmen, sind im Lidspaltenbezirk und in der unteren Hornhauthälfte häufiger als in der oberen. Bei Wunden in der Hornhautmitte kann später die Narbe das Sehvermögen stark beeinträchtigen. Wie bereits früher erwähnt, werden zuweilen der Lidrand und das Lid gleichzeitig getroffen.

Die Wirkung des eindringenden Fremdkörpers kann sich besonders bei tangentialer Richtung des Auftreffens mit der Kontinuitätstrennung der Hornhaut erschöpfen und die tieferen Teile unverletzt lassen. Ja man ist zuweilen erstaunt, daß selbst bei einer mehrere Millimeter langen Wunde der Hornhaut die Iris und die Linse nicht getroffen wurden.

Bei Stichverletzung der Hornhaut in tangentialer Richtung kann doppelte Perforation der Hornhaut vorkommen. So berichtete BENNETT (1911) über eine Durchquerung der Vorderkammer mit 2 Hornhautwunden ohne Linsenverletzung durch Stich mit einer Hutnadel.

Ist die Hornhaut perforiert, so fließt das Kammerwasser ab, die vordere Kammer ist seicht oder aufgehoben und der Augendruck herabgesetzt. Höchstens bei Stichverletzungen ist, wie ja auch nach Diszissionen, der Verlust an Kammerwasser gering. Je kleiner die Wunde und je schräger sie die Hornhaut durchsetzt hat, um so schneller verklebt sie, um so schneller stellt sich die Kammer wieder her und hebt sich der Augendruck.

Ganz besonders häufig tritt nach einfacher Hornhautperforation eine Adhärenz der Iris mit der Hinterfläche der Wunde oder eine Einklemmung zwischen die Wundränder oder ein Vorfall ein. Je schneller das Kammerwasser abfließt, um so größer ist die Gefahr des Irisvorfalles, da das durch die plötzliche Druckdifferenz herausspritzende Kammerwasser, besonders der hinteren Kammer, die Iris vordrängt. Deshalb beobachtet man bei kleinen senkrechten Hornhautperforationen besonders häufig Irisprolaps, der sich bald knopfförmig vordrängt, während bei größeren und schrägeren Schnittwunden die Iris oft gar nicht vorgefallen oder nur eingeklemmt ist. Auch kann sich der Irisvorfall erst sekundär einstellen. Je nach der Lage der Perforationsstelle gerät die Irisperipherie, Irismitte oder der Pupillarrand in die Wunde und je nach der Lage und Ausdehnung der Irisadhärenz gestaltet sich die Pupillenform verschieden. Bei längeren Wunden kann die Iris in der ganzen Ausdehnung der Perforation eingeklemmt sein, was bald zu Glaukom Anlaß geben kann.

Sehr oft aber erschöpft sich die Kraft des stechenden, schneidenden oder quetschenden Fremdkörpers nicht, sondern verletzt noch die tieferen Teile im Auge mit, je nach der Lage, Ausdehnung und Tiefe seines Eindringens, die Iris, die Linse, den Ziliarkörper, den Glaskörper, und zwar je nachdem mehrere zu gleicher Zeit. Am gefährlichsten sind die peripheren Hornhautwunden, da bei ihnen besonders leicht Iris, Linse, Glaskörper und selbst der Ziliarkörper zusammen mitverletzt werden. Sie haben dann dieselbe Wirkung wie die Wunden der Korneoskleralgrenze, die im nächsten Paragraph besprochen werden. Stechende Fremdkörper können schließlich die hintere Bulbuswand erreichen und mitverletzen oder selbst durchbohren.

In einem z. B. von LEVINSOHN (1897) mitgeteilten Falle war ein Eisendraht am unteren Kornealrand ohne Linsenverletzung in das Auge eingedrungen. Man sah nach einiger Zeit neben Glaskörperblutungen einen großen Pigmentherd unterhalb der Papille und einen dorthin ziehenden Glaskörperstrang.

KASTALSKY (1900) beobachtete durch Stich mit einer Hutnadel Verletzung der Hornhaut, Iris, Linse, des Glaskörpers und eine Netzhautblutung nach unten außen von der Papille.

Bei umschriebenen perforierenden Stich- und Schnittverletzungen im Bereich der Hornhaut fehlt eine Blutung in der Vorderkammer ganz oder ist nur gering, selbst wenn die Iris mitverletzt war. Bei größeren Schnittwunden, zumal wenn der Ziliarkörper mitgetroffen war, oder bei Riß- und Quetschwunden kann sich ein Bluterguß finden. Auch kann es einmal nach Wundverklebung zur Nachblutung kommen. Nur ausnahmsweise wird nach Schnittverletzung der Hornhaut hämorrhagische Verfärbung der Hornhaut durch Imbibition (Durchblutung) beobachtet. So fand DE SCHWEINITZ (1896) nach Schnittwunde mit Nachblutung eine grünlich braune Verfärbung der Kornea, ebenso WADSWORTH (1905), BARLAY (1907). Vgl. § 85, S. 446.

Unter den Mitverletzungen kommt am seltensten eine isolierte Verletzung der Iris vor, da der verletzende Fremdkörper meist die Iris durchtrennt und in die Linse, eventuell auch noch in den Glaskörper eindringt, oder bei peripherer Irisdurchtrennung an der Linse vorbei in die Tiefe geht. Je nach der Mitverletzung findet man oberflächliche oder perforierende Wunden der Iris, in Gestalt von Lochwunden oder radiären Durchtrennungen, oder auch gleichzeitige Dialysen bei Rißwunden, ferner Linsenkapsel- und Linsenkörperwunden mit traumatischer Katarakt, Vorfall des Glaskörpers usw. Die durchtrennte Iris kann ebenfalls in der Hornhautwunde eingeklemmt oder vorgefallen sein, ebenso können Linsenmassen in der Hornhautwunde liegen. Bei größeren Schnittwunden kann die Linse gespalten sein und der Glaskörper breit vorliegen. Schließlich kann die ganze Iris aus dem Auge herausgerissen werden und Aniridie entstehen. Über Spontanheilung einer Iridodialyse nach perforierender Verletzung berichtete HAASE (1900). CHISOLM (1886) sah nach Stichverletzung durch ein Holzstück neben Iriszerreißung und Katarakt ein Stück Iris in den Glaskörper verschleppt. Bei Stichverletzungen kann auch die Linse im Auge luxiert werden; z. B. v. KRÜDENER (1907).

Da bei vielen perforierenden Hornhautverletzungen die Hornhautwunde an Bedeutung zurücktritt und die Mitverletzung der Iris, vor allem der Linse mit ihren Folgezuständen in den Vordergrund tritt, werden die Verwundungen der Iris und der Linse noch in besonderen Paragraphen abgehandelt.

Als weitere Komplikationen der perforierenden Hornhautwunden ist zu erwähnen, daß zufällig dem verletzenden Fremdkörper anhaftende oder auf seinem Wege mitgerissene Fremdkörper in die vordere Kammer gelangen und dort liegen bleiben können. Von besonderem Interesse ist das Eindringen von Zilien in die vordere Kammer, da dadurch Störungen des Heilungsverlaufes und weitere Folgezustände, wie Zystenbildung (vgl. § 40, S. 191), veranlaßt werden. Auf die Anwesenheit der Zilien in der Vorderkammer komme ich bei den Fremdkörperverletzungen zurück. Ebenso kann auch Epithel mitgerissen und in die Iris implantiert werden (§ 40). Als bedeutungslose Komplikation ist der Eintritt von Luft in die vordere Kammer (VIEFHAUS, 1894) zu erwähnen. Ferner finden sich bei Schnitt-

und Stichwunden in vereinzelten Fällen neben der Verwundung auch Zeichen der Kontusion, die bei Quetschwunden nie fehlen. Ein größeres Metallstück z. B. kann die Aufschlagstelle glatt durchtrennen und doch gleichzeitig eine kontundierende Einwirkung auf den Bulbus ausüben. Auch können an stumpfen Fremdkörpern, die mit breiter Fläche das Auge treffen, kleine Spitzen hervorragen, die an der Aufschlagstelle eine perforierende Stichwunde verursachen, z. B. ein Nagel an einer Latte. Als Zeichen der Kontusion findet man in solchen Fällen von der Verwundung unabhängige Blutungen, Glaskörpertrübungen, traumatisches Netzhautödem (BERLINsche Trübung), Iridodialysen, Aderhautruptur, Linsenluxation usw. Ich habe auf diese kombinierten Verletzungen bereits bei der Contusio bulbi mehrfach hingewiesen, z. B. S. 551, 577.

Ganz besonders schwere und weitgehende Veränderungen in allen Teilen des Auges können bei Riß- und Quetschwunden entstehen, die durch stumpfe oder stumpfspitze Fremdkörper hervorgerufen werden und unter hohem Druck auf das Auge zur Perforation an der Angriffsstelle der Gewalt führen (direkte Rupturen). Es kommt dabei häufig zu Hämophthalmus, Abhebung, Zerreißung und Austritt von Augenmembranen. Bei starkem Verlust von Augeninhalt sind die Hornhautwundränder oft nach innen eingerollt oder übereinander geschoben, das Auge ist merklich verkleinert und eingesunken. Die Linse kann luxiert oder herausgeschleudert, selbst Netzhaut vorgefallen sein. Die Sehfunktionen sind oft sofort ganz schlecht oder fehlen. Auf die besonders schweren Riß- und Quetschwunden des Auges durch große Projektile kommen wir bei den Schußverletzungen zurück.

Verlauf und Ausgang. Aseptische Wundheilung. Als Folge der perforierenden Hornhautverletzung findet sich anfangs stets ein etwas stärkerer Reizzustand des Auges, verschieden hochgradig, je nach der Schwere der Verletzung. Tränenträufeln, Lichtscheu, mäßige Ziliarinjektion, Irishyperämie, geringes Bindehautödem und bald leichtes Lidödem fehlen fast nie. Manchmal findet man ein deutliches Fibringerinnsel in der Pupille, die bei fehlender Adhärenz sich stets verengt. Komplikation mit Irisvorfall, Iris- und Linsenverletzung erhöhen den Grad des Reizzustandes und verzögern die Heilung. Ebenso ist bei Riß- und Quetschwunden ein stets erheblicher, längere Zeit anhaltender Reizzustand vorhanden. Deutliche iritische Reizung, selbst mit Bildung hinterer Synechie, und lebhaftere Beschwerden können sich zumal bei Quetschung und Zerreißung der Iris einstellen.

Die Wundheilung und damit die Gestalt der zurückbleibenden Narbe hängt von der Form der Wunde und der Beschaffenheit der Wundränder, sowie ihrer Lage zueinander und von der Einlagerung fremden Gewebes oder sonstiger Verunreinigung ab. Jede perforierende Hornhautwunde, selbst die feinste Stichwunde, hinterläßt eine dauernde, weißliche

Narbe. Am schnellsten heilen per primam unkomplizierte, glattrandige Schnitt- und Stichwunden und hinterlassen eine punktförmige oder lineare Narbe. Größere Wunden schließen sich wegen ihrer Neigung zum Klaffen langsamer und heilen meist mit mehr oder weniger Zwischengewebe. Zuweilen tritt erst während des Heilungsverlaufes eine Adhärenz oder ein Vorfall der Iris nachträglich auf. Bei Riß- und Quetschwunden mit lappigen, zackigen, winkeligen, gequetschten und oft verunreinigten Wundrändern erfolgt die Vernarbung ebenfalls meist mit Zwischengewebe und erfordert längere Zeit. Es bleiben dann breitere, weiße Narben mit Abflachung der Hornhautkrümmung zurück, manchmal mit Verschiebung der Wundränder und dickeren Narbensträngen. In den schwersten Fällen mit Glaskörpervorfall usw. kann auch Phthisis bulbi auftreten. Bednarski (1900) fand in einem nach Verletzung durch Steinwurf phthisisch gewordenen Auge im Hornhautzentrum eine Fistel, aus der ein graues, faseriges Gebilde hervorragte, das sich bei der mikroskopischen Untersuchung als vorgefallene Netzhaut erwies. Die Linse war luxiert und die Retina wahrscheinlich durch Bluterguß nach vorn gedrängt.

Die glatte lineare Vernarbung wird durch Iriseinlagerung stets gestört, und es können alle die Folgezustände eintreten, die auch sonst nach Irisvorfall bei perforierenden Hornhautgeschwüren beobachtet werden. Ist die Iris nur mit der Hinterfläche der Wunde adhärent, so ist die Störung am geringsten und es bleibt neben der Narbe eine vordere Synechie zurück, die sich zuweilen zu einem Faden auszieht und in seltenen Fällen sich noch spontan löst.

Bei Einklemmung der Iris zwischen die Wundränder klaffen die Wundränder stärker, die Herstellung der Kammer ist behindert, die Wunde überdeckt sich mit einer Fibrinschicht, die das pigmentierte Irisgewebe durchschimmern läßt; gewöhnlich ist schon nach 1—2 Tagen das Irisgewebe mit den Wundrändern fester verwachsen. Es resultiert eine mit der Iris adhärente Narbe, die stets breiter als eine einfache Narbe ist. Die Pupille ist verzogen und die Hornhautkrümmung bei größeren derartigen Narben stets verändert.

War die Iris aus der Wunde vorgefallen, so besteht eine dunkelbraune Prominenz, die sich mit einer Fibrinmembran als kuppenförmige Auflagerung bedeckt. Die Iris verklebt bald fest mit den Wundrändern. Im günstigsten Falle flacht sich im Laufe der Vernarbung der Prolaps ab, wenn er auch anfangs gebläht war. Das von der Iris ausgehende Granulationsgewebe kann sich an der Narbenbildung beteiligen und durch Schrumpfung doch zu einer flachen glatten Narbe führen. In anderen Fällen erfolgt eine mehr oder weniger zystoide Vernarbung. Sowie die Iris in der einen oder anderen Form eingelagert ist, wird die Heilungszeit beträchtlich verzögert. Die Augen sind oft wochenlang gereizt und lichtscheu. Auch kann sympathische Ophthalmie bei schleichender Entzündung auftreten. Marple (1899), Gruening (1899).

Die Iriseinheilung kann zu weiteren schlimmen Folgezuständen führen. In seltenen Fällen behalten die Narben mit Iriseinheilung einen fistulierenden Charakter, wie z. B. in einem von Zander und Geissler (1864, S. 263) referierten Fall von Desmarres, bei dem die Kammer zeitweise spontan abfloß und die Fistel erst durch Exzision dauernd geschlossen wurde. Sodann kann jede ausgedehntere Einheilung der Iris zu Sekundärglaukom, ferner bei größeren Wunden zu Hornhautstaphylom und bei jugendlichen Individuen zu Staphylom mit Ektasie des ganzen Bulbus führen. Praun (1899, S. 176) hat zwei derartige Fälle mitgeteilt. Ich selbst habe diesen Ausgang mehrfach beobachtet. Auf das Vorkommen von Vorderkammerzysten und Iriszysten wurde in § 38, S. 180 und § 40, S. 191, hingewiesen. (Vgl. auch den dort nicht erwähnten Fall Aurand 1912.) Außerdem bieten, wie ich durch eingehende Untersuchungen (1889) habe nachweisen können, alle vorderen Synechien, besonders die zystoiden und fistulierenden Narben, die Gefahr oft erst nach Jahren auftretender und von der Narbe ausgehender frischer infektiöser Prozesse, die meist zu schwerer eiteriger Glaskörperinfiltration und zum Verlust des Auges führen (§ 24, S. 98). Schließlich sei noch erwähnt, daß solche Narben weniger widerstandsfähig sind, so daß sie bei erneutem, oft geringfügigem Stoß platzen können.

Die mannigfachen Komplikationen des Heilungsverlaufes durch Linsenverletzung werden bei der traumatischen Katarakt berücksichtigt.

Für den Grad der nach beendigter Heilung zurückbleibenden Sehstörung ist, abgesehen von etwaigen Veränderungen in der Tiefe, besonders der Linse, die Lage und die Größe der Hornhautnarbe von größtem Einfluß. Dazu kommt, daß bei jeder größeren Narbe die Krümmung der Hornhaut meist im Sinne einer Abflachung verändert wird und, im Gegensatz zu dem Astigmatismus nach Staroperation, ein oft unregelmäßiger Astigmatismus hervortritt und dauernd bestehen bleibt.

Iriseinlagerung erhöht meist die Formanomalie der Kornea. Nur in günstigen Fällen kann im Laufe der Zeit die Krümmungsveränderung sich mehr oder weniger vollständig ausgleichen. Auch periphere Narben vermögen durch starken Astigmatismus das Sehvermögen erheblich zu beeinträchtigen. Gerade bei Abgabe von Gutachten darf der Astigmatismus als Ursache etwaiger, unverhältnismäßig hoher Sehstörung nicht übersehen werden.

Laqueur (1884) hat über die Formveränderung der Hornhaut nach Verletzungen auf Grund ophthalmometrischer Messungen berichtet. In drei Fällen von frischen Stichverletzungen war Astigmatismus bis 6 D beobachtet, nach Schnittverletzung der Hornhaut in einem Falle 8 D und in einem Falle bei gleichzeitigem Irisvorfall von mehr als 10 D mit Abflachung des horizontalen Meridians.

Straub (1891) fand Hornhautastigmatismus bei einer infolge von Strohhalmstich entstandenen, 2 mm langen Narbe am unteren Hornhautrand mit Iriseinbettung. Durch Spaltung der Narbe wurde eine feste Narbe erzielt und der Astigmatismus beseitigt.

In einem in der Heidelberger Augenklinik von uns beobachteten und von Seidel (1913) mitgeteilten Fall von perforierender Verletzung fand sich ein Astigmatismus von 14 D. Die Sehschärfe betrug mit Glas mehr als $^1/_2$, in der Nähe wurde feinster Druck mit entsprechender Brille fließend gelesen. Da an dem anderen Auge Schielamblyopie bestand, wurde das verletzte Auge zum Lesen benutzt.

Wundverlauf mit Infektion. Die infektiösen Entzündungen nach perforierenden Verletzungen und ihre Erreger wurden in §§ 20—28 ausführlich besprochen. Ich beschränke mich hier auf einige Bemerkungen. Das Krankheitsbild der Wundinfektion nach perforierenden Hornhautwunden ist, abgesehen von der Art und Virulenz der Mikroorganismen und der Empfänglichkeit des Individuums, verschieden, je nachdem die Infektion unmittelbar bei der Verletzung oder erst nachträglich erfolgte, und im ersteren Falle ist von der größten Bedeutung, wie tief der infizierte Fremdkörper eindrang, ob die Infektionserreger nur in der Hornhaut abgelagert oder ob sie in die Iris, die Linse oder gar den Glaskörper eingebracht wurden. In manchen Fällen geht die infektiöse Entzündung von der Hornhautwunde aus und erstreckt sich eventuell erst von dort in die Tiefe, in manchen Fällen beginnt sie sofort in der Tiefe, während die Veränderungen in der Hornhaut fehlen oder gering sind, und in manchen Fällen geht beides Hand in Hand.

Isolierte Durchtrennung der Hornhaut führt nur seltener zu schwerer Infektion, was vielleicht seinen Grund mit darin hat, daß das austretende Kammerwasser die Infektionskeime wegzuschwemmen vermag.

Primäre oder sekundäre Infektion der Hornhautwunde selbst führt zu eitriger Infiltration des Wundkanals und in der Regel schnell zu sekundärer, fibrinöser und eitriger Iritis mit Hypopyonbildung. Bei ausschließlichem Sitz der Infektionskeime in der Hornhautwunde kann die Entzündung dem Bild der atypischen Hypopyonkeratitis gleichen. Die Eiterung bleibt anfangs auf den vorderen Bulbusabschnitt beschränkt, doch besteht die Gefahr, daß die Mikroorganismen durch die Wunde leichter in das Augeninnere gelangen.

Waren Infektionskeime in die Tiefe gekommen, so entsteht je nachdem seröse, fibrinös-eitrige oder eitrige Iridozyklitis, primärer Linsenabszeß, Glaskörpereiterung entweder als umschriebener Glaskörperabszeß oder als diffuse eitrige Glaskörperinfiltration mit Ausgang in Panophthalmie. Auch der Ringabszeß der Hornhaut wird bei den tiefen Eiterungen, die durch die verschiedensten Bakterien veranlaßt sein können, beobachtet (Fuchs 1903 u. a. vgl. § 20, S. 90). Am gefährlichsten sind die infizierten Stichverletzungen, da dabei zu leicht Infektionskeime in den Glaskörper gebracht werden und die anscheinend geringfügigen Verletzungen schnell einen deletären Charakter annehmen. Höchst selten wird durch eine unkomplizierte perforierende Hornhautverletzung, also ohne direkte Mitverletzung der Iris, Linse und des Glaskörpers, eine frühzeitige eitrige Glaskörperinfiltration hervorgerufen.

Ich habe einen Fall untersucht, bei dem sich an eine isolierte kleine, penetrierende Wunde in der Hornhautmitte durch einen Steinsplitter neben Zeichen von umschriebener Hornhautinfiltration und mäßiger, fibrinös-eitriger Iritis gleichzeitig die Zeichen einer beginnenden Glaskörperinfiltration mit Amaurose und starker Injektion anschlossen. Die anatomische Untersuchung ergab umschriebene Nekrose des Wundkanals mit mäßiger Infiltration am Rand der Nekrose, Streptokokken in der Hornhaut und im Wundkanal, mäßig starke, fibrinös-eitrige Iritis, stärkere Zyklitis und ausgesprochene, eitrige Glaskörperinfiltration mit Streptokokkenwucherung im Glaskörper. Iris und Linse waren vollkommen unverletzt. Die Kokken müssen durch die hintere Kammer in den Glaskörper gelangt sein.

Einen ähnlichen Fall beobachtete ich nach perforierender Verletzung der Hornhaut durch Stoß mit einem Strohhalm.

Über die Bedeutung der intraokularen Infektion für die Entstehung der sympathischen Entzündung verweise ich auf § 20, S. 82.

Auf das Vorkommen von Tetanus nach perforierender Bulbusverletzung habe ich in § 30, S. 139 hingewiesen. Über Züchtung von Tetanusbazillen aus dem Panophthalmieeiter nach Peitschenschlagverletzung berichtete seitdem Wirtz (1908).

Neuerdings hat man dem Vorkommen von Papillitis nach perforierender Verletzung des vorderen Augenabschnittes, auf das schon Hirschberg (1888) hingewiesen hatte, erhöhte Beachtung geschenkt. Ebenso wie bei anderen Entzündungen im vorderen Augenabschnitt kann sich bei Entzündung nach Perforation eine Papillitis mit seröser Schwellung und Infiltration einstellen, die, falls nicht Medientrübungen hindern, klinisch nachweisbar ist, mehrfach aber erst bei der anatomischen Untersuchung festgestellt wurde. Wenn der entzündliche Prozeß im vorderen Bulbusabschnitt zurückgeht, geht die Papillitis ebenfalls zurück, doch kann sie nach Abheilung der vorderen Veränderungen eine Zeitlang fortbestehen. Veranlaßt wird die Papillitis offenbar durch Toxine, die in den Glaskörper übergehen und mit dem Lymphstrom nach hinten gelangen. Happe (1908) zog in Erwägung, ob die Toxine nicht auch durch den Perichorioidealraum infolge seiner Mitverletzung zum Sehnerven gelangen können. Meist handelte es sich um ausgesprochen infektiöse Prozesse im vorderen Bulbusabschnitt.

Happe (1908) beobachtete aber ein Mißverhältnis zwischen der Schwere der Papillitis und der Geringfügigkeit der Veränderungen im vorderen Bulbusabschnitt. Er zog in Betracht, daß nur die Zellgifte durch Gewebszerfall zur Hervorrufung der Papillitis genügten. Behr (1912) bestritt die toxische Ursache und meinte, daß die Papillitis durch eine Lymphstauung im Nerven, die durch ein mechanisch entstandenes Ödem infolge der Druckherabsetzung hervorgerufen wird, veranlaßt sei. Leber (1914) machte demgegenüber mit Recht geltend, daß man bei Hypotonie aus anderer Ursache diese Papillitis nicht beobachtet, und sah das ursächliche Moment ebenfalls in der Toxinwirkung.

Über das Vorkommen von Papillitis nach perforierender Verletzung im vorderen Augenabschnitt berichteten: Hirschberg (1888), Shaw (1897), Fehr (1903, 1904), Stock (1903), Jensen (1903), Kampherstein (1904), Knapp (1906), van den Borg (1908), Happe (1908), Judin (1908), Gilbert (1910), Inouye (1912), Rumszewicz (1909), Natanson (1910), Jacob (1910), Behr (1912). (Vgl. auch Leber 1914 d. Handb. 2. Aufl. VII. Kap. X. § 304, S. 582).

Diagnose. Die Feststellung der Hornhautwunde bietet in der Regel keine Schwierigkeit. Bei frischen Wunden spricht für Perforation Seichtsein oder Aufgehobensein der Vorderkammer, sowie die Herabsetzung des Augendruckes. Ist die Verletzung nicht ganz frisch, so muß man sich bewußt sein, daß einerseits bei penetrierender Wunde durch Wundschluß die Kammer sich wiederherstellt und der Druck seine normale Höhe wiedererlangt und daß andererseits durch Kontusion nach kurzer Zeit Seichtsein der Vorderkammer, z. B. durch Vorrücken des Linsensystems, vorkommt und Hypotonie auftreten kann. Bei frisch verklebter Wunde sickert oft bei dem geringsten Druck gegen das Auge oder den Wundrand das Kammerwasser wieder ab. Vordere Synechie beweist nach Herstellung der Kammer die vorangegangene Perforation, während Ruptur der Iris und Linsentrübung selbst mit Kapselriß auch nach Kontusion vorkommen. Bei perforierenden Hornhautstich- und -schnittwunden fehlen Blutungen gänzlich oder sind meist gering, nur bei größeren Riß- und Quetschwunden ist die Blutung stärker. Genaue Untersuchung mit fokaler Beleuchtung und Augenspiegel gibt Aufschluß, ob Iris und Linse oder tiefere Teile mitverletzt sind. Bei peripheren Wunden kann zuweilen anfangs nicht sicher entschieden werden, ob die Linsenperipherie verletzt ist. Ein etwaiger unverletzter knopfförmiger Irisvorfall spricht a priori gegen Linsenverletzung, da eine durch die Iris in die Linse sich erstreckende Verletzung nicht zum knopfförmigen Irisprolaps führt.

Jede schwerere Infektion gibt sich neben starker Ziliarinjektion und Chemosis je nachdem durch die eitrige Infiltration der Hornhautwunde, durch Kammerwassertrübung, Iritis mit Hypopyon usw. zu erkennen.

Wird eine perforierende Hornhautverletzung mit Irisprolaps infiziert und kommt eine derartige Verletzung erst nach einigen Tagen, so kann die Unterscheidung zwischen eitriger Keratitis mit Perforation und sekundärem Irisvorfall und zwischen eitriger Entzündung einer mit Irisprolaps einhergehenden perforierenden Verletzung nicht ganz leicht sein. Das Mißverhältnis zwischen Ausdehnung des eitrigen Prozesses in der Hornhaut und der bereits erfolgten Perforation läßt an perforierende Verletzung mit Irisvorfall denken.

Die Feststellung, ob eine Entzündung mit geringer Exsudation eine infektiöse ist, erscheint oft schwierig, besonders bei gleichzeitiger Linsenverletzung (vgl. § 183, S. 1077). Besonders wichtig ist die klinische Diagnose des Glaskörperabszesses. Für die Beurteilung sind von Bedeutung stärkere Ziliarinjektion, Chemosis, Druckempfindlichkeit der Ziliargegend, Weichheit des Auges. Bei peripherer Stichverletzung erhält man zuweilen deutlich gelben Reflex aus der Tiefe. Schwieriger ist die Diagnose bei stärkeren Medientrübungen. Wie Schirmer (1907) hervorhob, ist das sicherste Kennzeichen ein schon bald auftretendes dichtes graues Exsudat in der Vorderkammer. Unsicher ist die Verwertung der Funktionsprüfung, da einmal bei umschriebenem Glaskörperabszeß Lichtschein und Projektion gut sein können, und da andererseits mangelnde Lichtempfindung ohne Glaskörperabszeß durch Toxinwirkung vorkommt, als deren Zeichen Schreiber (1906) durch Nissl- und Marchi-Verfahren Ganglienzellenveränderungen nachweisen konnte.

Die Prognose hängt in erster Linie von der Infektion ab und bei aseptischer Verletzung von der Schwere, dem Sitz der Verwundung und der Mitverletzung tieferer Teile. Im allgemeinen geben die perforierenden Stich- und Schnittverletzungen innerhalb der Hornhaut, auch wenn ein mäßiger Irisvorfall erfolgt ist, eine relativ gute Prognose für Erhaltung des Sehvermögens. Bei kleineren Wunden ist selbst Wiederherstellung voller Sehschärfe keine Seltenheit. Bei größeren Riß- und Quetschwunden ist die Prognose wesentlich ungünstiger wegen der dicken strangartigen Narben, Formveränderung der Hornhaut usw. Von wesentlicher Bedeutung ist für die Funktion und Erhaltung des Auges die Mitverletzung der Iris, Linse und des Ziliarkörpers. Die Prognose der perforierenden Hornhautverletzungen ist auch dadurch günstiger, daß die Infektionsgefahr geringer und die infektiöse Entzündung der Behandlung zugängiger ist. Damit ist auch die Gefahr der sympathischen Entzündung beschränkt.

Im übrigen verweise ich auf § 176, S. 996.

Behandlung. Bei frischen perforierenden Hornhautverletzungen hat die Behandlung vor allem dafür zu sorgen, daß die Wundränder möglichst gut zusammenliegen, damit eine rasche und glatte Vernarbung erfolgen kann. Ist die Iris bei einfachen Wunden nicht adhärent, so wird man einer nachträglichen Einlagerung am besten durch ein Mydriatikum und bei peripheren Wunden durch ein Miotikum vorbeugen. Bestehen nur Verklebungen der Iris mit der Hinterfläche der schon geschlossenen Wunde, so kann man durch dieselben Mittel je nach dem Sitz der Adhärenz auf die Lösung hinwirken. Findet sich in einer frischen Wunde die Iris eingeklemmt oder vorgefallen, so muß sie möglichst bald aus der Wunde entfernt werden. Nur bei ganz frischen und reinen·Wunden wird es zuweilen gestattet sein, die Iris zu reponieren. Abgesehen davon, daß man durch Reponierungsversuch doch nicht ganz sicher die vordere Synechie vermeiden kann, besteht die Gefahr, mit der Iris Infektionskeime in das Auge hineinzubringen, da eine bei Verletzung vorgefallene Iris der Infektion verdächtig erscheint. BRAILEY (1897) beobachtete eine perforierende Kornealverletzung mit Irisvorfall, der reponiert wurde. $2^1/_2$ Monate später trat Verschlechterung des Sehens von $^6/_6$ auf $^6/_{18}$ ohne jede erkennbare Ursache ein. Über Reponierung mit günstigem Ausgang berichtete z. B. Mc LENNAN (1903). Das Richtigste ist, die vorgefallene oder eingeklemmte Iris analog dem von LEBER (1882) für Irisvorfälle nach perforierten Geschwüren angegebenen Verfahren so abzutragen, daß keine oder eine möglichst geringe Synechie zurückbleibt.

Die vorgefallene Iris wird mit einer stumpfspitzen Sonde ringsum vom Wundrand abgelöst, hierauf mit einer Irispinzette hervorgezogen und abgetragen, wie bei einer Iridektomie. Häufig gelingt es, die Iris ganz aus der Wunde zu entfernen, so daß ein Kolobom entsteht und die Wunde glatt vernarbt. Ob es möglich ist, die Iris ganz aus der Wunde fortzuschaffen, hängt von der Lage, Form und Richtung der Wunde ab. Am leichtesten gelingt es bei nicht zu großen radiären Wunden, am schwierigsten bei peripheren, dem Limbus entlang laufenden. Hat man einen Teil exzidieren können, so kann man manchmal mit Vorteil den Rest in der Tiefe aus der Wunde entfernen durch vorsichtiges Reponieren mit einem flachen Spatel. Bei langen Wunden mit entsprechend ausgedehnter Iriseinlagerung wird auf diese Weise dem drohenden Sekundärglaukom oder der Staphylombildung vorgebeugt. Ist ein Vorfall schon mehrere Tage alt und erscheint die Wunde sauber, so kann die Irisabtragung auf dieselbe Weise versucht werden, wenn auch auf vollständiges Vermeiden einer vorderen Synechie dabei oft nicht mehr zu rechnen ist. Ist dagegen die Iris bereits fest mit dem Wundrand verwachsen und die Wunde in Vernarbung begriffen, so wird man vorläufig abwarten müssen und, falls nicht von selbst eine glatte und feste Vernarbung erfolgt, durch Punktion, Spalten und ausnahmsweise durch Kauterisation eine feste Vernarbung zu erreichen suchen. Es empfiehlt sich in solchen Fällen, um den Folgezuständen vorzubeugen, bald eine Iridektomie seitwärts oder gegenüber der Wunde anzulegen, besonders frühzeitig, wenn bei langen Hornhautwunden beide Seiten des Pupillarrandes adhärent sind. Ist die Wunde mit Irisprolaps nicht ganz sauber oder besteht sezernierende Konjunktivitis, so wird die Abtragung des Irisvorfalles in der angegebenen Weise zu unterlassen sein, um nicht das Eindringen von Infektionskeimen ins innere Auge zu befördern. KNAPP (1898) möchte die allgemeine Regel, die Iris bei perforierenden Hornhautverletzungen zu exzidieren, einschränken und behandelt die Fälle möglichst exspektativ. Die Abtragung erhöht nach seinen Erfahrungen die Gefahr der sympathischen Ophthalmie. Gegen das Kauterisieren von Irisprolapsen sprach sich TROUSSEAU (1897) aus. TOOKE (1908) wies auf die Schutzwirkung der prolabierten Iris gegen Infektion hin.

Bei zerrissenen und gefetzten Wunden sind die Wundränder zu glätten. Nach Reinigung der Wunde und Abtragung vorgefallener Gewebsteile kann man in der überwiegenden Mehrzahl der Fälle die perforierenden Hornhautwunden ohne weiteres sich selbst überlassen und auf schnellen glatten Wundschluß rechnen, zumal bei allen kleinen Stich- und Schnittwunden. In anderen Fällen dagegen, besonders bei größeren und klaffenden Wunden, sind noch besondere Maßnahmen zur Fixierung der Wundränder und zum Schutz der Wunde gegen Infektion in Anwendung zu ziehen. In Betracht kommt die konjunktivale Deckung und die Hornhautsutur. Die Kornealsutur wird jetzt nur noch ausnahmsweise angewandt. In den meisten Fällen erscheint sie an sich überflüssig und in manchen Fällen, in denen sie früher angewandt wurde, ist die Konjunktivaldeckung vorzuziehen. Immerhin kann bei frischen nicht infizierten zentralen Hornhautwunden das Anlegen von einer oder zwei Suturen notwendig werden, wenn die Wunden viele Millimeter lang sind und klaffen oder wenn die Wundränder gegeneinander verschoben sind, oder wenn es sich um große lappenförmige oder winkelige Wunden handelt, die sich nicht zusammenlegen. In der Regel genügt es, die Sutur nur durch die oberflächlichen Lamellen zu führen. Die Sutur wird nach einigen Tagen entfernt, wenn sie sich nicht von selbst abgestoßen hat. Das feste Hornhautgewebe näht sich schwer und das Durchstechen erfordert immer einen gewissen Druck, deshalb muß beim Anlegen der Sutur durch hinreichenden Gegendruck jede Zerrung der Wundränder und jeder Druck auf das Auge verhindert werden. KÜHNT (1883, 1900) hat zum Nähen eine Pinzette mit hufeisenförmigem Ansatz angegeben. Wie günstig selbst bei nicht ganz frischen größeren Lappenwunden die Sutur wirken kann, beweisen z. B. die Fälle von Vossius (1896).

KUHNT (1900) unterschied zwischen primärer und sekundärer Hornhautnaht. Unter primärer verstand er die sofortige Anlegung von Suturen bei frischen Verletzungen, unter sekundärer die Anlegung der Naht, wenn die Wunde schon längere Zeit bestanden hat. Die letztere vermochte noch viel Gutes zu leisten, wenn sie auch unter ungünstigen Bedingungen vorgenommen wurde. Bei den Suturen empfahl er die ganze Kornea in 0,75 mm Abstand vom Wundrand zu durchstechen. KUHNT (1906) widerriet später die Kornealsutur und empfahl die Konjunktivaldeckung.

BOURGEOIS (1907) trat bei großen Schnittwunden durch Glas für die primäre Naht ein und hielt die Konjunktivalplastik für kontraindiziert, da durch Druck mehr Glaskörper ausfließt. Er berichtete über 6 Fälle, in denen die direkte Naht gutes Resultat lieferte.

Überaus wertvoll hat sich, zumal bei peripheren größeren klaffenden Hornhautwunden, die Deckung der Hornhaut mit Bindehaut erwiesen. Dabei wird entweder die peripher abgelöste Bindehaut ganz oder teilweise über die Hornhaut gespannt und durch Bindehautsutur fixiert oder die Deckung der Hornhautwunde durch doppeltgestielte Bindehautlappen aus der skleralen Bindehaut vorgenommen, wie schon in § 177 näher angegeben war. Die Überspannung der Hornhaut mit Bindehaut hat aber bei ganz großen klaffenden Schnittwunden die Gefahr, daß ein flächenhafter Druck auf die Hornhaut ausgeübt wird, wodurch die Wölbung der Hornhaut beeinträchtigt, Verschiebung der Wundränder begünstigt und die Wiederherstellung der Vorderkammer verzögert wird. Gerade in derartigen Fällen erscheint die Hornhautsutur gefahrloser.

Bei komplizierten penetrierenden Hornhautwunden, d. h. solchen, bei denen noch neben der Hornhautverletzung eine Verletzung der Linse oder der vorderen Uvea und der Linse, eventuell auch des Glaskörpers statthatte, empfahl KUHNT (1906) bei frischen Verletzungen gleich bei der ersten Wundbehandlung eine Iridektomie auszuführen. Es kommen nach ihm in Betracht:

1. Fälle von ausgedehnten penetrierenden Verletzungen der Hornhaut und Linse, bei denen die lentikuläre Substanz die Neigung zu stärkerer Quellung erkennen läßt.

2. Größere penetrierende Verletzungen der Hornhaut, Iris, Linse und eventuell des Glaskörpers, mag es sich um stärkere Linsenquellung handeln oder nicht, zumal bei zentraler oder annähernd zentraler Lage der Wunde.

3. Alle penetrierenden Verwundungen der Hornhaut, Linse, Iris und eventuell des Glaskörpers, bei denen ein schneller Verschluß der Hornhautwunde durch die Prima reunio nicht mit Wahrscheinlichkeit zu erwarten steht.

Um an dem entspannten Bulbus die Schnittführung mit dem Schmalmesser zu ermöglichen, wird die Stelle der Schnittführung durch zwei auf der Lederhaut in 8—9 mm Entfernung aufgesetzte Pinzetten, von denen die eine der Operateur, die andere der Assistent hält, gespannt.

Hinsichtlich der Behandlung der mit Linsenverletzung komplizierten Hornhautverletzungen verweise ich auf § 183, S. 1088 und hinsichtlich der Behandlung infizierter perforierender Verletzungen auf § 177, S. 1000.

Die perforierenden Korneoskleralverwundungen.

§ 179. Vorkommen und Befund. Ganz besonders wichtig und gefährlich sind die perforierenden Verwundungen der Korneoskleralgrenze, weil der Ziliarkörper, der Glaskörper, der Linsenäquator und die Iris der Bulbuswand dicht benachbart und dadurch leicht einer Mitverletzung ausgesetzt sind. Die Verletzungsstelle liegt vorwiegend im Lidspaltenbezirk oder in der unteren Bulbushälfte, bei der Lage nach unten oder nach oben ist der Lidrand häufig mit verletzt, eventuell kann das Lid der Dicke nach durchtrennt sein. Überaus häufig sind bei einer nur etwas längeren Wunde die Hornhautperipherie, der Limbus und der vordere Skleralteil mit der darüber liegenden Bindehaut gleichzeitig verletzt, doch kommen die größten Verschiedenheiten je nach der Wundgröße vor. In dem einen Fall setzt sich die Wunde mehr in die Hornhaut, in dem anderen mehr in die Sklera fort. Die Richtung der Wunde ist ganz verschieden, doch besonders häufig

eine mehr oder weniger radiäre oder schräge im Gegensatz zu den zum
Hornhautrand konzentrischen Wunden bei indirekter Ruptur durch stumpfe
Gewalt. Bei kleinen Wunden durch Stich kann die Wunde im Bereich
der Sklera oder im Limbus oder in der Hornhautperipherie liegen. Da
die Verwundung an der Korneoskleralgrenze gefäßhaltige Teile trifft, das
Randschlingennetz, Bindehautgefäße, Skleralgefäße, kommt es im Unterschied zu den reinen Hornhautwunden zu einer geringen Blutung aus der
äußeren Wunde und deutet damit schon den Sitz der Verletzung an. · Die
Blutung wird reichlicher durch Mitverletzung der Uvea.

In seltenen Fällen ist die Kraft des verletzenden Fremdkörpers nach
Durchtrennung der Bulbuswand gerade erschöpft. Liegt dabei die Perforation noch innerhalb der Vorderkammer, so fließt das Kammerwasser
ab und die Iris kann nach der Stelle hingedrängt, eingeklemmt oder vorgefallen sein. Nach Herstellung der vorderen Kammer erscheint bei geringer Einklemmung die Pupille etwas verzogen und die Kammer ungleich
tief, auch kann ein kleines Hyphäma bestehen. Knopfförmiger Vorfall
der Iris deutet darauf, daß der verletzende Fremdkörper die Iris nicht
verwundet hat. Liegt die Perforation mehr skleralwärts, so sieht man
pigmentiertes Gewebe des Ziliarkörpers in der Tiefe der Wunde zutage
liegen oder sich in der Wunde nach außen vordrängen. Dabei kann die
vordere Kammer uneröffnet geblieben sein.

In der Regel werden aber die der Korneoskleralgrenze benachbarten
Teile des inneren Auges erheblich mitverletzt. Besonders gestaltet die Durchtrennung des Ziliarkörpers jede derartige Verletzung ungemein schwer.
Dabei kommen auch hier die größten Verschiedenheiten in bezug auf die
Mitverletzung je nach der Lage, der Ausdehnung, der Tiefe und der Richtung der Wunde vor. In bezug auf die Größe der Wunde werden alle
möglichen Übergänge von der kleinsten Stichwunde bis zu der viele Millimeter langen Schnitt-, Hieb- und Rißwunde beobachtet. War bei kleinen
Schnitt- und Stichverletzungen der Glaskörperraum eröffnet, so findet sich
häufig etwas Glaskörper in der Wunde vor oder aus der Wunde heraus-
hängend, doch wird bei feinsten Stichwunden der Vorfall vermißt. Auch
in die vordere Kammer kann der Glaskörper vorfallen (WALDHAUER 1885).
Mit dem Augenspiegel erkennt man die Glaskörperverletzung durch fädige
oder membranöse Trübungen, die nach der Stelle der Wunde hinziehen,
sowie durch geringere oder dichtere hämorrhagische Streifen. Traf der
Stich die Bulbuswand zum zweiten Mal, so ist der Wundkanal besonders
lang, und man kann die Verletzungsstelle mit dem Spiegel eventuell erkennen, z. B. LEVINSOHN (1897).

FEILKE (1905) teilte einen Fall mit, bei dem eine Häkelnadel 2 mm vom
Hornhautrand entfernt in das Auge eingedrungen war, die hintere Bulbuswand
durchstoßen hatte und anfangs nicht entfernt werden konnte, weil sich der

Widerhaken in der Sklera verfing. Das Kind stellte sich mit der Nadel im Auge vor. Durch Zurückstoßen der Nadel und unter Drehung gelang es FEILKE, die Nadel herauszuziehen, wobei sie sich an der vorderen Bulbuswand nochmals verfing. Es trat günstige Heilung mit voller Sehschärfe ein.

In einem von DAVIDS (1913) mitgeteilten Fall war die doppelte Perforation durch Stoß des Auges gegen einen an der Wand hängenden Zetteldraht veranlaßt. Die vordere Perforation lag am Limbus, die hintere zweite Perforation war mit dem Augenspiegel sichtbar.

War bei einer kleinen Wunde der Ziliarkörper mit verletzt, so erfolgt meist eine etwas stärkere Blutung aus der äußeren Wunde sowie in das innere Auge. Die Linse bleibt in einem Teil der Fälle unverletzt, in einem Teil kann der Linsenäquator oder die hintere Kapsel mit getroffen sein, was sich manchmal erst später durch den Nachweis zirkumskripter Trübung bemerkbar macht. Etwas größere Kapselwunden des Linsenäquators führen aber schnell zu hinteren Kortikaltrübungen und werden leichter erkannt. Die Linse kann in toto subluxiert oder luxiert werden (COOVER 1903). Kleine Stichwunden können zwischen Ziliarkörper und Linsenäquator durch den Irisansatz in den Glaskörper führen, ohne die beiden wichtigen Nachbarteile zu schädigen. Ist der Ziliarkörper bei den so häufigen viele Millimeter langen Schnittwunden der Korneoskleralgrenze in größerer Ausdehnung durchtrennt, so zeigt sich in der meist breit klaffenden Wunde das dunkel pigmentierte Uvealgewebe eingeklemmt oder vorgefallen, bei gleichzeitiger Eröffnung des Glaskörperraumes zusammen mit Glaskörpergewebe. War nach Durchtrennung des Corpus ciliare der Glaskörperraum nicht eröffnet, so erscheint oft die blasig vorgetriebene Hyaloidea in der Tiefe der Wunde. Reichliche Blutungen durchsetzen meist den Glaskörper, es kann zu hämorrhagischer Netzhaut- und Aderhautabhebung kommen. Je schärfer der Schnitt, um so geringer ist die Blutung.

Erstreckt sich die Wunde kornealwärts, so findet sich die Iris mit verletzt und meist eingeklemmt oder vorgefallen, die Linse kann in größerer Ausdehnung durchschnitten sein, so daß sofort starke Linsentrübung entsteht und Linsenmassen sich mit in der Wunde vorgefallen zeigen. Erstreckt sich die Wunde skleralwärts, so können die Aderhaut und die Netzhaut durchtrennt und mit eingeklemmt oder vorgefallen sein. Dann ist auch der primäre Glaskörperverlust meist ein bedeutender und unter Umständen dadurch von vornherein Erhaltung von Sehvermögen in Frage gestellt.

Besonders schwere Verletzungen kommen zustande, wenn solche große Wunden nicht durch scharfen Schnitt, sondern durch Quetschung und Zerreißung entstanden sind. Die Wunden verlaufen meist nicht geradlinig, sondern unregelmäßig gebogen oder winkelig geknickt. Dabei ist gewöhnlich ein größerer Teil des Augeninhaltes ausgeflossen, die Linse kann herausgeschleudert sein, alle Teile sind stark mit Blutung durch-

setzt. In der Wunde selbst liegen Uvealtraktus und selbst Retina vorgefallen. Bei den schwersten Verwundungen derart kann schließlich fast der
gesamte Augeninhalt ausgetreten sein und das stark zusammengefallene
Auge enthält nur Blut und Bulbusreste. Derartige schwere Verletzungen
stellen oft direkte Rupturen durch stumpfe Gewalt dar und wurden bereits früher erwähnt. Terson (1907) z. B. fand vollständige Entleerung
des Augeninhaltes nach Stoß mit Billardqueue.

. Bei den schwersten Riß-, Quetsch- oder auch Hieb- und Schnittwunden
kann der Bulbus von einem Limbus bis zum anderen und noch weit in
die Sklera hinein gespalten werden.

Besonders schwer sind auch die Verletzungen, bei denen etwas größere
verletzende Fremdkörper, wie Messerklingen usw. die hintere Bulbuswand
treffen und den Bulbus nochmals perforieren.

So berichtete ich (1907) über einen Fall von doppelter Perforation durch
Messerstich mit Epithelimplantation hinter der Iris und beginnender Zystenbildung (vgl. S. 194 und Fig. 92, S. 1049). Warnecke (1908) teilte einen ähnlichen
Fall mit, bei dem außer Epithel eine Zilie in die hintere Bulbuswand implantiert war. Fromaget (1895) fand doppelte Perforation des Auges durch
eine Schusterahle. Nach der Enukleation fand sich die Spitze des Instruments
hinter der Sehne des R. externus an der knöchernen Wand abgebrochen.

Verlauf und Ausgang. Schon die zirkumskripten penetrierenden
Wunden der Korneoskleralverletzung rufen viel stärkere Reizerscheinungen
als die gleichgroßen perforierenden Hornhautwunden hervor. Ihr Grad
hängt im wesentlichen ab von der Schwere der Ziliarkörperverletzung.
Starke Ziliarinjektion des ganzen Auges, lebhafte Reizerscheinungen, Tränenträufeln usw. bleiben nie aus.

Bei aseptischem Verlauf halten sich aber die entzündlichen Erscheinungen in relativ mäßigen Grenzen und nehmen vor allem nach einiger
Zeit, längstens in der dritten Woche, merklich ab, es fehlt stärkere Exsudation, wenn auch umschriebene fibrinöse Verklebung, zumal bei stärkerer
Gewebsquetschung, vorkommt. Das Auge bleibt bis zur beendigten Vernarbung immer leicht injiziert, empfindlich und manchmal längere Zeit
weicher. Im günstigsten Fall heilt die Verletzung mit einer glatten festen
Narbe aus, in der gewöhnlich etwas bläuliches Pigment durchschimmert
oder abgelagert und mit der Bindehaut verwachsen ist. Geringere hämorrhagische Glaskörpertrübungen können sich vollständig aufhellen, so daß
bei fehlender Linsenverletzung oder stärkerer Irisverletzung selbst volle
Sehschärfe wieder gewonnen wird. Dies günstige Resultat wird aber bei
etwas größeren Wunden nur selten erreicht.

War eine dichtere Glaskörperblutung erfolgt, so erfordert die Aufhellung lange Zeit, selbst Monate, und dauernde Trübungen bleiben meist
zurück. Bei mehreren Millimeter großen Schnittwunden stellt sich häufig

eine Glaskörperverdichtung durch den Vernarbungsprozeß ein. Man sieht dann mit dem Spiegel graue weißliche Massen, die buckelförmig vorragen und, wie Schiees (1888) betonte, selbst einen Tumor vortäuschen können. Vor allem beeinträchtigen Linsenverletzungen den Wundverlauf und das schießliche Resultat für die Sehschärfe; auf letzteres haben narbige Trübungen der Hornhaut und die Veränderung der Krümmung der Hornhaut durch Narben einen schädigenden Einfluß.

Scheffels (1907) z. B. teilte einen Fall von perforierender Korneoskleralverletzung mit, bei dem Heilung nach Abtragung des in der Wunde liegenden Ziliarkörpers durch Skleralsuturen und konjunktivale Plastik erzielt wurde. Nach Extraktion der traumatischen Katarakt fand sich eine Hypermetropie von 30 D und eine Sehschärfe von $^5/_{15}$. Der Hornhautradius betrug 10,8 mm.

Auch bei aseptischem Verlauf können schwere Komplikationen die Heilung verzögern und dauernde Schädigung des Auges veranlassen.

Da die größeren Wunden dieser Gegend starke Neigung zum Klaffen besitzen, so kann selbst bei anfänglicher guter Vereinigung der Wunde ein Auseinanderweichen der Wundränder mit erneuter Einlagerung und Vorfall von Ziliarkörper und Glaskörper, auch durch quellende Linsenmassen, erfolgen und Vernarbung durch Zwischengewebe oder mit Verschiebung der Wundränder nicht zu vermeiden sein.

Manchmal treten erst einige Tage nach der Verletzung, zuweilen noch später, Nachblutungen auf und führen zu dichten Glaskörpertrübungen sogar mit bleibender Glaskörperverdichtung. In manchen Fällen stellt sich Ablatio retinae ein, teils als Folge von erheblichem Glaskörperverlust, teils als Folge von Glaskörperveränderungen, teils als Folge von dem einen Zug ausübenden Vernarbungsprozeß an der Bulbuswand.

Besonders bei längeren in die Hornhaut und die Sklera sich erstreckenden Wunden, die die Iris, den Ziliarkörper, den Glaskörper und die Linse mit verletzt haben, bildet sich ein dickerer Narbenstrang in der Wundgegend, der mit den genannten Teilen zusammenhängt und eine Zugwirkung auf die Umgebung ausübt. Der Narbenstrang ist um so dicker, je mehr die Wundränder gegeneinander klaffen oder je mehr Einlagerung von Uvea vorliegt. In solchen Fällen sieht man zuweilen die Ziliarfortsätze stark bulbuseinwärts und nach vorn gezogen.

Ungünstig sind die Einziehung der Narbe und die Weichheit des Auges, die die beginnende Phthisis bulbi mit Ablatio retinae und Uveae sowie Atrophie des Ziliarkörpers befürchten lassen. Inwieweit dabei doch schleichende infektiöse Entzündung mitspielt, ist oft schwer zu entscheiden. In einem von Shaw (1897) beobachteten Fall von perforierender Limbusverletzung mit Irisvorfall trat nach vier Wochen bei klaren Medien Neuritis optica, Hypotonie, Ablatio retinae mit Ausgang in Phthisis bulbi ein.

In anderen Fällen, in denen der Ziliarkörper weniger stark verletzt war oder sich erholt, kommt es umgekehrt bei Heilung durch Zwischengewebe und vor allem bei Einheilung von Uvea oder der Linsenkapsel zu zystoider Vernarbung, eventuell mit nachfolgender Drucksteigerung. Zirkumskripte Staphylombildung an der wenig resistenten Narbe oder totale Bulbusektasie durch Drucksteigerung, zumal bei jugendlichen Individuen mit nachgiebigen Augenhüllen, können eintreten. Ebenso sind Iriszysten oder Narben mit Konjunktivalzysten als Folgen der Korneoskleralperforation beobachtet.

Gar nicht selten treten an Augen, die mit gutem Resultat geheilt waren, nachträgliche Verschlechterungen durch Netzhautablösung, Katarakt, Drucksteigerung, rezidivierende Blutungen usw. auf. Vgl. Kaufmann (1904), der zahlreiche derartige Fälle aus der Jenaer Augenklinik mitgeteilt hat.

Coover (1903) z. B. teilte einen Fall mit, bei dem durch Abtragung der vorgefallenen Teile und Naht S $^{20}/_{40}$ erzielt wurde. Die Linse war aber subluxiert. Nach einer Reihe von Jahren traten Katarakt auf, dann rezidivierende Blutungen und leichte Drucksteigerung.

Die Nähe und die Mitverletzung des Ziliarkörpers sowie des Glaskörpers erklären die besonders hohe Gefahr dieser Wunden hinsichtlich der Entstehung von Infektion bei oder nach der Verletzung und den schlimmen Verlauf der infektiösen Entzündungen. Die nachträgliche Infektion wird begünstigt, weil bei allen etwas größeren Wunden der primäre Wundschluß durch die Neigung zum Klaffen der Wunde erschwert wird. Die infektiöse Entzündung betrifft hauptsächlich die Uvea und bei Glaskörperinfektion auch die Retina. Alle Formen der infektiösen Entzündung werden hier beobachtet, von der schleichenden, wenig exsudativen serösen Zyklitis an bis zu der eitrigen Panophthalmie. Besonders gefürchtet sind die Ziliarkörperverletzungen wegen des Auftretens der sympathisierenden Entzündung, die zur sympathischen Entzündung des zweiten Auges führt.

Die Diagnose bietet bei größeren Wunden keinerlei Schwierigkeiten, nur können durch Blutungen ins Augeninnere die Verletzungsfolgen im einzelnen nicht festgestellt werden. Bei kleinen und kleinsten Wunden, z. B. Stichwunden, bei denen die vordere Kammer gar nicht abgeflossen war oder sich schnell wiederhergestellt hat, wird besonders die Augenspiegeluntersuchung Aufschluß geben. Erstreckt sich eine periphere Hornhautwunde bis in den Limbus und die Sklera, so ist eine vorsichtige Untersuchung der Wunde mit der Sonde und Freilegen des Wundkanals angezeigt. War bei kleinen Wunden der Vorgang der Verletzung nicht sicher bekannt, so macht die Entscheidung, ob ein Fremdkörper ins Auge eingedrungen und dort zurückgeblieben ist, oft große Schwierigkeit, zumal Blutungen in den Glaskörper den direkten Nachweis unmöglich machen. Auch bei Zuhilfenahme aller diagnostischen Hilfsmittel oder sonstiger Merkmale muß zuweilen die Frage offen bleiben. In manchen Fällen, die anfangs für einfache Schnitt- oder Stichwunden gehalten sind, zeigte sich später ein Fremdkörper eingedrungen.

Die Entscheidung über die infektiöse Natur der Entzündung ist oft leicht, manchmal aber erschwert.

Die Prognose ist in erster Linie abhängig von der Infektion und sodann von der Ausdehnung und Schwere der Verletzung. In manchen Fällen ist das Schicksal des Auges durch die Schwere der Verletzung sofort besiegelt und Heilung der Form nach nicht zu erhoffen, in anderen Fällen ist Erblindung von vornherein sicher, aber die Erhaltung der Form wohl möglich. Aber auch bei den weniger schweren Verletzungen der Korneoskleralgrenze ist die Prognose mit besonderer Vorsicht zu stellen, sobald nachweislich der Ziliarkörper mit verletzt ist. Am günstigsten verlaufen von diesen noch die Schnittwunden mit scharfen Rändern, wie sie durch Glassplitter, scharfe Messer usw. veranlaßt werden, sofern die Wunde nicht zu lang ist, Contenta bulbi nicht in erheblichem Grade ausgetreten, keine starken Glaskörperblutungen erfolgt sind und sich ein glatter Wundschluß erzielen ließ. Aber in vielen Fällen, bei denen anfangs die Wundheilung günstig schien, tritt doch noch Verlust des Sehvermögens durch die früher genannten Komplikationen ein. In manchen Fällen wird man auch bei abnormem Reizzustand und Verdacht infektiöser Entzündung das Auge wegen der Gefahr sympathischer Entzündung entfernen müssen. Auf der anderen Seite ist man oft erstaunt, was für schwere Verwundungen das Auge selbst mit Erhaltung von Sehvermögen verträgt. Ganz besonders gefährlich werden aber die perforierenden Verletzungen dieser Gegend wegen der Infektionsgefahr und dem deletären Verlauf, den eine Infektion dieser Verwundung nimmt (vgl. § 176, S. 996).

Therapie. Nur bei den schwersten Verwundungen mit weitgehendem Verlust und Vorfall der Contenta bulbi und bei Aussichtslosigkeit der Erhaltung der äußeren Augenform wird bei frischen Korneoskleralverletzungen die primäre Exenteration oder Enukleation vorgenommen, sonst bei reinen Wunden durchweg konservativ behandelt, wie schon im § 177 näher ausgeführt wurde. Nach der Reinigung der Wunde und Untersuchung des Wundkanals auf etwaige Einlagerung, nach Glättung gefetzter Wundränder und Abtragung der vorgefallenen Teile ist bei den frischen und reinen Korneoskleralverletzungen ausgiebigster Gebrauch von der Sutur und der Bindehautdeckung zu machen. Ist der Ziliarkörper selbst nur in die Wunde vorgedrängt, so kann man bei sauberer Wunde versuchen, das Gewebe mit einer feinen Sonde zurückzudrängen und die Wundränder darüber mit einer Sutur zu vereinigen. Vorgefallene und gefetzte Teile vom Ziliarkörper sind mit der Schere abzutragen. Die Art der Nahtführung hängt von der Länge und dem Klaffen der Wunde ab. Im allgemeinen wird man, soweit angängig, die Vereinigung und Deckung der eigentlichen Augenkapselwunde durch einfache Bindehautsuturen zu erzielen suchen, wobei die Bindehaut tief gefaßt werden kann. Zumal bei kleinen radiär gerichteten Wunden genügen oft nur ein oder zwei tiefgreifende Bindehautsuturen. Bei anderen kleinen, besonders auch konzentrisch zum Limbus verlaufenden Wunden, wird mit Vorteil die Bindehaut vom Wundrand abgelöst und dann über die Wunde genäht. Am meisten empfiehlt es sich dabei, durch weitfassende seitwärts von der Wunde angelegte Bindehautsuturen die abgelöste Bindehaut über die Wunde und den Limbus zu ziehen und damit die Wunde konjunktival zu decken. Eventuell können periphere Entspannungsschnitte in der Bindehaut angelegt werden. Handelt es sich um längere in die Hornhaut und Sklera sich erstreckende klaffende Wunden, so empfiehlt es sich, die Sklera selbst zu nähen, indem man die Nadel entweder nur durch die oberflächlichen Schichten oder nahezu durch die ganze Dicke führt. Faßt man vorher gleichzeitig die Bindehaut, so wird man von versenkten Suturen meist absehen können. Oft genügt es, nur eine oder zwei die Sklera selbst fassende Nähte neben mehreren Bindehautsuturen zu verwenden. Reicht die Wunde in die Kornea, so kann auch eine Kornealsutur angezeigt erscheinen.

Nähere Angaben über die Technik und Indikation finden sich z. B. bei KUHNT (1883, 1898), NORMAN-HANSEN (1898, Vortrag und Diskussion), PRAUN (1899, S. 209). KUHNT näht grundsätzlich Skleralwunden über 4 mm, läßt die Sutur in 3 mm Abstand, geht annähernd durch die Dicke der ganzen Sklera, wählt sterilisiertes Katgut und vereinigt die Bindehaut darüber mit Seide. Auch hat er Deckung eines traumatischen Skleraldefektes durch Spaltung und Verschiebung der Wundränder mehrfach mit Vorteil ausgeführt (1883, 1898).

Ist die Wunde einige Tage alt und sind die Wundränder schon leicht trüb, so kann in gewissen Fällen auch dann noch nach gründlicher Reinigung und Anfrischung der Wunde sowie Abtragung aller eingeklemmten und vorgefallenen Gewebe der Wundschluß durch Sutur versucht werden. Doch raten z. B. THIER und LEBER (1898, Diskussion NORMAN-HANSEN) dabei, zumal bei Verdacht auf Infektion, zur gewissen Vorsicht mit dem Nähen.

Über die Grenze der konservativen Behandlung sowie über die Therapie bei infizierten Wunden verweise ich auf § 177, S. 1000.

War die Linse in größerer Ausdehnung mit verletzt, so wird man die sich vordrängenden Linsenmassen entfernen, um so mehr, als die stärkere Quellung der Linse in den nächsten Tagen die noch nicht festgeschlossene Wunde sprengen kann. Doch wird man dem Vorschlag RANDOLPHS (1895) bei Wunden der Ziliargegend und gleichzeitiger Linsenverletzung die Wunden zu erweitern und die Linse sofort herauszulassen, kaum folgen dürfen.

Die perforierenden Skleralverwundungen.

§ 180. Befund und Vorkommen. Bei den perforierenden Skleralverletzungen peripherwärts von der Korneoskleralgrenze treffen die verletzenden Fremdkörper das Auge im Lidspaltenbezirk oder nach Durchtrennung der Lider. Auch die am Knochen abgleitenden Fremdkörper, z. B. beim Stoß in den inneren Augenwinkel, erreichen die Sklera äquatorialwärts. Meist entspricht die Bindehautwunde der Skleralwunde, bei tangentialer Richtung kann aber die Skleralwunde peripher liegen und damit von unverletzter Bindehaut gedeckt sein. Schließlich kommt es vor, daß Fremdkörper, die am Orbitalrand das Lid durchsetzen, die Sklera perforieren, ohne den Konjunktivalsack eröffnet zu haben. So beobachtete Stoewer (1902) einen Fall, in dem durch Bolzenschuß die Pfeilspitze unter der Augenbraue eindrang, peripher von der oberen Übergangsfalte vordrang und die Sklera lochförmig subkonjunktival perforierte, der austretende Glaskörper bildete eine tumorartige Verdickung nach außen oben. In einem von Lindner (1914) mitgeteilten Fall war ein 2 cm langer, $1\frac{1}{2}$ mm dicker metallischer Fremdkörper durch die Orbita bis in die mittlere Schädelgrube vorgedrungen und hatte einen mit dem Augenspiegel nachweisbaren Riß im hinteren Augenabschnitt verursacht. Bei doppelter Perforation der Bulbuswand erfolgt die zweite Durchtrennung der Bulbuswand von innen nach außen, die hintere Wunde liegt meist im hinteren Abschnitt der Sklera, doch kann sie auch bei annähernd frontaler Stichrichtung, wie in dem Fall von Duffing (1894), äquatorial gelegen sein. Meist verläuft die Skleralwunde meridional. Dann ist die Tendenz zum Klaffen geringer als bei äquatorialer oder schräger Richtung. Das Klaffen der penetrierenden Skleralwunde wird leicht durch den Muskelzug bei Bewegungen des Auges verstärkt, zumal bei einer Richtung konzentrisch zum Limbus.

Ist nur die Sklera perforiert, so ist das pigmentierte Aderhautgewebe im Grunde der Wunde sichtbar. In der Regel werden aber auch die Aderhaut sowie die Retina durchtrennt und der Glaskörperraum eröffnet. Abgesehen von feinsten Stichwunden findet man meist Glaskörpergewebe aus der Wunde hängen oder in der Tiefe der Wunde zutage treten. An der sich vordrängenden Glaskörperblase kann man in seltenen Fällen Pulsationen sehen. Der Grad der Blutung aus der Aderhaut-Netzhautwunde ist verschieden je nach der Größe, Richtung und Verletzungsart.

Je glatter die Membranen durchtrennt sind, desto geringer ist meist die Blutung in das innere Auge und aus der äußeren Wunde. Besonders bei Riß- und Quetschwunden kann eine dichte Glaskörperblutung eintreten. Zuweilen wird der Glaskörper erst durch eine Nachblutung dicht hämorrhagisch infiltriert. Bei Stichwunden findet man zuweilen Luftblasen in den Glaskörper mitgerissen, häufiger freilich dann, wenn ein Fremdkörper steckengeblieben ist (Morton 1876, Viefhaus 1894).

Bei Stichwunden markiert sich der Wundkanal durch streifige, nach der Wunde hingehende Stränge, sowie durch hämorrhagische Streifen, wie schon bei den Korneoskleralverletzungen erwähnt wurde.

Bei peripheren Wunden ohne starke Glaskörperblutung kann man zuweilen mit dem Augenspiegel die Wundöffnung mit hämorrhagischem Hof sehen.

Bei größeren Schnittwunden, besonders aber bei Riß- und Quetschwunden, können reichlich Glaskörper ausfließen und die Aderhaut und Netzhaut in die Wunde eingelagert oder vorgefallen sein. Bei Glaskörperverlust sinkt die Linse zurück und die vordere Kammer vertieft sich (z. B. VAN DER HOEVE 1902). Das Auge verträgt selbst einen beträchtlichen Glaskörperverlust bis etwa zu $^1/_3$ des Volumens. Man ist oft überrascht, wie bald sich ein zusammengesunkenes Auge wieder füllt (AMBROSE 1894). Die Netzhaut kann in der Umgebung der Wunde abgelöst sein, zuweilen geht die Ablösung wieder zurück.

Bei ungewöhnlich großen Wunden, besonders bei Riß- und Quetschwunden, können die Kontenta bulbi in verschiedenem Grade, ja sogar vollständig ausgepreßt werden und Hämophthalmus entstehen.

PICCOLI (1894) sah bei einer 15 mm langen Skleralverletzung durch ein spitzes Rebenstämmchen durch starke intraokulare Blutung die ganze Aderhaut als einen nierenförmigen braunen Sack aus der Wunde hängen. Entleerung des gesamten Bulbusinhalts durch sich wiederholende Blutungen nach Glasscherbenverletzung bei einem $3^1/_2$ jährigen Kind erwähnt HOGG (1875)

v. MICHEL (1901) fand in 2 Fällen von schwerer perforierender Verletzung durch starke Gewalteinwirkung anatomisch als seltenen Befund Querrisse des Sehnerven im Bereich der Lamina cribrosa, wahrscheinlich durch gewaltsamen Vorfall der Retina veranlaßt.

Die größeren direkten Quetschwunden der Sklera ähneln in ihrem Befund durchaus den indirekten Skleralrupturen, da neben der Verwundung die starke Kompression mitwirkt, manchmal ist die Entscheidung nicht möglich, ob eine direkte oder indirekte Zerreißung vorliegt.

Bei Skleralperforationen können fremde Substanzen, besonders Zilien, mit in den Glaskörperraum eingeschleppt werden. In einem merkwürdigen, von QUINT (1901) mitgeteilten Falle waren 2 Härchen in der Narbe eingeheilt, die in den Glaskörper vorragten, sich durch leichte Verschleierung der Objekte bemerkbar machten und sich zur entoptischen Wahrnehmung benutzen ließen. Über Zilien im Glaskörper siehe Fremdkörperverletzungen. Die Skleralwunden durch streifende Geschosse werden bei den Schußverletzungen berücksichtigt.

Verlauf und Ausgang. Die Reizerscheinungen bei einfachen perforierenden Skleralwunden, selbst bei größeren Schnittwunden, sind oft auffallend gering, nur bei Quetschwunden stärker.

Bei aseptischem Wundverlauf heilen kleine Stich- und Schnittwunden oft in kurzer Zeit, zumal da bald eine Verklebung mit der Bindehaut eintritt. Ein etwaiger Glaskörperfaden kann sich von selbst abschnüren, wie man bei anfangs unbehandelten Wunden feststellen kann. Je besser bei größeren Wunden die Skleralwundränder zusammenliegen, desto rascher erfolgt eine glatte und feste Vernarbung, wie ja auch die Erfahrungen der operativen Bulbuseröffnung durch meridionalen Skleralschnitt hinlänglich beweisen. Nur ein spärliches Narbengewebe liegt zwischen den Skleralwundrändern und in der Tiefe zwischen Aderhaut und Netzhaut.

War der Glaskörper nicht erheblich mit Blut durchsetzt, so hellt er sich vollständig auf, und normale Sehschärfe kann erzielt werden. Waren aber dichte Glaskörpertrübungen vorhanden, so können dauernd Glaskörperverdichtung und Trübungen zurückbleiben.

Bei guter glatter Heilung und bei äquatorialer Lage der Wunde kann man die Skleralnarbe als glänzend weißlichgelben Streif meist mit Pigment und feinen Aderhautherden in der Umgebung ganz gut mit dem Augenspiegel erkennen. Der Aderhaut- Netzhautdefekt reicht dabei zuweilen etwas weiter als die eigentliche Skleralnarbe (BOCK 1883). War ein etwas dickerer Narbenstrang gebildet, so sieht man mit dem Spiegel entsprechende stärkere Veränderungen. Auch können strahlige Glaskörperstränge nach der Stelle hinziehen und bei Stichverletzungen feine graue Trübungen den Glaskörperkanal markieren.

Manchmal erscheint die Retina an der Wunde abgelöst, doch kann eine umschriebene Ablösung während der Heilung zurückgehen (ARMAIGNAC 1894).

Klaffte die Wunde stärker, waren die Wundränder gegeneinander etwas verschoben oder war Aderhaut und Glaskörper eingelagert, so bildet sich ein bindegewebiges Zwischengewebe und eine bindegewebige Verdichtung des Glaskörpers in der Umgebung der Narbe. Dabei kann das Sehvermögen relativ gut sein. Die Veränderungen mit dem Augenspiegel sind entsprechend stärker. Doch bieten die Narben mit Zwischengewebe und erheblicherer Einheilung von Aderhaut oder gar Netzhaut die große Gefahr, daß durch Schrumpfungsvorgänge Ablatio retinae eintritt. Die Netzhautablösung kann sich manchmal erst nach Monaten oder selbst Jahren einstellen. [MERGEL (1903, 4 Jahre nach der Verletzung der Aderhaut und Sklera), ZAZKIN (1905, fast 2 Jahre nach der perforierenden Skleralverletzung, während das Auge inzwischen fast normal war), SCHWARZ (1907, 8 Jahre nach Perforationsverletzung).] War der anfängliche Glaskörperverlust zudem erheblich und eine reichliche Bindegewebsentwicklung durch Klaffen und Vorfall von Netzhaut-Aderhaut-Glaskörper veranlaßt, so kann sich unter Einziehung der Narbe und zunehmender Weichheit des Auges unter Ablösung der Netzhaut und der Uvea Phthisis bulbi entwickeln. Die Gefahr ist um so größer, je näher die Wunde an den Ziliarkörper heranreicht.

Die abgelöste Retina kann an der Ora serrata abreißen. So fand RÖMER (1901) 1 Jahr nach der Verletzung durch Explosion einer Zündkapsel, die zu

Perforation der Sklera geführt hatte, neben Irismangel und Fehlen der Linse die Netzhaut total abgelöst und an der Ora serrata abgerissen. Mit dem Augenspiegel sah man nur auf die Außenseite der Retina und erkannte rings an dem schmalen Netzhautstiel vorbei die freiliegende Aderhaut. Die abgelöste Retina war an der Skleralnarbe fixiert. Anatomisch wird Abreißung der abgelösten Netzhaut an der Ora serrata in Augen mit traumatischer Iridozyklitis nicht selten gefunden. (Vgl. § 181, S. 1051.)

Ein anderer ungünstiger Ausgang wird vor allem bei nicht fester glatter Vernarbung veranlaßt durch nachträgliche Ausdehnung der Narbe und Bildung von Skleralstaphylom. Dazu kommt es bei normalem Augendruck, da eine Narbe besonders mit Zwischengewebe die Resistenz der Bulbuswand an dieser Stelle vermindert, um so leichter aber, wenn, wie in dem Falle Duffing (1894), durch anderweitige Komplikationen eine Drucksteigerung hervorgerufen war.

Die Infektionsgefahr bei penetrierenden Skleralwunden ist geringer als bei den anderen beiden Gruppen, zumal die Wunde manchmal erst das Lid durchsetzt hat, so daß Infektionskeime abgestreift werden konnten. Die Gefahr der Sekundärinfektion ist bei weitem nicht so groß, wie vor allem bei Korneoskleralverletzungen, wenn auch größer als bei Kornealverletzungen. Erfolgt eine Infektion, so nimmt sie wegen des eröffneten Glaskörperraumes meist einen deletären Verlauf in Form der eitrigen Glaskörperinfiltration, sei es als umschriebener Abszess, sei es als schnelle diffuse Infiltration mit schließlichem Ausgang in Panophthalmie.

Diagnose. Bei frischen und etwas größeren Wunden ist die Perforation durch das Zutagetreten des Uvealpigments und durch den vorgefallenen oder eröffneten Glaskörper leicht zu stellen. Bei etwas klaffender Wunde erscheint der Spalt als dunkelschwarze Lücke. Bei kleineren Stichwunden kann dagegen die Diagnose schwieriger sein. Die Bindehautwunde gibt sich durch eine kleine Blutung zu erkennen. Zuweilen hängt ein heller Faden daran, von dem nicht sicher zu sagen ist, ob er Glaskörpergewebe oder eine Schleimflocke ist. Beim Versuch, den Faden wegzuziehen, wird die Schleimflocke leicht folgen, dagegen der Glaskörperfaden nicht, sondern sich durch Zug vergrößern. Ist die Verletzung nicht frisch, so sind kleinste Narben kaum erkennbar. Ebenso kann die Feststellung der Perforation bei schräger Wundrichtung durch darüber gelagerte Bindehaut schwierig werden. Die Augenspiegeluntersuchung wird oft Aufschluß geben durch Nachweis der von der Wundstelle ausstrahlenden streifigen Trübungen, abgesehen davon, daß man manchmal die Wunde direkt sehen kann. Differentialdiagnostisch kommt dabei in Betracht, daß bei nicht perforierender Skleralverletzung durch Kontusion an der Verletzungsstelle die Aderhaut und Netzhaut rupturieren können und daß die Aderhautruptur auch Blutungen in der Umgebung der freiliegenden Sklera aufweist. Die ausstrahlenden Glaskörpertrübungen sprechen für Perforation.

Die Prognose ist, sofern keine Infektion erfolgt, relativ günstig, besonders bei kleinen Wunden ohne nennenswerten Glaskörperverlust und Aderhautvorfall und ohne stärkere Glaskörperblutung. Bei glatter Vernarbung kann eine hohe Sehschärfe wiedergewonnen werden.

Größere Verwundungen dagegen, zumal bei nicht unmittelbarer Vereinigung der Wundränder, sind auch bei anfangs anscheinend günstiger Wundheilung von sekundärer Netzhautablösung durch den von der Narbe ausgehenden Zug bedroht. Da dieser Zufall erst nach Monaten eintreten kann, so ist die Prognose stets mit einer gewissen Reserve für die Zukunft zu stellen. Selbst nach Jahren kann bei Glaskörperverletzung noch Ablatio sich einstellen. (HEMMI 1897, van GEUNS 1909.) Prognostisch ungünstig ist die Narbeneinziehung durch Schrumpfung oder die zuweilen erfolgende Narbenausbuchtung. Der erstere Vorgang führt bald zu Phthisis bulbi.

Erfolgt eine Infektion, so nimmt sie wegen der Glaskörpereröffnung häufig einen schlimmen Ausgang und ist zudem unserer Therapie weniger zugänglich (vgl. § 176, S. 996).

Therapie. Bei kleinen frischen Wunden hat man stets den Wundkanal unter vorsichtiger Ablösung der Bindehaut freizulegen und auf eingedrungene Verunreinigung, besonders Zilien oder Fremdkörper, zu achten. Selbst bei anscheinend guter Lage der Wunde empfiehlt KUHNT (1898 S. 87) genaue Erforschung der Wunde, da er in 5 derartigen Fällen Verunreinigung der Wunde durch Zilien oder andere kleine Fremdkörper gefunden hat. Vorgefallener Glaskörper und sonstiges eingelagertes Gewebe ist abzutragen. Bei größeren Wunden müssen die Einlagerungen von Aderhaut besonders vorsichtig und sorgfältig ohne Vorziehen der Teile glatt abgeschnitten werden. Bei reinen Wunden hat dann die Sutur zu erfolgen. In der Regel genügt die Bindehautsutur, da sie eine gute Lage und glatte Vereinigung der Wundränder gewährleistet, wie die Erfahrungen der Zystizerkus- und Magnetoperation mit meridionalem Skleralschnitt beweisen. Allerdings liegen dabei die Verhälnisse noch günstiger, da durch Bindehautlappenbildung die intakte Bindehaut die zudem scharf geschnittene Skleralwunde deckt und mithin die Bindehaut- und Skleralwunde gegeneinander verschoben sind. Eine ähnliche Lage der beiden Wunden zueinander läßt sich bei Skleralverletzungen erzielen, wenn man die Bindehaut von der Sklera ablöst und durch verschieden breit fassende Suturen über die Skleralwunde zieht. (Vgl. auch SCHMIDT-RIMPLER 1898, Diskussion S. 8.) Doch darf man, und das gilt für alle Bindehautsuturen, besonders für die tiefgreifenden, durch übermäßigen Zug kein Übereinanderschieben der Wundränder der Sklera hervorrufen. Ist die Wunde viele Millimeter lang und klaffend, zumal bei nicht meridionaler Wundrichtung, so empfiehlt es sich, auch durch die Sklera selbst eine Sutur hindurchzuführen, wobei man möglichst nur nahezu die Dicke der Sklera durchsticht. Vor allem ist das Klaffen das Ausschlaggebende, weniger an sich die Länge der Skleralwunde. Die unmittelbare Vereinigung der Wundränder und die Heilung möglichst ohne Zwischengewebe und damit die Verhütung der genannten weiteren Komplikationen und Folgezustände ist sonst nicht zu erzielen und nur dadurch den üblen Ausgängen der nachträglichen Schrumpfung oder Ektasie vorzubeugen. Vielfach ist dabei versenkte Sutur von Katgut neben oberflächlicher Bindehautsutur von Seide empfohlen. (Z. B. SAMELSOHN, FLEMMING 1885, KUHNT 1898.)

Andere nähen die Sklera zusammen mit der Bindehaut und benutzen dann ausschließlich Seide. Im allgemeinen ist versenkte Sutur zu vermeiden und die Bindehaut-Skleralsutur mit Seide vorzuziehen. Die ausschließliche Benutzung der Konjunktivalnaht empfahlen z. B. SNELL (1887), NORMAN-HANSEN (1898, 1903).

KRÜCKMANN (1898) und STOEWER (1899) warnten auf Grund ihrer experimentellen Untersuchungen über die Heilung von Lederhautwunden vor unpassend oder inkorrekt angelegten Nähten, da durch Einstülpung oder Verschiebung der inneren Wundränder eine Granulationsbildung im Glaskörperraum leicht zustande kommt.

Die übrigen therapeutischen Maßnahmen auch bei infektiöser Entzündung sind § 177, S. 1000 besprochen.

Die Folgezustände erfordern eventuell operatives Eingreifen. So kann die Abtragung eines Skleralstaphyloms mit Sutur in Frage kommen (FAGE 1894).

Pathologische Anatomie der perforierenden Verwundungen des Bulbus.

§ 181. Pathologisch-anatomische Befunde von Augen mit perforierender Verletzung liegen in ungewöhnlich großer Zahl vor. Allerdings waren in den meisten Fällen die Verletzungsfolgen mit Entzündung kombiniert, da es sich um Augen handelte, die in mehr oder weniger langer Zeit nach der Verletzung wegen posttraumatischer Entzündung und der Gefahr der sympathischen Ophthalmie enukleiert sind. Es fanden sich dann neben den Verwundungsfolgen die mannigfachsten Veränderungen der sympathisierenden Entzündung oder der eitrigen Endophthalmitis. Man muß in derartigen Augen die verschiedenartigen Veränderungen, soweit es möglich ist, auseinander halten. Ich erinnere nur an die Arbeiten von DEUTSCHMANN (1889), SCHIRMER (1900), FUCHS (1904, 1905) und RUGE (1904), der aus der SCHIRMER'schen Klinik allein den Befund von 26 Bulbi, die wegen sympathischer Entzündung des anderen Auges enukleiert waren, untersucht, sowie über 34 Augen mit traumatischer Uveitis ohne nachfolgende sympathische Entzündung berichtet hat. In zahlreichen dieser Fälle handelte es sich um die Folgen einer perforierenden Verwundung ohne Zurückbleiben eines Fremdkörpers. Ich verweise ferner auf die Atlanten von BECKER (1874), von PAGENSTECHER und GENTH (1875), von WEDL und BOCK (1886), die zahlreiche Befunde von Verletzungsfolgen bringen.

Das Material ganz frischer aseptischer Verletzungen menschlicher Augen ist äußerst spärlich und wird wegen der konservativen Behandlung immer

Fig. 65.

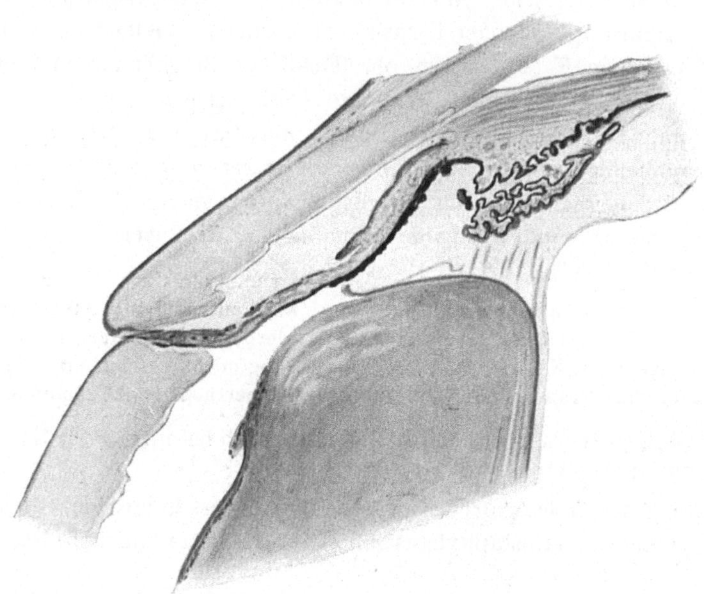

Frische perforierende Verletzung der Kornea. Einklemmung der Iris, epithelialer Wundverschluß der Hornhautwunde. Perforation der Linsenkapsel entsprechend der Hornhautwunde.

Fig. 66.

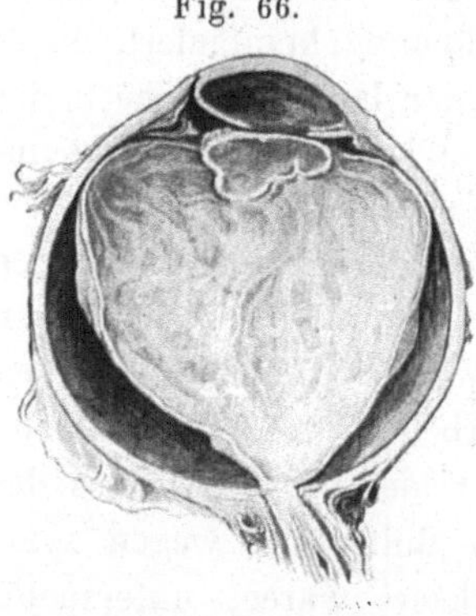

L. A. Stichverletzung der Hornhaut. Vordere Synechie. Traumatische Katarakt. Linse zum Teil resorbiert und deformiert. Enukleation wegen andauernden Reizzustandes. Vergr. 1½ mal.

spärlicher. Ebenso kommen Augen, die mit Erhaltung guter Sehschärfe abgeheilt waren, nur selten zur Untersuchung. Auch bei aseptisch geheilten Verletzungen muß man unterscheiden zwischen Veränderungen, die unmittelbar mit der Verwundung zusammenhängen, und den mannigfachen Folgezuständen der Vernarbung, die sich oft weithin bemerkbar machen. Hierher gehören einmal die mannigfachsten Verwachsungen und Verklebungen der Membranen, sodann vor allem die Zugwirkung der schrumpfenden Narbe, die zu den mannigfachsten Lageveränderungen der Membranen, zur Abhebung z. B. der Netzhaut und der Uvea und zu sekundärer Degeneration führt. Ebenso können durch Drucksteigerung infolge der Verletzungsfolgen die verschiedenartigsten Veränderungen an den Augenhäuten veranlaßt werden.

Die unmittelbaren Verletzungsfolgen und die Heilungsvorgänge an den einzelnen Membranen bei asepticher Wundheilung wurden in § 162 näher ausgeführt. Dort wurde bereits auf die Befunde von BERLIN (1867), DUFFING (1894), BIANCHI (1900), PARSONS (1903) hingewiesen. Da die perfo-

Fig. 67.

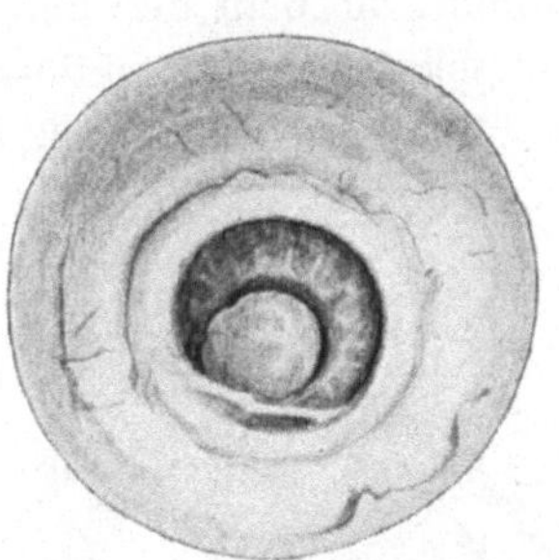

Bulbusnarbe und Kolobom.

Fig. 68.

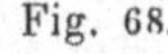
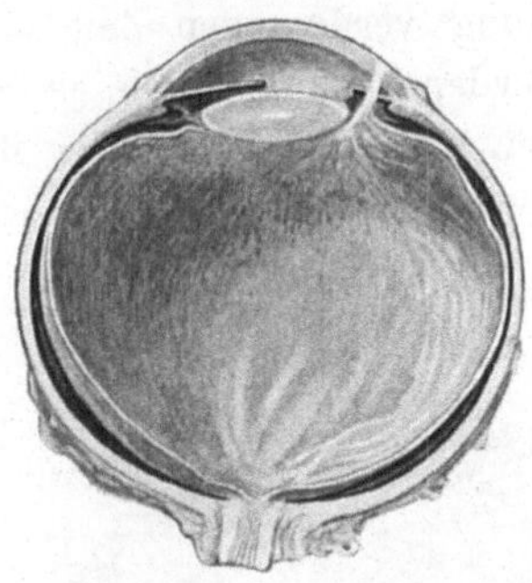

Vertikalschnitt. Auf der inneren Oberfläche der Narbe ein umschriebener Narbenknopf. Irisstumpf mit der Hornhaut verwachsen. Linse mit der Narbe adhärent, zur Narbe hingezogen. Beginnende Ablatio retinae oben.

L. A. Perforierende Messerstichverletzung. Perforierende Wunde in der unteren Hornhautpartie von etwa 10 mm Länge, die sich 1—2 mm in die Sklera fortsetzte. Iris und Glaskörpervorfall abgetragen. Wegen starken Klaffens eine Sutur durch die Kornea und eine durch den Konjunktivalansatz am Limbus gelegt. Entlassung nach 6 Wochen mit S 6/20. 3 Wochen später Wiederaufnahme wegen zyklitischer Reizung. Auge weich, Kammer seicht, Injektion, Glaskörpertrübungen. Hyperämie der Papille. Visus erheblich zurückgegangen. Da keine Besserung, 1 Woche später Enukleation.

Fig. 69.

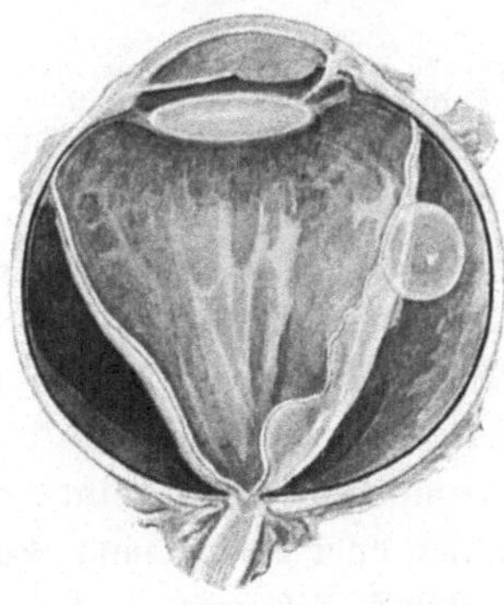

Fig. 70.

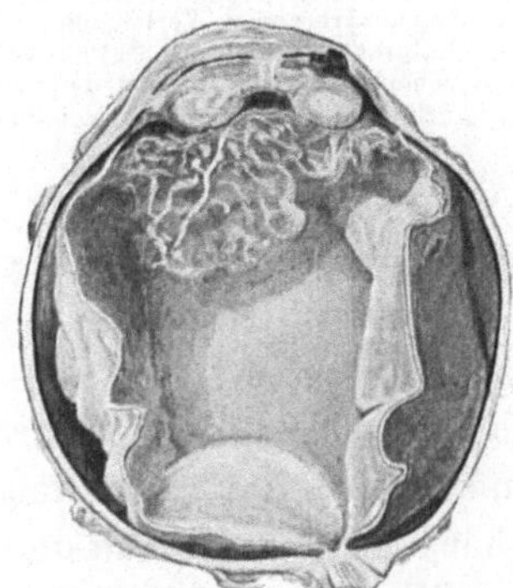

L. A. Ausgang von perforierender Messerstichverletzung der Hornhaut vor 6—7 Jahren. Seit 5 Tagen frische Entzündung. Auge nahezu amaurotisch. Am temporalen Hornhautrand adhärente Narbe. Iris verfärbt. Schwarte in der Tiefe. Die Entzündung nach 2—3 Wochen nicht besser. Enukleation. Horizontaldurchschnitt. Adhärente Narbe, von deren innerer Oberfläche ein Bindegewebsstreif sich am Linsenrand vorbei in den Glaskörper erstreckt. Ablatio retinae mit Retinalzysten.

R. A. Staphyloma anticum nach perforierender Hornhautverletzung vor 20 Jahren. Frische Entzündung seit 3 Wochen. Stark vergrößertes Auge mit buckelförmiger Ektasie des Limbus. Horizontaldurchschnitt. Adhärente Hornhaut-Irisnarbe, mit deren Hinterfläche die Linsenreste verwachsen sind. Vordere Kammer aufgehoben. Linse war anscheinend von vorn nach hinten durchtrennt. Vergr. 1½mal.

rierenden Verletzungen meist verschiedene Augenmembranen in mannigfacher Kombination in Mitleidenschaft ziehen, so finden sich die verschiedenen Veränderungen im einzelnen Falle nebeneinander.

Der pathologisch-anatomische Befund gestaltet sich überaus wechselvoll, je nach der Art und dem Sitz der Verletzung, nach ihrer Ausdehnung und der Mitverletzung tiefer Teile und je nach der seit der Verwundung verflossenen Zeit und dem Stadium, in dem der Befund erhoben werden konnte, sowie je nach der Komplikation mit infektiösen entzündlichen Veränderungen oder ihren Folgen. Von großem Einfluß auf die

Fig. 71.

Fig. 72.

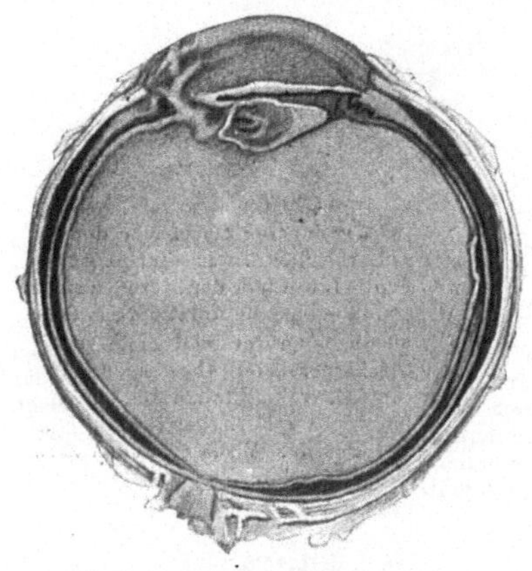

Stichverletzung der Hornhaut nahe am Limbus. Durchtrennung der Iriswurzel. Verletzung des Linsenäquators. Katarakt. Plastische Gewebsmasse, die von der Hornhautnarbe ausgeht und den Stichkanal ausfüllt. Auflagerung von Narbengewebe auf dem Ziliarkörper. Vergr. 2mal.

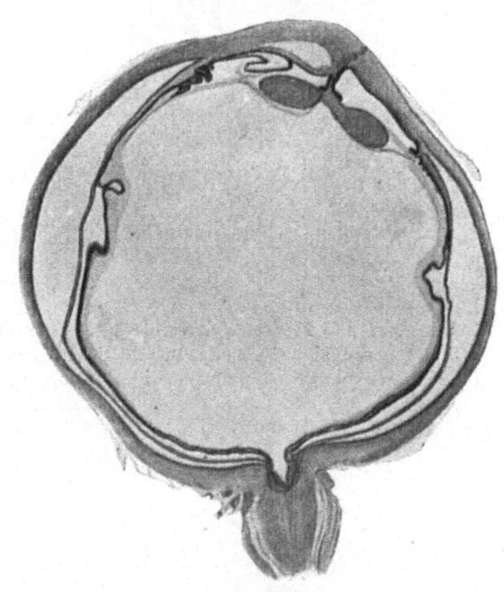

Ausgang und Schnittverletzung der Hornhaut und Linse. Vordere Synechie, ausgedehnte Verwachsung der Iris mit der Hornhaut. Sekundärglaukom.

Art der pathologisch-anatomischen Veränderungen ist es, ob die Verwundung mit scharf stechenden oder schneidenden Instrumenten stattgefunden hat oder ob es sich um Riß- und Quetschwunden durch stumpfe Gegenstände gehandelt hat. Während bei reinen Stich- oder Schnittwunden die anfänglichen Verletzungsfolgen auf die getroffenen Teile und ihre nächste Umgebung beschränkt sind und Blutungen fehlen oder gering sind, kommen bei den Verletzungen, die unter Druck oder durch Riß erfolgt sind, sofort weitgehende Veränderungen durch Blutung, Flüssigkeitserguß usw. vor, wie bereits bei den direkten Rupturen durch stumpfe Gewalt im vorigen Abschnitt hervorgehoben wurde.

Bei der großen Verschiedenheit der Befunde muß ich mich darauf beschränken, auf die wichtigsten anatomischen Befunde hinzuweisen und sie durch eine Anzahl von Abbildungen zu belegen. Ausgewählt sind solche

Fälle, bei denen der Befund nicht durch allzu schwere entzündliche Veränderungen kompliziert war. Charakteristische Veränderungen durch eitrige Endophthalmitis und ihre Folgen nach perforierenden Verletzungen sind auf S. 89, 90, 91, 92 bereits wiedergegeben.

Bei den perforierenden Verwundungen im Bereich der Kornea gestaltet sich der anatomische Befund ganz verschiedenartig, je nach der Größe und der Form der Wunde, je nach der Mitverletzung der Iris, des Ziliarkörpers, der Linse und des Glaskörpers und dem Vorfall der genannten Teile, zumal der Iris.

Bei kleinen Stich- und Schnittverletzungen, die auf die Hornhaut beschränkt bleiben, kann das Auge ausheilen, ohne daß außer der Narbe irgend eine Veränderung zurückbleibt. Bei größeren Schnitt- oder Rißwunden der Hornhaut kommt es häufig zu einer Vernarbung mit Abflachung der Kornea, Verschiebung der Wundränder, interponiertem Narbengewebe, Narbenknopf auf der inneren Oberfläche und abnormen Verwachsungen mit der Iris und Linse, wodurch die vordere Kammer die mannigfachsten Veränderungen erfährt (vgl. Fig. 67, 68, 69, 73, 74, 75, 76, 78, 80, 81).

War die Iris, wie so häufig, vorgefallen oder eingeklemmt, so bleiben vordere Synechien verschiedenster Ausdehnung zurück, die je nach der Lage und Ausdehnung der Hornhautwunde den Pupillarrand oder die Irisperipherie oder beide betreffen. Auch finden sich bei der anatomischen Untersuchung häufig Irisdefekte, seltener dadurch, daß ein Stück herausgerissen war, häufiger dadurch, daß bei der Wundbehandlung vorgefallene Iris vorgezogen und abgeschnitten wurde (Fig. 74, 84).

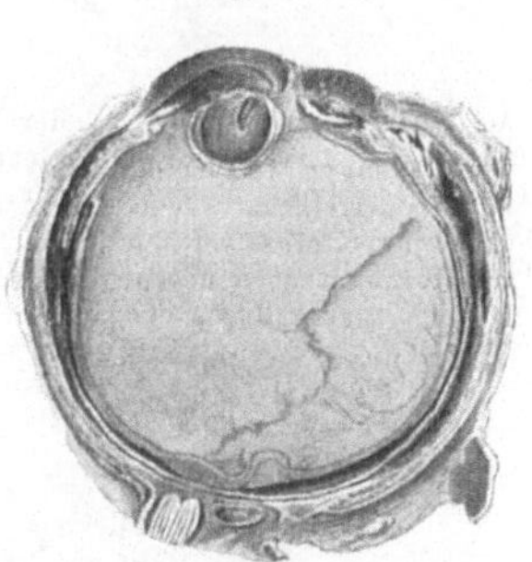

Fig. 73.

R. A. Perforierende Stichverletzung der Kornea durch einen Nagel vor 5 Wochen. Cataracta traumatica. Eingezogene Hornhautnarbe, Iridozyklitis, Enukleation. Ein Teil der Linse fehlt, der Rest narbig mit der Hornhaut verwachsen. Verdickung des Ziliarkörpers und der Iris.

Fig. 65 zeigt z. B. den Befund einer frischen perforierenden Verletzung mit einer mehrere Millimeter langen Hornhautwunde, Einlagerung des Pupillarrandes der Iris und Perforation der Linsenkapsel mit beginnender traumatischer Katarakt. An der Hornhautwunde, in die der Pupillarrand hineingezogen ist, findet sich der erste äußere Verschluß durch einen Epithelzapfen.

Fig. 66 u. 69 zeigen die Einklemmung der Irisperipherie.

Fig. 67 u. 68 zeigen den Befund einer mit Irisvorfallabtragung und 1 Korneal-, sowie 1 Bindehautsutur behandelten Messerstichverletzung.

War die Verletzung mit Einklemmung oder Vorfall der Iris vernarbt, so findet man alle die Veränderungen, die auch sonst nach Irisprolaps eintreten. Meist kommt es zu einer festen Narbe, an deren Bildung sich das

Irisgewebe mit beteiligt und in der man noch Pigment und Irisreste erkennt, oder es entsteht eine zystoide Vernarbung. Auch die Folgezustände der ausgedehnten Irisverwachsung können sich einstellen: flächenhafte Verwachsung der Iris mit der Hornhauthinterfläche, Atrophie der Iris, Verwach-

Fig. 74.

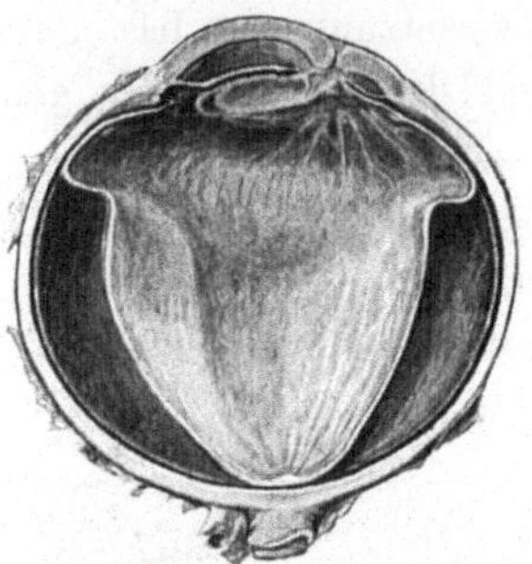

R. A. Perforierende Verletzung der Hornhaut, Iris und Linse durch Pfeilschuß. Enukleation 3 Wochen nach der Verletzung wegen Gefahr sympathischer Entzündung. Bulbus vertikal aufgeschnitten. Adhärente Hornhautnarbe unten. Die flache Linse mit der Narbe verwachsen.

Fig. 75.

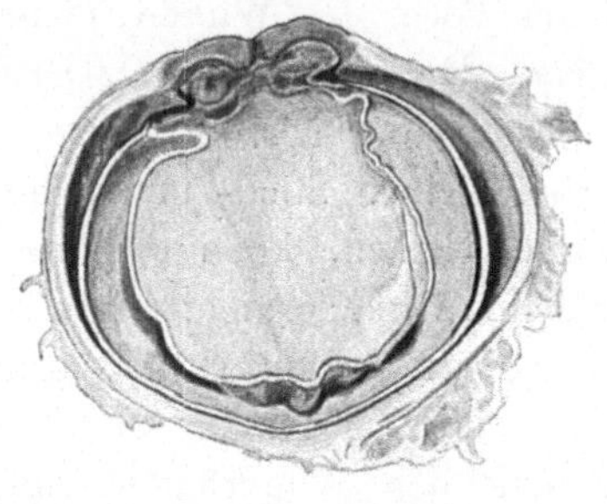

Ausgang von schwerer perforierender Kornealverletzung durch Steinwurf. Beginnende Phthisis bulbi. Kornealnarbe eingezogen. Rest von traumatischer Katarakt mit der Narbe verwachsen. Dahinter plastische Membran. Ablatio retinae.

Fig. 76.

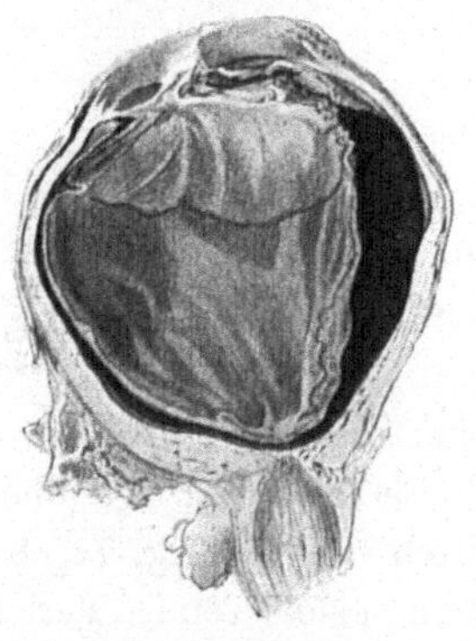

R. A. Perforierende Schnittverletzung der Hornhaut, Iris und Linse. Iridocyclitis plastica. Vertikalschnitt. Iris mit Narbe verwachsen. Linse fehlt fast vollständig. Abhebung und Schrumpfung des Glaskörpers. Beginnende Infiltration im Glaskörper. Verdickung des Ziliarkörpers. Beginnende Netzhautabhebung. Enukleation etwa 3½ Wochen nach der Verletzung.

Fig. 77.

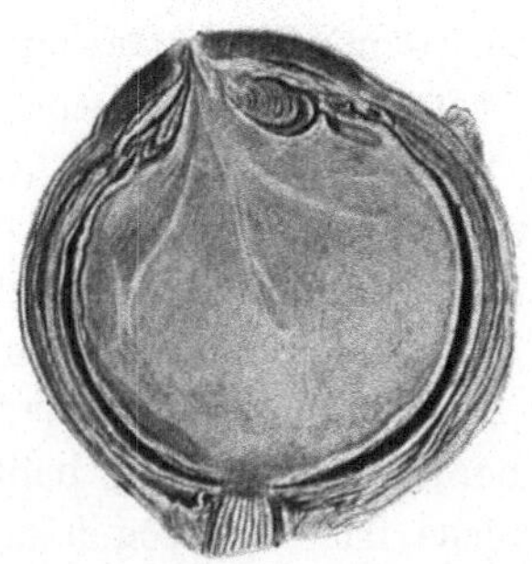

L. A. Perforierende Kornealverletzung durch Beilhieb bei einem zweijährigen Kind. 8 mm langer Hornhautriß mit Vorfall von Iris, Linse und Glaskörper. Wundränder bei der Aufnahme infiltriert. Abtragung der vorgefallenen Teile. Da Infiltration an der Wunde zunahm, Enukleation etwa 1 Woche nach der Verletzung. Linse gespalten. Glaskörper in die infiltrierte Wunde hineingezogen.

sung des Kammerwinkels, Ausbuchtung der Irishornhautnarbe, Staphylombildung, Sekundärglaukom und bei jugendlichen Individuen Ektasie des ganzen Bulbus (Fig. 70), in anderen Fällen Abflachung der Hornhaut und Phthisis anterior (Fig. 72).

In anderen Fällen wird die Iris selbst mit verletzt, radiär oder lochförmig durchschnitten (Fig. 74, 78), oder es kommt zur Dialyse und selbst zu vollständiger Aniridie, wenn der zurückgehende Fremdkörper die Iris

Fig. 78.

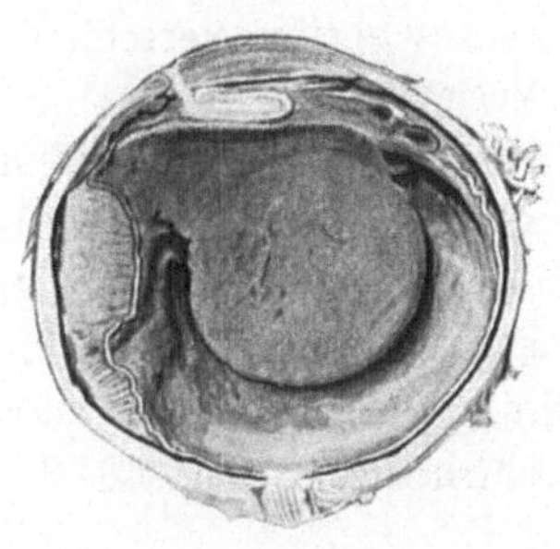

Ausgang von perforierender Verletzung der Hornhaut, Iris und Linse. Totale Glaskörperablösung und Schrumpfung. Frische Entzündung. Große Blutuug im subhyaloidealen Raum, seichte Netzhautablösung.

Fig. 79.

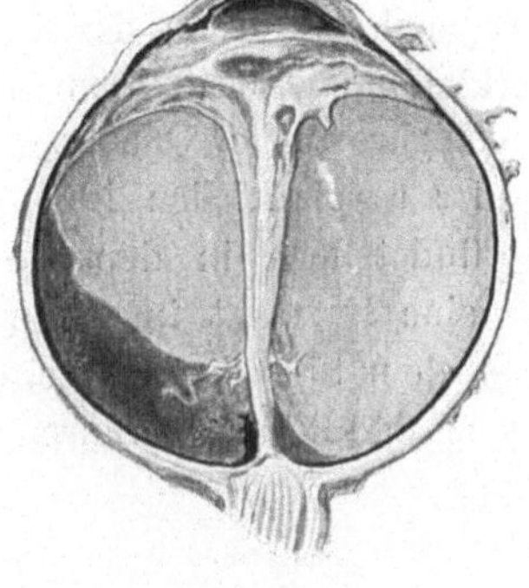

R. A. Ausgang von Messerstichverletzung der Hornhaut vor 6 Jahren. Frische Entzündung des Auges seit 4 Wochen. Auge horizontal aufgeschnitten. Vordere Kammer aufgehoben. Reste von Katarakt eingebettet in Bindegewebsmembranen. Totale strangförmige Netzhautablösung. Frische Blutung im subretinalen Raum.

Fig. 80.

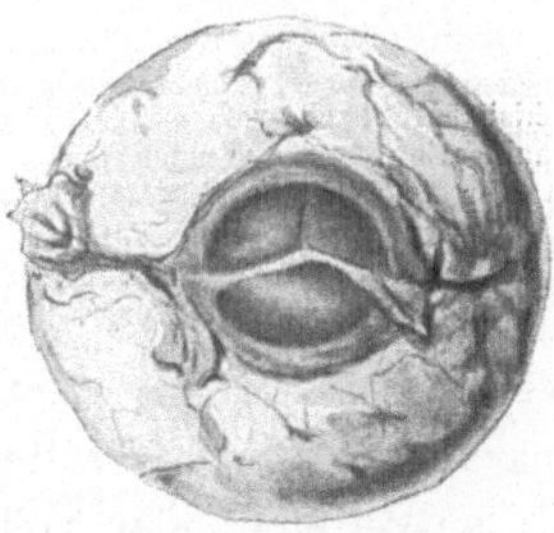

Quere Bulbusnarbe.

Fig. 81.

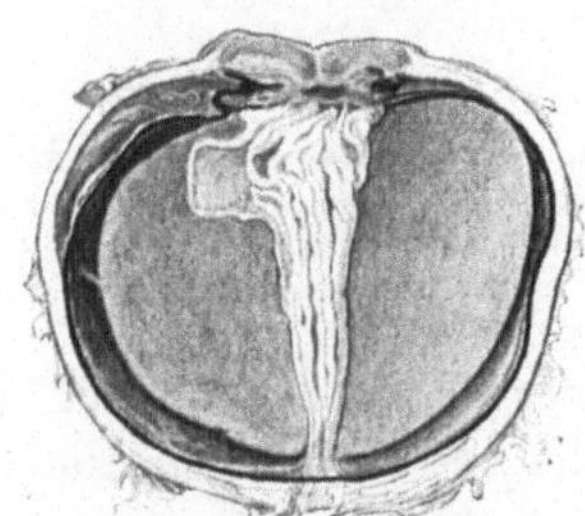

Auge vertikal aufgeschuitten. Ausgesprochene Phthisis anterior und Netzhautablösung.

R. A. Schwere Korneoskleralzerreißung. Der Riß durchsetzte quer die ganze Hornhaut und erstreckte sich in die Sklera. Nach Abtragung der vorgefallenen Teile Übernähung der abgelösten Bindehaut. Entlassung mit reizlosem vernarbtem Bulbus. Nach 1½ Monaten Enukleation, weil Auge empfindlich und weich.

anhakt und mitreißt. Besonders kompliziert kann sich der Irisbefund gestalten, wenn es sich nicht um Schnitt- oder Stichwunden, sondern um Riß- und Quetschwunden handelt.

Überaus häufig wird die Linse mit verletzt, allein oder mit der Iris zusammen. Es entsteht traumatische Katarakt. Je nach der Größe und

Schwere der Linsenverletzung quellen Linsenmassen aus der Linsenkapselöffnung vor und komplizieren den Befund.

Bei besonders ausgedehnten Schnittverletzungen kann ein Teil der zertrümmerten Linse schon bei der Verletzung aus dem Auge ausgetreten oder in die Hornhautwunde vorgefallen sein, ebenso bei Riß- und Quetschwunden, wobei selbst die ganze Linse aus dem Auge herausgeschleudert werden oder im Auge luxiert sein kann.

Je nach der Größe der Kapselöffnung, ihrem schnellen Verschluß durch Irisverklebung, je nach dem Lebensalter des Verletzten kommt es zu mehr oder weniger starker Quellung der Linse, zu verschieden ausgedehntem Zerfall und zu verschieden hochgradiger Resorption der Katarakt. Überaus häufig findet man in den einige Zeit nach der Verletzung enukleierten Augen eine Katarakt im Auge, die durch partielle Resorption verkleinert, je nach dem Sitz der Kapselverletzung mehr gleichmäßig oder ungleichmäßig, so daß derartige Linsen deformiert erscheinen (z. B. Fig. 66, S. 1040, Fig. 71).

Fig. 82.

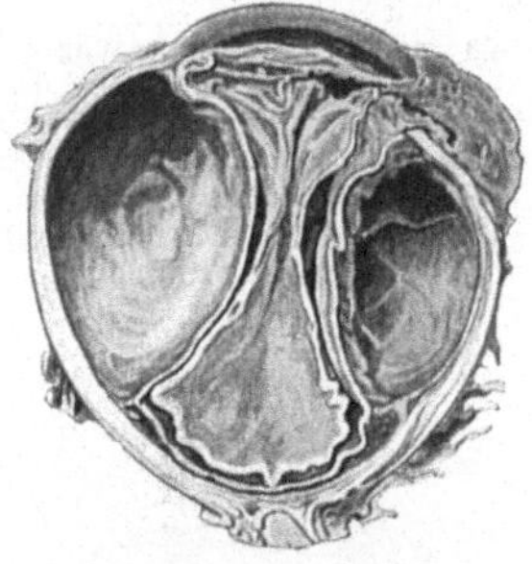

Rißwunde der Korneoskleralgrenze. Klaffende Korneoskleralwunde mit Vorfall von Augeninhalt. Linse fehlt. Totale Ablösung der Netzhaut und Aderhaut.

Fig. 83.

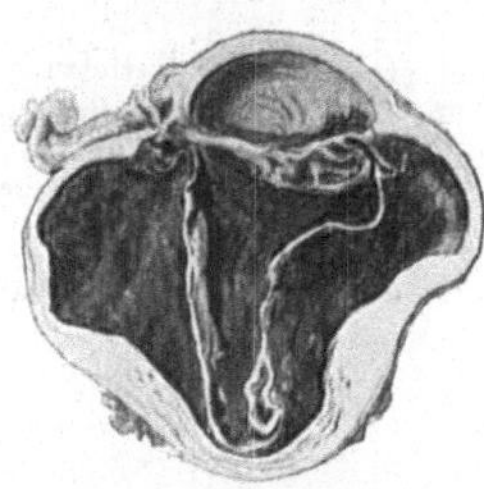

R. A. Phthisis bulbi nach großem Skleralriß. Skeralsutur. Enukleation 16 Tage nach der Verletzung wegen rapider Phthisis bulbi. Horizontalschnitt. Narbe der Korneoskleralgegend. Linse und großer Teil der Iris fehlen. Hämophthalmus. Ablösung der Retina und Aderhaut. Vergr. 1½ mal.

Je nach dem Zeitpunkt, der seit der Verletzung verflossen ist, findet man die verschiedensten Stadien der Kapselnarbe an der Perforationsstelle der Linsenkapsel. War die Linse größtenteils ausgetreten oder vollständig resorbiert, so trifft man nur Linsenkapsel und Reste der Katarakt an (z. B. Fig. 76).

Andererseits kann durch stark quellende Linse die Iris nach vorn gedrängt werden, der Kammerwinkel verwachsen und Drucksteigerung entstehen. Auch findet man häufig bei traumatischer Katarakt Verwachsung zwischen Iris und Linse in verschiedener Ausdehnung, die ebenfalls Drucksteigerung im Gefolge haben.

Bei Stich- und Schnittverletzungen geht die Verwundung oft durch die Linse hindurch in die Tiefe, es kommt zur Perforation der hinteren

Kapsel. Auch kann die Linse bei größeren Schnittverletzungen peripher oder selbst zentral durchtrennt und gespalten werden (Fig. 72, 73, 77).

Infolge der Vernarbungsvorgänge kommen die verschiedensten abnormen Verwachsungen der Linse mit Iris und Hornhaut vor, auch kann durch den Narbenzug die meist kataraktöse Linse nach der Verletzungsstelle hin verschoben sein. Die Veränderungen sind um so stärker, wenn noch Schwartenbildung durch plastische Entzündung mit im Spiel war. Die verschiedenartigsten Befunde sind dabei zu erheben, wie z. B. die Fig. 73, 74, 75, 76 zeigen.

War der Glaskörperraum nach der Perforation der Linse breiter eröffnet, so kann Glaskörper in die Linse übertreten oder selbst in die Hornhautwunde vorfallen, wie z. B. Fig. 77 zeigt.

Fig. 84.

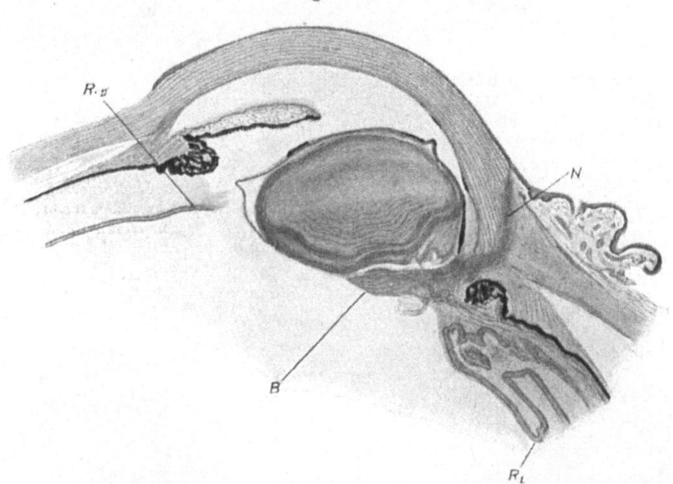

L. A. Schnittverletzung der Korneoskleralgrenze durch Glassplitter. Nach Abtragung der vorgefallenen Iris Deckung mit Bindehaut. Enukleation wegen Phthisis bulbi incipiens und Reizzustand nach etwa 12 Wochen. R_I Retina, an der Verletzungsstelle abgehoben: $R_{I'}$ Retina, gegenüber der Verletzungsstelle an der Ora serrata abgerissen und abgelöst; N Narbe; B Bindegewebszapfen.

Erstreckte sich die Verwundung durch die Zonula in den Glaskörper, so kann der Glaskörper seitwärts von der Linse, oft unter Verschiebung der Linse, in die Wunde vorfallen.

Je nach der Schwere der Verletzung, dem Verlust von Augeninhalt, dem bei der Vernarbung ausgeübten Zug durch schrumpfendes Bindegewebe kommt es ferner zu primärer oder sekundärer Abhebung des Glaskörpers mit Schrumpfung, zu Abhebung der Netzhaut, des Ziliarkörpers und der Aderhaut in mehr oder weniger großer Ausdehnung und schließlich zu Phthisis bulbi mit dem mannigfachsten Befund. Die sekundären Veränderungen kommen besonders dann zustande, wenn posttraumatische Entzündung den Wundverlauf komplizierte. In derartig veränderten Augen treten vielfach nachträgliche Veränderungen auf, wie Verknöcherungen, Nachblutungen usw. Die genannten Veränderungen finden sich z. B. in Fig. 75, 76, 78, 79.

In anderen Fällen kommt es durch abnorme Verwachsungen zu Drucksteigerung, wie z. B. Fig. 72 zeigt.

Fig. 85.

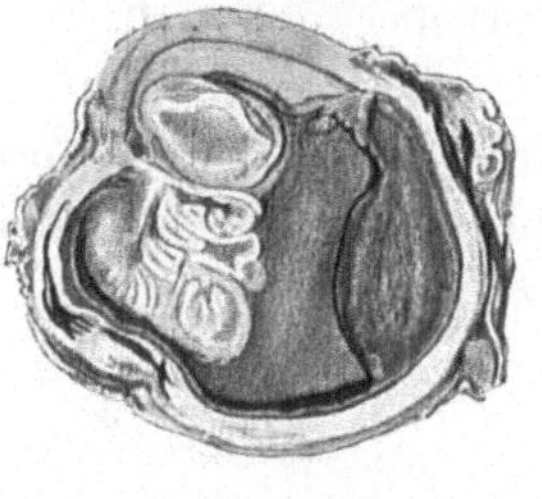

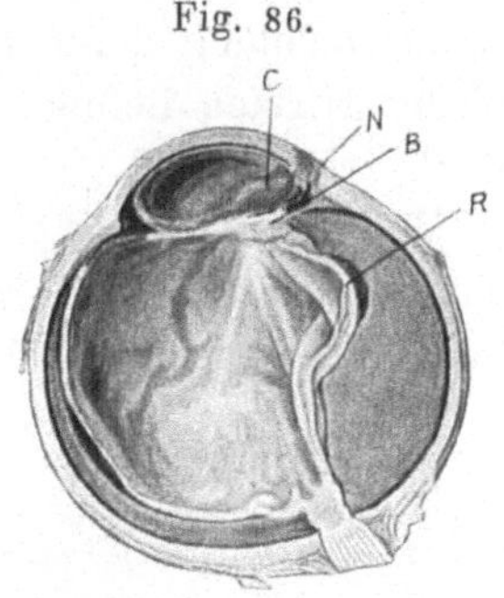

Fig. 86.
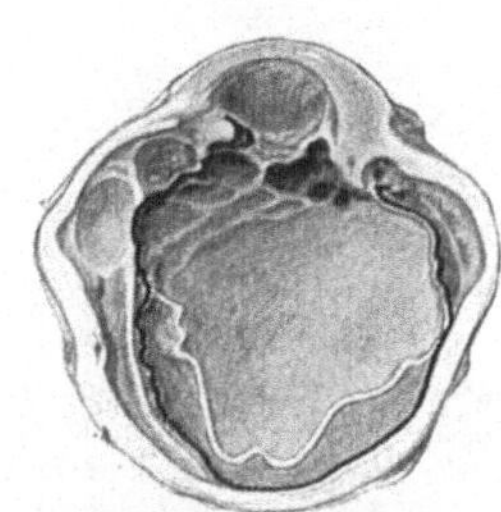

R. A. Perforierende Schnittverletzung am Korneoskleralrand vor etwa 8 Wochen. Bulbus horizontal aufgeschnitten. Narbenränder etwas verschoben. Iris fehlt an der Narbenseite. Linsenverschiebung. Totale Netzhautabhebung mit Abreißung der Retina vom gegenüberliegenden Netzhautansatz. Starke Faltung der abgelösten und nach der Narbenseite verzogenen Netzhaut. Abhebung des Ziliarkörpers und der Aderhaut der gegenüberliegenden Seite. Glaskörper fest geronnen. Heilung ohne Infektion.

L. A. Phthisis bulbi incipiens nach perforierender Verletzung im Korneoskleralrand vor 4 Monaten.

N Narbe der Kornea; C partielle Katarakt; R Retina, abgehoben; B Bindegewebsmembran hinter der Linse.

Fig. 87.

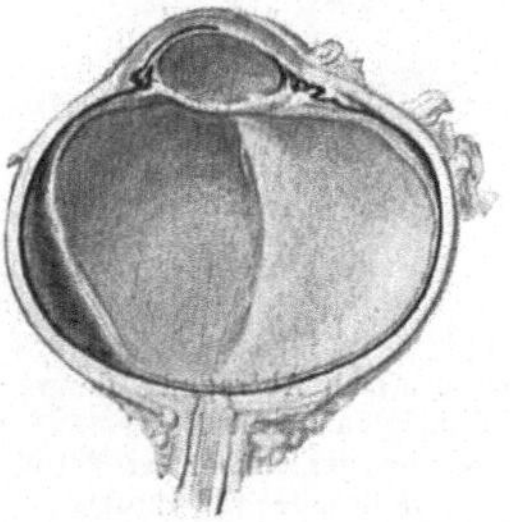

Fig. 88.

R. A. Messerstichverletzung der Ziliargegend vor 3 Monaten. Iris in die Narbe eingeheilt. Bulbus phthisisch, entzündet. Horizontalschnitt. Kammer aufgehoben. Hinter der Linse Exsudatschicht. Totale Glaskörperschrumpfung.

R. A. Phthisis bulbi incipiens nach perforierender Korneoskleralverletzung nach unten vor 3 Wochen. Vertikalschnitt. Narbe am Limbus. Fast totale Ablösung der Retina. Ablösung der Aderhaut und des verdickten Ziliarkörpers. Linse und ein Teil der Iris fehlen. Organisierte Membran im vorderen Bulbusabschnitt.

Fig. 80, 81 stellen den Befund einer vollständigen Querspaltung der Hornhaut bei aseptischem Wundverlauf dar; der Riß erstreckte sich eine Strecke weit in die Sklera.

Ganz besonders schwere Veränderungen werden vielfach bei den Korneoskleralverletzungen beobachtet. In der Regel findet sich dabei in wechselnder Kombination und Stärke die gleichzeitige Mitverletzung des

Ziliarkörpers, der Iris, der Linse und des Glaskörperraumes. Je nach der Größe, Richtung und Tiefe der Wunde gestaltet sich die Mitverletzung verschieden, bei weit in die Sklera sich erstreckenden Wunden werden

Fig. 89.

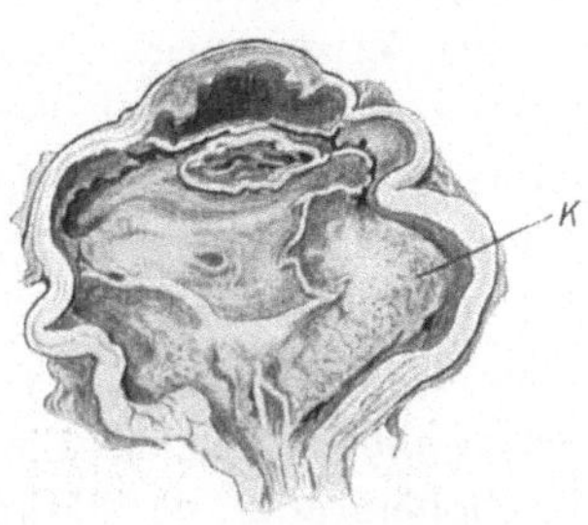

Ausgang von perforierender Verletzung vor vielen Jahren. Das Auge soll anfangs größer gewesen, dann unter dauernder schmerzhafter Entzündung kleiner geworden sein. Faltung der Kornea und Sklera. Abhebung und bindegewebige Degeneration der Aderhaut und Netzhaut. Starke Knochenbildung in der Tiefe. *K* Knochen.

Fig. 90.

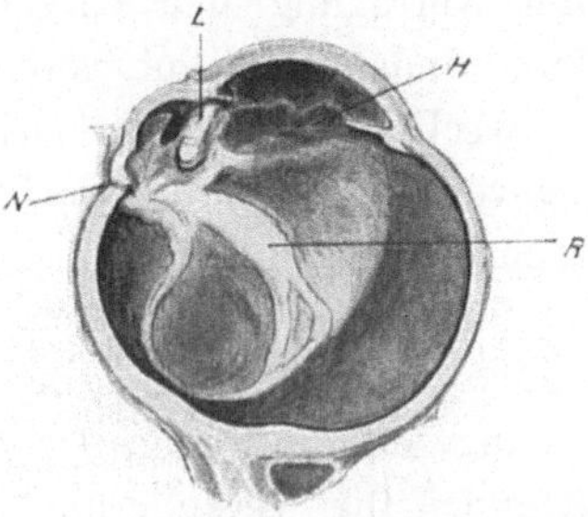

Ausgang von Scherenstichverletzung der Sklera vor mehreren Jahren. Frischer Reizzustand mit Vorderkammerblutung. Enukleation.

H Frische Hämorrhagie; *N* Narbe eingezogen *L* Linsenrest; *R* total abgelöste Retina, zum Teil von der Fläche getroffen.

Fig. 91.

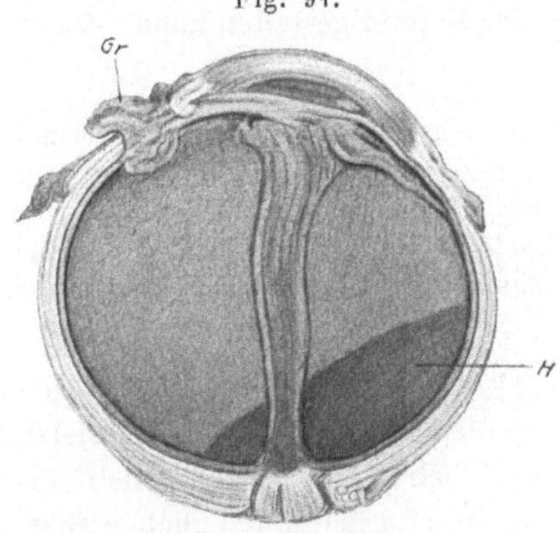

Messerschnittverletzung der Sklera vor 5 Wochen. 1½ cm lange Skleralwunde, die durch Konjunktivalsutur nach Abtragung des vorgefallenen Glaskörpers geschlossen war. Enukleation wegen entzündlicher Reizung. Granulationsknopf an der klaffenden Skleralwunde. Totale Ablatio retinae. Linse fehlt. Rest von Blut im subretinalen Raum. Horizontalschnitt. Vergr. 2mal.
Gr Granulationsknopf in der Skleralwunde; *H* Hämorrhagie.

Fig. 92.

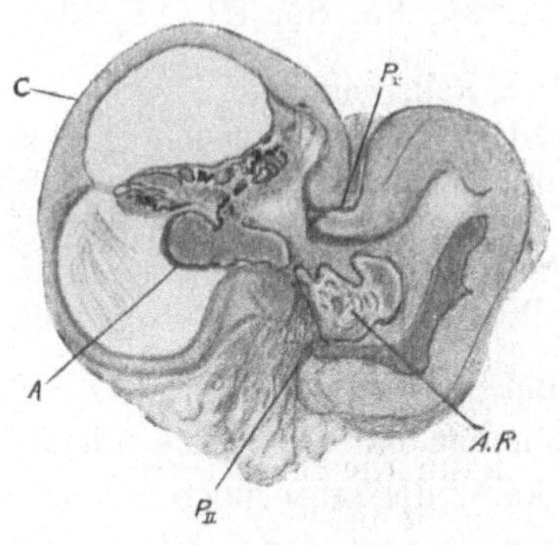

Messerstichverletzung mit doppelter Skleralperforation. Totale Aderhaut-Netzhautabhebung.

*P*I Vordere Perforation, Wundränder verschoben; *P*II hintere Perforation (die klaffenden Skleralränder sind durch Orbitalbindegewebe geschlossen); *C* Cornea; *A* Aderhaut; *R* Retina.

noch die Retina und Aderhaut betroffen. Durch Vorfall der verschiedenen Teile wird der Befund ein wechselvoller. Auch kann bei Verletzung des Ziliarkörpers eine stärkere Blutung ins Augeninnere erfolgen. Bei schweren Schnittwunden der Hornhaut-Lederhaut, vor allem bei großen Riß- und

Quetschwunden, können die Contenta bulbi in großer Ausdehnung vorfallen oder ganz verloren gehen und die Membranen im Auge Abhebung durch Blutung oder Flüssigkeitserguß erfahren (z. B. Fig. 82). Diese Augen verfallen schneller Phthisis (Fig. 83). Der Fall, von dem Fig. 83 stammt, war mit Abtragung der vorgefallenen Teile und Skleralsutur behandelt. Die Wundränder sind gut vereinigt und in voller Vernarbung. Ganz besonders wechselvoll gestaltet sich der anatomische Befund infolge der Vernarbungsvorgänge. In der Narbengegend kommt es zu den verschiedensten abnormen Verwachsungen der Teile. Durch Zug des schrumpfenden Narbengewebes finden sich mannigfache Verlagerungen und Abhebungen der Augenmembranen in der Umgebung der Narbe, und überaus häufig erstreckt sich die Zugwirkung auf die weitere Umgebung und selbst auf die gegenüberliegende Augenwand. Die Veränderungen sind um so höhergradig, je stärker die Bildung von Schwartengewebe ist, und besonders schwere, wenn entzündliche Vorgänge mit im Spiel sind. Ein häufiger Ausgang dieser Veränderungen ist der in Phthisis bulbi.

Man findet in solchen Augen neben den mannigfachsten Veränderungen im vorderen Bulbusabschnitt vor allem Schrumpfung und Schwund des Glaskörpers, Abhebung der Netzhaut, oft auch des Ziliarkörpers und selbst der Aderhaut. Wie verschiedenartig sich der Befund gestalten kann, zeigen die Fig. 84, 85, 86, 87, 88, 89.

Den Fall, von dem Fig. 84 stammt, habe ich durch REIN (1907) in einer Dissertation aus der Jenaer Augenklinik näher mitteilen lassen. Nach Abtragung des vorgefallenen Iris- und Ziliarkörpergewebes war durch die Sklera eine feine Sutur gelegt und die Wunde dann durch abgelöste Bindehaut gedeckt. Der Fall zeigt, eine wie gute Anpassung und Vereinigung der Wundränder sich durch diese Wundbehandlung erzielen läßt.

Bei perforierenden Veletzungen innerhalb der Sklera sind in der Regel neben der Sklera die Aderhaut, Netzhaut und der Glaskörper verletzt, auch kann die Linse noch mit betroffen sein. Der Befund gestaltet sich verschieden, je nach der Größe und Art der Wunde und dem anfänglichen Glaskörperverlust. Bei kleinen Stich- und Schnittwunden finden sich anatomisch an der Narbe die in § 162, S. 894 bei den Heilungsvorgängen erörterten Veränderungen. Bei größeren Wunden kann es zu Einziehung der Narbe, Schrumpfung des Glaskörpers und durch Zug der schrumpfenden Narbe zu Ablösung der Netzhaut und Uvea kommen, wie z. B. Fig. 90 u. 91 zeigen.

Besonders schwere Veränderungen mit starken Blutungen, Zerreißung und Abhebung der Augenmembranen finden sich bei größeren Riß- und Quetschwunden, wobei auch reichlicher Vorfall und Austritt von Augeninhalt zustande kommen.

Ich möchte noch auf einige besondere pathologisch-anatomische Befunde bei perforierenden Verwundungen und ihren Folgen hinweisen.

Höchst ungewöhnlich und kompliziert kann sich der Befund bei **doppelter Perforation der Augenwandungen** gestalten, wobei in der Regel die zweite Perforation nach hinten vom Bulbusäquator liegt.

Einen ungewöhnlichen Fall von **doppelter Perforation** der Bulbuswand hat DUFFING (1894) anatomisch untersucht. Eine Stichsäge war im unteren äußeren Quadranten hinter dem Limbus durch den Irisansatz zwischen Ziliarkörper und Linse eingedrungen, hatte die Zonula perforiert und die hintere Linsenkapsel zwischen dem ersten und zweiten Drittel der Zirkumferenz getroffen. Sie war nun durch den Glaskörper schräg nach oben innen und hinten gedrungen und hatte die Bulbuskapsel von innen nach außen, dicht hinter der Ora serrata, etwas nach innen vom Rectus internus, perforiert. Durch starke Linsenquellung war es zur Verwachsung des Kammerwinkels und zur Drucksteigerung mit nachfolgendem Skleralstaphylom gekommen.

Welch weitgehende Veränderungen durch **doppelte Perforation** der Bulbuswand entstehen können, zeigt ein von mir untersuchter Bulbus, über dessen Befund ich (1905) kurz berichtet hatte. Die Verletzung war durch Messerstich der Sklera erfolgt. Der Bulbus besitzt vollkommene Sanduhrform, die vordere Skleralperforation ist durch wenig interponiertes Gewebe geheilt, die hintere weitklaffende Perforation hat sich durch verdichtetes episklerales und orbitales Gewebe geschlossen. Die Contenta bulbi sind zum großen Teil verloren gegangen, die im Bulbus verbliebenen Membranen abgelöst, verlagert und mit etwas Blut durchsetzt (Fig. 92). Der Befund bot noch besonderes Interesse, weil sich hinter der Iris implantiertes Epithel mit beginnender Zystenbildung fand.

WARNECKE (1908) berichtete ebenfalls über doppelte Perforation durch Messerstich. Er fand Implantation einer Zilie und einer Epithelinsel in der hinteren Narbe am Sehnerveneintritt.

Querrisse [des Sehnerven im Bereiche der Lamina cribrosa fand v. MICHEL (1900) bei der anatomischen Untersuchung in 2 Fällen von schwerer perforierender Verletzung durch starke Gewalteinwirkung.

Im ersten Fall ging der Querriss durch die ganze Papille hindurch, im zweiten waren an zwei verschiedenen Stellen Querrisse vorhanden. Die Entstehung wurde darauf zurückgeführt, daß nach Eröffnung des Bulbus der Inhalt des Auges sich unter großem Druck entleerte und daß die aus ihrer Lage gebrachte und nach vorn gerissene Netzhaut an ihrem festen Ansatz am Sehnerven einen Zug ausübte, der die Einrisse verursachte. In dem einem Fall war der Bulbus stark deformiert und teilweise zystenartig ektatisch. Auch innerhalb des Bulbus waren mehrfach zystenartige Hohlräume entstanden und Verknöcherung nachweisbar.

Abreißung der Netzhaut an der Ora serrata in Augen mit Netzhautablösung nach perforierender Verletzung wird nicht allzu selten beobachtet.

VOSSIUS (1889, 1901) hat sie in 2 Fällen anatomisch nachgewiesen, im ersten Fall handelte es sich wahrscheinlich um den Ausgang einer Kontusionsverletzung, im zweiten Fall um eine Skleralstichverletzung. Die Retina war hier in der ganzen Zirkumferenz abgerissen und hing als dicker Zapfen an der Papille.

VELHAGEN (1900) beobachtete in einem Auge, das 12 Jahre zuvor durch Stichverletzung erblindet und seit kurzem wieder frisch entzündet war, bei der anatomischen Untersuchung die abgelöste Netzhaut offenbar durch den Zug des

bindegewebig entarteten und geschrumpften Glaskörpers in der Gegend der Ora
serrata von ihrer Unterlage ringsum abgerissen und zu einem festen tumorartigen
Klumpen zusammengeballt, an ihrem anderen Ansatzpunkt der Sehnervenpapille
der hinteren Bulbuswand aufsitzend. Vorn fand sich die Epithelschicht der Pars
ciliaris retinae abgehoben. Wintersteiner (1901) berichtete über eine Abreißung
der Retina an der Ora serrata nach perforierender Verletzung der Sklera an
der der Verletzung gegenüberliegenden Stelle. Möglicherweise war die Verletzung
eine Stichverletzung, vielleicht durch eine Häkelnadel veranlaßt, und die Retina
dabei direkt gefaßt und losgerissen.

Abreißung der Retina an der Ora serrata findet sich ebenfalls in Fig. 84,
S. 1047, Fig. 85, S. 1048, Fig. 90, S. 1049.

Weitere Fälle von Abreißung der Retina teilte Bergmeister (1909) mit und
wies darauf hin, daß auch Abhebungen der Pars ciliaris retinae mit und ohne
Abreißung durch Zug einer schrumpfenden Schwarte nach traumatischer Iridozyklitis verursacht werden.

Über Abreißung des Ziliarkörpers als Verletzungsfolge berichtete
Salzmann (1907) und über Abreißung des Ziliarkörpers im Kammerwinkel
(Zyklodialyse) Markbreiter (1908).

In Augen mit perforierender Verletzung des vorderen Teiles und nachfolgender Entzündung im vorderen Abschnitt wurde mehrfach eine Papillitis
mit seröser Schwellung des Sehnervenkopfes und leichter Infiltration offenbar
durch Toxine hervorgerufen und bei der anatomischen Untersuchung ebenso
wie klinisch nachgewiesen, so von Stock (1903), van den Borg (1908),
Happe (1908).

Auf das Vorkommen und den anatomischen Befund von zystoider Vernarbung und Pseudozysten, sowie wirklichen Zysten der Hornhaut-Lederhaut
und Vorderkammer nach perforierenden Verwundungen, sowie über das Vorkommen von Implantation von Hornhautepithel, sei es durch isolierte Ver-
sprengung, sei es durch Kontinuitätswucherung vom Wundkanal aus, sowie
auf den anatomischen Befund der traumatischen Iriszysten habe ich bereits
§ 38 S. 179 ff und § 40 S. 191 usw. hingewiesen. Auch Morax und Dureyer
(1908) berichteten über Epithelauskleidung der Vorderkammer nach perforierender Verletzung mit Sekundärglaukom.

Literatur zu §§ 175—181.

1832. 1. Stöber, Merkwürdiger Ausgang einer Wunde der Cornea und Iris.
       v. Ammon's Zeitschr. f. Ophth. II. S. 76.
1833. 2. Baretti, Gaz. ital. des Etats sardes. Ref. nach Praun. 1899.
1847. 3. Dieffenbach, Die operative Chirurgie. II. Operation des Tarsus und
       des Leukoms. S. 197.
1849. 4. Walther, Lehre von den Augenkrankheiten. II. § 794.
1854. 5. v. Graefe, Heilungen bei wichtigen Verletzungen des Auges. v. Graefe's
       Arch. f. Ophth. I. S. 405.
1857. 6. v. Graefe, Über die Entstehung von Netzhautablösung nach perforie-
       renden Verletzungen. v. Graefe's Arch. f. Ophth. III, 2. S. 394.

1861. 7. Pagenstecher, Alexander, Korrespondenzblatt für nassauische Ärzte. (?)

1866. 8. Steffan, Bemerkenswerter Fall von Heilung einer ausgedehnten Schnittwunde des Bulbus. Klin. Monatsbl. f. Augenheilk. IV. S. 44.

9. Schiess-Gemuseus, Perforierende Skleralwunde. Klin. Monatsbl. f. Augenheilk. IV. S. 88.

1871. 10. Höring, Skleralruptur durch einen Glassplitter. Klin. Monatsbl. f. Augenheilk. IX. S. 257.

11. Lawson, George, Punctured wound of the sclerotic, with escape of vitreous, treated by closing the wound with a suture. Ophth. Hosp. Rep. VII. p. 14. Ref. Berlin in Nagel's Jahresb. f. d. Jahr 1871. S. 458.

12. Windsor, Thomas, The treatment of wounds of the eye by suture. (Manchester med. and. surg. Rep.) Ophth. Hosp. Rep. VII. p. 397.

1873. 13. Landesberg, Perforierende Skleralwunde. Restitutio ad integrum. Arch. f. Augenheilk. III. S. 65.

14. Woinow, Fall von Trauma oculi. Sitzungsber. d. Ges. f. russ. Ärzte in Moskau. No. 4.

15. Pooley, Thomas, A case of wound of the sclera treated by suture, with remarks. Transact. Amer. ophth. Soc. p. 43—49.

1874. 16. Becker, Otto, Atlas der pathologischen Topographie des Auges. Wien, Braumüller.

17. Hirschberg, Klinische Beobachtungen. Wien, Braumüller.

1875. 18. Higgens, Wound of sclerotic. Med. Times and Gaz. L. p. 363. Ref. Jahresb. f. Ophth. VI. S. 243.

19. Hogg, Injuries to the eye. Med. Press and Circular. 28 July. p. 68. Ref. Jahresb. f. Ophth. S. 516.

20. Pagenstecher und Genth, Atlas der pathologischen Anatomie des Augapfels. Wiesbaden.

1876. 21. Morton, Two cases of air-bubbles in the vitreous following perforating wound. Ophth. Hosp. Rep. IX. p. 38.

1877. 22. Fuchs, Klin. Monatsbl. f. Augenheilk. XV.

23. Grossmann, Über Augenverletzungen. Allg. Wiener med. Zeitg. Nr. 13. Ref. Centralbl. f. prakt. Augenheilk. S. 191.

24. Snell, Large wound of sclerotic, three-quarters of an inch in length, treated by suture: recovery of sigth. Brit. med. Journ. Febr.

25. Meyhöfer, Penetrierende Corneoskleralwunde. Glaskörper- und Irisvorfall. Glücklicher Ausgang. Klin. Monatsbl. f. Augenheilk. XV. S. 68.

26. Schöler, Bericht über die Augenklinik. 1876.

1878. 27. Krebs, Über die Heilung perforierender Skleralwunden mit und ohne Bindehautlappen, nach an Kaninchen ausgeführten Experimenten. Inaug.-Diss. Berlin.

28. Kerzendorfer, Zwei Fälle von penetrierenden Wunden der Sklera, geheilt durch Catgutnaht. Arch. f. Augenheilk. VII. S. 42.

1879. 29. Crespi, Delle lesioni violente dell' occhio etc. Ann. di Ottalm. VIII. p. 20.

30. Fletcher, Schwere Augenverletzung durch eine Eule. (Bull. Soc. méd. de la Suisse.) Ref. Centralbl. f. prakt. Augenheilk. S. 321.

31. Lange, Iridodialysis ⟨totalis traumatica. Petersburger med. Wochenschr. IV. S. 389.

32. Seely, Rupture of the cornea and prolaps of the iris. Cincin. Lancet and Clinic. p. 468.

33. Mathis, Plaie pénétrante de la cornée. Gaz. méd.-chir. de Toulouse.

34. Galezowski, Sur la suture de la sclérotique dans les cas de blessure. Recueil d'Opht. p. 148.

1879.   35. Fribourg, De l'emploi de la suture dans le traitement des plaies
            pénétrantes de la sclerotique. Thèse de Paris.
        36. Yvert, Du traumatisme des blessures etc. Recueil d'Opht. p. 33 ff.
        37. Watson, Traumatic ophthalmitis, trephining the sclerotic. Brit. med.
            Journ. January.
1880.   38. Alt, Kompendium der normalen und pathologischen Anatomie des
            Auges. Wiesbaden, Bergmann.
        39. Bergmeister, Die Verletzungen des Auges und seiner Adnexe, mit
            besonderer Rücksicht auf die Bedürfnisse des Gerichtsarztes. Wiener
            Klinik. VI. S. 1.
        40. Delacroix, Communication sur les traumatismes oculaires. Progr.
            méd. no. 35.
        41. Galezowski, Introduction. Traité pratique et clinique des blessures
            de globe de l'œil par Yvert. Paris.
        42. Yvert, Traité pratique et clinique des blessures du globe de l'œil.
            Précédé d'une introduction par M. le docteur Galezowski.
        43. Lange, Durch die Konjunktivalnaht geheilte Skleralverletzung mit Er-
            haltung des Sehvermögens. Petersburger med. Wochenschr. S. 280.
        44. Lange, Ein Fall von traumatischer Aniridie und Aphakie. Peters-
            burger med. Wochenschr. V. S. 279.
        45. Treitel, Beiträge zur pathologischen Anatomie des Auges. v. Graefe's
            Arch. f. Ophth. XXVI, 3. S. 83.
1881.   46. Desfosses, Staphylome intercalaire. Arch. d'Opht. I. p. 156.
        47. Fridenberg, Penetrating wound of sclera, suture, recovery with nearly
            perfect vision. Med. Record. New York. XX. p. 550.
        48. Galezowski, De la synéchotomie dans le leucome adhérent. Recueil
            d'Opht. Mars.
1882.   49. Hänel, Ruptur des Bulbus. Perforierende Wunde der Sklera. Jahresb.
            d. Ges. f. Natur- u. Heilk. Dresden 1881—1882. S. 30.
        50. Leber, Diskussion zu dem v. Zehender'schen Vortrage: Über peri-
            phere Irisvorfälle. Bericht über d. 14. Vers. d. ophth. Ges. zu Heidel-
            berg. S. 120.
        51. Mengin, Plaie contuse de la région ciliaire, section de la cornée etc.
            Récueil d'Opht. no. 1.
        52. Vilallonga, Staphyloma der Iris infolge eines Traumatismus. La
            Revista de Ciencias médicas. Barcelona. Ref· Zentralbl. f. prakt.
            Augenheilk. VI. S. 311.
1883.   53. Bock, Augenspiegelbefund bei zwei Fällen von Narben der Chorioidea
            nach traumatischer Perforation der Bulbuswand. Klin. Monatsbl. f.
            Augenheilk. XXI. S. 417.
        54. Hawkes, Wound of the cornea and the iris. Lancet II. no. 19. p. 814.
        55. Homburg, Beiträge zur Kasuistik und Statistik der Augenverletzungen.
            Inaug.-Diss. Berlin.
        56. Kuhnt, Beiträge zur operativen Augenheilkunde. Jena, G. Fischer.
            V. Über Anfrischung der Wundränder und Anlegung von Suturen
            bei penetrierenden komplizierten Hornhaut- bzw. Hornhaut-Lederhaut-
            verletzungen. S. 69. VI. Deckung eines traumatischen Skleraldefektes
            durch Spaltung und Verschiebung der Ränder. S. 87.
1884.   57. Buchmann, Ein Beitrag zur Kasuistik der Bulbusverletzungen. Inaug.-
            Diss. Greifswald.
        58. Deutschmann, Zur Pathogenese der sympathischen Ophthalmie.
            v. Graefe's Arch. f. Ophth. XXX, 3. S. 97.
        59. Joye, The treatment of wound of the sclera by sutures through the
            conjunctiva. Amer. Journ. of Opht. I. p. 216.
        60. Snell, Wounds of the sclerotic with remarks on their treatment by
            suture. Ophth. Review. p. 300.

1884. 61. **Emerson**, Cases of wounds of the cornea, iris and lens. New York. med. Journ. XXXIX. p. 377.

62. **Kuhnt**, Vorschlag einer neuen Therapie bei gewissen Formen von Hornhautgeschwüren. Wiesbaden.

63. **Kuhnt**, Weitere Mitteilungen über Heilung tiefer, zur Perforation tendierender Hornhautgeschwüre durch konjunktivale Deckung. Berliner klin. Wochenschr. Nr. 27. S. 417.

64. **Kuhnt**, Bericht der ophth. Ges. zu Heidelberg. 1885. S. 224.

65. **Laqueur**, Über die Hornhautkrümmung im normalen Zustande und unter pathologischen Verhältnissen. Ophthalmometrische Untersuchungen. v. Graefes Arch. f. Ophth. XXX, 1. S. 99.

66. **Mandelstamm**, Ein Fall von seltener und schwerer Augenverletzung mit relativ günstigem Ausgange. Petersburger med. Wochenschr. S. 241. Ref. Zentralbl. f. prakt. Augenheilk. S. 608.

67. **Pflüger**, Zur Kasuistik der Verletzungen des Augapfels. Jahresb. d. Univ.-Augenklinik zu Bern f. 1882.

68. **Vossius**. Die Verletzungen des Sehorgans. Deutsche Medizinalzeitg. Nr. 32, 35 u. 36.

1885. 69. **Abadie**, Des plaies pénétrantes intra-oculaires. Union méd. 28. Févr. p. 349 et Arch. d'Opht. V. p. 183.

70. **Collyns**, Some cases of wounds of the eye. St. Barth. Hosp. Rep. XX.

71. **Kalkschmidt**, Kasuistische Beiträge zu perforierenden Augenverletzungen. Inaug.-Diss. Greifswald.

72. **Ray**, Wounds of the anterior segment of the eyeball. Louisville med. News. XX. p. 129.

73. **Dehenne**, Considérations sur les traumatismes oculaires. Recueil d'Opht. Janvier.

74. **Flemming**, Zur Kasuistik der Skleralnaht. Klin. Monatsbl. f. Augenheilk. XXIII. S. 393.

75. **Landesberg**, Zur Anwendung von Suturen bei Skleralwunden. Klin. Monatsbl. f. Augenheilk. XXIII. S. 519.

76. **Trouchet**, Suture de la sclérotique. Journ. de méd. de Bordeaux. 23. Août.

77. **Gayet et Masson**, Essai sur l'atrophie du globe oculaire. Arch. d'Opht. V. p. 121, 205 et 405.

78. **Derby, Hasket**, Two cases of penetration of the eyeball by scissors during the operation for strabismus. Amer. ophth. Soc.

79. **Hennig**, Beiträge zur Kasuistik der perforierenden Augenverletzungen. Inaug.-Diss. Greifswald.

80. **Waldhauer**, Eine Augenverletzung. Zentralbl. f. prakt. Augenheilk. IX. S. 141.

81. **Ziino**, Della morte in seguito a traumatismo oculare. Ateneo veneto 1884. Virchow-Hirsch, Jahresb. I, 3. S. 523. Ref. v. Michel's Jahresb. S. 564.

1886. 82. **Chisolm**, A piece of iris living in the vitreous chamber; a new foreign body. Med. Record. 23. January.

83. **Cross**, Penetrating wound of the eyeball. (Ophth. Soc. of the Unit. Kingd.) Ophth. Review. p. 333.

84. **Geoffroy**, Considérations sur les plaies de l'œil. Thèse de Bordeaux.

85. **Gorke**, Über den Wert der Naht bei perforierenden Wunden der Cornea und Sklera. Inaug.-Diss. Breslau.

86. **van Moll**, Über Wunden der Ziliargegend. Klin. Monatsbl. f. Augenheilk. XXIV. S. 299.

87. **Wedl und Bock**, Pathologische Anatomie des Auges. Wien, Gerold.

1887. 88. **Alt**, Severe injuries to the eyeball. Amer. Journ. of Ophth. p. 123.

89. **Fano**, Plaie pénétrante de la sclérotique etc. Journ. d'Ocul. et de Chir. no. 174. p. 71.

1887. 90. Czápodi, Gutes Sehvermögen stark verletzter Augen. Szémészet. p. 165.

91. Landesberg, Zur Behandlung der Sklerastaphylome traumatischen Ursprungs. Arch. f. Augenheilk. XVII. S. 202.

92. Gross, Penetrating wound of eyeball with escape of vitreous resulting in recovery with useful vision. Transact. of the ophth. Soc. of the Unit. Kingd. VII. p. 283.

93. Pechdo, Enucléation d'un globe oculaire amenant la guérison de l'épilepsie. Revue gén.

94. Snell, On the closure of sclerotic wounds by suturing the conjunctiva only. (Ophth. Soc. of the Unit. Kingd.) Ophth. Review.

1888. 95. Abadie, Moyens de prévenir et de combattre les accidents de suppuration consécutifs aux traumatismus de l'œil. Congrès franç. de chir. Paris. p. 604.

96. Buller, Some remarks on penetrating wounds of the eyeball. Montreal med. Journ. XVII. p. 161.

97. Dunn, A case of perforation of the eyeball by the knot of a whip. Illustr. med. News. London. I. p. 145.

98. Gillet de Grandmont, De la suture de la cornée. (Soc. d'opht. Paris.) Ann. d'Ocul. C. p. 158.

99. Hirschberg, Ophthalmoskopie. Eulenburg's Realenzyklopädie. 2. Aufl. XIV. S. 685.

100. Nuel, Des ruptures scléro-cornéennes, principalement au point de vue de leur traitement. Ann. d'Ocul. XCIX. p. 264.

101. Schiess-Gemuseus, Ophthalmologische Mitteilungen. III. Schwielige Neubildung auf dem Corpus ciliare, einen Tumor vortäuschend. v. Graefe's Arch. f. Ophth. XXXIV, 3. S. 247.

102. de Schuttelaere, Contribution à l'étude des blessures de la sclérotique. Thèse de Lille.

103. Silex, Über perforierende Wunden der Kornea und Sklera. Berliner klin. Wochenschr. S. 396.

1889. 104. Burda, Die perforierenden Korneoskleralwunden. Inaug.-Diss. Heidelberg.

105. Collins, Penetrating wound of the globe with eyelash in the anterior chamber. (Ophth. Soc. of the Unit. Kingd.) Ophth. Review. July.

106. Korschenewski, Fall von Bißwunde der Sklera. Med. Obozrenje. XXXI. No. 5. p. 524.

107. Medwedew, Ein Fall von Verletzung der Kornea und Sklera des linken Auges. Sitzungsber. d. Ges. d. Marineärzte zu Kronstadt. S. 107. — Über die Anlegung von Nähten der Conjunctiva bulbi bei perforierenden Wunden der Sklera und Kornea. Med. Pribawlenja, Dez.-Heft. S. 395. Ref. v. Michel's Jahresb. S. 567.

108. Saemisch, Über Verletzungen des Auges. Beob. aus der Augenklinik in Bonn. Klin. Jahrbücher.

109. Sattler, Über Augenverletzungen. Prager med. Wochenschr. Nr. 1.

110. Reymond, Soc. franç. d'opht. Revue gén. VIII. p. 360.

111. Vossius, Die eigentümliche grünliche Verfärbung der Kornea nach Trauma usw. v. Graefe's Arch. f. Ophth. XXXV, 2. S. 207.

1890. 112. Deutschmann, Über Augenverletzungen und Antisepsis. Beitr. z. Augenheilk. Heft 1. S. 1.

113. Eversbusch, Ein Fall von Neuralgia ciliaris traumatica. Beseitigung durch Galvanokaustik. Münchener med. Wochenschr. S. 901.

114. Fano, Blessures de l'œil par corps confondant. Fracture de la cornée etc. Journ. d'Ocul. No. 208.

115. Fano, Le diagnostic des plaies pénétrantes de l'œil. Journ. d'Ocul. No. 213. p. 221.

1890. 116. Fano, Un nouveau cas de conservation de l'œil atteint d'une blessure grave. Journ. d'Ocul. No. 213. p. 171.

117. Berry, Note on the operative treatment of scleral wounds. (Ophth. Soc. of the Unit. Kingd.) Brit. med. Journ. 12. July.

118. Puech, Traitement des blessures de la sclérotique par la suture. Gaz. hébd. des sciences méd. de Bordeaux. 18. Mai. XI. p. 181.

119. Ohlemann, Die perforierenden Augenverletzungen mit Rücksicht auf das Vorkommen der sympathischen Ophthalmie. Arch. f. Augenheilk. XXII. S. 94.

120. Randall and Risley, Cyst of the iris, following a penetrating wound. Transact. of the amer. ophth. Soc. 36. meeting. p. 718.

121. Raynaut, Large plaie pénétrante du globe oculaire, suture scléroticale, guérison. Marseille méd. XXVII. p. 128.

122. Sims, Penetrating wounds of the cornea in which the iris is involved, and the treatment with a report of five cases. St. Louis Medic. and surg. Journ. VIII. p. 73.

1891. 123. Alt, Two cases of perforating injury to the sclerotic, choroid and retina, almost identical. Amer. Journ. of Ophth. February.

124. Baxter, Punctured of the sclera; recovery with good vision. Arch. Ophth. New York. XX. p. 57.

125. Burchardt, Kasuistische Beiträge. Char.-Ann. p. 597.

126. Jacobi, Ein Fall von partiellem Glaskörperabszeß. Münchener med. Wochenschr. Nr. 27.

127. Darier, Des injections sous-conjonctivales de sublimé en thérapeutique oculaire. Arch. d'Opht. p. 449.

128. Darier, Des traumatismes oculaires graves et de leur traitement etc. Gaz. des Hôp. No. 118.

129. Bourgeois, Deux traumatismes graves guéris par la suture de la cornée. Rec. d'Opht. p. 648.

130. Eversbusch, Ein kasuistischer Beitrag zur Behandlung der penetrierenden Quetsch- und Schnittwunden der Hornhaut und Lederhaut. Münchener med. Wochenschr. S. 487, 511 u. 527.

131. Fromm, Korneal- und Skleralnaht. Deutsche med. Ztg. S. 1144.

132. Galezowski, De la suture de la cornée et de la sclérotique, ses indications, mode opératoire. Rec. d'Opht. Mai.

133. Logetschnikow, Ein Fall von eigentümlicher Augenverletzung. Westnik ophth. No. 4 u. 5. p. 378. Ref. v. Michel's Jahresb. 1892. S. 562.

134. Rolland, Section dc la cornée. Suture de la cornée etc. Rec. d'Opht. p. 748.

135. Pflüger, Soc. franç. d'opht. Revue gén. p. 81.

136. Straub, Een geval van oogkammerfistel en traumatisch astigmatisme, door operatie genesen. Nederl. Tijdschr. voor Geneesk. II. No. 22. Ref. Jahresb. f. Ophth. S. 509.

1892. 137. Adamück, Zur Frage über die Anlegung von Suturen bei Hornhautwunden. Westnik ophth. IX, 1. p. 16. Ref. v. Michels Jahresb. S. 562.

138. Fage, Plaie pénétrante de la sclérotique, suture etc. Gaz. méd. de Picardie. X. p. 247. Journ. de méd. de Bordeaux. 1890—1891. XX. p. 279 et 291.

139. Chibret, Du traitement de l'ophtalmitis par le curage de l'œil. (Congr. franç. d'opht.) Progr. méd. Ref. Zentralbl. f. Augenheilk. S. 404.

140. Dianoux, Behandlung infizierter Wunden am Auge. Revue gén. d'opht. Ref. Zentralbl f. prakt. Augenheilk. S. 554.

141. Dianoux, Les plaies infectantes de l'œil. (Congr. franç. d'opht. 4 Mai. Progr. méd. Ref. Zentralbl. f. prakt. Augenheilk. S. 404.

1892. 142. Finlay, Penetrating wounds of the eyeball; histological and bacterio-
       logical reseaches etc. Arch. Ophth. XXI. p. 457.
    143. Forlanini, Traumi. Boll. d'Ocul. No. 8, 9, 10 et 12. Ref. v. Michels
       Jahresb. S. 562.
    144. Franke, Zur Behandlung des traumatischen Irisvorfalls. Klin. Monatsbl.
       f. Augenheilk. März. S. 96.
    145. Meyer, Ed., Klinischer und experimenteller Beitrag zur Infektion ver-
       narbter Irisvorfälle usw. (Bericht über d. 22. Vers. d. ophth. Ges. zu
       Heidelberg.) Klin. Monatsbl. f. Augenheilk. Beilageheft. S. 109. —
       Kongreß der ital. ophth. Ges. in Palermo. April. Ref. Zentralbl. f.
       prakt. Augenheilk. S. 499.
    146. Greenwood, Two cases of corneal wound with prolapse of iris.
       Boston med. and surg. Journ. CXXVI. 4 February.
    147. Groß, Fälle von eitriger Entzündung bei Einheilung von Iris in eine
       Hornhautnarbe. Szémészet. p. 25.
    148. Süssmann, Ophthalmologische Beobachtungen. Ref. Zentralbl. f. prakt.
       Augenheilk. S. 57.
    149. Vignes, Traumatisme grave de la cornée. Rec. d'Opht. Févr. p. 77.
1893. 150. Beccaria, Considerazioni sopra un caso di sutura ecc. Ann. di Ottalm.
       XXII. p. 25.
    151. Bonnaud, Des sutures dans les cas de plaies de l'œil. Thèse de
       Lyon.
    152. Blessig, Über Verletzungen des Auges. Zur Statistik und Kasuistik
       der schwereren Verletzungen des Augapfels. Mitt. aus d. Petersburger
       Augenheilanstalt. Heft 4. S. 18.
    153. Darier, Des injections sous-conjonctivales de sublimé. Ann. d'Ocul.
       CIX. p. 241.
    154. Derselbe, Behandlung und Prophylaxis der infektiösen Prozesse nach
       Staroperation. Bericht über d. 23. Vers. d. ophth. Ges. zu Heidelberg. S. 99.
    155. Gallemaerts, Du traitement des affections oculaires par les injections
       sous-conjonctivales. Bull. Acad. roy. de méd. Belge. Bruxelles. VII.
       p. 490.
    156. Ginsburg, Ophthalmologische Beobachtungen. Westnik ophth. X. S. 360.
       Ref. Jahresb. f. Ophth. S. 529.
    157. Jaup, Ein Beitrag zur Kasuistik und Prognose der perforierenden
       Skleralwunden. Inaug.-Diss. Straßburg i. E.
    158. Piccoli, Ernia totale della coroidea da emorragia. Lavori d. clin.
       Napoli. III. p. 207. Ref. v. Michels Jahresb. f. Ophth. S. 528.
    159. Steele, Wound of the eyeball. Ophth. Record. II. p. 422.
1894. 160. Armeignac, Blessure grave de l'œil avec décollement de la rétine;
       guérison avec restitution totale de la vision. Journ. de méd. de
       Bordeaux. XXIV. p. 399.
    161. Ambrose, A rare case of sclero-corneal stab; great loss of vitreous,
       complete collaps of globe, intraocular hemorrhage, treatment without
       any pain, globe saved. Med. Record. 22 Sept.
    162. Mc Crindle, Iridodialysis, followed by union and recovery. Lancet.
       20 January.
    163. Duffing, Untersuchung eines Auges mit doppelter Perforation durch
       eine Stichsäge. Ein Beitrag zur Kenntnis der traumatischen Skleral-
       staphylome. v. Graefes Arch. f. Ophth. XL, 2. S. 135.
    164. Campbell, Extensive sclero-corneal wound involving the ciliary body,
       recovery. Harper Hosp. Bull. Detroit. V. p. 22.
    165. Guiot, Plaie pénétrante de l'œil, déchirure de la sclérotique et de la
       choroïde; issue du corps vitré. Année méd. de Caen. No. 5.
    166. Fage, Staphylome sclérotical, excision et suture; guérison. Gaz. des
       Hôp. de Toulouse. 18 Août.

1894. 167. Derselbe, Résultats immédiats et tardifs de la.suture scléroticale. Ann. d'Ocul. CXII. p. 262.

168. Ruhemann, Über die therapeutische Verwertbarkeit der Jodsäure und des jodsauren Natrons. Therap. Monatshefte. März/April.

169. Ryan, Some notes an the treatment of perforating wounds of the sclerotique by suturing. Austral. med. Journ. N. S. XVI. p. 64.

170. Taylor, Conservative treatment of wounds of the eyeball. Journ. amer. Assoc. Chicago. XXIII. p. 411.

171. Snellen, H., Subconjunctival treatment of operative and traumatic wounds of the cornea and sclerotic. Transact. of the 8. internat. Ophth.-Congr. Edinburgh. p. 9 and Deuxième séance de la société néerlandaise d'opht. 1892. Amsterdam Ref. Centralbl. f. prakt. Augenheilk. 1893. S. 219.

172. Viefhaus, Über Lufteintritt bei Bulbusverletzungen. Inaug.-Diss. Kiel.

173. de Wecker, Traitement des blessures de la cornée par l'occlusion conjonctivale. Ann. d'Ocul. CXII. p. 293.

1895. 174. Bach, Experimentelle Untersuchungen über das Staphylokokken-geschwür der Hornhaut und seine Therapie. v. Graefes Arch. f. Ophth. XLI,1. S. 56.

175. Fromaget et Cabannes, Plaie pénétrante de l'œil par une alène. Gaz. hebd. des sc. méd. de Bordeaux. No. 4. p. 40.

176. Grandclément, Sur le meilleur mode de traitement des hernies de l'iris. Recueil d'Opht. Mai. p. 263.

177. Hillemanns, Über Verletzungen des Auges. Arch. f. Augenheilk. XXX. S. 29.

178. Knabe, Beiträge zur Statistik und Kasuistik der Augenverletzungen. Inaug.-Diss. Halle a. S.

179. Möller, Über Behandlung der Hornhaut- und Lederhautwunden durch die Naht. Inaug.-Diss. Greifswald.

180. Randolph, A suggestion as to the treatment of penetrating wounds of the ciliary region and lens. New York med. Journ. 23 February. p. 231.

1896. 181. Bocchi, Terapia delle procidenze dell' iride. Ann. di Ottalm. XXV. p. 3.

182. Ryan, Two cases of perforating wound of cornea, with entranglement of iris in the wound. Intercolonial med. Journ. of Australasia. April.

183. Bonsignorio, Essai sur le traitement conservateur des blessures graves de l'œil. Thèse de Paris.

184. Friebis, Section on ophth., College of Physic. of Philadelphia. Ref. · Centralbl. f. prakt. Augenheilk. S. 244.

185. Gessner, Schwere Augenverletzung. Münchener med. Wochenschr. S. 1271.

186. Fouchard, Quelque singularités cliniques de traumatismes oculaires. Clin. opht. Février.

187. Hoene, Zur Kasuistik der traumatischen Läsionen des Auges und der Augenhöhle. Klin. Monatsbl. f. Augenheilk. S. 33.

188. Hulen, A report of cases of extensive wounds of the globe. New York Eye and Ear Inf. Reports. January.

189. Kollock, The use of mercury in traumatic iridochorioiditis. Transact. of the Amer. Ophth. Soc. 32. Annual Meeting. p. 602. Ref. Centralbl. f. prakt. Augenheilk. S. 447.

190. Krückmann, Experimentelle Untersuchungen über die Heilungsvor-gänge von Lederhautwunden. v. Graefes Arch. f. Ophth. XLII,4. S. 293.

191. Mellinger, Experimentelle Untersuchungen über die Wirkung sub-conjunctival injizierter Kochsalzlösungen auf die Resorption aus der vorderen Kammer und dem Glaskörper. Arch. f. Augenheilk. XXXII. S. 79.

1896. 192. Norman-Hansen, Über Conjunctivalplastik bei Wunden der Ciliargegend. Centralbl. f. prakt. Augenheilk. S. 353.

193. Otto, Eine Bulbusverletzung, entstanden durch einen Fall auf einen eisernen Haken. Wiener med. Wochenschr. Nr. 25.

194. Querenghi, Lacerazione della sclérotica ecc. Tribuna medica. II. p. 16.

195. Rodewald, Drei Fälle von Bißverletzungen des Auges. Inaug.-Diss. Kiel.

196. de Schweinitz, Illustrations of ophthalmic surgery. Philadelphia Polyclin. V. p. 36. 5. Sept. Ref. Centralbl. f. prakt. Augenheilk. S. 699.

197. de Schweinitz, Ophthalmic memoranda. Laceration of the left eyeball, etc. Amer. Journ. of Ophth. p. 41.

198. de Schweinitz. Concerning the repair of corneo-scleral wounds with prolapse of the iris. Ophth. Record. June.

199. Trousseau, Traitement des traumatismes oculaires. Revue méd. no. 21.

200. Vossius, Drei Fälle schwerer Hornhautverletzung geheilt mit Erhaltung des Bulbus und Sehvermögens. Beitr. z. Augenheilk. Heft 22. S. 115. Bd. III. S. 159.

1897. 201. Bentzen, Ein Sperling als Starstecher. Hosp.Tid. p. 156. Ref. Jahresb. f. Ophth. S. 563.

202. Brailey, Perforating wound of the eyeball. (Ophth. Soc. of the Unit. Kingd.) Ophth. Review. p. 398.

203. de Schweinitz, Traumatic prolapse of the iris and its treatment. Med. News. 3. July.

204. Lefrançois, Prognostic et traitement des plaies perforantes de l'œil. Thèse de Paris.

205. Marshall, Traumatic cyclitis. (Ophth. Soc. of the Unit. Kingd.) Ophth. Review. p. 397.

206. Hemmi, Klinische Beobachtungen über die Folgen der Glaskörperverletzungen des Auges. Inaug.-Diss. Zürich.

207. Fage, Ophtalmie sympathique apparue un mois après l'énucléation d'un œil blessé. Ann. d'Ocul. CXVII. p. 186.

208. Levinsohn, Beitrag zur Kasuistik der perforierenden Augenverletzung en Klin. Monatsbl. f. Augenheilk. S. 416.

209. Shaw, Optic neuritis after perforating wound of the eyeball. Ophth. Review. p. 107.

210. Ostwalt, Mittel zur Bekämpfung der Infektion nach intraokularen Operationen. (Experimentelle Untersuchungen.) Arch. f. Augenheilk. XXXV. S. 308.

211. Leber, Entwicklung von Fadenpilzen im Glaskörper nach Stichverletzung durch ein Messer. Bericht über die 26. Vers. d. ophth. Ges. zu Heidelberg. S. 256.

212. Müller, Über die Behandlung größerer Perforationsverletzungen des Bulbus durch die Naht. Inaug.-Diss. Gießen.

213. Rohmer, De la suture conjonctivale en bourse contre les solutions de continuité de la cornée. Revue méd. de l'Est. Juillet et Ann. d'Ocul. CXVIII. p. 321.

214. Pflüger, Comptes rendus du XII. Congr. intern. de Méd. Moscou. p. 244.

215. Reymond, Internat. med. Kongr. Moskau. Ref. Klin. Monatsbl. f. Augenheilk. S. 391.

216. Trousseau, Ophtalmie sympathique et galvano-cautère. Revue d'Opht. Mai.

1898. 217. Addario, Bericht über einige Versuche zur Entscheidung der Frage, ob unter die Conjunctiva injizierte Lösungen diffusionsfähiger Substanzen, insbesondere von Sublimat, in das Kammerwasser übergehen. Bericht über d. 27. Vers. d. ophth. Ges. zu Heidelberg. S. 344.

1898. 218. Bergemann, Gußstahlsplitterverletzung. (Ärztl. Verein in Nürnberg.) Münchener med. Wochenschr. S. 877.

219. Eaton, Extensive laceration-of the eyeball. Ophth. Record. February.

220. Hanssen, Über Ciliarkörperverletzungen und ihre Beziehung zur Ophthalmia sympathica. Inaug.-Diss. Kiel.

221. Gayet, Perforation de la cornée par les piquants de châtaignes. (Soc. de Chir. de Lyon.) Ann. d'Ocul. CXXI. p. 127.

222. Norman-Hansen, Über die methodische Conjunctivalnaht als typische Behandlung schwerer Verletzungen des Augapfels. Bericht über d. 27. Vers. d. ophth. Ges. zu Heidelberg. S. 2. (Disk.: Kuhnt, v. Hippel, Thier, Leber, Hirschberg, Schmidt-Rimpler. S. 7—9.)

223. Kuhnt, Über die Verwertbarkeit der Bindehaut in der praktischen und operativen Augenheilkunde. Wiesbaden, F. Bergmann.

224. Römer, Die konservative Behandlung der perforierenden Bulbusverletzungen und ihr Ergebnis. Zeitschr. f. prakt. Ärzte. Nr. 11. S. 365.

225. Knapp, Bemerkungen über die konservative Behandlung gewisser Formen von Irisprolaps. Arch. of Ophth. XXVI. Übers. u. ref. von Greeff, Arch. f. Augenheilk. XXXVII. S. 268.

226. Krasowsky, Der Einfluß der Spülungen der Vorderkammer auf penetrierende infizierte Wunden des vorderen Abschnitts des Auges. Inaug.-Diss. Petersburg.

227. Stoewer, Beitrag zur Histologie der Heilungsvorgänge bei Wunden der Formhäute des Auges. v. Graefes Arch. f. Ophth. XLVI, 1. S. 65.

228. Sourdille, Clin. opht. no. 20.

1899. 229. Andogsky, N., Über die Hornhautnaht nach Kalt. Westnik ophth. XVI. p. 230 und Petersburger ophth. Ges. 12. Nov. 1898. S. 565. Ref. Centralbl. f. prakt. Augenheilk. S. 460.

230. Ginsburg, Zur Anlegung von Nähten bei perforierenden Verletzungen des Bulbus. Westnik ophth. XVI. p. 7.

231. Praun, Die Verletzungen des Auges. Wiesbaden, Bergmann.

232. Darier, Zur Behandlung der Chorioiditis der Macula. Ophth. Klinik. S. 103.

233. Diehl, Über einen Fall von Fremdkörperverletzung des Auges. Inaug.-Diss. Jena.

234. Haab, Über intraokuläre Desinfektion. 9. Congr. internat. d'opht. d'Utrecht. Compte rendu. 1900. p. 425.

235. van Millingen, Über endookuläre Galvanokausis. Centralbl. f. prakt. Augenheilk. Juni. S. 161.

236. Nelson, Kurzes Résumé über einige Augenverletzungen. Post-Graduate. Dezember. Ref. Centralbl. f. prakt. Augenheilk. S. 463.

237. Norman-Hansen, Über die Behandlung perforierender Augenläsionen durch Conjunctivalsutur. Ugeskr. f. Läger. p. 745.

238. Mellinger, Verlust eines Auges bei einem kleinen Kinde durch Springen der Milchflasche. Jahresb. d. Augenheilanstalt in Basel. XXXV. S. 46.

239. Mellinger, Dolchstich durch beide Augen mit totaler Erblindung. Jahresb. d. Augenheilanstalt in Basel. XXXV. S. 47.

240. Schmidt, Ein Fall von isolierter Chorioidealruptur bei Stichverletzung des Auges. Inaug.-Diss. Leipzig.

241. Reagan, An unusual case. Ophth. Record. p. 515.

242. Gruening, Hornhautwunde mit Irisprolaps und folgender sympathischer Entzündung. New York Eye and Ear Infirmary Rep. VII. Jan. Ref. Centralbl. f. prakt. Augenheilk. S. 336.

243. Marple, Mikroskopische Untersuchung eines Augapfels mit Hornhautwunde und Irisprolaps, der sympathische Entzündung verursacht hatte, New York Eye and Ear Infirmary Rep. VII. Jan. Ref. Centralbl. f. prakt. Augenheilk. S. 336.

1899. 244. Mellinger, Die subconjunctivalen Injektionen. Sammelreferat. Zeit-
      schrift f. Augenheilk. I. S. 273. (Daselbst Literaturverzeichnis.)

245. Scheffels, Über Bindehauttransplantation zur Deckung von Hornhaut-
      defekten. Zeitschr. f. Augenheilk. II. S. 427.

246. Reumeaux, Plaie pénétrante du limbe sclero-cornéen, hernie de l'iris.
      .Infection. Oblitération pupillaire. Chambre antérieure remplie d'un
      liquide louche. Excision de l'iris hernié. Protection de la plaie au
      moyen des sutures conjonctivales. Injections sous-conjonctivales.
      Guérison. Clin. d'Opht. no. 18.

247. Reumeaux, Cataracte traumatique. Infection. Extraction des masses
      cristalliennes. Paracentèses répétées de la chambre antérieure. In-
      jections sous-conjonctivales. Guérison. Clin. d'Opht. no. 18.

248. Schoute, Ein Fall ,von Cornealruptur mit Irisperforation ohne Ver-
      letzung der Linse. Zeitschr. f. Augenheilk. I. S. 374.

1900. 249. Bednarski, Ein Fall von Netzhautvorfall durch eine centrale Horn-
      hautfistel mit Phthise des Augapfels traumatischen Ursprungs. Enu-
      kleation, anatomische und mikroskopische Untersuchung. Arch. f.
      Augenheilk. XLI. S. 264.

250. Benthal, Extraordinary case of the loss of both eyes, one after the
      other, from similar accidents. Lancet. 31. March. p. 927.

251. Bentzen, Perforation des Bulbus mittelst Flaschenstückchen. Hosp.
      Tid. p. 1240.

252. Daub, Über Verletzungen des Ziliarkörpers. Inaug.-Diss. Kiel.

253. Kastalsky, Katharina, Ein Fall von Perforation des Augapfels mit
      einer großen Stecknadel. Gesammelte Abhandlungen. Moskau.

254. Maynard and Silcock, Extensive scleral wound in ciliary region.
      (Ophth. Soc. of the Unit. Kingd.) Ophth. Review. p. 23.

255. Bianchi, Sulle ferite della sclera. Clin. ocul. Palermo. p. 397.

256. Bäumler, Zur Behandlung tiefgehender infektiöser Augenverletzungen.
      Klin. Monatsbl. f. Augenheilk. S. 25.

257. Fromaget, Traumatismes de l'orbite et du globe de l'œil. Ann. de
      la Policlin. de Bordeaux. Janvier. Ref. v. Michels Jahresb. S. 685.

258. Cramer, Über einige Fortschritte der konservativen Augenchirurgie.
      Monatsschr. f. Unfallheilk. Nr. 1.

259. Fehr, Frische spontane Iridocyklitis in einem vor 22 Jahren durch
      Messerstich erblindeten Auge. (Berliner ophth. Ges.) Bericht Centralbl.
      f. prakt. Augenheilk. S. 237.

260. Glauning, Über die Behandlung infizierter perforierender Bulbus-
      wunden. Münchener med. Wochenschr. S. 1070 und Inaug.-Diss.
      Erlangen.

261. Haase, Ein Fall von Spontanheilung einer Iridodialyse. Inaug.-Diss.
      Kiel.

262. Mayweg, Über intraokuläre Desinfektion. Bericht über d. 28. Vers. d.
      ophth. Ges. zu Heidelberg. S. 154.

263. Kuhnt, Über den Wert der Hornhautnaht. Zeitschr. f. Augenheilk.
      III. S. 310.

264. Shaw, Case of sympathetic ophthalmia coming on 47 days after
      enucleation of injured eye. (Ophth. Soc. of the Unit. Kingd.) Ophth.
      Review. p. 22.

265, Steindorff, Pfeilschußverletzungen des Augapfels. Centralbl. f. prakt.
      Augenheilk. Juni. S. 165.

266. Biemetti, Sulle ferite della sclera. Clin. ocul. p. 365.

267. Ziegler, Injury of the eye. Ophth. Record. p. 144.

268. Velhagen, Eine sehr seltene Form von Netzhautablösung und Irido-
      cyklitis. v. Graefes Arch. f. Ophth. XLIX. S. 599.

269. Weill, Arch. of Ophth. XXVIII, 2.

1901. 270. Bourgeois, Blessures oculaires par les lunettes de travail. Recueil d'Opht. p. 591.

271. Cohn, R., Über 200 Fälle von Bindehautverwertung. Inaug.-Diss. Königsberg.

272. Cretschmar, Iriszerreißung durch einen schmutzigen Sporn. Glatte Heilung. Zeitschr. f. Augenheilk. V. S. 75. (Ref. v. Pfalz.)

273. Dor, Soc. franç. d'opht. Paris. Mai.

274. Fischer, Über einige Augenverletzungen. (5. Vers. rhein.-westf. Augenärzte.) Bericht Klin. Monatsbl. f. Augenheilk. XXXIX, 1. S. 237.

275. Goldzieher, Über die Einführung von Jodoformstäbchen in die vordere Kammer. Centralbl. f. prakt. Augenheilk. XXV. S. 71.

276. Haitz, Über subconjunctivale Injektionen. Klin. Monatsbl. f. Augenheilk. XXXIX. S. 49 u. 106.

277. Knur, Karolina, Über die intraokuläre Jodoformdesinfektion nach Prof. Dr. Haab. Inaug.-Diss. Zürich.

278. Landsberg, Zwei schwere Verletzungen mit seltenem Ausgang. Arch. f. Augenheilk. XLIII. S. 80.

279. v. Michel, Über seltene Befunde in verletzten Augen. Zeitschr. f. Augenheilk. VI. S. 1.

280. Ollendorf, Experimentelle Untersuchungen über die Einführung des Jodoforms in den Glaskörper. Zeitschr. f. Augenheilk. VI. S. 36.

281. Ostwalt, Weiterer experimenteller Beitrag zur intraokularen Desinfektion mittelst Jodoformstiftchen. Zeitschr. f. Augenheilk. VI. S. 194.

282. Quint, Eine seltene Augenverletzung. Centralbl. f. prakt. Augenheilk. S. 289.

283. Mitchell, Injury of the eye from the explosion of a waterglass. Ophth. Record. p. 470.

284. Mitchell, Large wound in the sclerotic. Loss of vitreous. Recovery with good vision. Ophth. Record. p. 297.

285. Römer, Ein Fall von totaler Abreißung der Netzhaut von der Ora serrata. Klin. Monatsbl. f. Augenheilk. S. 306.

286. Vossius, Zur Frage der Abreißung der Netzhaut von der Ora serrata. Deutschmanns Beitr. z. Augenheilk. Heft 47. S. 112.

287. Wintersteiner, Demonstration mikroskopischer Präparate von Dialysis retinae, Abreißung der Netzhaut an der Ora serrata. Bericht über d. 29. Vers. d. ophth. Ges. zu Heidelberg. S. 260.

288. Römer, Zur Frage der Jodoformwirkung bei intraokularen Injektionen. Bericht über d. 29. Vers. d. ophth. Ges. zu Heidelberg. S. 209.

289. Scheffels, Ein Beitrag zur Leistungsfähigkeit der Kuhntschen Methode der Bindehautüberpflanzung. (6. Vers. rhein.-westf. Augenärzte.) Klin. Monatsbl. f. Augenheilk. XXXIX. S. 751.

290. Schirmer, Zur Diagnose, Prognose und Therapie der perforierenden, infizierten Augapfelverletzungen. v. Graefes Arch. f. Ophth. LIII. S. 1.

291. Stadfeldt, Et perforeren de Vulnus i Corneoscleralgraensen, behandelt med Conjunctivalsutur. (6. Sitzung d. dänischen ophth. Ges.) Hospitalstid. p. 550.

292. Wernicke, Direkte Skleralruptur. Ann. de Oftalm. Mexiko. Mai. Ref. Centralbl. f. prakt. Augenheilk. XXV. S. 433.

293. Wüstefeld, Kurze Mitteilung zur Frage der intraokularen Desinfektion. Zeitschr. f. Augenheilk. V. S. 81.

1902. 294. Axenfeld, Die Prophylaxe der septischen Infektion des Auges, besonders seiner Berufsverletzungen. Ein Beitrag zur Exstirpation des Thränensackes. Münchener med. Wochenschr. S. 1289. — Nachtrag. Ebenda. S. 1394.

295. Bane, An injury of cornea. Ophth. Record. p. 57.

1902. 296. Bane, A penetrating wound of cornea, iris and lens from a piece of kindling. Ophth. Record. p. 109.

297. Bentzen, Bemerkungen über Patienten, die mit Quecksilber wegen Bulbusverletzungen behandelt wurden. (Ophth. Ges. zu Kopenhagen.) Bericht Klin. Monatsbl. f. Augenheilk. XL. (II. Bd.) S. 200.

298. Delorme, Traumatisme grave de l'œil. Record d'Opht. p. 389.

299. Ewetzky, Über die Behandlung eitriger Entzündungen des Auges mittelst Einführung von Jodoformplättchen in die vordere Kammer. Kongr. russ. Ärzte. Moskau.

300. Natanson, Kongr. russ. Ärzte. Moskau.

301. Gelpke, Aus meiner 15jährigen augenärztlichen Thätigkeit. Über perforierende Skleralwunden, ihre Behandlung und Prognose. Beitr. z. Augenheilk. Heft 52. S. 1. Bd. VI. S. 257 u. 388.

302. Haarland, Über Bindehauttransplantation. Inaug.-Diss. Tübingen.

303. Haas, Zur Behandlung intraokulärer Eiterung mit Jodoform. Wochenschrift f. Therapie u. Hygiene d. Auges. Heft 7.

304. Hildebrand, Zur Klinik und pathologischen Histologie der Conjunctivaltransplantation. Inaug.-Diss. Greifswald.

305. van Hoeve, Een geval van retroflexion iridis incompleta totalis bij perforatie der sclera. Erinnerungs-Festschrift für Prof. Rosenstein. S. 167. Leiden. Ref. Jahresb. f. Opht. S. 690.

306. Kipp, The modern treatment of the more common traumatic injuries of the eyes. Med. News. 4. Oct.

307. v. Pflugk, Eine Augenverletzung. (Ges. f. Natur- u. Heilk. zu Dresden.) Münchener med. Wochenschr. S. 854.

308. Pradle, Perforating wounds of the eyeball and sympathetic inflammation. Journ. of the Amer. Assoc. May. Revue gén. d'Opht. p. 564.

309. Roscher, Über intraokulare Galvanokaustik. Münchener med. Wochenschrift. S. 481.

310. Schmidt, Ein Fall von geheilter Panophthalmitis nach Kataraktextraktion durch Einführung von Jodoform in das Augeninnere. Zeitschrift f. Augenheilk. VII. Heft 4. S. 295.

311. Kuhnt, Über intraokulare Desinfektion. (Verein f. wissensch. Heilk. zu Königsberg. 27. Okt.) Deutsche med. Wochenschr. Vereinsbeilage. S. 361.

312. Lehmann und Cowl, Totale Durchbohrung usw. Centralbl. f. prakt. Augenheilk. S. 290.

313. Wokenius, Über Einführung von Jodoform in den Glaskörper des menschlichen Auges. Zeitschr. f. Augenheilk. VIII. S. 241.

314. Stoewer, Subconjunctivale Skleralperforation durch einen Pfeilschuß. Zeitschr. f. Augenheilk. VIII. S. 217.

315. Tornatola, Chirurgia oculare conservatrice. (16. Congr. dell' assoc. oftalm. ital.) Ann. di Ottalm. XXXI. p. 709.

1903. 316. Berlin, Über intraokulare Galvanokaustik. Inaug.-Diss. Rostock.

317. Coover, A penetrating wound of sclero-corneal junction of right eye. Ophth. Record. p. 179.

318. Darier, Ophtalmie purulente à streptococces; ulcérations cornéennes; guérison en 3 jours per le serum Roux. Clin. opht. p. 69.

319. Dinner, Über die intraokulare Jodoformdesinfektion. Inaug.-Diss. Zürich.

320. Ellet, Control of suppuration of the anterior segment of the eye by the insertion of jodoform into the anterior chamber. Journ. of Amer. med. Assoc. Aug.

321. Fehr, Stauungspapille nach perforierender Verletzung in der Ciliarkörpergegend. Centralbl. f. prakt. Augenheilk. S. 46.

1903. 322. Fuchs, Über Ringabscess der Hornhaut. v. Graefes Arch. f. Ophth. LVI. S. 1.

323. Ginsberg, Grundriss der pathologischen Histologie des Auges. Karger.

324. Gradle, Perforating wounds of the eyeball and sympathetic inflammation. Journ. of the Amer. med. Assoc. 31. Mai. Ref. Revue gén. d'Opht. p. 27.

325. v. Grosz, Sympathische Ophthalmie trotz Einführung von Jodoform. Klin. Monatsbl. f. Augenheilk. XLI. (I. Bd.) S. 511.

326. Laas, Sympathische Ophthalmie trotz Einführung von Jodoform nach septischer Eisensplitterverletzung. Klin. Monatsbl. f. Augenheilk. XLI. (I. Bd.) S. 401.

327. Hartwig, Über einen Fall von Eisensplitterverletzung mit nachfolgender Infektion (Heubazillen) und über die dabei gemachte Erfahrung betr. Einführung von Jodoformplättchen. Inaug.-Diss. Jena.

328. Jocqs, Rapport sur un mémoire de M. Roques, intitulé: Sur les traumatismes de la cornée. (Soc. d'opht. de Paris.) Ann. d'Ocul. CXIX.

329. Roques, Sur les traumatismes de la cornée. Clin. opht. p. 110.

330. Lange, Zur Kasuistik der traumatischen Cysten der Conjunctiva bulbi und zur Prognose und Therapie infizierter Augenverletzungen. Klin. Monatsbl. f. Augenheilk. XLI. (II. Bd.) S. 199.

331. Norman-Hansen, Über Heilung von Skleralwunden. (Ophth. Ges. zu Kopenhagen. 16. Dez. Disk.: Grut, Jensen, Bjerrum.) Ref. Klin. Monatsbl. f. Augenheilk. 1906. XLIV. (I. Bd.) S. 579.

332. McLennan, Perforierende Wunde des Oberlides und Augapfels. Reposition der prolabierten Iris, Heilung. Arch. of Ophth. XXX, 5. Ref. Arch. f. Augenheilk. XLVI. S. 296.

333. Mitchell, Incised wound of the cornea made by a fragment of spectacle. Ophth. Record. p. 275.

334. Mergel, Ein Fall von Netzhautablösung. Med. Obosrenje. Nr. 2.

335. Nieden, Die Behandlung akuter eitriger Erkrankungen des Augeninnern. (Vers. d. rhein.-westf. Augenärzte. Disk.: Scheffels, Stood, Mayweg, Stoewer, Asmus, Pape, Schmitz.) Klin. Monatsbl. f. Augenheilk. XLI. (II. Bd.) S. 81.

336. Peschel, Subconjunctivale Alkoholinjektionen. Klin. Monatsbl. f. Augenheilk. XLI. (II. Bd.) S. 504.

337. Sidler-Huguenin, Herstellungsweise der Jodoformstäbchen und -plättchen für die intraokulare Desinfektion. Zeitschr. f. Augenheilk. X. S. 108.

338. Stock, Experimentelle Untersuchungen über Lokalisation endogener Schädlichkeiten usw. Klin. Monatsbl. f. Augenheilk. XLI. (I. Bd.) S. 81, 111 u. 112.

339. Schiele, Über Anwendung und therapeutische Wirkung subconjunctivaler Natrium jodicum-Injektionen bei äußeren und inneren Augenerkrankungen. Arch. f. Augenheilk. XLVIII. S. 82.

340. Wölfflin, Eine seltene Art von perforierender Hornhautverletzung. Centralbl. f. prakt. Augenheilk. Februar. S. 40.

341. Zentmayer, A clinical note on the treatment of panophthalmitis by the method of van Milligen. Ophth. Record. p. 119.

1904. 342. Blessig, Über Läsion des Auges durch Zeitungshalter. Westnik ophth. XXI. Nr. 4.

343. Businelli, Sulle ferite penetrante nell' occhio umano. Clin. ocul. Maggio-Giugno.

344. Cammin, Über die therapeutische Verwendung gestielter Bindehautlappen. Inaug.-Diss. Greifswald.

345. Clairbone and Coburn, Experiments to determine the value of formalin in infected wounds of the eye. Med. News. 24. Nov. and Revue gén. d'Opht. p. 371.

1904. 346. **Darier**, Die neuesten Fortschritte in der Augentherapie. Ophth. Klinik. Nr. 23. S. 354.

347. **Fehr**, Stauungspapille nach Skleralverletzung. (Berliner ophth. Ges.) Centralbl. f. prakt. Augenheilk. S. 46.

348. **Frank, Johannes**, Ein Beitrag zur intraokularen Anwendung des Jodoforms bei intraokularen Eiterungen. Inaug.-Diss. Gießen.

349. **Franck, Otto**, Weitere Erfahrungen über die Behandlung der perforierenden, infizierten Augapfelverletzungen mit hohen Quecksilbergaben. Inaug.-Diss. Greifswald u. Beitr. z. Augenheilk. VI. Heft 60. S. 795.

350. **Heddaeus**, Die prophylaktische Schmierkur bei Augenverletzungen. Wochenschr. f. Therapie u. Hygiene d. Auges. 2. Dez.

351. **Jackson**, Laceration of the eyeball. Ophth. Record. p. 518.

352. **Kampherstein**, Beitrag zur Pathologie und Pathogenese der Stauungspapille. Klin. Monatsbl. f. Augenheilk. XLII. (I. Bd.) S. 518.

353. **Kaufmann**, Klinisch-statistische Zusammenstellung der perforierenden Verwundungen des Augapfels an der Jenaer Augenklinik. Inaug.-Diss. Jena.

354. **Krauss**, Zur intraokularen Desinfektion, mit besonderer Berücksichtigung des Jodoforms. Zeitschr. f. Augenheilk. XII. S. 97.

355. **Langenhan**, Perforierende Verletzungen des Augapfels durch Mannschaftsschrankschlüssel. Deutsche militärärztliche Zeitschr. Nr. 2.

356. **Ostwalt**, Historisches über intraokulare Jodoformdesinfektion. Klin. Monatsbl. f. Augenheilk. März. S. 257.

357. **Ricchi**, Recherches anatomo-pathologiques sur l'introduction d'jodoforme dans la chambre antérieure. Arch. d'Opht. p. 25.

358. **Vidéki**, Beitrag zur Behandlung penetrierender Augenverletzungen. Szémészet. no. 1.

1905. 359. **Axenfeld**, Serumtherapie bei infektiösen Augenerkrankungen. Univ.-Programm. Freiburg i. Br., U. Hochreuter.

360. **Black**, Ocular injuries. Ophth. Record. p, 565.

361. **Colio**, Sulla sutura profonda nelle ferite diametrali della cornea. Il Progresso Oftalm. I. p. 65.

362. **Suker**, Kuhnt's Conjunctivallappen. Ophthalm. Essays, abstracts and reviews. July. Ref. Centralbl. f. prakt. Augenheilk. 1906. S. 57.

363. **Cohn, Paul**, Über Misserfolge der intraokularen Jodoformdesinfektion. Zeitschr. f. Augenheilk. XIII. S. 24.

364. **Diehl**, Weitere Erfahrungen mit der intraokularen Jodoformbehandlung. Inaug.-Diss. Gießen.

365. **Emerson**, Recovery of vision in a non-squinting amblyopic eye following injury to its fellow. Ophth. Record. p. 515.

366. **Feilke**, Doppelte Perforation eines Augapfels (vordere und hintere Wand) durch Häkelnadel. Günstige Heilung mit voller Sehschärfe. Arch. f. Augenheilk. LII. S. 157.

367. **Filipow**, Über intraokulare Desinfektion. (Petersburger ophth. Ges. 15. Dez.) Klin. Monatsbl. f. Augenheilk. XLIV. (N. F. II. Bd.) S. 152.

368. **Hartmann**, Weitere Mitteilungen über Bindehauttransplantation. Inaug.-Diss. Tübingen.

369. **Keeling**, Results of wound of the sclerotic. (Ophth. Soc. of the Unit. Kingd.) Ophth. Review. p. 61.

370. **Pick**, Die erste Hilfe bei Augenverletzungen. Ophth. Klinik. S. 220.

371. **Rave**, Über intraokulare Jodoformdesinfektion. Inaug.-Diss. Würzburg.

372. **Risley**, Traumatic iridocyclitis with peculiar conjunctival disease. Recovery under injections of tuberculin. Ophthalmology. p. 431.

373. **Schirmer**, Behandlung von infizierten perforierenden Augenverletzungen. (Med. Verein Greifswald.) Münchener med. Wochenschr. S. 1172.

1905. 374. Shumway, Perforating injury of the eye. Ophth. Record. p. 242.

375. Silex, Zur Behandlung infizierter Bulbuswunden. Ärztl. Sachverständ.-Zeitg. Nr. 1.

376. Teich, Die erste Hilfe bei Verletzungen der Augen. Med. Klinik. Nr. 26.

377. Wadsworth, A case of discoloration of the cornea by blood pigment, and one of hemorrhage into the cornea. Ophth. Record. p. 368.

378. Zazkin, Zur Kasuistik der Netzhautablösung. Westnik ophth. p. 27. Ref. v. Michels Jahresb. S. 726.

1906. 379. Beck, Über Perforationsverletzungen des Bulbus. Arch. f. Augenheilk. LV. S. 375.

380. Bippart, Ein Beitrag zur Kasuistik der Bindehautdeckung bei Hornhautverletzungen und Geschwüren. Inaug.-Diss. Leipzig.

381. Gross, Two cases of cut through cornea and injury to lens, with cutting instruments in children. Amer. Journ. of Ophth. p. 328.

382. Hoppe, Einwirkung der Stauungshyperämie als sogenannte Kopfstauung (nach Bier) auf das normale Auge und den Verlauf gewisser Augenkrankheiten. Klin. Monatsbl. f. Augenheilk. XLIV. (N. F. II. Bd.) S. 389.

383. Knapp, Transact. of the Amer. Ophth. Soc. p. 215.

384. Kuhnt, Zur Behandlung frischer, komplizierter, penetrierender Verletzungen der Hornhaut. Zeitschr. f. Augenheilk. XV. S. 312.

385. Libby, Wound of cornea and iris, with prolapse. Ophth. Record. p. 615.

386. Monthus, De l'heureux effet de la tarsorrhaphie dans certains traumatismes du globe. Arch. d'Opht. XXVI. p. 13.

387. zur Nedden, Über den therapeutischen und diagnostischen Wert der frühzeitigen Punktion der vorderen Kammer bei Iritis. Bericht über d. 33. Vers. d. ophth. Ges. zu Heidelberg. S. 215.

388. Pfalz, Erste Hilfe bei Augenverletzungen. Deutsche med. Wochenschr. S. 485.

389. Schirmer, Experimentelle und klinische Untersuchungen über die Entstehung der Phthisis bulbi. Vorläufige Mitteilung. Deutsche med. Wochenschr. Nr. 20. S. 794.

390. Schirmer, Zur Prognose des traumatischen Glaskörperabscesses. Bericht über d. 33. Vers. d. ophth. Ges. zu Heidelberg. S. 131. (Disk.: Schmidt-Rimpler, Krückmann, Schreiber, Mayweg, Landolt, Römer.)

391. Schirmer, Zur Prognose und Therapie der perforierenden infizierten Augapfelverletzungen. Deutsche med. Wochenschr. S. 1268.

392. Schmidt-Rimpler, Die Quecksilberbehandlung bei Augenkrankheiten. Deutsche med. Wochenschr. S. 23.

393. Siegrist, Die Verletzungen des Auges und ihre Behandlung. Korrespondenzbl. f. Schweizer Ärzte. Nr. 11.

394. Simonsen, Zur Prognose und Therapie der Bulbusrupturen. Inaug.-Diss. Gießen.

395. Zemke, Beiträge zur intraokularen Jodoformdesinfektion bei Perforationsverletzungen. Inang.-Diss. Erlangen.

1907. 396. Antonelli, Indications de thérapie conservatrice ou d'interventions radicales dans les traumatismes graves de l'œil. Bull. et Mém. de la Soc. franç. d'opht. p. 434. Ref. Klin. Monatsbl. f. Augenheilk. XLV. (N. F. III. Bd.) S. 567. Ophth. Klin. S. 648.

397. Barlay, Über die Durchblutung der Hornhaut. Szémészet. no. 2 und Zeitschr. f. Augenheilk. XVIII. S. 90.

398. Biller, Zur Kasuistik perforierender Verletzungen der Sklera und Cornea. Inaug.-Diss. München.

399. Bourgeois, Les blessures de l'œil par les éclats de verre de bouteilles de champagne. Arch. d'Opht. XXVII. p. 758.

400. Carpenter, Extensive incised wound of the cornea. (College of Phys. of Philadelphia.) Ophth. Record. p. 153.

1907. 401. **Deutschmann**, Mein Heilserum. Experimentelle und klinische fremde und eigene Erfahrungen. Beitr. z. Augenheilk. Heft 69. S. 1. Bd. VII. S. 487.

402. **Deutschmann**, Erfolge bei Injektionen von ›Heilserum Deutschmann‹. (Ärztl. Verein Hamburg.) Münchener med. Wochenschr. S. 2506.

403. **Fraenkel**, Zwei Fälle von Netzhautablösung nach perforierender Corneoskleralverletzung. Münchener med. Wochenschr. S. 1436.

404. **Hesse**, Die Stauungshyperämie im Dienste der Augenheilkunde. Zur Therapie des Ulcus corneae serpens. Centralbl. f. prakt. Augenheilk. S. 133.

405. **Koster**, Perforatic der sclera door een zeer klein corpus alienum; spontane geneezing. Nederl. Tijdschr. voor Geneeskunde. Nr. 16.

406. **v. Krüdener**, Absichtliche Verstümmelung des Auges. Petersburger med. Wochenschr. Nr. 51. S. 484.

407. **Muetze**, A case of perforating injury of the sclera. Ophth. Record. p. 386.

408. **Neeper**, Penetrating wound of eye from glass gauge explosion. Ophth. Record. p. 91.

409. **Ray**, Injury of the eye followed by death, seven weeks later. Louisville Monthly Journ. of med. April 1906. Ref. v. Michels Jahrb. S. 758.

410. **Ramsay**, Eye injuries and their treatment. London. Macletose.

411. **Rein**, Ein Fall von perforierender Sklerocornealverletzung mit Behandlung durch Naht usw. Inaug.-Diss. Jena.

412. **Salzmann**, Präparate von Abreißungen des Ciliarkörpers als Verletzungsfolge. Ophth. Ges. in Wien. 13. Nov. Ref. Klin. Monatsbl. f. Augenheilk. XLV. (N. F. II. Bd.) S. 602.

413. **Schwarz**, Netzhautablösung 8 Jahre nach Perforationsverletzung. Zeitschr. f. Augenheilk. XVII. S. 54.

414. **Scheffels**, Perforierende Rißwunde der Corneoskleralgrenze. Klin. Monatsbl. f. Augenheilk. XLV. (N. F. III. Bd.) S. 396.

415. **Theopold**, Statistische Erhebungen über die von 1901—1907 in der Universitäts-Augenklinik zu Göttingen behandelten perforierenden Augenverletzungen. Inaug.-Diss. Göttingen.

416. **Terson**, Remarques sur les hémorrhagies sous-choroidiennes traumatiques et sur les hémorrhagies expulsives. Arch. d'Opht. XXVII. p. 446.

417. **Wagenmann**, Über Epithelimplantation hinter der Iris mit beginnender Cystenbildung nach perforierender Stichverletzung der Sklera. Bericht über die 34. Vers. d. ophth. Ges. zu Heidelberg. S. 269.

418. **v. Werthern**, Die Augenverletzungen der letzten 6 Jahre aus der Kieler Universitäts-Augenklinik. Inaug.-Diss. Kiel.

1908. 419. **Axenfeld**, Serumbehandlung bei Augenkrankheiten. (Brit. med. Assoc.) Ref. Klin. Monatsbl. f. Augenheilk. XLVI. (N. F. VI. Bd.) S. 475.

420. **Donovan**, Eine bessere Prognose bei perforierenden Bulbusverletzungen. (Amer. med. Assoc.) Ref. Klin. Monatsbl. f. Augenheilk. XLVI. (N. F. VI. Bd.) S. 230.

421. **Maddox**, Antistaphylokokkenvaccine. Ophthalmoscope no. 6. p. 414.

422. **Antonelli**, Sérothérapie non spécifique dans les traumatismes graves du globe oculaire. Clin. opht. p. 305.

423. **Baillart**, Quelques observations d'infection oculaire traitée par la sérothérapie antidiphthérique. Clin. opht. p. 320.

424. **Denig**, Paracentesis of the anterior chamber in inflammatory processes of the uveal tract. Ophth. Record. p. 119.

425. **Deutschmann**, Über eine wesentliche Verbesserung meines Serums. Münchener Med. Wochenschr. Nr. 29.

426. **Darier**, Die Serumtherapie bei Augenerkrankungen. Ophth. Klin. Nr. 18 u. 19.

1908. 427. van den Borg, Die Papillitis im Anschluß an Erkrankungen des vorderen Teiles des Auges. Klin. Monatsbl. f. Augenheilk. XLVI. (N. F. V. Bd.) S. 359.

428. Happe, Zur nichtspezifischen Serumtherapie bei Augeninfektionen. Bericht über d. 35. Vers. d. ophth. Ges. zu Heidelberg. S. 141. (Disk.: Deutschmann, Römer, Schmidt-Rimpler, Axenfeld, v. Hippel sen., Mayweg sen., v. Michel.)

429. Happe, Zur Kenntnis der Papillitis im Anschluß an leichte perforierende Verletzungen des vorderen Teiles des Auges. Klin. Monatsbl. f. Augenheilk. XLVI. (N. F. V. Bd.) S. 383.

430. v. Hippel sen., Ein Beitrag zur Serumtherapie bei Erkrankungen des Auges. Deutsche med. Wochenschr. Nr. 27. S. 1182.

431. Goldschmidt, Beitrag zur Klinik und pathologischen Anatomie der Bindehauttransplantation. Inaug.-Diss. Freiburg i. Br.

432. Schieck, Bietet die Exenteratio bulbi einen hinreichenden Schutz gegen den Eintritt der sympathischen Ophthalmie? Bericht über die 35. Vers. d. ophth. Ges. zu Heidelberg. S. 355. Disk.: Schmidt-Rimpler, Mayweg.

433. Scheuermann, Beitrag zur polyvalenten Serumtherapie mit Behringschem Diphtherieserum. Ophth. Klinik. S. 673.

434. Stier, Über die in der Universitäts-Augenklinik zu Halle a. S. während der letzten sieben Jahre beobachteten perforierenden Augenverletzungen. Inaug.-Diss. Halle a. S.

435. Strachow, Schwere Augenverletzung. Moskauer augenärztl. Ges. Klin. Monatsbl. f. Augenkeilk. XLVI. (N. F. V. Bd.) S. 563.

436. Terson, Bericht über Behandlung von Augenverletzungen. (Soc. franç. d'opht. Congrès de Paris.) Klin. Monatsbl. f. Augenheilk. XLVI. (N. F. V. Bd.) S. 646. Disk.: Antonelli, Fromaget, Darier, Parisotti, de Lapersonne, Vacher, Lagrange, Gallemaerts, Nuel, Abadie, Morax, Dor, Sauvineau, Terson.

437. Truc, Bemerkungen zu 2 Augenverletzungen. (Soc. d'opht. de Paris.) Klin. Monatsbl. f. Augenheilk. XLVI. (N. F. V. Bd.) S. 552.

438. de Lapersonne und Terrien, Perforierende Skleralwunde in der Gegend des Ciliarkörpers mit Glaskörpervorfall. Vollkommene Heilung nach Naht. (Soc. d'opht. de Paris.) XLVI. (N. F. V. Bd.) S. 553.

439. Wirtz, Züchtung der Tetanusbazillen und sieben anderer Keime aus dem Eiter einer Panophthalmie nach Peitschenschlagverletzung. — Über die prophylaktischen Maßnahmen bei tetanusverdächtigen und tetanisch infizierten Augapfelwunden. Klin. Monatsbl. f. Augenheilk. XLVI. (N. F. Vl Bd.) S. 606.

440. Warnecke, Doppelte Durchbohrung des Augapfels mit einem Taschenmesser und Implantation einer Cilie und eines Epithelkeims in die Narbe der hinteren Augenwand. Centralbl. f. prakt. Augenheilk. S. 160.

441. Maurice Teulières, Die Serumtherapie bei schweren Infektionen des Auges. (Antidiphtherie-Serum.) Ophth. Klin. Nr. 7. S. 161, 204, 225.

442. Zimmermann, Beitrag zur Deutschmannschen Serumtherapie. Ophth. Klin. Nr. 13.

443. Zimmermann, Weitere Mitteilungen zur paraspezifischen Serotherapie von Augenkrankheiten. Ophth. Klin. Nr. 21.

444. Lange, Über Behandlung von Augenverletzungen. Samml. zwangl. Abhandl. aus dem Gebiete der Augenheilk. VII. Heft 5. Halle a. S. Marhold.

445. Markbreiter, Irene, Traumatische Cyklodialysis. Klin. Monatsbl. f. Augenheilk. XLVI. (N. F. VI. Bd.) S. 137.

446. Morax und Dureyer, Epithelauskleidung der Vorderkammer nach perforierender Hornhautverletzung. Sekundärglaukom. (Soc. d'opht. de Paris.) Klin. Monatsbl. f. Augenheilk. XLVI. (N. F. VI. Bd.) S. 647.

1908. 447. Napp, Kurzer Bericht über die in der Berliner Universitäts-Augenklinik gemachten Erfahrungen mit Deutschmann'schem Heilserum. Zeitschr. f. Augenheilk. XX. S. 30.

448. Terson, Renntiersehnennaht bei Augenverletzungen. (Soc. d'opht. de Paris. 6. Dez.) Klin. Monatsbl. f. Augenheilk. XLVII. (N. F. VII. Bd.) S. 88.

449. Judie, Ophth. Ges. Odessa Ber. Klin. Monatsbl. f. Augenheilk. XLVI. (N. F. V. Bd.) S. 99.

450. Goldschmidt, Beitrag zur Klinik und pathologischen Anatomie der Bindehauttransplantation. Inaug.-Diss. Freiburg i. Br.

1909. 451. Bergmeister, Über die Abhebung der Pars ciliaris retinae und das Abreißen der Retina an der Ora serrata. v. Graefes Arch. f. Ophth. LXXI. S. 551.

452. Chause, A cystic formation in the pars ciliaris retinal following a wound in the ciliary region. Ophth. Record. p. 201. Arch. of Ophth. XXXVIII. p. 115.

453. Delneuville, Perforierende Wunde des Auges in der Ciliargegend genäht und geheilt. (Bull. de la Soc. belge d'opht.) Centralbl. f. prakt. Augenheilk. S. 117.

454. Bibler, Zur Kasuistik perforierender Verletzungen der Sklera und Kornea. Wiener klin. Rundschau Nr. 24, 25.

455. Happe, Experimentelle Untersuchungen zur nicht spezifischen Serumtherapie. Klin. Monatsbl. f. Augenheilk. XLVII. Festschr. f. Schmidt-Rimpler. S. 140.

456. v. Hippel, sen., v. Graefes Arch. f. Ophth. LXXII. S. 301.

457. Hiltmann, Die in der Universitäts-Augenklinik zu Jena im Jahre 1907 ausgeführten Operationen mit besonderer Berücksichtigung der Fälle von Wundbehandlung perforierender Verletzungen mit Bindehautdeckung. Inaug.-Diss. Jena.

458. zur Nedden, Über die natürlichen Heilfaktoren bei infektiösen Augenerkrankungen und ihre zweckmäßige künstliche Beeinflussung. Klin. Monatsbl. f. Augenheilk. XLVII. (N. F. VII. Bd.) S. 1.

459. Mijaschita, Über den Hämolysingehalt des Kaninchenkammerwassers vor und nach Reizungen des Auges. Klin. Monatsbl. f. Augenheilk. XLVII. (N. F. VII. Bd.) S. 62.

460. Thoennessen, Zur Behandlung von Augenkrankheiten mit Deutschmann'schem Serum. Inaug.-Diss. Gießen.

461. Terson, Breite Wunde der Hornhaut, Regenbogenhaut und Sklera; Desinfektion mit Enosol, Naht, Heilung mit fast voller Sehschärfe. Clin. opht. Ref. Centralbl. f. prakt. Augenheilk. S. 118.

462. Rumszewicz, Über Veränderungen an der Sehnervenpapille bei Verletzungen des vorderen Bulbusabschnittes. Post. Okulist. Nr. 7.

463. Rivera, Estesa ferita della sclerotica etc. La clin. oculist. X. Dic.

464. van Geuns, Ablatio retinae, 3 Jahre nach perf. Verletzung. Niederl. Ophth. Ges. Ber. klin. Monatsbl. f. Augenheilk. XLVII. (N. F. VIII. Bd.) S. 457.

1910. 465. Boyd, Penetrating ciliary wound, p. 37. Endresult of ciliary wound. Ophth. Record. p. 156.

466. Gerlach und de Klijn, Perforatio corneae cum prolapsu chorioideae inveterata. Nederl. Tijdschr. v. Geneesk. I. p. 407.

467. Magonder, Lacerated wound of cornea and iris. Ophth. Record p. 431.

468. Oreste, Plaie pénétrante du globe par coup de fouet (infection par le bacillus perfringens). Annal d'oculist. CXLIII, p. 35.

469. Patterson, Ciliary wound; result after one year. Ophth. Record. p. 262.

470. Reynolds, Injuries of ciliary region. Ophth. Record. p. 662.

471. Strickler, Extensive wound of ciliary region. Ophth. Record p. 300. 1911. p. 33.

1910. 472. Suker, Wounds in the ciliary region. Ophth. Record. p. 200.

473. Tivnen, Penetrating injury of the eye with some unusual complications. Ophth. Record. p. 332.

474. Tockel, Ein seltener Fall von schwerer perforierender Bulbusverletzung mit Infektion und Heilung unter Erhaltung von Visus. Berlin. Klin. Wochenschr. S. 242.

475. Wallenberg, Seltene Form von Verletzungsfolgen auf beiden Augen eines Arbeiters. Ver. d. Augenärzte von Ost- und Westpr. Ber. Zeitschr. f. Augenheilk. XXIII. S. 265.

476. Gradle, Über die diagnostische und prognostische Bedeutung der Lymphocytose bei Iridocyclitis traumatica. Ber. über die 36. Vers. der Ophth. Gesellsch. Heidelberg. S. 238.

477. Hilbert, Untersuchungen über die Ätiologie und pathologische Anatomie der schleichenden traumatischen intraokularen Entzündungen, sowie über die Pathogenese der sympathischen Ophthalmie. v. Graefes Arch. f. Ophth. LXXVII. S. 199.

478. Natanson, Papillitis im Anschluß an perforierende Verletzung des vorderen Teils des Auges. Mosk. augenärztl. Ges. Ber. Klin. Monatsbl. f. Augenheilk. XLVIII. (N. F. IX. Bd.) S. 512.

479. Jacob, Papillitis nach Verletzung des vorderen Teils des Auges. Mosk. augenärztl. Ges. Ber. Klin. Monatsbl. f. Augenheilk. XLVIII. (N. F. IX. Bd.) S. 512.

480. Alexander, Messerstichverletzung des Auges. Münchener med. Wochenschr. S. 1861.

481. Lakah, Schwere Augenverletzung. Ophth. Ges. Ägypten. Ber. Klin. Monatsbl. f. Augenheilk. XLVIII. (N. F. IX. Bd.) S. 373.

482. Killick, A case of perforating wound of the eye, operation, recovery. Brit. med. Journ. p. 1671.

483. Bennett, Transfixion of cornea by hatpin without injury to lens. Ophthalm. VI. p. 221.

1911. 484. Komoto, Über einen Fall von sympathischer Ophthalmie nach Exenteration eines schwer verletzten Auges. Jap. ophth. Zeitschr. Ref. Klin. Monatsbl. f. Augenheilk. L. (N. F. XIII. Bd.) S. 500.

485. Sedwick, Phthisis bulbi with hyphema. Ophth. Record. p. 33.

486. Ratner, Über die Resultate der Bindehautplastik nach Kuhnt in 34 Fällen. In.-Diss. Straßburg i. E.

487. Preiss, Bindehautplastik nach Kuhnt in 36 Fällen. In.-Diss. Bonn.

488. Heidenheim, Über Bindehaut-, Kerato- und Skleroplastik nach Kuhnt mit besonderer Berücksichtigung ihrer Anwendung bei Verletzungen des Augapfels. In.-Diss. Bonn.

489. Krückmann, Zur Heilung von Lederhautwunden. Ber. über die 37. Vers. der opth. Ges. Heidelberg. S. 366.

490. Gradle, Lymphocytosis in perforating eye injuries. Ophth. Record. p. 29.

491. Cohn, Schwere Augenverletzung durch Hundebiß. Wochenschr. f. Ther.-Hyg. d. Auges. XIV. Nr. 35.

1912. 492. Franke, Die Beziehungen der Lymphocytose zu Augenverletzungen und der sympathischen Ophthalmie. Ber. über die 38. Vers. der ophth. Ges. Heidelberg. S. 86.

493. Neumann, Über die Beziehungen der Lymphocytose zu Erkrankungen des menschlichen Auges mit besonderer Berücksichtigung der Verletzungen. In.-Diss. Berlin.

494. Vogt, Einige Augenverletzungen durch Brillenglasscherben. Centralbl. f. prakt. Augenheilk. S. 354.

495. Tripp, Traumatic cataract of unusual origin. Cleveland med. Journ. XI. no. 7.

1912. 496. Lebensohn, A case of rupture of sclera. Ophth. Record. p. 286. — Penetrating wound of sclera. Ibid. p. 286.
     497. Aurand, Kyste sous-conjonctival communiquant avec un kyste séreux épithélial de la chambre antérieure d'origine traumatique. Lyon méd. no. 49.
     498. Inouye, Beitrag zur Kenntnis der retinalen Cystenbildung und der Papillitis nach Entzündungen des vorderen Bulbusabschnittes. v. Graefes Arch. f. Ophth. LXXXI. S. 118.
     499. Behr, Über die im Anschluß an perforierende Bulbusverletzungen auftretende Stauungspapille. Klin. Monatsbl. f. Augenheilk. L. (N. F. XIII. Bd.) S. 57.
     500. Bourgeois, Plaies pénétrantes de la sclérotique. Opht. Prov. IX. p. 134.
     501. Cusner, Plaie perforante grave du globe oculaire. Bull. de la Soc. Belge d'Opht. no. 33.
     502. Fraenkel, Die innere Behandlung infizierter perforierender Augenverletzungen mit Quecksilber. Münchner med. Wochenschr. S. 1073.
     503. Gunnufsen, Praktiske vink ved behandlingen av vulnus perforans bulbi med Kuhnts plastiske. Conjunctivel sutur. Tijdskr. f. d. norske Lävzef. p. 497.
     504. Krevel, Der Wert der Bindehautdeckung bei perforierenden Bulbusverletzungen und Kornealgeschwüren nach Literatur und Material der Gießener Augenklinik. In.-Diss. Gießen.
     505. Corrèges, Traitement abortif de la panophtalmie traumatique. Thèse de Bordeaux. Rev. génér. 1913. p. 124.
     506. Ulrich, Perforierende Verletzung. Zeitschr. f. Augenheilk. XXIX. S. 195.
     507. Mayweg sen., Über Wirkung des Diphtherieserums bei eitrigen Prozessen des Auges. 28. Vers. der rhein.-westf. Augenärzte. Ber. Klin. Monatsbl. f. Augenheilk. L. (N. F. XIII. Bd.) S. 470.
     508. Cramer, Abriß der Unfall- und Invaliditätskunde des Sehapparats. Stuttgart. Ferd. Enke.
1913. 509. Purtscher und Koller, Über Lymphocytose bei sympathischer Ophthalmie. Arch. of Ophth. no. 83. p. 381.
     510. Ollendorff, Die Kuhntsche Bindehautverwertung bei perforierenden Verletzungen. Zeitschr. f. Augenheilk. XXIX. S. 557.
     511. Scheffels, Zur Prioritätsfrage betreffs der Kuhntschen Bindehautplastik. Zeitschr. f. prakt. Augenheilk. XXIX. S. 299.
     512. Solm, Experimentelle und klinische Versuche zur Serumtherapie bei eitrigen Augenentzündungen. Ber. über die 39. Vers. der ophth. Ges. Heidelberg. S. 132. — Serumtherapie per os bei eitrigen Augenentzündungen. Verein der hess. Augenärzte. Ber. Klin. Monatsbl. f. Augenheilk. LII. S. 149.
     513. Tivnen, Penetrated wound of sclera-cornea repaired with conjunctival flap. Ophth. Record. p. 52.
     514. Tivnen, Case of penetrating wound of cornea followed by traumatic cataract. Ophth. Record. p. 53.
     515. Janson, Über den Einfluß des Diphtherieheilserums auf den Verlauf von infektiösen Augenerkrankungen. Klin. Monatsbl. f. Augenheilk. LI. (N. F. XV. Bd.) S. 654.
     516. Bahr, Erfahrungen über die Behandlung von Hornhautgeschwüren und Wundinfektionen am Auge mit Jodtinktur. Verein südwestdeutscher Augenärzte. Ber. Klin. Monatsbl. f. Augenheilk. LII. S. 137.
     517. Davids, Doppelte Perforation des Auges durch Aufspießen. Klin. Monatsbl. f. Augenheilk. LI. (N. F. XVI. Bd.) S. 98.
     518. Seidel, Über hochgradigen posttraumatischen Astigmatismus bei Schielamblyopie des andern Auges. v. Graefes Arch. f. Ophthalm. LXXXIV. S. 312.

1914. 519. Helmbold, Die Verwendung von Bindehaut bei Augenverletzungen.
Zeitschr. f. prakt. Augenheilk. XXXI. S. 210, 347.
520. Lindner, Bulbusverletzung im hintern Abschnitt. Wiener ophth. Ges.
Ber. Klin. Monatsbl. f. Augenheilk. LII. S. 536.
521. Lauber, Augenverletzungen durch Brillengläser. Ophthalmosc. S. 201.
522. Leber, Die Krankheiten der Netzhaut. D. H. 2. Aufl. Bd. XIII. Kap. X.

Verwundung der Iris bei perforierenden Verwundungen des Auges.

§ 182. Vorkommen und Befund. Die Verwundungen der Iris sind meist nur eine Teilerscheinung der perforierenden Verwundungen der Hornhaut oder der Hornhaut-Lederhautgrenze und treten an Bedeutung neben den übrigen Verletzungsfolgen zurück. In einigen Fällen aber gewinnt die Mitverletzung der Iris eine mehr selbständige Bedeutung, auch kommen von seiten der Iris gewisse Folgezustände vor, die das Krankheitsbild beherrschen. Wenn auch in der Regel der verletzende Fremdkörper, der die Iris verwundet, die Membran ganz durchsetzt und in die Linse oder bei peripherer Lage in die Zonula und den Glaskörper eindringt, so kommen doch zuweilen nur Durchtrennungen der oberflächlichen Schicht oder in seltenen Fällen der Iris in ihrer ganzen Dicke ohne weitere Mitverletzung vor.

SCHOUTE (1899) fand neben einer kleinen perforierenden Hornhautwunde ein kleines Irisloch bei intakter Linse und $S = {}^{6}/_{12}$ vor und meinte, daß nicht der Fremdkörper, sondern das vorstürzende hintere Kammerwasser die Iris zerrissen habe.

CRETSCHMAR (1901) beobachtete eine Iriszerreißung durch einen schmutzigen Sporn bei einem Ulanen, der beim Exerzieren mit dem linken Auge auf den Sporn seines Vordermannes gefallen war. Es fand sich eine 3—4 mm lange Wunde am unteren Kornealrand und eine vollständige radiäre Durchtrennung der Iris vom Pupillarrand bis zum Irisansatz, so daß das Auge wie iridektomiert aussah. Glatte Heilung erfolgte. Angenommen wurde perforierende Verletzung und Spaltung der vorfallenden Iris sowie spontane Retraktion derselben.

Ebenso kann bei perforierenden Verletzungen ein isolierter Einriß der Pigmentlamelle der Iris beobachtet werden, ähnlich dem Befund nach Kontusion des Auges (vgl. § 92 S. 470).

GELPKE (1887) beobachtete nach Eindringen einer spitzen Feile perforierende Hornhautwunde sowie einen 2 mm breiten Spalt in der Irispigmentlamelle und Verletzung der Linse. Nach GELPKES Ansicht hat die zwischen Iris und Linse eindringende Feile das Irispigmentblatt vor sich hergeschoben. In zwei von BOERMA (1893) mitgeteilten Fällen, bei denen ebenfalls perforierende Verletzung vorlag, soll das Pigmentblatt nicht direkt, sondern indirekt durch Linsendeviation zerrissen sein.

In einem von PRAUN (1904) mitgeteilten und in § 92 nicht erwähnten Fall von Abreißung des hinteren Pigmentblattes der Iris und Vorfall des umgestülpten Lappens durch die Pupille in die Vorderkammer handelte es sich um die Folgen einer Kontusion. Hierher gehört ferner ein Fall von HACK (1911) nach perfor. Verletzung durch Strohhalm.

Bei Schnittwunden entspricht die Lage der Iriswunde der Richtung und Ausdehnung der Hornhautwunde. Bei Stichwunden mit schräger oder tangentialer Richtung liegt die Iriswunde dementsprechend seitlich verschoben. Je nach der Art der Hornhautwunde erscheint die Iris seitwärts vom Pupillarrand oder radiär mit Einschluß des Pupillarrandes eingeschnitten. Häufig sind die Wundränder der Iris in größerer oder geringerer Ausdehnung in die äußere Wunde eingeklemmt, doch kann bei radiärer Durchtrennung die Iriswunde klaffen und dadurch dem Hornhautwundrand entzogen sein. Überaus häufig erscheint die Iris nicht glatt durchschnitten, sondern gefetzt und zerrissen. Auch kann bei Riß- und Quetschwunden der Irisansatz abgelöst und eine mehr oder weniger große Dialyse bestehen und selbst ein Lappen der Iris herausgerissen sein. Die zerrissene Iris liegt dann gewöhnlich breit in der Wunde und nach außen vorgefallen. Die Iris ist dabei in der Umgebung der Wunde zuweilen stark gedehnt. Schließlich kann eine vollständige ringförmige Abreißung der Iris am Ziliaransatz — Aniridie — zustande kommen, vor allem durch das Eindringen von gebogenen oder hakenförmigen Fremdkörpern in das Auge, die beim Herausgehen die Iris in toto mit herausreißen. Die Iris kann dann völlig fehlen oder Reste von ihr finden sich in der Wunde eingeklemmt. Von besonderem Interesse sind die nicht zu seltenen Fälle, in denen die Irisherausreißung ohne sonstige schwere Bulbusveränderung, vor allem ohne Mitverletzung der Linse erfolgt, so daß die Irideremie, abgesehen von der Hornhautnarbe, den wesentlichen und alleinigen Folgezustand der perforierenden Verletzung darstellt, nachdem die manchmal anfangs stärkere Vorderkammerblutung resorbiert ist.

Fälle von Aniridie nach perforierender Verwundung sind nicht allzu selten beobachtet. Schon ZANDER und GEISSLER (1864) erwähnten einen Fall von WARDROP (S. 354) nach Eindringen eines Dornes und eine Beobachtung von RAU (S. 325) nach perforierender Verletzung durch Fingernagel. Bei dem RAUschen Fall lag noch ein Rest der Iris in der Hornhautwunde und nach Heilung wurden mit stenopäischem Loch feinere Gegenstände gesehen, was auf Intaktsein der Linse schließen läßt. Irideremie bei intakter Linse beobachteten CHISOLM (1872) nach perforierender Verwundung wahrscheinlich durch Fingernagel und FOLKER (1872) durch Holzstück.

In einem von LANGE (1879) mitgeteilten Fall war einem Arbeiter ein Eisenstück ins Auge geflogen und von einem Fabrikfeldscher angeblich mit einer Pinzette wieder entfernt. Es fanden sich penetrierende Wunde der Hornhaut und nach schneller Resorption der Blutung totale Aniridie bei klarer Linse. Der Visus stieg auf $2/3$ und mit stenopäischem Spalt auf 1. Es drängt sich der Verdacht auf, daß der Feldscher die Iris erst mit der Pinzette herausgerissen hat. Fast totalen Irismangel bei durchsichtiger Linse nach perforierender Verletzung durch Fingernagel erwähnte KRETSCHMER (1902).

Alleinige Herausreißung der ganzen Iris aus einer 5 mm langen, durch ein zerbrochenes Brillenglas veranlaßten Hornhautperforation beobachtete HIRSCHBERG (1906). Mit dem Lupenaugenspiegel sah man ringsherum die Zonulafasern und die Ziliarfortsätze, von denen einige dreigeteilt erschienen.

Mehrfach war die Linse mehr oder weniger stark mitverletzt. So zeigte die Linse in einem von SHAW (1906) mitgeteilten Fall von Aniridie nach perforierender Verwundung durch einen Schraubenschlüssel einzelne feine Trübungen, auch bestanden einige Glaskörpertrübungen. Die Heilung erfolgte mit S $^6/_{18-12}$.

FEILCHENFELD (1901) beobachtete nach Verletzung durch eine gegen das Auge fliegende Feile eine größere Perforationswunde der Kornea, totale Aniridie ohne Linsenluxation und eine Kapselwunde der Linse, die, ohne zu Katarakt zu führen, unter einem Blutschorf vernarbte. FANO (1890) fand Abreißung der Iris bei perforierender Hornhautverletzung und Katarakt, die kataraktöse Linse resorbierte sich. Aniridie und Aphakie erwähnte LANGE (1880) nach perforierender Verletzung durch Stoß gegen den Zahn einer Egge.

Weitere Fälle von Aniridie nach perforierender Verletzung sind mitgeteilt von GUILFORD (1909), FROST (1911), GREEN (1911), LATTORFF (1911).

An die Fälle von Herausreißung der Iris durch den penetrierenden Fremdkörper schließen sich die an, bei denen die durch eine Hornhautperforation vorgefallene Iris artefiziell, z. B. durch üblen Zufall bei der Operation, herausgerissen wurde. ZANDER und GEISSLER (1864, S. 354) und WINTERSTEINER (1894) haben derartige Fälle zusammengestellt. WELLER (1822) berichtete, daß ein Irisvorfall für einen Dorn gehalten und zum Zwecke der Entfernung gefaßt wurde, wobei die ganze Iris herausgezerrt wurde.

In einem von v. GRAEFE (1860) mitgeteilten Fall hatte der Kranke beim Fassen eines traumatischen Irisvorfalls behufs Abtragung eine rasche Bewegung gemacht, wodurch die ganze Iris sich loslöste. Analoge Fälle sind mitgeteilt von HEYFELDER (1834) und MOOREN (1867). Auch der LANGsche Fall (1879) gehört vielleicht hierher. GLESBY (1872) berichtete über totale Irisausreißung bei einer Kataraktoperation.

Je glatter die Iris durchtrennt ist, um so weniger blutet die Iriswunde, während bei größeren Riß- und Quetschwunden, zumal in der Nähe des Irisansatzes, die Blutung eine stärkere sein kann. Kleine Wunden erscheinen durch ein kleines Koagulum manchmal bedeckt. Man wird dadurch auf die Iriswunde aufmerksam, wenn man sie auch anfangs nicht sieht. Bei klaffenden Bulbuswandwunden tritt das Blut nach außen, bei kleinen Wunden und bei Riß- und Quetschwunden findet sich mehr oder weniger Blut in der vorderen Kammer, das dann die übrigen Verletzungsfolgen anfangs verdeckt, sich aber bei ausbleibender Entzündung meist rasch resorbiert. Die Mitverletzung der Iris kann im Moment der Verletzung einen stechenden Schmerz hervorrufen.

Wie schon erwähnt, tritt die Irisverletzung meist gegenüber der Mitverletzung der übrigen Teile in den Hintergrund. Auf den wichtigen Einfluß, den die Einklemmung und der Vorfall der unverletzten oder mitverletzten Iris auf die Heilung und den Ausgang der perforierenden Verwundungen der Hornhaut und Hornhaut-Lederhautgrenze ausübt, wurde bereits ausführlich in §§ 178, 179 und 181 hingewiesen, ebenso auf die Bedeutung der Irisverwachsung mit der meist verletzten Linse sowie auf die Beteiligung der Iris bei der Infektion perforierender Verwundungen.

Hinsichtlich der Entstehung der Iriszysten als wichtigen Folgezustand perforierender Verletzungen verweise ich auf § 40 S. 191.

Therapie. Die bei Mitbeteiligung der Iris notwendigen Maßnahmen wurden in den früheren Paragraphen ausführlich berücksichtigt.

<hr>

Literatur zu § 182.

1822. 1. Weller, Handbuch der Augenkrankheiten. S. 326. Ref. bei Zander und Geissler. 1864. S. 354.

1834. 2. Heyfelder, Beiträge zur Pathologie des Auges und des Gehörorgans. v. Ammon's Zeitschr. f. Ophth. IV. S. 189.

1846. 3. Rau, Schweizer Kant.-Zeitschr. II, 3.

1860. 4. v. Graefe, Fall von acquirierter Aniridie als Beitrag zur Akkommodationslehre. v. Graefe's Arch. f. Ophth. VII, 2. S. 150.

1864. 5. Zander und Geissler, Die Verletzungen des Auges. Leipzig und Heidelberg.

1867. 6. Mooren, Ophthalmologische Beobachtungen. S. 122.

1872. 7. Chisolm, Accidental irideremia or complete removal of the iris by the finger-nail of an antagonist. Amer. Journ. of med. Sc. LXIV. p. 125 and 126 and Lancet. I. p. 828. Ref. Jahresb. f. Ophth. S. 299.

       8. Folker, W. H., A case of evulsion of the iris. Brit. med. Journ. 5 Oct. Ref. Nagel's Jahresb. S. 299.

       9. Glesby, O., Removal of the whole of the iris in an operation for cataract. Ophth. Hosp. Rep. p. 153.

1879. 10. Lange, O., Iridodialysis totalis traumatica. Petersburger med. Wochenschrift. Nr. 43. S. 391.

1880. 11. Lange, O., Ein Fall von traumatischer Aniridie und Aphakie. Petersburger med. Wochenschr. V. S. 279.

1887. 12. Gelpke, Traumatisches Kolobom des Pigmentepithels der Iris. v. Graefe's Arch. f. Ophth. XXXIII, 3. S. 159.

1890. 13. Fano, Blessures de l'œil par corps confondant. Fracture de la cornée. Décollement de l'iris. Cataract traumatique. Résorption de la cataracte etc. Journ. d'Ocul. et de Chir. no. 208.

1893. 14. Boerma, Über zwei Fälle von radiärer Einreißung des Pigmentblattes der Iris, ihre Diagnose und ihre Entstehung. Klin. Monatsbl. f. Augenheilk. XXXI. S. 381.

1894. 15. Wintersteiner, Beiträge zur pathologischen Anatomie der traumatischen Aniridie und Iridodialyse. v. Graefe's Arch. f. Ophth. XL, 2. S. 1.

1899. 16. Schoute, Ein Fall von Kornealruptur mit Irisperforation ohne Verletzung der Linse. Zeitschr. f. Augenheilk. I. S. 374.

1900. 17. Feilchenfeld, Beobachtungen an einem Fall von Linsenverletzung. v. Graefe's Arch. f. Ophth. XLIX. S. 574.

1901. 18. Cretschmar, Iriszerreißung durch einen schmutzigen Sporn. Glatte Heilung. Zeitschr. f. Augenheilk. V. S. 75.

      19. Kretschmer, Über einige seltene Verletzungen der Augen. Zentralbl. f. prakt. Augenheilk. S. 268.

1902. 20. Lehmann und Leitner, Netzhautablösung und fast totaler Verlust der Iris infolge Traumas (Herausreißung der Iris). Jahrb. f. Kinderheilk. LV. Heft 3 u. 4.

1904. 21. Praun, Abreißung des hinteren Blattes der retinalen Pigmentschicht der Iris nahe ihrem ziliaren Ursprunge und Vorfall des eingestülpten Lappens durch die Pupille in die Vorderkammer. Zentralbl. f. prakt. Augenheilk. S. 296.

1906. 22. Hirschberg, Augenspiegelbilder. 2. Die Zonularfasern, nach traumatischem Verlust der ganzen Regenbogenhaut. Zentralbl. f. prakt.
Augenheilk. S. 198.

23. Shaw, Perforating wound of the globe; with total destruction of the
iris and restoration of sight. (Ophth. Soc. of the Unit. Kingd. 13 Dec.)
Ophth. Review. 1907. p. 29 and Transact. of the ophth. Soc. XXVII. p. 226.

1909. 24. Guilford, Complete traumatic aniridia. The Ophth. Record. p. 579.

25. Hack, Ein Fall von Eversion des Pigmentblattes der Iris. Arch. f.
Augenheilk. LXVIII. S. 343.

1911. 26. Frost, Traumatic aniridia. Ophth. Record. p. 276.

27. Green, Complete traumatic aniridia and lens in jury of the right eye.
Ophth. Record. p. 219.

28. Lattorff, Linksseitige vollkommene traumatische Aniridie. (Berl. Ophth.
Ges.) Ber. Zentralbl. f. prakt. Augenheilk. S. 198.

1912. 29. Rutten, Pupille artificielle pratiquée par un merle chez un tendeur
sans occasionner de troubles de la vue. Bull. de la Soc. Belge
d'Opht. no. 34 p. 31.

Traumatische Katarakt nach perforierender Verwundung des Auges.

§ 183. **Vorkommen und Befund.** Bei perforierenden Verletzungen
vornehmlich der Hornhaut und der Korneoskleralgrenze kann der schneidende oder stechende Fremdkörper die Linse verletzen und damit zur
traumatischen Katarakt führen. Bei ausbleibender Infektion hängt die
Bedeutung der Linsenverletzung im allgemeinen von der Schwere der
sonstigen Verletzungen an den Augenhäuten ab. Bei einer Reihe von
schweren Verwundungen des Auges, bei Mitverletzung des Ziliarkörpers
und des Glaskörpers, tritt die Linsenverletzung an Bedeutung gegenüber
den anderweitigen Verletzungen zurück, wenn auch die Zertrümmerung der
Linse die Heilung ihrerseits ungünstig beeinflussen kann. Bei anderen perforierenden Verletzungen dagegen erscheinen die Wunden der äußeren
Bulbuswand als das Nebensächliche, die Verletzung der Linse tritt in den
Vordergrund und wird für den weiteren Verlauf und die Folgen der Verletzung für das Sehvermögen das Bestimmende. Hierher gehören vor allem
die leichteren Verletzungen, bei denen kleine stechende oder schneidende
Fremdkörper im Bereich der Hornhaut entweder im Pupillenbezirk oder
unter alleiniger Mitverletzung der Iris in die Linse eingedrungen sind. —

Den Anlaß zu Linsenverletzungen können alle möglichen schneidenden
und stechenden Instrumente geben, die auch sonst perforierende Verletzungen am
Auge hervorrufen. Die in das Augeninnere eindringenden und daselbst verbleibenden Fremdkörper veranlassen, wenn sie ihren Weg durch die Linse nehmen,
analoge Katarakte. Meist sind es Berufsverletzungen, häufig üble Zufälle. Auch
als Kriegsverletzung kommt die Linsenverletzung häufig vor, teils durch Stichverletzung, z. B. durch Stacheldraht, Dornen, Glassplitter usw., teils und am
häufigsten durch intraokulare Fremdkörper der mannigfachsten Art und Größe.
Ein seltener Zufall ist, daß ein Sperling traumatische Katarakt nach Hornhaut-

und Irisperforation veranlaßt, wie in dem Fall BENTZEN (1897). Auf die Fälle von traumatischer Katarakt durch Selbstverstümmelung, zumal bei Leuten, die sich der Militärpflicht entziehen wollen, wurde bereits § 5, S. 11 näher hingewiesen. Vgl. auch v. KRÜDENER (1907).

Das Auftreten von Katarakt nach Bienen- oder Wespenstich des Auges wurde in § 166, S. 933 erwähnt.

Befund: Bei frischen Verletzungen bestehen neben den Symptomen der perforierenden Verletzung, wie Aufgehobensein der Vorderkammer usw. noch die Erscheinungen der Linsenverletzung. Der Befund an der Linse hängt im einzelnen Fall ab von der Lage und Größe der Kapselwunde, der Tiefe, bis zu welcher der verletzende Fremdkörper eingedrungen ist und von der vom Lebensalter abhängenden Konsistenz der Linse.

Nur ausnahmsweise wird die Linsenkapsel allein gespalten, in der Regel dringt der verletzende Fremdkörper durch die Linsenkapselwunde in die Substanz der Linse ein, führt auf seinem Wege zu einer mechanischen Durchtrennung und Zertrümmerung von Linsensubstanz. Ist der Fremdkörper durch die Linse bis in den Glaskörper eingedrungen, so kann eine Glaskörperflocke in die Linse und bis zur äußeren Wunde vorfallen. Bei scharf schneidenden und stechenden Fremdkörpern entspricht die Form und Größe der Kapsel und Linsenwunde im wesentlichen dem Durchmesser des eindringenden Fremdkörpers, wenn auch die Kapselöffnung oft größer ist und bald sich durch vorquellende Linsenmassen noch vergrößern kann. Bei Riß- und Quetschwunden durch stumpfe Fremdkörper entstehen ganz unregelmäßig gerissene Wunden, und Linsenmassen können sofort aus der Linsenkapsel austreten und selbst in die äußere Augenwunde vorfallen. Nach jeder Verwundung der Linse tritt schon in kürzester Zeit eine Trübung zunächst an der Verwundungsstelle auf, die abgesehen von der mechanischen Zertrümmerung von Linsenfasern hauptsächlich durch das eindringende Kammerwasser hervorgerufen wird. Schon nach wenigen Stunden hat sich eine deutliche Trübung an der Wunde ausgebildet.

Am einfachsten gestaltet sich der Befund, wenn ein durch die Hornhaut eindringender Fremdkörper die Linse im Bereich der Pupille verletzt. Der Befund kommt dem einer operativen Diszission am nächsten. Man erkennt dann besonders bei seitlicher Beleuchtung und Lupenuntersuchung die Kapselwunde und schon sehr bald eine aus ihr vorquellende Kortikalflocke, ebenso treten bald Trübungen in der hintern Kortikalis auf. Bei größeren Kapselwunden rollen sich die Ränder nach außen um und zuweilen sieht man feine Kapselfaltungen neben der Wunde, die sich später auch wieder verstreichen können. (PAGENSTECHER 1865.) Ob in dem von FISCHER (1891) beobachteten Fall von vorübergehender Kapselfaltung nach Verletzung wirklich eine Kapselzerreißung vorlag, möchte ich bezweifeln, da die Linse vollständig durchsichtig blieb.

Bei seitlicher Lage der Hornhautwunde wird die Iris mitverletzt, wobei entweder der Pupillarrand mit durchtrennt wird oder, besonders bei Stichverletzungen, eine Lochwunde der Iris entsteht. Die Kapselwunde ist dann dem Blick entzogen und sehr bald tritt eine Verklebung zwischen Iris und Kapselwunde auf, die auch auf Atropin meist nicht zu lösen ist. Bei etwas größerer seitlicher Kapselwunde erkennt man bald Trübungen im Pupillargebiet, bei kleinen Wunden sieht man die Trübung nur bei seitlicher Blickrichtung und manchmal bei tieferen Linsenwunden einen nach hinten ziehenden Wundkanal der Linse, der im auffallenden Licht meist Perlmutterglanz gibt. Doch kann durch Blutungen infolge der Irisverletzung anfangs die Linsenverletzung nicht festzustellen sein.

Isolierte Verletzungen der hinteren Kapsel kommen beim Menschen nur selten vor.

Duffing (1894) hat eine Verletzung der hinteren Kapsel mit nachfolgender Katarakt durch eine in den Bulbus eingedrungene Stichsäge anatomisch nachgewiesen.

Bei Wunden in der Nähe des Linsenäquators macht sich bald eine meist strahlige und sternförmige Trübung in der hinteren Kortikalis bemerkbar.

Verlauf und Ausgang. Der klinische Verlauf der Linsenverwundung und ihrer Folgen kann sich ganz verschieden gestalten. Entweder kommt es zu einer in kürzerer oder längerer Zeit sich ausbildenden Totalkatarakt oder zu einer partiellen Katarakt, die stationär bleibt oder sich ganz oder teilweise aufhellt. Partielle, anfangs stationäre Katarakte können nach längerer Zeit noch zu Totalkatarakten führen. Der Verlauf der Linsenverletzung hängt ab von der Größe der Kapselöffnung, dem Zustandekommen eines baldigen Kapselwundverschlusses und der Konsistenz der Linse. Auf den Verlauf und Ausgang der Verletzung sind ferner von größtem Einfluß die Komplikationen mit Drucksteigerung oder Entzündung.

Totalkatarakt. Im allgemeinen greift die Trübung der Linse um so schneller um sich, je größer der Kapselriß, je tiefer die Linsenwunde, je jugendlicher das Individuum und je weicher und quellbarer damit die Linse ist. Am wenigsten leicht kommt es zu einem baldigen Verschluß bei Linsenkapselwunden im Bereich der Pupille, so daß selbst nach Stichverletzungen mit relativ kleinen Wunden Totalkatarakt auftritt, bis sich die Wunde geschlossen hat. Bei größeren Kapselwunden im Pupillargebiet nimmt die Trübung infolge des Eindringens des Kammerwassers von der Wunde aus schnell zu, zu den Trübungen im vorderen Abschnitt gesellen sich solche in der hinteren Kortikalis, die anfangs Strahlen- oder Scheibenform aufweisen. Die in der Wunde liegenden Fasern quellen bald aus der Kapselöffnung vor, ragen als graue Flocken oder Zapfen in die vordere Kammer hinein, können sich loslösen und auf den Boden der Vorderkammer fallen. Neue Massen drängen sich aus der Kapselwunde vor, nachdem sich inzwischen die ganze Linse getrübt hat. Die Kapselwunde kann durch die quellenden Massen weiter einreißen. Die vorgefallenen Teile resorbieren sich allmählich.

Liegen größere Linsenbröckel längere Zeit der Hornhauthinterfläche an, so kann sich dort eine zarte Trübung der Hornhaut und das Vordringen einiger Gefäßchen zu der Trübungsstelle bemerkbar machen. Die Veränderung ist vielleicht auf eine mechanische Endothelläsion (SCHMIDT-RIMPLER 1898), vielleicht auch auf eine minimale entzündliche Wirkung durch die chemische Reizung der Linsenflocke zu beziehen (WAGENMANN 1898). Auch können sich, worauf FUCHS (1893) hinwies, kleine abgebröckelte Linsenteilchen als Präzipitate an die hintere Hornhautfläche anlagern, die im Unterschied zu entzündlichen Beschlägen in kürzerer Zeit verschwinden. Die jüngsten Beschläge sind von eckiger Form und rein weiß, die älteren rund und gelb oder bräunlich durch Aufnahme von Pigment, das von der Irishinterfläche stammt.

Bei günstigem Verlauf tritt nicht selten auf diese Weise, zumal bei jugendlichen Individuen, eine vollständige Resorption der ganzen Linse ein, so daß das Auge selbst volle Sehschärfe mit entsprechenden Gläsern wieder erlangt, falls nicht eine größere Hornhautnarbe im Pupillargebiet das Sehvermögen beeinträchtigt. KLEIN (1910) beobachtete vollständige Spontanresorption auch noch bei einem 36 jährigen Arbeiter. Die völlige Spontanresorption der Linse erfordert in der Regel etwa 2—3 Monate Zeit. Nach Spontanresorption der Katarakt bleibt zuweilen im Pupillargebiet nur die verdickte Kapsel zurück, so daß durch einmalige Diszission wesentliche Besserung des Sehens erzielt werden kann. Häufig, zumal bei älteren Leuten, deren härterer Linsenkern der Quellung durch Kammerwasser Widerstand entgegensetzt, kommt aber die Resorption nach einiger Zeit zum Stillstand. Die Kapselwunde vernarbt und es bleibt eine größere oder kleinere Masse getrübter Linsensubstanz im Kapselsack zurück. An dieser geschrumpften Katarakt ist dann oft die vordere Kapsel durch Kapselnarbe und flächenhaften Kapselstar stark verdickt. Man findet außerdem Kapselabhebungen und Faltungen (TOPOLANSKI 1895). Später kann Verkalkung und Cholestearinbildung auftreten.

v. REUSS (1907) fand bei einer alten membranösen traumatischen Katarakt Cholestearinkristalle in der Vorderkammer, die sich resorbierten. Nach seiner Ansicht stammten sie aus der Linse. KÖNIGSTEIN (1907) sah Cholestearin bei traumatischer Katarakt neben Blutresten. SALZMANN (1907) wies auf seine Entstehung aus rezidivierenden Blutungen hin.

Selbst bei großen seitlichen oder äquatorialen Kapselwunden, besonders wenn die Iris mit verletzt war, kommt es in der Regel nie zu totaler Resorption der Linse, da die Iris mit der Kapselwunde bald fest verklebt, das Kammerwasser abhält und die baldige Vernarbung der Kapselwunde ermöglicht. Es bleibt eine wenig verkleinerte Totalkatarakt zurück.

Nur durch Staroperation ist dem Auge in diesen Fällen wieder Sehvermögen zu verschaffen. War ein vorher kataraktöses Auge verletzt, so kann die Linsenkapselverletzung zur spontanen Resorption der Katarakt und damit zur Wiederherstellung von Sehvermögen führen (Hennicke 1900).

Partielle Katarakt. Günstiger gestaltet sich der Verlauf in den Fällen, in denen ein baldiger Verschluß der Kapselwunde zustande kommt. Kleinste Kapselwunden im Pupillargebiet können sich in kurzer Zeit schließen und mit Hinterlassung einer kleinen punkt- oder strichförmigen Narbe heilen. Inwieweit beim Menschen ein vorläufiger Verschluß durch Fibrin dabei eine Rolle spielt, bedarf noch der anatomischen Feststellung. Daß selbst eine 6 mm lange und $1\frac{1}{2}$ mm breite Kapselwunde bei gleichzeitiger Aniridie unter dem deckenden Schutz einer Hämorrhagie rasch vernarben kann, beweist der Fall von Feilchenfeld (1900).

Periphere Kapselwunden werden durch Verkleben mit der Iris schnell geschlossen und damit gegen das weitere Eindringen von Kammerwasser geschützt.

Bei frühzeitigem Kapselschluß kommt es nur zu partieller Linsentrübung, die sich besonders bei jugendlichen Individuen im Laufe der Zeit teilweise oder in seltenen Fällen vollständig wieder aufhellen kann, teils durch Resorption getrübter und zerfallener Fasern, teils durch Wiederaufhellung der getrübten Schichten ohne Resorption. Da es sich anfangs bei der Linsenverwundung hauptsächlich um Ansammlung von Flüssigkeit zwischen den Fasern und nur um geringe Veränderungen der Fasern selbst handelt, so sind die anfänglichen Veränderungen einer weitgehenden Rückbildung fähig. Bei den Trübungen der Linse im ersten Stadium durch Eindringen von Flüssigkeit ist neben den Veränderungen in der Umgebung der Wunde ganz besonders charakteristisch das Auftreten von Sternstrahlen in der hinteren Kortikalis, die zum großen Teil bei baldigem Kapselschluß wieder verschwinden können.

Fuchs (1888) hat mehrere derartige Fälle mitgeteilt, abgebildet und die feineren Veränderungen auch bei der Rückbildung beschrieben. Er unterscheidet drei Grundformen, eine sternförmige Trübung mit sektorenförmigen Strahlen, aus denen durch Zunahme eine scheibenförmige Trübung werden kann, eine sternförmige Trübung mit dreieckigen Strahlen, die an der Basis breiter sind als an den spitz zulaufenden Enden, und eine blätterförmige Trübung, deren Strahlen nach der Peripherie hin breiter werden und sich zuweilen gabelförmig teilen. Unter anderen haben Schmidt-Rimpler (1898) und zur Nedden (1904) mehrere derartige Fälle nach perforierender Verletzung mitgeteilt.

Die völlige Aufhellung kleiner Linsenwunden bis auf die zurückbleibenden Kapselnarben sind besonders nach Durchschlagenwerden der Linse durch ganz kleine Fremdkörper beobachtet.

Die partiellen Trübungen können nach Abschluß der Wiederaufhellung sich scharf gegenüber dem ungetrübten Teil absetzen und stationär bleiben. Da aber solche Linsen in ihrer Widerstandsfähigkeit gelitten haben, so kann, wenn auch erst nach Jahren, doch noch eine Totalkatarakt sich einstellen, was besonders als Spätfolge eines Unfalls für nachträgliche Erhöhung der Rente von Bedeutung ist.

Bei partiellen stationären Katarakten, zumal bei seitlicher Lage der Trübung, kann das Sehvermögen relativ gut bleiben, ebenso bei kleinen Kapselnarben selbst im Pupillengebiet. Durch Wiederaufhellung der anfänglichen Trübung kann das anfangs stärker herabgesetzte Sehvermögen sich entsprechend heben. Dabei spricht für Aufhellung der Linse ohne Resorption von Fasern das Unverändertbleiben der Refraktion, während bei Resorption von getrübten Massen die Linse flacher wird und zu Herabsetzung der Refraktion des Auges Anlaß gibt.

Die ersten genauer beobachteten Fälle von Wiederaufhellung sternförmiger Trübungen in der hinteren Kortikalis nach perforierender Verletzung sind von RYDEL (1867) mitgeteilt. Im ersten Fall von Verletzung durch eine Bolzenspitze bei einem 19jährigen Mann war am 2. Tage ein zehnstrahliger Stern aufgetreten, der sich schon nach wenigen Tagen immer mehr aufhellte und schließlich fast ganz verschwand. Jäger 5 konnte wieder gelesen werden. Im zweiten Fall nach Stahlsplitterverletzung hellte sich die anfänglich scheibenförmige Trübung der hinteren Kortikalis auf, so daß nach 3 Monaten nur ein schmaler Saum mit heller Mitte bestand.

In einem von KRÜCKOW (1877) mitgeteilten Fall waren nach perforierender Verletzung der Hornhaut durch eine Schuhmacherahle bei einem ·11jährigen Patienten eine Kapselwunde, Wundkanal und ausgedehnte Trübungen in der vorderen und hinteren Kortikalis aufgetreten, so daß nur Finger in 30 cm gezählt werden konnten. Die Trübungen hellten sich bedeutend auf, so daß nach etwa 3 Monaten ohne Glas S $= \frac{1}{6}$ betrug, mit schwachen Konvexgläsern war das Sehen etwas deutlicher.

BRESGEN (1881) berichtete über eine Verletzung durch abspringenden Nagel bei einem 26jährigen Patienten, die höchstwahrscheinlich eine perforierende war. Der Sphincter iridis war durchtrennt und ein 2 mm langer Kapselriß entstanden, aus dem anfangs eine Linsenflocke austrat. Es bestand zarte graue Linsentrübung, so daß kein rotes Licht mit dem Spiegel zu erhalten war. Dann wurden die Iris- und Kapselwunde bald durch eine Membran gedeckt und es kam zur Vernarbung mit vollständiger Wiederaufhellung der Linse und S $= {}^{20}/_{20}$.

Weiter sind zu erwähnen die Fälle von FRANKE (1884), CRENICEANU (1884), LANDESBERG (1886), FUCHS (1888), SCHMIDT-RIMPLER (1898), v. PFLUGK (1902), COHN (1902), ZUR NEDDEN (1904), BERGMEISTER (1914), CUSNER (1912), STRICKLER (1911), BLACK (1911), HUDSON (1910) u. a.

KATHARINA KASTALSKY (1900) beobachtete bei einer 25jährigen Dame eine Stichverletzung durch eine Damenhutnadel, die durch Hornhaut, Iris, Linse, Glaskörper bis zur Netzhaut eingedrungen war. Die sternförmige Linsentrübung verschwand innerhalb 3 Wochen fast vollständig, das Sehvermögen stieg von Fingerzählen in $1\frac{1}{2}$ m bis auf 0,2.

In dem bereits erwähnten Fall von FEILCHENFELD (1900) war nach perforierender Verletzung der Hornhaut durch eine Eisenfeile bei einem 17jährigen Mann eine totale Aniridie, 6 mm lange und $1^1/_2$ mm breite Kapselwunde mit seidenglänzender vorderer und strahlenförmiger hinterer Kortikaltrübung mit Herabsetzung des Sehvermögens bis auf Erkennen von Handbewegungen veranlaßt. Die Kapselwunde heilte unter dem Schutz einer deckenden Hämorrhagie gleichsam »unter dem Schorf«. Es erfolgte eine teilweise Aufhellung ohne Resorption und Hebung des Sehvermögens auf $1/_{10}$ bei gleichbleibender Refraktion, doch mit Aufhebung der Akkommodation. Beim Durchleuchten erschien ein zweiter konzentrischer Kreis am Linsenrand, der durch eine Ansammlung von Flüssigkeit zwischen Linse und Kapsel erklärt wurde.

Über die Rückbildung einer vorderen Kortikaltrübung nach Stahlfederstich berichtete LANGE (1912).

Fälle, in denen ein kleiner Fremdkörper, die Linse durchschlagen hat und bei denen nach längerer Zeit nur die Eingangs- und Austrittsstelle eine kleine Kapselnarbe aufweisen, während die übrige Linse wieder vollständig oder nahezu vollständig durchsichtig erscheint, sind mehrfach beschrieben, so von PURTSCHER (1881), PFALZ (1885), MILLIKIN (1892), BONDI (1898), SACHER (1902), MILLS (1903), SALZMANN (erwähnt bei PRAUN S. 306) u. a.

Ich selbst (1901) habe einen Fall publiziert, bei dem 36 Jahre zuvor ein Pulverkorn durch die Linse in den Augenhintergrund eingedrungen war. An der Linse fand sich je eine Narbe in der vorderen und hinteren Linsenkapsel bei sonst vollständig durchsichtigem Linsenkörper und $S = {}^5/_5$.

Auf einige besondere Formen der partiellen traumatischen Katarakt sei noch hingewiesen. So können kern- und schichtstarähnliche Trübungen vorkommen. Bei einem 46jährigen Manne, der im 18. Lebensjahre eine Verletzung durch ein Steinstück erlitten hatte, fand WEISS (1902) eine große Hornhautnarbe, sowie kernstarähnliche Trübung in der Linse und zu dieser konzentrisch zwei schichtstarähnliche Trübungen in der sonst klaren peripheren Zone. STEIN (1905) berichtete über einen ähnlichen Fall von schichtstarähnlicher Trübung nach Perforationsverletzung durch Zündkapsel. VOSSIUS (1898) sah nach einer Diszission bei Myopieoperation eine schicht- bzw. kernstarähnliche Trübung der Linse entstehen. LEBER (1880) hatte bei einem Kaninchen 11 Monate nach Extraktion eines Kapselstückes eine kernstarähnliche Trübung beobachtet und SCHIRMER (1889) eine schichtstarähnliche (vgl. § 162, S. 906). ADAM (1910) fand als Ausgang einer perforierenden Glassplitterverletzung im Bereich des durch Irisprolapsabtragung entstandenen Iriskoloboms ein Linsenkolobom von $2^1/_2$ mm Breite und $^3/_4$ mm Tiefe und punktförmige perinukleäre Trübungen. Zonulafasern waren im Kolobomgebiet nicht sichtbar. Die Zonulaverletzung hat vermutlich durch Entspannung und Wachstumsstörung das Kolobom veranlaßt.

KRÄMER (1914) fand einseitigen Perinuklearstar bei einem Patienten, dem 22 Jahre zuvor ein Metallsplitter, der mit Iridektomie entfernt wurde, eingedrungen war. Eine vorübergehende ringförmige, dem Abdruck des Pupillenrandes auf der Linsenkapsel entsprechende Kortikaltrübung, wie sie nach Contusio bulbi häufiger beobachtet ist (§ 99, S. 493), fand NATANSON (1908) bei einer Perforationsverletzung der Hornhaut, die mit Kontusion einhergegangen war. Sternförmige Kortikaltrübung mit ausgesprochener Tropfenbildung beobachtete HIRSCHBERG (1899).

Die Heilung der traumatischen Katarakt wird in vielen Fällen kompliziert und ungünstig beeinflußt durch das Auftreten von Entzündungen von seiten der Iris und des Ziliarkörpers. Ein gewisser Grad von fibrinöser plastischer Entzündung kann ohne jede Infektion allein durch die Folgen der perforierenden Verletzung zustande kommen. Die Entzündung ist besonders dann zu fürchten, wenn größere klaffende Hornhautwunden vorhanden sind, oder wenn die Iris erheblicher mitverletzt oder gequetscht oder gar zum Teil vorgefallen war. Überaus häufig entstehen dann stärkere Hyperämie, ein lebhafter Reizzustand sowie breite Verklebungen der Iris mit der Kapselwunde neben anderweitigen hinteren Synechien. Die aus der Linsenkapsel vordrängenden Linsenmassen verwachsen gern mit der Iris, zumal wenn sie von hinten her gegen dieselbe angedrängt werden. Am günstigsten verhalten sich die Verletzungen der Linse innerhalb der Pupille, da bei ihnen durch reichliche Atropinisierung die Iris sich von der Kapselwunde und den Linsenbröckeln fernhalten läßt. Doch lassen sich auch hier einzelne Synechien nicht vermeiden, da die hyperämische Iris auf Atropin nicht genügend reagiert.

Die zerfallene Linse übt einen wenn auch geringen entzündlichen Reiz aus, der wohl von einer sonst gesunden Iris vertragen wird, aber selbst dabei, wie die Erfahrung nach aseptisch verlaufenden Diszissionen zeigt, zu umschriebener Fibrinausscheidung und Verklebung führen kann. Ist die Iris durch den Insult an sich verletzt und zu Entzündung geneigt, so wird dieser weitere Reiz von seiten der zerfallenden Linse erheblicher ins Gewicht fallen. Abgesehen davon, daß diese Verwachsungen mit der Iris später die Operation der traumatischen Katarakt erheblich erschweren, können sie leicht zu Drucksteigerung Anlaß geben, deren Gefahr durch die Linsenquellung an sich schon nahegerückt ist.

Bei den schwereren Verletzungen wird die Neigung zu abnormen Verwachsungen und Verklebungen sowie Bildung organisierten Gewebes noch dadurch gefördert, daß Verlötungen zwischen Iris und Hornhautnarbe bestehen oder daß die Kapsel selbst mit der Hornhautwunde zu verkleben Gelegenheit fand, oder daß bei Verletzungen bis in den Glaskörper hinein Vorfall von Glaskörper in die Linse und Hornhautwunde zustande kam, oder daß eine Mitverletzung des Ziliarkörpers vorlag. Es entstehen dann festere Narbenstränge, die von der Hornhaut und Iris aus meist fächerförmig über eine größere Partie der Linsenkapsel ausstrahlen. In den schwersten Fällen findet man dann mannigfache Verwachsungen der meist geschrumpften traumatischen Katarakt mit der Nachbarschaft, mit der Iris, Hornhaut, Ziliarkörper und Glaskörper (Cataracta accreta), und durch Narbenschrumpfung kann Netzhautablösung auftreten.

In solchen Fällen kann auch Granulationsgewebe in den Linsensack eindringen und zu Verknöcherung der Katarakt Anlaß geben.

Tritt vollends eine Infektion dazu, so kann je nach ihrer Schwere eine ausgesprochene plastische Iridozyklitis mit allen Übergängen bis zur rein eitrigen Panophthalmie auftreten.

Die milderen, unter dem Bild einer fibrinös-plastischen oder fibrinös-eitrigen Iridozyklitis verlaufenden Entzündungen können nach einiger Zeit zurückgehen. Bei ihnen finden sich Exsudate von seiten der Iris und des Ziliarkörpers, die Exsudation erfolgt auch bei größerer Kapselöffnung in die Linse und die Katarakt weist deutliche Infiltration auf. Durch Organisation der plastischen Exsudate kommt es zu flächenhaften Verwachsungen zwischen Iris und meist geschrumpfter Katarakt, auch zu Adhärenzen mit dem Ziliarkörper und in schweren Fällen zu organisierten Membranen hinter der Linse. Der Endausgang kann sich dadurch ungünstig gestalten, daß es durch die Zugwirkung der schrumpfenden Exsudate zu Glaskörperschrumpfung, Netzhautablösung, Abhebung des Ziliarkörpers und schließlich zu Phthisis bulbi kommt. In anderen Fällen entsteht später Drucksteigerung mit buckeliger Vortreibung der Irisperipherie, die in jugendlichen Augen, zumal bei gleichzeitiger Adhärenz mit der Hornhaut, leicht zur Ektasie des ganzen Bulbus führt.

Bei schwerer Infektion entsteht eitrige Entzündung, die sich je nachdem als eitrige Iritis und Iridozyklitis mit anfangs vorwiegender Eiterung im vorderen Bulbusabschnitt oder als Glaskörperabszeß, besonders bei den die Linse durchsetzenden Stichverletzungen, oder als diffuse Glaskörperinfiltration und schließlich als eitrige Panophthalmie darstellen kann.

Von besonderem Interesse sind noch die Fälle von primärer Linseninfektion, bei denen die Mikroorganismen bei der Verletzung in die Linse hineingebracht werden, eventuell ohne die Hornhautwunde zu infizieren. Die Mikroorganismen können in der Linse zur Entwicklung kommen und zu primärer Linseneiterung führen. Der chemotaktische Reiz ergreift die benachbarte Gefäßhaut, Iris und Ziliarkörper, und es entsteht durch Einwanderungen von Leukozyten in die Linse das Bild der primären Linseneiterung. Bei Infektion der Linse kann das Auge anfangs abblassen und die Entzündung erst nach einiger Zeit einsetzen, auch kann sie einen rezidivierenden Charakter annehmen. Waren Mikroorganismen in die Linse eingeschleppt, was man vielfach nach dem klinischen Befund nicht beurteilen kann, so bringt zu frühzeitiges Operieren die Gefahr, daß die Mikroorganismen zur freien Entwicklung kommen und eine starke Entzündung nach der Operation veranlassen. Umgekehrt kann nach erfolgter Infektion und bei beginnender Eiterung das Herauslassen der vereiterten Linsenmassen und Vorderkammerausspülung mit Kochsalzlösung das sonst sicher verlorene Auge und selbst leidliches Sehvermögen erhalten, wie FEHR (1900) aus der HIRSCHBERGschen Klinik berichtete.

Samelsohn (1892) erwähnt einen Fall von Eisensplitter in der Linse, der anfangs mehrere Tage reizlos vertragen wurde. Am 2. Tage nach der Extraktion begann primäre Linseneiterung an der Stelle, wo der Fremdkörper gesessen hatte. Samelsohn warnte deshalb vor zu frühzeitiger Operation bei anfangs reizlosem Verlauf. Auch v. Hippel (1896) weist darauf hin, daß Infektionskeime von Fremdkörpern in die Tiefe mitgeschleppt werden können, ohne an der Eingangspforte haften zu bleiben. Er fand in einem solchen Falle von Linsenabszeß den Kapselsack mit unzähligen Mikroorganismen angefüllt, während in der Hornhaut keine Kokken zu finden waren. Ich selbst (1896) habe die Untersuchung eines Falles von traumatischer Katarakt mit starker eitriger Infiltration eines Teiles der Linse kurz erwähnt, bei dem sich ebenfalls massenhaft Kokken innerhalb des Linsensackes nachweisen ließen. Ich füge hinzu, daß es sich um eine Schnittverletzung mit bereits fester Vernarbung der Kornealwunde handelte. Auch die Kapselwunde zeigte sich durch fibrilläres Gewebe geschlossen. Der Fall stellt einen charakteristischen Linsenabszeß dar mit Zyklitis durch Fernwirkung der im Linsensack eingeschlossenen Mikroorganismen.

Einen weiteren Fall habe ich durch Diehl (1899) aus der Jenaer Augenklinik mitteilen lassen, der nach Entfernung eines Holzsplitters aus der Linse aufgetreten war.

Eine weitere wichtige Komplikation im Verlauf der traumatischen Katarakt bildet die Drucksteigerung. Durch zu stürmische Quellung der Linse bei größeren Kapselwunden kann schon kurze Zeit nach der Verletzung Drucksteigerung auftreten. Besonders in Fällen, in denen die Linse rasch gleichmäßig quillt und in denen die vordere Kammer nach Schluß der Bulbuswunde durch die Linsenquellung seicht bleibt, ist baldige Drucksteigerung zu befürchten. Jugendliche Augen vertragen die Linsenquellung leichter als die Augen älterer Individuen. Starke Injektion, Ausdehnung der episkleralen Venen, Medientrübung, lebhafte Schmerzen, seichte Kammer weisen auf die Druckzunahme hin.

In anderen sonst unkomplizierten Fällen entwickelt sich die Drucksteigerung erst einige Zeit nach der Verletzung, während die Resorption im vollen Gange ist. Eine deutliche Kammerwassertrübung deutet zuerst die beginnende Drucksteigerung an. Neben der mechanischen Abflachung des Kammerwinkels spielt die leicht entzündliche Reizung, die von den zerfallenden Linsenflocken ausgeht und die zu erhöhtem Eiweißgehalt, selbst zu Fibringehalt des Kammerwassers und zu Zellanhäufung im Kammerwinkel führt, beim Zustandekommen der Druckerhöhung eine Rolle.

Manchmal stellt sich während der Resorption, wenn der Patient schon nicht mehr in täglicher ärztlicher Behandlung steht, eine schleichende Drucksteigerung mit ihren Folgen für den Sehnerven ein. Nach beendeter Resorption findet sich Exkavation als Ursache mangelhafter Sehschärfe.

Vor allem droht Glaukom dann, wenn, wie es so häufig vorkommt, neben der Linsenquellung Verwachsung der Iris mit der Kapselwunde oder außerdem noch hintere Synechien entstanden sind. Ist es gar zu annäherndem Pupillarverschluß gekommen, so stellt sich auch ohne erheblichere Linsenquellung Drucksteigerung ein.

Schon vorher wurde erwähnt, daß in den schweren Fällen von Linsenverletzung mit gleichzeitiger Verwachsung der Iris mit der Hornhaut und Linsenkapsel die Gefahr der Druckerhöhung besonders groß ist. Bei älteren Individuen entsteht schweres entzündliches Glaukom, bei jugendlicheren mit nachgiebiger Bulbuswand kann es zu Ektasie des Auges (Staphylom, Buphthalmus) kommen.

Die Diagnose der Linsenverletzung ist bei Untersuchung mit fokaler Beleuchtung und dem Augenspiegel leicht zu stellen, wenn nicht anfangs Blutungen die Linse verdecken. Meist ist durch den Befund der Bulbuswunde oder -narbe ohne weiteres festzustellen, daß es sich um traumatische Katarakt nach perforierender Verletzung handelt. Bei nicht frischen Verletzungen macht es zuweilen Mühe, ganz kleine Perforationsnarben aufzufinden, und es kann zweifelhaft erscheinen, ob nicht eine Kontusionskatarakt vorliegt. Bei kleinen Wunden der Hornhaut, kleinen Wunden der Linsenkapsel und nachweisbarem Wundkanal in der Linse mit oder ohne entsprechende Mitverletzung der Iris hat man sein besonderes Augenmerk noch darauf zu richten, ob nicht ein Fremdkörper in dem Auge zurückgeblieben ist.

Das Vorhandensein einer die Wundheilung komplizierenden Entzündung ist durch die entzündlichen Erscheinungen — starke Injektion, Auftreten von Exsudaten usw. — leicht festzustellen. Schwierig kann aber beim Fehlen von Eiterung und stärkerer Exsudation die Entscheidung sein, ob eine infektiöse Entzündung und damit die Gefahr der sympathischen Entzündung vorliegt.

Der Augendruck ist ferner ständig zu kontrollieren. Bei vorhandener Entzündung spricht Herabsetzung für Zyklitis, Erhöhung für Glaukom. Auf die sonstigen Erscheinungen der Drucksteigerung ist stets zu achten.

Die Prognose der traumatischen Katarakt nach perforierenden Verletzungen gestaltet sich ganz verschieden, je nach dem Befund und den Komplikationen. Die einfachen unkomplizierten Katarakte geben im allgemeinen eine relativ günstige Prognose, wenn auch das Resultat des Sehvermögens durch die Narbe und die unregelmäßige Krümmung der Hornhaut beeinträchtigt werden kann. Am günstigsten sind die Fälle, bei denen eine partielle Katarakt mit leidlich gutem· oder ausnahmsweise vollständig gutem Sehvermögen zurückbleibt. Die Patienten haben selbst bei beträchtlicher Herabsetzung des Sehvermögens, falls das andere Auge sehtüchtig ist, ein binokulares Sehen und sind besser daran, als ein einseitig Aphakischer. Ist das Sehvermögen bei einfacher, partieller, stationär traumatischer Katarakt unter etwa $^1/_{10}$ gesunken, so empfiehlt sich Staroperation. In einzelnen Fällen genügt eine optische Iridektomie. Die unkomplizierten traumatischen

Totalkatarakte, besonders bei jugendlichen Individuen, geben ebenfalls eine relativ günstige Prognose, sei es, daß vollständige Spontanresorption erfolgt, sei es, daß durch Operation, meist nur Diszission, ein freies Pupillargebiet erzielt wird. Bei sehtüchtigem unverletztem Auge bedeutet aber einseitige Aphakie, auch wenn mit korrigendem Glas volle Sehschärfe wieder gewonnen ist, doch eine starke Beeinträchtigung des Sehaktes, da die Stargläser in der Regel nicht vertragen werden und damit die nur mit Starglas wiedergewonnene Sehschärfe nicht ausgenutzt werden kann. Ich verweise auf § 64 S. 320, wo die Verminderung der Erwerbsfähigkeit bei einseitiger Aphakie ausführlich behandelt ist.

Weit ungünstiger wird die Prognose, wenn, selbst ohne daß Infektion erfolgte, ausgedehntere Verwachsungen der Iris und Linse oder außerdem Adhärenzen der Iris mit der Hornhautnarbe neben plastisch verdickten Kapselnarben bestehen, die die Operation stets erheblich erschweren und das schließliche Resultat stark beeinträchtigen. War vollends eine infektiöse Iridozyklitis eingetreten, so werden dadurch, auch wenn die Entzündung auf den vorderen Bulbusabschnitt beschränkt blieb und nach einiger Zeit wieder zurückging, die Chancen für Operation und Sehvermögen außerordentlich verschlechtert. Die zurückbleibenden Verwachsungen sind dann stets erhebliche, und vielfach ist durch hinzugetretene Netzhautablösung für das Sehvermögen nichts zu hoffen. Bei schwerer infektiöser plastischer oder gar bei ausgesprochen eitriger Entzündung ist die Erhaltung des Auges oft nicht möglich.

Ebenso kann die Drucksteigerung die Prognose stark beeinträchtigen. Besonders ungünstig ist, wenn bald nach der Verletzung neben Neigung zu exsudativer Entzündung mit Verklebung der Iris noch durch Linsenquellung Drucksteigerung eintritt.

Zusammenstellungen über die Endausgänge von traumatischen Katarakten an der Hand größerer Zahlenreihen, wobei allerdings auch die Katarakte nach Kontusion und mit Fremdkörper im Auge mit berücksichtigt sind, finden sich u. a. bei Müller (1883) 56 Fälle, Ohlmann (1890) 117 Fälle, Krell (1893) 131 Fälle, Knabe (1895) 78 Fälle, Riemer (1896) 100 Fälle, Rauschenbach (1897) 91 Fälle, Gleim (1898) 108 Fälle, Schaad (1906) 80 Fälle, Baroggi (1907).

Scheffels (1907) beobachtete nach perforierender Korneoskleralverletzung mit Katarakt am operierten Auge eine Hypermetropie von 30 D bei S $^5/_{15}$, der Hornhautradius betrug 10,8 mm.

Therapie. Bei frischen Verletzungen muß zunächst für raschen glatten Schluß der äußeren Augenwunde und Fernhalten von Infektion gesorgt werden. Im allgemeinen soll man anfangs die Linsenverletzung sich selbst überlassen, die Entwicklung der Katarakt abwarten und zunächst nur dafür sorgen, daß das Auge nach Schluß der äußeren Wunde sich vom mechanischen Insult möglichst erholt und daß die Neigung zu Entzündung bekämpft wird. Nur bei größeren Schnitt- und Rißwunden läßt sich nicht umgehen, schon bei der Behandlung der frischen Bulbuswunde einen Teil der bereits vorgefallenen Linse austreten zu lassen.

KUHNT (1906) empfahl, bei mit Linsenverletzung komplizierten penetrierenden schweren Hornhautverletzungen gleich bei der ersten Wundbehandlung eine Iridektomie auszuführen (vg. § 178, S. 1026).

Im übrigen versucht man anfangs, durch reichliche Atropinisierung den Pupillarrand möglichst aus dem Bereich der Kapselwunde zu ziehen, Verwachsungen der Iris mit der Kapselwunde oder austretenden Linsenflocken zu verhindern und bereits erfolgte Verklebungen möglichst zu lösen. Am besten wird das Auge anfangs unter Verband gehalten. Bei stärkerem Reizzustand nach Schluß der Bulbuswunde ist die Anwendung von warmen Umschlägen neben reichlicher Atropinisierung geboten. Bei infektiöser eitriger Entzündung kann man, wenn die Eiterung noch umschrieben ist, durch die früher besprochenen Maßnahmen: Wiedereröffnen der Bulbuswunde, tiefe Kauterisation, intraokulare Ausspülung, subkonjunktivale Injektionen, Inunktionen mit Quecksilber usw. versuchen, der Infektion Herr zu werden (vgl. § 177, S. 1006).

Ist die Linse der Infektionsherd, so kann unter Umständen die Extraktion die Chancen für Erhaltung des Auges verbessern (LODATO 1894).

FEHR (1900) berichtete über einen Fall von beginnender Eiterung, bei dem durch Herauslassen der vereiterten Linsenmassen und Vorderkammerausspülung mit Kochsalzlösung Heilung mit S = $^5/_{20}$ erzielt wurde.

Bei traumatischen Katarakten ist mit operativen Eingriffen möglichst zu warten, ein Eingriff in der ersten Zeit nur durch zwingende Indikation vorzunehmen und dabei möglichst wenig eingreifend zu operieren.

BLACK (1911) sah bei 2 Monate langer Anwendung von 5 % Dionin Spontanaufhellung der Katarakt.

Die Drucksteigerung gibt oft die Indikation zum sofortigen Eingriff ab. Je nach dem Befund ist die Art des operativen Vorgehens zu bestimmen.

Bei stark quellenden einfachen Katarakten ohne bestehende Iris-Linsenkapselverwachsungen läßt man zumal bei jugendlichen Individuen die Linsenmassen durch einfachen linearen Hornhautlanzenschnitt, soweit sie ohne Anwendung stärkeren Druckes folgen, austreten. Der Rest bleibt der Spontanresorption oder einer späteren Operation überlassen. Bei älteren Leuten verbindet man am besten eine Iridektomie mit dem Austretenlassen der Linsenmasse.

In manchen Fällen von Drucksteigerung bei älteren Individuen ohne erhebliche Linsenquellung genügt vorläufig die Iridektomie zur Beseitigung der Drucksteigerung und man verschiebt die Extraktion, bis sich das Auge von der Verletzung erholt und die Katarakt zugenommen hat, mithin die Chancen der Operation sich gebessert haben.

Bei Adhärenzen der Iris mit der Linsenkapsel empfiehlt sich stets, auch bei jugendlichen Individuen, die Ausführung einer Iridektomie mit dem Austritt der quellenden Linsenmasse zu verbinden. Tritt die Drucksteigerung aber erst später während der Resorption hervor und ist sie nur gering, so genügt oft eine Parazentese.

Hängt die Drucksteigerung weniger mit der Quellung der Linse, sondern vielmehr mit breiten Verklebungen der Pupille mit der Katarakt zusammen oder bestehen gleichzeitige Adhärenzen der Iris mit der Hornhaut, die die Kommunikation der vorderen und hinteren Kammer beeinträchtigen und den Kammerwinkel verlegen, so führt man am besten eine einfache breite Iridektomie aus und rührt die Katarakt nicht an. Wirken beide Faktoren, Linsenquellung und abnorme Adhärenzen der Iris, zusammen, so muß man sich selbst bei bestehender Entzündung entschließen, neben einer Iridektomie die Linsenmassen in schonendster Weise austreten zu lassen. Besonders ungünstig ist dabei, wenn die hintere Kapsel verletzt und der Glaskörper nach vorn getreten war. Das Resultat der Operation ist oft ein ungenügendes, da sich die nur teilweise getrübte Linse nicht vollständig entfernen läßt, da stärkere Blutungen aus der entzündeten Iris auftreten und da neue Verklebungen zustande kommen. Diese besonders bei Erwachsenen auftretenden Fälle sind für die Therapie die undankbarsten.

Die Behandlung der unkomplizierten traumatischen Katarakt erfordert stets große Umsicht. Nach Heilung der äußeren Augenwunde und nach Abnahme des anfänglichen Reizzustandes bedürfen die Patienten der Schonung und der Überwachung besonders mit Rücksicht auf die Gefahr der Drucksteigerung. Man wird sich zur Operation der Katarakt erst entschließen, wenn das Auge vollkommen reizlos ist und die sonstigen Folgen der Verletzung überstanden hat. Der genauere Zeitpunkt, wann von seiten der Verletzungsfolgen keine ungünstige Beeinflussung der Heilung mehr zu befürchten ist, ist je nach dem einzelnen Fall zu bestimmen. Zu frühes Operieren kann das Auge in größte Gefahr bringen, andererseits empfiehlt sich bei einfachen Katarakten nicht zu langes Warten, da sonst die Kapselnarbe unnötig dick und fest wird. BECKER (1877, S. 427) gab als allgemeine Regel an, daß der Zeitpunkt für die Operation eines Wundstars gekommen ist, sobald beim Anfassen mit der Pinzette Ziliarinjektion ausbleibt. BOURGEOIS (1909) trat für Frühoperation von traumatischen Katarakten ein.

Am frühesten kann man bei unkomplizierten Katarakten jugendlicher Augen durch linearen Lanzenschnitt die Linsenmassen austreten lassen oder bei Abschluß der Resorption mit Diszissionen vorgehen. Durch vorsichtige Massage und heiße Umschläge läßt sich die Resorption beschleunigen, ebenso wird Dionin zur Beförderung der Resorption empfohlen (LIBBY 1908). Ganz besonders muß aber vor zu frühzeitiger Operation gewarnt werden, wenn während der Heilung Entzündung bestanden und eine Cataracta accreta zurückgeblieben ist. Man soll nach vollständigem Ablauf der Entzündung noch mindestens $1/2$ Jahr warten. Die Art des Operationsverfahrens ist je nach Lage des Falles zu bestimmen und stets der schonendste Eingriff zu wählen. Bei Herabsetzung des Augendrucks ist besonders vorsichtig vorzugehen. Die Voraussetzung jeder Operation ist, daß die Lichtempfindung und die Projektion gut sind.

Bei jugendlichen Individuen und freier Pupille kann bei Totalkatarakten Linearextraktion versucht werden, bei vorhandenen vorderen oder hinteren Synechien empfiehlt sich stets die Extraktion mit Iridektomie. Bei geschrumpften Katarakten wird Diszission ausgeführt, bei vorhandenen Verwachsungen erst nach vorausgeschickter Iridektomie gegenüber der Verwachsungsstelle. Bei unkomplizierten härteren Katarakten älterer Individuen (über 30 Jahre) empfiehlt sich Extraktion mit Iridektomie. Bei Verwachsungen kann mit Vorteil erst eine Iridektomie vorausgeschickt und dann eventuell mit nochmaliger Iridektomie extrahiert werden. Festere Verwachsungsnarben der Iris mit der Linsenkapsel werden am besten möglichst in Ruhe gelassen und die Kapseleröffnung so aus-

Fig. 93.

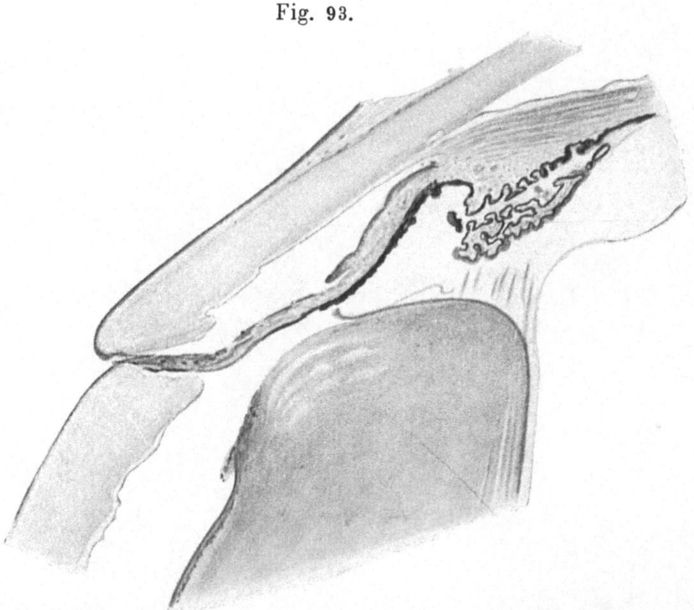

Frische perforierende Verletzung der Kornea, Einklemmung der Iris, epithelialer Wundverschluß der Hornhautwunde. Perforation der Linsenkapsel entsprechend der Hornhautwunde.

geführt, daß keine Zerrung an den Narbensträngen stattfindet, da durch Zug an Iris und Ziliarkörper leicht starker Schaden angerichtet werden kann. Besonders bei geschrumpften und stark adhärenten Katarakten mit Kapselverdickungen sind Extraktionsversuche gefährlich, dagegen erreicht man durch Diszission mit Messer oder Schere nach 1 oder 2 vorausgeschickten Iridektomien zuweilen noch ein gutes Resultat, wobei man die dünnste Stelle zu durchtrennen sucht. Besondere Vorsicht bei der Operation ist in den Fällen geboten, in denen der Glaskörperraum bei der Verletzung durch Schnitt oder Stich mit eröffnet war und in denen Glaskörperadhärenzen mit der Linse zu erwarten sind.

Für die Operation gewisser Fälle von traumatischen Katarakten sind noch besondere Vorschläge gemacht. Zur Operation weicher frischer Katarakte ist wiederholt die Aspirationsmethode empfohlen worden, so von Coppez (1885),

Fig. 94.

Fig. 95.

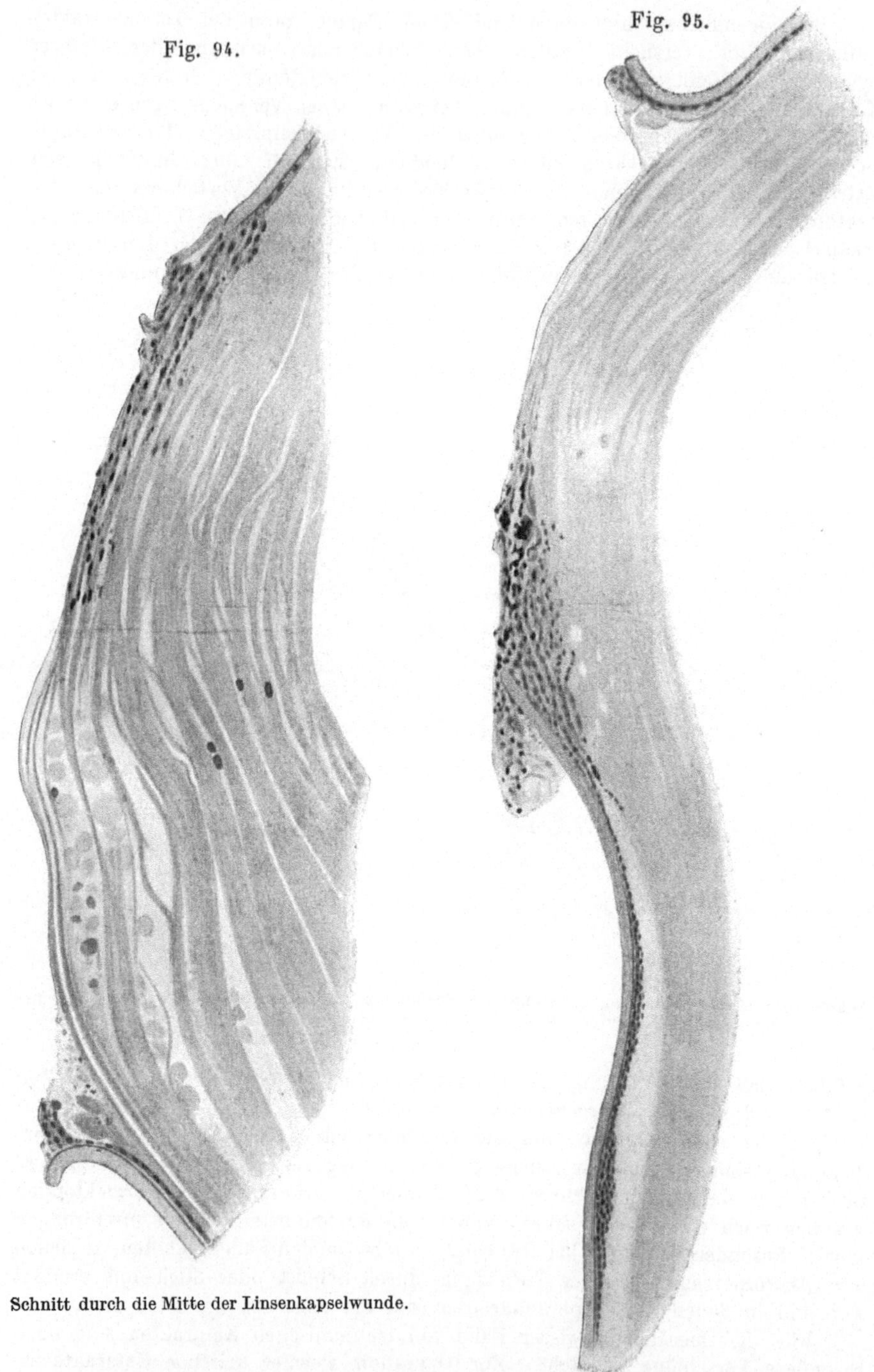

Schnitt durch die Mitte der Linsenkapselwunde.

Schnitt dem Rand der Perforation genähert. Quellung und Auflockerung der Linsenfasern. Wucherung des Linsenkapselepithels, beginnender epithelialer Wundverschluß. Fehlen jeder Fibrinkappe. Wucherung der Linsenkapselzellen seitwärts von der Perforation. Subepitheliale Flüssigkeitsschicht.

der über 45 operierte Fälle berichtete, von REDARD (1885), ROGMAN (1885), MOTAIS (1886), LANDAU (1895). DONOVAN (1911) empfahl Frühoperation traumatischer Katarakte mit Ausspülung.

Über 33 Fälle, bei denen in der Baseler Augenklinik die Vorderkammerausspülung mittels der Undine angewandt wurde, berichtete RAUSCHENBACH (1897).

Eine ausführliche Besprechung der Behandlung der traumatischen Katarakt brachte u. a. der Vortrag von HALTENHOFF und die daran sich anschließende Diskussion auf dem Congrès d'Ophtalmologie 1894.

Pathologische Anatomie.   Die mannigfachen pathologisch-anatomischen Befunde bei perforierenden Verwundungen mit traumatischer Katarakt wurden bereits in § 181 näher besprochen und durch eine größere Anzahl von Abbildungen erläutert (vgl. die Figg. 66, 70—90, S. 1040 ff.).

Ebenso wurden die feineren Vorgänge in der Linse nach Verletzung der Linsenkapsel und des Linsenkörpers sowie die Heilung der Linsenkapselwunden in § 162, S. 904 ausführlicher behandelt. Ich beschränke

Fig. 96.

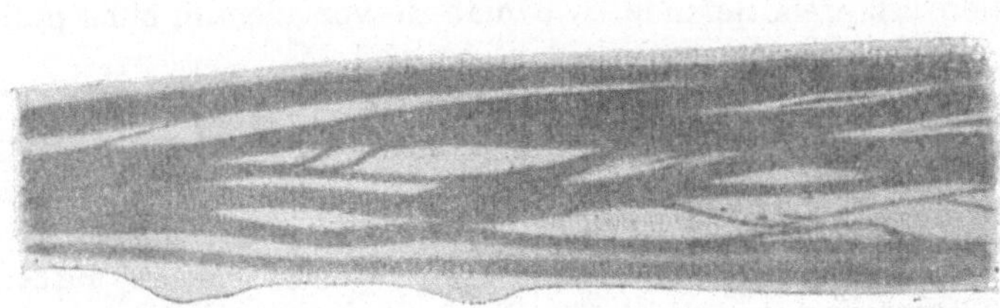

Schnitt durch die hintere Kortikalis, Flüssigkeitseinlagerung zwischen den Linsenfasern ohne Zerfall
derselben.

mich hier darauf, noch einige Abbildungen zu bringen, die die ersten Veränderungen bei einer frischen, nur wenige Tage alten Linsenverletzung eines menschlichen Auges erkennen lassen.

Es handelt sich um den von mir (1905) veröffentlichten Fall von frischer aseptischer perforierender Hornhautverletzung mit Einklemmung des Pupillarrandes, Perforation der Linsenkapsel, umschriebener Linsenverletzung und beginnender traumatischer Katarakt (Fig. 93). Entsprechend der Hornhautwunde ist die Linsenkapsel durchtrennt. Die beiden Enden sind etwas nach außen umgebogen und klaffen mäßig breit. An beiden Enden zeigt sich eine umschriebene Wucherung des Linsenepithels, die sich soeben anschickt, die vorquellenden Fasern zu überziehen. An der Oberfläche der Linsenwunde finden sich einige Pigmentzellen und einige freie Pigmentpünktchen (Figg. 94, 95). Dagegen fand sich von Leukozyten so gut wie nichts. Im Bereich der Linsenkapselwunde sind die Linsenfasern ganz umschrieben zertrümmert. Daneben kommen gequollene Fasern vor, ebenso sind die Fasern im Bereich der Kapselwunde durch Flüssigkeit auseinander gedrängt, die geblähten Fasern ragen soeben aus der Linsenkapselwunde hervor und grenzen frei an das Kammerwasser. Von einer Fibrinkappe

auf der Linsenkapselwunde ist nichts zu sehen. Seitwärts von der Linsenkapselwunde ist das vordere Kapselepithel deutlich gewuchert, Flüssigkeit ist in
die Linse weithin eingedrungen. Man findet eine dünne Schicht von Flüssigkeit
zwischen Epithel und Linsenkörper, ebenso trifft man Flüssigkeit zwischen den
Fasern am Linsenäquator an und vor allem auch in der hinteren Kortikalis
zwischen den Fasern, die selbst völlig intakt sind (Fig. 96). Dieser Befund
könnte sehr wohl das anatomische Substrat für die bekannte anfängliche und,
falls baldiger Kapselverschluß erfolgt ist, rückbildungsfähige, meist sternförmige
Trübung am hinteren Linsenpol sein.

Tritt nach der Verletzung Entzündung auf, so entstehen ganz komplizierte anatomische Befunde durch eitrige Infiltration der Linse, durch Eindringen von plastischen Exsudaten in den Linsensack, durch Hineinwuchern
von gefäßhaltigem Granulationsgewebe in die Linse usw. Befunde, wie sie
Hess in diesem Handbuch (1905, S. 119, 120) abgebildet hat. Auf die
Befunde von primärem Linsenabszeß wurde vorher hingewiesen. Heilt die
Entzündung aus, so bleiben gewöhnlich stark geschrumpfte Katarakte zurück, in denen sich neben Derivaten der Linsensubstanz Bindegewebsmassen
finden. Durch Verkalkung oder Verknöcherung kann der Befund weitere
Komplikation erfahren, Befunde, wie man sie vor allem in alten phthisischen
Augen nach perforierender Verletzung antrifft.

Literatur zu § 183.

1864.　1. Zander und Geissler, Die Verletzungen des Auges. Heidelberg und
　　　　　Leipzig.

1865.　2. Pagenstecher, Über Verletzungen der Linsenkapsel. Klin. Monatsbl.
　　　　　f. Augenheilk. III. S. 1 u. 71.

1877.　3. Becker, Pathologie und Therapie des Linsensystems. Dieses Handb.
　　　　　1. Aufl. V. S. 275 u. 307 ff. (Daselbst ältere Literatur.)
　　　　4. Krückow, Ein seltener Fall der traumatischen Katarakt. Jahresb. für
　　　　　1877 über die ophth. Literatur Rußlands. Centralbl. f. prakt. Augenheilk.
　　　　　1878. S. 66.

1880.　5. Leber, Kernstarähnliche Trübung der Linse nach Verletzung ihrer
　　　　　Kapsel usw. v. Graefe's Arch. f. Ophth. XXVI. S. 283.
　　　　6. Wolfe, Clinical lecture on traumatic cataract and other injuries of the
　　　　　eye. Brit. med. Journ. I. p. 233.

1881.　7. Bresgen, Zur Kenntnis der Linsenkapselverletzungen. Arch. f. Augen-
　　　　　heilk. S. 265.
　　　　8. Galezowski, Des cataractes traumatiques. Recueil d'Opht. p. 705.
　　　　9. Purtscher, Ein Fall von Erythropsie nach Cataracta traumatica.
　　　　　Centralbl. f. prakt. Augenheilk. S. 333.
　　　　10. Purtscher, Ein Fall von Linsenverletzung ohne folgende Cataracta.
　　　　　Centralbl. f. prakt. Augenheilk. S. 161.

1882.　11. Galezowski, Des cataractes traumatiques. Recueil d'Opht. p. 17.
　　　　12. Talko, Traumatische Augenverletzungen der Konskribierten und Re-
　　　　　kruten. Gazeta lekarska. No. 27. Ref. Klin. Monatsbl. f. Augenheilk.
　　　　　XX. S. 403.
　　　　13. Talko, Verletzungen des Augapfels durch Blutegel. (Vers. böhm. Ärzte
　　　　　in Prag.) Ref. Klin. Monatsbl. f. Augenheilk. XX. S. 405.

1883. 14. Müller, Beitrag zur Lehre von der traumatischen Katarakt. Inaug.-Diss. Basel.

1884. 15. Creniceanu, Cataracta traumatica partialis. Szémészet. III. Ref. Centralbl. f. prakt. Augenheilk. S. 423.

16. Danesi, Sulla cataracta traumatica. Boll. d'Ocul. VI. p. 101.

17. Emerson, Cases of wounds of the cornea, iris and lens. New York med. Journ. XXXIX. p. 377.

18. Fano, Des résultats fournis par les opérations dans les cataractes traumatiques. Journ. d'Ocul. p. 153 u. 161.

19. Franke, Über einige Fälle von Verletzungen des Auges. Berliner klin. Wochenschr. No. 5. S. 71.

20. Penet, Léon, Des traumatismes du cristallin au point de vue médico-judiciaire. Thèse de Lyon.

1885. 21. Bickerton, Traumatic cataract; absolute disappearance of lens and capsule without operation etc. Lancet. I. no. 12. p. 514.

22. Coppez, De l'opération de la cataracte molle par aspiration. Arch. d'Opht. p. 174.

23. Redard, Note sur les procédés opératoires à employer pour la cataracte molle. Arch. d'Opht. p. 175.

24. Rogman, Un cas de cataracte traumatique opéré par l'aspiration. Ann. d'Ocul. XCIV. p. 126.

25. Trousseau, Cataracte traumatique opérée et guérie par l'aspiration. Union méd. 27 Août. p. 325.

1886. 26. Boé, Recherches expérimentales pour servir à l'étude de la cataracte traumatique. Arch. d'Opht. VI. p. 308.

27. Bisserié, De la cataracte traumatique et de son traitement par la méthode aspiratrice. Ann. méd.-chir. franç. II. p. 97.

28. Fano, Cataracte traumatique. Journ. d'Ocul. et Chir. no. 158. p. 151.

29. Landesberg, Aufhellung einer traumatischen Katarakt. Klin. Monatsbl. f. Augenheilk. XXIV. S. 348.

30. Motais, Observation de cataractes congénitales et traumatiques, traitées par l'aspiration du Dr. Redard. Gaz. méd. de Paris. no. 35. p. 412.

1887. 31. Großmann, Traumatische Augenverletzungen. Wiener med. Presse. Nr. 46.

32. Pfalz, Luftblase im Glaskörper, Perforation der Linse ohne Kataraktbildung usw. Klin. Monatsbl. f. Augenheilk. XXV. S. 239.

33. Schloesser, Experimentelle Studie über traumatische Katarakt. München, Rieger.

1888. 34. Fuchs, Über traumatische Linsentrübung. Wiener klin. Wochenschr. Nr. 3 u. 4. S. 53 u. 86.

1889. 35. Fano, Traitement des cataractes traumatiques. Journ. d'Ocul. et Chir. 1887—1888. no. 192. p. 11.

36. Hirschberg, Über Tropfenbildung in der Linse. Centralbl. f. prakt. Augenheilk. XIII. S. 330.

37. Kessler, Traumatische splijting der lens, met beperking der resorptie etc. Nederl. Tijdschr. v. Geneesk. XXV, 2. p. 517.

38. Wicherkiewicz, Traumatische Stare, die aus unbekannten Ursachen entstanden zu sein scheinen. Nowiny Lekarskie. Nr. 6.

39. Würdemann, Traumatic cataract with occlusion of pupil by false membranes and colobomes of the iris. Amer. Journ. of Ophth. July. p. 199.

1890. 40. Ohlemann, Die perforierenden Augenverletzungen mit Rücksicht auf das Vorkommen der sympathischen Ophthalmie. Arch. f. Augenheilk. XXII. S. 94.

1891. 41. Fischer, Stichverletzung eines Auges. Wahrscheinlich ausgedehnte Zerreißung der vorderen Linsenkapsel. Vollkommene Wiederherstellung. Klin. Monatsbl. f. Augenheilk. XXIX. S. 46.

42. Fuchs, Über Linsenpräzipitate. Beitr. z. Augenheilk. I. Heft 3. S. 201.

1892. 43. v. Grosz, E., Verletzung der Linse. Pest. med. chir. Presse. XXVIII. S. 397.

44. de Lapersonne, De l'opportunité de l'intervention dans les cataractes traumatiques. Congr. de la soc. franç. Session de Mai.

45. Millikin, Injury of the lens, with cases. Ophth. Review. p. 285.

46. Samelsohn, Bericht über die 22. Vers. d. ophth. Ges. zu Heidelberg. S. 170.

1893. 47. Krell, Über Cataracta traumatica. Inaug.-Diss. Kiel.

48. Röthlisberger, Über die Ausspülungen der vorderen Augenkammer bei der Staroperation. Inaug.-Diss. Basel.

1894. 49. Ball, Two cases of traumatic cataract in children; successful results. Therap. Gaz. Detroit. X. p. 661. Ref. Centralbl. f. prakt. Augenheilk. S. 516 u. 519.

50. Duffing, Untersuchung eines Auges mit doppelter Perforation durch eine Stichsäge. v. Graefe's Arch. f. Ophth. XL, 2. S. 135.

51. Fage, Le nettoyage secondaire de la pupille dans les opérations de cataracte traumatique. 11. inter. med. Kongr. zu Rom. Ref. Zentralbl. f. prakt. Augenheilk. XVIII. S. 200.

52. Haltenhoff, Rapport sur le traitement des cataractes traumatiques. (Congr. d'opht.) Prog. méd. XXII, 1. p. 345 u. 360.

53. Lodato, Il trattamento delle cataratte traumatiche. Arch. di Ottalm. II. p. 125.

54. Raineri, Cataratta capsulare traumatica ecc. Gaz. med. Cremonese. Cremona. XIV. p. 14.

55. Rohmer, Les cataractes traumatiques. Rev. méd. de l'est. 1. Avril.

1895. 56. Ball, Treatment of traumatic cataract attended by rapid swelling of the lens. Ann. Ophth. St. Louis. IV. p. 16.

57. Batchvaroff, Contribution à l'étude de la cataracte traumatique. Thèse inaug. Genève.

58. Knabe, Beiträge zur Statistik und Kasuistik der Augenverletzungen. Inaug.-Diss. Halle.

59. Landau, Aspiration eines traumatischen Stars mit gutem Erfolg. Centralblatt f. prakt. Augenheilk. XIX. S. 37.

60. Topolanski, Über Kapselabhebungen. v. Graefe's Arch. f. Ophth. XLI, 3. S. 198.

1896. 61. Leitner, Cataracta traumatica partialis egy esete. Szémészet. no. 5 u. 6. Ref. Centralbl. f. prakt. Augenheilk. 1897. S. 186.

62. Oliver, Ciliarstaphyloma und Sehnervenexkavation nach traumatischer Katarakt. Sect. on Ophth. College of Physicians of Philadelphia. Ref. Zentralbl. f. prakt. Augenheilk. XX. S. 458.

63. Puech, Cataractes traumatiques. Rec. d'Opht. p. 466.

64. Riemer, Kritischer Bericht über 100 Fälle von Cataracta traumatica. Inaug.-Diss. Berlin.

65. Wagenmann, Einiges über Fremdkörperriesenzellen im Auge. v. Graefe's Arch. f. Ophth. XLII, 2. S. 30.

1897. 66. Bentzen, Ein Sperling als Starstecher. Hosp. Tid. p. 156. Ref. v. Michel's Jahresber. S. 563.

67. Rauschenbach, Beitrag zur Pathologie und Therapie der Cataracta traumatica. Inaug.-Diss. Basel.

1898. 68. Bondi, Vollständige Linsendurchschlagung ohne folgende Cataracta, Einheilung eines Fremdkörpers bei Erhaltung der Funktion des Auges. Wiener klin. Wochenschr. Nr. 13. S. 318.

1898. 69. **Gayet**, Perforation de la cornée par les piquants de châtaignes. Ann. d'Ocul. CXXI. p. 127.

70. **Gleim**, Über die Ätiologie, Therapie und Prognose der Cataracta traumatica. Inaug.-Diss. Gießen.

71. **Schmidt-Rimpler**, Bericht über d. 27. Vers. d. ophth. Ges. zu Heidelberg. S. 79.

72. **Schmidt-Rimpler**, Über spontanes Verschwinden von Startrübungen. Berliner klin. Wochenschr. Nr. 44. S. 965.

73. **Vossius**, Weitere Mitteilungen über operative Behandlung der excessiven Myopie. Deutschmann's Beitr. z. Augenheilk. Heft 29. S. 17. Bd. III. S. 781.

74. **Wagenmann**, Bericht über d. 27. Vers. d. ophth. Ges. zu Heidelberg. S. 80.

1899. 75. **Diehl**, Über einen Fall von Fremdkörperverletzung des Auges. Inaug.-Diss. Jena.

76. **Nelson**, Kurzes Résumé über einige Augenverletzungen. Post. Grad. Dezember. Ref. Centralbl. f. prakt. Augenheilk. S. 463.

77. **de Obarrio**, Etude expérimentale sur la cataracte traumatique. Ann. d'Ocul. CXXII. p. 114.

78. **Praun**, Die Verletzungen des Auges. Wiesbaden, Bergmann.

79. **Reagan**, An unusual case. Ophth. Record. p. 515.

80. **Schmidt-Rimpler**, Über binokulares, stereoskopisches und körperliches Sehen bei einseitiger Aphakie und einseitiger Sehschwäche unter Berücksichtigung der Unfallgesetzgebung. Wiener med. Wochenschr. Nr. 43. S. 1975.

1900. 81. **Fehr**, Linsenvereiterung nach Holzsplitterverletzung. Erhaltung des Auges. (Berliner ophth. Ges. Sitzung v. 28. Juni.) Centralbl. f. prakt. Augenheilk. S. 242.

82. **Feilchenfeld**, Beobachtungen an einem Fall von Linsenverletzung. v. Graefe's Arch. f. Ophth. XLIX. S. 574.

83. **Frézières**, Contribution à l'étude des cataractes traumatiques. Thèse de Toulouse.

84. **Hennicke**, Spontane Resorption einer überreifen Katarakt durch eine Verletzung. Klin. Monatsbl. f. Augenheilk. S. 476.

85. **Kastalsky, Katharina**, Gesammelte Abhandlungen. Ein Fall von Perforation des Augapfels mit einer großen Stecknadel. Moskau. S. 126. Ref. Centralbl. f. prakt. Augenheilk. 1899. S. 389.

86. **Maslennikow**, Zur plötzlichen Entstehung von Staren. Ein Fall von rapider Trübung der durchsichtigen Linse im hysterischen Anfall. (Russisch.) Wratsch. XXI. p. 132 u. 168. Ref. v. Michel's Jahresb. S. 686.

87. **Mitchell**, Injuries to the crystalline lens. Ophth. Record. IX. p. 70.

88. **v. Stetten**, Über zwei bemerkenswerte Fälle von Bulbusverletzung. Inaug.-Diss. Kiel.

1901. 89. **Wagenmann**, Zur Kasuistik der Fremdkörperverletzungen des Auges. Ophth. Klin. Nr. 9 u. 10. S. 129.

1902. 90. **Cohn**, Über Rückbildung von Cataracta traumatica. Inaug.-Diss. Freiburg i. Br.

91. **Cofler**, Della rottura della capsula posteriore del cristallino. Ann. di Ottalm. Cl. Oc. di Napoli. XXXI. p. 233.

92. **Martin**, A case of perforation of the lens. Ophth. Record. p. 233.

93. **v. Pflugk**, Eine Augenverletzung. Münchener med. Wochenschr. S. 854.

94. **Sacher**, Magnetextraktion eines Eisensplitters aus der Linse ohne Kataraktbildung. Zeitschr. f. Augenheilk. VI, 4. S. 292.

1902. 95. Weiß, Zur Sichtbarkeit der Ciliarfortsätze und Zonulafasern im Pupillar-
           gebiet nebst Bemerkungen über schichtstarähnliche Trübungen der
           Linse nach Verletzungen. Zeitschr. f. Augenheilk. VIII. S. 37.
1903. 96. Mills, Aufklärung einer traumatischen Katarakt. (Originalartikel d. engl.
           Ausg. XXXI. Übersetzt.) Arch. f. Augenheilk. XLIX. S. 234.
1904. 97. zur Nedden, Klinische Beobachtungen über die Entstehung und den
           Verlauf der Cataracta corticalis posterior traumatica. Zeitschr. f.
           Augenheilk. XI. S. 389.
1905. 98. Hess, Pathologie und Therapie des Linsensystems. Dieses Handb. 2. Aufl.
           II. Teil. VI. Bd. IX. Kap.
       99. Koller, Posterior cortical cataract of traumatic origin. Ann. of Ophth.
           January and Rev. gén. p. 420. Ref. Centralbl. f. prakt. Augenheilk. S. 206.
      100. Stein, Über Cataracta perinuclearis unilateralis. Deutschmann's Beitr.
           z. Augenheilk. VII. Bd. S. 158. Heft 63. S. 42.
      101. Wagenmann, Zur pathologischen Anatomie der Cataracta traumatica.
           Bericht über d. 32. Vers. d. ophth. Ges. zu Heidelberg. S. 320.
1906. 102. Frenkel et Garipuy, Opération de la cataracte traumatique chez un
           borgne atteint de trichiasis et d'aniridie congénitale. Rec. d'opht. p. 75.
      103. Kuhnt, Zur Behandlung frischer, komplizierter, penetrierender Ver-
           letzungen der Hornhaut. Zeitschr. f. Augenheilk. XV. S. 312.
      104. Schaad, Zur Prognose der Cataracta traumatica. Inaug.-Diss. Gießen.
1907. 105. Baroggi, Della cataratta traumatica. Clin. ocul. Maggio.
      106. v. Krüdener, Absichtliche Verstümmelung des Auges. Petersburger
           med. Wochenschr. Nr. 51. S. 484.
      107. Neeper, Traumatic cataract. (Colorado ophth. Soc.) Ophth. Record.
           p. 246.
      108. v. Reuß, Cholestearinkrystalle in der Vorderkammer. (Ophth. Ges. in
           Wien. Disk.: Königstein, Salzmann.) Klin. Monatsbl. f. Augenheilk.
           XLV. (N. F. IV. Bd.) S. 272.
      109. Scheffels, Perforierende Rißwunde der Corneoskleralgrenze. Klin.
           Monatsbl. f. Augenheilk. XLV. (N. F. III. Bd.) S. 395.
1908. 110. Armaignac, La résorption spontanée du cristallin chez l'adulte à la
           suite des cataractes traumatiques au provoquées par la discission.
           Rec. d'Opht. p. 285.
      111. Libby, Über Behandlung der traumatischen Katarakt. Denver med.
           Times. July 1907. Ref. Klin. Monatsbl. f. Augenheilk. XLVI. (N. F. VI. Bd.)
           S. 235.
      112. Natanson, A., Kreisförmige Trübung an der Vorderfläche der Linse
           (Vossius) bei Kontusions- und Perforationsverletzung des Auges. Klin.
           Monatsbl. f. Augenheilk. XLVI. (N. F. V. Bd.) S. 537 u. 433.
1909. 113. Bourgeois, L'opération des cataractes traumatiques spécialement dans
           les accidents du travail. Clin. d'Opht. p. 554.
      114. Bourgeois, L'opération des cataractes traumatiques. Arch. d'Opht.
           XXIX. p. 534.
1910. 115. Adam, Traumatisches Linsencolobom. Berl. ophth. Ges. Centralbl. f.
           prakt. Augenheilk. S. 330.
      116. Hudson, A clinical study of posterior traumatic cataract. Ophth. Hosp.
           Rep. XVIII. I. p. 112.
      117. Klein, Über Linsen- und Linsenkapselverletzung. Centralbl. f. prakt.
           Augenheilk. S. 65.
1911. 118. Black, Transient lens opacity. Ophth. Record. p. 257.
      119. Donovan, The immediate removal of traumatic cataracte. Ophth.
           Record. p. 415.
      120. Strickler, Penetrating wound of cornea and lens. Ophth. Record. p. 33.
1912. 121. Cramer, Abriß der Unfall- und Invaliditätskunde des Sehapparats. Stutt-
           gart. Enke.

1912. 122. Cusner, Rétrocession d'une cataracte traumatique. Bull. de la Soc.
     belge d'opht. No. 33. p. 31. Clin. Opht. p. 386.
     123. Lange, Zur Kasuistik der Augenverletzungen. 3. Rückbildung partieller
     traumatischer Katarakt. Klin.Monatsbl.f.Augenheilk. L. (N.F.XIV.)S.553.
     124. Santos Fernandez, Über späten Ein- oder Nichteingriff bei trau-
     matischer Katarakt. Arch. d'Opht. Hisp.-Am. p. 586.
     125. Sedwick, Absorption of old traumatic cataract after iridectomy for
     glaucoma. Ophth. Record. p. 187.
     126. Tripp, Traumatic cataract of unusual origin. Cleveland med. Journ. XI.
     No. 7.
1914. 127. Bergmeister, Linsenverletzung. Wien. ophth. Ges. Bericht Klin.
     Monatsbl. f. Augenheilk. LII. S. 535.
     128. Krämer, Cataracta perinuclearis traumatica. Wien. ophth. Ges. Bericht
     Klin. Monatsbl. f. Augenheilk. LII. S. 535.

Die Verwundungen der Orbita.

Allgemeine Übersicht über die Orbitalverwundungen, ihren Befund und ihre Folgen.

§ 184. Die Verwundungen der Augenhöble entstehen entweder
von dem freien Orbitaleingang aus oder unter gleichzeitiger Frakturierung des
knöchernen Orbitalrandes. Die zweite Gruppe wird durch schwere Hiebe
mit Säbel usw., sowie durch größere stumpfe Gegenstände, die mit großer
Gewalt auftreffen oder gegen die das Auge stößt, veranlaßt. Die Verwundungen des Knochens werden in den folgenden Paragraphen abgehandelt.

Bei der ersten Gruppe handelt es sich um Verletzung durch spitze
und scharfe oder stumpfspitze, meist längere Fremdkörper, die mehr oder
weniger reine Stich- und Schnitt- oder Rißwunden verursachen und die
ihren Weg in die Tiefe nehmen, entweder von der Lidspalte aus durch
die Bindehaut oder von der äußeren Haut aus nach Durchtrennung der
Lider, wobei der Bindehautsack uneröffnet bleibt oder ebenfalls mit eröffnet
wird. Nur in seltenen Fällen nimmt der stechende Fremdkörper seinen
Weg durch den Bulbus.

Als verletzende Gegenstände kommen in Betracht: Degen, Florett,
Rappier, Dolch, Messer, Bajonett, Lanzen, Baumäste, Holzstücke, Heu- und
Mistgabeln, Stöcke, Schirmspitzen und -speichen, Griffel, Nägel, Pfriemen
Pfeifenrohr, Billardqueue, Draht, Spindeln, Hörner von Tieren, usw.

Befund. Überaus häufig trifft der verletzende Gegenstand zunächst
den knöchernen Orbitalrand und dringt, ihm entlang gleitend, verschieden
tief in die Augenhöhle ein. Besonders oft ist die Gegend des inneren
Augenwinkels betroffen. Der Bulbus weicht meist vermöge seiner Kugel-
gestalt und Verschiebbarkeit dem vordringenden Gegenstand aus und bleibt
völlig intakt, so daß der Stich nur die Weichteile der Augenhöhle, darunter
oft den Optikus verletzt. In manchen Fällen finden sich aber Zeichen von
Kontusion oder Quetschung am Auge und zuweilen eine perforierende Ver-

wundung der Sklera. Beim Eindringen größerer stumpfspitzer Fremdkörper
kann das Auge schwere Kompression und Berstung erfahren oder total
luxieren und aus der Augenhöhle austreten. Wie erwähnt, erfolgt der
Stich nur selten durch den Bulbus. Dringt der Fremdkörper unter Verschiebung des Auges in die Augenhöhle ein, so können in verschiedener
Ausdehnung und Kombination die Weichteile eine Schädigung erfahren,
besonders je nach der Größe und Tiefe der Stichwunde. In den leichtesten
Fällen werden nur das Fettgewebe und kleine Gefäße getroffen, so daß ein
geringer Exophthalmus entsteht. Meist werden aber zahlreichere und
größere Gefäßchen, die Muskeln, die Nerven, bei tieferen Verletzungen der
Sehnerv mit verletzt, so daß sich Dislokation des Auges, Exophthalmus
durch retrobulbären Bluterguß, Beweglichkeitsstörung, Muskellähmung, Ptosis,
Erblindung usw. finden. Auch die sensiblen und sympathischen Nervenfasern und orbitalen Ganglien können verletzt werden. Erfolgt der Stich
bis in die Spitze des Orbitaltrichters, so sind die Verletzungsfolgen besonders zahlreich, da hier die wichtigen Nerven, größeren Gefäße und Muskeln dicht zusammenliegen. Bei Verletzung im äußeren oberen Abschnitt
des Orbitaleinganges kann die Tränendrüse mitgetroffen sein oder durch die
Wunde prolabieren (vgl. § 164, S. 921).

Pathogenese. Die Schädigung der Weichteile der Orbita erfolgt
entweder unmittelbar bei der Verwundung oder durch sekundäre Folgezustände, wie entzündliche Schwellung des Orbitalgewebes und Vorgänge
bei der Vernarbung.

Die unmittelbare Schädigung kann veranlaßt sein durch den Fremdkörper selbst oder durch Blutung oder bei gleichzeitiger Knochenverletzung
durch dislozierte oder abgesprengte Knochenfragmente. Die Läsion kann
bestehen in Durchtrennung, Quetschung der Gebilde oder in einfacher Druckwirkung. Je nach der Art der Schädigung ist die Funktionsstörung eine
bleibende oder der Rückbildung fähige.

Komplikationen. Die in die Orbita eindringenden Fremdkörper
können des weiteren die Orbitalwand erreichen, spalten, durchstoßen und
weiter in die Nebenhöhlen, Nasen-, Stirn-, Oberkiefer-, Schädelhöhle eindringen. Die Frakturen haben meist die Form der Lochfraktur mit Splitterung. Ganz besonders wichtig ist die Perforation des Orbitaldaches mit
Eröffnung der Schädelhöhle. Durch den eindringenden Fremdkörper oder
abgesprengte Knochenstücke können intrakranielle Blutungen oder Verletzungen der Gehirnsubstanz erfolgen.

Durch Abbrechen können Teile des Fremdkörpers zurückbleiben. Sodann kann von dem eingedrungenen Fremdkörper etwas abgestreift werden
und liegen bleiben, z. B. beim Eindringen einer Schirmspitze die Metall-
hülse (His 1856, Bower 1879) oder eines Billardqueues die Lederkappe
(Briggs 1888) usw.

BICHELONNE (1904) hat die Verletzungen durch Florettstoß zusammengestellt.

Der Symptomenkomplex der Orbitalverletzung erfährt durch die Mitverletzung der Orbitalwand und Eröffnung der Nebenhöhle eine entsprechende Komplikation, worüber in den §§ 185—187 die Rede sein wird.

Verlauf. War die Verletzung auf die Orbitalhöhle beschränkt, so hängt der Verlauf bei ausbleibender Infektion von der Art und Ausdehnung der Verletzung der Weichteile ab. Bei den leichtesten Verletzungen kann in 1—2 Wochen vollständige Heilung eintreten. Bei den schweren Verletzungen bleibt aber oft eine Beweglichkeitsbeschränkung und bei Sehnervenverletzung Erblindung zurück, ebenso kann das Sehvermögen geschädigt sein, wenn der Bulbus geprellt oder mitverwundet war. Durch abnorme Verwachsung der Eingangswunde, z. B. zwischen Bindehaut und Sklera, sowie durch Narbenstränge in der Tiefe können ebenfalls Stellungsanomalie des Auges und Beweglichkeitsbeschränkung eintreten. Bei den so häufigen Verletzungen im inneren Augenwinkel bleibt infolge von Mitverletzung der Tränenabflußwege und der Lider Obliteration der Tränenwege und abnorme Lidstellung zurück. Häufig ist auch der Symptomenkomplex des Enophthalmus der Augang einer Orbitalstichverletzung. Nur selten wird pulsierender Exophthalmus durch Verletzung größerer Orbitalgefäße beobachtet.

Ungewöhnlich und nur durch die besonderen Umstände erklärlich ist ein von SCHEUERMANN (1908) mitgeteilter Fall, in dem ein durch Rappierstich in die Orbita verletzter Student durch die Chokwirkung bewußtlos wurde und 2 Stunden nach der Verletzung durch Lungenödem starb. Die Sektion ergab tuberkulöse Herde in der rechten Lunge, Verwachsung der Pleura und Abszeß in der Pleurahöhle, während eine Gehirnverletzung nicht vorlag.

Tritt bei einfachen Wunden der Orbitalhöhle ohne Knochenverletzung und ohne zurückbleibenden Fremdkörper Infektion ein, so entsteht das Bild des Orbitalabszesses und der Orbitalphlegmone und in schweren Fällen der Nekrose und Vereiterung sämtlicher Weichteile. Durch Übergang der Eiterung auf die Schädelhöhle kann die Verletzung letal enden.

Bei den genannten Wunden wird Infektion nur seltener beobachtet und ist dann wohl meist bei der Verletzung selbst entstanden. Der ursprüngliche Wundkanal erfährt durch nachträgliche Verschiebung der Weichteile gegeneinander besonders durch Zurücktreten des im Moment der Verletzung zur Seite geschobenen Bulbus eine teilweise Verlegung und unregelmäßige Knickung, so daß dadurch ein natürlicher Schutz gegen nachträgliche Infektion der Tiefe bei der Wundheilung gegeben ist.

Als Beispiel von Infektion bei einer unkomplizierten Orbitalstichwunde wahrscheinlich durch Fall in eine Egge führe ich einen von SCHÜTZE (1900) aus der Jenaer Klinik mitgeteilten Fall an. Bereits am 3. Tage nach der Verletzung bestand das Bild einer schweren Phlegmone mit ungewöhnlich hochgradiger Protrusio bulbi. Trotz Eröffnung eines großen Abszesses und Tamponade nahm die Protrusion zu, so daß Ulzeration der Kornea und Sklera teils durch Vertrocknung, teils durch Infektion eintrat. Erst nach Enukleation des Auges erfolgte Heilung. In einem zweiten daselbst mitgeteilten Fall hatte ich Orbitalphlegmone 8 Tage nach Stoß mit dem Horn eines Ziegenbockes beobachtet. Doch schien die Wunde am Oberlid nicht in die Tiefe zu gehen. Vielleicht hatte anfangs ein Wunderysipel bestanden, an das sich die Phlegmone anschloß. Hier trat nach ausgiebiger Inzision Heilung mit S $5/_{7,5}$ bei guter Stellung des Auges ein.

Scholtz (1901) teilte einen Fall von Vereiterung der Weichteile der Orbita, welche infolge mehrfacher Stichverletzung der Augenlider und der Orbita bei einer Frau entstanden war, mit. 24 Stunden nach der Verletzung bestand Protrusion, am 3. Tag beginnende Eiterung und am 5. Tag begann die Abstoßung der Weichteile. Am 17. Tag waren Augenlider und sämtliche Weichteile der Orbita inklusive Augapfel abgestoßen. Heilung durch Granulation.

In einem von Ciré (1901) mitgeteilten Fall war nach Stichverletzung der linken Orbita ein Orbitalabszess aufgetreten und im Anschluß daran eine eitrige Meningitis und ein Gehirnabszeß auf der rechten Seite. Angenommen wurde Entstehung auf metastatischem Wege.

Weitere Fälle finden sich bei Capolongo (1899) und Gallemaerts (1899).

Auf das Vorkommen von Tetanus nach Orbitalstichverletzung ohne Zurückbleiben eines Fremdkörpers wurde § 30, S. 141, hingewiesen (Fälle von Parinaud, Marx und Wagenmann-Lange aus der Jenaer Augenklinik).

Für die Diagnose der ohne Orbitalrandfraktur auftretenden Stichverletzung der Orbita gibt oft die Anamnese wichtige Anhaltspunkte an die Hand. Der Befund der Wunde kann ebenfalls ohne weiteres auf die Eröffnung der Orbita hinweisen, zumal wenn sich Fettgewebe in der Lidoder Konjunktivalwunde zeigt. Bei kleinen Stichwunden der Lider dagegen kann die Wunde selbst unbedeutend erscheinen und sich schnell schließen. Diagnostisch überaus wichtig erscheint Exophthalmus durch retrobulbäre Blutung oder entzündliche Gewebsschwellung, abnorme Stellung des Auges, sowie Beweglichkeitsstörung. Für ein tiefes Eindringen des Fremdkörpers spricht ferner die durch Erblindung oder Sehstörung und die Augenspiegeluntersuchung festzustellende Sehnervenverletzung. Die Art der Läsion, ob Zerreißung oder Kompression, ob Muskel oder Nerv betroffen sind usw., läßt sich klinisch oft erst nach dem weiteren Verlauf vermuten.

Ob eine Sondierung der Wunde, die ja den sichersten Aufschluß über Eröffnung der Orbita und Tiefe der Wunde geben kann, notwendig erscheint, ist in jedem einzelnen Fall zu überlegen. Der Verletzungsvorgang, das Aussehen der Wunde, der sonstige Befund, die Zeit, die seit der Verletzung verstrichen ist, der Verdacht auf zurückgebliebene Fremdkörper eventuell auf Fraktur einer Orbitalwand, sind dabei zu berücksichtigen. Die Sondierung hat stets mit größter Vorsicht und unter strengsten Kautelen zu geschehen, damit keine Infektionskeime in die Tiefe getragen oder falsche Wege gebahnt werden. Dazu kommt, daß bei Stichverletzungen mit spitzen Gegenständen der Wundkanal durch die nachträgliche Verschiebung der Weichteile gegen einander und durch die blutige Infiltration des Gewebes seine ursprüngliche Form verloren hat. Man wird deshalb häufig von der Sondierung besonders bei schon verklebten, unverdächtigen Wunden Abstand nehmen, zumal da durch Röntgenaufnahme die Anwesenheit eines Fremdkörpers, enventuell auch das Vorliegen einer Fraktur sicherer und schonender festzusellen ist. Bei frischen Wunden dagegen, und besonders bei zweifelhaften Fällen, vor allem bei begründetem Verdacht auf Fremdkörper, z. B. nach Verletzung durch Aststück usw. wird man auf die Sondierung nicht verzichten. Bei größeren Wunden kann auch der Finger eingeführt werden.

In jedem Fall hat man die Frage möglichst zu entscheiden, ob ein Fremdkörper zurückgeblieben ist. Anamnese über Vorgang der Verletzung und die Natur des verletzenden Fremdkörpers und der Befund gestatten oft schon wichtige Schlüsse. Eine sichere Entscheidung ist vielfach unmöglich, selbst der Sondierung kann ein Fremdkörper entgehen. In irgend zweifelhaften Fällen muss die Durchleuchtung mit Röntgenstrahlen vorgenommen werden, auch ist bei Verdacht auf ein Eisenstück das Sideroskop anzuwenden.

Die Prognose ist anfangs stets nur mit größter Vorsicht zu stellen. Sie hängt ab von der Schwere und Ausdehnung der Verletzung, der Mitverletzung der Orbitalwand, besonders der oberen, sowie von dem Auftreten infektiöser Entzündung.

Orbitalstichverletzungen haben etwas unheimliches, da eine anfangs anscheinend geringfügige Verletzung sich doch als eine lebensgefährliche erweisen kann.

Orbitaldachfraktur, Zurückgebliebensein eines Fremdkörpers selbst im Gehirn und tiefe Infektion können anfangs symptomlos bleiben und plötzlich durch schwerste Erscheinungen den anscheinend günstigen Verlauf zu einem verzweifelten gestalten.

Die Therapie hat nach den Grundsätzen moderner antiseptischer und aseptischer Wundbehandlung zu erfolgen und wird in den nächsten Paragraphen noch weiter erörtert.

Die Verletzung der Orbitalknochen durch Verwundung.

Allgemeines über die Verwundung der Orbitalknochen.

§ 185. Unter den Verletzungen der Orbitalknochen kommen hier nur die direkten Verwundungen und Frakturen der Knochen in Betracht, wobei der verletzende Gegenstand nach Durchtrennung der Hautdecke und der Weichteile den Knochen unmittelbar trifft. Es handelt sich dabei ausschließlich um Stich- und Hiebwunden. Die direkten und die indirekten Frakturen durch stumpfe Gewalt sind in §§ 140—142, S. 721 ff. abgehandelt. Unter Umständen läßt sich eine Entscheidung, ob es sich um eine direkte Fraktur des Knochens durch Verwundung oder um eine solche durch stumpfe Gewalt handelt, nicht treffen. Der Befund und die Folgen sind häufig ganz ähnliche, zumal die direkten Frakturen durch stumpfe Gewalt so oft mit Riß- und Quetschwunden der deckenden Haut verbunden sind.

Die Verletzungen der Orbitalknochen bestehen entweder in einer oberflächlichen Verwundung des Periostes und der Knochensubstanz oder in einer Fraktur des Knochens, die an dem festen Orbitalrand vorwiegend den Charakter der Zerspaltung und Zersplitterung und an der dünnen Orbitalwand den Charakter der Lochfraktur hat.

Die oberflächliche Verwundung des Knochens wird vornehmlich am knöchernen Orbitalrand beobachtet. Die in der Umgebung des Auges auftreffenden stechenden oder schneidenden Fremdkörper dringen nicht selten bis zum Knochen vor, legen ihn bloß, aber ihre Kraft erschöpft sich am Knochen. Häufig gleiten sie vom Orbitalrand ab und nehmen ihren Weg in die Augenhöhle. Bei schräger Richtung kann die Hautwunde ein beträchliches Stück peripherwärts vom Orbitalrand liegen, vor allem bei Verwundungen, die schräg frontal von unten und innen her erfolgen. In der Gegend des inneren Augenwinkels findet sich häufig die Eingangswunde von Orbitalstichverletzungen. Bei diesen Verletzungen kann das Periost oberflächlich und umschrieben geritzt, gespalten, gequetscht oder durch Blutung abgehoben sein. Ebenso kann die Knochensubstanz oberflächlich verwundet werden. Diese oberflächlichen Knochenverwundungen stellen meist nur bedeutungslose Verletzungen dar.

Überaus wichtig sind dagegen die direkten Frakturen der Orbitalknochen durch Verwundung. Sie sind durchweg komplizierte Frakturen, d. h. mit der äußeren Luft kommunizierende. Dadurch sind stets die Gefahren der Infektion nahe gerückt, und durch eitrige Prozesse können die schwersten Folgezustände, oft mit Exitus letalis, veranlaßt werden. Die direkten Frakturen durch Verwundung können den Orbitalrand oder die Orbitalwand oder beide gleichzeitig betreffen. Isolierte Frakturen des Orbitalrandes sind im ganzen selten, während isolierte Frakturen der Orbitalwand durch Stichverletzungen häufig vorkommen. Die direkten Frakturen des Orbitalrandes sind meist mit Fraktur der Orbitalwand kombiniert oder setzen sich mit Rissen und Sprüngen in die Orbitalwand fort. Direkte Frakturen durch Verwundung in der Umgebung der Orbita können sich als fortgesetzte Frakturen in die Orbitalwand erstrecken, z. B. von den Gesichtsknochen aus. Auch bei den isolierten Lochfrakturen der Orbitalwand können Fissuren und Risse sich weit in die Umgebung erstrecken.

Je nach der Art der Verletzung und der Form des verletzenden Gegenstandes, sowie nach seiner Angriffs- oder Eingangsstelle finden sich ganz verschieden gestaltete Wunden an den Lidern oder in der Umgebung des Auges oder an der Bindehaut oder am Bulbus. Die bei Orbitalknochenverletzung vorkommenden Verwundungen der Bedeckung des Auges und ihre Folgen wurden bereits in § 163—165, S. 912 ff. mitberücksichtigt. Ferner sind die direkten Frakturen der Orbitalknochen durch Verwundung in der mannigfachsten Weise mit Verletzung der Weichteile der Orbita kombiniert. Der verletzende Fremdkörper kann auf seinem Weg den Bulbus, den Sehnerv, die Augenmuskeln, die Augenmuskelnerven, die sonstigen Nerven der Orbita, die Gefäße usw. direkt verletzen. Sodann können als unmittelbare Folgen der Fraktur Blutungen, abgesprengte Knochensplitter usw. die Weichteile drücken, quetschen oder zerreißen. Fast konstant kommt es zu Lageverschiebungen des Bulbus, vor allem zu Exophthalmus, meist durch Blutungen, nur ganz ausnahmsweise bei Verletzung der inneren Orbitalwand durch Emphysem, ferner zu Seitwärtsdrängung des Bulbus, zuweilen selbt zu Luxatio oder Avulsio bulbi bei Stichverletzungen durch stumpfspitze Gegenstände.

Von der allergrößten Bedeutung ist, daß bei den direkten Frakturen der Orbitalwand die Nebenhöhlen eröffnet werden und daß vor allem bei der Lochfraktur im Orbitaldach oder im Orbitaltrichter der Fremdkörper in die Schädelhöhle verschieden tief eindringt. Dadurch entstehen komplizierte Schädelbasisfrakturen mit all ihren Gefahren der Hirnverletzung, der Hirnblutung, des Hirndruckes, der infektiösen Meningitis, Encephalitis, des Gehirnabszesses usw., Komplikationen, die überaus häufig zum Tode führen. Durch Verletzung der großen Gefäße, vor allem der Carotis interna im Sinus cavernosus, kann pulsierender Exophthalmus auftreten.

Heilen die Fälle ohne schwere Komplikationen von seiten der Nebenhöhlen aus, so bleiben oft Sehstörung, Augenmuskellähmung, abnorme Verwachsungen des Bulbus, Enophthalmus usw. zurück.

Die direkte Fraktur des knöchernen Orbitalrandes durch Verwundung.

§ 186. Isolierte direkte Frakturen des knöchernen Orbitalrandes durch Verwundungen sind selten. Meist sind die Frakturen des Orbitalrandes mit Brüchen der Orbitalwand kombiniert und setzen sich weit in dieselbe fort. Ebenso können sich direkte Verwundungen der Gesichts- und Schädelknochen in die Orbitalwand und zum Orbitalrand fortsetzen. Isolierte direkte Frakturen des Orbitalrandes durch Verwundung entstehen vornehmlich durch Hiebwunden. Dieselben verlaufen meist von oben oder oben-außen nach unten und unten-innen und treffen die Stirn und den oberen Orbitalrand.

Dabei kann als seltener Befund ein kleines Knochenstück vom Orbitalrand vollkommen abgesprengt werden.

So fand Berlin (1880, S. 584) durch Schlägerhieb einen Knochensplitter von der äußeren Hälfte des oberen Augenhöhlenrandes abgetrennt, der zur Hälfte dem Jochbein, zur Hälfte dem Stirnbein angehörte. Der Levator palpebrae und der Rectus superior waren gleichzeitig durchtrennt und die Sklera verletzt. Der Knochensplitter wurde entfernt und die Wunde heilte per primam.

Fälle von isolierter Absprengung des Orbitalrandes durch Hufschlag und andere stumpfe Gewalten sind § 141, S. 727 angeführt.

Die kombinierten direkten Frakturen des Orbitalrandes und der Orbitalwand gehen gewöhnlich mit einer stärkeren Dislokation der Fragmente und Zertrümmerung des Knochens einher und sind ohne weiteres zu sehen oder mit dem Finger und der Sonde zu fühlen. Sie setzen die Einwirkung stärkerer Gewalt voraus. Häufig sind dabei die Nebenhöhlen — Nase — Stirn —, Oberkiefer und vor allem die Schädelhöhle — eröffnet.

Von besonderem Interesse sind die direkten Frakturen des oberen Orbitalrandes, die mit einer direkten oder fortgesetzten Fraktur des Orbitaldachs verbunden sind und damit komplizierte Schädelbasisbrüche mit allen ihren Gefahren darstellen.

Meist kann man in der Tiefe der Wunde die Öffnung in der Schädelhöhle und die freiliegende Gehirnsubstanz sehen und stets die Verschieblichkeit und das Klaffen der Knochenfragmente durch Betasten fühlen. Je nach der Schwere der Verletzung und der Art und Ausdehnung der Gehirnverletzung durch den verletzenden Fremdkörper, durch Knochensplitter oder Blutungen sind die Gehirnerscheinungen verschieden hochgradig. Diese kombinierten Brüche entstehen nur nach schwerer Gewalteinwirkung, wie Säbel- oder Axthieben. Bei kräftig geführten Säbelhieben kann das Stirnbein breit bis in die Augenhöhle gespalten werden, so daß die Augenhöhle klafft und die eröffnete Schädelhöhle mit verletztem Vorderlappen des Gehirns freiliegt.

Schließlich kann sich die Wunde auf der anderen Seite der Orbita fortsetzen und die ganze Orbita spalten, so daß man selbst bis in den Pharynx sehen kann. Bei den ausgedehnteren Spaltungen ist der Bulbus stets mitverletzt. Zander und Geissler (1864, S. 293) haben mehrere derartige Fälle von schweren Hiebwunden der Orbita aus der älteren Literatur angeführt, darunter mehrere Kriegsverletzungen. Derartige Verwundungen im Kriege werden aber immer seltener. So findet sich im Kriegs-Sanitätsbericht (1888) über die Verwundungen der Augen bei den deutschen Heeren im Kriege gegen Frankreich 1870/71 kein einziger derartiger Fall aufgeführt, wobei allerdings zu berücksichtigen ist, daß derartige schwere Schädel- und Orbitalspaltungen wahrscheinlich meist sofort tödlich enden.

Die kombinierten direkten Frakturen des oberen Orbitalrandes und des Orbitaldachs durch stumpfe Gewalten wie Hufschlag, Sturz usw., die sich in der Regel wegen der gleichzeitigen Zerreißung der Haut ebenfalls als offene Schädelbrüche darstellen, wurden in § 141, S. 728 abgehandelt. Daselbst wurde darauf hingewiesen, daß bei direkten Frakturen im inneren oberen Augenwinkel der Sinus frontalis isoliert eröffnet werden kann.

Die direkten gleichzeitigen Frakturen des oberen Orbitalrandes und des Orbitaldachs sind bedroht von Infektion der Schädelhöhle, die zu Meningitis, Gehirnabszeß usw. führt und leicht tödlichen Ausgang nehmen kann. Wie schon Berlin (1880) hervorhob, ist aber die Prognose dieser Frakturen günstiger als die der direkten isolierten Frakturen des Orbitaldachs mit Verwundung von der Augenhöhle aus. Als Ursache dafür kommt in Betracht, daß die Fraktur sofort erkannt wird, daß die Sekrete freier nach außen sich entleeren können und daß die antiseptische Behandlung rechtzeitiger und leichter sich durchführen läßt.

Die Behandlung dieser schweren komplizierten Frakturen hat nach chirurgischen Regeln zu erfolgen. Nach Reinigung der Wunde sind lose Knochensplitter zu entfernen, zertrümmerte Gewebe wegzunehmen und alle Buchten freizulegen. War der Bulbus gespalten, so ist er sofort zu entfernen. Die Wunde ist sodann sorgfältig offen zu halten und mit Gaze zu tamponieren. Bei starken Splitterbrüchen, bei bedrohlichen Erscheinungen sind weitergehende Eingriffe wie Trepanation usw. notwendig. Am besten wird die Behandlung dieser mit Eröffnung der Schädelhöhle einhergehenden Frakturen dem Chirurgen überlassen.

**Die isolierte direkte Fraktur der Orbitalwände
durch Verwundung.**

§ 187. Die isolierte direkte Verwundung der äußeren Orbitalwand ist selten. Von den so häufigen direkten Frakturen durch Schußwunden sehen wir hier ab.

Die temporale Orbitalwand kann von außen her durch Hieb- und Stichwunden der Schläfengegend verletzt werden, ebenso von innen her, von der Augenhöhle aus, durch Stichverletzung. Von innen nach außen vorgestoßene Degenspitzen oder Bajonette können in der Ohr- oder Schläfengegend austreten.

Berlin (1888, S. 589) teilte einen von v. Hölder erhobenen Sektionsbefund bei einem 70jährigen Manne mit, der mit einem Hackmesser gegen die Schläfe geschlagen war. In der Tiefe der Weichteilwunde zeigte die Orbitalwand rückwärts von der Naht des Jochbeins und des großen Keilbeinflügels eine 1 Zoll lange scharfgeschnittene Lücke; 4 kleine Knochensplitter lagen weiter rückwärts in der Augenhöhle.

Küttner (1906) berichtete über eine Zersplitterung der lateralen Wand der Orbita durch einen Säbelhieb. Der Bulbus und die Augenmuskeln waren intakt. Der Musculus temporalis war durchtrennt und die Schläfenschuppe zersplittert. Eine Eröffnung der Schädelhöhle war nicht nachweisbar. Es erfolgte glatte Heilung unter Naht und Drainage.

Eine Verletzung der äußeren Orbitalwand von der Orbita aus durch ein durch das obere Lid eingedrungenes Holzstück teilte Reeve (1871) mit. Ein zweites Stück war im Orbitaldach fixiert.

Die direkte Fraktur der inneren Orbitalwand entsteht meist durch Stichverletzungen von der Augenhöhle aus. Da der innere Augenwinkel so häufig getroffen wird, so ist diese Verletzung nicht allzuselten. Die Lamina papyracea des Siebbeins wird meist dabei getroffen und durchstoßen, so daß eine Kommunikation mit der Nasenhöhle besteht. Bei kleinen Stichwunden kann sich die äußere Wunde bald schließen, der Wundkanal durch nachträgliche Verschiebung der Teile gegeneinander verlegen und die Fraktur damit der indirekten Fraktur gleichen. Bei größerer Zertrümmerung dagegen finden sich eine breitere und offene Kommunikation zwischen Augenhöhle und Nasenhöhle und stärkere Splitterung des Knochens. Ausnahmsweise kann von der nasalen Augenhöhlenwand aus durch das Siebbein hindurch die Schädelhöhle eröffnet werden.

Zander und Geissler (1864, S. 410) führten einen Fall von Philips an, bei dem ein in den inneren Augenwinkel der linken Orbita eindringendes Eisenstück eine Erblindung des rechten Auges sowie nach einigen Tagen den Exitus letalis veranlaßt hatte. Die Sektion ergab eine Lochfraktur mit Absprengung eines Knochenstückes, das einem Teil des Siebbeines und dem den Boden des Foramen opticum bildenden Teil des Keilbeines entsprach. Der losgelöste Knochensplitter hatte den rechten Opticus durchrieben und lag über dem rechten Sinus cavernosus.

Decherd (1906) berichtete über einen Fall von Stichverletzung der Orbita durch Regenschirm mit Ausgang in Heilung, bei dem eine Fraktur der Sutura fronto-ethmoidale mit Fissur im Canalis opticus sowie Meningitis circumscripta mit Neuritis optica descendens auf der anderen Seite angenommen wurde.

Bei den isolierten Frakturen der nasalen Orbitalwand kommt zu den sonstigen Symptomen der Orbitalstichverletzung im innern Augenwinkel, unter denen Zerreißung oder Lähmung des Musculus rectus internus fast nie fehlt, noch hinzu das Auftreten mehr oder weniger starken Nasenblutens. Zuweilen wird Emphysem beobachtet, wenn auch bei größeren frei kommunizierenden Lochwunden das Emphysem ausbleibt, da die Luft aus der äußeren Wunde frei austritt und nicht in das Gewebe gelangt. Dadurch unterscheiden sich die direkten Frakturen der inneren Orbitalwand durch Verwundung von den direkten oder indirekten durch stumpfe Gewalt. Das Emphysem kann sich als orbitales oder orbito-palpebrales oder· subconjunctivales darstellen und auf die Umgebung des Auges sich erstrecken (vgl. § 136, S. 676).

MICHELSON (1870) teilte einen Fall von Emphysem der Orbita, der Lider und des unteren Teils der Stirn nach Bajonettstich in das Siebbein mit. GUHL (1892) berichtete, daß ein gegen das Auge treffendes Holzstück die Brille des Patienten zertrümmert hatte und daß ein Splitter tief in das untere Augenlid eingedrungen war, worauf ein Emphysem der Orbita und der Lider entstand. In einem von PERLMANN (1908) mitgeteilten Fall war das linke Auge gegen einen in der Wand steckenden Nagel gestoßen. Der Stoß hatte Nasenbluten veranlaßt. Nach Niesen trat Lidemphysem auf. Der Nagel war an der Plica semilunaris eingedrungen, wo sich eine scharfe Kontinuitätstrennung fand. Ich selbst beobachtete bei Stichverletzung der inneren Orbitalwand durch eine Ofengabel subconjunctivales Emphysem (vgl. REICHMANN, 1905, Dissertation aus der Jenaer Augenklinik, Fall 1).

Bei schräg oder tangential nach der Medianlinie zu gerichteten Stichen kann der Fremdkörper die innere Orbitalwand durchbohren, die Nase seitlich oder mehr oder weniger schräg nach hinten durchqueren, die nasale Orbitalwand der anderen Seite frakturieren, verschieden weit in die andere Orbita vordringen und hier noch die Weichteile, besonders den Sehnerv und Gefäße, mit verletzen, sei es durch direkte Verwundung, sei es durch indirekte Quetschung mit Knochenstücken. Ja bei ganz tangentialer Richtung kann selbst das zweite Auge getroffen werden. Andererseits kann bei Richtung nach innen und hinten eine Stichwunde von der hintersten Partie der inneren Orbitalwand aus in den Rachen und von da in die Ohrgegend der anderen Seite reichen, wie z. B. in einem von ZANDER und GEISSLER (1864, S. 299) erwähnten Fall von Verletzung durch einen Pfeil, der an der Ausgangsöffnung entfernt wurde.

TEIRLINK (Ann. d'ocul. XIV., S. 132 ref. ZANDER und GEISSLER, 1864, S. 299) berichtete über einen Florettstich in den rechten inneren Augenwinkel mit heftigem Nasenbluten und totaler Erblindung des linken anscheinend unverletzten Auges. Angenommen wurde Eindringen des Floretts in die linke Orbita nach Durchquerung der Nase und Verletzung des Optikus in der Tiefe derselben. In einem von SCHIESS-GEMUSEUS (1870) mitgeteilten Fall waren infolge eines Stoßes mit einer spitzen Schafschere am linken Auge rechterseits bleibende Amaurose und Optikusatrophie und zum Teil vorübergehende Lähmung aller Augenmuskelnerven aufgetreten. Wahrscheinlich waren die Nerven durch eine fortgesetzte Fraktur des Proc. clinoideus anterior indirekt teils zerissen, teils nur gequetscht. Ich selbst beobachtete bei einer Frau eine Stichverletzung durch eine Ofengabel, bei der der Fremdkörper von links her die linke nasale Orbitalwand durchbrochen, die Nase durchquert hatte und in die rechte Orbita eingedrungen war, wo er den Optikus hinter dem Eintritt der Zentralgefäße verletzte. Links fanden sich, abgesehen von der Stichwunde, Contusio bulbi, subkonjunktivales Emphysem, totale Internuslähmung, rechts starker Exophthalmus, Amaurose mit nachfolgender Sehnervenatrophie und anfängliche Unbeweglichkeit des Auges. Den Befund und Verlauf habe ich durch REICHMANN (1905) in einer Dissertation mitteilen lassen. Einen analogen Fall von Durchquerung der Nase durch einen rechtsseitigen Heugabelstich mit Abtrennung des linken Optikus dicht am Auge hat RAPP (1903) mitgeteilt. In einem von MELLINGER (1899) veröffentlichten Fall war einem 24jährigen Mann ein Dolchmesser durch das linke Auge bis an das Heft in den Kopf gestoßen und konnte nur mit einer

Beißzange entfernt werden. Es bestand starkes Nasenbluten. Die Dolchklinge war am linken temporalen Orbitalrand abgeglitten, durch das linke Auge und die knöcherne Nase noch tief in das rechte Auge eingedrungen. Beide Augen erblindeten, links mit Phthisis bulbi und rechts mit Glaskörperblutungen und Netzhautablösung. In einem Fall von Montaño (1901) zerstörte ein Stich das linke Auge, durchbohrte das Siebbein und durchschnitt den rechten Optikus. Es trat sofort totale Erblindung beider Augen ein und später Abblassung der rechten Papille. In einem von Patry (1911) mitgeteilten Fall war die Spitze eines Regenschirmes unter schwerer Verletzung des Bulbus in die linke Orbita eingedrungen, hatte die innere Orbitalwand durchstoßen und den rechten Sehnerv verletzt, so daß es rechts zu Erblindung mit späterer Sehnervenatrophie kam, während das linke Auge enukleiert werden mußte. Zander und Geissler (1864, S. 300) referieren eine Beobachtung von Bernarding, nach der ein Mann einen Florettstich derart in die rechte Orbita erhielt, daß die Spitze an der äußeren Kommissur der Lider zwischen Bulbus und oberem Lid eindrang, über den Bulbus hinwegging und im inneren Augenwinkel den M. obliquus superior durchtrennte, das Tränenbein und den Processus nasalis des Oberkiefers frakturierte und endlich über dem Nasenrücken hinweg die Augenbraue der anderen Seite verletzte.

Die Diagnose der Fraktur der nasalen Orbitalwand ist in der Regel leicht zu stellen durch die Wunde in der Gegend des inneren Augenwinkels, die leicht fühlbare oder mit der Sonde nachweisbare Fraktur, sowie durch Nasenbluten und eventuell durch Luftaustritt aus der Wunde oder Emphysem. Die Mitverletzung der zweiten Orbita ist ebenfalls durch die charakteristischen Zeichen der Orbitalverletzung, Orbitalblutung, Exophthalmus, Lidsugillation usw. sowie durch die Ausfallserscheinungen seitens der Nerven, besonders des Optikus, zu stellen.

Isolierte direkte Frakturen des Orbitalbodens sind selten. Doch vermögen steil von oben kommende Fremdkörper ihn von der Augenhöhle aus zu durchbrechen und die Oberkieferhöhle zu eröffnen, ebenso kann die Verletzung vom Gaumen aus erfolgen.

In dem aus der Jenaer Augenklinik von mir (1905) und ausführlicher von Lange (1905) mitgeteilten Fall von Tetanus nach Orbitalstichverletzung ergab die Sektion eine Lochfraktur des Orbitalbodens. In einem von Roosa (1898) mitgeteilten Fall hatte ein die Stirn treffender Baumast das obere Augenlid durchbohrt, den Bulbus in die Orbita zurückgedrängt, den Boden der Orbita durchschlagen und war durch die Oberkieferhöhle bis in die Mundhöhle vorgedrungen. Langwierige Eiterung mit Ausstoßung von Knochen- und Holzsplittern folgte, schließlich trat Heilung mit Verschiebung und Adhärenz des Bulbus nach unten ein. Erfolgt die Verletzung durch einen Messerstich, so kann die Klinge abbrechen und selbst jahrelang zurückbleiben, wie in einem von Zenker (1898) mitgeteilten Fall, in dem die 5,2 cm lange, 2 cm breite und 2 mm dicke Messerklinge 12 Jahre im Oberkiefer steckte, ohne daß der Patient es wußte. Birkhäuser (1911) berichtete über einseitige Erblindung nach perforierender Schädelverletzung vom Gaumen aus. Beim Sturz war einem Arbeiter das Mundstück einer langen Tabakspfeife in den Gaumen eingedrungen, hatte die Kieferhöhle durchbohrt, den Orbitalboden verletzt und zu einer direkten Optikusläsion orbitalwärts vom Foramen opticum geführt.

Von innen und oben nach unten und hinten mit großer Kraft vorgestoßene längere spitze Fremdkörper können hinten den Orbitalboden durchstoßen und selbst bis zum Nacken vordringen.

Nach ZANDER und GEISSLER (1864, S. 299) entfernte PARÉ bei dem Herzog von Guise eine Lanzenspitze, die oberhalb des rechten Auges nach der Nasenwurzel zu eingedrungen und zwischen Nacken und Ohr ausgetreten war, mit einer Schmiedezange.

Erwähnt sei noch eine Beobachtung von PFISTER (1892), bei der die scharfe Kante einer Zange den harten Gaumen perforiert und eine Verletzung des Optikus durch eine Fraktur im Canalis opticus veranlaßt hatte.

Isolierte direkte Frakturen des Orbitaldachs, d. h. ohne gleichzeitige Verletzung des Orbitalrandes, entstehen von der Augenhöhle aus, indem längere spitze oder stumpfspitze Gegenstände, wie Degen, Rappier, Stöcke, Regenschirmspitzen, Zinken von Gabeln, Griffel, Federhalter, Nägel, Holzstücke, Stifte, Pfeifenröhren und dergleichen von vorn her durch das Lid, meist das obere, seltener das untere, oder durch die Bindehaut oder selbst durch den Bulbus (z. B. GUIBERT 1895, TOP 1905, RAY 1907) in die Augenhöhle eindringen und in der Richtung nach hinten und oben ihren Weg nehmen. Manchmal entsteht die Verletzung durch Fall auf derartige spitze Gegenstände. Am häufigsten ist die Gegend des inneren Augenwinkels die Eingangsstelle. Es genügt nur eine geringe Gewalt, um das dünne Orbitaldach zu durchstoßen. Zuweilen brechen die Fremdkörper ab. Wir kommen auf diese Fälle bei den Fremdkörperverletzungen zurück.

Wie BERGMANN (1880) näher ausführte, dringen die Fremdkörper meist der inneren Wand oder dem Dach der Augenhöhle entlang vor, treffen das Orbitaldach in seinem hintern Abschnitt oder in der Gegend der Fissura orbitalis superior und nehmen ihren Weg in die Schädelhöhle hinein. Je nach der Richtung und Lage der Fraktur trifft der verletzende Fremdkörper den Voderlappen des Gehirns oder geht mehr nach oben gegen den Seitenventrikel vor oder längs der Basis nach dem Felsenbein hin. Auch die der äußeren Augenhöhlenwand oder der inneren Hälfte des Orbitalbodens entlang gleitenden Fremdkörper vermögen in die Schädelhöhle einzudringen in der Gegend der Fissura orbitalis superior oder in der Gegend des Foramen opticum unter Mitverletzung des Sehnerven. Die direkten Brüche des Orbitaldachs sind Lochfrakturen mit Fissuren und Splittern, die von der Durchbruchsstelle ausstrahlen. Nimmt der Fremdkörper durch die Fissura orbitalis superior seinen Weg, so werden die den Spalt umgebenden Knochenteile mit durchbrochen und mehr oder weniger weit disloziert. Der kleine Keilbeinflügel kann abgesprengt und der große Keilbeinflügel durchbohrt werden. Die Carotis interna und der Sinus cavernosus können dabei verletzt werden.

Kasuistik. Berlin (1880, S. 508) hat aus der Literatur 52 Fälle von direkter Fraktur des Orbitaldaches ohne Beteiligung des Orbitalrandes gesammelt, von denen 41 letal endeten und 36 zur Sektion kamen. Nur 11 Patienten kamen mit dem Leben davon, behielten aber zum Teil schwere Störungen seitens des Nervensystems zurück. Bei dieser Zusammenstellung sind aber die Schußverletzungen mitgezählt. Bergmann (1880, S. 249) erwähnte noch 2 Heilungsfälle von Strohmayer und Löffler und 1 Heilung aus der Dorpater Klinik bei einem Studenten nach Rappierstoß.

Weitere Fälle ·von Stichverletzungen, bei denen, der Fremdkörper sofort oder gleich nachher herausgezogen wurde, mit tödlichem Ausgang, sind mitgeteilt von: Bower (1879). Aschmann (1884), Bouton (1889), Lotz (1890), Marescotti (1898), Weber sen. (bei Praun 1899, S. 466), Zirm (1901), Capellini (1901), Coqueret (1905), Wilbrand und Saenger (1906, S. 807), Casali (1907), Ray (1907), Scheuermann (1908); und mit Ausgang in Heilung von: Reeve (1871), Donkin (1883), Pope und Godlee (1886), Polaillon (1891), Gallus (1897, aus der Jenaer Augenklinik), Rockliffe und Hainworth (1890), Ciré (1901), Hansell und Spiller (1899), Guibert (1902), Axenfeld-Schuster (1902), Top (1905), Coqueret (1905, 2 Fälle), Friedrich (1906), Péchin und Descamps (1908), Paschett (1908). Weitere Fälle finden sich beim pulsierenden Exophthalmus nach Orbitalstichverletzung (§ 190, S. 1155). Fälle mit zurückbleibendem Fremdkörper sind bei den Fremdkörperverletzungen genannt.

Pathologisch-anatomischer Befund. Von den tödlich endenden Fällen kamen viele zur Sektion, die schon deshalb ausgeführt werden mußte, weil dieser Verletzung eine große forensische Bedeutung zukommt. Unter 18 rasch tödlich verlaufenen Fällen fand Berlin (1880) als direkte Todesursache 11 mal die Gehirnverletzung und 6 mal erhebliche intrakranielle Blutungen, unter 18 erst einige Zeit nach der Verletzung letal verlaufenen Fällen fand sich meist, 15 mal, Gehirnabszeß mit oder ohne Meningitis. Nur 2 mal bestand allein Meningitis und 4 mal Orbitaleiterung neben intrakranieller Eiterung. 6 mal waren dislozierte Knochenfragmente und Fremdkörper in das Gehirn eingedrungen. Die Gehirnabszesse lagen sämtlich oberflächlich in der unmittelbaren Nähe der Frakturstelle.

Von weiteren Sektionsbefunden erwähne ich die von Bower (1879), Aschmann (1884), Bouton (1889), Lotz (1890), Casali (1907), Axenfeld-Schuster (1902), Wilbrand und Saenger (1906, S. 807), Scheuermann (1908). Mehrfach fand sich der Optikus mitverletzt (Bower, Aschmann, Wilbrand und Saenger).

Wegen seiner mannigfachen Mitverletzungen sei hier der Fall von Bower (1879) als Beispiel angeführt, bei dem nach Verletzung durch Stoß mit einem Regenschirm baldiger Tod unter starker Blutung aus Auge und Nase eingetreten war. Es fand sich Fraktur des Orbitaldachs mit Abtrennung des kleinen Keilbeinflügels, Zerreißung des Nervus opticus unmittelbar hinter seinem Austritt aus dem Foramen opticum, Zerreißung der Arteria ophthalmica und Riß in der Carotis interna sowie Eröffnung des Sinus cavernosus, die Gehirnsubstanz unverletzt und schließlich ein Stück Messing, das von der Schirmzwinge abgelöst war. Scheuermann (1908) brachte eine Abbildung einer sternstrahligen lochförmigen Perforation des Orbitaldachs. Als Beispiel einer schweren Hirnverletzung ist der Fall von Bouton (1889) zu nennen, bei dem eine durch das linke Orbitaldach eingedrungene Regenschirmspitze den linken Stirnlappen gestreift hatte und etwa 4 cm tief in den rechten Stirnlappen fast bis zum grauen Kern eingedrungen war.

Von besonderem Interesse ist der von Axenfeld (1902) und ausführlich von Schuster (1902) beschriebene und abgebildete Befund einer alten mit einer Art Hernia orbitocerebralis verheilten markstückgroßen Lochfraktur des Orbitaldaches, die zufällig bei der Sektion eines 60jährigen Mannes, der vor Jahren einen Sturz erlitten hatte, gefunden wurde. Als das wahrscheinlichste wurde angenommen, daß die Fraktur direkt durch einen stumpfspitzen Fremdkörper hervorgerufen war, zumal der Bulbus neben anderen Veränderungen eine Iridodialyse aufwies. Der Rand der unterbrochenen Dura war verdickt. In die halbkugelige Prominenz, deren Wand sich als ein organisiertes Durahämatom erwies, war durch den Knochendefekt Fettgewebe und teilweise der Levator palpebrae vorgestülpt. Das bei der Lochfraktur losgelöste Knochenstück war resorbiert und Callusbildung fehlte.

Symptome, Verlauf und Ausgang. Die Eingangswunden an den Lidern oder an der Bindehaut sind oft nur unscheinbar, in anderen Fällen durch Vorfall von Fettgewebe auf die Orbitaleröffnung hinweisend. Im übrigen bestehen die früher genannten Symptome der Orbitalverletzung. Manchmal zeigen die Verletzten, abgesehen vielleicht von vorübergehender Chokwirkung, keinerlei Störung des Allgemeinbefindens, es fehlen vor allem alle zerebralen Herdsymptome und Zeichen von Hirndrucksteigerung. Erst später stellen sich dann oft plötzlich schwere Erscheinungen ein, die seltener durch eine Nachblutung, meist durch sekundäre Entzündung der Meningen und des Gehirns veranlaßt sind und die, falls es nicht durch sofortige Freilegung des Entzündungsherdes, eventuell unter Trepanation des Schädels, gelingt, dem Prozeß Einhalt zu tun, meist den Tod herbeiführen. In anderen Fällen bestehen aber sofort nach der Verletzung Zerebralerscheinungen infolge der direkten Hirnverletzung oder der intrakraniellen Blutung. Die Verletzten stürzen im Moment der Verletzung zusammen und sind mehr oder weniger lange Zeit bewußtlos, haben Erbrechen usw. Nach Wiederkehr des Bewußtseins finden sich Kopfschmerz, Schwindel, Erbrechen, sowie je nach der Hirnverletzung Herdsymptome, Lähmungen, Hemiplegie oder andere Hirnerscheinungen. Tritt, wie so oft, eine Entzündung von seiten des Gehirns und der Meningen auf, so entwickelt sich mehr oder weniger stürmisch das entsprechende Krankheitsbild der Enzephalitis und Meningitis mit Kopfschmerz, Erbrechen, Fieber, Lähmungen, Konvulsionen, Bewußtlosigkeit oder Delirium, Koma. Meist tritt in diesen Fällen der Exitus letalis ein. Der Zeitraum, in dem die schweren Erscheinungen nach der Verletzung bei anfänglichem Wohlbefinden einsetzen, kann verschieden sein und zwischen Stunden, Tagen und selbst mehreren Wochen schwanken. Nur ganz ausnahmsweise tritt Hirnsubstanz in der äußeren Wunde zu tage.

ZANDER und GEISSLER (1864, S. 302) erwähnen einen Fall von SELWYN, bei dem gleich nach dem Herausziehen des verletzenden Messers etwas Hirnmasse folgte. ROCKLIFFE und HAINWORTH (1899) fanden an dem Fremdkörper eine verdächtige Masse und GUIBERT (1902) sah nach Wegnahme des durch Stoß mit Hirschgeweih luxierten und brandigen Auges Hirnmasse in die Augenhöhle ausfließen. In einem von TOP (1905) mitgeteilten Fall war das Auge perforiert und Hirnmasse ausgetreten. BERLIN (1880, S. 602) erwähnte 2 Fälle, bei denen erst während der Reaktionsperiode Hirnmasse abfloß.

Kommen die Patienten mit dem Leben davon, so behalten sie oft mehr oder weniger schwere Störungen der Hirnverletzung und ihrer Folgezustände zurück, wie Lähmung der Hirnnerven, Hemiplegie, Gedächtnißschwäche, Schwachsinn usw. Auch kann sich pulsierender Exophthalmus entwickeln, worauf wir später (§ 190, S. 1155) zurückkommen.

SCHEUERMANN (1908) fand pulsierenden Exophthalmus, der durch Übertragung der Hirnpulsation auf den Hirnabszeß und durch den Wundkanal auf den Bulbus entstanden war.

Diagnose. Die Diagnose einer Orbitaldachfraktur ist leicht, wenn sich neben Zeichen der Orbitalstichverletzung schwere Hirnsymptome, vor allem ausgesprochene Herdsymptome, finden. Die Diagnose kann höchst schwierig oder unmöglich sein, wenn anfangs keine Störung des Allgemeinbefindens und keine Hirnsymptome zu verzeichnen sind. Das Fehlen dieser Symptome schließt die Fraktur und selbst die Gehirnverletzung nicht aus, da das dünne Orbitaldach ohne besonderen Kraftaufwand, also ohne stärkere Schädelkontusion durchbrochen wird, erhebliche Blutungen fehlen und die Verletzungen des Vorderhirns bekanntlich ohne nachweisbare Ausfallserscheinungen verlaufen können.

Wichtige Anhaltspunkte kann die genaue Anamnese über den Vorgang der Verletzung und die anfänglichen Erscheinungen, wie Bewußtlosigkeit, geben. Allerdings können leichtere vorübergehende Erscheinungen im Moment der Verletzung oder kurz nachher, wie Schwindel, Übelkeit, Erbrechen, vorkommen, ohne daß eine Durchstoßung des Orbitaldachs vorliegt. Möglicherweise handelt es sich dabei um eine Kontusion des Orbitaldachs oder um eine feine Fissur mit umschriebener Blutung ähnlich den indirekten Fissuren.

So erinnere ich mich an einen in der LEBERschen Klinik zu Göttingen beobachteten Fall bei einem Studenten, der morgens durch einen Rappierstoß in die Orbita verletzt war. Kurz nachher traten Symptome wie Kopfschmerz, Erbrechen auf, die eine Durchstoßung des Orbitaldachs befürchten ließen. In der chirurgischen Klinik wurde durch Schnitt am oberen Orbitalrand in die Orbita eingegangen und das Orbitaldach freigelegt, aber es fand sich nichts von Fraktur. Der Fall heilte glatt, nur mit Hinterlassung einer Ptosis durch den Operationsschnitt. Eine weitere Beobachtung habe ich durch GALLUS (1897, Fall 4) mitteilen lassen, bei der nach Stichverletzung der Orbita durch Fall in einen Ast öfters Erbrechen auftrat, die Sonde aber keine Fraktur nachweisen konnte und bei dem der weitere Verlauf ebenfalls gegen Durchstoßung des Orbitaldachs sprach. Ebenso wurden häufiger in den Fällen von tiefer Stichverletzung der Orbita mit Sehnervenverletzung anfangs Schwindel, Übelkeit, Erbrechen usw. konstatiert, ohne daß sonstige Zeichen der Gehirnverletzung nachfolgten (vgl. z. B. meine Beobachtung, durch Gallus [1897, Fall 2] mitgeteilt, Hirschberg [1899] u. a.).

Die Beurteilung der Tiefe der Wunde und der Nachweis der Fraktur sind in diesen Fällen dadurch erschwert, daß der Wundkanal durch nachträgliche Verschiebung der Teile gegeneinander oft rasch verlegt wird, so daß es deshalb, sowie aus anderen Gründen, die bereits erwähnt wurden, geraten erscheint, von der Sondierung Abstand zu nehmen. Bei breiteren Wunden oder bei sonst begründetem Verdacht auf Orbitalwandfraktur oder auf zurückgebliebenen Fremdkörper wird man die Sonde benutzen und auch unter Erweiterung der Wunde den Finger einführen. Freilich kann selbst dann unentschieden bleiben, ob an der Spitze des Orbitaltrichters ein Spalt vorliegt. Vielfach empfiehlt sich eine Röntgenaufnahme, zumal wenn Verdacht auf zurückgebliebenen Fremdkörper in Frage kommt. Treten erst im weiteren Verlauf plötzlich zerebrale Allgemein- oder Herdsymptome auf, zumal Erscheinungen von eitriger Entzündung, so erscheint die Diagnose gesichert, doch ist es dann meist zu spät und der letale Ausgang nicht mehr abzuwenden.

Welche Schwierigkeiten und Überraschungen in diagnostischer Hinsicht bei diesen Verletzungen vorkommen, zeigt z. B. ein von mir mitbeobachteter Fall der Jenaer chirurgischen Klinik, den Gallus (1897, Fall 1) mitgeteilt hat. Eine schwere Orbitalstichverletzung durch Stich mit Mistgabel ließ wegen anfänglicher Benommenheit, unregelmäßigem Puls und Optikusverletzung eine Orbitaldachfraktur annehmen, doch fand sich nach Erweiterung der Wunde keine sichere Knochenläsion. Die Wunde heilte. Plötzlich traten nach 4 Wochen bedrohliche Gehirnerscheinungen: starker Kopfschmerz, Bewußtlosigkeit, Fieber auf. Nach Trepanation fand sich kein Eiter, doch schwanden die Symptome völlig, aber nach 2 Monaten trat ein erneuter heftigerer Anfall mit Delirien, hohem Fieber bis 40° auf, der Eiterung im Stirnlappen vermuten ließ. Nach Trepanation des Stirnbeins und Inzision der Dura floß etwas Serum ab, aber Eiter wurde nicht gefunden. Die Patientin erholte sich nun schnell und war bis auf Erblindung eines Auges durch Sehnervenatrophie arbeitsfähig. Es muß eine seröse Entzündung vorgelegen haben, wohl infolge einer kleinen Fissur.

Prognose. Die Prognose der Orbitaldachfraktur ist in den Fällen, in denen die Diagnose durch schwere Erscheinungen festgestellt werden kann, stets eine ernste. Wie häufig eine Fraktur dauernd symptomlos bleibt und unerkannt verheilt, entzieht sich vorläufig unserer Beurteilung. Bei einfachen Verwundungen des Orbitaldachs durch Stich ist die Prognose hinsichtlich der Erhaltung des Lebens nicht so ungünstig, wie es nach der Berlin'schen Zusammenstellung (1880) scheinen könnte, da bei ihr die Fälle von Zurückbleiben eines Fremdkörpers und von Verletzung durch

Schuß mitgezählt sind. Beides trübt die Prognose. Sodann kann die Behandlung nach den Grundsätzen der modernen Hirnchirurgie häufiger als früher den Exitus letalis abwenden.

Von 52 Verletzten kamen nach Berlin (1880) nur 11 = 21 % mit dem Leben davon, 79 % starben, und zwar 34 % an den unmittelbaren Folgen der Verletzung, 34 % an nachfolgender Entzündung des Gehirns und seiner Häute und bei dem Rest (11 %) war die Todesursache nicht angegeben. Wie die S. 1112 angeführte Kasuistik zeigt, sind Heilungen bei diesen Stichverletzungen neuerdings häufiger beobachtet.

Bei den Überlebenden bleiben vielfach schwere Störungen von seiten des Zentralnervensystems und der Hirnnerven sowie von seiten der Orbitalweichteile, einschließlich des Bulbus und Sehnerven, zurück.

Therapie. Das therapeutische Handeln ist in jedem Fall von dem Symptomenkomplex und der Verletzungsart abhängig zu machen. Bei der unsicheren Diagnose ist besonders sorgfältiges Abwägen nötig, da sowohl ein Zuviel als auch ein Zuwenig schaden kann. Bei frischen kleinen Stichwunden ohne Verdacht auf Zurückgebliebensein eines Fremdkörpers und ohne schwere Hirnsymptome wird man anfangs nach Versorgung der Wunde abwarten, zur Sicherheit aber vielfach eine Röntgenaufnahme vornehmen.

Bei größeren Wunden, bei Verdacht auf Fremdkörper in der Tiefe und bei begründetem Verdacht auf Orbitaldachfraktur, zumal bei Verletzung mit infektionsverdächtigen Gegenständen, wie Mistgabeln, kommt je nachdem Sondierung, Erweiterung der Wunde und Digitaluntersuchung in Betracht. Ist der Befund am Knochen negativ oder zweifelhaft, so wird die Wunde durch Tamponade anfänglich offengehalten. Stößt man auf eine Fraktur, so wird man das Auge zu erhalten suchen und unter Abtrennung der Weichteile vom oberen Orbitalrand aus sich Zugang zum Orbitaldach verschaffen. Ist das Auge bei der Verletzung zertrümmert, so wird es vollends entfernt und von der Orbita aus vorgegangen. Nur in den schwersten Fällen von ausgiebiger Zertrümmerung des Orbitaldachs in der Tiefe der Orbita mit starker Splitterung des Knochens kommt bei frischen Verletzungen Enukleation des sehtüchtigen Auges und Ausräumung der Orbita in Frage, um die Frakturstelle frei zu machen, die Knochensplitter zu entfernen und dem Sekret nach der Orbita Abfluß zu verschaffen.

Treten bei anfänglichem Fehlen der Gehirnerscheinung und bei konservativer Behandlung schwere Erscheinungen auf, die auf Enzephalitis deuten, so ist dann, wie schon Berlin (1880) vorschlug, ein energisches operatives Vorgehen nach den Grundsätzen der modernen Gehirnchirurgie angezeigt und unter Umständen von Erfolg gekrönt, zumal die Sektion solcher Fälle die wichtige Tatsache ergeben hat, das anfangs die Eiterung eine oberflächliche und auf die Verletzungsstelle beschränkte ist. Die Wahl des

Verfahrens ist je nach der Lage des einzelnen Falles zu treffen. Entweder bahnt man sich von der Orbita aus einen Weg an die Frakturstelle und den Eiterherd oder, was vielfach als das aussichtsvollere erscheint, durch Trepanation des Schädels von der Stirn oder der Schläfe aus.

In dem von Gallus (1897, Fall 1) aus der Jenaer Augenklinik mitgeteilten Fall und in einem analogen Fall von Rockliffe und Hainworth (1899) fand sich nach der Trepanation trotz bedrohlicher Erscheinungen kein Eiter, sondern nur seröse Flüssigkeit.

Zeigt sich nach einer derartigen Orbitalverletzung zunächst eine eitrige Entzündung des Orbitalgewebes, so ist Eröffnung der Orbita durch breiten Schnitt, Freilegen des Herdes und Tamponade notwendig.

Literatur zu §§ 184—187.

1856. 1. His, Beiträge zur normalen und pathologischen Histologie der Cornea. Basel. S. 132.

1864. 2. Zander und Geißler, Die Verletzungen des Auges. Leipzig und Heidelberg.

1870. 3. Michelson, Bajonettstich in die innere Wand der linken Orbita, Perforation des Siebbeinlabyrinths, Heilung. Berliner klin. Wochenschr. S. 136.

4. Schieß-Gemuseus, Traumatische absolute Amaurose, vollständige Paralyse sämtlicher Augenmuskeln mit Ausnahme des Trochlearis, Parese desselben. Klin. Monatsbl. f. Augenheilk. S. 218.

1871. 5. Reeve, A case of foreign body in the orbit. Ref. Nagel's Jahresb. II. S. 464.

1879. 6. Bower, Penetrating wound of orbit., wound of internal carotid artery. Death. Brit. med. Journ. I. p. 547.

1880. 7. Bergmann, Die Lehre von den Kopfverletzungen. Deutsche Chirurgie. XXX. Stuttgart, Enke.

8. Berlin, Krankheiten der Orbita. Dieses Handbuch. 1. Aufl. Bd. VI. S. 580 ff.

1882. 9. Prideaux, Penetrated wound of the orbit involving the brain. Lancet. No. 20.

1883. 10. Donkin, Left hemiplegia and left sided deafness after wound of brain through right orbit. Brain. January. Ref. v. Michel's Jahresb. S. 618.

1884. 11. Aschmann, Beitrag zu der Lehre von den Wunden des Sehnerven. Inaug.-Diss. Zürich.

12. Allen Star, Cortical lesions of the brain etc. Americ. Journ. of med. science. CLXXIV. April.

1886. 13. Pope and Godlee, Punctured wound of the left orbit followed by aphasia. Recovery. Lancet. II. p. 458.

1888. 14. Briggs, Introduction of typs of billard-cue in the orbit. Sacramento med. Times. Sept. v. Michel's Jahresb. S. 584.

15. Kriegs-Sanitätsbericht über die Verwundungen der Augen bei den deutschen Heeren im Kriege gegen Frankreich 1870/71. III. Berlin.

16. Zinsmeister, Eine Orbitalverletzung mit seltenem Ausgang. Wiener klin. Wochenschr. No. 24. S. 498.

1889. 17. Bouton, Fracture de l'orbite. Annal. d'hygiène publ. XXI. p. 77.

1890. 18. Lotz, Tod durch einen in die Orbita eindringenden Schiefergriffel. Klin. Monatsbl. f. Augenheilk. XXVIII. S. 365 u. 370.

1891.   19. Polaillon, Perforation de la cavité par l'extrémité d'un parapluie. Plaie du cerveau. Large ouverture dans la région frontale avec la gorge et la maillet. Guérison. Bullet. de l'acad. No. 30. p. 192. Ref. v. Michels Jahresb. S. 508.

1892.   20. Guhl, Traumatisches Emphysem der Augenhöhle. Korrespondenzbl. f. Schweizer Ärzte. XXII. S. 412.

21. Pfister, Zwei Fälle von Sehnervenerkrankung. Korrespondenzbl. f. Schweizer Ärzte. No. 20.

1895.   22. Guibert, Anévrisme artériel de la carotide interne etc. Ann. d'Ocul. CXIII. p. 314.

23. Fryer, Trauma of orbit with exophthalmus etc. Transact. of the Amer. Ophth. Soc. S. 395.

1897.   24. Gallus, Über einige Fälle von Orbitalverletzung. Inaug.-Diss. Jena.

1898.   25. Marescotti, La prognosi nelle ferite delle palpebre e della congiuntiva. Bollet. d'Ocul. XIX. p. 107.

26. Martin, Stichverletzung der linken Hemisphäre von der rechten Orbita aus. Komplette Hemiplegie und Aphasie. Deutsche med. Wochenschr. Nr. 31.

27. Roosa, Ein Fall von Dislokation des Augapfels, verursacht durch den Ast eines umfallenden, abgestorbenen Baumes, der das Gesicht und den Kopf traf. The Post-Graduale. New York. November. Ref. Centralbl. f. prakt. Augenheilk. XXII. S. 543.

28. Zenker, Ein Fall von Eindringen einer 5 cm langen Messerklinge vom Bindehautsack durch den Boden der Augenhöhle in den Oberkiefer, und zwölfjähriges Verweilen in demselben ohne Wissen des Patienten. Klin. Monatsbl. f. Augenheilk. S. 132.

1899.   29. Capolongo, Tenonite purulenta primaria consecutiva a trauma. Arch. di Ottalm. VI. p. 410.

30. Gallemaerts, Tenonite suppurée traumatique suivie d'accidents cérébraux. (Soc. belge d'Opht.). Rec. d'Opht. p. 105. Revue génér. d'Opht. No. 9.

31. Mellinger, Dolchstich durch beide Augen mit totaler Erblindung. 35. Jahresb. der Augenheilanstalt Basel. S. 47.

32. Hirschberg, Über Sehnervendurchtrenhung. Centralb. f. prakt. Augenheilk. S. 183.

33. Praun, Die Verletzungen des Auges. Wiesbaden, Bergmann.

34. Hansell and Spiller, Two cases of unilateral total ophthalmoplegia. Ophth. Rev. p. 141.

35. Rockliffe and Hainworth, A case of penetrating wound of the orbit, followed by meningitis. (Ophth. Society of the Unit. Kingd.) Ophth. Review. p. 228.

1900.   36. Mentow, Ein Fall von subkutanem Emphysem infolge traumatischer Verletzung des Sinus frontalis. Russisch. Jeshenedelnik. Prakt. Med. VII. S. 422. Ref. v. Michel's Jahresb. S. 676.

37. Schütze, Über Orbitalphlegmone nebst pathologisch-anatomischem Befund der in einem der Fälle beobachteten Skleral- und Kornealulzeration. Inaug.-Diss. Jena.

1901.   38. Ciré, Beitrag zur Kasuistik der Verletzungen der Orbita. Inaug.-Diss. Gießen.

39. Capellini, Un caso di morte per ferita dell' orbita. Assoc. med.-chirurg. di Parma. 12 Luglio.

40. Montaño, Doppelseitige Blindheit durch Dolchstich. Ann. de Ophtalm. IV. Ref. Centralbl. f. prakt. Augenheilk. S. 445.

41. Scholtz, Die Abstoßung des Augapfels infolge von Vereiterung der Weichteile der Orbita. Orvosi Hetilap. Szemészet No. 2. Ref. v. Michel's Jahresb. S. 427.

1901. 42. Steinhaus, Ein Fall von Rißwunde nebst Knochenzertrümmerung in der rechten Supraorbitalgegend. Trepanation. Heilung. (Russisch.) Djetskaja Medicina. VI. p. 133. Ref. v. Michels Jahresbericht. S. 688.

43. Whitledge, Report of case of penetrating wound of the orbital cavity with partial detachment of retina. The ophth. Record. p. 613.

44. Zirm, Stichverletzung des Orbitaldaches mit letalem Ausgang. Centralblatt. f. prakt. Augenheilk. S. 87.

1902. 45. Birch-Hirschfeld, Beitrag zur Kenntnis der direkten Verletzungen des Sehnerven. Klin. Monatsbl. f. Augenheilk. XL. S. 377.

46. Axenfeld, Zur pathologischen Anatomie der Orbitalfraktur. Hernia orbito-cerebralis. Bericht über die 33. Vers. d. ophth. Ges. zu Heidelberg. S. 276.

47. Schuster, Zur pathologischen Anatomie der Orbitalfraktur (Hernia orbito-cerebralis) sowie über isolierte Augenmuskellähmungen bei Basisfraktur. Inaug.-Diss. Freiburg i. Br.

48. Guibert, Deux cas de fracture de la vôute orbitaire. Guérison. Clinique Opht. p. 72.

1903. 49. Annequin, Considérations sur les fractures des sinus frontaux et sur leur traitement. Arch. de méd. et de pharm. militaires août 1902. Rev. génér. d'Opht. p. 423.

50. Rapp, Zur Kasuistik der direkten Verletzungen des Sehnerven in der Augenhöhle. Inaug.-Diss. Tübingen.

1904. 51. Bichelonne, Les blessures de l'orbite par coup de fleuret. Bullet. méd. 23. janv. Rev. génér. d'opht. p. 566.

52. Craig, Presentation of some cases of penetrating wounds of the orbit. Pennsylv. med. Journ. Rev. génér. d'opht. 1905. p. 87.

1905. 53. Coqueret, Contribution à l'étude de plaies pénétrantes du crâne par la voie orbitaire. Thèse de Paris. Rev. général. d'Opht. 1906. p. 475.

54. Reichmann, Beitrag zur Kenntnis der direkten Sehnervenverletzungen. Inaug.-Diss. Jena.

55. Top, Enfoncement de voûte orbitaire avec rupture du bulbe de l'œil et pénétration dans la substance cérébrale. Journ. de scienc. méd. de Lille. p. 423. Rev. génér. d'Opht. 1906. p. 425.

56. Wagenmann, Bericht über die 32. Vers. d. ophth. Ges. zu Heidelberg. S. 260. Disk.

57. Lange, Über einen Fall von Tetanus nach Orbital-Stichverletzung. Inaug.-Diss. Jena.

1906. 58. Decherd, Remarks on sudden blindness following orbital injuries. Med. News 1905. July 8. Rev. génér. d'Opht. p. 278.

59. Friedrich, Ein Fall von Stichverletzung der Augenhöhle. (Med. Verein Greifswald.) Münchener med. Wochenschr. S. 1738. Deutsche med. Wochenschr. S. 1969.

60. Küttner, Ein Fall von Verletzung der Orbita und von perforierender Schädelverletzung durch Mensurhieb. (Ärztl. Verein in Marburg.) Münchener med. Wochenschr. S. 100.

61. Wilbrand und Saenger, Die Neurologie des Auges. Allgemeine Diagnostik und Symptomatologie der Sehstörungen. III, 2. S. 715.

1907. 62. Casali, Ferita dell' orbita penetrante nella cavità cranica; e contributo alla diagnosi oftalmoscopica dell' ematoma delle guaine del nervo ottico. Ann. di Ottalm. p. 189.

63. Ray, Injury of the eye followed by death, seven weeks later. Louisville Monthly Journ. of med. and laryng. April 1906. Ref. v. Michels Jahresbericht. S. 758.

1908. 64. Scheuermann, Über zwei Todesfälle im Anschluß an Orbitalverletzungen. Ophth. Klinik. S. 417.

1908. 65. **Perlmann**, Augenverletzungen mit Emphysem. (20. Vers. d. rhein.-
westfäl. Augenärzte.) Bericht Klin. Monatsbl. f. Augenheilk. XLVI.
(N. F. V.) S. 309.

66. **Péchin** und **Descamps**, Verletzung der Orbita und Hemiplegie der
anderen Seite. (Soc. d'opht. de Paris). 10. Mars. Bericht Klin. Monats-
blatt. f. Augenheilk. XLVI. (N. F. V.) S. 553.

67. **Pascheff**, Sur une paralysie alterne particulière. — Ophtalmoplégie
sensitivo-motrice directe totale et hémiplégie motrice croissée d'origine traumatique. Ann. d'Ocul. CXL. p. 184.

1911. 68. **Birkhäuser**, Plötzliche einseitige Erblindung durch perforierende
Schädelverletzung vom Gaumen aus. Klin. Monatsbl. f. Augenheilk.
XLIX. (N. F. XII.) S. 23.

69. **Patry**, Plaie pénétrante de l'orbite. Rev. méd. de la Suisse rom. No. 2.

1914. 70. **Lindner**, Bulbusverletzung im hinteren Abschnitt. (Wiener ophth. Ges.)
Bericht Klin. Monatsbl. f. Augenheilk. LII. S. 536.

Läsion des Optikus durch Verwundung der Orbita (direkte Optikusläsion und Evulsio nervi optici).

§ 188. Unter den bei Verwundung der Orbita vorkommenden Weichteilverletzungen nehmen die Läsionen des Optikus eine hervorragende
Stelle ein. Meist handelt es sich um Stichverletzungen mit längeren spitzen
oder stumpfspitzen Fremdkörpern, die entweder durch die äußere Haut
oder vom Bindehautsack besonders häufig im inneren Augenwinkel unter
Verschiebung des Bulbus in die Tiefe der Augenhöhle eindringen und dabei
den Optikus direkt treffen.

Als verletzende Fremdkörper kommen vor allem in Betracht: Degen, Säbel,
Rapier, Florett, Bajonett, Messer, Stricknadel, Stifte, Gabelzinken, Stock- und
Schirmspitzen, eiserne Haken, Stangen aus Holz oder Eisen, Aststücke, Billardqueue, Peifenrohr, Steinstück, Kuhhorn u. dgl. Als seltene Verletzungen sind
beobachtet worden die durch eiserne Spindel (Just 1873), Sichel (Schliephake 1888),
ledernen Mützenschirm (Zimmermann 1897), Schuhknöpfer (Hirschberg 1899) und
Strohhalm (Distler 1905).

Die Läsionsstelle kann erstens peripher vom Eintritt der Zentralgefäße der Retina gelegen sein, so daß die Zentralgefäße mitverletzt sind
und die Zirkulation eine Unterbrechung erfährt. Zweitens kann der Optikus
eine Läsion zentralwärts vom Eintritt der Zentralgefäße der Retina erfahren
entweder im Verlauf der Orbita oder im Foramen opticum oder schließlich
im Bereich der Schädelhöhle.

Die Läsion des Optikus erfolgt bei weitem häufiger zentralwärts vom
Eintritt der Zentralgefäße als peripher davon. Das wird ohne weiteres erklärt durch die meist sagittale Stoßrichtung des verletzenden Fremdkörpers,
durch den trichterförmigen Bau der Orbita, bei dem eindringende Fremdkörper gern der Wand entlang in die Tiefe gleiten, durch die geschützte
Lage der Zentralgefäße dicht hinter dem Auge und durch die Fähigkeit des
Bulbus, eindringenden Fremkörpern auszuweichen.

Drittens kommt bei Stichverletzung der Orbita eine teilweise oder vollständige Ausreißung des Optikus am Foramen sclerae vor, die SALZMANN (1903) als typische Verletzungsform näher charakterisiert und als Evulsio nervi optici bezeichnet hat.

Diese unter Zerreißung der Lamina cribrosa und unter Abreißung der Netzhaut erfolgende Dislokation des Sehnerven nach hinten stellt eine indirekte Verletzung dar. Die Ausreißung des Sehnerven bei Stichverletzungen der Orbita ist in der Regel wohl dadurch zu erklären, daß der verletzende Fremdkörper den Optikus mehr oder weniger weit in der Tiefe der Orbita trifft und auf ihn, ohne ihn an der Angriffsstelle zu zerreißen, einen starken Zug nach hinten ausübt, wodurch der Nerv aus dem Skleralloch nach hinten gerissen wird. Dabei bleibt die Duralscheide meist unverletzt. Versuche von HESSE (1907), die Evulsio nervi optici an der Leiche hervorzurufen, blieben freilich negativ.

Die Evulsio nervi optici wird auch bei Schußverletzungen der Orbita (SALZMANN 1903) u. a., sowie bei Avulso bulbi (REIS 1908) beobachtet. Dabei führt die Vortreibung des Bulbus zur Ausreißung des Sehnerven.

Auf die indirekte Zerreißung des Optikus bei Luxatio und Avulsio bulbi wurde in § 139, S. 707 hingewiesen, ebenso auf die Läsion des Sehnerven durch Überdehnung und Rotation beim Eindringen stumpfer Körper in die Orbita in § 143, S. 750.

Bei Stichverletzungen der Orbita kommt viertens vor, daß der Fremdkörper in der Tiefe den Knochen trifft und daß erst die Knochenfraktur indirekt zur Läsion des Optikus führt. Auch kann in seltenen Fällen der verletzende Fremdkörper nach Läsion des Optikus die Orbitalwand erreichen, frakturieren und in das Gehirn eindringen.

Als große Seltenheit kommt vor, daß durch einen in die Orbita eindringenden Fremdkörper der Optikus der anderen Orbitalseite verletzt wird. Der Fremdkörper kann dabei die nasale Orbitalwand durchstoßen, die Nasenhöhle durchqueren, in die zweite Orbita gelangen und den Optikus direkt verletzen. Hierher gehören die bereits § 187, S. 1109 angeführten Fälle von TEIRLINK (ZANDER und GEISSLER 1864, S. 299), REICHMANN (1905, aus der Jenaer Augenklinik), RAPP (1903), MONTAÑO (1901). Des weiteren ein Fall von PATRY (1911), ein Fall von KIRSCHMANN (1914). Auch kann der Optikus der gegenüberliegenden Seite indirekt durch Knochensplitter verletzt werden, wie höchstwahrscheinlich in einem von SCHIESS-GEMUSEUS (1870) beobachteten Falle und sicher in dem von STEFFAN (1865) mitgeteilten Sektionsbefund nach Bajonettstoß gegen das Jochbein, ebenso in dem Fall PHILLIPS (ZANDER und GEISSLER 1864, S. 410) und bei endonasalen Operationen (MARSH 1912, ONODI 1914).

Auf die Veränderungen des Optikus durch zurückbleibende Fremdkörper und durch Schuß wird später eingegangen.

Sekundäre Optikusveränderungen nach Orbitalstichverletzungen, bei denen der Optikus primär nicht mitverletzt war, kommen nicht allzu häufig vor. Doch können infektiöse Prozesse nach Orbitalverletzung zu Kompression des Nerven, zu Neuritis optica, Papillitis und zu Gefäßthrombose führen. GORECKI und GIRARD (1890) z. B. fanden nach Stichverletzung der Orbita durch ein Holzstück anfangs intaktes Sehvermögen, aber nach 14 Tagen Abnahme desselben und weiterhin vollständige Erblindung unter dem Bild der Optikusatrophie. Es bestanden Lidödem, Exophthalmus, eitriger Ausfluß aus der Wunde und tiefe Fistel. Vgl. auch SCHWENDT (1882), MELLINGER (1887). Hat die Orbitalstichverletzung zu einer Eröffnung der Schädelhöhle geführt, so können analoge sekundäre Optikusveränderungen, wie nach Schädelverletzungen durch stumpfe Gewalt auftreten, die in § 148, S. 789 ausführlich besprochen sind. Auch kann durch pulsierenden Exophthalmus nach Orbitalstichverletzung der Optikus sekundär affiziert werden.

Pathologisch-anatomischer Befund. Die pathologisch-anatomischen Befunde sind nicht zahlreich und vermögen noch nicht über die Art der Läsion genügenden Aufschluß zu geben. In wenigen Fällen wurde der Optikus teils mit der äußeren Scheide, teils innerhalb derselben am Foramen sclerae oder zentralwärts abgerissen gefunden.

Am besten bekannt sind noch die Befunde bei Ausreißung des Optikus am Foramen sclerae (Evulsio nervi optici). Dabei reißen, wie die Befunde ergaben, die Lamina cribrosa und die Pialscheide des Optikus am Skleralkanal teilweise oder vollständig ein, meist unter gleichzeitiger Abtrennung der Netzhaut. Dadurch kommuniziert der Glaskörperraum mit dem intervaginalen Raum des Optikus, und Glaskörpersubstanz sowie Blut treten nach hinten. Der Sehnervenkopf ist mehr oder weniger weit nach hinten disloziert. Die Duralscheide fand sich nur im Fall PAGENSTECHER (1879) abgerissen, sonst intakt.

Anatomische Befunde von Evulsio nervi optici nach Stichverletzung liegen vor von HIS (1856), PAGENSTECHER (1879), ASCHMANN (1884), DIMMER (1906), HESSE (1907). Dazu kommt noch ein Befund bei Avulsio bulbi incompleta nach Orbitalquetschung durch Hufschlag von REIS (1908) und ein Befund nach Schußverletzung von LIEBRECHT (1909). Ich selbst besitze Präparate nach Schußverletzung. Nur in dem Falle ASCHMANN war der Befund der Abreißung schon klinisch mit dem Augenspiegel festgestellt.

HIS (1856) konstatierte durch die Sektion Abreißung des Optikus dicht am Auge innerhalb der Scheide infolge eines Stoßes mit der Spitze eines Regenschirmes, welche zugleich die obere Orbitalwand durchbohrt und zwischen Hirn und Dura ihren Metallreif sitzen gelassen hatte. PAGENSTECHER (1879) fand bei der Enukleation eines durch den Stoß mit dem Horn einer Kuh erblindeten Auges den Sehnerven dicht am Auge vollständig mit seinen Scheiden abgerissen.

In einem von Aschmann (1884) beschriebenen Falle von Verletzung durch Stoß mit einem Bohnenstichel, der durch das untere Lid am inneren Winkel eingedrungen war, fand sich mit dem Augenspiegel Abreißung der Retina und Vertiefung der Papille. Die Sektion ergab neben Orbitalabszeß eine Fissur im Orbitaldach und Meningitis. Bei der histologischen Untersuchung ließ sich der Angriffspunkt des Fremdkörpers in der Gegend des Eintrittes der Zentralgefäße durch Zerfall der Nervensubstanz feststellen. Sodann fand sich Abreißung des Optikus von der Netzhaut am Foramen sclerae und seine Dislokation innerhalb der Scheide aus der Sklera nach hinten. In einem zweiten Falle von Stichverletzung der Orbita durch eine Schirmspitze mit Zerreißung des Musculus rectus inferior konnte an dem später enukleierten Auge neben massenhaften Blutungen in Netzhaut und Aderhaut Abreißung des Sehnerven von der Netzhaut nach innen von der Lamina cribrosa festgestellt werden. Eine partielle Ausreißung des Optikus am lateralen Rand bei intakter Duralscheide nach Stockschlag beschrieb Dimmer (1906). Ebenfalls erst bei der anatomischen Untersuchung wurde partielle Abreißung des Optikus nach Verletzung durch Stoß mit einer Stockspitze von Hesse (1907) beschrieben.

Über eine Verletzung des Optikus am Foramen opticum, die möglicherweise durch den Fremdkörper selbst und nicht durch Knochensplitter veranlaßt war, berichteten Wilbrand und Saenger (1906, S. 807).

Nach Stichverletzung der Orbita trat Bewußtlosigkeit und Blutung aus der Nase auf, die ophthalmoskopische Untersuchung ergab Abblassung der Papille, Verengerung der Gefäße und Abblassung des Augenhintergrundes. Der Tod erfolgte 3 Stunden nach der Verletzung. Nach dem Sektionsbefund ging der Stich bis zur Eintrittsstelle des Optikus in die Augenhöhle. Der Sehnerv war hier gequetscht. Das Dach des Foramen opticum war in einem eckigen Splitter abgesprengt. Die Processus clinoidei der Sella turcica waren abgebrochen. Sodann fanden sich ausgedehnte Blutungen an der Schädelbasis und Verletzung des Sinus cavernosus.

In anderen Fällen wurde durch die Sektion zweifellos nachgewiesen, daß der in die Orbita eingedrungene Fremdkörper eine Fraktur der Orbitalwand, besonders auch eine Absprengung und Dislokation der Keilbeinflügel hervorgerufen hatte, die ihrerseits die Verletzung des Nervus opticus derselben oder der entgegengesetzten Seite veranlaßten. Diese Läsion schließt sich innig der Sehnervenverletzung durch indirekte Fraktur an, da nicht der eindringende Fremdkörper, sondern der abgesprengte Knochen den Optikus verletzt hat.

Zander und Geissler (1864, S. 410) führen einen Fall von Philips (London med. Gaz. Januar 1841) an, bei dem ein im inneren Augenwinkel in die linke Orbita eingedrungenes Eisenstück eine Erblindung des sonst vollkommen normalen rechten Auges veranlaßt hatte. Die Sektion ergab, daß die eiserne Spitze von unten nach oben die Orbita durchstoßen hatte und daß ein abgesprengtes Knochenstück, das einem Teile des Siebbeines und dem Boden des Foramen opticum entsprach, den rechten Sehnerv quer durchtrennt hatte.

Bower (1879) teilte den Sektionsbefund eines Falles mit, in dem nach Orbitalstichverletzung mit einem Regenschirm der Tod unter starker Blutung aus

Auge und Nase bald eingetreten war. Die Sektion ergab Fraktur des Orbitaldaches mit Abtrennung des kleinen Keilbeinflügels. Der Nervus opticus war unmittelbar hinter seinem Austritt aus dem Foramen opticum vollständig abgerissen. Die Todesursache war Zerreißung der Arteria ophthalmica, Einriß in der Carotis interna und Eröffnung des Sinus cavernosus.

Bei Stichverletzung der Orbita mit Eindringen des Fremdkörpers ins Gehirn kann die Sektion auch Hämatom der Sehnervenscheiden ergeben, das die Folge der Hirnverletzung ist, wie z. B. in einem von Casali (1907) mitgeteilten Fall.

Der von Steffan (1865) erhobene Sektionsbefund von Knochenfraktur am Foramen opticum mit Sehnervenverletzung nach Bajonettstoß zählt höchstwahrscheinlich zu den indirekten Frakturen, da der Stich nur das Jochbein getroffen hatte und nicht in die Orbita eingedrungen sein sollte.

Der Befund einer intrakraniellen Verletzung der Optikuswurzel durch Florettstich in die Orbita hat Larrey (zitiert nach Yvert 1880, S. 608) mitgeteilt.

Ein Füsilier erhielt einen Stich durch ein Florett, das durch das rechte obere Augenlid unterhalb der Augenbraue in die rechte Orbita in schiefer Richtung von rechts nach links eindrang und in der Tiefe der Orbita in den Schädel vordrang. Am rechten Auge fand sich ein Defekt der äußeren Gesichtsfeldhälfte. Durch Hirnkomplikationen trat der Tod ein. Das Florett war in der Schädelhöhle bis in die linke Hemisphäre über die Wurzel des rechten Optikus und über den linken Optikus hingehend eingedrungen. Die rechte Sehnervenwurzel war durch die Spitze des Floretts nahe ihrem Ursprung und unter der Art. cerebralis anterior, die an dieser Stelle entblößt und sehr erweitert war, verletzt.

Larrey (zitiert nach Zander und Geissler 1864, S. 458) hat noch über die Verletzung eines Sehnerven durch Eindringen eines Ladestockes an der Augengegend in den Schädel und Herausfahren desselben am Hinterkopf ohne Gehirnverletzung berichtet. Der Ladestock war zwischen den beiden Stirnsinus eingedrungen, zwischen den beiden Hemisphären vorwärts gegangen, war in das linke Keilbein, wo er den linken Sehnerven durchbohrte, und durch die Spitze des Felsenbeins weitergedrungen und durch das Foramen condyloideum posterius ausgetreten.

Ergebnisse des Tierversuches. Hinsichtlich der Ergebnisse des Tierexperimentes über die Folgen der Sehnervendurchschneidung verweise ich auf meine ausführliche Arbeit (1890) über diesen Gegenstand, in der ich die bis dahin vorliegenden Mitteilungen von Lent, Lehmann, Rosow, Kugel, Krause, Berlin, Krenchel, Leber, Russi, Poncet, Redard und Marckwort zusammengestellt und kritisch besprochen und in der ich durch eigene Untersuchungen die Folgen der Sehnervendurchschneidung mit und ohne Mitverletzung der Zentralgefäße festgestellt habe. Es gelang mir, manche Widersprüche der seitherigen Untersuchungsresultate aufzuklären und die Folgen der Verletzung der Ziliargefäße für die Netzhaut beim Kaninchen experimentell festzustellen. Von meinen damals gewonnenen Resultaten seien folgende hier angeführt. Die Durchschneidung des Optikus zentralwärts vom Eintritt der Zentralarterie verursacht anfangs keine Änderung des ophthalmoskopischen Bildes. Erst nach einiger Zeit tritt bei unveränderter Zirkulation der Retina eine weiße Verfärbung der Papille und eine Atrophie der markhaltigen Nervenfasern in der Retina des Kaninchens auf. Die Durchschneidung des Sehnerven und der Netzhautgefäße hat ophthalmoskopisch ein sofortiges Blaßwerden der Papille, sowie eine rasch auftretende

Verengerung der Gefäße und baldigen Zerfall der Blutsäule im Gefolge. Meist stellt sich nach 1—2 Wochen eine wenn auch unvollkommene Zirkulation durch neue Gefäßverbindungen an der Papille her. Die Durchschneidung der Netzhautgefäße beim Kaninchen hat keine Netzhauttrübung zur Folge. Netzhauttrübung und Netzhautdegeneration mit nachfolgender Pigmentierung sind die Folge von gleichzeitiger Mitverletzung der Ziliargefäße. Die Resultate meiner Versuche sind weiterhin mehrfach bestätigt worden u. a. von Hertel (1898) in einer Arbeit aus der Jenaer Augenklinik.

Kasuistik. Zusammenstellungen der Fälle von direkter Läsion des Optikus finden sich bei Leber (1877), Aschmann (1884), Schliephake (1888), Steindorff (1898), Moumalle (1901). Besonders wertvoll ist die kritische Zusammenstellung von Birch-Hirschfeld (1902), der die Optikusverletzung durch Schuß ausgeschieden und sich auf die genauer beschriebenen Fälle von direkter Läsion bei Verwundung beschränkt hat. Ebenso haben Wilbrand und Saenger (1906) eine ausführliche Zusammenstellung der Fälle nach der Verletzungsursache gebracht. Weitere Fälle sind mitgeteilt von Buhtz (1901), Lang, Lehmann (1902), Goldzieher, Rapp, Burnett, Parsons (1903), Bichelonne (1904), Reichmann, Visonhalfr, Distler (1905), Decherd, Hubbel, Schwitzer, Steidl (1906), Hescheler (1907), Adam (1908), Natanson (1909), bei einem von Kunst (1910) mitgeteilten Fall lag möglicherweise auch direkte Läsion des Optikus vor, Ruata, Kalt (1910), Faure-Beaulieu, Wogener, van der Straeten, Birkhäuser bei perforierender Knochenverletzung vom Gaumen aus (1911), Glagolew (1912), Grüter, Niels Höeg (1913), Kirschmann (1914).

Fälle aus meinem·Beobachtungsmaterial sind mitgeteilt von Gallus (1897) und Reichmann (1905). Klinische Beobachtungen von Ausreißung des Optikus (Evulsio nervi optici) durch Stichverletzung sind mitgeteilt von Aschmann (1884), Birch-Hirschfeld (1902), Genth (1904), Hesse (1907), Adam (1908). Dazu kommen noch Mitteilungen von Gagarin (1904) und Braun (1907) über Evulsion durch Orbitalkompression infolge von Hufschlag.

Befund und Verlauf. Bei frischen Verletzungen finden sich die Zeichen einer Orbitalverwundung: eine Wunde in der Haut der Lider oder in deren Nachbarschaft oder im Bereich des Bindehautsackes, besonders häufig im inneren Augenwinkel, sowie meist ein mehr oder weniger erheblicher Exophthalmus durch retrobulbären Bluterguß. Bei älteren Verletzungen kann der Nachweis der Narbe erschwert sein, so daß die Unterscheidung zwischen direkter und indirekter Läsion schwierig wird. Häufig wird anfangs Ptosis beobachtet, teils als Ausdruck einer Nerven- oder Muskelverletzung, teils durch Bluterguß und Lidschwellung.

Ferner besteht überaus häufig eine Beweglichkeitsbeschränkung des Auges, sei es durch direkte Läsion der Augenmuskeln oder der Augenmuskelnerven, sei es durch stärkeren retrobulbären Bluterguß. Die die Optikusläsion komplizierende Lähmung der Augenmuskeln oder der Augenmuskelnerven (Okulomotorius, Abduzens, Trochlearis) kann dauernd sein, aber nicht selten geht die Lähmung ganz oder teilweise zurück, während die Erblindung mit Ausgang in Atrophie des Optikus bestehen bleibt. Es hängt der Ausgang ganz von der Art der Verletzung ab.

Erstreckt sich der Stich bis in die Spitze des Orbitaltrichters, so können durch Verletzung in der Fissura orbitalis superior alle drei Bewegungsnerven dauernd oder vorübergehend mitgeschädigt werden (Valentini [Zander und Geissler 1864, S. 295]; Lawson 1877; Schliephake 1888; Straub 1891; Schild, Gallus 1897; Hirschberg 1899; Steindorff, Buhtz, Fiser 1901; Goldzieher 1903; Reichmann 1905; Steidl 1906).

Auch die Trigeminusäste können in mehr oder weniger großer Ausdehnung mitverletzt sein (Schliephake 1888, Vessely 1889, Brixa 1897, Steindorff 1901, Goldzieher 1903), ebenso die sympathischen Fasern (Steidl 1906).

Der Bulbus selbst ist meist intakt, in anderen Fällen bestehen aber Symptome der Mitverletzung, besonders durch Kontusion, die auf den Augenspiegelbefund Einfluß gewinnen.

In einem von mir beobachteten Falle, in dem die Stichverletzung durch ein glühendes spitzes Eisenstück veranlaßt war, fanden sich ausgedehnte Verbrennung der Conjunctiva und Sklera, sowie Einlagerung von schwarzer metallischer Verunreinigung.

Bei vollständiger Durchtrennung des Sehnerven wird die Pupille häufig etwas erweitert gefunden, stets fehlt dann die direkte Reaktion auf Lichteinfall, während die konsensuelle Reaktion vom gesunden Auge aus erhalten ist. War der Okulomotorius mitverletzt, so findet sich entsprechend weite und völlig starre Pupille. Ebenso kann bei nicht vollständiger Sehnervenverletzung oder Wiederkehr von Sehvermögen mehr oder weniger ausgesprochene reflektorische Pupillenstarre auf Lichteinfall bei erhaltener Konvergenzreaktion vorkommen, z. B. Brixa (1897).

Als subjektives Symptom ist, abgesehen von einem stechenden Schmerz, mehrfach eine heftige Lichtempfindung im Momente der Verletzung angegeben. Das Auftreten von Blitzen und blauen Lichterscheinungen haben mir Patienten bei Enukleation nicht völlig erblindeter Augen in Lokalanästhesie mehrfach angegeben.

Nicht allzu selten sind kurz nach der Verletzung leichte Störungen des Allgemeinbefindens beobachtet, wie ein gewisser Chok, Schwindel, selbst vorübergehende Bewußtlosigkeit und Erbrechen, in Fällen, in denen der Befund und Verlauf keine Anzeichen der Fraktur der knöchernen Orbitalwand erbrachte.

War der Fremdkörper nach Verletzung des Optikus in die Schädelhöhle eingedrungen, so finden sich in der Regel schwere Erscheinungen, die auf die Schädelfraktur und Gehirnverletzung hinweisen. In derartigen Fällen kann durch die unmittelbaren Folgen der Verletzung oder durch sekundäre Folgezustände, wie Enzephalitis und Meningitis, der Exitus letalis eintreten. Auch kann im weiteren Verlauf pulsierender Exophthalmus auftreten.

In einem von Decherd (1906) mitgeteilten Fall war der Optikus unmittelbar verletzt, während durch Meningitis Neuritis descendens der anderen Seite eintrat.

Fälle von Optikusverletzung und Schädelfraktur durch Stichverletzung sind z. B. mitgeteilt von His (1856), Bower (1879), Aschmann (1884), Fryer (1895), Coppez (1903), Wilbrand und Saenger (1906).

Wird die Orbitalstichwunde infiziert, so treten Komplikationen mit Orbitalabszeß und Phlegmone auf. Die Ursache der Eiterung kann ein zurückgebliebener Fremdkörper sein (z. B. Schliephake 1888; Lotz 1890; Steindorff 1898; Fiser 1901). Über umschriebene Eiterung und Heilung berichtete Praun (1899, S. 401).

Verhalten des Sehvermögens. Je nach der Art und dem Grad der Optikusläsion ist das Verhalten des Sehvermögens ein verschiedenes. Bei vollständiger Durchtrennung des Sehnerven tritt sofort gänzliche und bleibende Erblindung des betreffenden Auges ein, während bei Durchtrennung nur eines Teiles des Nerven ein entsprechender Gesichtsfelddefekt in Erscheinung tritt. Ist der Nerv nur gequetscht oder durch Blutung komprimiert, so kann sich das Sehvermögen bei anfänglich vollständiger oder nahezu vollständiger Erblindung wieder heben, aber auch nachträglich geringer werden. Derartige Fälle von partieller Durchtrennung mit Gesichtsfelddefekt sowie von teilweiser Erhaltung und Wiederherstellung des Sehvermögens sind mitgeteilt von: Schweigger (1874), Emmert (1875), Yvert (1880), Schüller (1881), Chauvel (1882), Dimmer (1885), Snell und Garard, Schliephake (1888), Bruhn (1889), Szili (1895), Brixa (1897), Mendel, Hirschberg (1899), Caspar, Schöler (1900), Birch-Hirschfeld (1902), Burnett (1903), Büntgen, Bouchart (1911), Niels Höeg (1913), sowie bei zurückbleibendem oder entferntem Fremdkörper von: Lawson (1877), Schöler (1900), Fiser (1901).

Besonders beachtenswert wegen 12 Tage dauernder Amaurose und Wiederkehr von Sehvermögen ist ein von Hirschberg (1899) mitgeteilter Fall. Nach Florettstich war das rechte Auge vorgetrieben, schläfenwärts gedrängt und fast unbeweglich. Im inneren Augenwinkel fand sich eine Bindehautwunde mit Vorfall von Fettgewebe. Das Auge war amaurotisch, die Pupille weit, mit dem Augenspiegel zeigte sich bei der $^1/_2$ Stunde nach der Verletzung erfolgten Aufnahme das Bild der Embolie. Vor und nach der Aufnahme erfolgte Erbrechen. 12 Tage lang fehlte jeder Lichtschein. Dann wurden bei besserer Füllung der Gefäße wieder Finger gezählt und allmählich stieg der Visus auf $^1/_{20}$ bei freiem Gesichtsfeld. Der Sehnerv wurde besonders temporalwärts blaß.

Der ophthalmoskopische Befund. Der ophthalmoskopische Befund bei direkter Sehnervenläsion gestaltet sich ganz verschieden je nach dem Sitz und der Art der Läsion, sowie dem Vorhandensein gewisser Komplikationen, wie gleichzeitiger Kontusion des Bulbus, Mitverletzung von Ziliargefäßen usw. Von größtem Einfluß ist, ob der Optikus zentral oder peripher vom Eintritt der Zentralgefäße verletzt ist; im ersten Fall ist die Zirkulation in den Netzhautgefäßen erhalten, im zweiten Fall stets unterbrochen. Im allgemeinen stehen die Befunde mit den bei der experimentellen Optikusdurchschneidung bei Tieren gewonnenen Resultaten in vollem Einklang, wie ich in der kritischen Besprechung der Fälle in meiner Arbeit über Sehnervendurchschneidung (1890) näher ausgeführt habe und wie auch BIRCH-HIRSCHFELD (1902) bestätigen konnte.

Bei Verletzung des Optikus zentralwärts vom Eintritt der Zentralgefäße der Netzhaut zeigt der Augenspiegelbefund analog der indirekten Läsion des Sehnerven im Foramen opticum bei Basisfraktur anfangs meist keine Veränderung. Dann tritt erst innerhalb der ersten bis vierten Woche infolge der deszendierenden Atrophie eine auf der temporalen Seite beginnende weiße Verfärbung der Papille auf. Bei unvollständiger Durchtrennung oder bei Kompression des Optikus kommt es ebenfalls zu einer, wenn auch oft ungleich stark entwickelten Abblassung der Papille.

Unter den Komplikationen, die bei Optikusläsion mit erhaltener Netzhautzirkulation — also bei Läsion zentral vom Eintritt der Zentralgefäße — beobachtet werden, ist in erster Linie das Auftreten von Netzhauttrübung zu erwähnen, die teils durch Prellung als Kontusionsödem, teils durch Mitverletzung der Ziliargefäße, teils durch intravaskuläre Zirkulationsstörungen veranlaßt sein kann.

JUST (1873) beobachtete in einem Fall von Zerreißung des Rectus internus und des Sehnerven durch eine im inneren Augenwinkel eingedrungene stumpfspitze Weberspille an dem amaurotischen Auge 3 Tage nach der Verletzung ophthalmoskopisch eine ausgedehnte glänzendweiße Netzhauttrübung und scharf und deutlich sich abhebende Netzhautgefäße. Ob die Netzhauttrübung durch Kontusion des Bulbus oder durch Mitverletzung von Ziliargefäßen veranlaßt war, bleibt dahingestellt, jedenfalls muß der Optikus bei dem Verhalten der Netzhautgefäße zentralwärts von ihrem Eintritt getroffen sein.

TREITEL (1881) fand in einem Fall von Sehnervenverletzung durch Säbelstich in die linke Orbita bei normalem Aussehen der Papille und der Netzhautgefäße eine zarte Netzhauttrübung in der Umgebung der Papille. Erst nach 2 Wochen machte sich weißliche Verfärbung der Papille bemerkbar. Angenommen wurde eine Optikusdurchtrennung zentralwärts vom Eintritt der Retinalgefäße und Netzhauttrübung infolge von Commotio retinae durch den am Bulbus hingleitenden Fremdkörper. Ebenso wurde die Netzhauttrübung von DIMMER (1885) in seiner Mitteilung gedeutet. Auch in Fällen von STEINDORFF (1898) und MENDEL (1899) wurde Netzhauttrübung bei normaler Gefäßfüllung beobachtet. In dem zweiten von BIRCH-HIRSCHFELD (1902) mitgeteilten Fall war Netzhauttrübung offenbar durch Mitverletzung von Ziliargefäßen veranlaßt, da nach dem Verschwinden der Trübung feine Pigmentveränderungen hervortraten. Anfängliche Netzhauttrübung bei erhaltener Netzhautzirkulation und ausgedehnte Pigmentveränderungen, die auf Mitverletzung der Ziliargefäße zu beziehen waren, traten auch in dem von REICHMANN (1905) aus der Jenaer Augenklinik mitgeteilten Fall hervor.

Mehrfach fanden sich bei erhaltener Zirkulation die Venen ausgedehnt, die Papille etwas verschleiert und kleine Blutungen an der Papille und in der Retina. Ebenso ist ohne Unterbrechung der Zirkulation vorübergehende starke Ischämie und Verengerung der Arterien beobachtet (z. B. HIRSCHBERG 1899). Ich selbst habe mehrfach kleine Blutungen an der Papille und in der Retina bei Optikusverletzung zentralwärts vom Eintritt der Gefäße beobachtet (GALLUS 1897, REICHMANN 1905).

Als Ursache dieser Komplikation mit Zirkulationsstörungen in den Netzhautgefäßen wird man vor allem an eine Dehnung des Nerven und eine Zerrung, die der in der Tiefe getroffene Optikus am Sehnerveneintritt des Auges ausübt und die eine Schädigung der Gefäßwände zur Folge haben kann, denken.

BEIGNEUX (1889) hat experimentell bei Tieren Fremdkörper in die Orbita eingeführt, Zerrungen des Optikus erzeugt und Blutungen in der Papille dabei beobachtet. Ob ein Bluterguß in die Sehnervenscheide Ischämie verursachen kann, ist nicht sicher erwiesen, angenommen wurde er als Ursache von Ischämie mehrfach (z. B. BLESSIG 1898).

VALENTINI (ZANDER und GEISSLER 1864, S. 295) fand bei Stichverletzung der Orbita mit einer Degenspitze, bei der der Optikus offenbar am Ende des Orbitaltrichters getroffen war, weil alle drei Bewegungsnerven vorübergehend mit gelähmt waren, Papillitis mit beträchtlicher Ausdehnung der Venen, Verengerung der Arterien, starker Rötung und Schwellung der Papille und mit mehreren Netzhautblutungen. Man wird hier an Kompression durch Bluterguß denken können.

In einem von PRAUN (1899, S. 410) mitgeteilten Fall, in dem nach Stichverletzung der Orbita das erblindete Auge anfangs normalen ophthalmoskopischen Befund dargeboten hatte, kam es erst mehrere Tage später zu schweren Zirkulationsstörungen mit Hyperämie und nachfolgender Ischämie und Zirkulationsunterbrechung, die offenbar durch Thrombose infolge umschriebenen Orbitalabszesses veranlaßt waren.

Neben den genannten Veränderungen können noch solche durch stärkere Bulbuskontusion vorliegen.

Wie mannigfach sich der Befund gestalten kann, zeigt ein von BRUHN (1899) mitgeteilter Fall, bei dem ein fingerlanges Eisenstück in den inneren Winkel des Oberlides eingedrungen war. $^1/_2$ Stunde nach der Verletzung fanden sich retrobulbärer Bluterguß, Erweiterung der Pupille, Ischämie der Papille und Glaskörperblutungen. Das Auge war amaurotisch. Tags darauf zeigten sich normale Gefäßfüllung und eine kleine Blutung am unteren Papillenrand, zu der sich in den nächsten Tagen noch zwei größere gesellten. Eine eingeführte Sonde drang leicht bis zum Optikus vor. Bereits nach 8 Tagen betrug die Sehschärfe wieder $^{20}/_{50}$, die Glaskörperblutungen waren fast ganz resorbiert, es fand sich aber eine der Orbitalwunde entsprechende Chorioidealruptur nach innen. Nach vier weiteren Tagen waren S = $^{20}/_{30}$ und das Gesichtsfeld stark nach oben, unten und innen eingeengt.

Einen höchst charakteristischen Augenspiegelbefund geben die nicht allzu häufigen Fälle von Ausreißung des Optikus im Skleralkanal (Evulsio nervi optici Salzmann, 1903). Je nachdem es sich um eine partielle oder totale Abreißung handelt und je nachdem die Netzhaut teilweise oder ringsum mit abgerissen ist, sind die Veränderungen an der Papille verschieden hochgradig. Der Befund der Ausreißung nach Stichverletzung der Orbita stimmt ferner durchaus überein mit der analogen Veränderung nach Luxatio bulbi oder nach Schußverletzung der Orbita, wenn auch der Entstehungsmechanismus der Ausreißung dabei ein verschiedener ist. Die Ausreißung des Optikus im frischen Stadium zeichnet sich durch völligen Mangel der Papille und ihrer Gefäße aus. An' der Stelle der Papille findet sich eine tiefe Exkavation oder ein Loch. So fand z. B. Birch-Hirschfeld bei partieller Ausreißung nach Stichverletzung eine Exkavation von 6 D Niveaudifferenz $=$ 2 mm und Salzmann (1903) nach Schußverletzung eine völlige Ausreißung mit einem 4 mm tiefen Loch $=$ 12 D Niveaudifferenz. Die Aushöhlung oder das Loch der Papille zeigen eine graublaue oder auffallend dunkelgraue Färbung. Die Netzhaut kann mehr oder weniger weit abgerissen sein. Ist sie ringsum abgetrennt, so fehlt anfangs jede Netzhautzirkulation. Die Aderhaut liegt frei zutage und hebt sich um so leuchtender ab, weil der Rand der abgerissenen Netzhaut stärkere Trübung aufweist. Ist die Netzhaut gar nicht oder' nur umschrieben eingerissen, so sind die Netzhautgefäße ganz oder teilweise erhalten. Bei völliger Abreißung kann sich weiterhin durch neue Gefäßverbindung eine teilweise Zirkulation wieder herstellen. Ferner kommen Blutungen am Papillenrand, in der Netzhaut sowie in der Makulagegend dabei vor. Unsere Kenntnisse über den Ausgang der Veränderung sind noch mangelhaft, da die Zahl der von Anfang an und längere Zeit hindurch beobachteten Fälle noch gering ist. Offenbar kann der Ausgang ein verschiedener sein. Bei partieller Ausreißung kann eine tiefe Exkavation zurückbleiben. Es kann aber auch, wie der Fall von Birch-Hirschfeld (1902) beweist, zu einer Bindegewebsproliferation kommen, die den Papillentrichter ausfüllt und später die Papillengegend scheibenförmig überlagert. Umschriebene Pigmentwucherung tritt dabei auf. Der Befund gleicht dann ganz dem Befunde von scheibenförmiger bindegewebiger Überlagerung des Sehnervenkopfes, der, wie wir von Orbitalschußverletzungen wissen, auch ohne Ausreißung des Sehnerven vorkommt.

Die Zahl der klinischen Befunde, die man mit voller Sicherheit oder größter Wahrscheinlichkeit für Ausreißung des Optikus ansprechen kann, ist keine allzu große. Meines Erachtens handelt es sich bei einem von Rumschewitsch (1882) mitgeteilten Befund, den er bei einem Manne 11 Jahre nach Orbitalverletzung durch ein Holzstück erheben konnte, um die Folgen der Evulsion. Die sehnenweiße Papille war tief exkaviert, ihr Rand an der inneren, äußeren und unteren Seite verschwommen und der Skleralring daselbst erweitert und ektatisch. Die äußere Zone der Papille war ringsherum pigmentiert und einzelne Netzhautgefäße

traten unter dem Pigment hervor. Die erste sichere Beobachtung einer frischen
Ausreißung mit nachfolgendem anatomischem Befund stammt von Aschmann (1884)
aus der Hornerschen Klinik. Die Papille war gleichmäßig grau und sehr vertieft, die Netzhaut ringsum abgerissen. Das Skleralloch schien durch Glaskörper
und Blut ausgefüllt. Wahrscheinlich lag in einem von Caspar (1900) mitgeteilten
Fall von Stichverletzung durch ein Eisenstück partielle Ausreißung nach unten
neben Kontusion des Bulbus mit Glaskörpertrübung und Netzhauttrübung vor.
Nach Resorption der anfänglichen Blutung am Papillenrand war die untere
Papillenhälfte atrophisch und exkaviert. Es bestand vollkommener Gesichtsfelddefekt nach oben.

Besonders wichtig ist der von Birch-Hirschfeld (1902, Fall 1) mitgeteilte
Fall mit sofortiger Erblindung nach Heugabelstich in die rechte Orbita, da er
lange Zeit hindurch in Beobachtung stand. Am 4. Tage fanden sich bei klaren
Medien Netzhauttrübung, mehrere Blutungen am Papillenrand, an der Stelle der
Papille ein Loch und einige Rudimente von Gefäßen in der Peripherie. Am
13. Tage nach der Verletzung zeigten sich eine blaugraue tiefe Einsenkung an
der Papille (6 D Niveaudifferenz) bei normalem Verhalten der Netzhautgefäße,
fehlende Pulsation bei Druck, sowie Reste von Blutungen und Trübung in der
Makula, nach deren Zurückgehen daselbst eine Blutung hervortrat. Es folgte
Bindegewebsproliferation, die immer mehr zunahm und den Papillentrichter aus-
füllte, sowie umschriebene Pigmentierung. Die Befunde sind durch zwei Abbildungen erläutert. Weitere Mitteilungen sind bekannt gegeben von Genth (1904),
Hesse (1907), Adam (1908), Birkhäuser, Dalén, Stoewer (1910), Natanson (1912),
Henderson (1914), sowie nach Vortreibung des Auges durch Hufschlagverletzung
der Orbita von Gagarin (1904), Braun (1907), Pichler (1910) und nach Schußverletzung von Karafiath (1884), Issekutz (1890), Nikolai (1902), Salzmann
(1903), Weinstein (1908), Liebrecht (1909) und mehrere eigene Beobachtungen
(vgl. Schußverletzungen).

Ich selbst fand bei einer Frau, die vor vielen Jahren eine Orbitalstichverletzung erlitten hatte, an dem amaurotischen Auge eine scheibenförmige, die
Papillengegend einnehmende, graugrünlich glänzende Bindegewebsmasse mit
dickem Pigmentsaum und Aderhautriß in der Makula. Die Netzhaut war fast
vollständig gefäßlos, nur einige zarte Ästchen tauchten am Rande des Bindegewebes
auf. Ich vermutete als Ursache der Veränderung Herausreißung des Optikus.

Partielle Rupturen des Optikus am Foramen sclerae oder an der Papille
wurden in § 143 erwähnt. Dazu gehört ferner ein Fall von Hepburn (1910)
nach Orbitalstichverletzung.

Harry (1914) fand nach Fall in einen Zaun bei Luxatio bulbi am enukleierten
Auge an der Lamina cribrosa ein 0,5 mm großes Loch am Bulbus mit Glaskörpervorfall.

**Ist der Optikus dicht am Auge peripher vom Eintritt der Zen-
tralgefäße** durchtrennt, so finden sich sofort die Folgen der Unterbrechung
der Netzhautzirkulation. Die Gefäße, besonders die Arterien, sind fadenförmig, die Blutsäule ist deutlich unterbrochen und häufig in mehrere Stücke
zerfallen. Arterien und Venen sind meist nicht zu unterscheiden, die Pulsation fehlt. Nach einigen Tagen kann sich eine teilweise Zirkulation durch
Anastomosenbildung an der Papille wieder herstellen. Bei mehreren dieser
Fälle wurde nach der Verletzung eine ausgedehnte dichte Netzhauttrübung

am hinteren Augenpol beobachtet, nach deren allmählichem Zurückgehen ausgedehnte chorioretinitische Veränderungen mit Pigmententfärbung, Pigmentanhäufung und Einwanderung von Pigment in die Retina hervortraten. Wie ich (1890) auf Grund meiner Tierversuche zuerst nachweisen konnte, sind diese Kontusionsveränderungen auf gleichzeitige Verletzung von Ziliargefäßen zu beziehen.

H. Pagenstecher (1869) hat zuerst einen derartigen Fall bei einem 12 jährigen Mädchen nach Eindringen einer eisernen Stange in die Orbita genauer beschrieben. Er konnte auch an der Aderhaut blutleere Stellen nachweisen.

In einem von Schliephake (1888) mitgeteilten Fall war ein Billardqueue in die Orbita eingedrungen. In diesem Fall war sicher der Optikus samt den zu- und abführenden Gefäßen durchtrennt, aber zugleich waren auf der Verletzungsseite Ziliargefäße mitverletzt. Die Netzhauttrübung mit nachfolgender Pigmentierung betraf die Makulagegend und die temporale Bulbusseite, während nach innen und innen-oben der Augenhintergrund ziemlich normal blieb. Weitere derartige Fälle sind mitgeteilt von: Zimmermann (1897), in dessen Fall Retinitis proliferans neben Pigmentierung beobachtet wurde, Neuburger (1901), Lehmann (1902), Rapp, Parsons (1903).

In anderen Fällen wurde neben Unterbrechung der Zirkulation oder starker Verengerung der Gefäße mehr das Bild einer einfachen Embolie beobachtet.

So fand v. Graefe (1859) bei einem Studenten nach Schlägerhieb sofortige Erblindung und ophthalmoskopisch das Bild der Embolie. Angenommen wurde Zerreißung der Optikusgefäße oder wenigstens der Arterie.

Auch Knapp (1868) hat einen Fall von Stichverletzung der Orbita mitgeteilt, bei dem Erblindung bis auf quantitative Lichtempfindung unter dem Bild der Embolie der Zentralarterie eintrat. Knapp nahm eine Kompression es Optikus und der Zentralarterie durch Orbitalblutung an, während ich eher an intravaskuläre Veränderungen denken möchte.

Weitere Fälle von Unterbrechung der Zirkulation unter dem Bilde der Embolie nach Stichverletzung der Orbita sind erwähnt von Lawson (1875), Zirm (1897), Blessig (1898), Mendel, Hirschberg (1899), Rapp, Parsons (1903), Hescheler (1907) u. a.

Die Entscheidung, inwieweit man in diesen Fällen eine Kontinuitätstrennung des Optikus samt den Zentralgefäßen annehmen kann, steht noch dahin. Vielleicht handelt es sich nur um Zirkulationsstörung und Unterbrechung ohne Wandzerreißung oder um arterielle Thrombose oder um isolierte Gefäßzerreißung (Beigneux 1889). Wie ich in meiner Arbeit (1890) über die Zirkulationsstörungen in den Netzhaut- und Aderhautgefäßen ausgeführt habe, ist bisher noch nicht bewiesen, daß eine isolierte Optikusdurchtrennung samt Zentralarterie und Vene beim Menschen eine Netzhauttrübung hervorruft. Beim Kaninchen tritt dabei keine Netzhauttrübung ein.

Der Fall von Hirschberg (1899) beweist, daß das ophthalmoskopische Bild der Embolie ohne Optikuszerreißung vorkommt. Nach Florettstich in die Orbita fand sich an dem amaurotischen Auge das Bild der Embolie mit fadenförmigen Gefäßen, Netzhauttrübung und rotem Fleck in der Makula. Nachdem 12 Tage lang jeder Lichtschein fehlte, kehrte allmählich S $= 1/_{20}$ wieder.

Ganz im Einklang mit den bei Verletzung und experimenteller Durchschneidung beim Tier beobachteten Veränderungen stehen die interessanten Befunde von operativer Durchschneidung des Optikus bei Exstirpation von Tumoren der Orbita mit Erhaltung des Auges.

Schon PAGENSTECHER (1869) hatte einen derartigen Fall mitgeteilt. Neben der Unterbrechung der Netzhautzirkulation trat Netzhauttrübung in Erscheinung, nach deren allmählicher Rückbildung Pigmentablagerung in der Makula hervortrat. Sodann hat KNAPP (1874) die Folgen der Optikusdurchschneidung peripher vom Eintritt der Zentralgefäße bei einem Fall von Karzinom der Sehnervenscheide, das mit Erhaltung des Auges exstirpiert war, genauer beschrieben. Die Netzhauttrübung und nachfolgende Pigmentierung sind auf die Mitverletzung von Ziliargefäßen zu beziehen. Der Tumor hatte mit breiter Basis der Sklera aufgesessen, so daß zahlreiche hintere Ziliargefäße mit durchschnitten werden mußten.

STEINDORFF (1898, Fall 5) berichtete über die Exstirpation eines Optikustumors mit Erhaltung des Auges. Der Optikus wurde dicht am Auge abgetrennt. Am 4. Tage erschienen die Arterien fadenförmig, auf der Papille unsichtbar. Die Zirkulation war sicher unterbrochen, die Retina blieb ungetrübt bis auf eine vorübergehende leichte Trübung innen nach 8 Tagen. Später war geringe Zirkulation sowie eine mäßige Pigmentatrophie am hinteren Pol ohne Pigmenteinwanderung in die Retina nachweisbar. Weitere Befunde sind von SCHLODTMANN (1900), KOYANAGI (1913) mitgeteilt. Ferner ist noch hinzuweisen auf die analogen Befunde nach Resectio optico-ciliaris von STUDER (1905), VAN LINT (1907).

Diagnose. Die Diagnose der direkten Optikusverletzung stützt sich auf den Nachweis der Orbitalverletzung, die Funktionsprüfung, das Verhalten der Pupille und den ophthalmoskopischen Befund. In frischen Fällen deuten eine Lid- oder Bindehautwunde, Exophthalmus durch retrobulbären Bluterguß, häufig auch gleichzeitige Beweglichkeitsbeschränkung usw. ohne weiteres auf die Orbitalverletzung. Ist das entsprechende Auge erblindet, so wird selbst in den ersten Tagen bei normalem Augenspiegelbefund die Diagnose gesichert sein, wenn die direkte Pupillarreaktion aufgehoben ist, während die konsensuelle vom gesunden Auge erhalten ist. Wird nach Orbitalverletzung Amaurose simuliert, so läßt erhaltene direkte Pupillarreaktion zuerst Verdacht schöpfen.

Ist wie bei Kindern die Funktionsprüfung unmöglich, so kann die Optikusläsion bei normalem Befund anfangs entgehen. Bei Zuwarten wird die Diagnose durch die nachweisbare Optikusatrophie stets sichergestellt.

In manchen Fällen kann die Unterscheidung schwer sein, ob es sich um eine direkte oder indirekte Optikusläsion handelt, da kleine Narben dem Blick entgehen können und da selbst eine anfängliche Wunde den Eindruck einer oberflächlichen machen kann. Bei frischen Fällen wird unter Umständen die Sondierung Aufschluß geben.

Wenn auch die Diagnose der Optikusläsion meist sichergestellt ist, so sind wir doch vielfach über den Sitz und die Art der Läsion auf Vermutung angewiesen, da die anatomischen Befunde bisher noch spärlich sind. Wir können aus der Funktionsprüfung, dem Augenspiegelbefund und den anderweitigen Erscheinungen der Verletzung nur einen mehr oder weniger sicheren Schluß ziehen. Besonders ist die Deutung des ophthalmoskopischen Befundes in manchen Fällen noch unsicher. Eine Läsion des Optikus peripher vom Eintritt der Zentralgefäße kann nur angenommen werden, wenn die Zirkulation in den Netzhautgefäßen eine länger dauernde deutliche Unterbrechung erfahren hat, während Erhaltensein der Netzhautzirkulation Läsion zentral vom Gefäßeintritt beweist.

Ist bei anfangs normalem ophthalmoskopischem Befund bleibende Amaurose vorhanden und folgt das Bild der einfachen deszendierenden Atrophie nach, so kann man eine vollständige Durchtrennung des Nerven zentralwärts vom Eintritt der Zentralgefäße annehmen. Die gleichzeitige Mitverletzung mehrerer oder sämtlicher Augenmuskelnerven deutet auf Sitz der Läsion an der Spitze des Orbitaltrichters. Ist nur ein Teil des Sehvermögens mit scharf abgrenzbarem Gesichtsfelddefekt aufgehoben, so wird eine partielle Kontinuitätstrennung vorliegen. Kehrt bei anfänglicher Amaurose das Sehvermögen zurück, so wird es sich um eine Kompression des Nerven oder um die Folgen von Blutungen handeln. In der Regel wird man annehmen dürfen, daß der Fremdkörper selbst den Nerv getroffen hat. Doch ist bei tiefen Stichen an die Möglichkeit zu denken, daß nicht der Fremdkörper, sondern eine durch ihn veranlaßte Knochenfraktur den Optikus lädiert hat, zumal wenn unmittelbar an die Orbitalverletzung ausgesprochene Hirnsymptome, Bewußtlosigkeit, Erbrechen, sich anschlossen. Ferner kommt die Möglichkeit in Betracht, daß der in die Orbita eindringende Fremdkörper den Optikus selbst nicht getroffen, aber den Bulbus vorgedrängt oder luxiert und dadurch indirekt Zerrung oder Zerreißung des Optikus veranlaßt hat (vgl. § 143, S. 750).

Wurden bei erhaltener Zirkulation Komplikationen mit Netzhauttrübung, mit Hyperämie oder Ischämie, mit Netzhautblutungen beobachtet, so können sie veranlaßt sein durch Kontusion des Bulbus, Mitverletzung der Ziliargefäße, Zirkulationsstörung in den Netzhautgefäßen durch Zerrung und Dehnung des Optikus, Blutungen in die Sehnervenscheide u. dgl.

Unterbrechung der Zirkulation in den Netzhautgefäßen mit Zerfall der Blutsäule deutet auf Läsion peripher vom Eintritt der Netzhautgefäße. Dabei auftretende Netzhauttrübung mit nachfolgenden Pigmentveränderungen sprechen für gleichzeitige Kontusion oder Mitverletzung von Ziliargefäßen, wozu es bei dieser Verletzung überaus leicht kommen kann.

Findet sich das ophthalmoskopische Bild der hochgradigen Ischämie oder einfachen Embolie mit Zirkulationsunterbrechung und zarter Netzhauttrübung ohne sonstige Veränderungen, so ist die Deutung am schwierigsten. Denn die Zirkulation kann auch ohne Zerreißung des Optikus und der Gefäßwand unterbrochen werden durch Zirkulationsstörungen im Gefäße mit Ausgang in Thrombose. Kompression, Zerrung und Dehnung könnten derartige Wand- und Zirkulationsveränderungen veranlassen.

Auf Ausreißung des Sehnerven am Foramen sclerae (Evulsio nervi optici) weisen die vorher genannten charakteristischen Veränderungen an der Papille und Netzhaut hin.

Die Prognose ist bei vollständiger Amaurose ungünstig, zumal wenn anfangs der ophthalmoskopische Befund normal ist, da die plötzliche Erblindung auf Durchtrennung in der Tiefe hinweist. Findet sich bei Amaurose nur Ischämie, so kann durch Wiederherstellung der Zirkulation in seltenen Fällen etwas Sehvermögen wiederkehren. Bei nicht vollständiger Amaurose muß man anfangs die Prognose vorsichtig stellen, da bei einfacher Kompression eine Besserung nicht ausgeschlossen ist. Meist handelt es sich freilich auch dann um so schwere Veränderungen, daß Besserung ausbleibt oder vollständige Atrophie sich entwickelt. Bei scharf umschriebenem Gesichtsfelddefekt infolge partieller Durchtrennung ist eine Besserung des Defektes ausgeschlossen, aber der erhaltene Teil kann erhalten bleiben und sich bessern.

Die Therapie ist ziemlich machtlos. Ist etwas Sehvermögen erhalten geblieben, so könnte Injektion von Strychnin in Frage kommen, während resorbierende Mittel wie Jod oder Hg keine Aussicht auf Erfolg geben. Bei frischen Verwundungen ist die Orbitalverletzung nach den früher angegebenen Regeln zu behandeln.

KALT (†910) führte bei einem Kinde, bei dem nach Verletzung der linken Orbita mittels eines Nagels sofortige Erblindung bei normalem Augenhintergrund eingetreten war, mit Rücksicht auf etwaige Kompression durch Sehnervenscheidenblutung die temporäre Resektion der äußeren Orbitalwand nebst Spaltung der äußeren Sehnervenscheide aus, doch trat Sehnervenatrophie ein.

Literatur zu § 188.

1843. 1. Wirths, Beiträge zur Frage, wie entsteht nach Supraorbitalverletzung Amaurose? Inaug.-Diss. Würzburg.

1856. 2. His, Beiträge zur norm. und pathologischen Histologie der Kornea. Basel. S. 132.

1859. 3. v. Graefe, Über Embolie der Arteria centralis retinae als Ursache plötzlicher Erblindung. v. Graefes Arch. f Ophth. V. S. 136. Fall von Verletzung durch Schlägerhieb. S. 142.

1864. 4. Zander und Geißler, Die Verletzungen des Auges. Leipzig, Heidelberg. Daselbst erwähnt die Fälle von Hübsch S. 297, von Cooper S. 302, Valentini S. 295, Teirlink S. 299, Rognetta S. 296, Larrey S. 458.

1865.   5. Steffan, Plötzlich eingetretene Amaurose des rechten Auges mit leichtem
          Exophthalmus und subkonjunktivalem Bluterguß infolge eines Bajonett-
          stiches gegen das rechte Os zygomaticum. Klin. Monatsbl. f. Augen-
          heilk. III. S. 167.
1868.   6. Knapp, Messerstich in die Orbita, gefolgt von Erblindung unter dem
          Krankheitsbild der Embolie der Zentralarterie der Netzhaut. Arch.
          f. Ophth. XIV, 1. S. 218.
1869.   7. H. Pagenstecher, Ein Fall von Verletzung des Nervus opticus mit
          Zerreißung der zentralen Gefäße und der dadurch bewirkten Ver-
          änderungen des Augenhintergrundes. v. Graefes Arch. f. Ophth. XV, 1.
          S. 223.
1870.   8. Schieß-Gemuseus, Traumatische, absolute Amaurose, vollständige
          Paralyse sämtlicher Augenmuskeln mit Ausnahme des Trochlearis,
          Parese desselben. Klin. Monatsbl. f. Augenheilk. VIII. S. 218. — Moor,
          Ophth. Review. January.
1873.   9. Just, Zerreißung des Musculus rectus internus und des Sehnerven. Klin.
          Monatsbl. f. Augenheilk. XI. S. 8.
1874. 10. Knapp, Ein Fall von Karzinom der äußeren Sehnervenscheide, exstir-
          piert mit Erhaltung des Augapfels. Arch. f. Augenheilk. IV. S. 208.
       11. Schweigger, Verletzung des Sehnerven. Klin. Monatsbl. f. Augenheilk.
          XII. S. 25.
1875. 12. Emmert, Horizontale Hemiopie. (Bericht über die IX. Vers. d. ophth.
          Ges.) Klin. Monatsbl. XIII. S. 502.
       13. Lawson, Lancet. I. p. 2. 13.
1877. 14. Anandale, Case in'which a knitting needle penetrated the brain through
          the orbit. Recovery with loss of sight. Edinburger med. Journ. April.
          Ref. M. p. 397.
       15. Lawson, The Lancet. 15 Sept. Ref. Centralbl. f. prakt. Augenheilk.
          S. 216.
       16. Leber, Die Krankheiten der Netzhaut und des Sehnerven. Dieses Handb.,
          1. Aufl. Bd. V.
1879. 17. Bower, Penetrating wound of orbit., wound of internal carotid artery.
          Death. Brit. med. Journ. I. p. 547,
       18. Reich, Klin. Monatsbl. f. Augenheilk. XVII. S. 106.
       19. Pagenstecher, Sehnervenzerreißung nebst Bemerkungen über sym-
          pathische Iridochorioiditis. Arch. f. Augenheilk. VIII. S. 65.
1880. 20. Yvert, Traité prat. et clin. des blessures du globe de l'œil. Paris.
          p. 604.
1881. 21. Nicolini, Ceccità immediata permanente unilaterale successiva a trauma
          diretto sul bulbo. Ann. di Ottalm. X. p. 422.
       22. Treitel, Verletzung des Nervus opticus in der Orbita bei intaktem
          Bulbus mit vollkommenem Verlust des Sehvermögens. Arch. f. Augen-
          heilk. X. S. 464.
       23. Schüller, Beiträge zur Pathologie des Sehnerven. Centralbl. f prakt.
          Augenheilk. V. S. 236.
1882. 24. Chauvel, Des amblyopies traumatiques; hémiopie horizontale de l'œil
          droit, suite d'un coup de fleuret à l'angle de l'orbite. Gaz. hébd. de
          méd. XIX. p. 87.
       25. Benson, Sudden amaurosis from a wound of lower eyelid. Dubl.
          Journ. of med. scienc. Oct.
       26. Horner, Abreißung des Sehnerven. Vortrag. Ref. Korrespondenzbl. f.
          Schweizer Ärzte. Nr. 14. S. 476.
       27. Rumschewitsch, Einseitige pigmentierte atrophische Sehnervenpapille.
          Klin. Monatsbl. f. Augenheilk. XX. S. 279.
       28. Schwendt, Über Orbitalphlegmone mit konsekutiver Erblindung. Inaug.-
          Diss. Basel.

1883. 29. Debierre, Note sur quatre cas de blessure de l'œil par coup de fleuret boutonné; conséquences variables de ces blessures dans les divers cas. Journ. d'Ocul. XI. p. 22.

1884. 30. Aschmann, Beitrag zur Lehre von den Wunden des Sehnerven. Inaug.-Diss. Zürich.

31. Hirschberg, Zur Frage der Sehnervendurchtrennung bzw. Erschütterung. Centralbl. f. prakt. Augenheilk. VIII. S. 212.

32. Karafiath, Schußverletzung des Auges. Szemészet. III. S. 65.

1885. 33. Dimmer, Ein Fall von Stichverletzung des Auges. Centralbl. f. prakt. Augenheilk. S. 97.

1886. 34. Rullier, Observation d'atrophie du nerf optique d'origine traumatique (coup de fleuret). Arch. de méd. et pharm. mil. VIII. p. 209.

1887. 35. Mellinger, Zwei Fälle von Orbitalphlegmone mit ophthalmoskopischem Befund. Klin. Monatsbl. f. Augenheilk. Februar.

1888. 36. Schliephake, Über Verletzungen des N. opticus innerhalb der Orbita. Inaug.-Diss. Gießen.

37. Snell und Garrard, Punctured wound of Upper Eyelid followed by complete palsy of the third nerve and optic nerve atrophy. (Ophth. Soc. of the Unit. Kingd.) Brit. med. Journ. 17 March.

1889. 38. Bruhn, Ein Fall von Verletzung des Sehnerven, Blutung in die Orbita und Optikusscheide und direkter Zerreißung der Chorioidea. Inaug.-Diss. Kiel.

39. Beigneux, Recherches sur la contusion rétro-oculaire. Thèse de Montpellier.

40. Vessely, Über einen Fall von Stichwunde in die rechte Orbita. Militärarzt. Wien. S. 21.

1890. 41. Issekutz, Schußverletzung des Auges. Wiener med. Presse. Nr. 12. S. 469.

42. Gorecki et Girard, Soc. d'opht. de Paris. 4 Febr.

43. Smith, A singular case of injury blindness from a penetrating wound of cheek and orbit. Arch. Ophth. XIX. p. 142.

44. Wagenmann, Experimentelle Untersuchungen über den Einfluß der Zirkulation in den Netzhaut- und Aderhautgefäßen auf die Ernährung des Auges, insbesondere der Retina, und über die Folgen der Sehnervendurchschneidung. v. Graefes Arch. f. Ophth. XXXVI, 4. S. 1.

1891. 45. Callan, Two cases of orbital traumatism with immediate monocular blindness from fracture into the foramen opticum. Transact. of the americ. ophth. soc. 27 meeting. p. 174.

46. Straub, Mededeelingen uit de ooghellkundige Cliniek. Een tweetal verwondingen der oogholte en haar mechanisme. Weekbl. van het Nederl. Tijdschr. voor Geneesk. II. No. 16. Ref. v. Michels Jahresber. S. 509. Centralbl. f. prakt. Augenheilk. 1892. S. 127.

1892. 47. Seggel, Kasuistischer Beitrag zur Diagnose der indirekten Frakturen des Orbitaldaches bzw. der Wandungen des Canalis opticus. Arch. f. Augenheilk. XXIV. S. 293. S. 303 Fall von direkter Optikusläsion.

48. Pfister, Zwei Fälle von Sehnervenerkrankung. Korrespondenzbl. f. Schweizer Ärzte. Nr. 20.

1894. 49. Friedenwald und Grawford, Exophthalmus due to orbital haemorrhage. Arch. of Ophth. XXIII. p. 142.

1895. 50. Chalupechy, Luxatio bulbi. Wiener klin. Rundschau. Nr. 28—30.

51. Szili, Zwei Fälle von Augenverletzungen. Pester med.-chirurg. Presse. Nr. 9. Ref. Centralbl. f. prakt. Augenheilk. S. 532.

52. Fryer, Trauma of orbit with exophthalmos and (propable) aneurism of internal carotid artery; recovery. Transact. of the Americ. Ophth. Soc. Thirty-first annual meeting. New-London. p. 395.

53. Szili, Einen Fall von Sehnervenverletzung. K. Ges. d. Ärzte in Budapest. 12. Jan. Wiener klin. Rundschau. Nr. 8.

1896. 54. Zimmermann, Experimentelle und anatomische Untersuchungen über
        die Festigkeit der Optikusnarben nach Resektion usw. v. Graefes
        Arch. f. Ophth. XLII, 2. S. 80.

    55. Hillemanns, Über Verletzungen des Auges. II. Teil. Arch. f. Augen-
        heilk. XXXII. S. 201.

    56. Wallace, Injury of the optic nerve. The Brit. Med. Journ. IV, 4.

1897. 57. Brixa, Über Fehlen der Pupillarreaktion bei vorhandener Lichtempfin-
        dung. Wiener klin. Wochenschr. Nr. 36.

    58. Snell, Simeon, A series of cases of optic atrophy following injury,
        chiefly of the anterior part, of the head. Transact. of the ophth. Soc.
        of the Unit. Kingd. XVII. p. 81.

    59. Gallus, Über einige Fälle von Orbitalverletzung. Inaug-Diss. Jena.

    60. Schild, Fremdkörper in der Orbita. (Ärztl. Verein in Nürnberg.) Mün-
        chener med. Wochenschr. S. 1006.

    61. Zirm, Ein Fall von Contusio bulbi mit Zerreißung des Sehnerven.
        Centralbl. f. prakt. Augenheilk. S. 208.

    62. Zimmermann, Traumatic enophthalmus. Laceration of the optic nerve
        and the central retinal blood-vessels; retinitis proliferans. Arch. of
        Ophth. XXVI. No. 1.

1898. 63. Blessig, Drei gleichartige Fälle von direkter orbitaler Verletzung des
        Sehnerven. Mitt. aus der St.Petersburger Augenheilanstalt. Heft V. S.92.

    64. Ahlström, Zur Kasuistik der traumatischen Augenmuskellähmungen.
        Beiträge zur Augenheilk. IV. S. 330.

    65. Steindorff, Die isolierten, direkten Verletzungen des Sehnerven inner-
        halb der Augenhöhle. Inaug.-Diss. Halle a. S.

    66. Hertel, Die Folgen der Sehnervendurchschneidung bei jungen Tieren.
        v. Graefes Arch. f. Ophth. XLVI. S. 277.

1899. 67. Hirschberg, Über Sehnervendurchtrennung. Centralbl. f. prakt. Augen-
        heilk. S. 183.

    68. Hansell and Spiller, Two cases of unilateral total ophthalmoplegia.
        Ophth. Review. p. 228.

    69. Mendel, Über Durchtrennung des Sehnerven. Berliner klin. Wochenschr.
        Nr. 45. S. 991.

    70. Praun, Die Verletzungen des Auges. Wiesbaden, Bergmann.

1900. 71. Caspar, Zwei Fälle von Verletzung des Sehnerven. Arch. f. Augenheilk.
        XLI. S. 188.

    72. Péchin, Atrophie optique d'origine traumatique. Intern. med. Kongr.
        zu Paris. Zeitschr. f. Augenheilk. IV. S. 243.

    73. Schöler, Vier Fälle von Orbitalverletzung. Inaug.-Diss. Berlin.

    74. Schlodtmann, Über die Exstirpation retrobulbärer Tumoren mit Er-
        haltung des Augapfels und das klinische Verhalten der Bulbi nach
        der Operation. Inaug.-Diss. Halle.

1901. 75. Buhtz, Über zwei Fälle von Lähmungen der Augenmuskelnerven infolge
        Trauma. Inaug.-Diss. Kiel.

    76. Ciré, Beitrag zur Kasuistik der Verletzungen der Orbita. Inaug.-Diss.
        Gießen.

    77. Moumalle, Zur Kasuistik der Sehnervenverletzungen. Inaug.-Diss.
        Gießen.

    78. Fiser, Zur Kenntnis der Krankheiten der Augenhöhle. Wiener med.
        Wochenschr. Nr. 48.

    79. Montaño, Doppelseitige Blindheit durch Dolchstich. Ann. de Oftalm
        IV. Ref. Centralbl. f. prakt. Augenheilk. 1904. S. 445.

    80. Neuburger, Retrobulbäre Sehnervendurchtrennung. (Ärztl. Verein in
        Nürnberg.) Münchener med. Wochenschr. S. 1550.

    81. Péchin, Atrophie optique traumatique. Progrès méd. p. 7. Clinique
        Opht. p. 1. Traumatische Optikusatrophie. Ophth. Klinik. Nr. 6. S. 81.

1901. 82. Steindorff, Neuroparalytische Keratitis nach Verletzung. (Berliner ophth. Ges.) Centralbl. f. prakt. Augenheilk. S. 19.

1902. 83. Birch-Hirschfeld, Beitrag zur Kenntnis der direkten Verletzungen des Sehnerven. Klin. Monatsbl. f. Augenheilk. XL. I. S. 377.

84. Lang, Durchreißung des Optikus. (Ophth. Soc. of the Unit. Kingd.) Brit. med. Journ. May 10. p. 1151.

85. Lehmann, Über Durchtrennung des vordersten Teiles des Sehnerven. Centralbl. f. prakt. Augenheilk. S. 21.

86. Nicolai, Über Schläfenschüsse mit Beteiligung des Sehorgans. Arch. f. Augenheilk. XLIV. S. 268. Münchener med. Wochenschr. 1901. S. 1943.

1903. 87. Burnett, A case of self-inflicted injury to the orbit. Ophth. Record. p. 346.

88. Coppez, Aneurysma der Carotis interna. (Soc. belge d'Opht.) Bericht Klin. Monatsbl. f. Augenheilk. XLI,1. S. 289.

89. Goldzieher, Zur Lehre von den traumatischen orbitalen Augenmuskellähmungen. Centralbl. f. prakt. Augenheilk. S. 169.

90. Parsons, A case of orbital wound in which the optic nerve and central retinae vessels were divided. Ophth. Hosp. Rep. XV. p. 362.

91. Rapp, Zur Kasuistik der direkten Verletzungen des Sehnerven in der Augenhöhle. Inaug.-Diss. Tübingen.

92. Salzmann, Die Ausreißung des Sehnerven (Evulsio nervi optici). Zeitschr. f. Augenheilk. IX. S. 489.

1904. 93. Bichelonne, Les blessures de l'orbite par coup de fleuret. Bullet. méd. 23 janvier. Rev. génér. d'Opht. p. 566.

94. Gagarin, Ein Fall von Evulsio nervi optici utriusque. Westnik Ophth. XXI. No. 4. Klin. Monatsbl. f. Augenheilk. XLII,2. S. 258.

95. Genth, Ein weiterer Fall von Ausreißung des Sehnerven mit mehrjähriger Beobachtung. Arch. f. Augenheilk. XLIX. S. 97.

1905. 96. Distler, Aus der Stuttgarter Augenheilanstalt für Unbemittelte. Zehn Jahre ärztlicher Tätigkeit. Stuttgart, Grüninger.

97. Paul, Ein Fall von vollständiger Losreißung der Retina von dem Sehnerven nach Bulbusverletzung. Klin. Monatsbl. f. Augenheilk. XLIII,1. S. 185.

98. Studer, Über Netzhautpigmentierung nach Resectio optico-ciliaris beim Menschen. Arch. f. Augenheilk. LIII. S. 206.

99. Hirsch, C., Untersuchungen über die Pigmentieruug der Netzhaut. Berlin, Karger.

100. Reichmann, Beitrag zur Kenntnis der direkten Sehnervenverletzungen. Inaug.-Diss. Jena.

101. Visonhaler, Injury resulting in cutting of the external rectus muscle and probably laceration of the optic nerve. Ann. of Ophth. April.

1906. 102. Decherd, Remarks on sudden blindness following orbital injuries. Med. News 1905. Rev. génér. d'Opht. p. 278.

103. Dimmer, Demonstration mikroskopischer Präparate. Ein Fall von Evulsio nervi optici partialis. Bericht über die 33. Vers. d. ophth. Ges. zu Heidelberg. S. 284.

104. Hubbel, Blindness and oculomotor paralysis from injuries not involving the optic or oculomotor nerves. Journ. of the Americ. med. Assoc. January 1905. Rev. génér. d'Opht. p. 129.

105. Schwitzer, Direkte Optikusverletzung. Zeitschr. f. Augenheilk. XVI. S. 63.

106. Steidl, Über einen Fall von tiefer Orbitalverletzung. Wiener med. Wochenschr. Nr. 36.

107. Wilbrand und Saenger, Die Neurologie des Auges. III,2. Wiesbaden, Bergmann. S. 800.

1907. 108. **Braun**, Die Augenverletzungen in der Tübinger Klinik in den Jahren 1903 und 1904. Inaug.-Diss. Tübingen.

109. **Casali**, Ferita dell' orbita penetrante nella cavità cranica etc. Ann. di Ottalm. XXXVI. p. 128.

110. **Hescheler**, Die Augenverletzungen in der Tübinger Klinik in den Jahren 1905 und 1906. Inaug.-Diss. Tübingen.

111. **Hesse**, Ein Fall von teilweiser Ausreißung des Sehnerven. Zeitschr. f. Augenheilk. XVII. S. 45.

112. **van Lint**, Augenveränderungen 22 Monate nach einer Optikusresektion. (Soc. belge d'Opht.) Bericht Klin. Monatsbl. f. Augenheilk. XLVI. (N. F. V.) S. 557.

1908. 113. **Adam**, Über Sehnervenverletzungen. (Berliner ophth. Ges.) Bericht Klin. Monatsbl. f. Augenheilk. XLVI. (N. F. VI.) S. 483.

114. **Reis**, Ein anatomisch untersuchter Fall von Evulsio nervi optici (Salzmann) bei Avulsio bulbi. v. Graefes Arch. f. Ophth. LXVII. S. 360.

115. **Weinstein**, Zur Kasuistik der Schußverletzungen des Sehorgans. Klin. Monatsbl. f. Augenheilk. XLVI. (N. F. V.) S. 531.

1909. 116. **Natanson**, Zwei Fälle von traumatischer Leitungsunterbrechung des Sehnerven mit vorübergehender Lähmung der Augenmuskelnerven. (Moskauer augenärztl. Ges.) Bericht Klin. Monatsbl. f. Augenheilk. XLVII. (N. F. VIII.) S. 778.

117. **van Geuns**, En geval van traumatische afscheuring van d. Nerv. opticus. Nederl. Tijdschr. v. Geneesk. II. p. 514.

118. **Liebrecht**, Ein Fall von Sehnervenausreißung aus dem Auge (Evulsio n. optici) bei Schläfenschuß mit anatomischem Befunde. Klin. Monatsbl. f. Augenheilk. XLVII. (N. F. VIII.) S. 273.

1910. 119. **Dalén**, Ein Fall von Evulsio nervi optici. Mitteilungen aus der Augenklinik d. Carol. med.-chir. Institut zu Stockholm. Heft 11. S. 37.

120. **Pichler**, Ein Fall von unvollständiger Sehnervenausreißung durch Hufschlag. Klin. Monatsbl. f. Augenheilk. XLVIII. (N. F. X.) S. 246.

121. **Stoewer**, Zwei Fälle von Evulsio nervi optici. Klin. Monatsbl. f. Augenheilk. XLVIII. (N. F. IX.) S. 426.

122. **Birkhäuser**, Evulsio nervi optici partialis. Klin. Monatsbl. f. Augenheilk. XLVIII. (N. F. IX.) S. 432.

123. **Hepburn**, Rupture of the lamina cribrosa. Ophth. Hosp. Rep. p. 53.

124. **Ruata**, Contributo alla conoscenza delle lesioni dirette del nervo ottico. Arch. di Ottalm. XVII. p. 435.

125. **Kalt**, Posttraumatische Atrophie des Sehnerven. (Soc. d'opht. de Paris.) Bericht Klin. Monatsbl. f. Augenheilk. XLVIII. (N. F. X.) S. 412.

126. **Kunst**, Sehnervenatrophie nach Kontusion des Bulbus. Centralbl. f. prakt. Augenheilk. S. 164.

1911. 127. **Faure-Beaulieu**, Les lésions traumatiques directes du nerf optique. Thèse de Paris.

128. **Büntgen, Eva**, Über Zerreißungen der äußeren Augenmuskeln. Inaug.-Diss. Rostock.

129. **Wogener**, Ein Beitrag zur Kenntnis direkter Optikusverletzungen. Inaug.-Diss. Königsberg.

130. **Bouchart**, Coups de parapluies pénétrantes orbitaire. Rec. d'Opht. p. 36.

131. **Chevallereau**, Traumatismes de l'orbite par coup de parapluie. Rec. d'Opht. p. 23.

132. **van der Straeten**, Stich mit Regenschirm in die rechte Orbita. (Soc. belge d'Opht.) Ber. Klin. Monatsbl. f. Augenheilk. XLIX. (N. F. XII.) S. 529.

133. **Patry**, Plaie pénétrante de l'orbite. Rev. méd. de la Suisse. Rom. No. 2.

134. **Birkhäuser**, Plötzliche einseitige Erblindung nach perforierender Schädelverletzung vom Gaumen aus. Klin. Monatsbl. f. Augenheilk. XLIX. (N. F. XII.) S. 23.

1912. 135. Glagolew, Ein Fall von direkter und isolierter Sehnervenverletzung. Westn. ophth. p. 677.

136. Natanson, Ein Fall von Evulsio nervi optici. Klin. Monatsbl. f. Augenheilk. L. (N. F. XIV.) S. 220.

137. Marsh, Fälle von Verletzungen der Augenhöhle und des Sehnerven bei endonasalen Operationen einschließlich der Ethmoidalregion. Monatsschrift f. Ohrenheilk. u. Laryngo-Rhinol. Heft 5. S. 593.

1913. 138. Grüter, Über Zerreißung bzw. Quetschung des N. opticus. (Verein hess. u. hess.-nass. Augenärzte. Bericht Klin. Monatsbl. f. Augenheilk. LI. (N. F. XV.) S. 379.

139. Koyanagi, Zur pathologischen Anatomie der Netzhaut nach der Exstirpation eines Sehnerventumors. Klin. Monatsbl. f. Augenheilk. LI. (N. F. XV.) S. 623.

140. Niels Höeg, Endresultat eines Falles von Läsion des Sehnerven. (Ophth. Ges. Kopenhagen.) Bericht Klin. Monatsbl. f. Augenheilk. LII. S. 555.

1914. 141. Henderson, Abreißen des N. opticus an der Lamina cribrosa. (Royal Soc. of Med.) Bericht Klin. Monatsbl. f. Augenheilk. LIII. S. 251.

142. Kirschmann, Über Spanverletzungen der Orbita mit nachfolgender Sehnervenatrophie. Westn. ophth. XXXI. p. 234.

143. Harry, Traumatischer Exophthalmus. Ophthalmosc. S. 404.

144. Onodi, Über die postoperativen Sehstörungen und Erblindungen nasalen Ursprungs. Zeitschr. f. Augenheilk. XXXI. S. 201.

Verletzung der übrigen Weichteile der Orbita (Augenmuskeln, Nerven, Gefäße und Fettgewebe) durch Verwundung der Orbita.

§ 189. Die Weichteile der Orbita (Augenmuskeln, Nerven, Gefäße und Fettgewebe) werden stets in mehr oder weniger großer Ausdehnung und in mannigfacher Kombination unmittelbar bei der Verwundung der Orbita geschädigt. Die unmittelbare Schädigung kann entweder durch den Fremdkörper selbst oder durch Blutungen oder bei gleichzeitiger Knochenverletzung durch abgesprengte oder dislozierte Knochenstücke veranlaßt sein und in Durchtrennung, Zerreißung, Quetschung, Dehnung oder in Druckwirkung bestehen. Ferner können die Weichteile sekundär durch Ödem, entzündliche Schwellung und Exsudation, sowie durch Vorgänge bei der Vernarbung, abnorme Verwachsungen usw. in Mitleidenschaft gezogen werden. Je nach der Art der Läsion ist die Schädigung eine vorübergehende oder dauernde.

Läsion der Augenmuskeln und Augenmuskelnerven. Bei den Orbitalverwundungen kommen Beweglichkeitsstörungen unmittelbar nach der Verletzung außerordentlich häufig vor, die durch orbitale Läsion der Augenmuskeln oder der Bewegungsnerven hervorgerufen sind.

Die Augenmuskeln oder ihre Sehnen können vom eindringenden Fremdkörper direkt getroffen und vollständig oder unvollständig durchtrennt oder zerrissen werden. In anderen Fällen handelt es sich nur um eine direkte Quetschung des Muskels oder um indirekte Kompression desselben und mechanische Behinderung durch Blutungen in seiner Umgebung. Starke

Blutung in das Orbitalgewebe mit hochgradigem Exophthalmus kann zu mechanischer Behinderung der Bewegung führen. Die Durchtrennung des Muskels kann an verschiedener Stelle erfolgen. Die Sehne kann hart am Auge abgerissen sein, zuweilen erfolgt die Zerreißung zwischen Sehne und Muskelansatz, zuweilen tiefer im Muskel, so daß sich ein Stück vom Muskelbauch als roter Wulst in der Wunde zeigt (z. B. Aschmann 1884, Philippsen 1887, Wasjutinsky 1907).

Zumal wenn hakenförmige Fremdkörper eingedrungen sind, kann beim Zurückgehen des Instrumentes der Muskel herausgerissen und ein benachbarter Muskel mitgetroffen werden.

Panas (1902) hat, um den Mechanismus der Zerreißung der Augenmuskeln aufzuklären, Versuche an der Leiche und am Tier angestellt. Ein Stoß mit einem spitzen Instrument in der Achse des Muskels gab kein Resultat, dagegen erhielt er Zerreißungen der Muskeln, wenn er ein unter den Muskel geschobenes Instrument herausriß. Dann riß der Muskel in der Tiefe ab und nicht die Sehne am Auge.

Die durch den Fremdkörper direkt veranlaßten Verletzungen der Muskeln betreffen oft nur den seiner Eingangsstelle entsprechenden Muskel, so daß es zu einer isolierten Sehnenabreißung oder Muskelzerreißung kommt. Und zwar sind dabei vorwiegend der Rectus internus oder der Rectus inferior betroffen. Auch die Trochlea kann isoliert verwundet werden. Die isolierte Abreißung der Muskelsehne kommt besonders dann vor, wenn der Fremdkörper durch den Bindehautsack dem Bulbus entlang eingetreten ist, doch kann die Eingangspforte auch die Lidhaut betreffen.

Bei den reinen isolierten Augenmuskelverletzungen besteht Aufhebung oder Beschränkung der Bewegung nach der Richtung des betroffenen Muskels und, falls das Auge sehtüchtig ist, wird entsprechendes Doppeltsehen angegeben. Bald stellt sich Sekundärkontraktur des Antagonisten ein.

Neben der direkten Zerreißung eines Muskels können aber noch andere Muskeln oder Nerven direkt oder indirekt durch Blutungen betroffen sein. War das letztere der Fall, so geht ein Teil der Lähmungen zurück, während der direkt verletzte Muskel dauernd gelähmt bleibt.

Gar nicht selten ist neben isolierter oder kombinierter Muskel- oder Muskelnervenläsion der Optikus mitverletzt.

Ferner besteht die Möglichkeit, daß ein Fremdkörper einen Muskel verletzt und beim Zurückgehen durch Zug und Dehnung andere Muskeln schädigt. Schließlich kann der Fremdkörper durch Hebelwirkung den Bulbus vordrängen oder luxieren, so daß auf diese Weise die Muskeln indirekt gedehnt oder zerrissen werden.

Von Bedeutung für Entstehung der Beweglichkeitsbeschränkung sind weiter die einer Orbitalverletzung sich anschließenden Vorgänge der Vernarbung oder Entzündung, wodurch abnorme Verklebungen und Verwachsungen zustande kommen. Der Narbenzug am Wundkanal kann so stark sein, daß trotz primärer Muskelverletzung der Bulbus nach der Seite des verletzten Muskels hin gezogen wird. So beobachtete ich nach primärer Rect. internus-Verletzung anfangs starke Divergenzstellung und später durch narbige Fixierung des Bulbus nach innen hochgradige Konvergenzstellung.

Die Augenmuskelnerven können ebenfalls entweder vom Fremdkörper direkt getroffen, durchtrennt oder gequetscht oder indirekt durch Blutungen komprimiert werden. Häufig ist nicht möglich, zu entscheiden, ob der Nerv oder der Muskel betroffen ist. Am leichtesten ist die Feststellung der Nervenverletzung beim Okulomotorius, da totale Ophthalmoplegie auf Verletzung des Nervenstammes hinweist.

Für Läsion der Nerven in der Spitze des Orbitaltrichters oder in der Fissura orbitalis superior spricht die gleichzeitige Lähmung mehrerer oder aller drei Bewegungsnerven. In diesen Fällen findet sich häufig der Optikus mitverletzt. Auch kommt für diese Nervenläsionen durch Eindringen eines Fremdkörpers bis in die Spitze der Orbita in Betracht, daß sie nicht durch den Fremdkörper selbst, sondern durch Knochenfraktur veranlaßt sind. Zuweilen weisen schwere Gehirnerscheinungen auf die Eröffnung der Schädelhöhle hin. Freilich kommt es vor, daß der Fremdkörper auf seinem Wege zunächst die Nerven trifft und dann den Knochen frakturiert.

Ausgang. Je nach der Art der Läsion kann die Beweglichkeitsbeschränkung dauernd sein oder ganz oder teilweise zurückgehen. Bei Durchtrennung eines Muskels oder Abreißung der Sehne bleibt der Beweglichkeitsausfall in der Regel dauernd bestehen, doch kann ausnahmsweise die Sehne spontan anheilen, ohne daß Schielen zurückbleibt, wie in den Fällen von v. GRAEFE (1855) und FEJER (1903). Waren die Muskeln oder Nerven nur gequetscht oder durch Blutungen komprimiert, so ist die Lähmung einer Rückbildung fähig. Bei den so häufigen Kombinationen von Optikusläsion mit Bewegungsstörungen wird nicht selten beobachtet, daß die Lähmung der Augenmuskeln oder ihrer Nerven zurückgeht, während die Erblindung bestehen bleibt und Atrophie des Optikus sich einstellt.

Diagnose. Die Diagnose einer direkten orbitalen Verletzung der Augenmuskeln kann in vielen frischen Fällen mit Sicherheit gestellt werden aus dem Nachweis einer in die Orbita perforierenden Wunde und den sonstigen Zeichen der Orbitalverletzung, sowie der Mitverletzung anderer Teile, z. B. des Optikus. Aus der Art des Verletzungsvorganges und dem Nachweis einer Narbe kann auch bei vielen alten Verletzungen die Diagnose gesichert sein. In manchen Fällen ist aber nicht zu entscheiden, ob der Fremdkörper in die Orbita eindrang oder ob nur eine Kontusion der Orbitalweichteile stattfand, zumal stumpfspitze Fremdkörper bis zu einer gewissen

Tiefe in die Orbita ohne Hautdurchtrennung eindringen und durch Hebelung des Bulbus oder Blutungen Lähmungen verursachen können. Bei einfacher Kontusion kann sogar die Sehne abreißen.

Liegen die zerrissene Sehne oder der Muskel frei in der Wunde, so ist die Diagnose der direkten Zerreißung ohne weiteres zu stellen. Zuweilen erkennt man den Sehnenabriß erst, wenn man die frisch verklebte Wunde lüftet.

Oft ist schwer zu entscheiden, ob eine Verletzung des Muskels oder der Nerven vorliegt und worin die Verletzung besteht, ob in Zerreißung, Quetschung oder Kompression durch Blutung. Vielfach kann man erst aus dem weiteren Verlauf über die Art der Läsion gewisse Schlüsse mit mehr oder weniger Wahrscheinlichkeit ziehen. Bei Lähmung der vom Okulomotorius versorgten Muskeln wird man die Nervenläsion leichter von der Muskelschädigung unterscheiden können. Des weiteren ist oft unsicher, ob die Läsion direkt durch den Fremdkörper oder indirekt durch Blutungen oder abgesprengte Knochensplitter verursacht ist, ob Lähmung oder mechanische Behinderung vorliegt.

Die Prognose. Bei offenkundiger Zerreißung des Muskels oder Abreißung der Sehne ist auf Wiederherstellung der Beweglichkeit nur zu rechnen, wenn es gelingt, sofort die Sehne oder den Muskel anzunähen. Später läßt sich nur durch Operation die Stellungsanomalie bessern.

Ist die Art der Läsion nicht bekannt, so ist die Prognose nur mit Vorsicht zu stellen.

Bei Verwachsungen durch Narben oder entzündliche Gewebsproliferation erscheint die Wiederherstellung der freien Beweglichkeit unwahrscheinlich.

Therapie. Bei frischer Verletzung wird man nach Feststellung der Durchtrennung des Muskels oder Zerreißung der Sehne, falls es irgend das Aussehen der Wunde zuläßt und Infektion nicht vorliegt, eine primäre Vereinigung anstreben.

Über günstige Erfolge der Naht berichteten z. B. bei Zerreißung des Levator palp. super. DÜRR (1879), BERLIN (1880), CONVERSE (1899) und bei Augenmuskelzerreißung PHILIPPSEN (1887), KOTELMANN (1889), PANAS (1902), VALUDE (1902), VISONHALER (1905), WERTHEIM (1908).

WASJUTINSKY (1907) mußte auf die Naht verzichten und das Stück abtrennen, weil das in der Länge von 2,4 cm vorliegende Stück des R. superior Gangrän des Sehnenansatzes zeigte.

Bei dem Ausgang einer Verletzung mit nachweisbarer isolierter Muskeldurchtrennung ist die Vornähung des verletzten Muskels auszuführen, eventuell mit gleichzeitiger Rücklagerung des Antagonisten (v. WECKER 1874, GUTMANN 1883, A. GRAEFE 1887, DE SCHWEINITZ 1900, LAFON 1905, EVA BÜNTGEN 1911).

Zuweilen reicht auch die Rücklagerung des Antagonisten aus (Bourgeois 1891).

Ask (1913) operierte einen Fall von Zerreißung des M. rect. sup. durch Muskeltransplantation eines Muskelläppchens des Levator palp. sup.

In anderen Fällen von Beweglichkeitsbeschränkung durch Kompression mit Blutungen oder Nervenläsion muß man abwarten und vom operativen Eingriff anfangs absehen. Manchmal gehen die Lähmungen erst nach Wochen oder Monaten zurück. Zu frühe Operation könnte schaden. Vielfach hat man durch Elektrisieren Besserung zu erzielen versucht.

Die Kasuistik der orbitalen Augenmuskellähmungen nach Orbitalverwundung ist eine große. Wie schon § 143, S. 747 erwähnt wurde, ist vielfach eine Trennung zwischen Lähmung durch Verwundung und Kontusion nicht möglich. (Ich verweise auf die dortige Kasuistik.) Ebenso ist eine Unterscheidung zwischen Läsion der Muskeln und Nerven vielfach nicht zu treffen. Die direkten Verletzungen des Optikus sind überaus häufig mit Läsionen der Muskeln oder Nerven kombiniert. Moumalle (1901) gab in seiner Zusammenstellung der Optikusläsionen eine Übersicht über gleichzeitige Störungen der Beweglichkeit, ebenso Wilbrand und Saenger (1906), weitere Fälle finden sich u. a. bei Bouchart, Chevallereau, van der Straeten (1911).

Von besonderem Interesse sind die isolierten orbitalen Augenmuskellähmungen durch Verwundung. Panas (1902) hat 27 Fälle von orbitalen Augenmuskellähmungen und drei eigene Beobachtungen zusammengestellt, nur bei einem Teile handelte es sich um direkte Verwundung. Ich verweise ferner auf die Arbeiten von Ciré (1901) und Dimmer (1903).

Bei Orbitalstichverletzungen kommt ein gewisser Grad von Ptosis überaus häufig vor.

Zander und Geissler (1864) führten aus der älteren Literatur mehrere Fälle von Levatorverletzung an, so einen Fall von Selwyn (S. 302) nach Messerstich zusammen mit Orbitaldachfraktur und wahrscheinlich Optikusläsion, einen von Ribes (S. 292) durch Hiebwunde und einen Fall von Cooper (S. 324) durch Bißwunde.

Von isolierter Durchtrennung des Levator palpebr. sup. erwähnte Berlin (1880, S. 644) einen Fall von Fischer und eine eigene Beobachtung, bei der durch Schlägerhieb der Levator und R. superior verletzt waren.

Dürr (1879) berichtete über Zerreißung des Levator und Vorfall des Muskelbauches, sowie Heilung durch Reponieren und Sutur. Weitere Fälle sind mitgeteilt von Johnson (1894), Oliver (1897), Converse (1899), Wilbrand und Saenger (1900, S. 409), Marple (1903), Komoto (1912), Calendoli (1913).

Die Kombination von Ptosis mit Rectus superior-Lähmung sah Viciano (1889) nach Degenstoß und Hübbel (1906) nach Stichverletzung, Eva Büntgen (1911) nach Stich mit einem Haken.

Die Kombination von Lähmung des Levator mit Lähmung des Obliquus superior und Miosis durch Verletzung mit Haken beobachtete Calendoli (1913).

Die Kombination Abreißung des Internus und Ptosis beobachtete Viciano (1899) und die Kombination von Abreißung der Internussehne mit Ptosis und R. superior-Lähmung Dimmer (1903).

Von isolierter Durchtrennung des Musculus rectus internus erwähnten Zander und Geissler (1864, S. 311) eine Beobachtung von Mackenzie und eine von Cooper mit teilweiser Zerreißung durch Fall in eine Hecke.

v. Graefe (1855) fand nach Stoß mit Regenschirm den Internusansatz glatt wie bei Schieloperation durchtrennt. Es erfolgte spontane Anheilung ohne Zurückbleiben von Schielen. In einem ganz analogen Falle erzielte Kotelmann (1889) Heilung durch Annähen des Muskels. Weitere Fälle, in denen zum Teil später Vornähung vorgenommen war, sind mitgeteilt von Lebrun (1870), Abadie (1872), de Wecker (1874), Mc Ackran, Terson (1890), Neuburger (1901), Panas (1902), Fejer (1903, Spontanheilung), Berger (2 Fälle), Lafon, Reichmann (1905), Eva Büntgen (1911).

Zerreißung des Musculus rectus internus zusammen mit Läsion des Optikus wurde erwähnt von Just (1873), Blessig (1898), Gallus (1897, aus der Jenaer Augenklinik), Ahlström (1898), Ciré (1901, Fall 24), Coppez (1903), Eva Büntgen (1911).

Abreißung der Insertion des Internus zusammen mit Ptosis durch Stoß mit Regenschirm beobachtete Viciano (1889).

Dimmer (1903) sah Abreißung der Internussehne kombiniert mit Ptosis und R. superior-Lähmung nach Verletzung durch eisernen Haken und besprach eingehend den Mechanismus der Verletzung.

Valude (1902) sah kombinierte Lähmung des R. internus und R. inferior.

Von isolierter Verletzung des Musculus rectus inferior erwähnte Berlin (1880 S. 644) aus der älteren Literatur 3 Fälle (Holbig, Hasner und Höring) und eine eigene Beobachtung.

Gutmann (1883) berichtete über die erfolgreiche Vornähung einer durch einen 2 Jahre zuvor mit einem Ziegenhorn erfolgten Stoß abgerissenen Rect. inferior-Sehne.

Über eine Durchtrennung des Inferior innerhalb der Muskelsubstanz $1/2$ cm von der Insertion entfernt mit Heilung durch primäre Sutur machte Philippsen (1887) Mitteilung.

Weiter sind zu erwähnen Fälle von Chevalier (1884), de Britto (1887), A. Graefe (1887), Boyle (1889), Bourgeois (1891), der bei Abreißung des Inferior mit Erfolg den Superior des Doppelsehens wegen tenotomierte, Gutmann (1895), Laure (1897), Hertel (1898, aus der Jenaer Augenklinik), de Schweinitz (1900), Panas (1902, der noch einen Fall von de Wecker [Traité d'opht. IV, p. 806], anführte), Berger, Eversheim (1905), Moulton (1907), Eva Büntgen (1911, 2 Fälle).

Valude (1904), sah Lähmung des R. inferior zusammen mit der des R. internus.

Dimmer (1905) beobachtete Abreißung des Sehnenansatzes des Musculus rectus inferior, kombiniert mit Ptosis, die nach seiner Ansicht durch Zerrung oder Zerreißung des Levator infolge von Zug durch den Fremdkörper am Lid entstanden war.

Daß Abreißung oder Lähmung des Rectus inferior zusammen mit direkter Optikusläsion vorkommen, zeigen die Fälle von Treitel (1881) und Aschmann (1884).

In dem Fall von Aschmann lag der durchtrennte Muskel als roter Wulst in der Wunde, während in dem Treitelschen Fall nicht sicher war, ob der Muskel oder der Nerv verletzt war.

Eine isolierte Abreißung des Rectus superior erwähnten Terson (1890), Panas (1902), Ask (1913, durch Hahnenbiß). Ich selbst beobachtete eine isolierte Superiorläsion ohne Sekundärkontraktur des Antagonisten bei einem Mädchen nach Fall auf dem Eis und habe den Fall durch Hertel (1898) mitteilen lassen.

Über Verletzung des Rectus superior zusammen mit Verwundung des Levator palpebrae superioris durch Schlägerhieb berichtete BERLIN (1880).

Dieselbe kombinierte Lähmung sahen HUBBEL (1906) nach Stichverletzung und VICIANO (1889) nach Degenstoß, während in einem anderen Fall der Superior allein durch ein Schrotkorn teilweise abgerissen war.

KEMPNER (1903) fand Lähmung des Levator, des Rectus superior und Obliquus superior durch Stichverletzung mit Ast, wobei fraglich blieb, ob die Muskeln oder Nerven getroffen waren.

In einem von WASJUTINSKY (1907) mitgeteilten Falle hing nach Verletzung durch ein hakenförmiges Instrument die Sehne des Rectus superior mit einem Muskelstück (zusammen 2,4 cm) aus der Wunde heraus, zugleich war der Obliquus superior gelähmt. Die kombinierte Zerreißung des Rectus superior und Obliquus superior fand WERTHEIM (1908) nach Stoß gegen einen eisernen Nagel. Naht des Rectus und Abtragung des Sehnenmuskelstumpfes des Obliquus erzielten gute Stellung und Bewegung des Bulbus. Dieselbe kombinierte Verletzung beobachtete DE SCHWEINITZ (1900) während der Operation eines Orbitaltumors.

Die Verletzung des Rectus superior und Levator palpebr. zusammen mit direkter Optikusläsion beschrieb ZIMMERMANN (1897).

TAMANSCHEW (1910) berichtete über Abreißung des Rectus superior an der Insertion und Parese des Obliquus superior durch einen zwischen Bulbus und Oberlid. in die Orbita eingedrungenen Ast. und Besserung der Augenstellung durch spätere Vornähung des Superior und Rücklagerung des Inferior.

Über isolierte Verletzung des Musculus rectus externus referierten ZANDER und GEISSLER (1864, S. 225) einen Fall von BEER (Lehre von den Augenkrankheiten I, S. 146), bei dem ein Stück von einer Tabakspfeife in den äußeren Augenwinkel eingedrungen und steckengeblieben war. Weitere Fälle von Externusdurchtrennung sind mitgeteilt von BERGER (1905, 2 Fälle), EVERSHEIM (1906), BERNARD (1907).

PURTSCHER (1905, S. 247) fand Durchtrennung der Sehne des Rectus externus und inferior nach Kuhhornstoß.

In dem von HAMILL (1878) mitgeteilten Falle, bei dem durch einen eingedrungenen Haken ein Muskel herausgerissen wurde, handelte es sich wahrscheinlich um den Externus, wenn es auch fraglich blieb, welcher Muskel es war.

Über Externuszerreißung, kombiniert mit Optikusverletzung, berichtete VISONHALER (1905). Durch Naht des Muskels wurde die Beweglichkeit hergestellt.

Direkte Optikusläsion mit vorübergehender Externuslähmung beobachtete SNELL (1897).

Von isolierter Durchtrennung der Sehne des Obliquus superior haben ZANDER und GEISSLER (1864, S. 300) einen Fall von BERNARDING nach Florettstich erwähnt.

Über Verletzung der Trochlea berichtete BETTRÉMIEUX (1903), EVA BÜNTGEN (1911), über isolierte Zerreißung des Muskelbauches durch einen eingedrungenen Haken CASPAR (1909).

Über vorübergehende Lähmung des Obliquus superior nach Stich mit Regenschirm berichtete BOUCHART (1911).

Von kombinierten Verletzungen des Obliquus superior wurden bereits erwähnt die Fälle von KEMPNER (1903), WASJUTINSKY (1907), WERTHEIM (1908), CALENDOLI (1913).

DE SCHWEINITZ (1900) berichtet über die Durchtrennung der Rolle des Obliquus superior bei der Operation eines Orbitalabszeßes und, wie erwähnt, eine Verletzung des Obliquus und Rectus superior bei einer Tumorexstirpation.

Isolierte Lähmung des Obliquus inferior beobachtete Berlin (1880) nach Schlägerhieb, Gullstrand (1897) nach Eindringen eines Dornes in die Augenhöhle und Roche (1905) nach Florettstich. In einem von Bielschowsky (1904) mitgeteilten Falle handelte es sich wahrscheinlich um indirekte Verletzung nach Schädelbasisbruch.

Der Fall von Fuchs und Sachs nach Stoß mit Hirschgeweih und die Fälle von Terson und Delneuville wurden bereits § 143, S. 749 erwähnt.

Isolierte orbitale Lähmungen des Okulomotorius nach Stichverletzung kommen nur höchst selten vor, meist ist die Lähmung mit Verletzung des Optikus sowie eines oder der beiden anderen Bewegungsnerven — Abduzens und Trochlearis — kombiniert. Die Schädigung ist in die Spitze des Orbitaltrichters, vielfach in die Fissura orbitalis superior, zu verlegen. In der Regel handelt es sich nur um Quetschung oder Kompression durch Blutung, so daß die Lähmungen ganz oder größtenteils zurückgehen. Terrien (1911) berichtete über eine isolierte unvollständige Okulomotoriuslähmung nach Stich mit einer Schirmspitze. Die Lähmung ging vollkommen zurück und war offenbar durch eine Orbitalblutung veranlaßt. de Schweinitz (1909) erwähnt vorübergehende partielle Lähmung des Okulomotorius und des Trochlearis nach Stichverletzung der Orbita durch ein Holzstück.

Weitere Mitteilungen über kombinierte Lähmungen nach Orbitalstich durch Regenschirmstock finden sich bei Bouchart, Chevallereau (1911).

Reich (1883) fand nach Stichverletzung der Orbita bei geringem Exophthalmus Lähmung des Okulomotorius, Abduzens und Trochlearis bei intaktem Optikus; merkwürdigerweise war der Levator palpebrae superioris nicht gelähmt. Buhtz (1901) erwähnte eine kombinierte Lähmung der drei Nerven bei freiem Optikus nach Heugabelstich. Auch Pfalz (1892) berichtete über eine vorübergehende kombinierte Lähmung der drei Bewegungsnerven bei fast intaktem Optikus.

Eine isolierte Lähmung des Okulomotorius zusammen mit direkter Optikusverletzung haben Hübsch (Zander und Geissler 1864, S. 297), Garrard und Snell (1888), Simeon Snell (1897), Natanson (1909), Chevallereau (1911) und aus meinem Beobachtungsmaterial Gallus (1897) mitgeteilt.

Fälle von Optikusläsion, bei denen außer dem Okulomotorius die übrigen Bewegungsnerven mitbeteiligt waren und völlige Bewegungslosigkeit des Auges bestand, sind bekanntgegeben von Valentini (Zander und Geissler 1864, S. 295), Lawson (1877), Schliephake (1888), Vessely (1889), Straub (1891, 2 Fälle), Brixa, Schild (1897), Gallus (1897, aus der Jenaer Augenklinik), Hirschberg (1899), Buhtz, Fiser, Steindorff (1901), Goldzieher (1903), Reichmann (1905, aus der Jenaer Augenklinik), Steidl (1906).

In den Fällen von Schliephake (1888), Vessely (1889), Brixa (1897), Steindorff (1901), Goldzieher (1903) waren auch Trigeminusäste beteiligt.

In einzelnen Fällen konnte klinisch oder durch die Sektion festgestellt werden, daß der Okulomotorius allein oder mit anderen Bewegungsnerven nach Stichverletzung der Orbita indirekt durch Knochenfraktur verletzt war. Die Läsion kann dabei die gegenüberliegende Seite betreffen.

In dem von Nélaton (1855, ref. dieses Handb., I. Aufl., Bd. VI, S. 847) mitgeteilten Falle von pulsierendem Exophthalmus mit Okulomotoriuslähmung der rechten Seite nach Stoß mit Regenschirm gegen die linke Orbita ergab der Sektionsbefund Fraktur des Keilbeins, Verletzung der Carotis interna und des Sinus cavernosus. Der Okulomotorius war im Bereich des rechten Sinus cavernosus abgeplattet und bis auf sein Neurilemm reduziert.

Guibert (1895) sah nach Stich mit einer Heugabel Zerreißung des rechten Bulbus und eine Ophthalmoplegie des linken Auges. Die Sektion ergab eine Fraktur der linken Keilbeinhöhle und Aneurysma arterio-venosum. Weiter ist anzuführen ein Fall von Nuel (1901), in dem nach Stoß mit einem Regenschirm in den inneren Augenwinkel Okulomotoriusparalyse und Symptome von Commotio cerebri eingetreten waren und bei dem die Sektion später ebenfalls ein Aneurysma arterio-venosum zwischen Carotis interna und Sinus cavernosus durch Knochenfraktur ergab. Sodann gehört hierher die Beobachtung von Schiess-Gemuseus (1870). Das linke Auge war mit einer spitzen Scheere getroffen und rechts fanden sich neben absoluter Amaurose eine Paralyse des Okulomotorius und Abduzens und eine Parese des Trochlearis.

Isolierte orbitale direkte Läsion des Abduzens ist höchst selten, auch wird man schwer klinisch die Schädigung des Muskels und Nerven auseinander halten können, ebenso kann basale Lähmung in Frage kommen.

Donkin (1883) berichtete über eine rechtsseitige Orbitalstichverletzung mit Durchstoßung des Orbitaldaches durch eine Schirmspeiche, wodurch rechtsseitige Abduzenslähmung, Taubheit und linksseitige Hemiplegie veranlaßt waren. Angenommen wurde periphere direkte orbitale Abduzensläsion.

In einem von Laplace (1891) mitgeteilten Falle war eine Rapierklinge durch die Fissura orbitalis superior in die mittlere Schädelgrube eingedrungen; Anästhesie des linken Auges und Abduzenslähmung blieben zurück.

Philippsen (1887) fand nach Eindringen eines Holzstückes in die Orbita neben vorübergehender allseitiger geringer Beweglichkeitsbeschränkung bleibende Abduzenslähmung, Erweiterung der Pupille und Anästhesie der Kornea mit nachfolgender Keratitis neuroparalytica.

Die Abduzenslähmung ist meist kombiniert mit Okulomotorius- und Trochlearislähmung, da die Läsion in der Spitze des Orbaltrichters oder in der Fissura orbitalis superior lokalisiert ist. Derartige Fälle sind vorher erwähnt.

Über eine isolierte basale Abduzenslähmung berichtete Eulenburg (1894). Durch Messerstich in die Schläfe war gleichseitige Abduzenslähmung neben leichter Ptosis entstanden. Angenommen wurde direkte Läsion an der Stelle, wo der Abduzens gegen den Clivus basilaris hinlaufend lateral hinter dem Dorsum sellae turcicae in den Sinus cavernosus eintritt.

Der Trochlearis wird meist mit dem Okulomotorius und Abduzens zusammen getroffen. Entsprechende Fälle wurden vorher erwähnt.

Mehrfach wurden nach Orbitalstichverletzung orbitale Lähmungen im Gebiet des Trigeminus beobachtet, wiederholt kam es zu Keratitis neuroparalytica. In einzelnen Fällen, z. B. Goldzieher (1903), sprach der Befund dafür, daß der verletzende Fremdkörper die Orbitalwand durchstoßen und den Trigeminus erst intrakraniell verletzt hat, sei es direkt oder indirekt durch Knochensplitter oder Blutung.

In dem bereits erwähnten Falle von Philippsen (1887) kam es nach Orbitalverletzung durch ein Holzstück zu Anästhesie der Kornea mit neuroparalytischem Geschwür. Nach 3 Jahren bestanden noch Anästhesie, Pupillen- und Abduzenslähmung.

Zusammen mit Optikusverletzung fand sich Trigeminusläsion in den Fällen von Schliephake (1888), Vessely (1889), Brixa (1897), Steindorff (1901), Goldzieher (1903, 2 Fälle).

In dem Falle von Steindorff (1901) fand sich nach Verletzung durch Stockspitze neben einer intraorbitalen Zerreißung des Optikus, Okulomotorius und

Abduzens, Anästhesie der Kornea und im Gebiet des N. supraorbitalis. Es kam zur Keratitis neuroparalytica. Ähnlich war die Verletzung im ersten Falle von Goldzieher (1903), während in dem zweiten Falle nach Messerstich der Orbita wahrscheinlich die Trigeminusläsion in der Gegend des Ganglion Gasseri durch Knochenfraktur veranlaßt war, da der erste und zweite Ast sowie die sensible Portion des dritten Astes betroffen waren. Im ersten Falle trat Keratitis neuroparalytica ein.

Ob in einem von Hirschberg (1897, 1880) mitgeteilten Falle von Trigeminusverletzung mit nachfolgender Keratitis durch Eindringen eines Holzstückes in die Orbita die Läsion intraorbital oder basal lag, erscheint fraglich, ebenso in dem S. 1149 erwähnten Falle von Laplace (1891).

Wilbrand und Saenger (1900, II, S. 291) führen noch einen Fall von Stichverletzung des Trigeminus von Majo an.

Über eine direkte Verletzung des Trigeminus innerhalb des Schädels zwischen Gehirn und Ganglion Gasseri durch eine Sichel berichtete Cant (1889). Es folgte Keratitis.

Anhangsweise sei erwähnt, daß Bichelonne (1904) in seiner Zusammenstellung von Orbitalverletzungen durch Florettstich eine Beobachtung von Lagrange anführt, nach der einmal der Augenast des Fazialis verletzt war, so daß Hornhautentzündung auftrat.

Daß auch die sympathischen Fasern mitverletzt sein können, darauf wies Steidl (1906) hin.

Gefäße. Bei Orbitalstichverletzungen werden stets Gefäße mitverletzt, die zu Blutungen ins Orbitalgewebe führen. Die Stärke der Blutung kann je nach der Größe der getroffenen Gefäße eine verschiedene sein. Meist ist der Bluterguß in das Gewebe ein so erheblicher, daß ein deutlicher Exophthalmus entsteht. Sind größere Gefäße verletzt, so kann er einen hohen Grad erreichen und selbst zur Luxatio bulbi führen. Der Exophthalmus durch Orbitalblutung gehört mit zu den konstantesten Symptomen der Orbitalverletzung. In einzelnen Fällen kann die Arteria ophthalmica verletzt werden, wie es z. B. Bower (1879) neben Zerreißung der Karotis und des Sinus cavernosus bei der Sektion nachweisen konnte. Auf die Verletzung der Arteria ophthalmica und ihre Folgen kommen wir im nächsten Paragraphen beim pulsierenden Exophthalmus nach Orbitalstichverletzung zurück (vgl. auch S. 753). Da hinsichtlich des Befundes, des Verlaufes und der Behandlung der Orbitalblutung durch direkte Gefäßverwundung die Verhältnisse ganz analog liegen, wie bei den Orbitalblutungen nach Kontusion, so verweise ich auf die näheren Ausführungen im § 135, S. 669.

Orbitalfett- und Bindegewebe. Bei Stichverletzungen der Orbita wird stets das orbitale Fett- und Bindegewebe verletzt. Häufig zeigt sich ein Vorfall von Fettgewebe in der äußeren Wunde der Lidhaut oder Bindehaut und besitzt vielfach eine große diagnostische Bedeutung. Die Zertrümmerung des Gewebes und ihre Folgen erreichen einen verschieden hohen Grad je nach der Schwere der Verletzung, dem Grad der Blutungen, der

Mitverletzung von Augenmuskeln oder des Sehnerven, sowie der Knochenwand. Ferner ist je nach der nachfolgenden Reaktion und der Komplikation mit Entzündung die sekundäre Veränderung eine verschiedene. Bei schweren Verletzungen kommt es zu Verdichtung des Bindegewebes, zu fibröser Degeneration des Fettgewebes, zu abnormen Verwachsungen, unter Umständen zu Retraktion und abnormer Fixation des Bulbus. Zumal bei gleichzeitiger Knochenverletzung sind die Narbenstränge meist erheblicher. Als Beispiel einer abnormen Bulbusfixierung will ich nur den von Reichmann (1905) aus meinem Beobachtungsmaterial mitgeteilten Fall von Stichverletzung beider Orbitae anführen, bei dem der Einstichstelle entsprechend trotz anfänglicher Internuslähmung und Divergenz später starke Konvergenzstellung durch Narbenzug hervorgerufen wurde.

Infolge der genannten Weichteilveränderungen kann auch Enophthalmus nach Orbitalstichverletzung auftreten. Ich verweise auf § 137, S. 685 ff., in dem der Enophthalmus traumaticus ausführlich abgehandelt ist und Fälle nach direkter Verwundung (Bistis, Kilburn, Zimmermann) genannt sind. Vgl. auch Henderson (1914).

Literatur zu § 189.

1855. 1. v. Graefe, Einige außergewöhnliche Verletzungen. v. Graefes Arch f. Ophth. II, 1. S. 227.

1864. 2 Zander und Geißler, Die Verletzungen des Auges. Leipzig und Heidelberg.

1870. 3. Lebrun, Section traumatique du muscle droit interne de l'œil droit, datant de cinq années. Strabisme divergent. Proroptie. Guérison. Ann. d'Ocul. LXIV. p. 139.

4. Schieß-Gemuseus, Traumatische, absolute Amaurose, vollständige Paralyse sämtlicher Augenmuskeln mit Ausnahme des Trochlearis, Parese desselben. Klin. Monatsbl. f. Augenheilk. S. 248.

1872. 5. Abadie, Strabisme traumatique accompagné de diplopie fort génante. Guérison et retablissement de la vision binoculaire par la ténotomie du droit externe. Journ. d'Opht. p. 18—21. Ann. d'Ocul. LXVII. p. 115.

1873. 6. Just, Zerreißung des Musculus rectus internus und des Sehnerven. Klin. Monatsbl. f. Augenheilk. XI. S. 8.

1874. 7. de Wecker, Reculement musculaire traumatique. Avancement à l'aide du double fil. Guérison. Ann. d'Ocul. LXXI. p. 229.

1877. 8. Lawson, The Lancet 15. Sept. Ref. Centralbl. f. prakt. Augenheilk. S. 216.

1878. 9. Hamill, Avulsion of a muscle of the eyeball. British med. Journ. I. p. 891.

1879. 10. Bower, Penetrating wound of orbit etc. Brid. med. Journ. I. p. 547.

11. Dürr, Totale Zerreißung des Musculus levator palpebrae superioris. Klin. Monatsbl. f. Augenheilk. S. 322.

12. Hirschberg, Kasuistischer Jahresb. Ophthalmoplegia universalis oc. sin. traumat. Arch. f. Augenheilk. VIII. S. 169. Derselbe Fall 1880. Zur Pathologie des fünften Hirnnerven. (Ges. f. Psych. u. Nervenkr.) Berliner klin. Wochenschr. XVII. S. 169.

1880. 13. Berlin, Krankheiten der Orbita. Dieses Handb., I. Aufl. XI. Kap., Bd. VI.

1880. 14. Kretschmer, Keratitis neuroparalytica und Panophthalmitis nach einer
           Neurektomie des Nerv. infraorbitalis. Centralbl. f. prakt. Augenheilk.
           S. 65. — Baer ebenda, S. 163, Kretschmer ebenda, S. 236 und
           Baer ebenda, S. 293.

1881. 15. Treitel, Verletzung des Nervus opticus in der Orbita usw. Arch. f.
           Augenheilk. X. S. 464.

1883. 16. Donkin, Left hemiplegia and left sided deafness after wound of brain
           through right orbit. Brain. January. Ref. von Michels Jahresb. S. 618.
       17. Gutmann, Ein Fall von Vornähung des traumatisch zurückgelagerten
           M. rect. inf., Centralbl. f. prakt. Augenheilk. VII. S. 36.
       18. Reich. Interessante Augenerkrankungen. Wratsch No. 45 u. 46. 6. Läh-
           mung des Nervus oculomotorius nach einem Bluterguß in die Orbita;
           seltenes Krankheitsbild, unvollständige Heilung. (Jahresber. der ophth.
           Literatur Rußlands). Centralbl. f. prakt. Augenheilk. S. 386.

1884. 19. Aschmann, Beitrag zur Lehre von den Wunden des Sehnerven. Inaug.-
           Diss. Zürich.
       20. Chevalier, Strabisme supérieur de l'œil gauche d'origine traumatique.
           Journ. de Bordeaux. XIV. p. 79.
       21. Nieden, Zwei Fälle von neuroparalytischer Hornhautentzündung. Arch.
           f. Augenheilk. XIII. S. 249.

1887. 22. de Britto, Notes sur un cas de blessure de l'œil, avec section complète
           du droit inférieur. Arch. d'Opht. VII. p. 83.
       23. A. Graefe, Die Indikationsstellung bei operativer Behandlung der para-
           lytisch bedingten Deviationen eines Auges. v. Graefes Arch. f. Ophth.
           XXXIII, 3. S. 179.
       24. Philippsen, Janledning af et tilfälde af traumatisk afrioning af musc.
           rect. inf. oculi. Hosp. tid. No. 26. Ref. von Michels Jahresb. S. 525.

1888. 25. Garrard and Snell, Punctured wouud of upper eyelid followed by
           complete pulsy of the third nerve and optic nerve atrophy. Transact.
           of the ophth. Society of the Unit. Kingd. p. 277. Brit. med. Journ.
           I. p. 592.
       26. Schliephake, Über Verletzungen des N. opticus innerhalb der Orbita.
           Inaug.-Diss. Gießen.

1889. 27. Boyle, Paresis of inf. rectus muscle. Journ. of ophth., otologie and
           laryng. p. 179.
       29. Cant, Keratitis from Paralysis of fifth nerve. Ophth. Soc of the Unit.
           Kingd. 5. July. Brit. med. Journ. 13. July. Ref. Centralbl. f. prakt.
           Augenheilk. S. 373.
       29. Fano, Contributions à l'histoire des blessures des muscles de l'œil. Journ.
           d'Ocul. et chir. 1889/90. p. 21.
       30. Kotelmann, Eigentümliche Augenverletzung eines Schülers. Zeitschr.
           f. Schulgesundheitspflege. Nr. 5.
       31. Viciano, Ruptures traumatiques des muscles de l'œil. Arch. d'Opht.
           IX. p. 508.
       32. Vessely, Über einen Fall von Stichwunde in die rechte Orbita. Militär-
           arzt. Wien. S. 21.

1890. 33. McAckran, Laceration of the internal rectus. Amer. Journ. of Ophth.
           p. 364.
       34. Terson, Deux cas de paralysie des muscles de l'œil par action trau-
           matique directe sur les muscles. Progrès méd. XII. p. 264.

1891. 35. Bourgeois, Rupture traumatique du droit inférieur de l'œil droit.
           Recueil d'Opht. p. 392.
       36. Laplace, Penetrating wound of the base of the brain through left orbit;
           hemiplegia, removal of clots from the brain; recovery. Med. News.
           5. Dez. Ref. v. Michels Jahresber. S. 475.

1891. 37. Straub, Mededeelingen uit ooghellkundige Cliniek. Weekbl. van het Neederl. Tijdschr. voor Geneesk. II. No. 22. Ref. Jahresber. f. Ophth. S. 509.

1892. 38. Pfalz, Über einen Fall von traumatischer totaler Ophthalmoplegia exterior et interior etc. Klin. Monatsbl. f. Augenheilk. XXX. S. 62.

1894. 39. Johnson, Foreign bodies in the orbital cavity. Americ. Journ. of Ophth. XI. p. 161.

40. Eulenburg, Ein Fall von isolierter traumatischer Basallähmung des Nervus abducens. Neurol. Centralbl. Nr. 16.

1895. 41. Guibert, Anévrisme artériel de la carotide interne au niveau du sinus caverneux gauche etc. Ann. d'Ocul. CXIII. p. 314.

42. Gutmann, Über einige wichtige Verletzungen des Sehorgans und ihre rationelle Therapie. Berliner klin. Wochenschr. Nr. 51.

1897. 43. Gullstrand, Über Lähmung des unteren schiefen Augenmuskels. Nordisk Medik Arkiv. (Festband Tillegnad Axel Key.)

44. Gallus, Über einige Fälle von Orbitalverletzung. Inaug.-Diss. Jena.

45. Laure, Contribution à l'étude de la désinsertion traumatique des muscles de l'œil. Thèse de Paris.

46. Snell, A series of optic atrophy following injury etc. Transact. of the ophth. Soc. XVII. p. 81.

47. Oliver, A case of reparation from extensive injury involving the inner-angle of the eyelids. Ophth. Réc. April.

48. Oliver, Clinical history of an operation for cicatricial ectropium with advancement of the levator palpebrae. Ann. of Ophth. April. Ref. Centralbl. f. prakt. Augenheilk. S. 544.

49. Brixa, Über Fehlen der Pupillarreaktion bei vorhandener Lichtempfindung. Wiener klin. Wochenschr. Nr. 36.

50. Schild, Fremdkörper in der Orbita. Münchener med. Wochenschr. S. 1006.

51. Zimmermann, Traumatic exophthalmus, Laceration of the optic nerve and the central retinal blood-vessels; retinitis proliferans. Arch. of. Ophthalm. XXVI. No. 1.

1898. 52. Ahlström, Zur Kasuistik der traumatischen Augenmuskellähmungen. Deutschmanns Beiträge zur Augenheilk. IV. S. 323. Heft XXXIV, 21.

53. Hertel, Ein Beitrag zur Kenntnis isolierter äußerer Augenmuskellähmungen. v. Graefes Arch. f. Ophth. XLVI. S. 639.

1899. 54. Converse, A peculiar accident to the left eyelid. Ophth. Record p. 240.

55. Hirschberg, Über Sehnervendurchtrennung. Centralbl. f. prakt. Augenheilk. S. 183.

56. Panas, Über Augenmuskellähmungen auf traumatischer Grundlage. (Bericht über die Verh. des IX. intern. Ophth. Kongr. in Utrecht.) Beilageheft z. Zeitschr. f. Augenheilk. II. S. 47.

57. Panas, Paralysies oculaires motrices d'origine traumatique. Arch. d'Opht. XIX. p. 625.

1900. 58. Wilbrand und Saenger, Die Neurologie des Auges. Bergmann.

59. de Schweinitz, Concerning traumatic plasies of the ocular muscles. (Section on Ophth. Coll. of Physic of Philadelphia.) Ophth. Record. p. 628.

1901. 60. Buhtz, Über zwei Fälle von Lähmungen der Augenmuskelnerven infolge Trauma. Inaug.-Diss. Kiel.

61. Ciré, Beitrag zur Kasuistik der Verletzungen der Orbita. Inaug.-Diss. Gießen.

62. Fiser, Zur Kenntnis der Krankheiten der Augenhöhle. Wiener med. Wochenschr. Nr. 48.

63. Kling, Statistisch-kasuistischer Beitrag zur Lehre von den Augenmuskellähmungen. Inaug.-Diss. Gießen.

1901. 64. **Neuburger**, Retrobulbäre Sehnervendurchtrennung. Münchener med. Wochenschr. S. 1550.

65. **Moumalle**, Zur Kasuistik der Sehnervenverletzungen. Inaug.-Diss. Gießen.

66. **Nuel**, Externe Oculomotorius-Paralyse nach einer traumatischen Verbindung der Carotis interna und des Sinus cavernosus. Société belge d'Opht. à Bruxelles. 24 Nov. Ref. Centralbl. f. prakt Augenheilk. 1902. S. 43.

67. **Steindorff**, Neuroparalytische Keratitis nach Verletzung. (Berliner ophth. Ges.) Centralbl. f. prakt. Augenheilk. S. 19.

1902. 68. **Panas**, Impotence des muscles oculaires extrinsèques par traumatisme. Arch. d'Opht. XXII. p. 229.

69. **Terrien**, Du ptosis d'origine traumatique. Progrès méd. 19 juillet.

70. **Valude**, Rupture de l'aileron du droit interne et du droit inférieur par un traumatisme, réparation. Ann. d'Ocul. CXXVII. p. 133.

1903. 71. **Bettrémieux**, Ein Fall von paradoxer Diplopie. (Soc. belge d'Opht. 26 Sept.) Bericht Centralbl. f. prakt. Augenheilk. S. 362.

72. **Coppez**, Aneurysma der Carotis interna (Soc. belge d'Opht.) Bericht Klin. Monatsbl. f. Augenheilk. XLI, 1. S. 289.

73. **Dimmer**, Zur Lehre von den traumatischen Augenmuskellähmungen aus orbitaler Ursache. Zeitschr. f. Augenheilk. IX. S. 337.

74. **Fejer**, Über Augenmuskelverletzungen. Arch. f. Augenheilk. XLVIII. S. 264.

75. **Goldzieher**, Zur Lehre von den traumatischen orbitalen Augenmuskellähmungen. Centralbl. f. prakt. Augenheilk. S. 169.

76. **Kempner**, Beitrag zur traumatischen Augenmuskellähmung. Klin. Monatsbl. f. Augenheilk. XLI, 1. S. 160.

77. **Marple**, Case of traumatic ptosis of the left eye operated upon with most satisfactory result etc. Ophth. Record. p. 493.

1904. 78. **Bichelonne**, Les blessures de l'orbite par coup de fleuret. Bullet. méd. 23 jan. Rev. génér. d'Opht. p. 566.

79. **Bielschowsky**, Die Lähmungen des Musculus obliquus inferior. v. Graefes Arch. f. Ophth. LVIII. S. 368.

1905. 80. **Kunze**, Über die im Jahre 1904 in der Univ.-Augenklinik zu Jena beobachteten Fälle von Augenverletzungen. Inaug.-Diss. Jena.

81. **Berger**, Über isolierte Verletzungen der äußeren Augenmuskeln. Klin. Monatsbl. f. Augenheilk. XLIII, 2. S. 480.

82. **Lafon**, Traumatisme de l'orbite par coup de parapluie. (Soc. d'anat. et phys. de Bordeaux.) Rev. génér. d'Opht. 1906. p. 187.

83. **Purtscher**, Zur Vorhersage der Augenverletzungen durch stumpfe Gewalt usw. Beiträge zur Augenheilk. S. 227. (Festschrift für Julius Hirschberg.) Leipzig, Veit & Co.

84. **Reichmann**, Beitrag zur Kenntnis der direkten Sehnervenverletzungen. Inaug.-Diss. Jena.

85. **Roche**, Note sur deux paralysies oculaires traumatiques. Rec. d'Opht. p. 73.

86. **Visonhaler**, Injury resulting in cutting of the external rectus muscle and probably laceration of the optic nerve. Ann. of Ophth. April. Rev. génér. d'Opht. p. 574.

1906. 87. **Eversheim**, Über Kuhhornstoßverletzungen des Auges usw. Inaug. Diss. Bonn.

88. **Hubbel**, Blindness and oculomotor paralysis from injuries not involving the optic or oculomotor nerves. Journ. of the Americ. med. Assoc. January 1905. Rev. génér. d'Opht. p. 129.

89. **Steidl**, Über einen Fall von tiefer Orbitalverletzung. Wiener med. Wochenschr. Nr. 36.

1907.   90. Wasjutinsky, Zur Kasuistik der traumatischen orbitalen Lähmungen
        der Augenmuskeln. Klin. Monatsbl. f. Augenheilk. XLV. (N. F. IV.)
        S. 581.

        91. Wilbrand und Saenger, Die Neurologie des Auges. III, 2. Wiesbaden,
        Bergmann.

        92. Bernard, Traumatische Rücklagerung des Externus. Arch. d'Opht.
        Aug.-Nov. Centralbl. f. prakt. Augenheilk. 1908. S. 57.

        93. Moulton, Traumatische Zerreißung des M. rectus inferior. Arch. f.
        Augenheilk. LVIII. S. 338.

1908.   94. Wertheim, Zerreißung des Obliquus superior hinter der Trochlea.
        (Berliner Ophth. Ges. 19. März.) Bericht Klin. Monatsbl. f. Augenheilk.
        XLVI. (N. F. V.) S. 425.

1909.   95. Caspar, Isolierte Verletzung des Musculus obliquus superior. Klin.
        Monatsbl. f. Augenheilk. XLVII. (N. F. VII.) S. 613.

        96. de Schweinitz, Wound of the left orbit; followed by partial oculo-
        motor palsy and paralysis of the trochlearis; recovery. Ophth. Rec.
        p. 257.

        97. Natanson, Zwei Fälle von traumatischer Leitungsunterbrechung des
        Sehnerven mit vorübergehender Lähmung der Augenmuskelnerven.
        (Moskauer Augenärztl. Ges.) Bericht Klin. Monatsbl. f. Augenheilk.
        XLVII. (N. F. VIII.) S. 778.

1910.   98. Tamamschew, Zur traumatischen Lähmung der Orbitalmuskeln.
        Westn. Ophth. p. 478.

1911.   99. Terrien, Paralysie traumatique du moteur oculaire commun. Arch.
        d'Opht. XXXI. p. 49.

       100. Büntgen, E., Über Zerreißungen der äußeren Augenmuskeln. Inaug.-
        Diss. Rostock.

       101. Bouchart, Coups de parapluies pénétrants orbitaires. Rec. d'Opht.
        p. 36.

       102. Chevallereau, Traumatismes de l'orbite par coup de parapluie. Rec.
        d'Opht. p. 23.

1912. 103. Komoto, Über den traumatischen Riß des Lidhebers und dessen opera-
        tive Behandlung. (Jap. ophth. Zeitschr. Okt. 1910.) Ref. Klin. Monatsbl.
        f. Augenheilk. L. (N. F. XIII.) S. 264.

1913. 104. Ask, Ein Fall von Zerreißung des M. rectus superior mit Muskeltrans-
        plantation. (Ophth. Ges. Kopenhagen.) Bericht Klin. Monatsbl. f.
        Augenheilk. LII. S. 279.

       105. Calendoli, Drei Fälle von Lähmung äußerer Augenmuskeln durch
        direktes Trauma. Giorn. di Med. Milit.

1914. 106. Henderson, Abreißen des N. opticus an der Lamina cribrosa. Royal
        Soc. of Med. Bericht Klin. Monatsbl. f. Augenheilk. LIII. S. 251.

Pulsierender Exophthalmus nach Stichverletzung der Orbita.

§ 190.   Pulsierender Exophthalmus nach Orbitalstichverletzung wird
nicht allzu häufig beobachtet, wie bereits in § 157, S. 860 angegeben worden
ist. Ich beschränke mich hier auf einige kurze Bemerkungen und verweise im übrigen auf die ausführliche Darstellung des pulsierenden Exophthalmus in der 2. Auflage dieses Handbuches.

Kasuistik. SATTLER (1880), der in der 1. Auflage dieses Handbuches
106 bis zum Jahre 1880 in der Literatur beschriebene Fälle von pulsierendem
Exophthalmus tabellarisch zusammengestellt hat, fand unter den 59 traumatischen

3 Fälle, die durch Stichverletzung der Orbita veranlaßt waren. Es sind dieses die Fälle von Passavant (1860) nach Stich mit einer Stricknadel, von Lawson (1869) nach Fall in einen Stock, der in die Orbita eindrang und das Auge hervortrieb, und von Lansdown (1875) nach Verwundung durch Glassplitter. Keller (1898), der in der von Sattler (1880) durchgeführten Art 102 Fälle aus den Jahren 1880—1898 zusammengestellt hat, führte unter den 74 traumatischen Fällen 4 Fälle nach Stichverletzung der Orbita auf. Es sind dieses die Fälle von Eckerlein (1887) nach Heugabelstich, von Bouvin (1896) nach Eindringen einer Stricknadel, von Fryer (1895) nach Stich mit der metallenen Rippe eines Regenschirmes und von Schreiber (1898) ebenfalls nach Stich mit einer Schirmspeiche. In der als Fortsetzung der Tabellen von Sattler und Keller bis zum Jahre 1902 gemachten Zusammenstellung von Reuchlin (1902) fanden sich unter 27 traumatischen Fällen von pulsierendem Exophthalmus 3 Fälle, die durch Stichverletzung der Orbita veranlaßt waren [Fälle von Reif (1899) nach Heugabelstich, von Schirmer (1898) ebenfalls nach Heugabelstich und von Schöler (1900) nach Fall in eine Stricknadel]. Es sind aber tatsächlich nur 2 Fälle, weil es sich in der Mitteilung von Reif und Schirmer um ein und denselben Fall handelt.

Weitere Fälle von pulsierendem Exophthalmus nach Orbitalstichverletzung sind mitgeteilt von Guibert (1895), Barth (1900), Nicolini (1901), Coppez, Hartridge (1903), Schwalbach (1905), Bettrémieux (1909).

Die Verletzung war veranlaßt in den Fällen von Guibert, Barth und Hartridge durch Heugabelstich, in dem Fall Coppez durch Fall in eine Schere und im Fall Schwalbach durch Stich mit einer Stricknadel.

Pathogenese. Tritt pulsierender Exophthalmus nach einer Orbitalstichverletzung auf, so ist a priori immerhin mit der Möglichkeit zu rechnen, daß der Sitz der Gefäßschädigung innerhalb der Orbita gelegen ist. Dabei käme, wie bereits § 157, S. 863 betont wurde, als Ursache in erster Linie das durch Verletzung oder Zerreißung der Arteria ophthalmica veranlaßte zirkumskripte oder diffuse Aneurysma arteriosum traumaticum oder spurium in Betracht. Die Bedingungen zum Zustandekommen eines Aneurysma arterio-venosum in der Orbita sind deshalb erschwert, weil die Hauptstämme der Arterien und Venen in der Augenhöhle nirgends in naher Berührung zusammenliegen und weil die Gefäße ein verhältnismäßig kleines Kaliber besitzen. Deshalb ist kaum zu erwarten, daß diese Form des Aneurysma zustande kommt. Die Annahme, daß eine Behinderung des Rückflusses des Blutes in der Vena ophthalmica allein zum Hervorrufen des Symptomenkomplexes genüge, ist nicht zutreffend. In den 3 Fällen von Passavant (1860), Lawson (1869) und Lansdown (1875) scheint es sich, wie Sattler (1880) ausführte, um ein traumatisches Aneurysma in der Orbita infolge von direkter orbitaler Gefäßverletzung durch den Orbitalstich gehandelt zu haben. Als vierten Fall von Aneurysma der Arteria ophthalmica innerhalb der Orbita beschrieb Nicolini (1901) einen Fall von pulsierendem Exophthalmus.

Nach Stichverletzung am inneren oberen Orbitalrand waren sogleich Betäubung und ein Blasen im gleichseitigen Ohr aufgetreten. Nach 1 1/2 Monaten

kamen Lidschwellung, Chemosis, Ptosis und Exophthalmus hinzu. In der oberen
Lidfurche war ein horizontaler, zylindrischer, pulsierender Körper fühlbar, der
sich bei der Operation als ein nach vorn konvexer Uförmiger Bogen erwies.
Beide Schenkel des U wurden unterbunden. Darauf schwanden Pulsation und
Blasen, aber nicht der Exophthalmus und die anderen Symptome. Das Auge
ging nach einigen Tagen durch einen hinzugetretenen diphtherischen Prozeß zugrunde. Der Fall ist aber nicht beweisend, da einmal die nach der Verletzung
aufgetretene Bewußtlosigkeit und das sofort erfolgende Blasen an eine Verletzung
der Karotis im Sinus cavernosus denken lassen und da es sich andererseits bei
dem später hervortretenden pulsierenden und unterbundenen Orbitalgefäß um
eine sekundär aneurysmatisch erweiterte Vene gehandelt haben kann. Wie die
Erfahrungen von Sattler, Schwalbach (1905) u. a. gezeigt haben, übt die Unter-
bindung oder Exzision des sekundären, orbitalen, venösen Varix aneurysmaticus
einen günstigen Einfluß auf den Symptomenkomplex des pulsierenden Exophthalmus aus.

Ohne jeden Zweifel ist auch bei dem pulsierenden Exophthalmus nach
Stichverletzung der Orbita in der Regel die Gefäßschädigung in der Schädelhöhle gelegen und besteht vor allem in der Ruptur der Carotis interna im
Sinus cavernosus. Ebenso wie beim pulsierenden Exophthalmus
nach stumpfer Gewalt ist als die Ursache des pulsierenden Exophthalmus nach Orbitalstichverletzung meistens ein Aneurysma
arterio-venosum infolge von Verletzung der Carotis interna im
Sinus cavernosus anzunehmen. Die Ruptur erfolgt dadurch, daß der
in die Tiefe der Orbita vordringende Fremdkörper an der Spitze der Orbita
zu einer Knochenfraktur führt. Die Gefäßzerreißung wird dann entweder
durch den vordringenden Fremdkörper selbst oder mittelbar durch einen
dislozierten oder abgesprengten Knochensplitter bewirkt. Die Annahme der
intrakraniellen Gefäßverletzung wird ohne weiteres durch den klinischen
Befund gestützt, wenn, wie z. B. in den Fällen von Eckerlein (1887),
Fryer (1895), Reif-Schirmer, Schreiber (1898), unmittelbar nach der Verletzung schwerere Gehirnerscheinungen, wie Bewußtlosigkeit, Erbrechen
u. dgl., auftreten, die auf eine Schädelfraktur in der Orbitaltiefe hinweisen,
oder wenn die Lähmung von Augenmuskelnerven, vor allem des Abduzens,
mit vermutlich basalem Sitz gleichzeitig vorliegt, wie z. B. in den Fällen
von Schreiber (1898), Schöler (1900), Coppez, Hartridge (1903).

Die Mitverletzung des Optikus ist keineswegs als Zeichen einer orbitalen Gefäßverletzung zu verwerten, da sie ebensogut mit einer intrakraniellen Gsfäßverletzung zusammen vorkommen kann. Umgekehrt spricht
sie dafür, daß der Stich mit großer Kraft bis tief in die Orbita hinein
erfolgt ist. Der Optikus war mitverletzt in den Fällen von Fryer (1895),
Schöler (1900), Coppez (1903). In dem Schölerschen Fall wurde die Papille
blaß und atrophisch, aber das Auge war nicht ganz blind.

Pathologisch-anatomischer Befund. Die bisherigen vereinzelten
Sektionsbefunde haben erwiesen, daß Orbitalstichverletzungen zu Zer-

trümmerung des knöchernen Orbitaltrichters, zu Verletzung der Carotis interna im Sinus cavernosus und zu Aneurysma arterio-venosum führen können.

Guibert (1895) berichtete über ein bei der Sektion als Ursache des klinisch nachgewiesenen pulsierenden Exophthalmus gefundenes Aneurysma arterio-venosum der Carotis interna im Sinus cavernosus nach Heugabelstich in die Orbita. Ein Knochensplitter hatte sich in die Carotis interna eingespießt. Der Stich war durch das rechte Auge hindurchgegangen, das wegen Zerreißung vollends enukleiert wurde. Das linke Auge zeigte totale Okulomotoriusparese. Der Tod war 3 Monate nach der Verletzung infolge von Verblutung aus Mund und Nase erfolgt.

Von Bedeutung ist ferner der von Nuel (1901) erhobene Sektionsbefund eines arterio-venösen Aneurysma zwischen Carotis interna und Sinus cavernosus, das durch Perforation zu tödlicher Blutung Anlaß gegeben hatte. Die Carotis interna war verletzt. Die Verletzung bestand in einem Stoß mit dem Stock eines Regenschirmes· in den inneren Augenwinkel. Während des Lebens war der Kopf nicht auskultiert.

Ferner ist der von Bower (1879) erhobene und S. 1112 referierte Sektionsbefund wichtig. Nach Verletzung durch Stoß mit einem Regenschirm war baldiger Tod unter starker Blutung aus Auge und Nase eingetreten. Es fand sich Fraktur des Orbitaldaches mit Abtrennung des kleinen Keilbeinflügels, Zerreißung der Arteria ophthalmica und Riß in der Carotis interna, sowie Eröffnung des Sinus cavernosus. Auch der Nervus opticus war unmittelbar hinter seinem Austritt aus dem Foramen opticum zerrissen.

In dem S. 1123 referierten Fall von Wilbrand und Saenger (1906) fand sich bei der Sektion nach Stichverletzung der Orbita neben Quetschung des Optikus Orbitaldachfraktur und Verletzung des Sinus cavernosus.

Im übrigen verweise ich auf das XIII. Kapitel dieses Handbuches, 2. Aufl., in dem der pulsierende Exophthalmus eingehend abgehandelt wird.

Literatur zu § 190.

1860.   1. Passavant ref. v. Wecker, Traité théorique et pratique de maladies des yeux. 2. Ed. I. p. 802.

1869.   2. Lawson, Diffuse orbital aneurism in a boy. Brit. med. Journ. 11. Dez. p. 631.

1875.   3. Landsdown, A case of varicose aneurism in the left orbit, cured by Ligature of the diseased vessels. Brit. med. Journ. p. 736, 771 and 846.

1879.   4. Bower, Penetrating wound of orbit, wound of internal carotid artery. Death. Brit. med. Journ. I. p. 547.

1880.   5. Sattler, Pulsierender Exophthalmus. Dieses Handb. 1. Aufl. Bd. VI. S. 745. (Daselbst Literaturzusammenstellung bis 1880).

1887.   6. Eckerlein, Ein Fall von pulsierendem Exophthalmus beider Augen infolge einer traumatischen Ruptur der Carotis interna im Sinus cavernosus. Inaug.-Diss. Königsberg i. Pr.

1895.   7. Fryer, Trauma of orbit with exophthalmus and (propable) aneurism of internal carotid artery; recovery. Transact. of the Amer. Ophth. Soc. Thirty-first ann. meet. New-London. p. 395. Ref. v. Michels Jahresb. S. 573.

        8. Guibert, Anévrisme artériel de la carotide interne au niveau du sinus caverneux gauche; communication avec le sinus sphénoidal droit; hemorrhage nasales; mort; autopsie. Ann. d'Ocul. CXIII. p. 314.

1896.   9. Bouvin, Ann d'Ocul. p. 50.
1898. 10. Keller, Beitrag zur Kasuistik des Exophthalmus pulsans. Inaug.-Diss.
Zürich. (Daselbst Literaturzusammenstellung bis 1898.)
11. Schirmer, Geheilter pulsierender Exophthalmus. Münchener med.
Wochenschr. S. 1576.
12. Schreiber, Pulsierender Exophthalmus. (Med. Ges. zu Magdeburg.)
Münchener med. Wochenschr. S. 803.
1899. 13. Reif, Ein Fall von doppelseitigem, hauptsächlich gekreuztem pulsierendem Exophthalmus. Beiträge z. Augenheilk. IV. S. 545. Heft 38. S. 25.
1900. 14. Barth, Ein Fall von Exophthalmus pulsans. Korrespondenzbl. f. Schweizer
Ärzte. XXX. Nr. 21.
15. Schöler, Vier Fälle von Orbitalverletzung. Inaug.-Diss. Berlin.
1901. 16. Nicolini, Aneurisma traumatico intraorbitario. Clinica Ocul. p. 601.
17. Nuel, Externe Okulomotoriusparalyse nach einer traumatischen Verbindung der Carotis interna und des Sinus cavernosus. (Soc. Belge
d'opht.) Bericht Centralbl. f. prakt. Augenheilk. 1902. S. 43.
1902. 18. Reuchlin, Zur Kasuistik des doppelseitigen pulsierenden Exophthalmus.
Inaug.-Diss. Tübingen. (Daselbst Literaturzusammenstellung bis 1902.)
1903. 19. Hartridge, A case of pulsating exophthalmus (traumatic). (Ophth. Soc.
of the Unit. Kingd.) Ophth. Review. p. 232.
20. Coppez, Aneurysma der Carotis interna. (Soc. Belge d'opht. 1902.)
Bericht Klin. Monatsbl. f. Augenheilk. XLI. (I. Bd.) S. 289.
1905. 21. Sattler, Über ein neues Verfahren bei der Behandlung des pulsierenden
Exophthalmus. Klin. Monatsbl. f. Augenheilk. XLIII. (II. Bd.) S. 1.
22. Schwalbach, Zur Behandlung des pulsierenden Exophthalmus. Klin.
Monatsbl. f. Augenheilk. XLIII. (II. Bd.) S. 475.
1906. 23. Wilbrand und Saenger, Die Neurologie des Auges. III, 2. S. 807.
1909. 24. Bettrémieux, Exophtalmie traumatique avec souffle qui disparaît par
compression de la veine angulaire. Ann. d'Ocul. CXLI. p. 28.

Die direkte Verwundung der zentralen Optikusbahn und der zentralen Bahnen der anderen mit dem Auge in Beziehung stehenden Nerven.

§ 191.   Die intrakraniellen zerebralen Sehbahnen (Chiasma, Tractus opticus, intrazerebrale Bahn, kortikales Sehzentrum) sind durch ihre geschützte Lage im Schädel vor direkten Verwundungen bewahrt. Von den Schußverletzungen sehen wir hier ab. Trifft ein Stich oder Hieb die äußere Schädelkapsel und vermag er sie zu perforieren, so entsteht eine Splitterfraktur der Schädelknochen. Die dislozierten Knochensplitter und die Blutungen rufen dann wohl meist die Gehirnverletzung hervor, nicht der verletzende Fremdkörper selbst. Es gilt dieses besonders für die Verletzungen des kortikalen Sehzentrums. Deshalb sind diese Fälle, auch wenn sie durch Stich und Hieb mit scharfen Instrumenten veranlaßt waren, wie z. B. in dem Fall von Friedenwald (1903), bei dem ein Messerstich in den Hinterkopf erfolgt war, im vorigen Abschnitt in § 149, S. 804 ff., mit berücksichtigt.

Für die direkte Verwundung der zerebralen Sehbahn kommt deshalb nur in Betracht, daß ein durch die Orbita eindringender stechender Fremdkörper nach Durchstoßung der dünnen Orbitalwand die Optikusbahn an der Basis, das Chiasma, den Tractus opticus oder die intrazerebrale Bahn trifft und direkt verwundet. Einzelne Beobachtungen sprechen dafür, daß derartige Verletzungen wohl als große Seltenheit vorkommen können. Hierher gehört der bereits auf S. 1124 angeführte Befund von intrakranieller Verletzung der Optikuswurzel durch Florettstich in die Orbita, den LARREY mitgeteilt hat. Sodann ist hier zu erwähnen ein Fall von Stichverletzung der Orbita durch Mistgabel, über den FRIEDRICH (1906) berichtete. Das Chiasma und der Tractus opticus waren verletzt, der Stich erstreckte sich bis zur Pyramidenbahn.

In einem von MARGULIES (1910) mitgeteilten Fall von Säbelstich ins rechte Auge entstand außer Lähmung des rechten Abduzens, Trochlearis und teilweiser Lähmung des rechten Okulomotorius, Trigeminusläsion mit Keratitis neuroparalytica, eine vollständige den Fixationspunkt umgreifende Hemianopsie, linksseitige Hemiplegie und Hemianästhesie.

Dasselbe, was für die direkten Verwundungen der zerebralen Optikusbahn gilt, trifft für die der zentralen Bahn der mit dem Auge in Verbindung stehenden Nerven (Augenmuskelnerven, Trigeminus, Fazialis) zu. Auch hier kann meist nur ein durch Stichverletzung von der Orbita aus in den Schädel eindringender Fremdkörper die Nervenbahn treffen. Selbst dann wird man nur schwer feststellen können, inwieweit Knochensplitter und Blutungen oder der Fremdkörper selbst die Läsion hervorgerufen haben. Einige in Betracht kommende Fälle wurden bereits erwähnt, so auf S. 1149 der Fall von EULENBURG (1894) mit basaler Abduzenslähmung nach Messerstich in die Schläfe, sowie auf S. 1149 und 1150 Fälle von möglicherweise direkter basaler Trigeminuslähmung (HIRSCHBERG 1879, 1880, CANT 1889,) LAPLACE 1891, GOLDZIEHER 1903, MARGULIES 1910).

Anhangsweise sei erwähnt, daß auch die sympathischen Nervenbahnen und Ganglien extraorbitale Verletzungen erleiden können. Man hat neuerdings durch die operative Exstirpation des oberen Halsganglions beim Menschen vielfach Gelegenheit, die Folgen der Beseitigung zu beobachten, und ebenso sind die Folgen der Exstirpation des Ganglion cervicale supremum bei Tieren wiederholt Gegenstand experimenteller Untersuchungen gewesen. Ich verweise hier nur auf die aus der Jenaer Augenklinik stammende Arbeit von HERTEL (1899), in der die früheren Untersuchungen mit berücksichtigt sind, sowie auf die späteren Untersuchungen von NEUSCHÜLER (1899), LODATO (1902), SCHIMANOWSKY (1903), GASPARRINI (1904, 1905, 1906).

Von besonderem Interesse sind die halbseitigen Verletzungen des oberen Halsmarks mit traumatischem BROWN-SÉQUARDschen Symptomenkomplex.

So berichtete AMBERGER (1906) über eine halbseitige Verletzung des oberen Halsmarks bei einem 12jährigen Knaben durch einen Scherenstich. Es bestanden auf der Verletzungsseite motorische Paralyse, Inaktivitätsatrophie ohne Entartungsreaktion, Hyperästhesie und Hyperalgesie, Vasomotorenparalyse und Lähmung der okulo-pupillären Sympathikusfasern, auf der gekreuzten Seite Anästhesie für Schmerzempfindung.

In einem von Ferrand-Carra (1907) mitgeteilten Fall handelte es sich um halbseitige unvollständige Durchschneidung des Halsmarks in der Höhe des ziliospinalen Zentrums, die bei einem 24jährigen Patienten durch Messerstich in die Halsgegend zwischen 6. und 7. Halswirbel etwas nach links von der Mittellinie veranlaßt war. Es bestanden unvollständige linksseitige Hemiplegie ohne Sensibilitätsstörung, sowie rechtsseitige inkomplette, aber sehr ausgedehnte Sensibilitätsstörung ohne motorische Störung und als Augenbefund: Lidspaltenverengerung durch leichte Ptosis, mäßiger Enophthalmus und beträchtliche Miosis ohne nachweisbare Verengerung der Pupille auf Lichteinfall. Sehschärfe und Augenhintergrund waren normal, doch fand sich noch Parese der Akkommodation.

Literatur zu § 191.

1899. 1. Hertel, Über die Folgen der Exstirpation des Ganglion cervicale supremum bei jungen Tieren. v. Graefes Arch. f. Ophth. XLIX. S. 430.

2. Neuschüler, Simpatico e tensione oculare. Ann. di Ottalm. XXVIII. p. 314.

1902. 3. Lodato, Nuove ricerche sul simpatico cervicale in rapporto alla fisiopatologia oculare. Ann. di Ottalm. XXXI. p. 731.

1903. 4. Schimanowsky, Die Beziehungen des oberen Halssympathikusganglion zum Auge. Westn. Ophth. Heft 1.

5. Friedenwald, Eine Stichwunde in der Orbitalgegend mit nachfolgender homonymer Hemianopsie. (Der Originalartikel der engl. Ausg. XXXI übersetzt.) Arch. f. Augenheilk. XLIX. S. 234.

1904. 6. Gasparrini, Delle alterazioni successive alla estirpatione del ganglio simpatico cervicale superiore. Ann. di Ottalm. XXXIII. p. 481; 1905. XXXIV. p. 922; 1906. XXXV. p. 686.

1906. 7. Amberger, Halbseitenlähmung des oberen Halsmarkes durch Stich. Beginnende Meningitis. Heilung durch Operation. Beitr. z. klin. Chir. XLVIII.

8. Friedrich, Ein Fall von Stichverletzung der Augenhöhle. (Med. Verein zu Greifswald.) Deutsche med. Wochenschr. S. 1969.

1907. 9. Ferrand-Carra, Syndrome de Brown-Séquard par lésion de la moëlle cervicale. (Soc. méd. des Hôp. de Paris.) Revue gén. p. 522. (Carra, Soc. franç. d'opht.) Bericht Klin. Monatsbl. f. Augenheilk. XLV. (N. F. III. Bd.) S. 570. — Hémisection de la moëlle cervicale. (Soc. franç. d'opht.) Clin. Opht. p. 203.

1910. 10. Margulies, Stichverletzung des rechten Auges durch einen Säbelhieb. (Ver. deutscher Ärzte in Prag.) Deutsche med. Wochenschr. p. 488.

III. Verwundungen mit Zurückbleiben des verletzenden Fremdkörpers (Fremdkörperverletzungen).

Allgemeines über Fremdkörperverletzungen.

§ 192. Einteilung. Nach dem Sitz des Fremdkörpers kann man die Fremdkörperverletzungen in verschiedene Gruppen einteilen. Die erste Gruppe bilden die Fremdkörperverletzungen, bei denen der Fremdkörper auf oder in den Umhüllungsmembranen des Auges, sowie in seiner Umgebung und Bedeckung haften bleibt. Die Fremdkörper liegen entweder oberflächlich im Bindehautsack, auf der Kornea oder auf der Lidoberfläche, oder sie sind in die Umhüllungsmembranen (Konjunktiva, Kornea, Sklera), sowie in das Lid eingedrungen. In den Tränenorganen werden nur selten Fremdkörper angetroffen.

Die zweite Gruppe bilden die perforierenden Verletzungen mit Zurückbleiben des Fremdkörpers im Augeninnern. Nach vollständiger Durchschlagung der Bulbuswand im Bereich der Hornhaut oder der Sklera bleibt der Fremdkörper entweder im vorderen Augenabschnitt (vorderer Kammer, Iris, Linse) oder im hinteren Augenabschnitt (Ziliarkörper, Glaskörperraum, Retina, Aderhaut, Papille, hinterem Skleralteil) stecken. Auch ist zu beachten, daß ein Fremdkörper unter nochmaliger Durchbohrung der Augenwandung (doppelter Perforation) das Auge wieder verlassen und neben oder hinter dem Auge liegen bleiben kann.

Die dritte Gruppe bilden die Fremdkörper in der Orbita. Dorthin können Fremdkörper gelangen entweder nach doppelter Durchbohrung des Auges oder vom Bindehautsack aus oder nach Durchbohrung der Lider oder der knöchernen Orbitalwand.

Da die verschiedenartigen Fremdkörper je nach ihrer Substanz und chemischen Beschaffenheit spezifische entzündungerregende Wirkung, die für den Verlauf und die Folgen aseptischer Fremdkörperverletzungen maßgebend sind, ausüben, so kann man die Fremdkörperverletzungen auch nach der Art des Fremdkörpers gruppieren. Dazu kommt, daß die Verletzung durch gewisse typische Fremdkörperarten, wie vor allem Eisen- oder Stahlsplitter, Kupfer-, Stein-, Glassplitter usw., sonst charakteristische Eigentümlichkeiten hinsichtlich ihres Vorkommens, ihrer Entstehung, ihres Nachweises und ihrer Behandlung besitzen. Gewisse Fremdkörper können als mitgerissene Verunreinigungen zurückbleiben, während der verletzende Fremdkörper meist das Gewebe wieder verlassen hat. Am Auge kommen besonders Zilien in Betracht.

Mechanik der Fremdkörperverletzungen. Auf das Zurückbleiben eines Fremdkörpers, die Tiefe seines Eindringens und seinen Sitz sind von Einfluß die Art der Verletzung, die Größe, Form und Beschaffenheit des verletzenden Fremdkörpers, die Kraft, mit der er auftrifft, die Richtung des Auftreffens und die Lage des Angriffspunktes.

Ganz kleine härtere Körnchen oder etwas größere weiche Fremdkörper, die ohne besondere Flugkraft, z. B. durch den Wind, zufällig oder bei gewissen Arbeiten auf die Augenoberfläche gelangen, haften nur lose auf der Bindehaut oder Hornhaut, werden dann in der Regel durch den Lidschlag von ihrer Aufschlagsstelle verschoben, geraten oft in den unteren Teil des Bindehautsackes, von wo sie zum Teil von selbst ausgespült werden, oder gelangen häufig unter das obere Lid, wo sie dann meist haften bleiben. Hierher gehören kleinste Partikelchen von Kohle, Sand, Stein, Glas, Metall,

Asche, sowie Samenhülsen, Ährengrannen, Halmstückchen, Sägespäne, Insekten oder Insektenflügel usw. Treffen derartige ganz kleine härtere oder körnige Fremdkörper mit einer etwas stärkeren Flugkraft, wie z. B. Stahlfunken oder Steinpartikelchen durch Abspritzen beim Hämmern, in das Auge, so dringen sie sofort in die oberflächlichen Schichten ein und bleiben dann an ihrer Aufschlagstelle im Lidspaltenbezirk meist im Bereich der Kornea haften. Waren sie glühend, so brennen sie sich oberflächlich ein. Es gehören eine gewisse Flugkraft, Form, Größe und Härte des Fremdkörpers dazu, tiefer in die Augenwand einzudringen, sie zu durchbohren und in das innere Auge zu gelangen. Am leichtesten wird die Augenwand durchschlagen von kleinen nach Millimetern messenden harten, scharfrandigen und spitzen Fremdkörpern, besonders aus Metall (Eisen, Kupfer, Messing), Stein, Glas, Schiefer, Holz, Knochen usw., die, z. B. durch Abspringen beim Hämmern, mit einer gewissen Flugkraft gegen das Auge fliegen. Treffen mit ähnlich starker Kraft große, nach Zentimetern messende Fremdkörper aus Metall, Stein, Holz u. dgl. das Auge, so fallen sie in der Regel wieder vom Auge ab, nachdem sie starke Kontusion und eventuell Perforation der Augenwand veranlaßt haben; nur wenn sie mit einer besonders großen Gewalt, wie durch Explosion oder Schuß, auftreffen, können sie meist unter sofortiger Zertrümmerung des Auges darin stecken bleiben oder selbst · durch das Auge in die Orbita' eindringen. Ebenso können ganz kleine körnige Fremdkörper, die bei geringer Flugkraft nach ihrer Form und Beschaffenheit oberflächlich haften bleiben, durch explosive Gewalt, z. B. bei einer Dynamit- oder Pulverexplosion und bei Kriegsverletzungen durch Granat- oder Minenexplosion, tief in das innere Auge eindringen, wie kleinste Sandkörner, Pulverkörner, Metall- oder Steinpartikelchen. Hat ein Fremdkörper die Augenwand durchschlagen, so hängt es wieder von seiner Flugkraft und -richtung, seiner Form und Größe, sowie der Stelle seines Eintrittes ab, wie tief er ins Augeninnere eindringt und wo er stecken bleibt. Fremdkörper, die frei in den Glaskörperraum gelangen, werden leicht bis zur hinteren Bulbuswand vordringen, da der Glaskörperwiderstand gering ist im Vergleich zu der Kraft, die erforderlich war, die Bulbuswand zu durchtrennen. Hatte der Fremdkörper seinen Weg durch die Hornhaut genommen, so kann seine Flugkraft durch die Linse so abgeschwächt werden, daß er zwar bis in den Glaskörperraum vordringt, aber sich hier senkt. War schließlich die hintere Bulbuswand erreicht, so kann er sich dort verschieden tief einbohren. Nicht alle Fremdkörper, die bis zur hinteren Bulbuswand gelangen, bleiben dort auch haften. Vielfach prallt der Fremdkörper dort ab, wird in den Glaskörperraum zurückgeworfen und bleibt oft nach Abschwächung der Flugkraft vermöge seiner Schwere am Boden des Glaskörperraums liegen. Man kann manchmal die Aufschlagsstelle an der Bulbuswand mit dem Augenspiegel erkennen, die sich meist als eine

kleine hellgelbe, scharf umgrenzte Stelle — Netzhaut-Aderhautlücke mit freiliegender Sklera — darstellt, zuweilen durch eine umschriebene Blutung
markiert. Bei erheblicher Flugkraft vermag selbst ein kleinerer Fremdkörper die hintere Bulbuswand nochmals zu durchschlagen und aus dem
Auge auszutreten. Bei Schrotschußverletzungen z. B. kommt die doppelte
Perforation häufiger vor, aber auch bei Eisensplitterverletzungen nicht
allzu selten.

Bedeutung und Wesen der Verletzung mit Zurückbleiben
eines Fremdkörpers. Fremdkörperentzündung. Die Bedeutung der
Fremdkörperverletzung liegt darin, daß zu der von dem Fremdkörper veranlaßten mechanischen Verwundung mit allen ihren direkten oder indirekten
Folgen der wichtige Umstand hinzukommt, daß jeder im Gewebe zurückgebliebene Fremdkörper eine besondere Einwirkung chemischer Art auf seine
Umgebung ausübt, die unabhängig von der mechanischen Gewebsläsion und
bei aseptischem Wundverlauf die schwersten Folgen mit sich bringen kann.
Zudem ist im allgemeinen durch Zurückbleiben eines Fremdkörpers die
Infektionsgefahr erhöht. Von ganz besonderer Bedeutung sind deshalb die
perforierenden Verletzungen des Augapfels mit Zurückbleiben
eines Fremdkörpers im Augeninnern. Jede derartige Verletzung ist
von vornherein viel schwerer als eine entsprechende einfache perforierende
Verwundung, z. B. eine Stichverletzung. Das Zurückbleiben eines Fremdkörpers von einer gewissen Größe im Augeninnern zieht im allgemeinen
stets früher oder später den Verlust des Sehvermögens nach sich.

Man hat von jeher beobachtet, daß die Folgen nach Eindringen eines
Fremdkörpers in das innere Auge mannigfache und verschiedenartige sein können.
Bei weitem am häufigsten wurde eine langdauernde Entzündung beobachtet, die
zu Verlust des Sehvermögens, zu Phthisis bulbi und zu Zerstörung des Auges
führte. In anderen Fällen trat nach verschieden langer Zeit unter stärkerer
Entzündung spontane Ausstoßung des Fremdkörpers nach außen ein, besonders
bei Sitz desselben im vorderen Augenabschnitt, in anderen Fällen wurde der
Fremdkörper eingekapselt und der wenn auch schwer geschädigte Bulbus kam
vorübergehend oder dauernd zur Ruhe, in seltenen Fällen wurde der Fremdkörper anscheinend reizlos vertragen. Über die einzelnen Vorgänge und deren
Ursachen war man im unklaren. Einen wesentlichen Fortschritt brachte die
Erkenntnis, daß die traumatischen Entzündungen bei einfachen Wunden im allgemeinen durch Infektion mit Mikroorganismen erzeugt werden. Man war deshalb geneigt, jede beim Vorhandensein eines Fremdkörpers auftretende stärkere
Entzündung auf Verunreinigung des Fremdkörpers mit Mikroorganismen zurückzuführen. Es ist das große Verdienst von Leber (1891), die Vorgänge bei der
Entzündung genau erforscht und für das Auge auf experimentellem Wege einmal
den Einfluß der mikrobischen Infektion genau verfolgt und sodann die Wirkung
aseptisch in das Auge eingeführter Substanzen mannigfachster Art, vor allem
der bei Augenverletzungen am häufigsten in das Auge eindringenden Fremdkörper, wie Eisen, Blei, Kupfer, Glas, eingehend untersucht und festgestellt zu
haben.

Die von LEBER gewonnenen Resultate über die entzündungerregende Wirkung reiner, d. h. mikrobienfreier Fremdkörper, sind von grundlegender Bedeutung für die Auffassung der nach Fremdkörperverletzung auftretenden Folgezustände geworden und haben für unser therapeutisches Handeln die wertvollsten Aufschlüsse gegeben. Die weiteren Beobachtungen und Untersuchungen haben erwiesen, daß die durch Tierexperiment gewonnenen Resultate im allgemeinen auch für das menschliche Auge Gültigkeit besitzen.

Die nach dem Eindringen eines Fremdkörpers hervortretende Entzündung kann einmal durch Mikroorganismen, die bei oder nach der Verletzung ins Auge eingedrungen sind, veranlaßt werden, sodann aber durch die vom Fremdkörper ausgehende chemische Reizung. Die Untersuchungen LEBER's (1891) haben zu der Überzeugung geführt, daß jeder in das Auge eingedrungene aseptische Fremdkörper eine wenn auch verschieden hochgradige und nach verschieden langer Zeit klinisch und anatomisch hervortretende Entzündung in seiner Umgebung hervorzurufen imstande ist, die nur auf chemische Reizung bezogen werden kann. Die Wirkung gestaltet sich zudem in verschiedenen Teilen des Auges ungleich. Mechanische Einflüsse spielen überhaupt bei der Entstehung der Entzündung eine höchst geringfügige und nebensächliche Rolle.

Die Unterscheidung in chemisch indifferente und differente Stoffe erscheint genau genommen unhaltbar, da keiner der bisher geprüften anscheinend indifferenten und unlöslichen Stoffe, selbst wie das Gold und der Graphit, sich im inneren Auge als völlig indifferent erwiesen. Auch die genannten Stoffe veranlaßten nach längerer Zeit durch chemische Reizung geringe Veränderungen, wie Hyperämie, vermehrte Eiweiß- und Fibrinausscheidung, Leukozytenemigration und Blutgefäßneubildung. Man kann deshalb mit Rücksicht auf das klinische Verhalten und den Grad der Entzündung und die Zeit ihres Eintrittes nur von relativ indifferenten und deutlich differenten Stoffen sprechen.

LEBER (1891) hat von metallischen Fremdkörpern zunächst die Wirkung von Gold und Silber geprüft und im Anschluß daran die von Glas, das sich in vieler Hinsicht übereinstimmend verhielt. Diese Körper sind relativ indifferent und erzeugen erst nach längerem Verweilen eine geringe, langsam zunehmende Entzündung. Von den oxydationsfähigen Metallen wurden sodann Eisen und Kupfer geprüft, die in ihrer entzündungerregenden Wirkung wesentlich voneinander abwichen. Das Kupfer gehört zu den eitererzeugenden Substanzen, das Eisen erregt nur sehr geringfügige Entzündung. An das Kupfer reiht sich nach LEBER's Untersuchungen als stark entzündungerregendes Metall das Quecksilber an, während das Blei eine Art Mittelstellung zwischen Gold und Silber einerseits und Kupfer und Quecksilber andererseits einnimmt. Folgt auf eine Verletzung mit Zurückbleiben eines wenig entzündungerregenden Körpers ausgesprochen plastische oder gar eitrige Entzündung, so kann sie nur eine infektiöse sein. Die chemische Fremdkörperentzündung ist stets in der Umgebung des Fremdkörpers am stärksten.

Das Zustandekommen der chemischen Wirkung auf die Umgebung setzt voraus, daß die Substanz des Fremdkörpers in eine lösliche Form übergeführt und daß durch Diffusion das Eindringen des chemischen Reizes in die Umgebung ermöglicht wird. Daraus folgt auch für Substanzen wie Gold und Glas, die bei längerem Verweilen im Auge eine gewisse chemische Reizwirkung veranlassen, daß sie unter den im Auge vorhandenen Bedingungen nicht völlig unlöslich sind und daß die geringen gelösten Mengen zur entzündungerregenden Wirkung genügen. Der Grad der von einer Substanz veranlaßten Entzündung hängt von ihren spezifischen chemischen Eigentümlichkeiten ab, nicht von dem Grad der Löslichkeit. Der Grad der Löslichkeit ist der Heftigkeit der Entzündung nicht proportional.

Die durch den Fremdkörper veranlaßten entzündlichen Vorgänge: die Exsudation, Auswanderung der Leukozyten, Phagozytose, eitrige Demarkation, Gewebserweichung und Gewebsproliferation streben dahin, die schädliche Substanz zu eliminieren oder unschädlich zu machen. Dabei kann es unter Gewebserweichung, Gewebsneubildung und wuchernden Granulationen zu einer Ausstoßung des Fremdkörpers kommen. In anderen Fällen führen die entzündlichen Vorgänge durch Bindegewebsneubildung zu einer Abkapselung des Fremdkörpers mit Inkrustation der innersten Schichten. Die Einkapselung vermag der chemischen Wirkung des Fremdkörpers ein Ende zu setzen.

Von den direkten Wirkungen der fremden Substanzen sind die indirekten Wirkungen derselben zu unterscheiden. Vor allem gehört hierher die Ablösung der Retina durch Schrumpfung des Glaskörpers, sei es durch direkte Wirkung eines Fremdkörpers auf sein zartes Gewebe, sei es durch Gerinnung des ihn bei entzündlichen Vorgängen durchtränkenden Fibrins, sei es durch Schrumpfung von neugebildetem Bindegewebe. Sodann können durch Pupillarverschluß oder Verwachsung des Kammerwinkels Glaukom und selbst Bulbusektasie entstehen. Ferner gehören hierher die indirekten Folgen der mechanischen Verwundung, wie Kataraktbildung nach Linsenkapselverletzung u. a.

Prognose. Die Folgen einer Verletzung, bei der ein Fremdkörper in das Augeninnere eingedrungen und daselbst zurückgeblieben ist, hängen von einer Reihe von Faktoren ab:

1. In erster Linie davon, ob die Verletzung aseptisch oder infiziert ist, sei es, daß der Fremdkörper durch daranhaftende Mikroorganismen verunreinigt war, sei es, daß nach der Verletzung von der Wunde aus die Infektion erfolgte, sei es, daß sich im Blut zirkulierende Mikroben nachträglich an der Fremdkörperstelle als an einem Locus minoris resistentiae

niederließen. Für den letzten Vorgang liegen beweisende Befunde am Auge nicht vor. Ist durch Infektion sympathisierende Entzündung veranlaßt, so ist das zweite Auge bedroht.

2. Von der chemischen Beschaffenheit. Chemisch vollkommen unwirksam ist nach den Untersuchungen von Leber kein Fremdkörper, doch ist der Grad der entzündungerregenden Wirkung je nach der Art des Fremdkörpers verschieden.

3. Von der Größe des Fremdkörpers. Je kleiner ein Fremdkörper ist, desto eher besteht noch Aussicht, daß er vom Auge vertragen wird und desto eher erschöpft sich seine Wirkung. Je größer ein Fremdkörper ist, desto ungünstiger ist die Prognose. Die mechanischen Gewebsläsionen sind im allgemeinen um so beträchtlicher, je größer ein Fremdkörper ist.

4. Von seinem Sitz. Die verschiedenen Gewebe verhalten sich der Fremdkörperwirkung gegenüber ungleich. Am unempfindlichsten gegen die chemische Fremdkörperwirkung hat sich die Linse erwiesen. Weit empfindlicher sind die gefäßhaltigen Teile, vor allem der Ciliarkörper. Auch die zarten Netzhautelemente reagieren besonders leicht auf chemische Schädlichkeiten.

5. Von der Dauer des Verweilens, da je nach der Natur des Fremdkörpers eine verschieden lange Zeit erforderlich ist, bis sich die deletäre Wirkung bemerkbar macht. Während z. B. bei Kupfersplittern im Glaskörperraum schon nach einigen Stunden die eitrige Entzündung einsetzt, erfordert bei Eisensplittern die ausgedehntere Verrostung der Umgebung Wochen und selbst Monate.

6. Von dem Grad der mechanischen Läsionen bei der Verletzung, der je nach dem Weg, den der Fremdkörper genommen hat, je nach der Größe, Form und Flugkraft des Fremdkörpers ganz verschieden sein kann.

7. Von indirekten Folgezuständen, wie Netzhautablösung durch Glaskörperschrumpfung, Sekundärglaukom usw.

Auch die Zahl der eingedrungenen Fremdkörper ist prognostisch von Bedeutung. Bei Friedensverletzungen ist abgesehen von den Explosionsverletzungen meist nur ein Fremdkörper eingedrungen, bei Kriegsverletzungen wird das Auge häufiger gleichzeitig von mehreren und selbst von verschiedenartigen Fremdkörpern verletzt.

Die Verletzungen, bei denen Fremdkörper oberflächlich auf oder in den Hüllen des Auges haften, sind im allgemeinen leichte Verletzungen und einer vollständigen Heilung nach der Entfernung des Fremdkörpers leicht zugänglich. Vor allem ist für diese Verletzungen ausschlaggebend, ob sie aseptisch bleiben oder infiziert sind. Bei längerem Verweilen des Fremdkörpers spielt auch hier seine Art und chemische Beschaffenheit eine gewisse Rolle. Von Bedeutung kann sein, daß nicht nur ein, sondern zahlreiche Fremdkörper eingedrungen sind, z. B. bei Explosionsverletzungen und Kriegsverletzungen.

Die Folgen einer Orbitalverletzung mit Zurückbleiben eines Fremdkörpers hängen in erster Linie ab von der etwaigen Infektion, von der Art, der Größe und dem Sitz des Fremdkörpers, sodann von der direkten oder indirekten Mitverletzung des Bulbus, des Sehnerven und der sonstigen Orbitalweichteile, der Mitverletzung der Orbitalwand, zumal der oberen, der Eröffnung der Nebenhöhlen, vor allem der Schädelhöhle, und etwaiger Gehirnverletzung. Bei längerem Verweilen kann sodann die chemische Beschaffenheit des Fremdkörpers ausschlaggebend dafür sein, ob er reizlos vertragen wird, sich einkapselt oder stärkere Entzündung veranlaßt, die zu Eiterung, Ausstoßung usw. des Fremdkörpers führt.

Vorkommen. Auf die Häufigkeit der Fremdkörperverletzungen, auf die vornehmlich in Betracht kommenden Fremdkörperarten wurde bereits § 10, S. 25 ff., 30, auf ihr Vorkommen bei der Berufsarbeit und bei einzelnen Berufsarten in § 5, S. 9 und in § 13, S. 41 hingewiesen.

Bei den intraokularen Fremdkörpern handelt es sich bei weitem am häufigsten um Eisen- oder Stahlsplitterverletzungen. Sie kommen vor allem vor bei Arbeitern der Eisenindustrie, sowie bei Schmieden, Schlossern und anderen Handwerkern. Sie entstehen ferner beim Behauen von Steinen, beim Bearbeiten von steinigem oder hartem Boden mit der Hacke, wobei sie vom Gerät abspritzen (Hackensplitterverletzungen), beim Sägeschärfen, beim Herrichten von Mühlsteinen usw. Das weibliche Geschlecht wird selten betroffen, ebenso sind diese Verletzungen selten bei Kindern. Kinder werden bisweilen verletzt, wenn sie Schlossern oder Schmieden bei ihrer Arbeit zusehen. Verletzungen durch Kupfersplitter kommen besonders oft als Zündhütchenverletzungen durch Explosion von Zündhütchen vor und werden häufig bei Kindern beobachtet, die beim Spiel Zündhütchen aufklopfen.

Bei den Kriegsverletzungen kommen überaus häufig Fremdkörperverletzungen des Auges und seiner Umgebung vor. Vielfach sind gleichzeitig mehrere oder zahlreiche Fremdkörper, manchmal verschiedener Art, eingedrungen, darunter oft kleinste Fremdkörper, die nur durch die hohe Flugkraft die Fähigkeit erhalten haben, die Bulbuswand zu durchschlagen und tief in die Gewebe einzudringen. Häufig sind beide Augen gleichzeitig verletzt. Es handelt sich dabei in erster Linie um Granatsplitter aus Eisen, zum Teil aus schwachmagnetischem Eisen, sodann um Fremdkörper aus Kupfer, Messing, Aluminium, Stein, Glas, Stroh, Holz, ferner um Pulverkörner, Bleispritzer, Knochenstückchen u. a.

Über zahlreiche Fremdkörperverletzungen aus dem japanisch-russischen Kriege liegen Mitteilungen von Oguchi (1913) vor. — Bei 242 Fällen von intraokularen Splitterverletzungen aus dem Weltkriege, über die Hertel (1916) berichtete, handelte es sich in 60% um Stahlsplitterverletzungen, in 21% der Fälle waren beide Augen verletzt. Häufig fanden sich mehrere zum Teil verschiedenartige Splitter, von Granatsplittern als Höchstzahl 7, in ein und demselben Auge. Weigelin (1917) berichtete eingehend über 150 im Weltkriege beobachtete intraokulare Fremdkörperverletzungen, darunter waren beide Augen 26 mal = 17,3 % betroffen, die Eintrittspforte lag 86 mal korneal, 64 mal skleral. 83 Augen = 55 % bargen Fremdkörper aus Eisen, 18 Augen aus Kupfer oder Messing, 15 aus Blei. In den übrigen Fällen handelte es sich um sonstige Fremdkörper, vielfach blieb die Natur unbekannt; 23 mal war Doppelperforation durch Röntgenaufnahme oder anatomische Untersuchung nachgewiesen. Von 138 intrabulbären Fremdkörpern wurden 46 = 33,3 % entfernt; 77 Fälle = 51,3 % hatten gutes oder brauchbares Sehvermögen, 73 Fälle = 48,7 % schlechten Ausgang, darunter 31 Enukleationen. Loewenstein (1916) fand im Gebirgskriege unter 98 perforierenden Fremdkörperverletzungen 73 durch Steinsplitter veranlaßt.

Über Verletzungen des Auges oft in allen seinen Teilen durch Bleispritzer beim Aufschlagen von bleihaltigen Geschossen, besonders von Infanteriegeschossen, bei denen durch Zerreißen der Aluminiumhülle das Blei zerspritzt und zum Teil im geschmolzenen Zustand in feinste Teilchen zerstäubt wird, berichteten aus dem Weltkriege Handmann (1915), Uhthoff (1916), Böhm (1916), Brenske (1916), Weigelin (1917), v. Szily (1918), Winkler (1919) u. a. Ich selbst sah derartige Fälle im klinischen und pathologisch-anatomischen Befund.

Von weiteren Mitteilungen, die sich auf eine größere Zahl von Fremdkörperverletzungen nach Kriegsverletzungen beziehen, erwähne ich Cords (1917), Palich-Szántó (1917, 150 Fälle), v. Szily (1918), Pichler (1918, $^4/_5$ Steinsplitter im Gebirgskrieg), Engelbrecht (1917), Klauber (1919), Cosmettatos (1915).

Diagnose. Die Diagnose, ob ein Fremdkörper auf oder in dem Auge, in seiner Umgebung oder in der Augenhöhle zurückgeblieben ist, kann in gewissen Fällen leicht, in anderen äußerst schwer und nur mit mehr oder weniger Wahrscheinlichkeit gestellt werden. Die genaue Erhebung der Anamnese und die Feststellung aller Umstände, unter denen das Trauma stattfand, kann oft wichtige Anhaltspunkte geben über die Frage, ob ein Fremdkörper das Auge getroffen hat und zurückgeblieben ist, über die Natur des fremden Körpers, sowie über die Flugkraft, mit der er das Auge vermutlich traf. Hat jemand z. B. beim Hämmern auf Eisen oder beim Explodieren eines Zündhütchens oder beim Explodieren einer Glasflasche eine perforierende Verletzung davongetragen, so wird man an das Vorhandensein eines entsprechenden Fremdkörpers im Auge denken müssen. Ist ein Fremdkörper beim Hauen auf Stein oder steinigen Boden mit Hammer oder Hacke ins innere Auge eingedrungen, so handelt es sich vorwiegend um Eisensplitter vom Gerät, da die Splitter der meisten Steine zu weich und zu wenig scharf sind, um die Augenhülle zu durchschlagen. Nur beim Bearbeiten von hartem Gestein, wie Basalt, Schiefer, kann ebenso leicht ein Steinsplitter eingedrungen sein.

Im Gegensatz zu den Friedensverletzungen kann man bei Kriegsverletzungen nie wissen, aus welcher Substanz der eingedrungene Fremdkörper besteht. Vielfach sind mehrere Splitter verschiedener Art gleichzeitig eingedrungen.

Oberflächlich haftende Fremdkörper entgehen nur selten der direkten Beobachtung bei sorgfältiger Untersuchung nach Ektropionieren der Lider und mit fokaler Beleuchtung oder Lupenuntersuchung.

Schwieriger ist die Diagnose bei Fremdkörpern, die in das innere Auge eingedrungen sind. Sie ist sicher, wenn der Fremdkörper mit bloßem Auge oder mit dem Augenspiegel gesehen werden kann. Überaus wichtig ist der Nachweis einer perforierenden Wunde bei frischen und einer penetrierenden Narbe bei älteren Verletzungen, was manchmal erschwert wird, da die Eingangspforte vom Fremdkörper klein ist und sich schnell schließt. Man sucht sorgfältig die Hornhaut, Bindehaut und Sklera ab und richtet sein Augenmerk auch auf die Lider, da zuweilen Fremdkörper durch die Lider oder unter Streifen des Lidrandes eingedrungen sind.

Für Fremdkörperverletzungen sind charakteristisch kleine lineare scharf begrenzte Wunden und Narben. Findet sich neben einer kleinen Wunde der Cornea eine Lochwunde oder ein radiärer Riß der Iris und ein Wund-kanal der Linse, so deutet das auf einen eingedrungenen Fremdkörper, falls die Anamnese die Annahme einer Stichverletzung ausschließt. Dagegen spricht knopfförmiger Irisvorfall ohne Läsion des Irisgewebes für einfach perforierende Verwundung. Die genaue Untersuchung des Auges mit dem Augenspiegel muß feststellen, ob der Befund für Zurückgebliebensein eines Fremdkörpers spricht, auch wenn der Fremdkörper selbst durch Blut ver-deckt oder durch seine periphere Lage dem Blick entzogen ist. Die Augen-spiegeluntersuchung versagt, wenn der Einblick in den Glaskörperraum durch Linsentrübungen, Glaskörpertrübungen, Pupillenverschluß verhindert ist. Von diagnostischer Bedeutung ist sodann die genaue Prüfung des Seh-vermögens und des Gesichtsfeldes, da sich häufig dem Sitz des Fremd-körpers entsprechend ein Gesichtsfeldausfall nachweisen läßt und die Störung des Sehvermögens im Mißverhältnis steht zu dem äußerlich sichtbaren Ver-letzungsbefund.

In zweifelhaften Fällen stehen uns weitere diagnostische Hilfsmittel zu Gebote, deren Anwendung einen wesentlichen Fortschritt in der Diagnose der Fremdkörper gegen früher in sich schließt. Besteht die Möglichkeit oder der Verdacht, daß ein Eisensplitter eingedrungen sei, oder ist die Natur eines nachgewiesenen Fremdkörpers nicht sicher, so ist die Unter-suchung am Sideroskop angezeigt, das in seinen verbesserten Formen fast ausnahmslos mit voller Sicherheit die Frage entscheidet, ob ein magnetischer Fremdkörper (Eisen und Stahl) eingedrungen ist oder nicht. Die Sidero-skopie ermöglicht oft eine annähernde Lokalisation des Fremdkörpers und gibt gewisse Anhaltspunkte über seine Größe.

Bei Verdacht auf intraokulare Eisensplitter kann ferner die extraokulare Anwendung des Elektromagneten eine große diagnostische Bedeutung ge-winnen, sei es, daß ein Splitter dadurch sichtbar wird, sei es, daß aus der charakteristischen Schmerzreaktion auf seine Anwesenheit geschlossen werden kann, sei es, daß an dem objektiven Befund durch den Magneten eine Veränderung veranlaßt wird, die nur durch die Bewegung eines Eisensplitters veranlaßt sein kann.

Vor allem vermag die Röntgenaufnahme wertvollsten Aufschluß über die Anwesenheit eines Fremdkörpers, seine Form und Größe, sowie seinen näheren Sitz zu geben.

Ich komme auf die wichtigen Hilfsmittel zum Nachweis und zur Lokalisation von Fremdkörpern in den nächsten Paragraphen zurück.

Beim Verweilen eines Fremdkörpers im Augeninnern ist stets zu beurteilen, was von den Veränderungen durch die mechanische Verletzung, was durch die chemische Wirkung des Fremdkörpers und was durch Infektion veranlaßt ist.

Zur Diagnose eines Fremdkörpers in der Orbita kommt in Betracht die Feststellung des Verletzungsvorganges, der Nachweis einer Orbitalverletzung, eventuell die Sondierung oder Digitaluntersuchung, sowie vor allem die Röntgenaufnahme.

Therapie. Im allgemeinen gilt der Satz, daß die in die Augengewebe eingedrungenen Fremdkörper möglichst bald operativ zu entfernen sind. Von dieser Regel kann im Einzelfall nur unter bestimmten Umständen abgegangen werden, die teils in der Kleinheit des Fremdkörpers, teils in seinem Sitz, z. B. in der Linse, teils in seiner Natur und in der Zeit seines Verweilens begründet sind. Oberflächlich haftende oder eingedrungene Fremdkörper lassen sich fast durchweg unschwer entfernen. Bei den intraokularen Eisen- und Stahlsplittern kommt die Magnetoperation in Anwendung, der wir die dauernde Erhaltung zahlreicher Augen oft mit gutem Sehvermögen verdanken. Bei anderen intraokularen Fremdkörpern kommen mehr oder weniger typische Operationsmethoden in Frage, auf die im einzelnen später eingegangen wird.

Literatur zu § 192.

1864. 1. Zander u. Geissler, Die Verletzungen des Auges. Heidelberg u. Leipzig.

1867. 2. Berlin, Über den Gang der in den Glaskörperraum eingedrungenen fremden Körper. v. Graefes Arch. f. Ophth. XIII, 2. S. 275.

1891. 3. Leber, Die Entstehung der Entzündung und die Wirkung der entzündungerregenden Schädlichkeiten. Leipzig, Wilhelm Engelmann.

1899. 4. Praun, Die Verletzungen des Auges. Wiesbaden, Bergmann.

1913. 5. Oguchi, Augenverletzungen im japanischen Heere während des letzten Krieges. Beiträge zur Augenheilk. IX. H. 83. S. 75.

1915. 6. Cosmettatos, Verletzungen der Augen während des Krieges durch »indirekte« Geschosse. Arch. f. Augenheilk. LXXIX. S. 29.

7. Handmann, Über Augenverletzungen durch Bleispritzer von aufschlagenden Infanteriegeschossen. Zeitschr. f. Augenheilk. XXXIV. S. 81.

1916. 8. **Hertel**, Über Fremdkörperverletzungen des Auges im Kriege. Ber. über
d. 40. Vers. d. Ophth. Ges. zu Heidelberg. S. 117.

9. **Uhthoff**, Kriegs-ophthalmologische Erfahrungen und Betrachtungen. Berl.
Klin. Wochenschr. Nr. 1.

10. **Böhm**, Über Verletzungen des Auges durch Bleispritzer. Klin. Monatsbl.
f. Augenheilk. LVII. S. 82.

11. **Brenske**, Diskussionsbemerkung. Ber. über d. 40. Vers. d. ophth. Ges.
zu Heidelberg. S. 129.

12. **Loewenstein**, Bericht über Augenverletzungen im Gebirgskriege. Ber.
über d. 40. Vers. d. ophth. Ges. zu Heidelberg. S. 313.

1917. 13. **Weigelin**, Über Fremdkörperverletzungen des Auges im Kriege. Klin.
Monatsbl. f. Augenheilk. LIX. S. 84.

14. **Cords**, Fremdkörperextraktion aus dem Augapfel unter Leitung des
Röntgenschirms. Zeitschr. f. Augenheilk. XXXVII. S. 67.

15. **Engelbrecht**, Zur Entfernung von nichtmagnetischen Fremdkörpern
aus dem Innern des Auges. v. Graefes Arch. f. Ophth. Bd. 94. S. 329.

16. **Palich-Szántó, Olga**, Über intraokulare Fremdkörperverletzungen,
mit besonderer Berücksichtigung der Kriegsverwundungen. Klin.
Monatsbl. f. Augenheilk. LIX. S. 70.

1918. 17. **v. Szily**, Atlas der Kriegsaugenheilkunde. Stuttgart. Enke.

18. **Pichler**, Die nichtperforierenden Splitterverletzungen des vorderen
Augenabschnittes. Zeitschr. f. Augenheilk. XXXIX. S. 37.

1919. 19. **Klauber**, Bericht über die Augenverletzungen im Kriege aus dem Jahre
1917. Klin. Monatsbl. f. Augenheilk. LXII. S. 246.

20. **Winkler**, Weitere Erfahrungen über Bleispritzerverletzungen des Auges,
insbesondere über das Schicksal länger beobachteter Fälle. Zeitschr.
f. Augenheilk. XLI. S. 60.

Die Hilfsmittel zum Nachweis und zur Lokalisation von Fremdkörpern.

Sideroskop, Metallophon, Magnet, Durchleuchtungslampe.

§ 193. Wenn auch die Methoden zum Nachweis und zur Lokalisation
ins Auge eingedrungener Fremdkörper in diesem Handbuch bereits bei den
Untersuchungsmethoden (Bd. IV, Abschnitt XI, S. 619) von Langenhan (1904)
berücksichtigt sind, so muß ich doch bei ihrer Wichtigkeit hier darauf zurückkommen.

Sideroskop. Die Untersuchung mit dem Sideroskop bezweckt, mit
Hilfe der Magnetnadel eingedrungene Eisen- oder Stahlsplitter nachzuweisen
und zu lokalisieren. Sie hat sich in ihrer vervollkommneten Form als ein
überaus wertvolles diagnostisches Hilfsmittel bewährt, das fast ausnahmslos
gestattet, die Anwesenheit eines Eisensplitters mit Sicherheit nachzuweisen
oder auszuschließen. Das Ergebnis der Untersuchung vermag in hervor-
ragendem Maße das therapeutische Handeln zu beeinflussen.

Pooley (1880, 1881) hat zuerst Versuche am Auge angestellt, Eisensplitter durch Ablenkung der Magnetnadel nachzuweisen und zu lokalisieren.
Die Methode war bereits seit der 1844 erfolgten Empfehlung von A. Suree
in der Chirurgie zum Nachweis von Eisensplittern in anderen Körpergeweben verwertet worden. Zander und Geissler (1864, S. 224) empfahlen

bei Verdacht auf Eisensplitter in der Orbita die Annäherung einer an einem Faden horizontal aufgehangenen, empfindlichen Magnetnadel an die Orbita, da ANSELMIER (Gazette des Hôpitaux 1859, Nr. 109) auf diese Weise tief in der Haut oder den Eingeweiden verborgene Stahlsplitter entdeckt zu haben berichtete. POOLEY benutzte eine an einem Faden aufgehängte Magnetnadel, magnetisierte in der Regel den Fremdkörper vorher künstlich durch Annäherung eines Magneten und prüfte das Verfahren anfangs an Tieraugen, in die Eisensplitter eingeführt waren, und sodann bei einem Menschen, der nach Verletzung einen Eisensplitter im Glaskörper hatte.

Weitere Versuche sind angestellt von GRUENING (1880), der die am Kokonfaden hängende Nadel durch Glasgehäuse gegen Luftzug schützte, von PAGENSTECHER (1881), der die Magnetnadel nach Kompaßart auf einer Nadel rotieren ließ, und von FRÖHLICH (1882), der die Schwingungen der freihängenden Nadel mittels eines Kreisbogens ablas, von JEAFFRESON (1889) u. a. Bei der primitiven Art der Magnetnadelanwendung und der Beobachtung der Ablenkung mit dem bloßen Auge war die Methode wenig leistungsfähig, versagte vielfach (z. B. FRÄNKEL 1883, DICKMANN 1884, HIRSCHBERG 1885) und fand wenig Verbreitung. Erst die Konstruktion geeigneter Apparate, unter denen das Magnetometer von LÉON GÉRARD (1890, 1894), das Sideroskop von ASMUS (1894, 1898) und seine späteren Modifikationen, vor allem die von HIRSCHBERG (1899) und HERTEL (1905) zu nennen sind, haben die Untersuchungsmethode leistungsfähig gemacht und ihr allgemeine Geltung verschafft. Besonders hat sich ASMUS, der für das von ihm angegebene Instrument den Namen Sideroskop einführte, um die Vervollkommnung der Sideroskopie und ihre Verbreitung große Verdienste erworben.

Das Magnetometer von LÉON GÉRARD. Das Magnetometer von LÉON GÉRARD, das von GALLEMAERTS (1890) bekannt gegeben wurde, benutzte zuerst die Spiegelreflexion zum Nachweis der Ausschläge der Magnetnadel. Mittels eines an der Aufhängevorrichtung des magnetischen Systems befestigten Konkavspiegels wurde das Reflexbild einer Flamme auf eine transparente Skala geworfen, so daß Bewegungen der Magnetnadel direkt durch das Wandern des Reflexstreifens beobachtet werden konnten. Die Ausschläge der Nadel waren auf diese Weise derartig verstärkt, daß kleine Schwankungen deutlich gemacht wurden.

Bei der späteren verbesserten Form des Apparates (1894) wurde diese Art der Verdeutlichung des Ausschlages durch Fernrohrablesung ersetzt. An dem beweglichen magnetischen System wurde ein Planspiegel angebracht und in 40 cm Abstand ein kleines Fernrohr mit Fadenkreuz befestigt, über dem sich eine Millimeterskala befand, die sich in dem Planspiegel spiegelte. Die an einem Kokonfaden aufgehängte Magnetnadel befindet sich in einem Gehäuse, das vorn durch eine plane, hinten durch eine nach außen konkave Glasscheibe abgeschlossen ist. Das Auge kann möglichst nahe an die Magnetnadel angenähert und bei verschiedener Blickrichtung untersucht werden. Die Empfindlichkeit des Ausschlages läßt sich steigern durch Einfügen eines astatischen Nadelpaares an Stelle der einfachen Nadel, sowie durch vorherige Influenzmagnetisierung des Splitters, sie kann gedämpft werden durch einen verschiebbar angebrachten

Fig. 97.

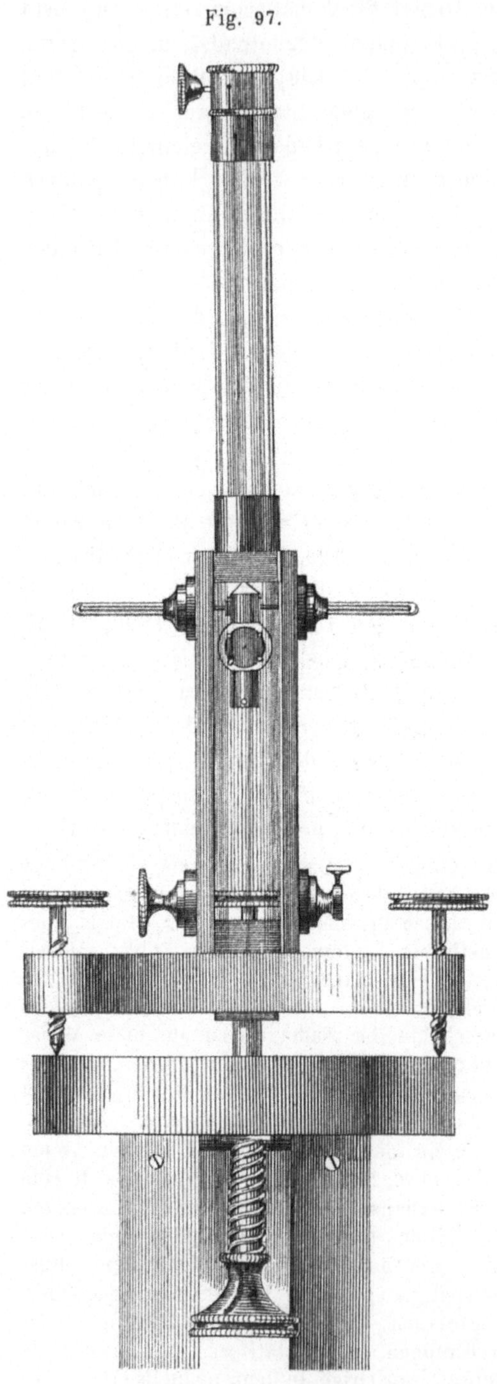

Sideroskop von ASMUS.

Magnetstab. Das Instrument ist auf einem nivellierbaren Gestell angebracht, das auf einem festen Sockel an einer erschütterungsfreien Wand aufgestellt wird. Es gelang, Eisensplitter im Auge bis zu einem Minimalgewicht von $^1/_2$ mg nachzuweisen. Über eine weitere Verbesserung des Modells berichtete GALLEMAERTS (1911).

Das Sideroskop von AsMUS. Nachdem ASMUS (1894) zuerst im Jahre 1894 das von ihm konstruierte Instrument bekanntgegeben hatte, hat er die genaue Beschreibung des Sideroskopes und seiner Anwendung, sowie die damit gemachten Erfahrungen, unter Anführung zahlreicher Beispiele, in einer Monographie (1898) niedergelegt und sich außerdem wiederholt zur Sideroskopie geäußert (1895, 1899, 1900, 1901, 1902, 1908, 1910).

Das Sideroskop von AsMUS (Fig. 97) besteht aus einem schlanken, vorn und hinten mit Glasscheibenfenstern versehenen Holzkästchen von 15 cm Höhe, 3 cm Breite und 3,5 cm Tiefe mit aufgesetztem Glasrohr für den Kokonfaden, der zum Tragen der Magnetnadel und des Spiegels bestimmt ist. Das das Gehäuse tragende Grundbrett aus Holz oder später aus Spiegelglas ist durch drei Messingschrauben nivellierbar. Die 11 cm lange und 2 mm dicke Magnetnadel, mit der für gewöhnlich untersucht wird, ragt beiderseits aus dem Kästchen mit ihren Polen vor. Die beiden Enden sind von 4 cm langen und 6 mm weiten Glashülsen umgeben, die am Kästchen eingeschoben sind. An dem Magnetnadelträger aus Aluminium ist ein kleiner Planspiegel von 10 mm Durchmesser zur Fernrohrablesung befestigt. Die Nadel soll etwa jährlich und eventuell vor besonders wichtigen Untersuchungen nochmals frisch magnetisiert werden.

Das Sideroskop wird auf einer hölzernen Konsole, die an einer von Nord nach Süd laufenden Wand (Ost- oder Westwand) angeschraubt wird, aufgestellt. Weder der Apparat noch die Konsole dürfen bei Berührung wackeln. Am besten läßt man das Sideroskop dauernd auf der Konsole stehen und die Nadel frei im Apparat schweben. Die Magnetnadel kann durch eine zweite, gleich-große Nadel, die unten in den Apparat mit gleichnamiger Richtung der Nadel-pole eingeschoben wird, leicht astasiert werden, wodurch die Empfindlichkeit gesteigert wird.

Zur Steigerung der Empfind-lichkeit des Ausschlages kann der vermutete Splitter im Auge vorher durch den Elektromagneten magne-tisiert werden. Bei eventuellen kleinen Splittern empfiehlt es sich, stets den Splitter vorher kräftig und im rich-tigen Sinne influenzmagnetisch zu machen.

Bei besonders feinen Unter-suchungen wird die gewöhnliche Magnetnadel entfernt und ein weit empfindlicheres astatisches Nadelpaar eingeschoben. Umgekehrt kann, zumal bei genauerer Lokalisation größerer Splitter mit maximalem Aus-schlag, eine Dämpfungsnadel auf-gestellt werden, um die Magnetnadel schwerfälliger reagieren zu lassen.

Das kokainisierte verletzte Auge wird möglichst nahe von der Seite her an den Nadelpol herangebracht (Fig. 98). Bei größeren und ober-flächlich sitzenden Splittern ist die Ablenkung der Nadel mit bloßem Auge sichtbar — also mittels der »einfachen Ablesung«. Da aber kleine Bewegungen der Nadel mit bloßem Auge nicht sichtbar sind, so benutzte Asmus unter Anlehnung an ein für chirur-gische Zwecke von Edelmann (1890) hergestelltes und beschriebenes Lamontsches Magnetoskop, die Gauss-Poggendorfsche Spiegelablesung mit dem Fernrohr. In 3,5 m Entfernung wird eine Lichtflamme mit dahinter angebrachter Millimeter-skala aufgestellt und das mit vertikalem Okularfaden versehene Fernrohr in ent-sprechender Entfernung auf das Skalenbild im Spiegel eingestellt. Durch die Spiegelablesung mittels Fernrohres können feinste Nadelbewegungen erkannt werden. Die Untersuchung in verschiedenen Meridianen des Auges und die Be-stimmung der Stelle des maximalen Ausschlages gestatten vielfach die genauere Lokalisation des Eisensplitters. Bei großen Splittern mit maximalem Ausschlag ist die Aufstellung der Dämpfungsnadel dazu notwendig.

Versuche mit genau gewogenen Eisensplittern ergaben, daß noch $^{1}/_{2}$ mg schwere Splitter selbst bei tiefstem Sitz im Bulbus diagnostiziert werden können.

Fig. 98.

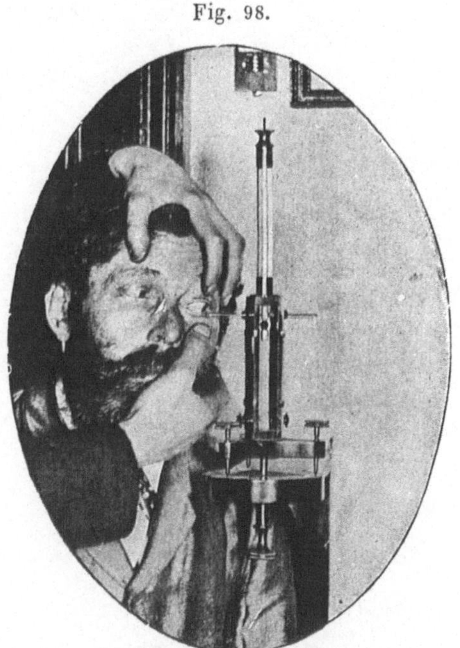

Sideroskopie nach Asmus.

Um die Magnetnadel bei erfolgter Ablenkung schneller zur Ruhe zu bringen, was z. B. bei Lokalisationsbestimmung von Wert ist und viel Zeit erspart, hat AXENFELD (1899) nach dem Vorschlag des Physikers Prof. WACHSMUTH die horizontalen Glashülsen, in denen die Magnetnadel schwebt, mit einem die Spitzen der Nadel freilassenden geschlossenen Kupferzylinder als Kupferdämpfer umgeben.

Die jedesmalige Aufstellung der Hilfsapparate und die Einstellung des Fernrohres auf das Skalenbild sind höchst umständlich und zeitraubend, auch gehören dann stets zwei Personen zur Bedienung des Apparates, eine zum Ablesen der Ausschlagsgröße im Fernrohr und eine zum Heranbringen des Auges an die Magnetnadel.

Fig. 99.

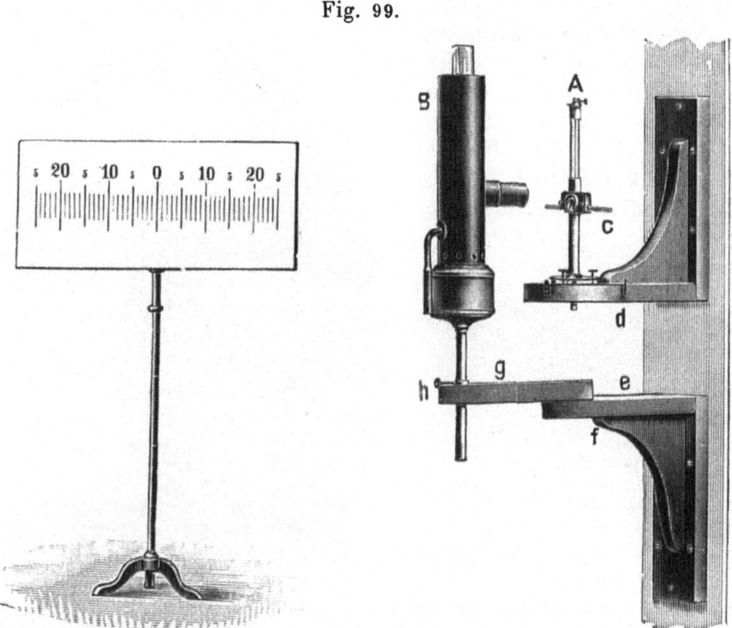

Sideroskop von HIRSCHBERG.

Freilich hat die Erfahrung gezeigt, daß man in einem großen Teil der Fälle ohne Spiegelablesung mit bloßem Auge die Ablenkung der Nadel sehen kann. ASMUS (1901, 1908) gab an, daß in $^5/_6$ seiner Fälle die einfache Ablesung durch direkte Beobachtung ausreichte. HELLGREN (1901) berichtete aus der Stockholmer Klinik, daß in 26% der Fälle Fernrohrablesung erforderlich war. Bei meinen früheren Untersuchungen mit dem ASMUSschen Sideroskop war die Spiegelablesung viel häufiger, jedenfalls in der Mehrzahl der untersuchten Fälle notwendig. Fernrohrablesung ist erforderlich gerade in allen den wichtigen Fällen, in denen durch negatives Resultat der Untersuchung die Anwesenheit von Eisen ausgeschlossen werden soll. Auch für die Untersucher, die weniger häufig die Sideroskopie ausführen, erscheint die künstliche Verdeutlichung des Ausschlages zur Sicherstellung des Resultates dringend erwünscht.

Um die Einstellung zu erleichtern hat BJERKE (1900) das Fernrohr auf einem Stativ im Kugelgelenk beweglich angebracht und darunter an demselben Stativ die verschiebbare Skala. Die Stelle, wo das Stativ stehen muß, wird am Fußboden markiert, damit die Einstellung rasch wiedergefunden wird. Er empfahl als künstliche Beleuchtung zwei kleine elektrische Lampen, die an demselben transportablen Stativ vor dem Maßstab angebracht sind. BLESSIG (1908) beschrieb ebenfalls eine Vorrichtung, um das Instrument stets gebrauchsfähig zu haben. Er benutzt an dem Boden festgeschraubte Messingstative, von denen das eine das Fernrohr, das andere die Skala nebst einer elektrischen Lampe trägt, während die Konsole mit dem Sideroskop an der Wand befestigt bleibt.

Sodann ist der Vorschlag gemacht, so von PERLMANN (1904), KOSTER (1904), am Sideroskop von ASMUS die Fernrohrablesung durch Projektion des reflektierten Ausschlages auf einen Schirm zu ersetzen.

Sideroskop von HIRSCHBERG. HIRSCHBERG (1899) hat ein vereinfachtes Sideroskop (Fig. 99) angegeben, bei dem die Bewegung der Magnetnadel durch Projektion eines von einem an der Nadel angebrachten Konkavspiegel reflektierten strichförmigen Schattens auf einen in 2,5 m Abstand aufgestellten Schirm mit Skalenteilung deutlich gemacht wird. Der Schatten wird erzeugt von einer neben dem Magnetnadelgehäuse auf einer Konsole befindlichen Lampe, in deren Metallmantel eine Öffnung mit Konvexglas angebracht ist, vor das ein Draht gespannt ist. Benutzt wird eine an einem Seidenfaden aufgehängte, durch Glasröhren vor Luftbewegung geschützte kurze, kräftige Magnetnadel, die zugleich den Spiegel trägt. Auf die Verwendung von Astasierungs- und Dämpfungsnadel wurde verzichtet. Die Handhabung und Ablesung sind außerordentlich einfach, an Empfindlichkeit steht es dem Sideroskop von ASMUS nach, wie z. B. BJERKE (1900) hervorhob.

Sideroskop von HERTEL. Die umständliche und zeitraubende Fernrohrablesung am Sideroskop von ASMUS, auf die man gerade in den diagnostisch wichtigsten Fällen nicht verzichten kann, veranlaßten HERTEL in der Jenaer Augenklinik, sich mit der Vereinfachung und Vervollkommnung der Sideroskopie zu befassen. Da die Versuche, am ASMUSschen Sideroskop die Fernrohrablesung durch Projektion des Ausschlages auf einen Schirm zu ersetzen, nicht befriedigend waren, wurde ein neues Modell hergestellt. Das von HERTEL (1905) konstruierte Sideroskop hat den Vorzug größter Einfachheit in der Handhabung und Ablesung und übertrifft die anderen Apparate an Empfindlichkeit. Der Ausschlag der Magnetnadel wird analog dem Prinzip, das schon LÉON GÉRARD und HIRSCHBERG verwandt hatten, dadurch verdeutlicht, daß das mit Hilfe eines am Magnetnadelsystem befestigten Spiegels reflektierte scharfe Bild des Glühfadens einer elektrischen Lampe auf einen Schirm mit einer Skala projiziert wird. Das Instrument besteht aus einem an das ASMUSsche Modell sich anschließenden Gehäuse aus Messing und Glas, in dem an einem feinen Kokonfaden, der zur Beseitigung der Eigentorsion vorher ausgehängt ist, ein gut astasiertes Magnetnadelpaar von 12,5 cm Länge und 1,25 mm Dicke hängt. Das Nadelpaar steht in Verbindung mit einem um die Vertikalachse drehbaren leichten 20 mm langen Winkelspiegel, dessen Schenkel in der nach vorn gerichteten Kante unter 90° zusammenstoßen (Fig. 100). In dem drehbaren ringförmigen Messinggehäuse befinden sich in der Spiegelhöhe zwei mit Spiegelglas geschlossene Fensteröffnungen für den einfallenden und reflektierten Strahl. Als Lichtquelle dient eine auf der Konsole neben dem Apparat aufgestellte elektrische Glühlampe mit einem einzigen vertikal stehenden Glühlichtfaden, dessen lichtstarkes Bild mittels eines an der Lampe angebrachten Fernrohrobjektives auf den Spiegel und dadurch auf den in 5—9 m Entfernung aufgestellten Skalenschirm geworfen wird. Der das verletzte Auge heranführende Untersucher kann ohne weiteres die Ablenkungsgröße ablesen. Sie kann selbst einem größeren Auditorium demonstriert werden. Durch

Variierung der Entfernung des Schirmes kann die Ausschlagsgröße beliebig verlängert werden. Die Nadel macht wegen der durch den Winkelspiegel verursachten großen Luftdämpfung sehr stetige Bewegungen und kommt schnell zur Ruhe. Man braucht aber bei etwaiger Bewegung der Nadel die Ruhe nicht abzuwarten; es genügt, daß man sich die Amplitude der Schwingung merkt.

Fig. 100.

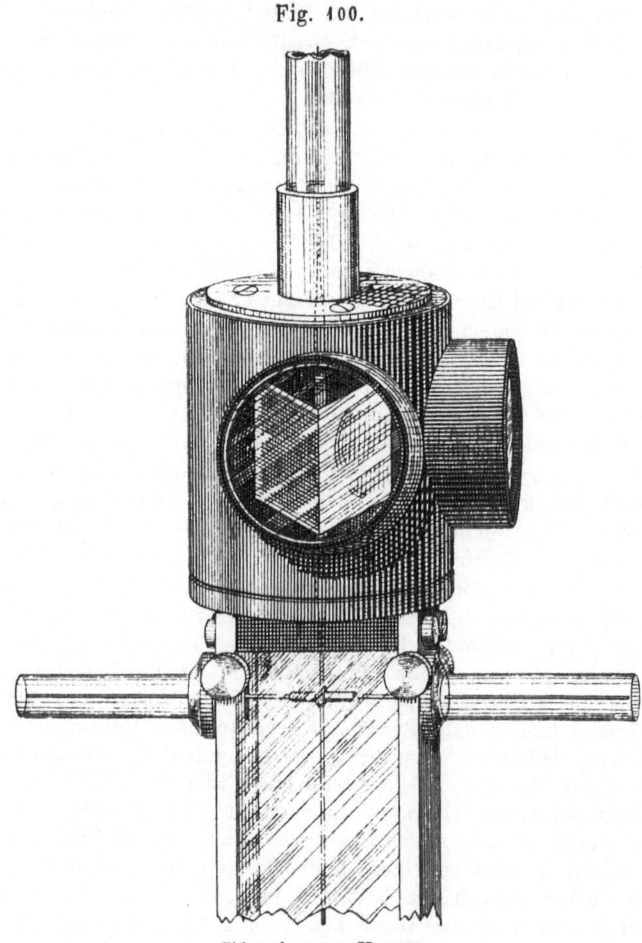

Sideroskop von HERTEL.

Bringt man das Auge an die Nadel in der Schwingungsphase, in welcher sich die Nadel der Untersuchungsseite nähert, so wird durch vorhandenes Eisen im Auge die dem Auge zustrebende Nadel noch stärker angezogen und der vorherige Schwingungsausschlag vergrößert. Die Differenz gibt die Ausschlagsgröße durch den Eisensplitter an. Der Apparat gibt deutlichen Ausschlag bei Splittern von $^1/_{10}$ mg in 20 mm, von $^2/_{10}$ mg in 30 mm Entfernung.

Das HERTELsche Sideroskop hat sich in der Jenaer Augenklinik praktisch bewährt. Unter den kleinsten später extrahierten Splittern, deren Anwesenheit es prompt nachgewiesen hatte, befinden sich z. B. ein kleiner rundlicher Splitter von $2/10$ mg, ein länglicher Splitter von $3/10$ mg und ein rundlicher Splitter von $6/10$ mg, die beiden ersten saßen in der Linse, der dritte in der Vorderkammer. HÜTTEMANN (1913) berichtete aus der Straßburger Klinik, daß damit in 4 Fällen kleinste Splitter von 0,00015 g, 0,000167 g, 0,00018 g und 0,000185 g nachgewiesen wurden, und betonte die Überlegenheit des HERTELschen Sideroskops über das von ASMUS. HERTEL (1916) hat dann später auch einen transportablen, ebenso leistungsfähigen Apparat von der Firma Hartmann & Braun in Frankfurt a. M. herstellen lassen.

Von weiteren Sideroskopen erwähne ich das von BANE (1913), SPULER (1911).

Bei der Ausführung der Untersuchung am Sideroskop hat man, wie ASMUS schon näher ausführte, einer Reihe von Umständen Beachtung zu schenken. Man wird zur Sideroskopie erst schreiten, nachdem man das Auge eingehend anderweitig untersucht und sich aus der Art und Lage der Wunde über den Weg, den der Fremdkörper etwa genommen hat, und über seine vermutliche Größe orientiert hat. Bei Eisenarbeitern können durch subkutan eingeheilte Eisensplitter (ASMUS 1898, JUNG 1908), selbst durch lose im Haar haftende Splitter (PRAUN 1899) Irrtümer entstehen. Man hat deshalb auf diese Dinge zu achten. Vor allem aber sind beim Verletzten alle eisenhaltigen Gegenstände, die er an oder bei sich trägt, zu entfernen. In Betracht kommen vor allem Knöpfe, Hosenschnallen, Uhrketten, Taschenmesser, Schlüssel usw. Auch der Beobachter hat größere Gegenstände aus Eisen, wie Schlüssel, abzulegen.

Auf das empfindliche Magnetnadelsystem können alle möglichen Einflüsse der Umgebung störend einwirken, die die Untersuchung besonders in Großstädten erschweren, zeitweise unmöglich machen und das Resultat in Frage stellen. Abgesehen von den mechanischen Erschütterungen und der Einwirkung größerer Eisenteile in der Umgebung, kommen Stromschwankungen in elektrischen Leitungen, magnetische Erdströme, besonders infolge von elektrischen Straßenbahnen usw. in Frage.

LINDE (1898) machte zuerst darauf aufmerksam, daß die durch die elektrischen Straßenbahnen hervorgerufenen Erdströme fortwährend ungleichmäßige Nadelschwankungen am Sideroskop veranlassen, die jede genauere Ablesung unmöglich machen. Erst nachts nach Einstellung des elektrischen Betriebes der Straßenbahn wurde die Nadel ruhig. Ebenso wies HIRSCHBERG (1898) auf diesen störenden Einfluß, den jeder vorbeifahrende Straßenbahnwagen verursachte, hin. ASMUS (1901) selbst hat die Erfahrung gemacht, daß durch die Einführung der elektrischen Straßenbahn die Benutzung der Fernrohrablesung bei Tage unmöglich wurde, und empfahl, feinere Untersuchungen des Nachts vorzunehmen.

Schon HERTEL (1905) hatte darauf hingewiesen, daß die Verminderung dieser Einwirkung durch Anbringen eines Kugelpanzers, ähnlich wie beim DU BOIS-RUBENSschen Kugelpanzergalvanometer, erreicht werden kann.

KOSTER (1908) hob die störende Wirkung der Straßenbahn auf das Sideroskop dadurch auf, daß er durch einen unter das Sideroskop gelegten Richtmagneten die Nadel senkrecht auf die störende Leitung einstellte. Die Nadel wurde so gestellt, daß ihr Nordende zur Leitung zugewandt war. Koster hatte beobachtet, daß der störende Einfluß der Leitung stets in derselben Richtung erfolgte und daß der Nordpol sich der Leitung näherte. Durch die künstliche Verschiebung der Ruhelage der Nadel in der Richtung, in der die störende Leitung sie zu bewegen suchte, schaltete er die Störung aus, ohne daß das Instrument dadurch Einbuße an Empfindlichkeit erlitt. Bei Benutzung des astatischen Nadelpaares ist nach Kosters Angabe notwendig, den Magnet seitwärts nahezu in einer horizontalen Fläche zwischen den beiden Nadeln hinzulegen.

Asmus (1908) nutzte den Kosterschen Vorschlag aus und brachte an seinem Sideroskop den Richtmagneten an. Nach seiner Erfahrung bewährt sich der Richtmagnet bei Bewegung der einfachen Nadel oder der einfach astasierten Nadel, während er für die Anwendung des astatischen Nadelpaares auf den Richmagneten verzichtete und Untersuchung bei Nacht empfahl.

Indikation. Die Sideroskopie ist in allen zweifelhaften Fällen stets anzuwenden, wenn mit der Möglichkeit zu rechnen ist, daß ein magnetischer Fremdkörper in das Auge eingedrungen und dort zurückgeblieben ist. Auch in den Fällen, in denen bei Sichtbarsein des Fremdkörpers der geringste Zweifel über seine Natur besteht, ist die Untersuchung mit dem Sideroskop angezeigt. Ist der Fremdkörper nicht sichtbar, besteht aber nach der ganzen Art der Verletzung kein Zweifel, daß ein Eisensplitter eingedrungen ist, so empfiehlt sich ebenfalls Sideroskopie vor der Magnetoperation, weil ihr Resultat für die Art des Vorgehens Handhaben gibt. Jedenfalls soll man vor Einführung des Magneten ins Auge stets die Sideroskopie anwenden und den Sitz des Eisensplitters festzustellen suchen. War in einem anscheinend zweifellosen Falle von intraokularem Eisensplitter sofort das Auge an den großen Magnet gebracht und war der Eisensplitter nicht gekommen, so muß unter allen Umständen nachträglich die Sideroskopie vorgenommen werden, da sonst ein intraokularer Eisensplitter unerkannt bleiben kann. Die Röntgenaufnahme kann in derartigen Fällen wohl die Anwesenheit, aber nicht die Natur des Fremdkörpers feststellen.

Leistungsfähigkeit der Sideroskopie. Bei Benutzung der vervollkommneten Apparate und bei richtiger Ausführung wird die Sideroskopie wohl ausnahmslos ihre Hauptaufgabe lösen können, die Anwesenheit von magnetischem Eisen oder Stahl mit Sicherheit nachzuweisen oder auszuschließen. Doch kann ausnahmsweise einmal das Ergebnis der Untersuchung irre führen, kaum je bei negativem, wohl eher bei positivem Resultat. Abgesehen von den störenden Ablenkungen der Nadel durch magnetische Erdströme kann ein positiver Ausschlag von Eisen in der Umgebung des Auges herrühren, wie vorher bereits erwähnt wurde (Asmus 1898, Praun 1899, Jung 1908).

In dem Jungschen Fall z. B. handelte es sich um eine perforierende Verletzung mit Verdacht auf intraokularen Eisensplitter. Das Sideroskop gab im unteren Äquator das Auges einen schwankenden Ausschlag von 2—10 mm. Die zur Vorsicht vorgenommene Röntgenaufnahme ergab einen subkutanen Eisensplitter unterhalb des Jochbeins, von dessen Vorhandensein der Patient nichts wußte.

Germann (1900) fand bei linksseitiger Verletzung das Sideroskop positiv, die Magnetoperation verlief negativ, die Röntgenaufnahme ergab einen Fremdkörper in der rechten Orbita.

Ferner kann ein positiver Ausschlag von eisenhaltigem Kupfer oder seinen Legierungen, die wohl auf die Nadel einwirken, aber nicht auf den Elektromagneten reagieren, hervorgerufen werden. Das positive Ergebnis kann zur Magnetoperation mit negativem Resultat Anlaß geben, wie in einem von Jung (1908) mitgeteilten Falle. Dalmer (1913) stellte fest, daß unter den Eisenerzen Magneteisenstein, Roteisenstein, Brauneisenstein, Spateisen und Eisenglanz in Splitterform von 10—80 mg am Sideroskop einen deutlichen Ausschlag gaben, aber vom Magneten nur schwach angezogen wurden, Eisenkiesel erwies sich fast unmagnetisch.

Hertel (1905) hatte seine Untersuchungen mit dem Sideroskop nicht allein auf die die Nadel anziehenden paramagnetischen Metalle, deren Hauptrepräsentant das Eisen ist, sondern auch auf die diamagnetischen Körper, die die Magnetnadel abstoßen, ausgedehnt. Wismut, Blei, Zink, Zinn und Kupfer stießen in kleinen Stücken die Nadel ab. Je nach der Phase, in der man die Splitter an die schwingende Nadel heranbrachte, veranlaßten sie Hemmung oder Vergrößerung der Amplitude. Die größte diamagnetische Wirkung ergab Wismut, die kleinste das Kupfer. Die Untersuchungen mit extrahierten Kupfersplittern der Jenaer Fremdkörpersammlung ergaben aber mehrfach paramagnetische Wirkung. Die Ursache ist, daß das Handelskupfer stets mehr oder weniger Eisen enthält. Zumal die für Augenverletzungen wichtigen Zündhütchen enthalten alle Eisen, ebenso die Legierungen des Kupfers, wie Messing. Der Magnet wirkt nicht auf sie. Diese Untersuchungen Hertels besitzen große klinische Bedeutung, weil das Ergebnis der Sideroskopie zu Irrtümern Anlaß geben kann.

Jung (1908) berichtete über einen derartigen Fall, bei dem ein Fremdkörper beim Bearbeiten eines Rotgußlagers mit Hammer und Meißel eingedrungen war. Die Röntgenaufnahme ergab einen Splitter, bei stärkster Annäherung des Sideroskopes erfolgte ein mit dem bloßen Auge sichtbarer Ausschlag, nachdem anfangs die Sideroskopie negativ gewesen war. Die Einführung des Magneten verlief resultatlos, die Untersuchung des später enukleierten Auges wies einen Rotgußsplitter (Legierung von Kupfer und Zink) nach. Das Kupfer war eisenhaltig. Die Untersuchung war mit dem Asmusschen Sideroskop angestellt.

Asmus (1910) beobachtete mit seinem Sideroskop in einem Fall von Fremdkörperverletzung für Fernrohrbeobachtung unten innen vom Limbus eine Ablenkung von 15 mm Skala. Entfernte man sich nur um ein weniges von der genannten Stelle, so blieb jede Ablenkung aus. Nach mißlungener Magnetoperation fand sich im exenterierten Auge ein 67 mg schwerer Messingspan.

Die Wichtigkeit der Sideroskopie bei Kriegsverletzungen hat besonders Hertel (1916) betont. Während die Röntgenaufnahmen bei kleinsten Metallsplittern von 0,3 mg abwärts unsicher wurden, gelang es mittels der Sideroskopie eisenhaltige Splitter bis 0,1 mg nachzuweisen. Vgl. auch Fleischer (1917), Weigelin (1917), v. Szily (1918). Bei Kriegsverletzungen kann aber das Resultat der Sideroskopie unsicher sein und irre führen, da häufig gleichzeitig mehrere Fremdkörper verschiedener Größe im Auge und in seiner Umgebung stecken, da oft magnetische und unmagnetische Fremdkörper gleichzeitig vorliegen und da nicht selten Doppelperforation des Bulbus vorkommt.

Um die Lage des Fremdkörpers zu bestimmen, wird das Auge in den verschiedenen Meridianen der Nadel angenähert und die Stelle des stärksten Ausschlages bestimmt. Erfolgt in größerer Ausdehnung am Auge maximaler Ausschlag, so empfahl Asmus (1894, 1898, 1908) die Benutzung der Dämpfungsnadel.

Zur Größenbestimmung des eingedrungenen Fremdkörpers gewährt einen gewissen Anhalt die Stärke des Nadelausschlages unter gleichzeitiger Berücksichtigung der Entfernung des Splitters von der Oberfläche. Asmus (1902) empfahl ferner dazu die Bestimmung der Entfernung, in der die Dämpfungsnadel den maximalen Ausschlag verhindert.

Die Orts-, Größen- und Formbestimmung eines intraokularen Eisensplitters aus der Intensität des Nadelausschlages ist aber nur bis zu einem gewissen Grade annähernd genau möglich. Irrtümer können leicht unterlaufen. Die eingehenden Untersuchungen von Hertel (1905) haben ergeben, daß die Größe des Nadelausschlages nicht nur von der Entfernung, sondern auch von der Länge und Form des Splitters abhängig ist, entsprechend dem physikalischen Gesetz, daß das Entscheidende für die Einwirkung von magnetischen Kraftwirkungen auf Eisensplitter im allgemeinen die Form und nicht das Gewicht ist. Zwei gleichschwere Eisensplitter von verschiedener Form und Länge geben in derselben Entfernung ganz verschieden starke Ausschläge. Sodann übt die Lage des Splitters zur Magnetnadel einen wichtigen Einfluß auf die Ausschlaggröße aus, ebenso der remanente Magnetismus im Splitter. Welches der verschiedenen Momente im Einzelfall für die Größe des Ausschlages maßgebend ist, läßt sich bei der Sideroskopie oft nicht entscheiden. Kommt es darauf an, die Lage, Größe und Form des Splitters genauer zu kennen, so muß die Röntgenaufnahme erfolgen. Ebenso vermag das Sideroskop nicht zu entscheiden, ob ein Eisensplitter intraokular oder z. B. nach doppelter Perforation neben oder hinter dem Bulbus sitzt. Die Tatsache, daß bei verschiedenen Blickrichtungen des untersuchten Auges der Ausschlag gleich bleibt, beweist durchaus nicht die retrobulbäre Lage. Auch hier ist die Röntgenaufnahme heranzuziehen, wie schon Sachs (1898) empfahl.

Seit der Bekanntgabe des Léon Gérardschen Magnetometers durch Gallemaerts (1890, 1894) und der warmen Empfehlung des von ihm konstruierten Sideroskopes von Asmus (1894, 1898) wurde von vielen Seiten der große Wert, den die Sideroskopie für die Diagnose von Eisensplittern und für die Magnetoperation besitzt, bestätigt und anerkannt, so von Hirschberg (1897, 1899),

SACHS (1898), COPPEZ und GUNZBURG (1900, 1901), HELLGREN (1901) u. a. Die Umständlichkeit des Verfahrens, zumal der Fernrohrablesung am ASMUSschen Sideroskop, wurde vielfach als nachteilig hervorgehoben und war der allgemeinen Verbreitung hinderlich. Sodann schien der von HAAB empfohlene große Magnet die Sideroskopie überflüssig zu machen. HAAB (1895, 1902) hielt das Sideroskop für unsicher und umständlich und meinte, daß der große Magnet einfacher und bequemer zur Diagnose eines Eisensplitters führe. Nur hier und da sei es von Nutzen, zumal wenn der große Magnet keinerlei Reaktion ergeben habe.

Ich selbst teile diesen Standpunkt nicht und möchte die Sideroskopie auf das wärmste empfehlen. Allerdings empfand auch ich die Nachteile des ASMUSschen Sideroskopes als störend und bin erst voll befriedigt, seitdem wir das HERTELsche Sideroskop benutzen.

Ich verweise ferner auf die Mitteilungen von v. LIEBERMANN (1914).

Metallophon. Mehrfach ist der Versuch gemacht, die Anwesenheit und den Sitz von Fremdkörpern mittels der Metallophone zu bestimmen. Das Prinzip der Methode ist, Änderungen in der Intensität von elektrischen Induktionsströmen, die durch den Fremdkörper veranlaßt werden, mit Hilfe des Telephons zur Wahrnehmung zu bringen.

JANSSON (1902) konstruierte zum Nachweis von Eisensplittern einen Apparat, den er Siderophon nannte, bei dem die induzierende Wirkung des Eisensplitters auf den Induktionsstrom durch das Telephon nachgewiesen wird.

WEISS (1906) benutzte ein Metallophon zum Nachweis nicht nur eiserner Fremdkörper, wobei das Telephon die durch den Fremdkörper bewirkte Änderung der elektrischen Leitfähigkeit angab.

Die Untersuchungsmethoden haben bisher bei Augenoperationen keine nennenswerten praktischen Erfolge gehabt. Ihre Leistungsfähigkeit mit den bisherigen Apparaten wird von der Sideroskopie und der Röntgenaufnahme weit übertroffen.

Das Siderophon von JANSSON (1902) besteht aus zwei Rollen isolierten Kupferdrahtes, die durch ein Gestell aus Hartgummi verbunden sind. Die eine dieser Rollen besteht aus dickem Draht, der auf einen eisernen Kern aufgewickelt ist, und steht mit einer galvanischen Batterie und einem WAGNERschen Hammer als Strombrecher in Verbindung. Diese Teile bilden die primäre Leitung. Die andere Rolle besteht aus sehr feinem Kupferdraht, der gleichfalls auf einen Eisenkern gewickelt ist und mit einem Hörtelephon verbunden ist, und bildet die sekundäre Leitung (Induktionsleitung). Wird der Strom in der ersten Leitung geschlossen, so entsteht eine Reihe schnell aufeinanderfolgender Ströme, die in der sekundären Leitung Induktionsströme von wechselnder Richtung erzeugen, die die Telephonmembran in Schwingung versetzen. Da die sekundäre Rolle senkrecht zur primären Rolle so aufgestellt ist, daß die Verlängerung der Achse die Mitte der Induktionsrolle trifft und dieselbe in zwei gleiche Teile teilt, so entstehen bei Schluß oder Unterbrechung des Primärleitungsstromes in jeder der beiden Hälften der sekundären Rolle Induktionsströme von gleicher Stärke, aber entgegengesetzter Richtung, die sich im Telephon treffen und sich in ihrer Wirkung aufheben. Im Telephon gibt es deshalb keinen Ton. Diese Gleichgewichtslage ist aber labil. Bei einem unbedeutenden Überschuß im Strome der einen der beiden Hälften der Induktionsrolle gibt es einen hörbaren Laut im Telephon. Das Übergewicht der einen Rollenhälfte über die andere kann ein dem einen Ende der Induktionsrolle angenäherter Eisensplitter erzeugen. Der Apparat besitzt eine Justierungseinrichtung in einer Schraube von Hartgummi, in der ein kleines Eisenstück eingeschlossen ist. Die Schraube befindet sich mitten vor dem einen Pol der Induktionsrolle und wird so weit herausgeschraubt, daß eben ein schwacher Ton gehört wird. Das Instrument wird nun der Stelle, wo der Fremdkörper vermutet wird oder sitzt, angenähert. Ist es Eisen, so wird der schwache Ton verstärkt, da das Übergewicht in der benachbarten Rollenhälfte zunimmt. Eisensplitter von 0,001 g Gewicht werden deutlich gehört in einer Entfernung von 3—4 mm, von 0,01 g in 15—18 mm, von 0,1 g in 20—25 mm, von 1,0 g in 35—40 mm.

WEISS (1906) bediente sich bei der Konstruktion seines Metallophons eines Induktionsstromes nach der Methode, die KOHLRAUSCH zur Messung der elektrischen Widerstände von Leitern zweiter Ordnung angegeben hat. Er verwandte eine WHEATSTONEsche Brücke, die zwei parallel geschaltete Stromkreise verbindet und mit deren Ende er das Telephon in Verbindung setzte. Ist der Schleifkontakt der Brücke so eingestellt, daß das Telephon schweigt, so läßt jede Änderung des Widerstandes in einem der beiden Stromkreise das Telephon erklingen. Zum Anlegen an das Auge wurden zwei stumpfe platinierte Kupferelektroden verwandt. Sind die Elektroden an einer Stelle der Sklera aufgesetzt, so wird mittels Rheostates und Schleifkontaktes der Widerstand in beiden Stromkreisen gleich gemacht. Das Telephon schweigt. Man sucht nun mit den senkrecht aufgesetzten Elektroden durch Verschieben die ganze Sklera ab. Nähert man sich dem gut leitenden Fremdkörper, so ertönt das Telephon, um so stärker, je näher man dem Fremdkörper kommt. Man kann dadurch nachweisen, ob Metall vorhanden ist und wo es sitzt. Kupfer ist wegen der größeren Leitfähigkeit leichter nachzuweisen als andere Metalle. Am besten reagiert der Apparat auf Fremdkörper, die von der Sklera nicht zu entfernt sitzen.

van LINT (1913) berichtete über das völlige Versagen der auto-telephonischen Sonde von HEDLEY-HEUVARD beim Extraktionsversuch eines Kupfersplitters im Glaskörper.

WEVE (1916) gab zur Extraktion von Kupfersplittern aus dem Augeninnern eine Telephonpinzette an, die auf dem BENN-KAUFMANNschen Prinzip des Fremdkörpertelephons beruht, daß der als eine schwache Kochsalzlösung zu betrachtende Menschenkörper in Kontakt mit zwei verschiedenartigen Metallen ein Element bildet, dessen Öffnung und Schließung in einem empfindlichen Telephon Geräusche hervorbringen. Die geschlossene Pinzette kann zugleich als Telephonsonde dienen. Bisher wurden nur Versuche an Schweinsaugen angestellt.

Diagnostische Bedeutung des Elektromagneten. Der Magnet, dessen Hauptaufgabe ist, nach gestellter Diagnose der Therapie zu dienen, kann unter Umständen zu diagnostischen Zwecken herangezogen werden. In gewissen Fällen kann die Feststellung von Wert sein, ob bei vorsichtiger Annäherung eines Magneten an das Auge an dem vermeintlichen oder sichtbaren Fremdkörper eine Bewegung auftritt. Tritt die Bewegung am Fremdkörper oder seiner Umgebung ein, so ist der Beweis erbracht, daß es sich um Eisen handelt. Schon PAGENSTECHER (1881) wies auf den diagnostischen Wert der Magnetannäherung hin, um bei klaren Medien mit dem Augenspiegel die Bewegung festzustellen.

GELPKE (1902) berichtete über einen Fall, bei dem die Sideroskopie negativ war, die Annäherung des Magneten mit dem Augenspiegel sofort eine Formveränderung an der im Bulbus sichtbaren Prominenz erkennen ließ.

Über analoge Verwendung des Magneten berichteten HAAB (1902) und FERRI (1902).

Ich selbst (1903) konnte bei einem minimalen Fremdkörper im Glaskörper durch Annäherung eines kleinen Handmagneten Ortsveränderung mit dem Augenspiegel nachweisen und den Patienten von der Anwesenheit eines Eisensplitters im Auge überzeugen durch Änderung seiner entoptischen Wahrnehmung mittels des Magneten. Die Methode hat sich mir in vielen Fällen bewährt, besonders auch bei Kriegsverletzungen, um die Art des mit dem Augenspiegel sichtbaren Fremdkörpers festzustellen. Auch bei subkutanen Fremdkörpern kann die Magnetannäherung den Nachweis erbringen, daß es sich um Eisen handelt.

Nach Einführung des Riesenmagneten durch HAAB (1892) wurde sehr bald die Beobachtung gemacht (HAAB 1894, HÜRZELER 1894), daß bei Annäherung des starken Magneten an ein Auge mit intraokularem Eisensplitter eine Schmerzreaktion auftritt, auch wenn der im Gewebe festhaftende Splitter nicht nach vorn rückt. Diese Schmerzreaktion rührt daher, daß der Fremdkörper, bestrebt dem Zuge des Magneten zu folgen, durch seine Bewegung Zerrungen an nervenhaltigem Gewebe auslöst. Ferner läßt sich bei Annäherung des Magneten oft eine Formveränderung der Gewebe, z. B. Vortreibung der Iris oder Sklera, feststellen, die die Anwesenheit und den Sitz des Splitters beweist. HAAB (1895) empfahl deshalb, ohne vorherige Sideroskopie die Diagnose des Eisensplitters mittels des großen Magneten zu stellen. Tritt bei Anlegung des Magneten der Splitter nach vorn, so ist seine Anwesenheit bewiesen, und ebenso gestatten die Schmerzreaktion und sichtbare Bewegungen der Gewebe einen sicheren Schluß auf Anwesenheit und Sitz des Splitters. Ist der Eisensplitter fest im Gewebe eingekeilt, so kann jede Reaktion auf die Magnetanlegung ausbleiben, selbst die Schmerzempfindung, so daß ein völlig negatives Resultat die Anwesenheit eines Eisensplitters nicht ausschließt, worauf schon HAAB (1894, 1902) selbst hingewiesen hat. Auch ganz kleine Splitter folgen oft nicht aus der Tiefe des Glaskörpers. Bleibt bei Verdacht auf intraokularen Eisensplitter jede Reaktion mittels des Magneten aus, so kann dann, wie HAAB (1902) betonte, die Sideroskopie oder die Röntgenaufnahme von Nutzen sein.

Dem Vorgang von HAAB folgend, wurde vielfach die Diagnosestellung dem großen Magneten überlassen und ihm erhebliche diagnostische Bedeutung zugesprochen (z. B. CALLAN 1898, SACHS 1898, KNAPP 1900 u. a.).

Auf der anderen Seite ist zu betonen, daß sich die unterschiedslose sofortige Anlegung des großen Magneten bei Verdacht auf intraokularen Eisensplitter nicht empfiehlt. Einmal kann die vorherige Feststellung der Anwesenheit und des Sitzes eines Splitters für die Art des operativen Vorgehens von größter Wichtigkeit sein. Man hat möglichst vor der Operation zu entscheiden, wie man am besten und schonendsten operieren soll (WAGENMANN 1895). Sodann ist die Anlegung des Magneten ohne vorherige Orientierung nicht ungefährlich wegen ungewollter Gewebszerreißung (LINDE 1899, HELLGREN 1901). Nur bei ganz frischen Verletzungen, bei denen man nicht wissen kann, ob der Fremdkörper nicht infiziert ist, und bei denen deshalb die Extraktion ohne jeden Zeitverlust von Bedeutung ist, erscheint die sofortige Anlegung des großen Magneten berechtigt. Wir kommen darauf bei der Magnetoperation zurück.

Ist in einem Falle das Sideroskop nicht eindeutig oder Röntgenaufnahme unklar, so kann man zur Sicherheit noch den großen Elektromagneten anwenden. Auch wird man, wenn kein Sideroskop zur Verfügung steht oder wenn die Sideroskopuntersuchung wegen magnetischer Erdströme versagt, zumal bei frischen Fällen, in denen die Frage der Infektion nicht zu entscheiden ist, den Magneten benutzen müssen. Keinesfalls darf man sich aber dann bei negativem Resultat des Magneten beruhigen, denn ausbleibende Reaktion schließt das Vorhandensein eines Eisensplitters nicht aus.

ASMUS (1908) hat erneut auf die Unzuverlässigkeit der großen Magneten in diagnostischer Hinsicht hingewiesen und die bekannte Tatsache, daß Ausbleiben der Schmerzempfindung nicht gegen die Anwesenheit eines Eisensplitters im Auge spricht, und daß vorherige Kenntnis über die Lage des Splitters die Magnetoperation günstig beeinflußt, wieder betont und durch entsprechende Beobachtungen belegt. Bei Anwendung des großen Magneten seit dem Jahre 1900 wurde in 43 Fällen Schmerzempfindung angegeben, während bei 14 Fällen jegliche Reaktion ausblieb, während das Sideroskop nie versagt hatte.

Die Durchleuchtungslampe. Mittels der Durchleuchtung des Auges mit Durchleuchtungslampen, wie sie z. B. von v. REUSS, LEBER (1902), SACHS (1903) angegeben sind, können unter Umständen intraokulare Fremdkörper nachgewiesen werden. Die Methode kann von Wert sein, wenn es sich um unmagnetische Fremdkörper handelt. VÜLLERS (1907) berichtete ferner über einen Fall, bei dem das mit der Lampe nachgewiesene Fehlen des Irispigmentbelages den Weg, den der Fremdkörper genommen hatte, angezeigt hat. Auch kann die Beleuchtungslampe bei der Extraktion nichtmagnetischer Fremdkörper mit Vorteil benutzt werden.

Literatur zu § 193.

1864. 1. Zander u. Geißler, Die Verletzungen des Auges. Heidelberg u. Leipzig

1880. 2. Pooley, On the detection of the presence and location of piece of steel and iron in the eye, by the indication of a magnetic needle. (Amer. med. Assoc. Sect. of Ophth. 8. Juni.) New York med. Record. No. 23.

3. Gruening, Magnet for the removal of particles of steel and iron from the interior of eye. (Amer. med. Assoc. Sect. of Ophth.) Bericht Centralbl. f. prakt. Augenheilk. V. S. 60.

1881. 4. Pooley, Der Nachweis und die Lokalisation von Stahl- und Eisenpartikeln. im Auge durch die Indikationen der Magnetnadel. (Amer. med. Assoc. 1880. Juni.) Arch. f. Augenheilk. X. S. 9. — Über Entdeckung von stählernen und eisernen Fremdkörpern im Auge mit einer Magnetnadel. Arch. f. Augenheilk. X. S. 315.

5. Pagenstecher, Zwei Fälle von Extraktion von Eisensplittern aus dem Glaskörper, nebst Bemerkungen über die Diagnostik und Extraktion von Stahl- und Eisenstückchen vermittels des Magneten. Arch. f. Augenheilk. X. S. 234.

1882. 6. Fröhlich, Über den Polwechsel beim Gebrauch des Elektromagneten und über die Magnetnadel als diagnostisches Hilfsmittel. Klin. Monatsbl. f. Augenheilk. S. 105.

1883. 7. Fränkel, Entfernung eines Eisensplitters aus dem Glaskörper mittels Skleralschnittes und Anwendung des Elektromagneten. Deutsche med. Wochenschr. Nr. 46.

1884. 8. Dickmann, Über die günstige Wirkung des Elektromagneten zur Entfernung von Eisenstückchen aus dem Innern des Bulbus, nebst Mitteilung von zehn derartigen Fällen usw. Inaug.-Diss. München.

1885. 9. Hirschberg, Der Elektromagnet in der Augenheilkunde. Leipzig. Veit & Comp.

1889. 10. Jeaffreson, Abstract of a clinical lecture on foreign bodies in the eye. Lancet. II. p. 631 and 727.

1890. 11. Edelmann, Elektrotechnik für Ärzte. München.

12. Gallemaerts, Appareil de Léon Gérard pour la détermination des corps étrangers magnétiques à l'intérieur du globe oculaire. Verh. d. 10. internat. med. Kongr. IV, 10. p. 130. et Clinique. Bruxelles. IV. No. 47. 20. Nov. p. 745.

1891. 13. Gallemaerts, Sur la détermination des corps étrangers ayant perforé le globe oculaire. Clinique. V. No. 16.

1892. 14. Haab, Die Verwendung sehr starker Magnete zur Entfernung von Eisensplittern aus dem Auge. Bericht über.d. 22. Vers. d. ophth. Ges. zu Heidelberg. S. 163.

1894. 15. Asmus, Das Sideroskop. Ein Apparat zum Nachweis der Eisen- und Stahlsplitter im Innern des Auges. Arch. f. Ophth. XL, 1. S. 280.

16. Asmus, Über die Lokalisation der Eisensplitter im Bulbus mit Hilfe der Magnetnadel. Arch. f. Augenheilk. XXIX. S. 126.

17. Gallemaerts, Sur la recherche des corps étrangers magnétiques ayant perforé le globe oculaire, avec démonstration du magnétomètre de Gérard. (Soc. franç. d'opht.) Journ. de méd. et chir. Bruxelles. p. 305.

18. Hürzeler, Über die Anwendung von Elektromagneten bei Eisensplitterverletzungen des Auges. Beiträge z. Augenheilk. II. S. 242.

19. Haab, Ein neuer Elektromagnet zur Entfernung von Eisensplittern aus dem Auge. Beiträge z. Augenheilk. II. S. 290.

1895. 20. Asmus, Über weitere mit dem Sideroskop gemachte Erfahrungen. Festschrift z. Feier d. 70. Geburtstages Herrn Geh. Med.-Rat Prof. Dr. Förster
in Breslau gewidmet. Arch. f. Augenheilk. Beilageheft. S. 1.

21. Asmus, Über die genaue Lokalisation großer eiserner und stählerner
Fremdkörper im Auge mit dem Sideroskop. Arch. f. Augenheilk.
XXXI. S. 49.

22. Haab, Die Zurückziehung von Eisensplittern aus dem Innern des Auges.
Bericht über d. 24. Vers. d. ophth. Ges. zu Heidelberg. S. 186.

23. Wagenmann, Diskussion. Ebenda. S. 196.

1897. 24. Hirschberg, Bericht über die im Jahre 1896 und in der ersten Hälfte
des Jahres 1897 bei mir vorgenommenen Magnetoperationen. Deutsche
med. Wochenschr. Nr. 31.

1898. 25. Asmus, Ed., Das Sideroskop und seine Anwendung. Wiesbaden,
J. F. Bergmann.

26. Callan, The Haab Electromagnet as a Sideroscope. Transact. of the
Amer. ophth. Soc. XXXIII. p. 456.

27. Hirschberg, Bemerkungen über Magnetoperation. Berliner klin. Wochenschrift. Nr. 46. S. 1013.

28. Linde, Elektrische Straßenbahn und das Sideroskop von Asmus. Centralbl. f. prakt. Augenheilk. Sept. S. 262.

29. Sachs, Sideroskop und Elektromagnet, ihre Verwendung in der Augenheilkunde. Wiener klin. Wochenschr. Nr. 43. S. 965.

1899. 30. Asmus, Die Anwendung des Sideroskopes. Wiener med. Wochenschr.
Nr. 14.

31. Asmus, Über die Diagnostik und Extraktion von Eisensplittern. Sammelreferat. Zeitschr. f. Augenheilk. I. S. 178.

32. Axenfeld, Eine kleine Verbesserung am Asmusschen Sideroskop. Klin.
Monatsbl. f. Augenheilk. XXXVII. S. 348.

33. Coppez, Corps étranger intraoculaire. Localisation par la radiographie.
Clinique Opht. No. 7 u. Ophth. Klinik. No. 8. S. 124.

34. Hirschberg, Vereinfachtes Sideroskop. Zentralbl. f. prakt. Augenheilk.
S. 245.

35. Hirschberg, Die Magnetoperation in der Augenheilkunde. 2. Aufl.
Leipzig, Veit & Comp.

36. Linde, Haabs oder Hirschbergs Magnet. Zentralbl. f. prakt. Augenheilk.
XXIII. S. 1.

37. Mendel, Über Magnetoperationen. (Berliner ophth. Ges.) Zentralbl. f.
prakt. Augenheilk. 1900. S. 14.

38. Praun, Die Verletzungen des Auges. Wiesbaden, Bergmann.

1900. 39. Asmus, Über Diagnostik und Extraktion von Fremdkörpern. Bericht
über die Arbeiten des Jahres 1899. Zeitschr. f. Augenheilk. III. S. 328.

40. Bjerke, Eine veränderte Form des Sideroskopes von Dr. Asmus.
v. Graefes Arch. f. Ophth. LI. S. 461.

41. Germann, Ein Fall von Verletzung des linken Auges durch einen
Eisensplitter; unerwartetes Resultat der Untersuchung dieses Auges
mit X-Strahlen. (Petersburger ophth. Ges.) Wratsch. XXI. S. 309.

42. Knapp, Klinische Erfahrungen mit dem starken (Haabschen) Elektromagneten. Arch. f. Augenheilk. XL. S. 223.

1901. 43. Asmus, Über Diagnostik und Extraktion von Fremdkörpern. Bericht
über die Arbeiten von 1900. Zeitsch. f. Augenheilk. V. S. 289.

44. Asmus, Meine Erfahrungen mit dem Sideroskop seit Einführung der
elektrischen Straßenbahn in Düsseldorf. Klin. Monatsbl. f. Augenheilk.
S. 423.

45. Coppez und Gunzburg, Beitrag zur Kenntnis der Diagnose und Behandlung der intraokularen Eisensplitter. Zeitschr. f. Augenheilk. VI.
S. 9 u. 111 u. Arch. d'Opht. 1900. XX. p. 465.

1901. 46. **Hellgren**, Über die Bestimmung der Lage von Eisensplittern im Auge und über ihre Entfernung mittels Elektromagneten. Inaug.-Diss. Stockholm.

47. **Leplat**, Eclat de fer dans le cristallin. Sidéroscope. Ann. de la soc. méd. de Liège. Janv. Ref. Revue d'Opht. p. 431.

1902. 48. **Asmus**, Diagnostik und Extraktion von Fremdkörpern. (I. u. II. Semester 1901.) Sammelreferat. Zeitschr. f. Augenheilk. VII. S. 393.

49. **Asmus**, Über den Wert der annähernden Größenbestimmung der intraokularen Eisensplitter vor der Elektromagnetoperation. Klin. Monatsbl. f. Augenheilk. XL. (I. Bd.) S. 227.

50. **Ferri**, Delle applicazione varie dell' elettromagnete ecc. Ann. di Ottalm. Napoli. XXXI. p. 479.

51. **Gelpke**, Über den diagnostischen Wert großer Elektromagnete. Klin. Monatsbl. f. Augenheilk. XL. (II. Bd.) S. 32.

52. **Haab**, Über einen Fall von Magnetoperation. Bericht über die 30. Vers. d. ophth. Ges. zu Heidelberg. S. 358.

53. **Haab**, Über die Anwendung der großen Magneten bei der Ausziehung von Eisensplittern aus dem Auge. Zeitschr. f. Augenheilk. VIII. S. 587.

54. **Jansson**, Das Siderophon, ein Apparat zum Nachweis in den Körper, besonders ins Auge eingedrungener Eisenstücke. Mitt. aus d. Augenklinik d. Carol. med.-chir. Inst. zu Stockholm. IV. S. 95.

55. **Leber**, Demonstration eines einfachen Durchleuchtungsapparates des Auges. Bericht über die 30. Vers. der ophth. Ges. zu Heidelberg. S. 319.

56. **Widmark**, Om Siderofonen. Sv. läk. förh. Juni.

1903. 57. **Pooley**, The sideroscope. New York med. Journ. 8. March.

58. **Pouzol**, Diagnostic des corps étrangers du cristallin; Rayons X; orthoscopes, sidéroscopes, diaphanoscopes. Thèse de Bordeaux.

59. **Sachs**, Über eine neue Durchleuchtungslampe und ihre Verwendung in der Augenheilkunde. Münchener med. Wochenschr. S. 741.

60. **Wagenmann**, Ein in diagnostischer Hinsicht interessanter Fall von Eisensplitter im Glaskörper. (Sektion f. Heilkunde in Jena.) Münchener med. Wochenschr. Nr. 30. S. 1316.

1904. 61. **Ewing**, An experience with the sideroscope. Amer. Journ. of Ophth. p. 141.

62. **Koster** Gzn., Eenige moeilijkheden bij de verwijdering van corpora aliena uit het inwendige van den oogbol. Nederl. Tijdschr. v. Geneesk. II. S. 521.

63. **Langenhan**, Methoden zum Nachweis und zur Lokalisation ins Auge gedrungener Fremdkörper. Dieses Handbuch. 2. Aufl. Bd. IV. Kap. I. Abschnitt XI. S. 619.

64. **Perlmann**, Zur Sideroskopie. Zeitschr. f. Augenheilk. XII. S. 654.

1905. 65. **Hertel**, Einiges über den Nachweis von intraokularen Eisensplittern durch ein verbessertes Sideroskop, sowie über die Einwirkung von anderen Metallen auf die Magnetnadel. v. Graefes Arch. f. Ophth. LX. S. 127.

1906. 66. **Weiß**, Das Metallophon, ein Apparat zum Nachweis metallischer, auch insbesondere eiserner Fremdkörper im Augeninnern. Centralbl. f. prakt. Augenheilk. April. S. 100 u. 159.

1907. 67. **Blessig**, Über Sideroskopie und Magnetoperationen. Petersburger med. Wochenschr. Nr. 30. S. 293.

68. **Vüllers**, Neue diagnostisch wichtige Resultate bei der Durchleuchtung des Auges mit der Sachsschen Durchleuchtungslampe. (19. Vers. rhein.-westf. Augenärzte.) Bericht Klin. Monatsbl. f. Augenheilk. XLV. (N. F. IV. Bd.) S. 101 u. Zeitschr. f. Augenheilk. XVIII. S. 215.

1908. 69. Asmus, Über die Unzuverlässigkeit des großen Augenelektromagneten in diagnostischer Hinsicht, nebst Bemerkungen über die Kostersche Sideroskopschutzvorrichtung. Klin. Monatsbl. f. Augenheilk. XLVI. (N. F. V. Bd.). S. 262.

70. Blessig, Vorrichtung zur stabilen Einstellung des Sideroskopes. Klin. Monatsbl. f. Augenheilk. XLVI. (N. F. VI. Bd.) S. 326.

71. Jung, Zur Diagnose der intraokularen Eisensplitter. Klin. Monatsbl. f. Augenheilk. XLVI. (N. F. V. Bd.) S. 271.

72. Koster Gzn., Ein Mittel zur Beseitigung des störenden Einflusses der elektrischen Stadtbahnen auf die Sideroskopie. Arch. f. Augenheilk. LIX. S. 49.

73. Gallemaerts, Sur l'emploi de l'électro-aimant géant. Bull. de l'Acad. r. de méd. Belg.

1910. 74. Asmus, Lokalisation eines Messingsplitters im Bulbus mit Hilfe des Sideroskops. Klin. Monatsbl. f. Augenheilk. XLVIII. (N. F. IX.) S. 444.

75. Kauffmann, Über einen neuen Apparat des Dr. Precerutti zur Entfernung von Fremdkörpern aus dem Auge. Wochenschr. f. Ther. u. Hyg. d. Aug. Nr. 31.

1911. 76. Gallemaerts, Un nouveau modèle de magnétomètre. Arch. d'Opht. XXXI. p. 497.

77. Spuler, Über eine Neukonstruktion des Sideroskopes. Vers. Deutsch. Naturforscher u. Ärzte in Karlsruhe. Ber. Klin. Monatsbl. f. Augenheilk. XLIX. (N. F. XII.) S. 516.

1913. 78. van Lint, Eclat de cuivre intraoculaire. La Policline. No. 15. p. 230. Ref. Jahresber. f. Ophth. 1913. S. 697.

79. Lampé, Erfahrungen mit dem Innenpolmagneten und einige Bemerkungen über Sideroskopuntersuchungen. Inaug.-Diss. Tübingen.

80. Hüttemann, Über die während der letzten drei Jahre in der Straßburger Universitäts-Augenklinik beobachteten Eisensplitterverletzungen des Auges. Klin. Monatsbl. f. Augenheilk. LI. (N. F. XVI.) S. 315 u. 479.

81. Danis, Le diagnostic des corps magnétiques intra-oculaires. Progrès méd. belge. p. 35. La Pratica oculist. XI. No. 6.

82. Bane, Steel injury of eyeball. Simple sideroscope. Ophth. Record. p. 198.

1914. 83. v. Liebermann jr., Zur Diagnostik der Fremdkörperverletzungen des Auges und über Indikationen und Technik der Magnetextraktion mit besonderer Berücksichtigung der genauen Lokalisation. Arch. f. Augenheilk. LXXVI. S. 177.

1916. 84. Hertel, Über Sideroskopie mit Demonstration eines leicht transportablen Apparates. Münch. med. Wochenschr. Nr. 16. S. 577.

85. Hertel, Über Fremdkörperverletzungen des Auges im Kriege. Ber. über d. 40. Vers. d. Ophth. Ges. zu Heidelberg. S. 117.

86. Fleischer, Über intraokulare Fremdkörper mit besonderer Berücksichtigung der Kriegserfahrung. Münch. med. Wochenschr. Nr. 14. S. 504.

87. Weve, Kupfersplitterextraktion mittels der Telephonpinzette. Arch. f. Augenheilk. LXXX. S. 259.

1917. 88. Weigelin, Über Fremdkörperverletzungen des Auges im Kriege. Klin. Monatsbl. f. Augenheilk. LIX. S. 84.

1918. 89. v. Szily, Atlas der Kriegsaugenheilkunde. Stuttgart. Enke.

Untersuchung mit Röntgenstrahlen.

§ 194. Die Untersuchung mittels Röntgenstrahlen stellt eine überaus wertvolle Bereicherung unserer diagnostischen Hilfsmittel zum Nachweis und zur Lokalisation von Fremdkörpern am Auge dar. Durch die technische Vervollkommnung hat das Röntgenverfahren in den letzten Jahren bedeutend an Leistungsfähigkeit gewonnen, so daß es jetzt gelingt, selbst kleine metallische Fremdkörper im Auge und in der Orbita sicher nachzuweisen.

Bald nachdem Röntgen seine aufsehenerregende Entdeckung bekannt gegeben hatte, wurde versucht, die Röntgenstrahlen zum Nachweis und zur Lokalisation von Fremdkörpern in den Dienst der Augenheilkunde zu stellen. Anfangs schien die Abgrenzung kleiner intraokularer Fremdkörper durch das Bild der Orbital-knochen erschwert (z. B. v. Duyse 1896), doch konnte bald über positiven Nachweis von Fremdkörpern im Augeninnern berichtet werden von Opitz, Clark, Williams (1896), Dahlfeld und Pohrt, Friedenberg, Friedmann, Thomson, Hart-ridge, de Schweinitz (1897) u. a. Auch wurden Versuche angestellt, um die Leistungsfähigkeit der Methode zu prüfen. Dahlfeld und Pohrt (1897) führten bei Personen mit Phthisis bulbi kleine Fremdkörper, wie Schrote und Draht-stücke, möglichst tief in den Bindehautsack ein und fixierten sie mit einem Kokainwattetampon. Die Fremdkörper waren bei Schläfenaufnahmen im Skia-gramm sichtbar; z. B. Schrotkörner bis 2 mm Durchmesser, Drahtstücke bis 1 mm Länge und 0,4 mm Dicke. Der bei einem verletzten Arbeiter von ihnen nachgewiesene intraokulare Eisensplitter war 3 mm lang, 1 mm breit und wog 0,008 g. Weiss (1898) legte bei Enukleierten Schrotkörner, die in Mullsäckchen fixiert waren, in die leere Augenhöhle und wies selbst feinstes Schrot (Nr. 12 mit 1¼ mm Durchmesser) nach. Ebenso wurden bald Methoden zur genauen Lokalisation von Fremdkörpern angegeben, so von Lewkowitsch (1897), dann vor allem von Sweet (1897) und Mackenzie Davidson (1898, 1899), der auch zuerst die stereoskopische Röntgenaufnahme empfahl. Seitdem hat das Röntgen-verfahren schnell allgemeine Anwendung gefunden. Zahlreiche Vorschläge über die Art des Vorgehens beim Nachweis und vor allem bei der Lokalisation der Fremdkörper sind gemacht worden. Eine Zusammenstellung über die anfäng-lichen Erfolge mit dem Röntgenverfahren findet sich bei Weiss und Klingelhöffer (1899), sowie eine Zusammenstellung der verschiedenen Methoden u. a. bei Weeks (1905).

Die wertvollsten Dienste hat die Untersuchung mit Röntgenstrahlen bei Kriegsverletzungen geleistet, und es sind zahlreiche Verbesserungen der Me-thode zum Nachweis und zur Lokalisation von Fremdkörpern vorgeschlagen. Ich erwähne nur die Mitteilungen von Duken (1915), v. Liebermann (1915, 1916), Engelbrecht (1916, 1918), Fleischer (1918), Adam (1916), Hasselwander (1915, 1916), v. Pflugk und Weiser (1916), sowie auch die Verhandlungen der Kriegs-tagung der Ungar. Ophth. Ges. (1916), der Ophth. Ges. Heidelberg (1916, 1918), sowie die Zusammenstellung von v. Szily (1918), Jess (1918).

Die Röntgenuntersuchung am Auge. Der Untersucher muß mit der Röntgentechnik im allgemeinen genau vertraut sein. Ich kann mich mit ihr hier nicht näher befassen und verweise auf die Lehrbücher der

Röntgenuntersuchung von Gocht (1898), Stechow (1903), Albers-Schönberg (1903, 1910, 1913) u. a. Ich gehe nur auf einige speziell bei der Röntgenuntersuchung am Auge notwendige Maßnahmen ein.

Die Untersuchung am Durchleuchtungsschirm (Radioskopie, Röntgenoskopie) genügt in der Regel nicht. Nur bei großen Fremdkörpern kann sie zum Nachweis und zur ungefähren Lokalisation ausreichen. Kleinere Fremdkörper entziehen sich bei ihr der Wahrnehmung, so daß negative Schirmdurchleuchtung die Anwesenheit eines Fremdkörpers nicht ausschließt. Bourgeois (1902) z. B. stellte fest, daß feine Schrotkörner Nr. 7 und 8 mit Radioskopie nicht sichtbar waren, erst Schrote von Nr. 6.

Die Verwendung der Radioskopie und des Fluoroskopes wurde u. a. erwähnt von Starr (1898), Bane (1900), Henderson (1902).

Duken (1915) empfahl die orthodiagraphische Durchleuchtung am Fluoroszenzschirm auch für das Auge und gab an, daß der Bulbus selbst direkt erkennbar sei, wenn man nur sehr gut adaptiert ist. Selbst kleinste Splitterchen seien sichtbar und direkt zu lokalisieren. Für das Arbeiten mit dem Fluoroszenzschirm und das Betrachten des Schattenbildes auf dem Schirm empfahl Trendelenburg (1916) eine Adaptationsbrille aus rotem Glas.

Cords (1917) berichtete über Fremdkörperextraktion aus dem Augapfel unter Leitung des Röntgenschirms, beschrieb eingehend die dabei in Betracht kommenden Faktoren und die Art des Vorgehens und teilte drei mit Erfolg operierte Fälle mit (1 Messingsplitter, 2 Kupfersplitter). Auch benutzte er (1916) den Röntgenschirm zur Führung der Magnetsonde bei Extraktion von orbitalen Eisensplittern.

Nach dem Holzknechtschen Verfahren, über das Haudek (1913) berichtete, wird die Durchleuchtung zur Lokalisation größerer intraokularer Fremdkörper benutzt, worauf ich noch zurückkomme.

Bei der Röntgenuntersuchung am Auge ist in der Regel die Aufnahme auf einer photographischen Platte (Radiographie, Röntgenographie) notwendig. Nur sie gestattet den Nachweis kleiner Fremdkörper und die genauere Lokalisation von Fremdkörpern.

Um kleine intraokulare Fremdkörper sicher auf der Platte zu erkennen, ist ein möglichst scharfes Bild notwendig. Dazu ist vollkommen ruhige Haltung des Kopfes und des Auges erforderlich. Um die Wirkung der Sekundärstrahlen unschädlich zu machen und damit die größte Bildschärfe zu erzielen, müssen bei der Aufnahme Blenden (z. B. die Kompressionsblende von Albers-Schönberg 1903) benutzt werden, zumal wenn es sich um kleine Splitter handelt. Die Expositionsdauer ist viel kürzer als anfangs und beträgt jetzt in der Regel bei guten Apparaten wenige Sekunden (Nogier 1909). Damit sind auch die Gefahren der Röntgenstrahlen für die Haut (Ekzeme, Haarausfall) erheblich verringert. Eine weitere Verkürzung der Expositionsdauer haben die Momentaufnahmen mit zirka $^1/_{10}$ Sekunde

Belichtungsdauer gebracht und sind mehrfach empfohlen (MALOT 1910, 1914, HÜTTEMANN 1913).

Vielfach wird die Aufnahme bei Seiten- oder Rückenlage des Patienten ausgeführt (BOURGEOIS, HELLGREN 1901, ALBERS-SCHÖNBERG 1903), wobei der Kopf in genau horizontaler Lage durch entsprechende Lagerung und Stütze mit Sandsäcken (ALBERS-SCHÖNBERG 1903, 1910). oder Kopfhalter (DIXON) festgestellt wird. Die gegen das Hinterhaupt und die Stirn gelagerten Sandsäcke verhindern die unwillkürlichen Bewegungen des Kopfes durch Zittern, durch die Atmung und durch die Herzaktion. Andere durchleuchten, während der Patient sitzt, und fixieren den Kopf durch besondere Kopfhalter mit Kinnstütze (z. B. MACKENZIE DAVIDSON 1898, 1899) oder mit einer Beißvorrichtung (HULEN 1904). Zur Ruhigstellung des Auges läßt man womöglich die Patienten ein bestimmtes Objekt in der gewünschten Blickrichtung fest fixieren. Die Platten werden am besten in Plattenkassetten mit Schieberahmen untergebracht, so daß ohne jede Erschütterung oder Verschiebung des Kopfes die Platten fertig gemacht oder gewechselt werden können. Der Plattenhalter kann an der Kopfstütze eingelassen sein. Die Platten müssen so nahe als möglich der kranken Seite angenähert werden.

Der Tubenhalter muß leicht beweglich sein, zumal wenn, wie es vielfach empfohlen wird, zwei Aufnahmen rasch hintereinander, eventuell auf einer Platte, gemacht werden sollen, nachdem die Röntgenröhe um eine bestimmte Entfernung verschoben ist.

Zur Erleichterung der Orientierung und der Lokalisierung des Fremdkörpers empfiehlt es sich, an dem verletzten Auge oder in seiner Umgebung bestimmte Punkte durch ein oder mehrere Orientierungsobjekte, sogenannte Indikatoren oder Lokalisatoren, zu markieren. Schon bald nach Einführung der Radiographie wurde die Markierung durch kleine Bleidrahtstücke angewandt, die oberflächlich aufgelegt und fixiert wurden, z. B. auf dem geschlossenen Lid gerade gegenüber der Hornhautmitte, an der Schläfe zur Bezeichnung der Bulbusmitte usw. Seitdem sind die verschiedensten Vorschläge zur Markierung gemacht worden. Die Marken müssen während der Aufnahme unverschieblich bleiben. Bei Benutzung der Indikatoren genügen zwei Aufnahmen aus verschiedener Richtung, um eine hinreichende Lokalisation des Fremdkörpers zu gestatten.

Von den zahlreichen Vorschlägen zur Markierung seien noch einige angeführt.

SWEET (1897) verwandte als Indikatoren zwei Metallkugeln, die an Aluminiumstäben von einem Stirnband getragen werden und von denen die eine gegenüber der Hornhautmitte in 4 mm Abstand und die andere 15 mm entfernt in der Horizontalebene aufgestellt wird. MACKENZIE DAVIDSON (1898, 1899) befestigte mit Heftpflaster ein 1 cm langes, senkrecht stehendes Drahtstück am unteren Augenlid so, daß das obere Ende gerade dem Zentrum der Pupille des geradeaus blickenden Auges entsprach.

DIXON (erwähnt bei WEEKS 1905) benutzte eine kleine Kugel als Marke, die, an einem Kopfband befestigt, gerade dem Hornhautzentrum gegenüber in bekannter Entfernung angelegt wird.

Bei der Lokalisationsmethode von WEBSTER FOX (1902) wird ein der Aug-apfelform angepaßter Gold- oder Silberdraht von ovaler Form und mit zwei sich kreuzenden, gewölbten Querspangen der kokainisierten Bulbusoberfläche aufgelegt, so daß die Oberfläche in 4 Quadranten zerlegt ist.

LEHMANN und COWL (1902) benutzten als Indikator eine ganz dünne vor die Kornea gelegte Goldschale. BÉCLÈRE und MORAX (1907) legten auf das kokainisierte Auge einen die Hornhaut umschließenden Metallring mit kleinen Vorsprüngen zur Bezeichnung der beiden Hauptmeridiane. HOLTH (1903, 1916) fixierte kleine Bleiknöpfe durch eine Bindehautsutur am oberen und unteren Hornhautrand. DEANE (1903) benutzte einen Rahmen, der ein Kreuz aus Metallfäden trägt.

WESSELY (1910, 1911) legte eine dünne, schalenförmige Glasprothese ein, auf der die der Hornhaut entsprechende Stelle durch ein aufgeklebtes, kreisrundes Stanniolblättchen bezeichnet ist. Die Vorderfläche des Bulbus und die Stelle der Hornhaut heben sich dadurch im Röntgenbilde deutlich ab, so daß durch eine Front- und eine Seitenaufnahme der Sitz des Fremdkörpers bestimmt werden kann. Auch benutzte er Prothesen, bei denen die Hornhaut aus stärker bleihaltigem Glas hergestellt ist und solche, bei denen nur der Hornhautrand durch einen Ring stärker bleihaltigen Glases im Schattenbild hervorgehoben ist. MÜLLER-Wiesbaden hat 10 geeignete Schalen zu einem Satz vereinigt.

CHEVALLEREAU (1911) empfahl Prothesen aus Zelluloid, die auf ihrer Vorderfläche zwei kreuzweise ausgespannte Platindrähte tragen. Auch ENGELBRECHT (1917) benutzte bei der stereoskopischen Lokalisation Drahtkreuzprothesen, während FLEISCHER (1918) dabei einen Metallring am Hornhautrand verwandte.

Über Bewährung der WESSELY-Prothesen zur Röntgendiagnostik berichtete BEYKOVSKY (1912).

FLEISCHER (1916) hat bei Fremdkörpern an der hintern Augenwand von der stereoskopischen Aufnahme, analog dem von HARTERT angegebenen Verfahren, den Augapfel ähnlich wie bei Lokalanästhesie mit Nadeln vorsichtig umstochen.

GIFFORD (1912) verwendete kleine Stücke von Silberdraht oder Messingnadeln, die er am obern und untern Hornhautrand in die Bindehaut klemmt.

Zum Nachweis und zur Lokalisation von intraokularen oder orbitalen Fremdkörpern kommen vornehmlich bitemporale Durchleuchtungen in Betracht, bei denen die Platte der Schläfe der Verletzungsseite aufgelegt wird. Vielfach empfiehlt sich bei etwas größeren Fremdkörpern auch die fronto-okzipitale Aufnahme, während kleine Fremdkörper sich wegen der dicken Hinterhauptsknochen oft nicht abheben. Bei größeren Fremdkörpern gestattet aber die Kombination von temporaler und fronto-okzipitaler Aufnahme wertvolle Schlüsse über Lage und Form der Fremdkörper.

LANGENHAN und WÄTZOLD (1912) empfahlen, bei okzipito-frontaler Aufnahme der Augenhöhle den Schädel nackenwärts zu beugen, so daß die deutsche Horizontallinie, d. h. die durch die tiefsten Punkte der beiden Orbitalränder und die höchsten Punkte der äußeren Ohröffnungen gelegte Ebene um 15° gegen die Senkrechte in gleicher Richtung geneigt ist, damit das Bild der Augenhöhle von dem Schatten der Felsenpyramide freibleibt.

Cowl (1902) empfahl die Vertikalprojektion des Fremdkörpers auf eine Platte, die in Gummi eingewickelt in die Mundhöhle eingeführt und zwischen den Zähnen festgehalten wird. Die Bestrahlung findet an dem gut fixierten Kopfe von oben nach unten statt, wobei sich die Benutzung der Kompressionsblende empfiehlt (Albers-Schönberg 1910). Da die Strahlen nur wenige poröse Knochen zu durchdringen haben, so wird das Bild ungemein scharf.

Hamburger (1907) gab ein Verfahren an, das nur für Splitter im vorderen Bulbusabschnitt verwendbar ist und das auf dem Prinzip beruht, daß der vom Objekt entworfene Schatten um so schärfer ist, je näher mit dem bildauffangenden Schirm an das Objekt herangegangen werden kann. Er benutzt 7 cm lange, 3—4 cm breite, vorn abgerundete Platten, die temporal und nasal in genau sagittaler Stellung dicht neben dem Augapfel aufgesetzt und mit Klemmen und Band fixiert werden. Die temporale Platte wird zwischen Orbitalrand und Bulbus eingedrückt, nicht auf die Schläfe gelegt. Es werden 2 Aufnahmen von rechts und links her gemacht. Der Schatten ist am schärfsten auf der Platte, die dem Splitter am nächsten ist. Damit läßt sich der Quadrant, in dem der Splitter sitzt, bestimmen. Fehlt ein Schatten, so ist ein Fremdkörper im vorderen Bulbusabschnitt auszuschließen.

Schon Lewkowitsch (1896) hatte kleine Platten mit abgerundeten Kanten zwischen Bulbus und Orbitalrand eingedrückt.

Stereoskopische Röntgenaufnahmen. Zur Lagebestimmung von Fremdkörpern im Auge oder in der Orbita kann ferner die stereoskopische Röntgenaufnahme mit großem Vorteil angewandt werden, die zuerst von Mackenzie Davidson (1898, 1899) empfohlen wurde.

Die Röntgenstereoskopie hat von verschiedenen Seiten weitere Ausbildung erfahren, so von Lambertz (1901), Drüner (1905), Albers-Schönberg (1903, 1910) u. a. Die Grundsätze der stereoskopischen Röntgenographie lehnen sich an die photographische Stereoskopie an. Erforderlich sind zwei Aufnahmen, die von zwei um die Länge der Augendistanz zirka 7 cm voneinander entfernten Punkten hergestellt werden. Die stereoskopisch aufgenommenen Originalbilder können entweder direkt mittels besonders konstruierter Stereoskope, z. B. von Walter oder Bartholdy, betrachtet werden, oder sie werden zunächst auf photographischem Wege auf den gewöhnlichen Maßstab stereoskopischer Bilder verkleinert, so daß sie mit den gewöhnlichen Stereoskopen betrachtet werden können. Albers-Schönberg (1910) hat ein Kompressionsstereoskoprohr konstruiert, mittels dessen es gelingt, zwei stereoskopisch scharfe Strukturaufnahmen zu machen, unter Innehaltung der erforderlichen Röhrenverschiebung. Adam (1913) empfahl Stereoskopaufnahmen mit 60 mm Abstand zwischen den beiden Aufnahmestellungen, nur wenige Sekunden dauernde Belichtung und Betrachtung mit einem Stereoskopapparat, der dem Wheatstoneschen Spiegelstereoskop nachgebildet ist. Er empfahl die Methode besonders bei Kriegsverletzungen (1916). Ziemssen (1916) berichtete über einen im Kriegslazarett improvisierten Aufnahme- und Betrachtungsapparat für stereoskopische Röntgenaufnahmen.

Stereoskopische Röntgenaufnahmen wurden u. a. empfohlen von Webster Fox, Lans (1902), Pouzol (1903), Menacho (1905), Béclère und Morax (1907), Nich (1911).

Methoden zur Lokalisation der Fremdkörper. Zur Lokalisierung der Fremdkörper sind verschiedene Methoden angegeben. Zur Feststellung des ungefähren Sitzes des Fremdkörpers und zur Entscheidung der Frage, ob ein Fremdkörper intra- oder extrabulbär liegt, sind vielfach Methoden angewendet, bei denen entweder mehrere Aufnahmen aus verschiedenen Ebenen bei fixiertem Auge oder Doppelaufnahmen auf einer Platte bei Wechsel der Blickrichtung gemacht werden. Genaue Resultate ergibt die geometrische Methode durch Doppelaufnahme und Messung der Verschiebung des Fremdkörperbildes bei bekannter Entfernung der Röhre und einer Marke von der Platte oder durch Aufnahme auf zwei in verschiedener Entfernung von der Röhre befindlichen Platten. Hier ist vor allem das Verfahren von SWEET zu nennen. Genaueste Messung und Feststellung des Fremdkörpersitzes ist ferner ermöglicht durch die stereoskopischen Methoden, die auf den wertvollen Arbeiten von PULFRICH beruhen. Unter den verschiedenen auf diesem Prinzip beruhenden Methoden kommt vor allem die der unmittelbaren Messung an dem stereoskopischen Raumbild der Röntgenaufnahme in Betracht. Vor allem sind zu nennen das von ENGELBRECHT auf das Auge übertragene Verfahren von HASSELWANDER und das von FLEISCHER für das Auge empfohlene Verfahren von TRENDELENBURG. Diese Verfahren benutzen die von DEVILLE angegebene Modifikation des WHEATSTONEschen Spiegelstereoskops mit der Anwendung von unbelegtem oder schwach versilbertem Spiegel. Durch diese Spiegel wird ein stereoskopisches Raumbild der Röntgenaufnahme entworfen, und dadurch, daß an Stelle des virtuellen Raumbildes wirkliche in das Raumbild hineingehaltene Gegenstände durch die unbelegten Spiegel gesehen werden, ist es ermöglicht, das Raumbild selbst auszumessen. Durch Hineinhalten eines besonders konstruierten Bulbusmodells kann die Lage des Fremdkörpers im Auge unmittelbar zur Anschauung gebracht werden. Da der Bulbus im Röntgenbild nicht sichtbar ist, müssen Marken am Bulbus angebracht werden. Bei Benutzung des Bulbusmodells müssen die Markierungsschatten im Raumbild mit den am Modell angebrachten gleichen Marken zur Deckung gebracht werden.

. Meistens wird der Lagebestimmung das Lageverhältnis des Fremdkörperschattens zu dem Schatten der am Auge angebrachten Indikatoren bei zwei Aufnahmen aus verschiedener Richtung zugrunde gelegt. Bei größeren Fremdkörpern genügt oft zur Lagebestimmung die Kombinierung einer bitemporalen und fronto-okzipitalen Aufnahme. Diese Verfahren sind ohne Zeitverlust und ohne besondere kostspielige Apparate ausführbar und geben vielfach hinreichenden Aufschluß.

Eine genaue Lokalisation des Fremdkörpers läßt sich nach dem Vorgang von SWEET (1897) und MACKENZIE DAVIDSON (1898) dadurch ermöglichen, daß man schnell hintereinander ohne Stellungsänderung des kranken Auges zwei bitemporale Aufnahmen auf einer oder zwei Platten macht, wobei bei der zweiten Aufnahme die Röntgenröhre um eine bestimmte Entfernung verschoben ist. Aus den Lageverschiebungen des Fremdkörperschattens und der Markierungsschatten läßt sich auf geometrischem Wege (Sweet 1897) oder auf mechanisch-konstruktivem Wege (Mackenzie Davidson 1898, 1899) der Schnittpunkt der drei Ebenen, der frontalen, horizontalen und sagittalen, bestimmen, der die Lage des Fremdkörpers angibt.

Methode von Sweet. Sweet (1897, 1909, 1910) benutzte als Indikatoren zwei Stahlkugeln, von denen die eine die Hornhautmitte angab und die andere in 15 mm Entfernung in der Horizontalebene aufgestellt war. Bei der ersten bitemporalen Aufnahme befindet sich die Beleuchtungsröhre in der Horizontalebene der zwei Indikatoren, bei der zweiten Aufnahme wird die Röhre um 30° gesenkt. Gezeichnet werden ein wagerechter und ein senkrechter, durch den Äquator gehender Durchschnitt des Auges. Die Stellen der Indikatorkugeln werden eingezeichnet. Dann zieht man durch diese Punkte im wagerechten Durchschnitt die Gesichtslinie und eine Parallele, im senkrechten Durchschnitt zwei Senkrechte. Auf diesen vier Linien werden die wagerechten und senkrechten Entfernungen des Fremdkörperschattens von den Schatten der Indikatorkugeln aufgetragen und die entsprechenden Punkte durch Gerade verbunden. Auf diesen Geraden liegt der Fremdkörper. Sein Ort ist leicht zu berechnen.

v. Liebermann jr. (1914) hat die Sweetsche Methode warm empfohlen, den Apparat abgebildet und das Verfahren genau beschrieben. Später trat er wiederholt (1915, 1916) für dieses Verfahren bei Kriegsverletzungen ein. Ebenso empfahl v. Pflugk (1916, 1917) das Sweetsche Verfahren.

Methode von Davidson. Mackenzie Davidson (1898, 1899), der als Indikator ein 1 cm langes Bleidrahtstück auf das untere Lid senkrecht fixierte und ein rechtwinkliges Drahtkreuz über der Platte anbrachte, machte zwei bitemporale Aufnahmen in der Horizontalebene auf einer oder zwei Platten, wobei die Röhre bei der zweiten Aufnahme um 6 cm horizontal verschoben wurde. Um die Negative unter dieselben geometrischen Bedingungen zu bringen, unter denen sie entstanden sind, werden sie in einen besonderen Apparat, den »Crossthread localiser« geschoben. Er besteht aus einer wagerecht liegenden, von unten mit einem Spiegel beleuchteten Glasplatte, in die zwei sich rechtwinklig schneidende Linien eingeritzt sind, die dem rechtwinkligen Fadenkreuz des Negatives entsprechen. Über der Platte befindet sich eine mit einer Skala versehene, horizontale Stange, deren Rand parallel zu einer der Geraden verläuft und deren Mittelpunkt lotrecht über dem Kreuzungspunkte der Geraden liegt. Diese horizontale Stange wird an zwei senkrechten Führungsstäben so eingestellt, daß der Abstand von der Glasplatte genau dem Abstand der Röntgenröhren von dem Fadenkreuz der Platte bei der Aufnahme gleich ist. Alsdann wird die Negativplatte mit den zwei Aufnahmen so auf die Glasplatte gelegt, daß sich das Bild des Drahtkreuzes mit dem Linienkreuz auf der Glasplatte genau deckt. Waren die Aufnahmen auf zwei Platten gemacht, so werden das Bild des Drahtkreuzes und die Schatten des Fremdkörpers und des Indikators beider Platten auf eine Zelluloidplatte übertragen und diese wird auf die Glasplatte des Apparates gelegt. Mittels feiner Drahtfäden wird sodann der Gang der X-Strahlen bei den beiden Aufnahmen angegeben. Von den den beiden Expositionsstellungen der Röhre entsprechenden Punkten des horizontalen Stabes aus werden die Drähte zu den zugehörenden Schatten des Fremdkörpers geführt. Der Kreuzungspunkt der beiden zu den beiden Fremdkörperschatten gehenden Drähte muß den relativen Ort des Fremdkörpers anzeigen. Entsprechende, zu den Indikatorschatten geführte Drähte geben in ihrem Kreuzungspunkt die Lage des Indikators im Raum an. Durch Messung des Abstandes von der Glasplatte und von den beiden Ebenen, die senkrecht zur Glasplatte auf den sich kreuzenden Geraden stehen, läßt sich die Lage der Punkte im Raum und ihre relative Lage zueinander berechnen.

Kennt man die drei Koordinaten des Fremdkörpers, so kann man die Werte leicht auf den Kopf des Patienten übertragen und sich eine genaue Vorstellung von der Lage des Fremdkörpers machen, da die Lagen des Indikators und des Fadenkreuzes bekannt sind.

Modifikationen der Methode von SWEET finden sich bei HULEN (1904), WEEKS und DIXON (1905), FRÄNKEL (1907), CARMAN (1909), eine Vereinfachung und Abänderung des Verfahrens von DAVIDSON u. a. bei SCHÜRMAYER, HELLGREN (1901).

Über Lokalisation der Fremdkörper unter Verwendung der bereits erwähnten verschieden gestalteten Indikatoren berichteten u. a. COWL, WEBSTER FOX (1902), DEANE (1903), BÉCLÈRE und MORAX (1907), STOVER (1913).

HOLTH (1903, 1905, 1911), der als Indikatoren zwei kleine Bleiplatten an der Conjunctiva bulbi oben und unten am Limbus mit einer Sutur befestigte, verwandte eine bitemporale und eine fronto-okzipitale Aufnahme. Er maß die Entfernung des Fremdkörperschattens von dem Schatten der Markierungsmarke in Millimetern ab. Bei dem Anlegen der Platten möglichst nah an das kranke Auge erschien die Entfernung wegen des Plattenabstandes um zirka 10% vergrößert. Zur Vergleichung bediente er sich einer Metallkugel von 24 mm Durchmesser, auf der der Hornhautrand und die Lage der Bleimarken angegeben waren, und an der Ringe in 2 mm Abstand die Breitengrade anzeigten. Die auf der Platte gefundenen und reduzierten Maße wurden auf die Ringe übertragen.

Das von HAMBURGER (1907) zum Nachweis und zur Lokalisierung von Fremdkörpern, die sich im vorderen Bulbusabschnitt befinden, angegebene Verfahren wurde bereits vorher erwähnt.

Methode von GROSSMANN. GROSSMANN (1899) benutzte zur Lokalisation von Fremdkörpern im Augeninnern Augenbewegungen, um die nötige Parallaxe des Schattens zu erhalten, während die Röntgenröhre, der Kopf des Patienten und die photographische Platte in ihrer Stellung unverändert blieben. Die erste Aufnahme wird gemacht bei stark abwärts gerichtetem Blick, die zweite bei aufwärts gerichtetem Blick. Aufwärtsbewegung des Schattens spricht für Lage des Fremdkörpers im vorderen Augenabschnitt, Abwärtsbewegung für Lage im hinteren Abschnitt, Vorwärtsbewegung für Lage im unteren und Rückwärtsbewegung für Lage im oberen Augenabschnitt. Bleibt der Schatten unbewegt, so liegt der Fremdkörper entweder an einem Punkt der Drehungsachse oder gar nicht im Auge. Zur Entscheidung dieser Frage werden zwei weitere Aufnahmen gemacht mit temporaler und nasaler Blickrichtung des Auges. Geht der Schatten jetzt vorwärts, so liegt der Fremdkörper in der temporalen Bulbushälfte, geht er rückwärts, in der nasalen. Bleibt der Schatten unbeweglich, so liegt der Fremdkörper entweder im Drehungsmittelpunkt oder außerhalb des Bulbus. Bei Lage im Drehungsmittelpunkt tritt eventuell eine Formveränderung des Schattens auf. Das GROSSMANNsche Verfahren wurde von ARCELIN (1912) benutzt.

Über die stereometrische Methode von FÜRSTENAU, bei der sich zwei Antikathoden in 6½ cm Entfernung voneinander befinden, berichtete REICHMANN (1911, 1913).

Methode von STUMPF. STUMPF (1916) verwandte für das Auge das von MÜLLER-IMMENSTADT angegebene und von CHRISTEN vereinfachte Verfahren, nacheinander zwei Aufnahmen aus verschiedener Richtung auf zwei hintereinander mit genau bekanntem Abstand aufgestellte Platten zu bringen und die Lage des Fremdkörpers aus den jeweiligen Entfernungen seiner Schattenpunkte voneinander messend zu bestimmen. Der Apparat steht in fester Verbindung mit einer Kinnstütze, welche den Kopf des sitzenden Patienten aufnimmt. Der kleine Plattenkasten mit den beiden 60 mm hintereinander stehenden Platten wird an die Schläfenseite des verletzten Auges gebracht und durch Visiereinrichtungen, welche den Hornhautpol anschneiden, wird erreicht, daß dieser genau 60 mm von der vordersten Platte entfernt bleibt, während der Schnittpunkt eines auf den Platten vorgezeichneten Achsenkreuzes sich 12 mm hinter dem Projektionspunkt des Hornhautpols befindet. Auf dieselbe Platte werden zwei bitemporale Aufnahmen nacheinander bei in der Höhe wechselnder Röhrenstellung gemacht. Durch eine genaue Meßvorrichtung wird dann der Abstand des Splitters von den Platten festgestellt, aus einer Tabelle der der gefundenen Entfernung entsprechende Sagittaldurchschnitt des Normalauges entnommen, worauf die Lage des Splitters im Auge oder außerhalb desselben mit großer Genauigkeit zu konstruieren und aufzuzeichnen ist. SALZER (1916) hat dieses Verfahren empfohlen.

Methode von KÖHLER. Zur Entscheidung, ob ein Fremdkörper außerhalb oder innerhalb des Bulbus liegt, schlug KÖHLER (1903, 1904, 1918) vor, während einer Profilaufnahme bei unveränderter Kopfhaltung das Auge eine verschiedene Stellung einnehmen zu lassen. Während der ersten Hälfte der Exposition läßt man das Auge einen anderen Punkt fixieren, als während der zweiten Hälfte der Belichtung. Die Punkte müssen weit auseinander liegen und extremen Blickrichtungen entsprechen. Erscheint das Bild auf der Platte infolge der Bewegungen des Auges unscharf oder doppelt, so schloß KÖHLER, daß der Fremdkörper im Bulbus liegt. Bleibt das Bild trotz der Augenbewegung scharf, so liegt der Fremdkörper extraokular in der Orbita.

GOLOWIN (1905) z. B. verfuhr bei einer Schrotkornverletzung nach der KÖHLERschen Methode, fand Verdoppelung des Schattens und wies das Schrotkorn nach der Enukleation des Auges im Augeninnern nach. Auch ALBERS-SCHÖNBERG (1910) empfahl die KÖHLERsche Methode.

Die Annahme KÖHLERS, daß ein hinter dem Auge sitzender Fremdkörper bei Bewegungen des Auges unbeweglich bleibe, trifft aber nicht zu. Schon COWL (1902) hatte vorher darauf hingewiesen, daß die Verschiebung des Schattens im Verhältnis zum Schatten einer am Hornhautrand befestigten Marke bei zwei Aufnahmen mit geänderter Blickrichtung einen Schluß auf doppelte Perforation des Fremdkörpers nur dann gestattet, wenn der Fremdkörper weit hinten in der Orbita steckt, da dicht hinter dem Auge sitzende Fremdkörper sich fast ebenso ausgiebig verschieben, wie die in der Augenwand steckenden.

Auch FRÄNKEL (1907) betonte, daß innerhalb des Muskeltrichters bei Bewegungen des Auges keine Ruhe herrscht und daß deshalb komplizierte Methoden zur Lagebestimmung nötig sind. Auf die Unzulänglichkeit des KÖHLERschen Verfahrens wiesen ferner hin JUNG (1911), WIRTZ (1911), HAENISCH (1912), REICHMANN (1913).

KÖHLER (1918) empfahl später zur Differentialdiagnose Aufnahmen bei mäßigem und extremem Blickrichtungswechsel. Werden sowohl bei extremem wie bei mäßigem Blickrichtungswechsel beide Male zwei auseinanderstehende Schatten mit Röntgenstrahlen projiziert, so sitzt der Fremdkörper noch im Bulbus oder im Nerven. Wenn dagegen der Schatten bei extremem Blickwechsel doppelt, bei mäßigem Blickwechsel einfach erscheint, sitzt er im peribulbären Gewebe nahé dem Bulbus; wenn er beide Male einfach ist, im bulbusfernen Gewebe.

KUBORN (1918) empfahl, um Mitbewegung des Kopfes auszuschließen, Konvergenzbewegung wie beim Lesen.

Nach dem HOLZKNECHTschen Verfahren, über das HAUDEK (1913) berichtete, wird ein großer Fremdkörper im Wege der Durchleuchtung lokalisiert. Der Verletzte wird vor die Durchleuchtungswand gesetzt, der Schirm parallel zur Meridianébene des Kopfes der verletzten Gesichtsseite angelegt. Dann werden die Bewegungen, die der Fremdkörper bei den verschiedensten Blickrichtungen ausführt, auf einer dem Fluoreszenzschirm aufgelegten Glasplatte eingezeichnet. Ist der Fremdkörper klein, so wird eine Serie von fünf Bildern bei verschiedenen Blickrichtungen angefertigt. Auf die fertigen Platten wird der Reihe nach eine Glasplatte von der gleichen Größe gelegt und auf dieser die Lage des Fremdkörpers bei den verschiedenen Blickrichtungen eingetragen.

Genaue Lokalisation mittels der stereoskopischen Röntgenaufnahmen.

Das Verfahren von HASSELWANDER. HASSELWANDER (1912) hat das Prinzip des PULFRICH-DEVILLEschen Stereoplanigraphen benutzt und dadurch ermöglicht, die Stereoskopie als Meßverfahren auch in der Röntgenlokalisation von Fremdkörpern im menschlichen Körper anzuwenden. ENGELBRECHT (1916, 1917, 1918) hat das Verfahren auf das Auge übertragen und sich um die Verbesserung der Methode mit bemüht. Durch Auflegen einer Drahtkreuzprothese auf die Kornea wird im stereoskopischen Röntgenbild der plastische Eindruck des Augapfels erzeugt und vor allem ermöglicht, maßgenaue Bestimmungen der körperlichen Gebilde vorzunehmen. Benutzt wird dazu die Bewegung eines leuchtenden Punktes im Raumbild. Zur genauen Lokalisation von Fremdkörpern im hintern Bulbusabschnitt wurde ein Bulbusdurchschnitt von 24 und in fraglichen Fällen von 26 mm Durchmesser in die Skizze der Vertikalprojektion konstruiert. Sodann wurde ein Bulbusmodell von 24 mm Skleraldurchschnitt aus Zelluloid in das virtuelle Stereoskopbild gebracht unter Deckung der im Raumbild sichtbaren und der am Kunstauge angebrachten Drahtkreuzprothese.

Das Verfahren von TRENDELENBURG. Das TRENDELENBURGsche Verfahren, das von FLEISCHER (1918) für die Fremdkörperlokalisation am Auge empfohlen wurde, gestattet die unmittelbare Messung des stereoskopischen Raumbildes mit Zirkel und Maßstab. Die stereoskopische Meßmethode ist durch den TRENDELENBURGschen Apparat in eine einfache Form gebracht. Er besteht aus den zwei Teilen: dem Aufnahmeapparat mit zur Plattenebene paralleler Verschiebung der Röhre um die Pupillendistanz des Untersuchers und dem stereoskopischen Beobachtungsapparat mit feststehenden Plattenträgern und unbelegten Spiegeln mit verstellbarer Distanz der Spiegel. Zur Markierung des Bulbus im Röntgenbild legt FLEISCHER einen Metallring dem Hornhautrand auf und befestigt ihn mit einigen Nähten an der Bindehaut. Der Ring hat einen Durchmesser von 12 mm, eine Breite von 1 mm und besitzt 4 kleine 3 mm lange Seitenösen, die eine Wölbung von 12 mm Radius haben. Um die Lage des Fremdkörpers im Bulbus unmittelbar zur Anschauung zu bringen und die intraoder extrabulbäre Lage deutlich zu machen, wird ein entsprechend konstruiertes Bulbusmodell mit einem metallischen Halbkreis, der sich um eine 24 mm lange optische Achse drehen läßt, in das Raumbild hineingehalten.

Mehrere weitere Verfahren, die die stereoskopischen Methoden benutzen, sind angegeben.

DRÜNER (1905) hat zur Lokalisation von Fremdkörpern mittels der Röntgenstereoskopie ein Verfahren angegeben, das auf demselben Prinzip wie der ZEISSsche Entfernungsmesser beruht. Ein weiteres Verfahren zur räumlichen Ausmessung stereoskopischer Röntgenbilder hat COMBERG (1914) angegeben.

HOLM (1912) beschrieb einen justierbaren Präzisionsapparat, mit dem unter genauester Fixierung und mit feiner Einstellung von Fokus und Auge (Kornealreflex) zwei stereoskopische Aufnahmen gemacht werden. Eine gleichzeitig auf die Platte photographierte Gitterskala erlaubt, exakte Resultate mit wenigen Messungen und ohne Berechnung zu erzielen.

Indikation. Das Röntgenverfahren hat vor allem dann einzusetzen, wenn bei Verdacht auf einen intraokularen oder intraorbitalen, für Röntgenstrahlen undurchgängigen, also vor allem metallischen Fremdkörper, die anderen leicht zugänglichen Untersuchungsmethoden, wie Augenspiegeln, Sideroskopie usw., versagten oder ungenügenden Aufschluß ergeben haben, oder wenn es darauf ankommt, den Sitz, die Form und Größe des Fremdkörpers näher zu bestimmen.

Bei den bei weitem am häufigsten vorkommenden intraokularen Eisensplittern wird die sofortige Röntgenaufnahme meist nicht in Frage kommen, da die Sideroskopie die Anwesenheit unsichtbarer Eisensplitter in der Regel nachweist und eine genügende Lokalisation gestattet. Bei frischen Fällen würde der mit der Röntgenaufnahme verbundene Zeitverlust die sofortige Behandlung verzögern und dadurch schaden können. Da man bei frischen Verletzungen mit der Infektionsmöglichkeit rechnen muß, so kommt alles auf möglichst schnelle Entfernung des Splitters an. Die z. B. von ALBERS-SCHÖNBERG (1910, S. 646) aufgestellte Forderung, daß Extraktionen mit dem Magneten nie ohne vorherige Röntgenuntersuchung gemacht werden sollten, geht viel zu weit. Dazu kommt, daß es sich gerade bei intraokularen Eisensplittern oft um so kleine Splitter handelt, daß sie sich nicht mit der erwünschten Deutlichkeit auf der Platte abheben.

Dagegen ist in allen zweifelhaften Fällen, besonders wenn bei positivem Sideroskopausschlag die Anwendung des großen Magneten negativ blieb, die Röntgenaufnahme heranzuziehen, ebenso stets dann, wenn der Verdacht besteht, daß der Splitter nach doppelter Perforation das Auge verlassen hat. Vielfach kann dann die Röntgenuntersuchung eindeutig den extraokularen Sitz des Fremdkörpers nachweisen, manchmal ist aber bei positivem Resultat der Röntgenaufnahme doch die Entscheidung schwierig oder unmöglich, ob der Splitter dicht vor oder noch in der Sklera oder hinter der Sklera steckt.

Ebenso empfiehlt sich in den Fällen, in denen eine eingreifendere Operation mit skleraler Bulbuseröffnung in Frage kommt, das Ergebnis der übrigen Untersuchungsmethoden durch Röntgenaufnahmen zu kontrollieren.

Bei allen nicht magnetischen Fremdkörpern aus Metall oder Stein ist von dem Röntgenverfahren ausgiebig Gebrauch zu machen, sowie irgend erhebliche Zweifel über die Anwesenheit und den Sitz bestehen. Bei Verletzung durch Zündhütchen, bei denen der Fremdkörper oft schnell durch fibrinöses und eitriges Exsudat dem Blick entzogen wird, rechtzeitige Extraktion aber das Auge selbst mit Sehvermögen erhalten kann, ist in allen zweifelhaften Fällen die Röntgenaufnahme zum Nachweis und zur Lokalisation anzuwenden. Besonders wertvoll ist die Röntgenaufnahme bei allen Schrotschußverletzungen des Auges, da bei ihnen einmal die Medientrübungen den Nachweis des Fremdkörpers mit dem Augenspiegel überaus häufig erschweren oder unmöglich machen und da bei ihnen andererseits oft mit der doppelten Perforation zu rechnen ist. Sind zahlreiche Schrotkörner in der Umgebung des Auges eingedrungen, so kann freilich die Entscheidung, ob ein Schrotkorn intraokular sitzt, erschwert sein. Besteht nach der Verletzungsart die Möglichkeit, daß mehrere Fremdkörper eingedrungen sind, wie bei Schrotschußverletzungen, bei Explosionsverletzungen, so ist die Röntgenaufnahme heranzuziehen.

Überaus wichtig ist die Radiographie in allen Fällen, in denen der Verdacht besteht, daß ein Fremdkörper in die Orbita eingedrungen ist. Auch bei zweifellos intraorbital vorhandenen Fremdkörpern ist die Röntgenaufnahme anzuwenden zur Bestimmung des Sitzes und der Größe des Fremdkörpers, sowie zur Entscheidung der wichtigen Frage, ob der Fremdkörper in eine der Nebenhöhlen, vor allem die Schädelhöhle, eingedrungen ist. Zumal bei Schußverletzungen empfiehlt sich immer die Röntgenaufnahme.

Vor allem bei den Kriegsverletzungen leistet die Röntgenaufnahme unschätzbare Dienste und ist bei der Eigenart dieser Verletzungen und dem so häufigen Eingedrungensein mehrerer Fremdkörper in weitestgehendem Maße anzuwenden.

Die Lokalisation der Fremdkörper bei Kriegsverletzungen ist aber, worauf auch FLEISCHER (1918) hinwies, erschwert, weil vielfach mehrere Fremdkörper in das Auge und seine Umgebung eingedrungen sind, weil ihre Natur im Unklaren ist und öfters gleichzeitig verschiedenartige Fremdkörper eingedrungen sind, weil bei der hohen Rasanz der Geschoßsplitter der Fremdkörper oft in die hintere Bulbuswand eindringt und häufig Doppelperforation vorkommt, und weil man es vielfach mit kleinsten Partikelchen zu tun hat.

Schließlich möchte ich erwähnen, daß die Röntgendurchleuchtung oder Röntgenaufnahme enukleierter Augen oft von Wert ist, um das Vorhandensein eines Fremdkörpers nachzuweisen und seinen Sitz festzustellen. Schon WEISS (1898) wies darauf hin.

Ich selbst habe dieses Verfahren seit zirka zwei Jahrzehnten vielfach mit bestem Erfolg angewendet, teils zur nachträglichen Bestätigung oder Aufklärung der Diagnose, z. B. bei negativer Magnetanwendung, teils bei Begutachtung von Unfallverletzten oder forensisch wichtigen Fällen, teils zu Zwecken der pathologisch-anatomischen Untersuchung. Ich habe in der II. Aufl. d. H. mehrfach darauf hingewiesen und in Fig. 157, S. 1755, II. A., eine Abbildung derartiger Aufnahmen gebracht. Auch von anderer Seite ist dieses Verfahren erwähnt, z. B. von OGUCHI (1913) bei der Untersuchung enukleierter Augen nach Kriegsverletzung mit Fremdkörpern im Auge, von POSERN (1913) bei Untersuchung eines Auges mit Verletzung durch Feuerwerkskörper, MAAS (1917) bei Kupfersplitterverletzung. Neuerdings hat v. SZILY (1918, S. 351) den Wert dieser Aufnahmen bei der mikroskopischen Untersuchung kriegsverletzter Augen betont. Ich kann aber nicht zugeben, daß diese Anwendungsweise neu sei.

Zum Auffinden von Fremdkörpern kann auch während der Operation die Durchleuchtung oder die Aufnahme benutzt werden.

Ich erwähnte S. 1192 bereits die Mitteilung von CORDS (1917). Auch HOLZKNECHT (1916) empfahl die Durchleuchtung während der Operation, die das Auffinden des Fremdkörpers erleichtert. Unterhält ein Fremdkörper eine eiternde Fistel, so stopfte er schmelzbare Stäbchen aus einer im Röntgenlicht sichtbaren Masse, z. B. Wismut mit Kakaobutter oder Gelatine, in die Fistelöffnung. Wie ein zeigender Finger führt der sichtbar gewordene Fistelkanal zu dem oft entfernten Fremdkörper. HOLZKNECHT empfahl auch die Radioskopie während der Steckschußoperation mit Hilfe einer Untertischröhre und guten Fluoreszenz-schirmen zur Kontrolle des operativen Vorgehens. Über erfolgreiche Extraktion von orbitalen Fremdkörpern unter Kontrolle des Röntgenologen am Röntgen-schirme berichteten TERRIEN und LEDOUX-LEBARD (1916), von intraokularen nicht-magnetischen Fremdkörpern DUHAMEL (1918).

Die Leistungsfähigkeit der Röntgenmethode findet ihre natür-liche Grenze einmal in dem Grade der Durchgängigkeit der Fremdkörper für Röntgenstrahlen und sodann in der Kleinheit der Fremdkörper.

Die Durchgängigkeit für Röntgenstrahlen ist bekanntlich für verschiedene Substanzen verschieden, um so geringer, je höher das spezifische Gewicht. WEEKS (1905) brachte z. B. eine Durchgängigkeitsskala der verschiedenen Substanzen. Am wenigsten durchgängig ist Platin und Gold, dann folgen Blei, Silber, Kupfer, Nickel, Eisen, merklich größer ist die Durchgängigkeit bei Glas und Stein und vollkommen ungehindert bei Holz. Deshalb sind mittels der Röntgenstrahlen Glassplitter äußerst selten und Holzsplitter gar nicht nachweisbar. Ganz kleine, im hinteren Bulbusabschnitt haftende Fremdkörper heben sich bei der knöchernen Umrahmung des Augapfels oft nicht hinreichend deutlich auf der Platte von dem Bilde der Knochenstruktur ab. Jedenfalls schließt der negative Röntgenbefund die Anwesenheit eines ganz kleinen Splitters nicht aus. Handelt es sich um den Nachweis kleinerer Fremdkörper, so muß die fertige Platte genau betrachtet werden. Es empfiehlt sich, in derartigen schwierigen Fällen stets zwei Aufnahmen zu machen, damit man nicht durch Plattenfehler oder Fehler bei der Aufnahme, z. B. durch unruhige Haltung des verletzten Auges oder dgl., irregeführt wird. Auch wird man bei mehreren Untersuchungen weniger leicht durch

Schatten oder Linien des Knochenbildes getäuscht. Zuweilen empfiehlt sich, eine Aufnahme aus einer anderen Richtung zu machen. Dadurch wird vermieden, daß die Deckung des Orbitalwalles die Erkennung verhindert. Ebenso werden dadurch feine längliche Splitter erkannt. Fiel zufällig bei der ersten Durchleuchtung die Strahlenrichtung mit seiner Längsrichtung zusammen, so konnte sein punktförmiges Bild entgehen, während die zweite Aufnahme aus anderer Richtung ihn deutlich macht.

Die Lokalisationsmöglichkeit von Fremdkörpern im Auge findet auch bei den besten Methoden ihre natürliche Grenze in der Unmöglichkeit der röntgenologischen Darstellung kleinster Fremdkörper auf der Platte und in der Unmöglichkeit, die Bulbuswand selbst auf der Platte zur Darstellung zu bringen. In einer Reihe von Fällen bleibt es unmöglich, sicher festzustellen, ob ein Fremdkörper auf der Sklera, in ihr oder dicht hinter ihr liegt.

Je besser die Röntgentechnik ist, desto leistungsfähiger ist das Verfahren. Städte mit den auf das beste eingerichteten Röntgeninstituten und vollständig geübten Untersuchern sind deshalb im Vorteil.

Daß selbst kleine, bis zu 1 mm große Metallsplitter durch Röntgenaufnahme nachgewiesen werden können, ist wiederholt festgestellt. Franke (1901) z. B. wies ein in Exsudat eingehülltes Zündhütchenstückchen im Kammerfalz nach, das 1 : 2 mm groß war. Plitt (1906) entdeckte durch das Röntgenbild einen in der Vorderkammer in Granulationsgewebe steckenden Kupfersplitter von 1,04 mm Länge, 0,1 mm Dicke und 0,26 mm Breite.

Bellot (1910) berichtete über Feststellung und Lokalisation eines kleinen Glassplitters durch Röntgenmomentaufnahme.

Andererseits fehlt es nicht an Mitteilungen, daß die Röntgenaufnahme versagte. Cramer (1902) z. B. berichtete über negatives Ergebnis von drei Röntgenaufnahmen in einem Falle von Verletzung durch explodierte Teschingpatrone, während die Enukleation die Anwesenheit eines Kupfersplitters von 1,6 mm Länge, 0,14 mm Breite und 0,66 mg Gewicht im Ziliarkörper ergab. Über Versagen der Röntgenaufnahme bei positivem Ergebnis der Sideroskopie berichteten z. B. Hellgren (1901), Neuburger (1903), Hamburger (1907). In einem von Muetze (1908) mitgeteilten Falle von Eisensplitterverletzung war zweimalige Röntgenaufnahme negativ, es kam aber zu Siderosis. Über Versagen der Röntgenaufnahme berichtete Luedde (1910) bei einer Eisensplitterverletzung, Randolph (1911) in 2 Fällen von Fremdkörperverletzung. Ich selbst beobachtete nach Verletzung durch Feuerwerkskörper negativen Röntgenbefund, dagegen positiven Befund bei Aufnahme am enukleierten Auge, in dem sich dann anatomisch ein Messingsplitter fand (Posern 1913). Den Wert der Röntgenuntersuchung zum Nachweis der doppelten Perforation hoben u. a. Boucheron (1897, 1898), Sachs (1898), Hirschberg (1901, 1903), Franke (1902) und ich selbst (1900, 1902) hervor. Ich (1900, 1902) wies auch auf die Schwierigkeit der Feststellung, ob ein Fremdkörper auf, in oder dicht hinter der Sklera steckt, hin, ebenso Lehmann und Cowl, Franke (1902) u. a. Über eine Täuschung durch das Röntgenbild berichtete Fromaget (1901, 1902). Auf Grund der Röntgenaufnahme wurde Sitz des Fremdkörpers im Bulbus angenommen, die Enukleation ergab, daß der Fremdkörper in der Orbita saß.

Das Versagen der Röntgenaufnahme bei Kriegsverletzungen wurde vielfach beobachtet. So berichtete ENGELBRECHT (1917), daß seine Röntgenuntersuchungen bei 377 Splitterverdächtigen nur 91 mal einen Splitter im Auge feststellen konnten und teilte einen Fall mit, bei dem ein in der vorderen Kammer sichtbarer Geschoßsplitter keine Spur eines Fremdkörperschattens bei der stereoskiagraphischen Aufnahme (HASSELWANDER) ergab. Der operativ entfernte etwa 4 mm lange Splitter bestand aus einer Legierung von Zinn, Kupfer und Aluminium und gab bei einer Probeaufnahme, direkt auf der Kassette liegend, nur einen hauchförmigen Schatten.

<hr>

Literatur zu § 194.

1896.   1. Batelli, Röntgensche Strahlen und Auge. Policlinico. Anno II. No. 18. Ref. Zentralbl. f. prakt. Augenheilk. S. 698.

2. Clark, Location of fragment of steel in eye. Transact. of the Amer. Ophth. Soc. Thirty-second Ann. Meet. p. 711.

3. Darier, Perméabilité de l'œil aux rayons Roentgen. Rev. gén. d'Opht. p. 151.

4. van Duyse, Les rayons Röntgen en chirurgie oculaire. Belge méd. 5. März. Arch. d'Opht. XVI. p. 101. Ann. et Bull. de la Soc. méd. de Gand.

5. Harnisch, Experiments with the Roentgen rays on the eye. Ann. of Ophth. and Otol. April.

6. Lewkowitsch, Roentgen rays in ophthalmic surgery. Lancet II. p. 452.

7. Opitz, Erwähnt bei Gocht 1898 und Weiss u. Klingelhöffer 1899.

8. Williams, Extraction from vitreous of copper fragment located by X-rays. Transact. of the Amer. Ophth. Soc. Thirty-second Ann. Meet. p. 788.

1897.   9. Chalupecky, Über die Wirkung der Röntgenstrahlen auf das Auge und die Haut. Zentralbl. f. prakt. Augenheilk. Sept. S. 267.

10. Dahlfeld und Pohrt, Der Nachweis von Fremdkörpern im Auge mit Hilfe der X-Strahlen. Deutsche med. Wochenschr. Nr. 18. S. 282.

11. van Duyse, Nouvelle méthode pour l'obtention des sciagrammes oculaires. Un méfait des rayons X. Ann. et Bull. de la Soc. de méd. de Gand. Août/Sept.

12. Exner, Eine Vorrichtung zur Bestimmung von Lage und Größe eines Fremdkörpers mittels Röntgenstrahlen. Wiener klin. Wochenschr. 7. Januar.

13. Fridenberg, P., Über einen Fall von Schrotschußverletzung beider Augen. Nachweis der Fremdkörper mittels Röntgenphotographie. Deutsche med. Wochenschr. Nr. 46.

14. Friedmann, A., Über die Anwendung von Röntgenstrahlen zur Feststellung von Fremdkörpern im Auge. Klin. Monatsbl. f. Augenheilk. S. 340.

15. Galezowski, Des rayons Röntgen en ophtalmologie et de leur emploi pour la découverte des corps étrangers dans l'œil. Rec. d'Opht. p. 68.

16. Hansell, Howard F., Die Röntgenstrahlen in der Ophthalmologie. Amer. Journ. of scienc. Nov.

17. Hartridge, Foreign bodies lodged in the eye and orbit. (Ophth. Soc. of the Unit. Kingd.) Ophth. Rev. p. 395.

18. Lewkowitsch Röntgenstrahlen in der Augenheilkunde. Zentralbl. f. prakt. Augenheilk. Januar. S. 21.

1897. 19. Oliver, The value of repeated and differently-placed exposures to the Roentgen ray in determining the location of foreign bodies in and about the eyeball. Transact. of the Amer. Ophth. Soc. Thirty-third Ann. Meet. p. 90.

20. Rible, L'utilité des Rayons X pour la découverte et la localisation des corps métalliques dans les yeux. Arch. d'Opht. Nov.

21. de Schweinitz, A piece of steel in the ciliary body located by means of Roentgen's X-rays etc. Amer. Journ. of the med. sciénc. Sept. and Transact. of the Amer. Ophth. Soc. Thirty-third Ann. Meet. May.

22. Sweet. Apparatus for determining the situation of foreign bodies in the eye. (College of Phys. of Philadelphia. Ophth. Sect.) Ophth. Rev. p. 131.

23. Thomson, Removal of piece of steel located by X-rays from interior of eyeball. Transact. of the Amer. Ophth. Soc. Thirty-third Ann. Meet. p. 93.

1898. 24. Asmus, Die Anwendung des Sideroskopes. (70. Vers. deutscher Naturf. Düsseldorf. Disk.: Nieden, Stood, Schmidt-Rimpler.) Bericht Ophth. Klin. S. 380.

25. Blondeau, Corps étranger de l'orbite (balle de revolver) radiographie. (Soc. Belge d'Opht., séance du 27 Nov.) Ann. d'Ocul. CXX. p. 48.

26. Boucheron, Radiographie d'un grain de plomb dans l'orbite après blessure perforante de l'œil. (Soc. d'Opht. de Paris Science. 7 Déc. 1897.) Ann. d'Ocul. CXIX. p. 51.

27. Clarke and Mackenzie Davidson, Chip of steel in the eye, with Sciagraph. (Ophth. Soc. of the Unit. Kingd.) Ophth. Rev. p. 155.

28. Davidson, On the use of the Roentgen rays in ophthalmology. 66. Ann Meet. of the Brit. med. Assoc. Edinburgh. Brit. med. Journ. 20 August.

29. Galtier, Fragment de plomb dans l'œil. Radiographie. (Soc. d'Opht. de Paris. Séance 7 Déc. 1897.) Ann. d'Ocul. CXIX. p. 52.

30. Ginsburg, J., Versuch der Anwendung von Röntgenstrahlen zur Bestimmung der Anwesenheit von Fremdkörpern im Auge. Westnik Ophth. XV, 2. S. 144.

31. Gocht, Lehrbuch der Röntgenuntersuchungen. Stuttgart.

32. Hansell, The Roentgen rays in ophthalmic surgery. Ophth. Rev. p. 57.

33. Lang, Value of X-ray examination. Old injury of the eye. (Ophth. Soc. of the Unit. Kingd.) Ophth. Rev. p. 191.

34. Localisation of foreign bodies within the cranium and orbit. (College of Physicians of Philadelphia Ophth. Sect. March 15. Disc.: Leonard, Hansell, Sweet, Thomson.) Ophth. Rev. p. 125.

35. Mackenzie Davidson and Treacher Collins. The localisation of foreign bodies in the eye and orbit by means of the Roentgen rays. (Ophth. Soc. of the Unit. Kingd.) Ophth. Rev. P. 54.

36. Meyer, Déchirures multiples de la choroïde par suite d'un coup de revolver. (Soc. d'Opht. de Paris. Séance 7 Déc.) Ann. d'Ocul. CXXI. 1899. p. 38.

37. Sachs, Sideroskop und Elektromagnet usw. Wiener klin. Wochenschr. Nr. 43. S. 965.

38. Weiß, Über den Nachweis von in das Augeninnere eingedrungenen Fremdkörpern durch Röntgenstrahlen. Ophth. Klin. II. No. 5. S. 88.

39. Weiß, Weitere Mitteilungen über die Nachweisbarkeit von Fremdkörpern im Auge mittels Röntgenstrahlen. Klin. Monatsbl. f. Augenheilkunde. S. 350 u. 414.

40. de Schweinitz, A piece of steel in the vitreous by means of the Roentgen rays according to Sweet's method. Ophth. Record. No. 7.

41. Starkey, On the X-rays in ophthalmologie. (Chicago ophth. and otol. Soc.) Ophth. Record. p. 43.

1898. 42. Starr, Steel in the vitreous located by means of the X-ray and removed with a magnet. Ophth. Record. No. 7.

43. Stöckl, Fremdkörper im Bulbus, Lokalisation mit Röntgenstrahlen. Wiener klin. Wochenschr. Nr. 7.

44. Sweet, The Roentgen rays in ophthalmic surgery. Amer. Journ. of the med. scienc. No. 8 and Ophth. Rev. p. 57.

45. Hirschberg, Bemerkungen über Magnetoperation. Berliner klin. Wochenschrift. Nr. 46. S. 1013.

1899. 46. Asmus, Über Diagnostik und Extraktion von Eisensplittern. Zeitschr. f. Augenheilk. I. S. 178. (Sammelreferat.)

47. Barker, Revolverschuß in den Mund. Hirnerscheinungen am 28. Tage, Entdeckung der Kugel auf dem Corpus callosum durch Röntgenstrahlen. Entfernung. Arch. f. klin. Chir. LIX. S. 220. Münchener med. Wochenschrift. S. 540. Deutsche med. Wochenschr. V. Beilageheft. S. 92.

48. Coppez, Corps étranger intra-oculaire. Localisation par la radiographie. Clinique Opht. No. 7 und Ophth. Klinik. No. 8. S. 124.

49. Fehr, Schußverletzung. (Berliner ophth. Ges.) Zentralbl. f. prakt. Augenheilk. 1900. S. 12.

50. Foveau de Courmelles, Les rayons X en optique et en ophtalmologie. Recueil d'Opht. p. 5 u. 77.

51. Groenouw, Schußverletzungen der Augenhöhle mit Nachweis des Geschosses durch Röntgenstrahlen. Klin. Monatsbl. f. Augenheilk. S. 151.

52. Großmann, Über Lokalisation von Fremdkörpern im Auge mittels X-Strahlen. Bericht über d. Vers. d. 9. internat. Ophth.-Kongresses in Utrecht. 1900. S. 123. Zeitschr. f. Augenheilk. II. Beilageheft. S. 33.

53. Henschen, Die Röntgenstrahlen im Dienste der Hirnchirurgie. Mitteil. a. d. Grenzgeb. d. Med. u. Chir. 1898. III. S. 283.

54. Hirschberg, Die Magnetoperation in der Augenheilkunde. 2. Aufl. Leipzig, Veit & Comp.

55. Kibbe, Die Nützlichkeit der X-Strahlen für die Entdeckung und Lokalisierung von Metallteilen im Auge. (Übers. aus Arch. of Ophth. XXVI, 4.) Arch. f. Augenheilk. XXXVIII. S. 186.

56. Lagrange, Corps étranger de l'orbite. Radiographie. (Soc. de méd. et de chir. de Bordeaux.) Ann. d'Ocul. CXXI. p. 206.

57. Mackenzie Davidson, Piece of glass localisated in the eye by means of the Roentgen rays. (Ophth. Soc. of the Unit. Kingd.) Ophth. Review. p. 177.

58. Mackenzie Davidson, Localisation of foreign bodies in eyeball and orbit by means of Roentgen rays. IX. Congr. internat. d'Opht. Utrecht. Compte rendu. 1900. p. 114.

59. Mackenzie Davidson, On the stereoscopic examination of sciagraphs of foreign bodies in the eye and orbit. (Ophth. Soc. of the Unit Kingd.) Brit. med. Journ. 4. Febr.

60. Mendel, Über Magnetoperationen. (Berliner ophth. Ges.) Zentralbl. f. prakt. Augenheilk. 1900. S. 14.

61. Praun, Die Verletzungen des Auges. Wiesbaden, Bergmann.

62. de Schweinitz, Foreign body in the lens located with Roentgen rays. Ophth. Record. p. 144.

63. Sweet, Der Wert und die Methode einer genauen Lokalisation metallischer Fremdkörper im Auge mit Hilfe der Röntgenstrahlen. (Übers. aus Arch. of Ophth. XXVII, 4.) Arch. f. Augenheilk. XXXVII, 3. S. 273.

64. Sweet, Locating foreign bodies in the eye; result of 2 years work with the Roentgen rays. Philadelphia med. Journ. 14. Oct.

65. Weiß und Klingelhöffer, Welchen Wert hat die Röntgenphotographie für den Nachweis von Fremdkörpern im Augeninnern? Arch f. Augenheilk. XXXIX. S. 291.

1900. 66. Asmus, Über Diagnostik und Extraktion von Fremdkörpern. Bericht über die Arbeiten des Jahres 1899. Zeitschr. f. Augenheilk. III. S. 328.

67. Aubaret et Picot, Corps étranger intra-oculaire; radiographie; extraction. Recueil d'Opht. p. 283.

68. Casey Wood, Electromagnetic extraction etc. Ophth. Record. p. 316.

69. Germann, Ein Fall von Verletzung des linken Auges durch einen Eisensplitter; unerwartetes Resultat der Untersuchung dieses Auges mit X-Strahlen. (Petersburger ophth. Ges.) Wratsch. XXI. S. 309.

70. Hirschberg, Über Augenmagnete. Zentralbl. f. prakt. Augenheilk. S. 339.

71. Hirschberg und Ginsberg, Ein Fall von jäher Schrumpfung des Augapfels nach Anwendung des Riesenmagneten. Zentralbl. f. prakt. Augenheilk. S. 290.

72. Lewschin, Beitrag zur Fremdkörperxetraktion aus dem Gehirn usw. Zentralbl. f. Chir. No. 34. S. 872.

73. Mackenzie Davidson, Demonstration eines stereoskopischen Fluoroskopes. (Röntgenges. London. 6. Dez.) Fortsch. a. d. Gebiete d. Röntgenstrahlen. IV. S. 191.

74. Mock, Über einen Fremdkörper im Augeninnern, dessen Bestimmung mit Röntgenstrahlen und Magnetextraktion. Münchener med. Wochenschrift. S. 932.

75. Ogilvie, Eye changes in a case of bullet wound of the head. (Ophth. Soc. of the Unit. Kingd.) Ophth. Review. p. 165.

76. Oliver, Case of successful removal of piece of steel from vitreous chamber. Ophth. Record. p. 541.

77. Schoeler. Vier Fälle von Orbitalverletzung. Inaug.-Diss. Berlin.

78. de Schweinitz, A foreign body etc. Ophth. Record. p. 197.

79. Sweet, A piece of glass in the ciliary body located by the Roentgen rays and its removal with forceps. (College of Phys. of Philadelphia.) Ophth. Record. p. 627.

80. Wagenmann, Pulsierender Exophthalmus nach Schußverletzung. Münchener med. Wochenschr. S. 301.

81. Wagenmann, Über zweimalige Durchbohrung der Augenhäute durch Eisensplitterverletzung. Bericht über die 28. Vers. d. Ophth. Ges. zu Heidelberg. S. 170.

1901. 82. Asmus, Über Diagnostik und Extraktion von Fremdkörpern. Bericht über die Arbeiten des Jahres 1900. Zeitschr. f. Augenheilk. V. S. 289.

83. Aubaret et Picot, Corps étranger intra-oculaire; radiographie; extraction; dermatite due aux rayons. Recueil d'Opht. p. 693.

84. Bourgeois, Quelques expertises radiographiques à propos de corps étrangers de l'œil et de l'orbite. (Soc. franc. d'opht.) Ann. d'Ocul. CXXVI. p. 360.

85. Bürstenbinder, Schrotkörner im Auge. (Ärztl. Verein zu Hamburg.) Münchener med. Wochenschr. S. 516.

86. Bürstenbinder, Achtjähriges Verweilen eines Schrotkorns in der vorderen Augenkammer. v. Graefes Arch. f. Ophth. LII. S. 476.

87. Franke, Zur Kenntnis der metallischen Fremdkörper im Auge. Zentralbl. f. prakt. Augenheilk. Dez. S. 353.

88. Fromaget, Corps étranger de l'orbite. (Soc. de méd. de Bordeaux.) Revue gén. d'Opht. p. 520.

89. Goldzieher, Eisensplitter im Augeninnern und zwei Fälle von Kryptosarkom der Chorioidea. Zentralbl. f. prakt. Augenheilk. November.

90. Hellgren, Über die Bestimmung der Lage von Eisensplittern im Auge und über ihre Entfernung mittels Elektromagneten. Inaug.-Diss. Stockholm.

91. Hirschberg, Doppelte Durchbohrung des Auges durch einen Eisensplitter, der in die Orbita drang. Zentralbl. f. prakt. Augenheilk. S. 209.

1901. 92. **Kibbe Seattle**, Ein weiterer Beitrag zum Werte der X-Strahlen bei
　　　der Entdeckung metallischer Fremdkörper im Auge, nebst Bemerkungen
　　　über andere Methoden. Arch. of Ophth. XXIX. Heft 1. Übers. im
　　　Arch. f. Augenheilk. XLII. S. 314.

93. **Lambertz**, Die Perspektive in den Röntgenbildern und die Technik
　　　der Stereoskopie. Fortsch. a. d. Gebiete d. Röntgenstrahlen. IV. S. 1.

94. **Schürmayer**, Eine Vereinfachung und Abänderung des Verfahrens
　　　nach Davidson zur Bestimmung der Lage von Fremdkörpern im Or-
　　　ganismus durch Doppel-Röntgenphotographie. Fortschr. a. d. Gebiete
　　　d. Röntgenstrahlen. IV. S. 81.

95. **de Schweinitz**, Two cases of intraocular metallic foreign bodies.
　　　(Sect. of Ophth. Coll. of Phys. of Philadelelphia.) Ophth. Record. p. 40.

96. **Stickel**, Über doppelte Perforation des Augapfels durch Schußverletzung.
　　　Inaug.-Diss. Jena.

97. **Sweet**, Results of X-ray diagnosis and of operation in injuries from
　　　foreign bodies. Transact. of the Amer. Ophth. Soc. Thirty-seventh
　　　Annual Meeting. p. 352.

1902. 98. **Asmus**, Diagnostik und Extraktion von Fremdkörpern. (Sammelbericht.)
　　　Zeitschr. f. Augenheilk. VII. S. 393.

99. **Bourgeois**, Radioscopie et Radiographie. Clin. Opht. p. 41.

100. **Brady**, A case illustrating the limitations of the giant magnet. Ophth.
　　　Record. p. 232.

101. **Campbell**, The Roentgen ray in ophthalmic practice. Ophth. Record.
　　　p. 378.

102. **Cramer**, Über einen Fall von Röntgenaufnahme. Zentralbl. f. prakt.
　　　Augenheilk. S. 286.

103. **Deane**, A modification of the Mackenzie-Davidson localizer. Ophth.
　　　Record. p. 116.

104. **Deane**, Three cases of localisation of foreign bodies in and about
　　　the globe. Ophth. Record. p. 236.

105. **Franke**, Zur Diagnose und Behandlung retrobulbärer Erkrankungen.
　　　Bericht über d. 30. Vers. d. ophth. Ges. zu Heidelberg. S. 104. Disk.:
　　　Wagenmann. S. 112.

106. **Fromaget**, Corps étranger de l'orbite. Insuffisance des renseigne-
　　　ments radiographiques. (Soc. de méd. de Bordeaux.) Recueil d'Opht.
　　　p. 556.

107. **Henderson**, A case which demonstrates the value of radioscopy in
　　　ophthalmologie. Amer. Journ. of Ophth. p. 332.

108. **Lans**, Demonstratie van Röntgenphotografieën. Nederl. Tijdschr. v.
　　　Geneesk. II. p. 174.

109. **Laqueur**, Ein Fall von doppelseitiger Erblindung durch Schläfenschuß.
　　　Arch. f. Augenheilk. XLIV. S. 293.

110. **Lehmann und Cowl**, Totale Durchbohrung des Augapfels durch einen
　　　Eisensplitter, nebst einem Beitrag zur Röntgendiagnostik. Zentralbl.
　　　f. prakt Augenheilk. Oktober. S. 290.

111. **Nicolai**, Über Schläfenschüsse mit Beteiligung des Sehorgans. Arch.
　　　f. Augenheilk. XLIV. S. 268.

112. **Panas**, Blessures du globe et de l'orbite par armes à feu. Arch. d'Opht.
　　　XXII. p. 133.

113. **Polnow**, Eine Schußverletzung des Auges mit günstigem Ausgang ver-
　　　mittels der Röntgenphotographie. Zentralbl. f. prakt. Augenheilk.
　　　Juli.

114. **de Schweinitz**, Some metallic foreign bodies in the interior of the
　　　eye localized by Sweet's method of radiography and removed with
　　　the magnet. (Sect. of Ophth. Coll. of Phys. of Philadelphia.) Ophth.
　　　Record. p. 609.

1902. 115. Selenkowsky, Demonstration eines Patienten mit Schußverletzung des linken Auges. Russk. Wratsch. I. No. 50.

116. Sweet, Foreign bodies in the eye. Ophth. Record. p. 388.

117. Terrien et Béclère, Valeur comparée de la radiographie et de la radioscopie pour la détermination du siège des corps étrangers de l'orbite. Clin. Opht. 6.

118. Valois, Blessures de l'œil par grains de plomb. Recueil d'Opht. p. 401.

119. Webster Fox, A new localizer for determining the position of foreign bodies etc. Philadelphia med. Journ. February.

120. Weill, Verrostung des Auges. Münchener med. Wochenschr. S. 300.

1903. 121. Albers-Schönberg, Die Röntgentechnik. Hamburg, L. Graefe & Sillem.

122. Deane, Localisation of foreign bodies in the eye and their removal. Amer. Journ. of med. scienc. July. Ref. Revue gén. d'Opht. 1904. p. 176.

123. Fisher, One hundred and fifty magnet operations. Ophth. Record. p. 26.

124. Hirschberg, Über Magnetoperation und über doppelte Durchbohrung des Augapfels seitens eingedrungener Eisensplitter. Zentralbl. f. prakt. Augenheilk. S. 9.

125. Holth, Beitrag zur Röntgendiagnostik und Extraktion von okularen Fremdkörpern. Hosp. Tid. 8. Juli.

126. Köhler, Zur Technik des Fremdkörpernachweises im Augapfel. Fortschritte a. d. Gebiet d. Röntgenstrahlen. VI.

127. Mayon, The uses of X-rays in ophthalmic surgery. Lancet. 28. Febr. Revue d'Opht. p. 431.

128. Mengelberg, Zur Diagnose intraokularer Fremdkörper. Wochenschr. f. Theraphie u. Hygiene d. Auges. Nr. 42.

129. Neuburger, Kasuistischer Beitrag zur Siderosis bulbi. Klin. Monatsbl. f. Augenheilk. XLI. (N. F. I. Bd.) S. 396.

130. Pouzol, Diagnostic des corps étrangers du cristallin; Rayons X; orthoscopes, sidéroscopes, diaphanoscopes. Thèse de Bordeaux.

131. Stechow, Das Röntgenverfahren mit besonderer Berücksichtigung der militärischen Verhältnisse. Bibliothek von Coler. XVIII. Berlin. Hirschwald.

132. Strachow, Ein Fall von Schußverletzung der Orbita. (Demonstration von Röntgenaufnahmen.) Sitzungsber. d. Moskauer augenärztl. Ges.

1904. 133. Hulen, A simple accurate and rapid method of localizing foreign bodies in the eye. Journ. of the Amer. med. Assoc. 2. April.

134. Koehler, Wichtiger Röntgenbefund bei Schrotschuß im Auge. Berliner klin. Wochenschr. Nr. 34.

1905. 135. Drüner, Röntgenkongreß in Berlin. Fortschr. a. d. Gebiet d. Röntgenstrahlen. IX. S. 225.

136. Golowin, Röntgenaufnahmen bei Fremdkörpern im Augeninnern. Sitzung d. ophth. Ges. zu Odessa. 4. Okt.

137. Guilloz, Sur les limites des diagnostiques radio-graphiques des corps étrangers intraoculaires. Bull. de l'Assoc. pour l'avanc. des scienc. Revue gén. d'Opht. 1906. p. 80.

138. Holth, Röntgenlokalisierung von okularen Fremdkörpern. Nosk. Magaz. f. Laeg. No. 8. p. 814. Ann. d'Ocul. CXXXIV. p. 401. Fortschr. a. d. Gebiete d. Röntgenstrahlen. VIII.

139. Liebrecht, Klinischer und pathologisch-anatomischer Befund in 12 Fällen von Schußverletzung des Sehnerven. Ges. deutscher Naturf. u. Ärzte in Breslau. Abt. f. Augenheilk. II, 2. S. 322.

140. Menacho, Nuevo procedimiento de radiografia estereoscopica. Arch. de Oftalm. Hisp.-Amer. Octobre. Diplografo indicator. Ebenda.

141. Sweet, Magnetic properties of steel alloyed with other metals. Ophth. Record. p. 284.

1905. 142. Weeks, On the various methods employed for lokalizing foreign bodies in the eye by means of the Roentgen rays. Ophth. Record. p. 253.

1906. 143. Baker, The use of the electromagnet and X-ray in removing foreign bodies from the eye. Ophth. Record. p. 255.

144. Dixon, On the localisation of foreign bodies in the eye and orbit. New York Eye and Ear Infirm. Rep.

145. Grashey, Fremdkörper und Röntgenstrahlen. Münchener med. Wochenschrift. Nr. 26.

146. Hamburger, Demonstration eines Röntgenverfahrens zur Lokalisation von Fremdkörpern im Auge. Zentralbl. f. prakt. Augenheilk. S. 12.

147. Plitt, Kupferdrahtfremdkörper in der vorderen Kammer. Münchener med. Wochenschr. S. 1988. Klin. Monatsbl. f. Augenheilk. XLIV. (N. F. II. Bd.) S. 537.

148. Sweet, The localisation of foreign bodies in the eye. Ophthalmoscope. January.

1907. 149. Béclère et Morax, Un nouveau procédé de localisation des corps étrangers metalliques intraoculaires; la stéréodiagraphie avec repères cornéens. (Acad. de Méd.) Revue gén. d'Opht. p. 478.

150. Fraenkel, Lage- und Maßbestimmungen durch Röntgenstrahlen. Fortschritte a. d. Gebiet d. Röntgenstrahlen. XI. (78. Naturforschervers.) Klin. Monatsbl. f. Augenheilk. 1906. XLIV. (N. F. II. Bd.) S. 436.

151. Golowin, Zur Radiographie und zur Enukleation des Auges bei Fremdkörpern. Westnik Ophth. S. 156.

152. Hamburger, Zum Nachweis intraokularer Fremdkörper mit Hilfe der Röntgenstrahlen. Klin. Monatsbl. f. Augenheilk. XLV. (N. F. III Bd.) S. 511.

153. Hill, Sweet's instrument and method of localization of foreign bodies in the eye. Ophth. Record. p. 458.

154. Lysted, Intraokulare Fremdkörper, insbesondere Eisensplitter. Sitzungsbericht d. III. Nord. ophth. Kongr. Christiana. Hospitalstidende. p. 846.

1908. 155. Delantsheere et Loosfelt, Démonstration au moyen de la radiographie stéréoscopique d'une balle dans l'orbite, Arch. d'Opht. XXIX. p. 334.

156. Jung, Zur Diagnose der intraokularen Eisensplitter. Klin. Monatsbl. f. Augenheilk. XLVI. (N. F. V. Bd.) S. 271.

157. Lefevre, The localisations of foreign bodies in the eye with the X-rays with description of a new apparatus. New York med. Journ. p. 38.

158. Muetze, A case of siderosis of the right eye, caused by a piece of ironscale, which the X-ray failed to locate. Ophth. Record. p. 436.

1909. 159. Sweet, Improved apparatus for locating foreign bodies in the eyeball by the Roentgen rays. Transact. of the Amer. med. Soc. XII. p. 320.

160. Sweet, Third series of cases of injuries from foreign bodies examined by the Roentgen rays, with results of operation. Ophth. Record. p. 437.

161. Nogier, Avantages de la radiographie extra-rapide pour la recherche et la localisation des corps étrangers de l'œil. Clin. Opht. p. 549.

162. Carman, The technique of localizing of foreign bodies in the eye and orbit by the X-ray. Ophth. Sect. St. Louis med. Soc. 13. I.

1910. 163. Albers-Schönberg, Die Röntgentechnik. 3. Aufl. Hamburg, L. Graefe & Sillem.

164. Malot, Diagnostic et localisation des corps étrangers intraoculaires par la radiographie rapide. Thèse de Lyon. Rev. génér. d'Opht. 1911. XXX. p. 97.

165. Wessely, Verfahren zur Lokalisation von metallischen intraokularen Fremdkörpern im Röntgenbild. 82. Vers. Deutscher Naturf. u. Ärzte in Köngsberg. II. 2. S. 290.

1910.166. Luedde, The electromagnet in ophthalmic practice, etc. Amer. Journ.
of Ophth. p. 193.

167. Bellot, Très petit éclat de verre decouvert et localisé dans un globe
oculaire par la radiographie rapide; information justifiant le diagnostic
radiologique. Ann. d'Oculist. CXLVIII. p. 490.

168. Jacqueau, Radiographie d'un très petit corps étranger oculaire. Rev.
génér. p. 514. Sur un cas du corps étranger intra-oculaire. Rev. génér.
p. 515.

169. Sweet, Improved apparatus for localizing foreign bodies in the eyeball
by the Roentgen rays. (Übers. d. amerik. Ausgabe.) Arch. f. Augenh.
LXVI. S. 219.

170. Schreiber, Ophthalmologische Bemerkungen zur Röntgenphotographie.
(Med. Ges. Magdeburg.) Münch. med. Wochenschr. S. 1095.

1911.171. Randolph, Two cases in which the X-rays failed to locate a foreign
body which was afterwards shown to be present in the eye. Ophth.
Record. p. 113.

172. Jung, Doppelte Perforation des Auges und Nachweis durch Röntgenstrahlen. (27. Vers. rhein.-westf. Augenärzte.) Bericht: Klin. Monatsbl.
f. Augenheilk. XLIX (N. F. XII). S. 97.

173. Wirtz, Diskussion. Klin. Monatsbl. f. Augenheilk. XLIX. (N. F. XII)
S. 97.

174. Holth, Röntgenlokalisation okularer Fremdkörper und ihre Extraktion
aus dem Glaskörper. Norsk. Mag. f. Lägevidenskab. p. 303.

175. Wessely, Ein Verfahren zur Kenntlichmachung der Bulbusoberfläche
und der Hornhaut im Röntgenbilde zwecks Lokalisierung von intraokularen Fremdkörpern. Arch. f. Augenheilk. LXIX. S. 161. Münch.
med. Wochenschr. S. 657.

176. Boxer, Orbital sciagraphy, with reference to its limitations and technique. Ophthalmoscope. p. 562.

177. Chevallereau, Du diagnostic radiographique des corps étrangers intraoculaires. Ann. d'Oculist. CXLVI. p. 432.

178. Wätzold, Auf welche Weise lassen sich brauchbare Röntgenaufnahmen
des unteren Abschnittes der Augenhöhle gewinnen? (Berl. ophth.
Gesellsch.) Zentralbl. f. prakt. Augenheilk. S. 362.

179. Holm, Demonstration eines Apparates für die Lokalisierung von Fremdkörpern im Auge mit Hilfe der Röntgenstrahlen. (Schwed. augenärztl.
Verein.) Bericht: Klin. Monatsbl. f. Augenheilk. 2. (N. F. XIII). S. 484.

180. Nich, The X-ray method of locating the exact position of foreign bodies
within the eyeball. With special reference to the Bower-Sweet method.
Western Med. Review. Aug.

1912.181. Hasselwander, Verh. d. Anatom. Ges. 26. Vers.

182. Beykovsky. Röntgendiagnose und Operation von Fremdkörpern in der
Orbita. Vers. d. Deutsch. Augenärzte Böhmens und Mährens. Ber.
Klin. Monatsbl. f. Augenheilk. L. (N. F. XIII.) S. 596.

183. Reichmann, Fürstenau's Röntgenstereometry. Ophth. Record. p. 27.

184. Gifford, An aid to the localization of foreign bodies in the eye. Ophth.
Record. p. 8.

185. Arcelin, Valeur de la radiographie pour la recherche des corps étrangers
intraoculaires. Rev. génér. d'Opht. p. 241.

186. Haenisch, Beitrag zur röntgenologischen Lokalisation metallischer
Fremdkörper im Auge. Münch. med. Wochenschr. S. 2839.

187. Holm, Über die Bestimmung der Lage von Fremdkörpern im Auge und
in der Orbita mit Röntgenstrahlen. Inaug.-Diss. Upsala.

188. Langenhan u. Wätzold, Auf welche Weise lassen sich brauchbare
fronto-okzipitale Röntgenaufnahmen des unteren Abschnittes der Augenhöhle gewinnen? v. Graefes Arch. f. Ophth. LXXXI. S. 61.

1912. 189. Patton, The localization and extraction of intraocular foreign bodies. Ophth. VIII. p. 248.

190. Franke, Wesselysche Schalen. Deutsche med. Wochenschr. S. 531.

1913. 191. Adam, Die stereoskopische Röntgenphotographie der Augenhöhle und ihres Inhaltes. Bericht über die 39. Vers. d. Ophth. Ges. Heidelberg. S. 291.

192. Haudek, Über den Nachweis und die Lokalisation schwerer Fremdkörper im Auge mittels der Röntgenstrahlen. Zeitschr. f. Augenheilk. XXIX. S. 201 u. 231.

193. Stover, Roentgenography of foreign bodies in the eyeball. Ophthalmology. IX. p. 178.

194. Oguchi, Augenverletzungen im japanischen Heere während des letzten Krieges. Beiträge zur Augenheilk. IX. H. 83.

195. Hüttemann, Über die während der letzten 3 Jahre in der Straßburger Universitäts-Augenklinik beobachteten Eisensplitterverletzungen. Klin. Monatsbl. f. Augenheilk. LI. (N. F. XVI.) S. 479.

196. Posern, Pathologisch-anatomischer Befund bei Feuerwerkskörperverletzung am Auge. Inaug.-Diss. Heidelberg.

197. Franke, Lokalisation von Fremdkörpern im Auge. Deutsche med. Wochenschr. S. 390.

198. Gremaux, Le radio-diagnostic des corps étrangers de l'orbite. Thèse de Lyon.

199. Sweet, Fourth series of injuries from foreign bodies examined by the Roentgen rays, with results of Operation. The Ophth. Record. XXII. p. 340.

200. Reichmann, Zur Fremdkörperlokalisation im Auge. Münch. med. Wochenschr. S. 816.

1914. 201. v. Liebermann jr., Zur Diagnostik der Fremdkörperverletzungen des Auges und über Indikationen und Technik der Magnetextraktion mit besonderer Berücksichtigung der genauen Lokalisation. Arch. f. Augenheilk. LXXVI. S. 177. IX. Vers. d. Ungar. ophth. Ges. Budapest. Zeitschr. f. Augenheilk. XXX. S. 552. 1913.

202. Comberg, Demonstration zur räumlichen Ausmessung stereoskopischer Röntgenbilder. (Berl. Ophth. Ges.) Ber. Klin. Monatsbl. f. Augenheilk. LIII. S. 582.

203. Alt, An eye with double perforation by a foreign body not located by Roentgen rays. The Amer. Journ. of Ophth. XXXI. p. 2.

1915. 204. Christen, Eine Vereinfachung zur Tiefenbestimmung von Fremdkörpern. Münch. med. Wochenschr. S. 1519.

205. Duken, Über Fremdkörperbestimmung mit besonderer Berücksichtigung der Augenverletzungen. Münch. med. Wochenschr. Nr. 33. S. 1127.

206. Kunz, Die operative Entfernung von Geschossen mittels einer neuen Lokalisationsmethode (Orientierungsmethode). Münch. med. Wochenschr. Nr. 46. S. 1582.

207. v. Liebermann, Röntgenlokalisation von Fremdkörpern, besonders im Auge und in der Orbita, nebst Bemerkungen über Kriegsverletzungen des Auges durch Fremdkörper. Feldärztl. Beilage d. Münch. med. Wochenschr. Nr. 41. S. 1413.

208. Hasselwander, Über die Anwendung der Stereophotogrammetrie des Röntgenbildes in der feldärztl. Tätigkeit. Feldärztl. Beil. d. Münch. med. Wochenschr. Nr. 44. S. 1515.

209. Albers-Schönberg, Beitrag zur Projektildiagnose. Deutsche med. Wochenschr. Nr. 50. S. 1477.

1916. 210. Dietlen, Zur Fremdkörperlokalisation. Feldärztl. Beilage z. Münch. med. Wochenschr. Nr. 33. S. 1201.

1916. 211. Albers-Schönberg, Röntgen-Atlas der Kriegsverletzungen. Herausgegeben von den leitenden Ärzten der Lazarettabteilungen des Allg. Krankenhauses St. Georg. in Hamburg. Hamburg. Lucas Gräfe & Sillem.

212. Holzknecht, Die operative Aufsuchung der Fremdkörper unter unmittelbarer Leitung des Röntgenlichtes. Münch. med. Wochenschr. S. 185.

213. Adam, Demonstration stereoskopischer Röntgenbilder von Kriegsverletzungen. Ber. über die 40. Vers. d. Ophth. Ges. Heidelberg. S. 125. Diskussion: v. Pflugk, Engelbrecht, Ziemssen, Salzer.

214. v. Liebermann, Lokalisation von Fremdkörpern im Auge und der Orbita und deren Entfernung. Kriegstagung der Ung. ophth. Ges. Budapest, Korreferent: Holzknecht. Disskussion: Hertel, v. Pflugk, Wessely. Salzer. Bericht: Klin. Monatsbl. f. Augenheilk. LVII. S. 193.

215. Trendelenburg, Die Adaptationsbrille, ein Hilfsmittel für Röntgendurchleuchtungen. Klin. Monatsbl. f. Augenheilk. LVI. S. 285.

216. de Kleijn u. Stenwers. Über die genaue Lokalisation der Frakturen im Bereiche des Foramen optikum mit Hilfe der Radiographie. v. Graefes Arch. f. Ophth. XCI. S. 431.

217. Stumpf, Verfahren zur röntgenologischen Lagebestimmung von Fremdkörpern, insbesondere im Auge nach der erweiterten und ergänzten Methode Müller (Immenstadt). Münch. med. Wochenschr. Nr. 45. S. 1606.

218. Hasselwander, Über die Anwendung und den Wert der stereoröntgenogrammetrischen Methode. Feldärztl. Beilage d. Münchener med. Wochenschr. No. 21. S. 761.

219. v. Pflugk u. Weiser, Einführung des Sweetschen Verfahrens zur Fremdkörperlokalisation am Auge. Fortschritte auf dem Gebiete der Röntgenstrahlen. XXIV. S. 4.

220. Cords, Zur Therapie orbitaler Fremdkörper im Stellungskrieg. Zeitschr. f. Augenheilk. XXXV. S. 26.

221. Drüner, Stereoskopie in der Röntgentechnik. Beitr. zur klin. Chirurgie XCVIII. Heft 5. S. 682.

222. Fisher, The use and misuse of localising charts for plotting the positios of foreign bodies in the eyeball. Ophth. Review. Okt./Dec.

223. Trendelenburg, Über stereoskopische Meßmethoden an Röntgenaufnahmen. Deutsche med. Wochenschr. S. 57.

224. Terrien et Ledoux-Lebard, L'extraction des corps étrangers intraorbitaires sous le contrôle intermittent de l'écran. Arch. d'Opht. XXXV. p. 35.

225. Fleischer, Über intraokulare Fremdkörper mit besonderer Berücksichtigung der Kriegserfahrung. Münch. med. Wochenschr. Nr. 14. S. 504. Württ. Med. Korresp.-Bl.

1917. 226. Maas, Über Kupfersplitterverletzung des menschlichen Auges. Inaug.-Diss. Heidelberg.

227. Bergmann, Zur Lagebestimmung von metallischen Fremdkörpern in Auge und Augenhöhle. Mediz. Klinik. Nr. 9. S. 252.

228. Cords, Fremdkörperextraktion aus dem Augapfel unter Leitung des Röntgenschirms. Zeitschr. f. Augenheilk. XXXVII. S. 67.

229. Eaton, The more accurate determination of the position of foreign bodies in their relation to the eyeball and its component structures. Brit. Journ. of Ophth. Dec.

230. Engelbrecht, Zur Entfernung von nichtmagnetischen Fremdkörpern aus dem Innern des Auges. v. Graefes Arch. f. Ophth. XCIV. S. 329.

231. Wessely, Kriegsophthalmologische Demonstrationen. (Sitz. d. ärztl. Bezirksvereins Würzburg am 21. Nov. 16.) Münch. med. Wochenschr. Nr. 1. S. 22.

1917. 232. Hasselwander, Die Bedeutung röntgenographischer und röntgeno-
skopischer Methoden für die Fremdkörperlokalisation. Münch. med.
Wochenschr. S. 696 u. 732.

233. v. Pflugk, Der röntgenographische Fremdkörpernachweis im Auge.
Münch. med. Wochenschr. Nr. 32. S. 1050.

234. Engelbrecht, Das Hasselwandersche Verfahren in seiner Anwendung
auf die Röntgenlokalisation von Fremdkörpern im Auge. Klin. Monatsbl.
f. Augenheilk. LVIII. S. 181 u. 548.

1918. 235. Blatt, Beitrag zur genauen Lokalisierung der orbitalen Steckschüsse
durch klinische Symptome. Wiener klin. Monatsschr. Nr. 2. S. 61.

236. Engelbrecht, Eine weitere Verbesserung der Lagebestimmung von
Fremdkörpern im Augapfel mit Hilfe der Stereoskiagraphie. Klin.
Monatsbl f. Augenheilk. LX. S. 751.

237. Köhler, Zur röntgenologischen Differenzierung intra- und extrabulbär
sitzender Geschoßsplitter. Münch. med. Wochenschr. Nr. 15. S. 399.

238. Kuborn, Zur röntgenologischen Differenzierung intra- und extrabulbär
sitzender Geschoßsplitter. Klin. Monatsbl. f. Augenheilk. LXI. S. 326.

239. Fleischer, Über die Anwendung des Trendelenburgschen Verfahrens
bei der Röntgendiagnose intraokularer Fremdkörper. Ber. über die
41. Vers. d. Ophth. Ges. Heidelberg. S. 186. Disk.: Comberg, Engelbrecht.

240. Franke, Vorführung von Röntgenbildern. Ber. über die 41. Vers.
Ophth. Ges. Heidelberg. S. 304.

241. v. Szily, Atlas der Kriegsaugenheilkunde. Enke. S. 346.

242. Jess, Augenärztliche Kriegserfahrungen. Samml. zwangl. Abh. a. d. Geb.
d. Augenheilk. X. 3.

243. Valude, Radioscopie et radiographie des corps étrangers oculaires
Ann. d'oculist. CLV. Juin. p. 261.

244. Duhamel, Quelques considérations sur la frequence des plaies pénétrantes de l'œil par petits corps étrangers et sur l'extraction des corps
non magnétiques intra-oculaires. Ann. d'oculist. CLV. p. 343.

245. Salzer, Die Röntgenstrahlen in der Augenheilkunde. Lehrb. der Röntgen-
kunde. III. Nach Rieder u. Rosenthal.

Experimentelle Untersuchungen über die chemische Wirkung von Fremdkörpern auf das Auge.

§ 195.   Grundlegend für unsere Anschauungen über die entzündungerregende Wirkung von Fremdkörpern auf das Auge durch chemischen Reiz sind
die verdienstvollen, vornehmlich am Kaninchenauge angestellten experimentellen
Untersuchungen Lebers geworden, deren Resultate er in gelegentlichen Mitteilungen, z. B. auf dem internationalen medizinischen Kongreß in London (1881),
und zusammenfassend in seinem klassischen Buch: »Die Entstehung der Entzündung und die Wirkung der entzündungerregenden Schädlichkeiten« niedergelegt hat. (1891). Von den Versuchen, bei denen zahlreiche anorganische und
organische Substanzen auf ihre entzündungerregende Wirkung für das Auge geprüft sind, seien hier nur die angeführt, die sich auf die bei Augenverletzungen
in Betracht kommenden Fremdkörper beziehen. Im Anschluß an die Leberschen Versuche wird noch auf einige weitere Untersuchungen hingewiesen.

Versuche über die Wirkung von Fremdkörpern aus Gold und
Silber. Versuche mit Fremdkörpern aus legiertem oder chemisch reinem Gold
ergaben, daß auch nach Jahr und Tag nicht die mindeste für das bloße Auge
erkennbare Entzündung mit Exsudation eintrat, daß sich aber bei der mikro-

skopischen Untersuchung schon nach Verlauf von einigen Wochen sehr deutliche
Endothelproliferation, Riesenzellenbildung und Leukocytenemigration nachweisen
ließen.

Ein in die vordere Kammer eines Kaninchens eingeführtes Stück Golddraht
von 2 cm Länge lag 269 Tage lang völlig reaktionslos in der vorderen Kammer.

Versuche mit Fremdkörpern aus Gold und Silber im Glaskörper des Auges
ergaben nach ihrem längeren Verweilen in der Retina und im Glaskörper sehr
langsam fortschreitende proliferative und entzündliche Veränderungen mit Ausgang in Atrophie nervöser Elemente. Ophthalmoskopisch fanden sish anfangs
Verengerung der Netzhautarterien, dann deutliche Atrophie der Markstrahlen,
feine Pigmentveränderungen und Fleckung des Augenhintergrundes, und zwar
bei einem Versuch mit Silberdraht bereits nach einigen Wochen.

Versuche über die Wirkung von Fremdkörpern aus Glas. Das
Auge verhielt sich gegen die Wirkung in die vordere Kammer eingeführter
Glassplitter in der ersten Zeit indifferent, erst nach längerem Verweilen machten
sich leichte, stetig zunehmende Proliferationserscheinungen bemerkbar, die als
chemische, nicht etwa als mechanische Wirkung aufzufassen waren. So trat bei
einem in die vordere Kammer eingeführten 6 mm langen Glassplitter nach
5 Monaten eine zarte Hornhauttrübung auf, die nach weiteren 3 Monaten so zugenommen hatte, daß der Fremdkörper kaum noch erkannt werden konnte.
Ein Jahr nach seiner Einführung war die ganze untere Hornhauthälfte diffus getrübt, auch bestanden leichte Injektion und eine hintere Synechie. Als der
Versuch nach 14 Monaten abgebrochen wurde, war die Hornhauttrübung noch
opaker geworden. Anatomisch fanden sich Gewebsproliferation im Kammerwinkel und eine zarte fibrilläre Auflagerung auf der Hornhauthinterfläche. Bei
Versuchen mit Einführen von fein zerriebenem Glas konnte eine Resorption der
Partikelchen, wohl durch Leukozytentransport, nachgewiesen werden. Bei Glassplittern, die in den Glaskörper eingeführt waren, entwickelten sich ähnlich
wie nach Einführung von Golddrähten nach längerem Verweilen leichte, mit dem
Augenspiegel nachweisbare Degenerationserscheinungen an der Retina. Anatomisch
fanden sich feine Gewebsveränderungen, wie Wucherung der Neuroglia und des
Pigmentepithels, Atrophie nervöser Elemente und Verdickung der Gefäßwände.

Versuche über die Wirkung von Fremdkörpern aus Eisen und
Stahl. Stücke von Nähnadeln von 5—6 mm Länge, die in die vordere Augenkammer eingebracht waren, riefen nur höchst geringfügige Gewebsveränderungen
entzündlicher Natur hervor und wurden lange Zeit hindurch ohne nennenswerte
schlimmere Folgen für das Auge vertragen. Der Fremdkörper wurde allmählich
in ein zartes Häutchen, das eine gelbliche bis rostbraune Färbung durch Ablagerung von Eisenoxydhydrat annahm, eingehüllt, durch Lageveränderung entstand
vorübergehende Injektion am Auge. Berührte die Nadel direkt die Hornhaut,
so trat daselbst eine umschriebene Trübung mit nachfolgender Vaskularisation auf.
Ganz allmählich buchtete sich die getrübte und vaskularisierte Stelle vor, und
der Fremdkörper wurde nach und nach spontan ausgestoßen, so in einem Versuch 527 Tage nach der Einführung. Wurde feines Eisenpulver in die vordere
Kammer gebracht, so war die Wirkung etwas stärker, doch blieb auch hier
höhergradige Entzündung, vor allem eitrige, aus. Es kam zu allmählicher Resorption des Eisenstaubes, wobei anatomisch, neben Zellenproliferation, Riesenzellen in der Umgebung der von Rost eingehüllten Eisenkörnchen gefunden
wurden. Ähnlich war die Wirkung nach Einführen von fein gepulvertem Rost
(Eisenoxydhydrat).

Wurden Stücke von Nähnadeln in das Hornhautgewebe eingeführt, so bewirkten sie nur geringe entzündliche Erscheinungen, blieben von einer Oxydschicht umgeben lange liegen, und die angrenzende Hornhaut nahm eine vom Eisengehalt herrührende gelbliche Farbe an. Durch Infiltration und Erweichung der umgebenden Gewebe wurden sie schließlich abgestoßen, in der Regel nach außen, bei tiefem Sitz auch in die vordere Kammer.

Tierversuche über die Wirkung von Eisensplittern in der Linse nahm LEBER nicht vor, weil genügende Beobachtungen am menschlichen Auge gezeigt hatten, daß kleine in die Linse eingedrungene Eisensplitter anfangs ohne Schaden vertragen werden, daß es aber weiterhin zu Lösung des Metalls, Verbreitung durch Diffusion und nachträglichen Ausscheidungen auf einen gewissen Abstand vom Fremdkörper in Gestalt von rostgelber Verfärbung kommt.

Bei Einführung von Eisensplittern in den Glaskörper traten innerhalb weniger Tage Ablösung und Zerreißung der Netzhaut durch Glaskörperschrumpfung und eine eigentümliche Atrophie der Netzhaut auf. Die Vorgänge beruhen vornehmlich in einer chemischen und physikalischen Einwirkung des Eisens auf die zarten Gewebe der Netzhaut und des Glaskörpers. Das Auge des Kaninchens ist mehr als das menschliche Auge zur Entstehung von Netzhautablösung disponiert. Die Umhüllungsschicht des Fremdkörpers nahm eine rostbraune Färbung an. Die anatomische Untersuchung wies eine primäre Verdichtung des Glaskörpers durch die Durchtränkung mit einer organischen Eisenverbindung, einem Eisenalbuminat, nach, später das Auftreten von Fibrin und Bindegewebszügen; beide Vorgänge führten zu starker Schrumpfung. Die Netzhaut zeigte eine frühzeitige Atrophie der äußeren Schichten mit Auftreten von großen mosaikartig angeordneten Zellen, die Detritus der Retina und Elemente der Stäbchenschicht in sich aufgenommen hatten. Die stäbchenhaltigen Zellen schienen zum Teil aus Leukozyten, zum Teil aus Pigmentzellen entstanden zu sein.

Das Einführen von schwerlöslichen Eisenverbindungen, Eisenoxydhydrat, hatte viel geringere Wirkung und führte nur zu einer langsam sich entwickelnden partiellen Atrophie der Retina, nicht zur Ablösung.

Zur Erklärung der Wirkung des Eisens auf die Gewebe nahm LEBER an, daß das Eisen in der Augenflüssigkeit vermittels der darin enthaltenen Kohlensäure gelöst, daß das durch Diffusion verbreitete doppeltkohlensaure Oxydulsalz später zu Eisenoxydhydrat oxydiert wird, das sich als unlösliche Substanz ausscheidet und liegen bleibt.

v. HIPPEL (1894) stellte zahlreiche Versuche an Kaninchenaugen mit Einführung von Eisensplittern und mit Injektion von Blut an, um xenogene und hämatogene Eisenablagerung isoliert verfolgen zu können. Die Versuche mit Einführung von Eisensplittern ergaben hinsichtlich der Fernwirkung, daß sich bei beliebigem Sitz des Corpus alienum nach einer gewissen Zeit mikrochemisch nachweisbares Eisen in diffuser Ausbreitung im Epithel der Ziliarfortsätze, der Pars ciliaris retinae, im Kapselepithel der Linse, wenn die Kapsel irgendwie verletzt war, unter Umständen im Epithel der Iris, ferner bei Lage des Fremdkörpers in der Vorderkammer in gewissen Zellen, die im Kammerwinkel auftreten, findet. Die Veränderungen der Retina bei Fremdkörpereinführung in den Glaskörper stimmten mit den LEBERschen Befunden überein.

GRUBER (1893, 1894) stellte Versuche an Katzenaugen über die Rostablagerung in der Hornhaut an. Das Zustandekommen des Rostringes erklärte er nach der LEBERschen Auffassung, daß durch die Einwirkung der freien Kohlensäure in der Hornhaut das metallische Eisen als saures kohlensaures Eisenoxydul in Lösung gelangt und sekundär durch die Einwirkung der äußeren Luft als unlösliches Eisenoxydhydrat niedergeschlagen wird. Die Lösung der Eisens in organischer Form kommt nach ihm für das Auge wenig in Betracht. Die Versuche ergaben das Resultat, daß sich die in die Hornhaut eingeführten Eisenkörper in ihrer chemischen Beschaffenheit verschieden verhalten. Das metallische Eisen und das Eisenoxydul sind als different, das Eisenoxyd aber als indifferent anzusehen. Gemenge aus beiden (z. B. Hammerschlag) verhalten sich in desto höherem Grade chemisch reizend, je mehr die Oxydulquote die Oxydquote übersteigt. Die aus dem Fremdkörper in die umgebende Hornhaut erfolgende Rostablagerung (Rostring) stellt einen nur am Einstich mit dem Stichkanal zusammenhängenden Mantel dar, der sonst durch oxydfreie Partien von ihm getrennt ist. Auch bei nicht perforierenden Fremdkörpern kommt es oft ·zur Oxydablagerung an der Descemet. Die Rostablagerung außerhalb des Fremdkörpers erfolgt ungemein rasch, so daß man schon 5 Minuten nach Einführung des Fremdkörpers den Beginn des Rostringes nachweisen kann. Der Nachweis durch Überführung des Rostringes in Berlinerblau mit Ferrozyankalium und Salzsäure wurde in vivo vorgenommen. Die Hornhautgrundsubstanz zeigte dem Eindringen des Eisenoxyds gegenüber ein verschiedenes Verhalten, das Hornhautepithel verhielt sich außerordentlich widerstandsfähig dagegen.

Schließlich ist noch hinzuweisen auf die Untersuchungen von ERDMANN (1907), der bei Kaninchen experimentell dauerndes Glaukom mit seinen Folgezuständen erzeugte durch Elektrolyse des Kammerwassers mittels einer Stahlnadel als positive Elektrode, wobei feinkörnige Oxydationsprodukte des Stahls abgeschieden wurden. Sodann modifizierte er die Methode und injizierte das außerhalb des Auges elektrolytisch dargestellte Eisen in die vordere Kammer; Kammerwasser, das Tieren entnommen war, wurde der Elektrolyse unterworfen und injiziert. Die chemische Untersuchung ergab im Filtrat Spuren von Eisen (Eisenalbuminat), sowie im Rückstand Ferrohydroxyd neben etwas Ferrihydroxyd. In etwa 75 % der Fälle trat dauernde Drucksteigerung mit ihren Folgezuständen ein, die durch Obliteration des Kammerwinkels verursacht wird. Dieselbe kommt zustande durch eine proliferierende Entzündung im Filterwerk des Kammerwinkels infolge der Überschwemmung der Maschenräume mit den feinkörnigen elektrolytisch dargestellten Oxydationsprodukten des Eisens. Siderosis bulbi wurde klinisch nie beobachtet.

Ebenso wurde Glaukom erzeugt durch Injektion einer Eisenmasse, die durch längeres Lagern von Stahlstückchen in physiologischer Kochsalzlösung gewonnen war. Die flockige ockergelbe Masse bestand aus Eisenhydroxyd.

Versuche mit anderen durch Elektrolyse gewonnenen Metalloxydationsprodukten, wie vom Kupfer, Zink und Silber, ergaben kein Glaukom, weil sie zu starke Entzündung hervorriefen.

AUSIN (1891) stellte Tierversuche über die Verrostung der Linse mit Einführung von Nähnadelspitzen in die Linse an.

Versuche über die Wirkung von Fremdkörpern aus Kupfer. Das Kupfer erwies sich bei LEBERS Versuchen im Auge als weit stärker entzündungerregend als das Eisen und rief unter gewissen Umständen ausgesprochene Eiterbildung hervor. Die Wirkung war je nach dem Sitz des Fremdkörpers verschieden hochgradig und führte zu der Annahme, daß eine ausgesprochen eitrige Entzündung nur dann zustande kommt, wenn der Fremdkörper direkt mit gefäßhaltigen Teilen in Berührung ist und seine chemische Wirkung nicht durch stärkeren Eiweißgehalt des umgebenden Mediums abgeschwächt wird.

Sterilisierte, 5—6 mm lange, durch die Hornhaut in die vordere Kammer gebrachte Kupferdrähte riefen bei ihrer Lage auf der Iris ausnahmslos in ihrer Umgebung eitrige Exsudation hervor.

Die Eiterung begann schon nach 15 Stunden und nahm schnell zu, so daß oft schon nach 24 Stunden der Fremdkörper von eitrigem Exsudat verhüllt war. Dabei hatte der Prozeß einen ausgesprochen lokalen, auf die Umgebung des Fremdkörpers beschränkten Charakter. Die Eiterung nahm einige Tage zu, kam von der 2. bis 3. Woche ab zum Stillstand und führte zu allmählicher Rückbildung. Die Hornhaut hatte sich an der Stelle des Fremdkörpers stark vaskularisiert. Das Exsudat nahm schmutziggelbe Farbe an und enthielt Kupferverbindung. Nach einigen Wochen wurde mehrfach Erweichung der Hornhaut von den tiefsten Schichten aus und Spontanausstoßung des Fremdkörpers beobachtet, worauf der Prozeß rasch heilte. Die Abnahme und Rückbildung des entzündlichen Prozesses fanden ihre Erklärung in der Bildung einer Art Schale um den Fremdkörper aus verändertem, mit Kupferverbindungen imprägniertem Exsudat, die ein Hindernis für die weitere chemische Wirkung des Fremdkörpers abgeben mußte.

Nach Einbringen von aseptischem Kupferstaub in die vordere Kammer war die Iris am ersten Tage nach der Einführung von zahllosen Eiterpünktchen bedeckt, die innerhalb der nächsten 4 Tage zunahmen, dann aber nach und nach samt den Kupferteilchen spurlos verschwanden, so daß die Lösung und Resorption des Metalls schlagend bewiesen wurde. Der Eiter war mikrobienfrei.

Durch die Hornhautmitte direkt in die Linse eingestochene und dort ohne Irisberührung festhaftende Kupferstückchen erregten gar keine Entzündung, sondern wurden gut vertragen, ohne einmal zur totalen Linsentrübung zu führen. Bei den so eingeführten Fremdkörpern, deren vorderes Ende in die vordere Kammer ragte, war die Exsudation minimal. Der in der Linse steckende Abschnitt rief nur in der nächsten Umgebung eine zarte, langsam etwas zunehmende und später schmutziggelb verfärbte Trübung hervor, während die übrige Linse durchsichtig blieb.

Die anatomische Untersuchung eines 8 Wochen lang beobachteten Auges bestätigte das Fehlen von eitriger Entzündung und wies in der Linse gewöhnliche Veränderungen der Katarakt ohne zellige Einlagerung auf. Nur an der Pars ciliaris retinae war das Pigmentepithel proliferiert. Durch nachträgliche Verschiebung des anfangs ohne Entzündung in der Linse steckenden Fremdkörpers auf die Iris ließ sich beweisen, daß das Ausbleiben der Entzündung in der Tat vom Sitz abhing, da nun eitrige Entzündung auftrat.

In das Hornhautgewebe eingeführte Kupferstückchen führten klinisch innerhalb einiger Tage zu Trübung und Infiltration in der Umgebung, Auflagerung von Fibrin auf die Hornhauthinterfläche, leichte Kammerwassertrübung und anatomisch zu zirkumskripter Nekrose in der Umgebung des Fremdkörpers und Leukozyteneinwanderung vom Hornhautrand her. In einem Fall, in dem der Fremdkörper in die vordere Kammer ragte, trat Hypopyonbildung auf. Im ganzen war die Keratitis bei Sitz des Fremdkörpers in der Hornhaut gering. Die Einführung von Kupferdrähten in den Glaskörperraum führte je nach der Lage bald früher, bald später zu atrophischer Degeneration und ausgedehnter Nekrose der Netzhaut, oft auch zur Ablösung derselben. Frühzeitig fanden sich dichtere Fibrinnetze im Glaskörper, die bei der Schrumpfung eine besondere Rolle spielten, während die direkte Einwirkung des Kupfers auf den Glaskörper sich geringer erwies als die des Eisens. Lag der Fremdkörper den Augenhäuten, besonders dem Ziliarkörper, direkt auf, so kam es zu eitriger Exsudation in seiner Umgebung.

Schmidt (1898) stellte Versuche mit Einführung von Kupferdraht in das Kaninchenauge an, um den Nachweis des Kupfers in dem Gewebe und das Verhalten der Kupferreaktion näher festzustellen. Ferner. sei noch hingewiesen auf die von Denig (1896) am Kaninchenauge durch Einführung von Fremdkörpern (Messingsplitter) in die Vorderkammer angestellten Versuche über die Wanderung der Fremdkörper. Wir kommen darauf später zurück.

Versuche über die Wirkung von Fremdkörpern aus Blei. Fremdkörper aus Blei verhielten sich in der vorderen Kammer des Kaninchenauges ziemlich indifferent, doch weniger als Fremdkörper aus Gold oder Glas, und riefen makroskopisch erkennbare geringe Gewebsveränderungen entzündlicher Natur hervor, die im weiteren Verlauf rückgängig wurden. Es fanden sich Hornhauttrübung, Vaskularisation und Proliferation von Bindegewebe mit Riesenzellen. Geringe Löslichkeit des Metalls war auch hier nachweisbar. Im Glaskörperraum bewirkte das Blei viel stärkere Veränderungen als in der Vorderkammer. Neben Verdichtung und Schrumpfung des umgebenden Glaskörpergewebes, Ablösung und Zerreißung der Netzhaut trat eine besondere Form von Entzündung der inneren Augenhäute mit zirkumskripter eitrig-fibrinöser Exsudation auf, die zu Bindegewebsproliferation und Schrumpfung führte, sowie zur Einkapselung des Fremdkörpers durch zellenreiches, teilweise pigmentiertes Bindegewebe, wobei Riesenzellen vorkamen. Der Glaskörper kann geringe Mengen von metallischem Blei lösen. Die Schwerlöslichkeit der kohlensauren Salze vermag die geringere Wirkung zu erklären. Auf die Versuche von Rolland (1887), Tornatola (1894) und Ovio (1895), die mit Schrotkörnern angestellt sind, komme ich bei den Schrotschußverletzungen (Abschn. VI) zurück.

Versuche über die Wirkung von metallischem Quecksilber und Quecksilberverbindungen. Das Quecksilber erwies sich in Übereinstimmung mit früheren Untersuchungen als ausgesprochen eitererregend. Einführen von Quecksilber in die vordere Kammer rief konstant heftige Entzündung mit rasch auftretender und zunehmender Eiterung hervor. Das Einbringen von Quecksilberoxyd und Quecksilberjodid übte nekrotisierende Wirkung aus, der die Eiterung nachfolgte.

Injektionen von Quecksilber, gelbem Quecksilberoxyd, Kalomel in die Hornhaut veranlaßten Nekrose und Leukozyteneinwanderung.

Die Injektion von Quecksilber in den Glaskörper rief stets Eiterung mit Ausgang in Phthisis bulbi hervor.

Versuche über die Wirkung fein verteilter, pulveriger, schwerlöslicher anorganischer Substanzen. Allen geprüften, in Pulverform eingeführten Substanzen, Zinnober, Gold, Platin, Kieselsäure, Baryumsulfat und Graphit kam, wenn auch in geringerem Grade, die Fähigkeit zu, auf Abstand hin entzündliche Vorgänge, Hyperämie, vermehrte Eiweiß- und Fibrinausscheidung, Leukozytenemigration und Gefäßneubildung hervorzurufen. In kompakter Masse war die Wirkung aller dieser Substanzen sehr gering, sie wurde aber durch die feine Verteilung und die damit verbundene Oberflächenvergrößerung erheblich gesteigert.

Versuche über die Wirkung von organischen Substanzen pflanzlicher und tierischer Herkunft. Zahlreiche Substanzen wurden von Leber geprüft, wie Gummiharz, Krotonöl, Terpentinöl, Kantharidin, Jequirity, Indigo, Harnsäure usw. Die Wirkung dieser Stoffe gestaltete sich je nach der Art der

Substanz verschieden, doch handelte es sich dabei nur um graduelle, nicht um fundamentale Unterschiede. Bei einzelnen Substanzen, besonders den Acria, trat bei stärkerer Konzentration die nekrotisierende Wirkung in den Vordergrund, bei schwächerer Konzentration die Hervorrufung seröser oder fibrinöser Entzündung. Doch ging ihnen unter gewissen Umständen die Fähigkeit, Eiterung zu erregen, nicht ganz ab. Aseptisch eingeführte frische tierische Gewebsstücke, wie Muskel, Sehnen, Sehnerv usw., wurden von Fibrin umhüllt, von Leukozyten und Riesenzellen durchsetzt und allmählich vollständig resorbiert.

Versuche über die entzündungerregende Wirkung mechanischer Einflüsse. Versuche am Kaninchenauge mit oft wiederholter mechanischer Reizung der gefäßlosen Hornhaut haben in Bezug auf die Entstehung von Entzündung ein völlig negatives Resultat ergeben. Noch so oft und lange wiederholtes Bürsten der Hornhaut mit einem steifen Pinsel oder Klopfen mit einem harten Körper veranlaßten entweder gar keine Veränderung oder nur eine geringe vorübergehende Trübung. Bei längerem Druck auf die Haut entsteht Hyperämie und Blasenbildung durch direkte Einwirkung auf die Gefäße. Mechanische Einwirkung durch den Fremdkörper auf das umgebende Gewebe spielt eine untergeordnete Rolle bei Entstehung von Fremdkörperentzündung.

Anschließend an die Ergebnisse der Leberschen Untersuchungen seien noch einige weitere experimentelle Untersuchungen über Fremdkörperwirkung angeführt.

Versuche über die Wirkung von Fremdkörpern aus Zink. Vollert (1898) hat entsprechend der Leberschen Versuchsanordnung Versuche am Kaninchenauge mit Einführung von sterilisiertem, chemisch reinem Zink, von Zinkstaub und Stückchen von dem im Handel vorkommenden Zinkblech und Zinkdraht, die noch einen Gehalt an Eisen, Kadmium und arseniger Säure zu besitzen pflegen, angestellt. Die Fremdkörper wurden in den Glaskörper eingeführt und die Augen bis zu 24 Wochen beobachtet und mikroskopisch untersucht. Die Folgen der Einführung des Zinks bestanden in der Bildung eines entzündlichen Exudates in der Umgebung des Fremdkörpers mit Verdichtung der Glaskörpersubstanz, im Auftreten von Retinitis mit oder ohne Abhebung der Retina und in Atrophie der Netzhautschichten. Das Zink steht im Grade der entzündungerregenden Wirkung zwischen dem Silber und dem Blei, aber dem letzteren bei weitem näher als dem ersteren.

Speciale-Cirincione (1907) hat Versuche mit Eintreibung von Steinsplittern in die Iris am Kaninchen angestellt. Es wurden drei Versuchsreihen gemacht, erstens mit Splittern, die er bei zwei Patienten extrahiert hatte, zweitens mit Splittern von Kalkstein, Marmor, Sandstein, Backstein und Tuff, die durch Zertrümmern großer Stücke gewonnen und nicht sterilisiert wurden, und drittens mit Splittern derselben Steinsorten, die durch Eintauchen in Staphylokokkenbouillonkulturen infiziert und dann getrocknet waren. Bei den Versuchen der ersten und zweiten Gruppe, die bis auf 4 Monate Beobachtungsdauer ausgedehnt wurden, trat keine Entzündung auf, während bei der dritten Gruppe von Versuchen sich innerhalb eines Tages schwere Entzündung entwickelte.

Um die entzündungerregende Wirkung einiger pflanzlicher Fremdkörper zu prüfen, stellte Kahn (1914) in der Augenklinik zu Heidelberg auf meine Veranlassung Versuche am Kaninchenauge an. Wurden kleine sterilisierte Stücke von Stroh, Ährengrannen oder frischem Gras in die Vorderkammer oder in den Glaskörper eingeführt, so ergaben sich selbst beim Verweilen bis zu 115 Tagen klinisch keine Entzündungserscheinungen und pathologisch-anatomisch nur ganz minimale Veränderungen an den Geweben in der Umgebung der Fremdkörper. Die genannten Stoffe verhalten sich also chemisch relativ indifferent. Wurden aber bei einer zweiten Versuchsreihe vorher nicht sterilisierte Stückchen von Stroh oder Ährengrannen eingeführt, so kam es schon nach wenigen Tagen zu deutlicher Entzündung des Auges, die langsam zunahm. Die pathologisch-anatomische Untersuchung ergab stärkere exsudative, proliferierende und degenerative Erscheinungen. Wie durch kulturelle und mikroskopische Kontrolluntersuchungen nachgewiesen wurde, hafteten den nicht sterilisierten Ährengrannen und Strohstückchen verschiedenartige Keime an. Die beobachtete Entzündung war sicher infektiöser Natur.

Literatur zu § 195.

1874.   1. Gruber, Über Rostablagerung in der Hornhaut. v. Graefe's Arch. f. Ophth. XL, 2. S. 154.

1881.   2. Leber, Über die Wirkung von Fremdkörpern im Innern des Auges. Transact. of the Internat. med. Congr. London. VII. Session. III. p. 15—19.

1887.   3. Rolland, Explication expérimentale de l'immunité apanophtalmique des grains de plomb. Recueil d'Opht. p. 530.

1891.   4. Ausin, Das Eisen in der Linse. Inaug.-Diss. Dorpat.

        5. Leber, Die Entstehung der Entzündung und die Wirkung der entzündungerregenden Schädlichkeiten. Leipzig, Wilhelm Engelmann.

1893.   6. v. Hippel, Über Siderosis bulbi und die Beziehung zwischen siderotischer und hämatogener Pigmentierung. Bericht über die 23. Vers. d. Ophth. Ges. zu Heidelberg. S. 30.

        7. Gruber, Über Rostablagerung in der Hornhaut. Bericht über die 23. Vers. d. Ophth. Ges. zu Heidelberg. S. 38.

1894.   8. v. Hippel, jun., Über Siderosis bulbi und die Beziehungen zwischen siderotischer und hämatogener Pigmentierung. v. Graefes Arch. f. Ophth. XL, 1. S. 123.

        9. Tornatola, Sur les blessures de l'œil par armes à feu. Revue gén. d'Opht. p. 206.

1895. 10. Ovio, Sulla penetrazione dei pallini da schioppo nell' occhio. Ann. di Ottalm. XXIV. p. 14.

1896. 11. Denig, Ortsveränderungen von Fremdkörpern in der vorderen Kammer von Kaninchen. Bericht über die 25. Vers. d. Ophth. Ges. zu Heidelberg. S. 305.

       12. Denig, Experimentelle Beobachtungen über ein bisher unbekanntes Verhalten von Fremdkörpern in der vorderen Kammer. Klin. Monatsbl. f. Augenheilk. S. 210.

1898. 13. Schmidt, Über den Nachweis von Kupfer in den Geweben des Auges nach Verweilen von Kupfersplittern im Innern desselben. v. Graefes Arch. f. Ophth. XLVI. S. 665.

       14. Vollert, Über einen Fall von Fremdkörperverletzung durch Zink, nebst pathologisch-anatomischen Untersuchungen über die Wirkung des Zinkes im Glaskörper des Kaninchenauges. v. Graefes Arch. f. Ophth. XLVI. p. 656.

1907. 16. Erdmann, Über experimentelles Glaukom nebst Untersuchungen am glaukomatösen Tierauge. v. Graefe's Arch. f. Ophth. LXVI. S. 325.

       16. Speciale-Cirincione, Über Steinsplitter der Iris. Zeitschr. f. Augenheilk. XVII. S. 143.

1914. 17. Kahn, Über die Wirkung einiger pflanzlicher Fremdkörper auf das Kaninchenauge. Inaug. Diss. Heidelberg.

Über die chemische Wirkung von Fremdkörpern auf das menschliche Auge.

Einige bei Verletzungen am menschlichen Auge wichtige Fremdkörperarten müssen hinsichtlich ihrer entzündungerregenden Wirkung und ihrer Folgen auf das menschliche Auge näher besprochen werden. Die klinische Erfahrung hat gezeigt, daß im allgemeinen die durch experimentelle Forschung festgestellten Folgen von aseptisch in das Tierauge eingeführten Fremdkörpern auch für das menschliche Auge zutreffen.

Über die Wirkung von Fremdkörpern aus Eisen und Stahl auf das menschliche Auge. Siderosis bulbi.

§ 196. Die klinische Beobachtung und die anatomische Untersuchung menschlicher Augen mit intraokularen Eisensplittern haben in voller Übereinstimmung mit den grundlegenden Versuchen LEBERS ergeben, daß ein aseptisch eingedrungener Eisensplitter anfangs nur eine geringe entzündungerregende Wirkung auf die menschlichen Augenhäute ausübt. Die schädlichen Folgen, die bei längerem Verweilen eines intraokularen Eisensplitters dem Auge drohen und die in der Regel früher oder später zu Verlust des Sehvermögens führen und selbst die Erhaltung des Auges gefährden, sind folgende: 1. allmählich zunehmende Verrostung des Auges mit Netzhautdegeneration (Siderosis bulbi), 2. Entzündung nach erfolgter Verrostung des Auges, 3. Netzhautablösung besonders· durch Glaskörperschrumpfung; dazu kommen als seltenere Folgen 4. die isolierte Makulaerkrankung und 5. Drucksteigerung.

Die wichtigste Folge von intraokularen Eisensplittern ist die Verrostung des Auges, die Siderosis bulbi.

Wenn auch die rostbraune Verfärbung an der Linse und Iris menschlicher Augen bei Anwesenheit von Eisensplittern im Auge längst bekannt war und besonders A. v. GRAEFE (1860) schon auf die diagnostische Bedeutung dieser Veränderung hingewiesen hatte, so ist doch erst nach dem Bekanntwerden der LEBERschen Untersuchungen am Tierauge und seiner Auffassung über das Zustandekommen der Verbreitung des Eisens im Auge (1881, 1891) die Wirkung des Eisens auf das menschliche Auge näher erforscht und bekannt geworden. BUNGE (1890) hat auf Grund klinischer Beobachtungen und der anatomischen Untersuchung eines Auges auf die Verbreitung des Eisens im menschlichen Auge hingewiesen und den Namen Siderosis bulbi für die Imprägnation der Gewebe mit Eisen eingeführt. Der Name Siderosis ist schon vorher in der Literatur zu finden. So beschrieb REICH (1881) als Siderosis conjunctivae eine rostbraune eisenhaltige Verfärbung der Bindehaut, die er bei russischen Soldaten nach Selbstverletzung durch Ätzung mit Eisenvitriol festgestellt hatte. Kurz nach BUNGES Mitteilung hat AUSIN (1891) Untersuchungen über die Ausbreitung des Eisens in der Linse bekannt gegeben. Große Verdienste um die klinische, pathologischanatomische und mikrochemische Charakterisierung der Siderosis bulbi hat sich

E. v. Hippel (1893, 1894, 1896, 1901) erworben. Seitdem liegen zahlreiche Mitteilungen über Siderosis bulbi vor, die die Befunde von Bunge und v. Hippel bestätigt und erweitert haben, so von Hertel (1897), Vossius (1896, 1897, 1901, 1909), Gruber (1895), Hirschberg (1896, 1899, 1903, 1907), Krüger (1898), Schirmer (1898, 1907), Sattler (1899), Mackay (1899), Cramer (1899, 1902, 1905), Eisenrerg (1901), Neuburger (1901, 1903), Hazewinkel (1903), Kessel (1903), Lincke (1903), Andresen (1903), Uhthoff (1903), Hosch (1904), Wagenmann (1905), Horn (1906), Kipp (1906), Wörtz (1906), Rössler (1907), Muetze (1908), Gilbert (1908), Gray Clegg (1915), van der Hoeve (1918) u. a. Aus meinem Beobachtungsmaterial der Jenaer Augenklinik stammen die Mitteilungen von Hertel (1897), Lincke (1903), Kessel (1903), Wagenmann (1905), Binder (1905), Rössler (1907). Über Siderosis nach Kriegsverletzungen berichtete u. a. Hertel (1916), v. Szily (1918), Vogel (1919 aus der Heidelberger Klinik).

Das Wesen der Siderosis bulbi.

Die Siderosis bulbi besteht in einer vom eingedrungenen Fremdkörper ausgehenden Imprägnierung der Gewebe mit gelöstem Eisen und Fixierung des Eisens in einer unlöslichen Form. Man muß unterscheiden zwischen der direkten Siderosis, d. h. der Eisenablagerung in der unmittelbaren Umgebung des Fremdkörpers, und der indirekten Siderosis, d. h. der Eisenablagerung entfernt vom Sitze des Fremdkörpers. Die letztere stellt eine Fernwirkung infolge der Verbreitung des Eisens in gelöster Form durch Diffusion dar. Die direkte Siderosis besteht in einer rostbraunen intensiven Verfärbung der Gewebe und findet sich je nach dem Sitz des Fremdkörpers in der Hornhaut, Sklera, Iris, Linse, Glaskörper, Netzhaut usw. Sie beginnt schon in kürzester Zeit nach dem Eindringen des Fremdkörpers. Durch die indirekte Siderosis werden an den einzelnen Membranen des Auges charakteristische, klinische und pathologisch-anatomische Veränderungen hervorgerufen, die mit ganz bestimmten Funktionsstörungen verbunden sind. Sie kommt vor allem vor an der Hornhaut, Iris, Linse, Ziliarkörper, Glaskörper und Netzhaut; in den schwersten Fällen können alle Teile des Auges an der Siderosis teil nehmen. Der Niederschlag des Eisens in unlöslicher Form bei der indirekten Siderosis tritt nach v. Hippel (1894) vorwiegend an bestimmten Zellengruppen auf, ganz besonders an dem Epithel der Ziliarfortsätze, der Pars ciliaris retinae, der Netzhaut und dem Linsenkapselepithel. Die Aderhaut scheint fast immer so gut wie frei zu bleiben, wahrscheinlich weil die lebhafte Blutzirkulation eine Fixierung des zirkulierenden gelösten Eisens in der unlöslichen nachweisbaren Form verhindert. Herthel (1916) konnte bei einer Kriegsverletzung Siderosis der Aderhaut nachweisen.

Ein Granatsplitter war skleral eingedrungen und wenige Stunden nach der Verletzung mit dem Magneten entfernt. Bei der mikroskopischen Untersuchung des später enukleierten Auges fand sich ein zweiter kleiner Splitter in der Narbengegend, von dem eine ziemlich starke Siderosis in die nähere Umgebung und durch die Narbe hindurch auf die Aderhaut nach dem Ziliarkörper hin ausgegangen war. Die Netzhaut war nur ganz wenig ergriffen. Der sklerale Sitz des Splitters erklärt wohl die Siderosis der Aderhaut.

v. Hippel (1894) konnte ferner durch eingehende Untersuchungen die wichtige Tatsache nachweisen, daß auch aus dem Blut eine echte Siderosis entstehen kann, die von hämatogener Pigmentierung ganz unabhängig ist. Man muß deshalb eine direkt vom Fremdkörper stammende Siderosis — xenogene Siderosis — und eine vom Blut stammende — hämatogene Siderosis — unterscheiden.

Ich selbst beobachtete z. B. hämatogene Siderosis durch rezidivierende Blutungen viele Jahre nach doppelter Perforation durch einen Eisensplitter, der bei der Enukleation hinten auf der Sklera eingebettet gefunden wurde (mitgeteilt durch Thoma 1918).

Das Zustandekommen der xenogenen Siderosis wird wesentlich durch den Sitz des Eisensplitters beeinflußt. Nicht perforierende Splitter, die noch innerhalb der Hornhaut oder Sklera stecken, führen wohl zu stärkerer direkter Siderosis, dagegen ist der Grad der indirekten Siderosis äußerst gering, da die Lösung und Verbreitung des Eisens durch Diffusion in den festen Membranen erschwert ist. Bei Eisensplittern in der Vorderkammer, die frei mit dem Kammerwasser in Berührung stehen, kann das gelöste schädigende Eisen schnell weggeführt und beseitigt werden, so daß durch die zu günstigen Diffusionsbedingungen die indirekte Siderosis erschwert wird. Selbst die Irisverfärbung kann lange Zeit oder ganz ausbleiben. Bei Sitz des Eisensplitters innerhalb der Linse kommt es leicht zu direkter und indirekter Siderosis, die Fernwirkung auf den hinteren Bulbusabschnitt ist dabei oft erschwert und gering, bleibt aber vielfach keineswegs aus. Am leichtesten erfolgt der Eintritt einer ausgedehnten indirekten Siderosis mit ihren deletären Folgen für das Auge bei Sitz des Eisensplitters im hinteren Bulbusabschnitt, in der Ziliarkörpergegend, im Glaskörperraum oder in der hinteren Bulbuswand. Nur in seltenen Fällen kann dabei die indirekte Siderosis ausbleiben, wenn die Bedingungen zur Lösung und Diffusion erschwert sind. Freie Lage des Eisensplitters begünstigt die Lösung und die Diffusion, während vollständige bindegewebige Einkapselung des Fremdkörpers sie begrenzt.

Wird ein Eisensplitter mit dem Magneten extrahiert, so kann es vorkommen, daß sich kleine geformte Eisenteilchen vom Splitter ablösen und am Bett des Fremdkörpers im Auge zurückbleiben, die eine umschriebene Siderosis veranlassen, wie Fuchs (1914) in zwei Fällen pathologisch-anatomisch nachweisen konnte (Mattice 1914).

Hinsichtlich der Größe der Eisensplitter haben die Befunde ergeben, daß im allgemeinen mit der Größe des Splitters die Gefahren der Siderosis zunehmen, daß aber auch schon recht kleine, ja kleinste intraokulare Splitter je nach dem Sitz eine deletäre indirekte Siderosis hervorrufen können. Die Äußerung von Wirtz (1904), daß »kleinere Fremdkörper vertragen werden, größere nicht«, trifft in dieser Fassung nicht zu.

In den z. B. von Krüger (1898) mitgeteilten Fällen wurde hochgradige Siderosis bulbi veranlaßt durch Splitter, von denen der eine 0,95 mg und der andere 1,47 mg bei $1^{1}/_{2}$ mm Länge, $^{1}/_{2}$ mm Breite und $^{1}/_{4}$ mm Dicke wog. In Schiötzs (1908) Fall von beginnender Schädigung maß der in der Tiefe steckende Splitter $1 \times 1,5$ mm und wog 0,00045 g. Ich selbst fand bei einem in der Linse steckenden kleinen Eisensplitter von $^{7}/_{10}$ mg Gewicht nach Monaten deutliche Siderosis der Iris und Linse; ebenso berichtete Vossius (1909) über beginnende Siderosis der Linse bei einem minimalen Eisensplitter in derselben und Hüttemann (1913) über ausgesprochene Siderosis der Iris und Linse nach 2 Jahren bei einem winzigen Splitter von 0,00015 g und über beginnende Siderosis der Iris nach 1 Jahr bei einem in der Linsenkapsel steckenden Splitter von 0,00018 g.

Die indirekte Siderosis bulbi ist ein chronischer, langsam aber stetig zunehmender Prozeß. Die Zeit, in der sich die verschiedenen Veränderungen ausbilden, unterliegt größeren Schwankungen, einzelne Veränderungen erfordern zu ihrem Zustandekommen wenige Monate, andere Jahresfrist und mehr. Im allgemeinen treten die ersten deutlichen Veränderungen wenige Monate nach der Verletzung hervor. Größe und Sitz der Fremdkörper haben Einfluß auf die Entwicklungsdauer der Siderosis. So fand Fehr (1900) bei einem großen Splitter anatomisch in weniger als 4 Monaten hochgradige Siderosis bulbi entwickelt, und ich fand bei einem in den Glaskörper vorragenden länglichen Splitter bereits 2 Monate nach der Verletzung ophthalmoskopisch ausgedehnte Pigmentierung der Netzhaut und Makula mit entsprechend klinischen Erscheinungen. Wir kommen auf die zeitlichen Verhältnisse des Eintritts der Siderosis noch zurück.

Die Kriegserfahrung hat, worauf Hertel (1916) besonders hinwies, gezeigt, daß die chemische Zusammensetzung auf die Verrostung des Splitters Einfluß hat. Er konnte in mehreren Fällen eine sehr schnelle Siderosis der Augen nach Granatsplitterverletzung feststellen. In einem Fall, der am 24. Tag nach der Verletzung ad exitum kam, konnte Hertel anatomisch eine deutliche Siderosis des Splitterbettes und seiner Umgebung mit Übergreifen auf die Netzhaut nachweisen. Der Granatstahl enthält im allgemeinen viel mehr Phosphor, Stickstoff und Mangan als der Werkzeugstahl, aus dem die Splitter in der Friedenszeit meist bestehen. Die genannten Stoffe vermindern bei dem Granatstahl die Dehnungsfähigkeit, da er durch die Sprengstoffe leicht und in an sich feste Stücke zerfliegen soll.

Die Frage, ob ein eingedrungener Eisensplitter vollkommen verrosten und durch Auflösung des Rostes verschwinden kann, wurde von Hirschberg (1890 S. 37) auf Grund seiner Erfahrung für Splitter von nur 5—10 mg verneint. Im Gegenteil konnte er Splitter selbst nach 10—30 Jahren mit dem Magneten herausziehen. Der Fremdkörper kann nach ihm nur mürbe werden, meist bleibt der Kern fest. Die Rosthülle scheint einen Schutz gegen die Verrostung des Kerns abzugeben.

CRAMER (1899) nahm in einem Fall vollkommene Verrostung eines Splitters innerhalb von $1/_2$ Jahr an, so daß das verrostete Klümpchen oxydierten Eisens dem Magneten nicht folgte.

FRANKE (1901) fand nach Verletzung neben traumatischer Katarakt einen Eisensplitter von $1/_4$—$1/_3$ P Durchmesser im nasalen Teil der Netzhaut stecken. Etwa 11 Jahre später sah er an der Stelle nur eine weißgelbe Verfärbung, aber keinen metallischen Glanz. Sideroskop und Röntgenaufnahme waren negativ. Deshalb wurde Resorption des Splitters vermutet, ebenso in einem Fall von CASALI (1910). v. LIEBERMANN (1914) fand an der Hand von in Abständen von je 3 Monaten gemachten Röntgenaufnahmen Kleinerwerden und Auflösung eines Splitters.

In einem 21 Jahre nach Eisensplitterverletzung enukleierten Auge fand GILBERT (1908) umschriebene Siderosis, aber keinen Fremdkörper mehr und nahm deshalb Auflösung des kleinen Fremdkörpers an. Auch PIHL (1905) fand nach 3 Jahren keinen Splitter mehr und nahm Verrostung und Auflösung an.

Es empfiehlt sich, in derartigen Fällen am enukleierten Auge eine Röntgenaufnahme zu machen, zumal Sideroskopie bei völliger Verrostung des Splitters versagt.

Die Art der Verbreitung des Eisens im Auge ist verschieden erklärt worden.

v. GRAEFE (1860) leitete die ins Orange spielende Verfärbung des Linsensystems bei Anwesenheit eines Metallsplitters im Augeninnern von gelösten oder molekulär diffundierten Oxydsalzen her. LEBER (1888, 1891) hat die Verbreitung des Eisens dadurch erklärt, daß die in den Augenflüssigkeiten absorbierte Kohlensäure von dem Fremdkörper Eisen als doppeltkohlensaures Salz auflöst. Das durch Diffusion verbreitetete doppeltkohlensaure Oxydulsalz wird dann zu Eisenoxydhydrat oxydiert, das sich als unlösliche Substanz ausscheidet und liegen bleibt, wobei es sich auch wohl mit den vorhandenen Eiweißkörpern verbindet. Der LEBERschen Auffassung: Lösung durch Kohlensäure, Oxydation durch Sauerstoff, schloß sich BUNGE (1890) an, ebenso GRUBER (1894) zur Erklärung der Entstehung des Rostringes um Eisensplitter in der Hornhaut. SAMELSOHN (1881) nahm zur Erklärung des Rostkranzes unter der vorderen Linsenkapsel bei Anwesenheit eines Eisensplitters in der Linse an, daß feine unlösliche Rostpartikelchen, die durch Oxydation am Fremdkörper entstehen, mechanisch durch den Flüssigkeitstrom der Linse verschleppt und an den Poren, durch die der Ernährungsstrom die Linse verläßt, zurückgehalten und angesammelt werden. Die Poren sind nach seiner Ansicht nicht weit genug, um geformte Bestandteile passieren zu lassen. Diese SAMELSOHNsche Auffassung darf als endgültig widerlegt gelten, zumal die Rostflecke in der unverletzten Linse bei Sitz des Fremdkörpers im Glaskörper vorkommen. Derartige Poren in der Linsenkapsel gibt es nicht, die Flecke bestehen aus gewucherten Epithelien, in denen Eisensalze abgelagert sind, und schließlich sind die Linsenfasern selbst in der Umgebung eines Eisensplitters diffus von feinverteilten Eisensalzen durchsetzt (v. HIPPEL 1894).

AUSIN (1894), der vor allem die Verteilung des Eisens in der Linse untersuchte, vermutete, daß das Eisen, sobald es zu zirkulieren beginnt, gleich dieselbe

Form (leicht lösliches Eisenoxydalbuminat) annimmt, in der es sich auch deponiert (schwer lösliches Eisenoxydalbuminat). Nach seiner Ansicht bleiben die mit dem Eisensalz imprägnierten Kerne erhalten und bilden die braunen Schollen.

Nach v. Hippel (1894) entsteht die xenogene Siderosis in der Weise, daß die Kohlensäure der Gewebe das Eisen löst. Die Lösung von kohlensaurem Eisenoxyd besitzt unmittelbar um den Fremdkörper einen hohen Konzentrationsgrad. Deshalb findet hier eine sehr erhebliche Ausscheidung von Eisenoxydhydrat statt, das sich in fein verteilter Form an dem den Fremdkörper umhüllenden Gewebe niederschlägt und dadurch die intensiv braune Verfärbung des umgebenden Gewebes hervorruft. Dabei ist nach v. Hippel schwer zu entscheiden, ob das Eisenoxyd sich mit dem Eiweiß der Gewebe verbindet oder nicht. Die Aufnahme und das Verschlepptwerden durch Leukozyten spielt für die Verbreitung des Eisens eine untergeordnete Rolle. Das Eisen verbreitet sich in gelöster Form durch Diffusion, ob in der Form von kohlensäurem Eisenoxydul oder eines leicht löslichen Eisenalbuminats, wird sich schwer entscheiden lassen. Es wird dann in gewissen Zellengruppen, und nur in denselben, die eine spezifische Affinität für das Eisen besitzen, dadurch fixiert, daß dasselbe mit einer Substanz im Protoplasma eine unlösliche Verbindung eingeht und allmählich oxydiert wird. Die Anhäufung der Oxydverbindung in diesen Zellen macht den mikrochemischen Nachweis möglich. Bei der hämatogenen Siderosis wird das Eisen in gelöstem Zustand frei und steht dann unter denselben Bedingungen wie das vom Fremdkörper herstammende Eisen.

Beim Sitz des Eisensplitters in der Linse nahm Sattler (1899) an, daß bei genügend reichlicher Anwesenheit von absorbiertem Sauerstoff das Eisen direkt in Oxyd überführt wird, das bei Gegenwart gewisser organischer Stoffe, wie des Globulins der Linse, durch Alkalien nicht gefällt wird, so daß eine lösliche und diffusionsfähige Ferriverbindung entsteht. Ein Teil des diffundierenden Eisenoxyds geht mit den leimgebenden Stoffen und den Eiweißstoffen eine unlösliche Verbindung ein und bewirkt eine Art Gerbung, wodurch auch die Verdichtung der Eisenkatarakt erklärt wird.

Pathologisch-anatomische Befunde von Siderosis bulbi.

Durch eine Reihe von pathologisch-anatomischen Untersuchungen von Augen, die einen Eisensplitter beherbergten, sind für das menschliche Auge die Art der Verbreitung des Eisens und die Folgen der Siderosis für die Gewebe festgestellt. Bei dem höchsten Grade von Siderosis können, abgesehen von der meist frei bleibenden Aderhaut, alle Teile des Auges Imprägnation mit Eisen und degenerative Vorgänge aufweisen, wenn auch gewisse Zellengruppen und Membranen, wie die Retina, besondere Affinität zum Eisen besitzen. (Taf. I, Fig. 1—3.)

In dem ersten anatomisch untersuchten Fall von Bunge (1890) fanden sich bei Sitz des Fremdkörpers in der Ora serrata eine dichte unmittelbare Rostablagerung in der Umgebung des Fremdkörpers und eine mittelbare Siderosis: braune Körner in den Hornhautkörperchen, rostfarbene Massen im Ligamentum pectinatum, an der Innenfläche des Ziliarmuskels, sowie in der nicht abgelösten, aber total degenerierten Retina, außerdem Imprägnation der vordersten Gewebsschicht, der Iris und einer subkapsulären Schicht der kataraktösen Linse.

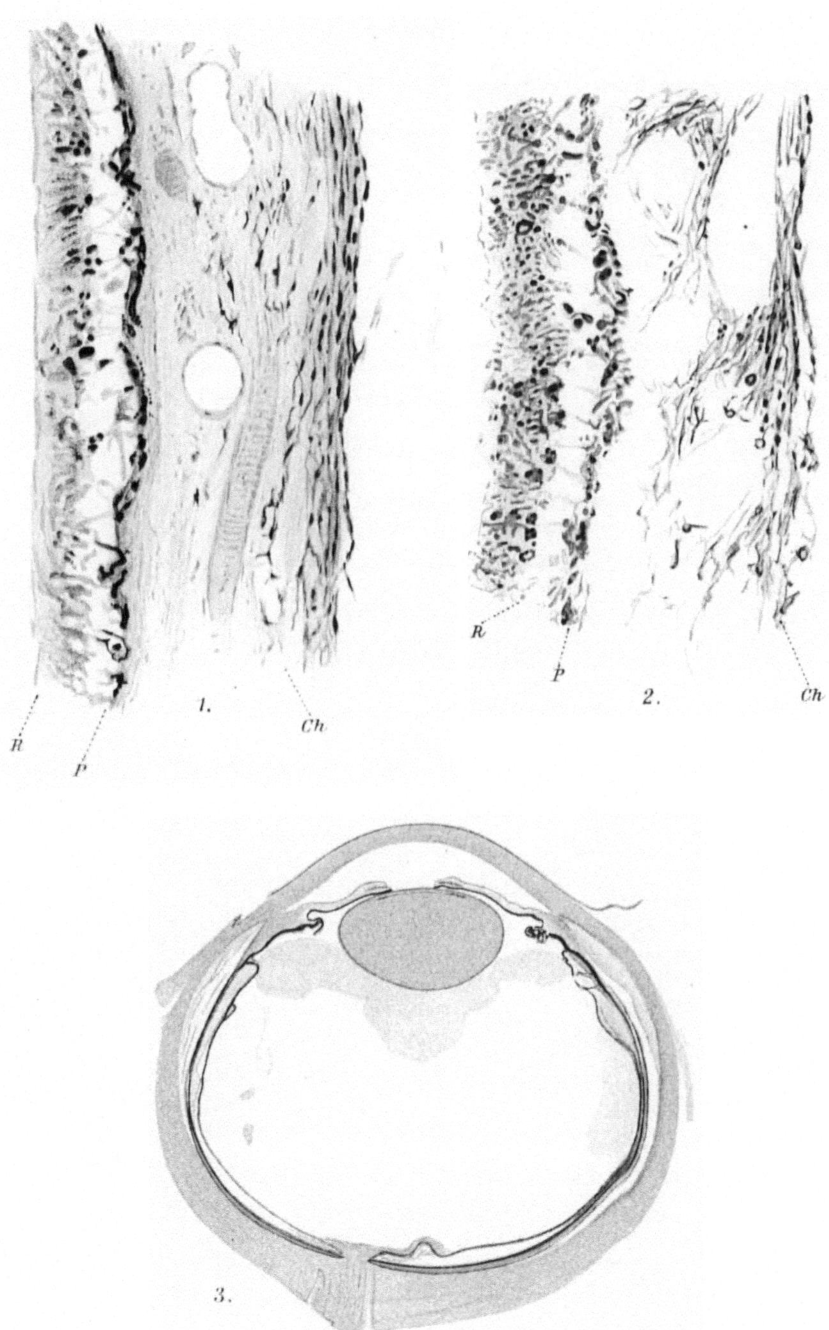
R
P
1.
Ch
R
P
2.
Ch
3.

v. Hippel (1894) berichtete in seiner ersten Arbeit über die anatomische Untersuchung von sieben Augen, die einen Eisensplitter enthielten, und zwar als kürzesten Zeitraum 10 Tage und als längsten 10 Jahre. Zum Nachweis auf Eisen wurde von ihm besonders die Perlssche Reaktion mit Ferrozyankalium und Salzsäure empfohlen, die bei genügend langer Einwirkung der Reagentien (12—24 Stunden) ausnahmslos auch an Präparaten, die jahrelang in Müllerscher Flüssigkeit gelegen hatten, gelang. Er fand ferner, daß alles die Eisenreaktion gebende Pigment sich durch 24stündige Einwirkung von Salzsäure entfärben ließ. Die Intensität der Eisenreaktion entsprach im allgemeinen der Zeit, welche der Fremdkörper im Auge geweilt hatte.

Gewisse Zellengruppen und Fasersysteme zeigten besonders deutliche Eisenreaktion, und zwar ließ sich eine diffuse Blaufärbung und eine zirkumskripte, die an körnigen ausschließlich in Zellen gelegenen und vor der Reaktion braun gefärbten Gebilden auftrat, unterscheiden. Die diffuse Blaufärbung wiesen auf in besonderer Intensität die nächste Umgebung des Fremdkörpers, sodann in wechselnder Intensität in allen Fällen das Pigmentepithel der Ziliarfortsätze und der Pars ciliaris retinae, in drei Fällen das Kapselepithel der Linse, in drei Fällen das Pigmentepithel der Retina und in drei Fällen die Stützsubstanz der Retina. Die braunen pigmentierten und zirkumskript reagierenden Zellen kamen vor im Kammerwinkel, in der Retina, weniger konstant in der Iris und einmal in der Hornhaut. In vier weiteren Augen wurde der Eisensplitter im Auge nicht gefunden und deshalb doppelte Perforation vermutet. Auch diese Fälle zeigten ähnliche Eisenreaktion, offenbar hämatogenen Ursprunges.

v. Hippel (1896) war später in der Lage, den anatomischen Befund eines Auges mitzuteilen, das den Eisensplitter anfangs scheinbar gut vertragen hatte, nach 2 Jahren aber amaurotisch geworden war und 14 Jahre nach der Verletzung wegen Entzündung enukleiert werden mußte. Das Auge enthielt merkwürdigerweise drei Eisensplitter; möglicherweise waren Stückchen von dem fest eingekeilten Splitter abgebrochen. Die anatomische Diagnose in diesem Fall lautete: Totale Atrophie der Muskulatur der Iris und partielle des Ziliarkörpers, Sklerose und Retraktion der Ziliarfortsätze, totale Resorption der Linse, hochgradige Schrumpfung des Glaskörpers, geringgradige chronische Chorioiditis, totale Degeneration der nicht abgelösten Retina mit sekundärer Optikusatrophie. Die Degeneration der Netzhaut entsprach anatomisch dem Bild der Retinitis pigmentosa. Die Siderosis betraf die Iris, die Epithelien der Ziliarfortsätze, der Pars ciliaris retinae, das Pigmentepithel und die Substanz der Retina. Um den Fremdkörper bestand zarte Bindegewebsneubildung.

Einen hohen Grad von Verrostuug des Auges zeigte sodann der von mir anfangs untersuchte und von Hertel (1897) weiter bearbeitete und publizierte Fall einer echten xenogenen Siderosis durch einen $1\frac{1}{2}$ Jahre lang nach hinten vom Ziliarkörper steckenden Eisensplitter von 2,5 mm Länge, 0,5 mm Breite und 3,5 mg Gewicht. Abgesehen von der sehr starken direkten Siderosis im Fremdkörperbett bestand erhebliche indirekte Siderosis an der gesamten degenerierten Retina, an der Iris, am Ziliarkörper, ferner in der Linse, im Pupillenexsudat, in dem organisierten Ziliarkörperexsudat und schließlich geringe Siderosis in der Hornhaut. Die Aderhaut war frei von Siderosis (Taf. I, Fig. 3). Eine so ausgesprochene Affinität des Pigmentepithels zum Eisen, wie sie v. Hippel erwähnte, war in diesem Falle nicht vorhanden. Ferner ließ sich nachweisen, daß Chlor alles normale, 5%ige Salzsäure alles pathologische Eisenpigment bleichte. Von sonstigen pathologischen Veränderungen in diesem Auge seien erwähnt: geringe Atrophie der Muskulatur der Iris, stärkere der im Zilarkörper, organisiertes Pupillarexsudat, vordere Kapselkatarakt, partielle Linsentrübung bei völlig intakter Kapsel, bindegewebige Auflagerung auf der hinteren Linsenkapsel, Schrumpfung des Glaskörpers, totale Degeneration der Retina unter dem Bild der Retinitis pigmentosa, umschriebene Netzhautablösung in der Umgebung des Fremdkörpers und sekundäre Optikusatrophie. Daß am Fremdkörperbett auch Riesenzellen vorkommen, konnte HERTEL bestätigen.

Zwei weitere anatomische Befunde von Siderosis habe ich aus der Jenaer Augenklinik mitteilen lassen. In dem ersten Fall (KESSEL 1903) hatte ein Eisensplitter 12 Jahre zuvor den Bulbus doppelt perforiert und sich hinter der Sklera eingebettet. Im Fremdkörperbett fand sich eine extraokulare xenogene direkte Siderosis und daneben intraokular eine hämatogene Siderosis. In dem anderen Fall (LINCKE 1903) hatte das Auge 30 Jahre lang einen Eisensplitter beherbergt; 4 Jahre nach der Verletzung war das Sehvermögen allmählich geschwunden. Der Splitter (3,5 mm lang, 2,5 mm breit, 1 mm dick und 28 mg schwer) steckte hinten in der Sklera unter der Netzhaut und Aderhaut eingekapselt. Die Einkapselung und der Sitz in den Membranen erklären, daß die Siderosis in diesem Fall nicht erheblich war, doch fand sich ausgedehnte Atrophie der Iris, des Ziliarkörpers und Netzhautdegeneration, sowie Verdünnung und Subluxation der Linse (Fig. 101, S. 1242).

Weitere Befunde, die im wesentlichen mit den genannten Befunden besonders von BUNGE, v. HIPPEL und HERTEL übereinstimmen, sind mitgeteilt von MACKAY (1899), FEHR (1900), UHTHOFF (1903), PIHL (1905), NATANSON (1903), KRAUS (1904), SCHMIDT-RIMPLER (1905), HORN (1906), GILBERT (1908), HÜTTEMANN (1913), RUBERT (1911), HERTEL (1916), v. SZILY (1918).

Der Befund an den einzelnen Membranen bei Siderosis bulbi.

An der Hornhaut kommen bei indirekter Siderosis bräunliche oder rostbraune Verfärbung und ockergelbe bis rostbraune Beschläge und Flecke an der Hinterfläche der Membran vor. Auf beide Veränderungen ist man erst später aufmerksam geworden. Sie kommen nur in einer kleinen Zahl der Fälle zur Beobachtung. Die Beschläge sind zuweilen nur bei Lupenuntersuchung sichtbar. Die Fleckchen können auch die tiefsten Schichten der Hornhaut betreffen. Ferner ist zu erwähnen, daß bei längerem Verweilen von Splittern in der Vorderkammer oder in der Iris an der Hornhaut tiefe Entzündung mit Trübung und Vaskularisation vom Charakter der parenchymatösen Entzündung auftreten kann, wie z. B. in einem von ANDRESEN (1903) mitgeteilten Fall.

BUNGE (1890) erwähnte die indirekte oder mittelbare Siderosis corneae in zwei Fällen, in denen der Fremdkörper in der Tiefe des Auges steckte und Blutungen fehlten. In dem einen Fall fand er braune Körnchen in den Hornhautkörperchen abgelagert. Mikrochemisch fand BUNGE einen Unterschied zu einer Orangefärbung der Kornea hämatogenen Ursprunges insofern, als 5%ige Salzsäure die braune Masse aus dem siderotischen Auge vollkommen, aus dem hämatogen-pigmentierten Auge fast gar nicht entfernte. v. HIPPEL (1894) konnte in einem früher bereits von LANDMANN (1882) publizierten Fall, in dem die Hornhautpigmentierung vom Blutfarbstoff abgeleitet war, anatomisch echte Siderosis konstatieren. Da ihm aber in diesem und in den Bungeschen Fällen die hämatogene Siderosis nicht vollständig ausgeschlossen schien, so stellte er deshalb die Möglichkeit einer indirekten xenogenen Siderosis corneae zwar nicht in Abrede, hielt aber ihr Vorkommen nicht mit der nötigen Sicherheit für erwiesen. Hertel (1897) konnte anatomisch eine reine xenogene Siderosis corneae nachweisen, ebenso Mackay. Auch Uhthoff (1903) fand in einem Fall klinisch und anatomisch ausgesprochene xenogene Hornhautsiderosis.

Gelbliche Punkte an der. Hinterfläche der durchsichtigen Hornhaut neben schmutzigbrauner Verfärbung der Iris und ockergelben Flecken in der Linse hat Hirschberg (1890) bei einer Verrostung des Auges, die durch einen $2^1/_2$ Jahre zuvor in die Netzhaut eingedrungenen Eisensplitter veranlaßt war, gefunden. Hirschberg (1896) teilte später einen Fall mit, bei dem Siderosis bulbi sich 7 Monate nach der Verletzung bemerkbar machte. Der Splitter wurde dann mit Erfolg extrahiert. Aber 1 Jahr später war der Visus zurückgegangen und $2^1/_4$ Jahr nach der Extraktion erschien die Verletzungsnarbe orangefarbig und die Hornhauthinterfläche bei Lupenuntersuchung mit zartesten orangefarbigen Fleckchen übersät. Nach Hirschberg kommen die Beschläge nur bei Eisensplittern im Auge, nicht bei Durchblutung der Hornhaut vor.

Weitere Mitteilungen von Siderosis corneae finden sich bei Schirmer-Krüger (1898, $2^1/_2$ Jahre nach der Verletzung mit einem kleinen Eisensplitter in der Tiefe), Hazewinkel (1903, 11 Jahre nach der Verletzung). Eisenberg (1901) erwähnt unter 14 Fällen von Siderosis aus der Gießener Klinik viermal Braunfärbung an der Kornea, welche in zwei Fällen in bräunlichen Beschlägen der Hinterfläche, in zwei Fällen in graubrauner Trübung in den tiefsten Hornhautschichten bestand. Als der früheste Termin des Eintritts war $3/_4$ Jahr nach der Verletzung notiert, als der späteste $13^1/_2$ Jahre.

Dodd (1901) fand rostbraune Verfärbung der Kornea nach Eisensplitterverletzung $2^1/_2$ Jahre zuvor. Am Limbus bestand eine Narbe. Der 1 cm lange und 2—3 mm dicke Splitter fand sich unter der Bindehaut.

Dringt Eisen oder Hammerschlag (Gemenge von Eisenoxydul und Oxyd) in die Hornhaut ein, so entsteht in der Regel eine direkte Siderosis in Gestalt eines Rostringes, der aus Eisenoxydhydrat besteht (Gruber 1894). Die Bedingungen zu weitergehender indirekter Siderosis sind in der Hornhaut ungünstig. Sitzt ein Eisensplittter aber längere Zeit im Hornhautgewebe, so kann sich die Gewebsverfärbung scheibenförmig ausdehnen. So fand Praun (1899) in einem Fall, in dem ein größerer Eisensplitter 1 Jahr lang fast genau in der Hornhautmitte gesessen hatte, neben einem rostbraunen Ring von 2 mm Durchmesser einen konzentrisch-helleren braunen Ring von 5 mm Durchmesser.

Bei Untersuchung der Hornhaut von Augen mit Siderosis fand Koeppe (1917) an der Spaltlampe das gesamte Saftlückensystem der Kornea mit prachtvoller Deutlichkeit bräunlich-gelbbraun imbibiert. Auch schien eine Imbibition der Wandungen der Saftkanälchen und der angrenzenden Hornhautlamellen vorzuliegen.

Iris. An der Iris kommt es bei indirekter Siderosis überaus häufig zu einer Verfärbung, die mit das früheste und regelmäßigste Symptom darstellt. Die Verfärbung kann einen verschiedenen Farbenton annehmen, einen grünlichen, grünlichgelben, grünbraunen, gelbbraunen, rötlichbraunen und schließlich rostbraunen.

Die grüngelbliche Verfärbung der Iris scheint nach v. Hippel häufiger zu sein, als die ausgesprochen rostfarbene. Vossius (1896, 1897, 1901) beobachtete die grünliche Verfärbung zu Beginn der Siderosis $2^1/_2$—6 Monate nach der Verletzung, während die rostbraune Farbe erst nach $^1/_2$—2 Jahren auftrat. Nach Hirschberg (1896) kommt es ziemlich regelmäßig, wenn ein Splitter von merklicher Größe im Augeninnern haftet, im Laufe der Zeit mindestens nach $^1/_2$, 1 oder 2 Jahren zu einer eigenartigen schmutzig dunkelbraunen Verfärbung der Iris, die auch bei ursprünglich braunen Augen auffällt. Eisenberg (1901) fand bei einer Zusammenstellung aus der Gießener Klinik unter 14 Fällen stets eine Verfärbung der Iris, die meistens (12 mal) grünlich, in einigen (2) Fällen sofort bei der ersten Untersuchung bräunlich war. Die grünliche Verfärbung trat meist 1—7 Monate nach der Verletzung ein, die Zeit zwischen Verletzung und Grünfärbung schwankte zwischen 20 Tagen und 8 Jahren. Braunfärbung der grünen Regenbogenhaut trat in sieben Fällen ein, und zwar schwankte die Zeit des Eintritts zwischen 5 Monaten und $3^1/_4$ Jahren. Während also von diesen 14 Fällen bei der ersten Untersuchung $12 = 86\%$ eine grünliche Farbe der Iris zeigte, trat schließlich im Laufe der Zeit, durchschnittlich innerhalb 2 Jahren, in zusammen 9 Fällen $= 64\%$ Braunfärbung ein. v. Hippel (1901) berichtete über die Irisverfärbung von acht weiteren Fällen von Siderosis. Die grünliche Verfärbung war wieder die häufigere. Fall 1 (8 Jahre) Iris grün mit einem Stich ins Bräunliche, Fall 2 (1 Jahr) Iris rostbraun, Fall 3 (8 Jahre) keine Angabe, es bestand Iritis mit Hypopyon, Fall 4 (1 Jahr) Iris etwas bräunlicher, Fall 5 (10 Jahre) Iris grünlich-bräunlich verfärbt, Fall 6 und 7 (5 bzw. 6 Jahre) gar keine Verfärbung, Fall 8 ($1^1/_2$ Jahre) Iris olivengrün.

In seltenen Fällen bleibt die siderotische Verfärbung der Iris aus, wenn z. B. der Fremdkörper fest eingekapselt, oder wenn der Splitter in der vorderen Kammer eingekeilt ist und mit einem größeren Teil seiner Oberfläche frei vom Kammerwasser bespült wird [Hirschberg (1896), Meller (1913) bei 26jährigem Verweilen].

Vossius (1901) erwähnte einen Fall, in dem ein Eisensplitter 6 Jahre im Bulbus eingekapselt sichtbar blieb, ohne daß Irisverfärbung oder Sehstörung eintrat. Horn (1906) berichtete, daß sich dieser Fall fünf weitere, also zusammen 11 Jahre, mit gutem Sehvermögen und ohne Siderosis gehalten habe. v. Hippel (1894) konnte anatomisch an einem exzidierten Irisstück eines Auges, das 3 Jahre einen Eisensplitter in sich barg, durch mikrochemische Eisenreaktion die Siderosis der Iris nachweisen, während klinisch eine Verfärbung der Iris ausgeblieben war.

Neben Verfärbung der Iris fand Neuburger (1901) ockergelbe Häufchen auf einer breiten hinteren Synechie und auf der Linsenkapsel.

Die siderotische Verfärbung der Iris kann selbst jahrelang nach der Extraktion des Fremdkörpers bestehen bleiben.

So fand Hirschberg (1896) die Iris $2^1/_4$ Jahre, nachdem die Verrostung des Auges zuerst festgestellt und der Eisensplitter entfernt war, rostbraun wie zuvor.

Andererseits wird ein Zurückgehen der Irisverfärbung nach der Extraktion des Splitters beobachtet.

So teilte Cramer (1902) einen Fall mit, bei dem der Splitter $^3/_4$ Jahr nach der Verletzung extrahiert wurde. 4 Wochen nach der Entlassung war die gelbverfärbte Iris wieder blau. In diesem Falle trat später nach Cramers Bericht (1905) Ablatio retinae ein. Ebenso berichtete Rogman (1905) über Rückgang der Siderosis iridis nach Extraktion des Splitters, die braunverfärbte Iris erschien grau atrophisch, der Visus war 1 Jahr nach der Kataraktoperation $^1/_2$ mit Starglas. Das Verschwinden der rostbraunen Irisfarbe und der Flecken auf der Linsenkapsel beobachtete nach der Extraktion des Splitters de Schweinitz (1908). Vossius (1910) fand 8 Jahre nach der Extraktion Rückgang der Irisverfärbung, Verengerung der damals erweiterten Pupille und Spontanluxation der getrübten Linse in den Glaskörper. Ich selbst fand in einem Fall 13 Jahre nach der Extraktion die damals bräunlich gewordene Iris wieder ganz grau aussehend und die Siderosis vollständig verschwunden.

Ferner kann ohne Entfernung des Eisensplitters die Verfärbung der Iris im Laufe der Jahre abnehmen oder zurückgehen.

Vossius (1901) erwähnte eine über 7 Jahre sich erstreckende Beobachtung bei einem Bergmann, bei dem sich durch intraokularen Eisensplitter eine ausgesprochene Siderosis bulbi mit Irisverfärbung entwickelt hatte. In den letzten 2 Jahren der Beobachtung war bei verbliebenem Splitter eine Aufhellung der Iris eingetreten, so daß kaum noch ein Farbenunterschied der Iris beider Augen bestand. Später erwähnte Vossius (1909), daß er das Zurückgehen der Irissiderosis mehrmals beobachtet habe. Neuburger (1903) berichtete, daß bei Siderosis eine rotbraune Färbung allmählich einer helleren grünlichen Platz machte.

Als anatomischen Befund bei Siderosis iridis hatte Bunge eine Imprägnation der vordersten Gewebsschichten der Iris mit Rostpartikelchen nachgewiesen. Ausin (1891) stellte an Irisstückchen, die bei Extraktion von Eisenkatarakten gewonnen waren, durch Reaktion mit Ferrozyankalium und Salzsäure fest, daß an der Iris die Blaufärbung am intentivsten in den Zellen der vorderen Grenzschicht und in einem dünnen Saum an der Pigmentschicht, ferner im Sphincter pupillae war. Sodann hat v. Hippel (1894) die echte Siderosis iridis durch Einlagerung einer Eisenoxydverbindung in die normalen Gewebszellen des Irisstromas, des Endothels und Epithels, nachgewiesen und festgestellt, daß die genannte Einlagerung nur bei Anwesenheit eines Fremdkörpers aus Eisen vorzukommen scheint. Auch in den Fällen von Hertel (1897) und Uhthoff (1903) war die Iris stark betroffen. Es fanden sich reichliche Ablagerungen dunkelbrauner Körner in den Zellen an der Vorderfläche der Iris, im Sphinkter und in einem vor der Pigmentlamelle gelegenen Saum der Irishinterfläche. Diese Stellen gaben bei der Reaktion entsprechend die intensivste Blaufärbung (vgl Taf. I, Fig. 3).

An der Iris kommen als weitere Folge der Siderosis bulbi einmal Irisschlottern, das mit Veränderung des Linsensystems oder des Glaskörpers zusammenhängt, und sodann Veränderungen der Pupillenweite und Pupillenreaktion vor. Beobachtet werden Erweiterung der Pupille, in anderen Fällen Verengerung, Reaktionslosigkeit und auffallende Resistenz gegen Atropin oder andere pupillenerweiternde Mittel. Auch kann eine anfängliche Mydriasis später in Miosis übergehen. Diese Veränderungen erfolgen unabhängig von Synechien.

Mydriasis bei Siderosis wurde erwähnt von KNAPP (1894), v. SCHÜTZ-HOLZHAUSEN (1896), WINGENROTH (1897), HIRSCHBERG (1899). CRAMER (1899) beobachtete 5 Monate nach Eindringen eines Eisensplitters in die Linse einen Schmerzanfall mit Rötung und maximaler Mydriasis ohne Drucksteigerung. Sodann hat vor allem VOSSIUS (1901) auf die spontane Erweiterung der Pupille und die Resistenz gegen Atropin hingewiesen. Unter 15 Fällen fand er fünfmal spontane Mydriasis, darunter einmal maximale Erweiterung, notiert. In drei Fällen waren 3—7 Monate, in einem Fall nur wenige Wochen seit dem Unfall verstrichen. Bei zwei Patienten war später eine Verengerung der Pupille und große Widerstandsfähigkeit gegen Atropin eingetreten. In einem Fall hatte die Pupillenerweiterung zu diagnostischen Irrtümern, zur Annahme eines Nervenleidens, geführt. Nach VOSSIUS ist vielleicht die Mydriasis durch eine chemische Reizung der sympathischen Nervenfasern durch gelöstes Eisen analog den experimentellen Beobachtungen ECKHARDS über Erweiterung der Pupille bei chemischer Reizung des Halssympathikus zu erklären. In der Zusammenstellung von EISENBERG (1901) wird unter 14 Fällen der Gießener Klinik siebenmal ein schlechtes Reagieren der Pupille auf Atropin erwähnt und fünfmal Irisschlottern. Veränderung der Pupillenweite (Mydriasis) und Reaktion sind ferner erwähnt von CRAMER (1902), ANDRESEN (1903), UHTHOFF (1903), BASSO (1903, zusammen mit Akkommodationsbeschränkung), RÖSSLER (1907, aus der Jenaer Augenklinik). In dem von CRAMER (1902) mitgeteilten Fall war die Pupille $^3/_4$ Jahr nach der Verletzung starr und weit. Nach der Magnetextraktion des Splitters ging die Mydriasis fast ganz zurück und die Pupille reagierte wieder. Die siderotische Irisverfärbung war zurückgebildet. In dem von LINCKE (1903) aus der Jenaer Augenklinik mitgeteilten Fall von 30jährigem Verweilen eines Eisensplitters war die Pupille des amaurotischen Auges eng. VOSSIUS (1910) fand nach der Extraktion Zurückgehen der Mydriasis, ebenso TUCKETT (1918), der Schädigung der Okulomotoriusfasern durch Eisensalze annahm.

Das anatomische Substrat dieser Pupillenveränderung ist in einer Imprägnierung der Irismuskulatur mit Eisenoxyd, sowie in einer hochgradigen Atrophie der Irismuskulatur nachgewiesen. Schon AUSIN (1891) erwähnte bei mikrochemischer Eisenreaktion starke Blaufärbung des Sphinkters und der Zone vor der Pigmentlamelle. v. HIPPEL (1896) konnte in einem Fall, bei dem klinisch anfangs Erweiterung der Pupille und später Verengerung, sowie vollständige Bewegungslosigkeit (weder konsensuelle Reaktion, noch Erweiterung auf Atropin) konstatiert waren, totale Atrophie der Irismuskulatur anatomisch nachweisen. Der Befund der Imprägnierung und Atrophie der Irismuskulatur wurde von HERTEL (1897) bestätigt, und UHTHOFF (1903) fand anatomisch starke Eisenreaktion im Sphinkterteil und ebenso in einer dem Dilatator entsprechenden Schicht.

VERHOEFF (1918) sprach sich auf Grund eines pathologisch-anatomischen Befundes dahin aus, daß die Ursache der Bewegungsstörung der Iris in der

Affinität der Muskelzellen für Eisen, nicht in einer elektiven Wirkung auf die Nervenendigungen zu suchen sei.

Linse. Die Linse erfährt durch Siderosis eine Reihe charakteristischer Veränderungen sowohl beim Sitz des Eisensplitters innerhalb derselben als auch beim Sitz des Splitters neben der Linse, im Glaskörperraum oder im Augenhintergrund. Steckt der Eisensplitter in der Linse, so nimmt die kataraktöse Linse im weiteren Verlauf eine in ihrer Intensität verschiedene und in der Umgebung des Splitters am stärksten ausgesprochene hellbräunliche oder bräunliche diffuse Färbung an, die sich zu einzelnen saturierten bräunlichen Flecken in regelloser Verteilung verdichten kann. Außerdem können kleine runde gelblichbräunliche oder braune Fleckchen unter der vorderen Linsenkapsel auftreten, die meist in regelmäßiger, ringförmiger Anordnung an derselben Stelle, die etwa dem Rand der erweiterten Pupille entspricht, beobachtet werden. Die Linsen, die längere Zeit ($^1/_2$ Jahr bis mehrere Jahre) einen Eisensplitter beherbergen, werden, wie SATTLER (1899) hervorhob, durch die chemische Einwirkung des sich allmählich lösenden Metalls dichter und kohärenter, so daß auch bei jugendlichen Individuen die Extraktion mit großem Schnitt wie beim Altersstar nötig wird. In einem seiner Fälle war schon 12 Wochen nach der Verletzung gelbbräunliche Verfärbung nachweisbar, bei Sitz des Fremdkörpers unter der vorderen Kapsel machte sich schon nach 3 Wochen die Braunfärbung in der Umgebung bemerkbar. Die Eisenkatarakte geben diffuse und umschriebene Eisenreaktion. ELSCHNIG (1910) konnte bei 4 Eisenstaren, die zur Operation kamen, die Angaben SATTLERS über die harte Konsistenz der Eisenkatarakte nicht bestätigen.

Ebenso kann bei unverletzter Linse Katarakt auftreten und eine diffuse gelbbraune Verfärbung und Fleckung der kataraktösen Linsensubstanz sich ausbilden. Auch der Kranz kleiner Rostflecke unter der Linsenkapsel kommt ohne Linsenverletzung bei Sitz des Fremdkörpers in der Umgebung der Linse oder im hinteren Augenabschnitt vor, die Linse kann dabei klar oder getrübt sein.

v. GRAEFE (1860) wies zuerst auf die ins Orange spielende Verfärbung der Linse hin, die sich nach seiner Erfahrung dann zeigte, wenn ein metallischer Fremdkörper in oder an der Linse saß. Er bezog die Fleckchen auf eine Pigmentierung der intrakapsulären Zellen.

SAMELSOHN (1881) hat drei Fälle von Rostkranz an der Linsenkapsel näher beschrieben. Seine Angabe, daß der Rostring an der Kapsel sich nur bilde, wenn der Fremdkörper in der Linse sitze, während beim Sitz desselben im hinteren Augenabschnitt nur eine diffuse Färbung oder unregelmäßige Fleckung in der Linse auftrete, trifft aber nicht zu. Ebenso ist seine Annahme über die Entstehung des Rostkranzes, wie bereits erwähnt, endgültig widerlegt.

LANDMANN (1882) hatte bereits einen Fall von Eisensplitter hinter der Linse mitgeteilt, der neben bräunlich gefärbter Katarakt den charakteristischen Kranz rostbrauner Flecken unter der Kapsel aufwies. Weitere Mitteilungen über Verrostung der Linse, zum Teil beim Sitz des Eisensplitters außerhalb der Linse, finden sich u. a. bei LEBER (1881, 1884, 1891), AUSIN (1891), v. HIPPEL (1894, 1901), VOSSIUS (1891, 1909), KRÜGER (1898), CRAMER (1899), HIRSCHBERG (1899, 1905), UHTHOFF (1903), WAGENMANN (1905), GRAEFENBERG (1906), PIHL (1905), THIER (1906), KIPP (1906), RÖSSLER (1907, aus der Jenaer Augenklinik), MEUSER (1908). Unter den 14 Fällen in der Zusammenstellung von EISENBERG (1901) war 13 mal die Linse getrübt, teils früh durch Trauma (5 mal), teils später durch Eisenwirkung (8 mal), großenteils mit braunen Punkten unter der Kapsel. Unter den neun nicht perforierten Linsen trat in sechs Fällen Gelb- bis Braunfärbung durchschnittlich 13 Monate nach der Verletzung ein.

Anatomischer Befund und Entstehung der Siderosis lentis. BUNGE (1890) erwähnte, daß sich anatomisch in seinem Fall eine subkapsuläre Schicht der kataraktösen Linse mit Eisen imprägniert fand. Eingehender mit der Verteilung des Eisens in der Linse hat sich AUSIN (1891) befaßt. Er hat sieben Fälle von Verrostung der Linse mitgeteilt, an zwei extrahierten Linsen die histologische und mikrochemische Untersuchung ausgeführt und Tierversuche mit Einführung von Nähnadelspitzen in die Linse angestellt. Er kam zu dem Schluß, daß der Rostkranz unter der Kapsel durch Ablagerung des Eisens in der Form eines schwerlöslichen Eisenalbuminats in den gewucherten Kapselepithelien zustande kommt. Nur meinte er, daß es an die Kerne gebunden sei, dieselben blieben erhalten und bildeten die Schollen, während das Protoplasma feinkörnig zerfiele. Außerdem fand er bei der Reaktion auf Eisen eine diffuse grünliche Verfärbung an Teilen der Kortikalis, sowie Eisenoxydimprägnation an den WEDL-schen Zellen und den MORGAGNIschen Kugeln. v. HIPPEL (1894) kam auf Grund seiner Untersuchungen zu dem Schluß, daß der charakteristische Kranz brauner Flecken unter der Linsenkapsel dadurch entsteht, daß in zirkumskripten Anhäufungen gewucherter Kapselepithelien Eisen im Protoplasma, nicht im Kern, fixiert und in unlöslicher Form abgelagert wird. Genauere Mitteilungen über den anatomischen Befund der indirekten Verrostung der unverletzten Linse bei Sitz des Eisensplitters im hinteren Bulbusabschnitt finden sich bei HERTEL (1897, aus der Jenaer Augenklinik, vgl. Taf. I, Fig. 3) und UHTHOFF (1903). Sodann hat SATTLER (1899) nähere Mitteilung über Eisenkatarakte nach Eindringen von Eisensplittern in die Linse gemacht und zwei schöne Abbildungen der Eisenreaktion gebracht. Er fand mikroskopisch die Zerfallserscheinungen an den Fasern gering, die Linsenfasern oft vortrefflich konserviert. Die Linsensubstanz gab bei Eisenreaktion mit Ferrozyankalium und Salzsäure in großer Ausdehnung eine diffuse schwach bläuliche und in der Umgebung des Fremdkörpers eine intensiv blaue Verfärbung als Zeichen weitgehender Imprägnation mit Eisenoxyd. Besonders stark verfärbt erwies sich auch die Kittsubstanz der Fasern. Nach SATTLER kann sich in der Linse bei genügend reichlicher Anwesenheit von absorbiertem Sauerstoff direkt Eisenoxyd bilden, das bei Anwesenheit organischer Substanzen (der Globuline der Linse) in alkalischen Flüssigkeiten löslich und diffusionsfähig bleibt. Ein Teil des diffundierenden Eisenoxyds geht mit dem Eiweiß eine unlösliche Verbindung ein und bewirkt eine Art Gerbung der Linsenfasern.

Eine weitere Veränderung an der Linse nach Eisensplitterverletzung, auf die v. HIPPEL (1896) zuerst hingewiesen hat, ist die spontane Schrumpfung und vollständige Resorption der Linse, so daß nur die Kapsel und vereinzelte Epithelzellen schließlich übrig bleiben.

Schon LANDMANN (1882) hatte in einem Fall, bei dem etwa 25 Jahre zuvor ein Eisensplitter offenbar unter nur geringer Mitverletzung der Linse eingedrungen war, Irisschlottern, schwarze Pupille wie bei Aphakie und streifige Reste der zusammengefalteten Linsenkapsel in der vorderen Kammer erwähnt. v. HIPPEL (1894, 1896), der in einem seiner anatomisch untersuchten Fälle Resorption der Linse gefunden hatte, konnte in einem weiteren Fall von 13 Jahre zuvor erfolgter Eisensplitterverletzung anatomisch nachweisen, daß die Linse bis auf die Kapsel und einzelne Epithelzellen total resorbiert war. Zur Erklärung führte v. HIPPEL an, daß die Kapselepithelien durch hochgradige Imprägnation mit Eisen nekrotisch werden und daß dadurch das Kammerwasser auf die Linse ungehindert einwirken und die totale Resorption der Linse herbeiführen kann. VOSSIUS (1896, EISENBERG 1901) fand ebenfalls Resorption der Linse.

Auf die Schrumpfung der Linse ist das in derartigen Fällen als Spätfolge öfters beobachtete Irisschlottern mit zu beziehen. So fand EISENBERG (1901) unter 14 Fällen von Siderosis bulbi fünfmal Irisschlottern notiert. VOSSIUS (1901) beobachtete hei zwei Patienten mit Siderosis spontane Subluxation bzw. Luxation der getrübten und geschrumpften Linse, die in dem einen Fall $4^{1}/_{2}$ Jahre, in dem anderen Fall 5 Jahre nach dem Unfall eintrat und die als Folge der Degeneration der Zonulafasern und des Glaskörpers aufgefaßt wurden. Linsenschlottern war nach EISENBERG (1901) der Luxation in diesen beiden Fällen vorangegangen. LINCKE (1903) fand anatomisch in einem Fall der Jenaer Augenklinik, bei dem der Eisensplitter 30 Jahre lang in der hinteren Bulbuswand gesteckt hatte, Verkleinerung und Subluxation der kataraktösen, mit Eisen imprägnierten Linse (Fig. 101 S. 1242).

Glaskörper. Im Glaskörper finden sich bei Siderosis bulbi häufig flottierende Trübungen, Verflüssigung der Glaskörpersubstanz, sowie andererseits Verdichtung, Schrumpfung und Abhebung des Glaskörpers. Das Glaskörpergewebe kann eine diffuse gelbbräunliche Verfärbung annehmen. Der Grad der Veränderungen hängt mit vom Sitz und der Art der Fixation des Fremdkörpers ab. Die sekundären, durch die chemische Wirkung des gelösten Eisens hervorgerufenen Glaskörperveränderungen sind vor allem in den Fällen genauer festzustellen, in denen die anfänglichen, unmittelbar durch die Verletzung hervorgerufenen Schädigungen, vor allem durch Blutungen, gering und vollständig zurückgegangen waren. In anderen Fällen ist aber eine sichere Unterscheidung, inwieweit die Veränderungen noch mit den primären Verletzungsfolgen zusammenhängen, nicht möglich. Auch kann bei den im Glaskörperraum frei beweglichen Eisensplittern der mechanische Einfluß schädigend auf das Glaskörpergewebe einwirken. Die sekundären Veränderungen des Glaskörpers können selbst nach längerer Zeit zur Netzhautablösung führen oder die Disposition zur Netzhautablösung erhöhen, so daß operative Eingriffe an derartigen Augen, z. B. die Magnetoperation, nicht vertragen werden. In anderen Fällen bleibt aber Netzhautablösung bei Siderosis bulbi trotz hochgradiger Schrumpfung und totaler Abhebung des

Glaskörpers aus, falls sich durch die chemische Wirkung des Eisens auf die Netzhaut eine festere Verbindung zwischen Netzhaut und Aderhaut hergestellt hat.

War durch eine wenn auch nur leichte und umschriebene Infektion eine dichtere Exsudation in der Umgebung des Fremdkörpers erfolgt und war es durch die lokale Entzündung weiterhin zur Bildung einer bindegewebigen Kapsel gekommen, so können die dadurch veranlaßte Verdichtung und Schrumpfung im Glaskörper einen höheren Grad erreichen und früher oder später Netzhautablösung zur Folge haben.

In der Zusammenstellung von EISENBERG (1901) über 14 Fälle von Siderosis aus der Gießener Klinik wurden Glaskörpertrübungen in 8 Fällen beobachtet. Die Zeit des Auftretens derselben schwankte zwischen $1/2$ Monat und 3 Jahren nach der Verletzung.

UHTHOFF (1903) fand bei drei klinisch beobachteten Fällen von Siderosis konstant Glaskörperveränderungen.

Anatomische Befunde über Glaskörperveränderungen bei Siderosis finden sich u. a. bei v. HIPPEL (1894, 1896), HERTEL (1897), LINCKE (1903). (Vgl. Abb. 101 und 102 S. 1242 und 1244).

Aderhaut. Die Aderhaut war meist frei befunden. Doch berichtete HERTEL (1916) über Siderosis der Aderhaut bei einer Kriegsverletzung (s. S. 1224). Siderosis der Suprachorioidea, möglicherweise hämatogenen Ursprungs, erwähnte v. SZILY (1918).

Netzhaut. Die intraokularen, vor allem die im Glaskörperraum oder in den hinteren Augenhäuten verweilenden Eisensplitter können, auch wenn sie anfangs reizlos und mit Erhaltung selbst eines guten Sehvermögens vertragen werden, an der Netzhaut verschiedenartige Veränderungen hervorrufen, die das Sehvermögen schwer schädigen und schließlich vernichten.

In erster Linie ist die siderotische Degeneration der Retina zu zu nennen, um deren klinische und anatomische Charakterisierung sich vor allem E. v. HIPPEL (1894, 1896, 1901) verdient gemacht hat. Durch die chemische Wirkung des Eisens kann eine Degeneration der nicht abgelösten Retina entstehen, die in ihrem anatomischen Verhalten ganz dem Bild der Retinitis pigmentosa mit sekundärer Optikusatrophie entspricht. Unter den klinischen Symptomen tritt die durch die optischen Verhältnisse nicht erklärbare, stetig zunehmende Herabsetzung der zentralen Sehschärfe hervor, die schließlich in vollständige Amaurose übergeht. Außerdem tritt in diesen Fällen eine ausgesprochene Hemeralopie in Erscheinung, die ein wichtiges und anscheinend das früheste Symptom der sich entwickelnden Netzhautdegeneration darstellt. Sodann wird in der Regel eine hochgradige, meist ausgesprochen konzentrische Einengung des Gesichtsfeldes beobachtet, auch Störung des Farbensinnes wurde festgestellt (v. HIPPEL 1896). UHTHOFF (1903) fand in mehreren Fällen, daß bei der konzentrischen Einengung der Farben Blau weniger weit als Rot erkannt wurde.

Die Hemeralopie als Zeichen der Netzhautdegeneration bei Siderosis hatte bereits Bunge (1890) erwähnt. v. Hippel (1894) konstatierte in einem Fall von Eisensplitterverletzung, bei dem der Splitter fünf Monate nach der Verletzung erfolgreich entfernt war, $2^1/_2$ Monate später Zurückgehen des Visus ohne Ablatio retinae und außerdem hochgradigen Torpor retinae, sowie konzentrische Gesichtsfeldeinengung. Später hat er (1896) dann die einen Eisensplitter bergenden Augen aus der Heidelberger Klinik systematisch untersucht und fünfmal unter neun Fällen Hemeralopie nachgewiesen. Die Annahme, daß die Hemeralopie ein wichtiges Frühsymptom der progressiven Netzhautdegeneration sei, fand er weiterhin bestätigt (1901 S. 184). Kurz vor der zweiten Mitteilung v. Hippels hatte Vossius (1896) über das Vorkommen starker Hemeralopie bei noch guter zentraler Sehschärfe in zwei Fällen von Siderosis bulbi berichtet. In dem einen Fall fand sich bereits $2^1/_2$ Monate nach der Verletzung hochgradige Hemeralopie bei einer Sehschärfe von $^6/_8$, doch sank die Sehschärfe später bis zur vollständigen Erblindung. Andererseits erwähnte Vossius (1896, Diskussion S. 72) einen Fall, bei dem 5 Monate nach der Verletzung bereits Netzhautdegeneration bei normaler Sehschärfe und ohne Hemeralopie bestand. Eisenberg (1901) fand unter 14 Fällen von Siderosis der Gießener Klinik fünfmal Hemeralopie notiert, die zwischen 2 Monaten und $1^1/_4$ Jahr nach der Verletzung nachgewiesen war. Das Vorkommen von Netzhautdegeneration mit Hemeralopie, konzentrischer Gesichtsfeldeinengung und Amblyopie bei Siderosis ist dann vielfach bestätigt worden, so von Krüger (1898), Uhthoff (1903), Hirschbfrg (1905), Fleischer (1906), Schirmer (1907), Asmus (1908). Aus der Jenaer Augenklinik habe ich Fälle mitteilen lassen von Binder (1905, Fall 7) und Rössler (1907).

Bettrémieux (1905) beohachtete Xanthopsie als Vorläufer der Siderosis retinae. Bei Sitz eines Splitters im Glaskörper war der Visus anfangs gut, doch sah das Auge weißes Papier rostgelb. Später kam es zu Amaurose. Schweitzer (1913) berichtete über Netzhautdegeneration trotz sofortiger Magnetextraktion des Splitters.

Mit dem Augenspiegel sind unter Umständen charakteristische Veränderungen nachweisbar, falls der Augenhintergrund noch hinreichend gut zu übersehen ist. Ist der an der Augenwand fixierte Fremdkörper sichtbar, so erkennt man als erstes Zeichen der Schädigung in seiner Umgebung Veränderungen der Retina mit Pigmenteinwanderung und feiner Entfärbung des Augenhintergrundes, die einen scheibenförmigen Bezirk mit dem Fremdkörper in der Mitte einnehmen. Diese chorioretinitischen Veränderungen in der Umgebung des Fremdkörpers können in den ersten Monaten nach der Verletzung nachweisbar sein, ehe die Funktionsstörungen als Zeichen der verbreiteten Netzhautdegeneration sich ausgebildet haben. Weiterhin nehmen die Veränderungen dann zu, und es kann eine ausgedehnte, der Retinitis pigmentosa ähnliche Netzhautpigmentierung mit stärkster Pigmentanhäufung in der Umgebung des Eisensplitters nachweisbar sein. Im allgemeinen gehen die für die Netzhautdegeneration charakteristischen Funktionsstörungen der diffusen ophthalmoskopischen Veränderung voraus.

So war in einem Fall v. Hippels mit ausgebildeten Funktionsstörungen die Pigmentierung nur in der Umgebung des Fremdkörpers vorhanden, während der übrige Augenhintergrund frei erschien. Ein ähnliches Mißverhältnis zwischen dem Grad und der Ausdehnung der Funktionsstörungen einerseits und den ophthalmoskopischen Veränderungen andererseits fand Uhthoff (1903).

Eisenberg (1901) fand unter 14 Fällen von Siderosis fünfmal chorioretinitische Veränderungen erwähnt.

In einem Fall von vollkommen frei beweglichem kleinem Eisensplitter im Glaskörper fand ich 5 Monate nach der Verletzung feine Netzhautveränderungen mit Pigmentierung nach unten außen, offenbar der Stelle entsprechend, wo der Fremdkörper über Nacht der Bulbuswand auflag. Bei voller Sehschärfe und freiem Gesichtsfeld war Hemeralopie nachweisbar (Binder 1905, Fall 7). In einem anderen Fall fand ich 5 Monate nach Eisensplitterverletzung beginnende Netzhautdegeneration mit Pigmentierung und Entfärbung um den Fremdkörper in einem Auge, das mit alter Chorioiditis disseminata behaftet war (Rössler 1907, Fall 1).

Morton (1907) berichtete über Siderosis bulbi, kompliziert mit doppelseitiger Optikusatrophie.

Um ein Urteil über die Häufigkeit der Netzhautdegeneration zu gewinnen, hat v. Hippel (1896) 44 Fälle von Eisensplitterverletzungen mit längerem reizlosem Verweilen des Fremdkörpers im hinteren Augenabschnitt zusammengestellt und später noch einige Fälle angeschlossen. Bei zehn von diesen 44 Fällen war nach längerem reizlosem Verweilen noch Entzündung oder Netzhautablösung aufgetreten. Unter den 34 Fällen, bei denen diese Komplikation ausgeblieben war, befanden sich 16 mit einer kurzen Beobachtungszeit von nur 1 Jahr oder weniger als 1 Jahr. In acht der aus der Literatur zusammengestellten Fälle glaubte v. Hippel eine Netzhautdegeneration für wahrscheinlich bis sicher, in zwei für möglich annehmen zu können.

Der Zeitpunkt des Eintritts der Netzhautdegeneration unterliegt gewissen Schwankungen. Jedenfalls können die ersten sicheren klinischen Zeichen der beginnenden Degeneration wenige Monate nach der Verletzung auftreten und innerhalb 1—2 Jahren kann sich totale Amaurose mit hochgradiger Degeneration ausbilden. In anderen Fällen dauert der Verfall des Sehvermögens aber länger. Hat die Netzhautdegeneration bei längerem Verweilen eines Eisensplitters im Auge eingesetzt, so kann sie trotz erfolgreicher Extraktion fortschreiten, das Sehvermögen ohne spätere Netzhautablösung weiterhin beträchtlich abnehmen, und das Auge selbst noch erblinden, wie z. B. ein von v. Hippel (1894, 1896) mitgeteilter Fall zeigt. Das Sehvermögen, das zur Zeit der 5 Monate nach der Verletzung vorgenommenen Extraktion des Splitters bereits auf $6/_{18-12}$ gesunken war, nahm stetig ab und betrug $3^1/_2$ Jahre nach der Verletzung nur noch Fingerzählen in ein Meter Entfernung.

Die erwähnte Zusammenstellung v. Hippels (1896) beweist, daß die Netzhautdegeneration in einer Anzahl von Fällen selbst nach längerer Zeit nicht eingetreten war. Reizlose Einheilung des Splitters mit entsprechendem Sehvermögen fand sich in 3 Fällen nach 3 Jahren (Fälle von JÄGER, HIRSCHBERG, CRITSCHETT), in einem Fall nach 5 Jahren (LANDESBERG), in 2 Fällen nach 6 Jahren (2 Fälle von KNAPP), einmal nach 10 Jahren (LANDESBERG), einmal nach mehreren Jahren (TWEEDY).

In einigen weiteren längere Jahre beobachteten Fällen war die Degeneration der Netzhaut ebenfalls bis zur Bekanntgabe der Beobachtung ausgeblieben, so in einem Fall von SPECHTENHAUSER (1894) nach 28 Jahren, in einem Fall von SCHMEISSER (1900) nach 8 Jahren, in einem Fall von VOSSIUS-HORN (1906) nach 11 Jahren, in einem Fall von STEFFENS (1906) nach 8—10 Jahren, in einem Fall von LANGE (1908) nach 7 Jahren, in einem von MEESMANN (1893) mitgeteilten Fall (nach 6 Jahren) scheint es sich um doppelte Perforation zu handeln. Doch ist in derartigen Fällen die Möglichkeit eines späteren Eintritts der Netzhautdegeneration nicht ganz auszuschließen.

Es ist zurzeit noch nicht möglich festzustellen, wie lange nach der Verletzung die Gefahr der Netzhautdegeneration bestehen bleibt. Unter Umständen kann sie sicher dauernd vorhanden sein. So berichtete z. B. HIRSCHBERG (1905) von einem Auge, das seit 18 Jahren einen festhaftenden und eingekapselten Eisensplitter barg und das gute zentrale Sehschärfe besaß, aber bei herabgesetzter Beleuchtung Hemeralopie, Amblyopie und konzentrische Gesichtsfeldeinengung aufwies.

Das Zustandekommen der Netzhautdegeneration ist durchaus nicht an beträchtlichere Größe des Eisensplitters gebunden. Selbst recht kleine Splitter können sie hervorrufen. In den beiden von KRÜGER (1898) mitgeteilten Fällen handelte es sich z. B. um kleine Splitter, von denen der eine nur 0,95 mg und der andere 1,47 mg wog. SCHIÖTZ (1908) beobachtete beginnende Netzhautschädigung bei einem Splitter von 0,0045 mg. Etwa ebensoviel wog der von mir extrahierte Splitter, der beginnende Degeneration verursacht hatte (BINDER 1905).

Dagegen erscheint für die Entstehung der Degeneration wichtig, ob der Fremdkörper freiliegt oder eingekapselt ist. Freie Lage des Eisensplitters begünstigt das Zustandekommen der Netzhautdegeneration, die Einkapselung setzt die Gefahr herab. Die Ursache dafür liegt, wie auch aus den Untersuchungen von GRUBER (1894, 1895) hervorgeht, darin, daß die Umhüllung des Eisensplitters die Diffusion des gelösten Eisenoxyduls erschwert und die Bildung einer Rostkapsel um den Fremdkörper, die ihn unschädlich macht, begünstigt. Freiliegen des Splitters ermöglicht dagegen die Lösung und die Diffusion von Eisen. Die Bedeckung des Eisensplitters kann herrühren einmal von verdichtetem Glaskörpergewebe oder einer neugebildeten Bindegewebskapsel und sodann von den Augenhäuten, wenn er tief in die Bulbuswand eingedrungen ist. Bei schräger Flugrichtung kann z. B. der Splitter unter der Netzhaut in der Aderhaut und Sklera stecken, wie z. B. LINCKE (1903) in einem von mir beobachteten Fall anatomisch nachweisen konnte.

Über den anatomischen Befund von Netzhautdegeneration am menschlichen Auge hat zuerst Bunge (1890) berichtet. Weitere Befunde der siderotischen Netzhautdegeneration ohne Ablösung der Membran finden sich bei v. Hippel (1894, 1896, 1901) und aus der Jenaer Klinik bei Hertel (1897) und Lincke (1903). Die Degeneration der Netzhaut mit sekundärer Optikusatrophie entspricht in ihrem anatomischen Verhalten vollkommen dem Bild der Retinitis pigmentosa. (Taf. 1, Abb. 1 und 2, R = Retina, P = Pigmentepithel, Ch = Chorioidea.)

Die Hauptveränderungen bestehen in totalem Zerfall der nervösen Retinaelemente und der äußeren Netzhautschichten, Wucherung der Stützsubstanz mit retikulärem Charakter, Wucherung und Umwandlung der Pigmentzellen in große, runde, mit braunen Körnern pigmentierte Zellen, Durchsetzung der ganzen Netzhaut, besonders der inneren Schichten mit an Zellen gebundenen Ablagerungen brauner Körner. Die Reaktion auf Eisen ergibt starke Imprägnierung der Retina mit Eisen, und zwar eine diffuse Verfärbung der Stützsubstanz und intensive zirkumskripte Färbung an den körnigen Ablagerungen in der Netzhaut und am Pigmentepithel. In dem Hertelschen Fall aus der Jenaer Klinik wies das Pigmentepithel der Retina keine so hochgradige Affinität zum Eisen auf, wie sie v. Hippel gefunden hatte.

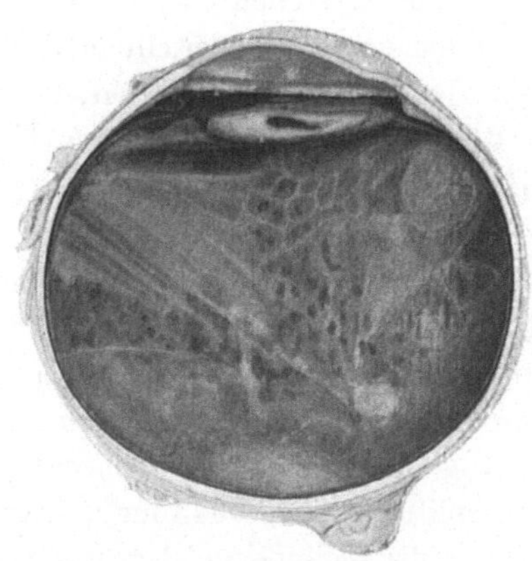

Fig. 101.

Eisensplitter 30 Jahre lang im Bulbus steckend.

Da die Retina durch die Degeneration ähnlich wie bei Retinitis pigmentosa fester mit der Aderhaut zusammenhängt, so verhindert die Degeneration die spätere Entstehung der Netzhautablösung trotz gleichzeitiger höchstgradiger Glaskörperschrumpfung, wie z. B. der von Lincke (1903) aus meinem Beobachtungsmaterial mitgeteilte Fall beweist (Abb. 101).

Rubert (1911) fand nach 16jährigem Verweilen eines Eisensplitters in der Tiefe des Auges Iridochorioiditis serosa mit proliferierenden und degenerativen Veränderungen an der Aderhaut und Netzhaut mit Knochenbildung.

Isolierte Makulaerkrankung durch intraokulare Eisensplitter.

Auf eine weitere Schädigung an der Netzhaut durch das Verweilen eines Eisensplitters im Glaskörperraum in der Form der isolierten Makulaerkrankung hat zuerst Haab (1888) hingewiesen. Schon bei kürzerer Anwesenheit eines Fremdkörpers im hinteren Augenabschnitt kann die Macula lutea erkranken, so daß selbst nach erfolgreicher Extraktion des Splitters eine dauernde Schädigung des Sehvermögens zurückbleibt. Bei längerem Verweilen erhöht sich die Gefahr einer bleibenden schweren Schädigung. Die Macula lutea erkrankt nach Haab isoliert, weil sie vulnerabler als die übrige Netzhaut ist. Die ophthalmoskopischen Veränderungen bestehen vor allem in einer unregelmäßigen Sprenkelung und feinen Pigmentierung, im Fehlen des Makulareflexes und in feinen Veränderungen der Färbung. Haab hat die Affektion in seinem Atlas abgebildet (1895 Abb. 41, 1908 Abb. 53).

Haab fand nach erfolgreicher Extraktion eines Stahlsplitters aus dem Glaskörper, in dem der Splitter 14 Tage lang gelegen hatte, als Grund einer Sehstörung eine feinfleckige Makulaaffektion. Haabs Schüler (Weidmann 1888, Meyer 1889, Hürzeler 1894 und Siegfried 1896) haben das Krankheitsbild näher geschildert und entsprechende Fälle mitgeteilt.

Siegfried (1896) berichtete aus der Haabschen Klinik über 4 Fälle von später nachweisbarer Makulaerkrankung, in denen der Splitter extrahiert war und zwar zweimal 1 Tag, einmal 7 Tage und einmal $2^1/_2$ Monate nach der Verletzung, sowie über 3 Fälle, in denen der Eisensplitter während der Zeit von 5 und 10 Monaten und 1 Jahr im Auge verblieben war und die Herabsetzung der Sehschärfe auf $^6/_{18}$, $^6/_{18-12}$ und $^6/_{18}$ mit der ophthalmoskopisch nachweisbaren Makulaveränderung in ursächliche Beziehung zu bringen war. In einem weiteren derartigen Fall war der Splitter nicht sichtbar und die Sehstörung zum Teil mit durch hintere Linsenpoltrübung veranlaßt. In einem von Drucker (1904) mitgeteilten Fall, in dem ein Eisensplitter in einiger Entfernung von der Makula festsaß und bereits $2^1/_2$ Stunden nach der Verletzung extrahiert wurde, kam es zu einer Makulaerkrankung mit relativem Zentralskotom. Lauber (1913) beobachtete nach 3jährigem Verweilen eines Eisensplitters im Glaskörperraum eine eigenartige ausgedehnte Makulaerkrankung. Ich selbst beobachtete in einem Fall, in dem ein länglicher Eisensplitter nach innen unten von der Papille in der Augenwand festsaß und mit seinem vorderen Ende frei in den Glaskörper vorragte, bereits 2 Monate nach der Verletzung neben siderotischer Veränderung in der Umgebung des Splitters einen großen isolierten Makulaherd.

Friedenberg (1904) fand manchmal nach Verletzungen der Retina teils durch intraokulare Fremdkörper aus Eisen oder Kupfer, teils nach Narbenbildung feine weiße zur Narbe radiär angeordnete Streifen, die mit dem Verlauf der Nervenfasern übereinzustimmen schienen, und die er als bindegewebige Degeneration des Neurilemms der Nervenfasern ansprach. Doch bedürfen dieser Befund und seine Deutung noch weiterer Aufklärung.

Netzhautablösung. Eine weitere wichtige Veränderung, die nach Eindringen eines Eisensplitters in die Tiefe des Auges bei anfänglich reizlosem Verlauf zu nachträglicher vollständiger Erblindung des Auges führen kann, ist die Netzhautablösung. Wir sehen hier ab von der primären Ablösung, die durch die unmittelbaren Verletzungsfolgen, wie Blutungen, Netzhautzerreißung, Glaskörperzertrümmerung, Folge von infektiöser Entzündung usw. veranlaßt ist, und haben nur die sekundäre Ablösung, die einige Zeit nach scheinbar reizloser Einheilung auftritt, im Auge. Als die Ursache der späteren Netzhautablösung kommen vor allem die vorher genannten Veränderungen des Glasköpers — Schrumpfung, Verdichtung, Abhebung, Verflüssigung — in Betracht, sodann ein von dem Fremdkörpersitz ausgehender Narbenzug. Zumal bei proliferierenden Vorgängen mit Einkapselung des Fremdkörpers kann das neugebildete Gewebe durch Schrumpfung einen erheblichen Zug auf die Umgebung ausüben. Ebenso können die Vorgänge an der Eintrittsstelle des Fremdkörpers, sofern sie innerhalb der Sklera liegt, die Ablösung begünstigen. Die Gefahr der Netzhautablösung steigt im allgemeinen mit der Größe des Eisensplitters. Ferner sind der Sitz des Fremdkörpers und die Art seiner Fixierung, ob frei beweglich oder fest eingekeilt, sowie die Ausdehnung der durch den Fremdkörper veranlaßten

Fig. 102.

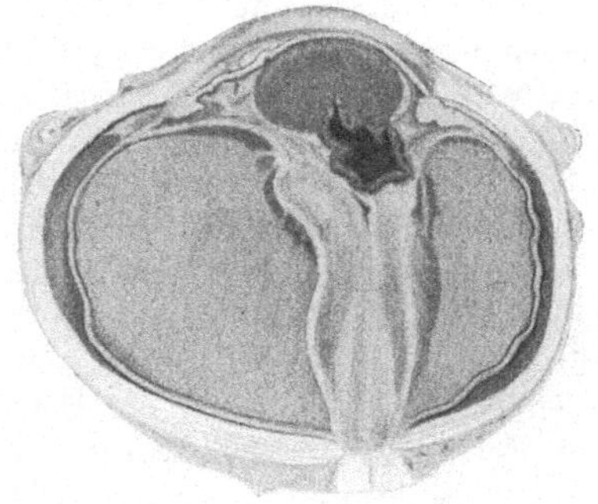

R. A. Verletzung durch Eisensplitter. Nach 1 Jahr Phthisis bulbi incipiens und Iridozyklitis, deshalb Enucleatio bulbi. Der durch die Sklera eingedrungene Eisensplitter fand sich im vordersten Teil des Glaskörpers, mit einer Spitze in die Linse hineinreichend. Totale Ablatio retinae mit Bindegewebswucherung in der Umgebung des Fremdkörpers. Seichte Aderhautabhebung. Hochgradige Siderosis. 2mal Vergr.

Fig. 103.

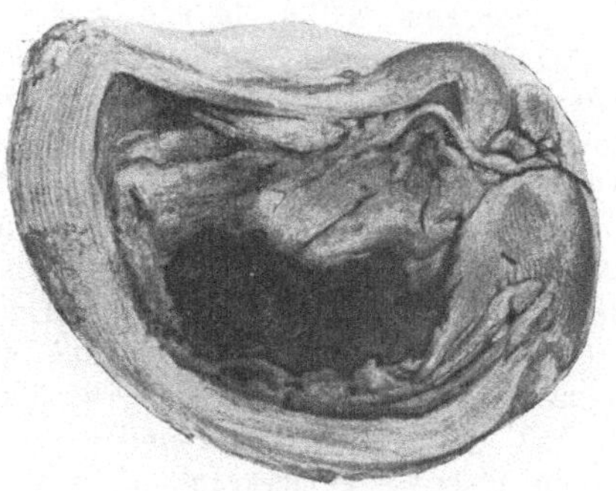

Perforierende Verletzung mit Eindringen eines großen Eisensplitters. Auge weich, verkleinert. Enukleation. Eisensplitter 18 mm lang und 10 mm breit.

primären Zerreißung der Augenhäute nicht ohne Einfluß auf das Zustandekommen der sekundären Ablösung der Retina. Das längere Verweilen eines Eisensplitters im Auge und der Beginn der Siderosis erhöhen die Dispositon zur Ablatio retinae, so daß die Magnetoperation, zumal mit Meridionalschnitt, häufiger Netzhautablösung im Gefolge hat (z. B. Cramer 1905, nach Sitz des Splitters in der Linse, Rössler 1907, aus der Jenaer Augenklinik 2 Fälle, Wörtz 1906 u. a.).

Eisenberg (1901) erwähnte unter den 14 Fällen von Siderosis bulbi aus der Gießener Klinik dreimal das Auftreten von Netzhautablösung, der früheste Termin war 3½ Monate nach der Verletzung.

v. Hippel (1896) hat aus der Literatur mehrere Fälle zusammengestellt, in denen der Fremdkörper längere Zeit reizlos vertragen wurde und dann Netzhautablösung hervorrief (Fälle von Noyes, Berlin, Knapp).

Anatomischer Befund. Bei der anatomischen Untersuchung von Augen, die bei kürzerem oder längerem Verweilen eines Eisensplitters zur Enukleation kommen, findet man häufig totale Ablatio retinae mit mehr oder weniger hochgradiger Degeneration der Membran und Eisenimprägnierung (Fig. 102 und 103). So fand v. Hippel (1894) bei der anatomischen Untersuchung von sieben Augen, die einen Eisensplitter enthielten, fünfmal Ablatio retinae. Weitere Befunde sind u. a. mitgeteilt von Uhthoff (1903), Fehr (1900), Kraus (1904), Horn (1906).

Klauber (1910) fand in einem Fall Lostrennung der abgelösten Netzhaut samt dem Sehnervenkopf vom Sehnerven.

Veränderungen des Augendruckes. Das Vorkommen von Drucksteigerung an Augen mit intraokularen Eisensplittern ist in einigen Fällen beobachtet worden. Besondere Beachtung verdienen die auf S. 1218 angeführten Versuche von Erdmann (1907), der am Tierauge durch Injektion von elektrolytisch oder durch Lösung gewonnenen Oxydationsprodukten des Eisens in die Vorderkammer dauerndes Glaukom durch Obliteration des Kammerwinkels erzeugte.

Hirschberg (1896, Disk. S. 71) erwähnte, daß in einem Fall, in dem ein Eisensplitter 20 Jahre lang mit Erhaltung von gutem Sehvermögen in der Netzhaut eingepflanzt war, chronisches Glaukom sich einstellte und trotz regelrechter Iridektomie zur Erblindung führte.

Cramer (1902) hat einen Fall mitgeteilt, bei dem 5 Wochen nach der Verletzung der 6 mg schwere Eisensplitter, der hinter der Iriswurzel und in der Linse gesteckt hatte, extrahiert wurde. Die Katarakt resobierte sich nicht, sondern vaskularisierte sich. 3 Wochen nach der Operation trat akute Druckerniedrigung unter Schmerzen und Pupillenerweiterung auf und blieb trotz Parazenthese 4—5 Wochen in wechselnder Stärke bestehen. 1 Jahr nach der Entlassung kam Patient mit Schmerzen, weiter Pupille, Drucksteigerung und Siderosis an der Iris und den Starresten wieder. Nach erneutem Glaukomanfall wurde Iridektomie ausgeführt, worauf schnelle Heilung mit S $^1/_{10}$ und rascher Abnahme der Siderosis eintrat. Die Druckerniedrigung wurde auf Schädigung der Nervenzentren im Ziliarkörper, die Drucksteigerung auf gestörte Resorption bezogen.

Hirschberg (1905) berichtete über einen Fall, bei dem nach Eindringen eines Eisensplitters in die Linse der Arzt die Extraktion nicht für nötig befunden hatte, und bei dem 1 $^1/_2$ Jahre nach der Verletzung Erblindung, Entzündung und Glaukom auftraten. Bei der 2 Jahre nach der Verletzung erfolgten Enukleation fand sich ausgesprochenes Glaukom mit Hornhautdegeneration an dem amaurotischen Auge. Als Ursache des Glaukoms wurde Linsenquellung angenommen.

Gilbert (1908) erwähnte einen Fall von intraokularem Eisensplitter, bei dem anfangs volle Sehschärfe bestand und bei dem im Verlauf der nächsten Jahre Katarakt auftrat, die entfernt wurde. 11 Jahre nach der Verletzung stellte sich Glaukom ein, das schließlich fast 21 Jahre nach der Verletzung zur Enukleation führte.

Erdmann (1908) berichtete über akuten Glaukomanfall wenige Tage nach der Magnetextraktion eines Splitters, der $1/2$ Jahr lang im Auge geweilt hatte. Nach Iridektomie erfolgte Heilung mit S $2/3$.

In einem von Gray Clegg (1915) mitgeteilten Fall erlitten beide Augen eines Mannes nacheinander Verletzung durch Eisensplitter ohne Linsenverletzung mit nachfolgender Siderosis, das erste im Jahre 1887, das $11/2$ Jahr später enukleiert werden mußte, das zweite im Jahre 1896. 10 Jahre später trat hier Katarakt auf, nach deren Extraktion betrug die Sehschärfe $1/12$. 19 Jahre nach der Verletzung ging das Auge durch Glaukom verloren.

Entzündung. Aseptisch eingedrungene Eisensplitter üben, wie bereits mehrfach erwähnt ist, anfangs keine nennenswerte entzündungerregende Wirkung auf die Gewebe des Auges aus. Jede an die Verletzung sich anschließende stärkere plastische oder gar eitrige Entzündung ist nur durch gleichzeitige Infektion zu erklären. Je nach der Zahl, Art und Virulenz der eingedrungenen Mikroorganismen und je nach der Widerstandsfähigkeit der Gewebe kann die infektiöse Entzündung lokal bleiben und selbst zurückgehen oder progressiv sich erweisen und zu schwerer Endophthalmitis führen. Bildet sich um einen eingedrungenen Eisensplitter in kurzer Zeit eine derbe und vollständige Bindegewebseinkapselung aus, so ist sie als das Produkt einer starken entzündlichen Reaktion durch gleichzeitige lokale Infektion aufzufassen (v. Hippel 1896). Bei längerem Verweilen kann auch ein aseptisch eingedrungener Eisensplitter von einer zarten Bindegewebsmembran bedeckt und eingehüllt werden.

Spätere Entzündung. Zahlreiche Fälle haben erwiesen, daß nach längerem, selbst viele Jahre langem reizlosem Verhalten des Auges stärkere entzündliche Erscheinungen auftreten können. Die Entzündung kann anfangs in ihrer Intensität schwanken, dann sich so steigern, daß die Enukleation des Auges nötig wird. Von dieser Entzündung sind nicht nur die Augen, die einen Eisensplitter im hinteren Bulbusabschnitt, sondern auch im vorderen Abschnitt beherbergen, bedroht. Die Entzündung erfolgt in der Regel spontan, in einzelnen Fällen soll ein erneutes, an sich unbedeutendes Trauma die Entzündung ausgelöst haben.

In mehreren Fällen schloß sich die Entzündung an eine Lageveränderung des Eisensplitters im Auge an. Der Umstand, daß in einigen dieser Fälle die Spätextraktion des Splitters die Entzündung beseitigte und die Erhaltung des Auges selbst mit gutem Sehvermögen ermöglichte, spricht dafür, daß das mechanische Moment bei der Entstehung der Entzündung nach Lageverschiebung des Fremdkörpers eine Rolle spielt. Derartige Augen sind empfindlich und in einem labilen Zustand, so daß die geringste neue Reizung die Entzündung auslöst. Die Annahme, an die v. Hippel (1896) auch dachte, daß Migroorganismen durch Ortsveränderung des Splitters, an dem sie haften, nach längerer Zeit eines latenten Daseins die neue Entzündung hervorrufen, bedarf noch des Beweises.

Zweifellos kann die zunehmende Verrostung des Auges und die Überschwemmung der Gewebe mit Eisen durch die andauernde schädliche Einwirkung chemischer Natur auf die Zellen und Gewebe tiefgreifende Ernährungsstörungen und Entzündung veranlassen. Man wird diese Ursache besonders dann annehmen, wenn, nach dem ganzen Verlauf zu schließen, der Eisensplitter aseptisch eingedrungen war und deutliche Siderosis ohne seinen Ort zu ändern, veranlaßt hat. Die geringen, aber deutlichen Entzündungsfolgen lassen sich dann im siderotischen Auge, wie z. B. in dem von HERTEL (1897) aus meinem Beobachtungsmaterial mitgeteilten Falle, anatomisch nachweisen.

War eine sekundäre Netzhautablösung eingetreten, so kann ebenfalls spontan zyklitische Reizung und Übergang in Phthisis bulbi auftreten. Ebenso können siderotische Augen, wie erwähnt, Drucksteigerung aufweisen.

Schließlich sei angeführt, daß in einigen seltenen Fällen die Spitze des Eisensplitters von selbst in der äußeren Bulbushülle zum Vorschein kam und beginnende Spontanausstoßung des Eisensplitters erfolgte.

Bei der als Spätfolge aseptisch eingedrungener Eisensplitter auftretenden Entzündung wird nicht selten sympathische Reizung des zweiten Auges beobachtet, während die sympathische Entzündung des zweites Auges eine sympathisierende infektiöse Entzündung am ersten Auge zur Voraussetzung hat.

Fälle, in denen nach längerem, reizlosem Verweilen später Entzündung auftrat, finden sich in den Zusammenstellungen von LANDMANN (1882) und von v. HIPPEL (1896). Weitere Fälle sind u. a. erwähnt von HIRSCHBERG (1903), HOSCH (1903), BETTRÉMIEUX (1905), HORN (1906), HERMJOHANKNECHT (1905), FLANDERS (1906), RUBERT (1911), HÜTTEMANN (1913), LAUBER (1913), GRAY CLEGG (1915, Glaukom nach 19 Jahren), VAN DER HOEVE (1918). Die Fälle von HIRSCHBERG (1903) und HOSCH (1903) sind deshalb besonders wichtig, weil sie früher als Beispiele reizloser Einheilung von Eisensplittern mitgeteilt waren. In einem von BERGMEISTER (1907) mitgeteilten Fall wurde ein nur $^8/_{10}$ mg schwerer Eisensplitter 10 Jahre reizlos in der Iris vertragen, verursachte dann aber periodische, stetig zunehmende Entzündung, so daß er noch extrahiert werden mußte. BIRNBACHER (1885) berichtete über einen analogen Fall, bei dem der kleine Splitter in der Iris nach 25 Jahren schmerzhafte Iritis veranlaßte, und REITSCH (1914) über einen Fall, in dem der in der Iris eingeheilte Splitter nach 27 Jahren schmerzhafte Entzündung hervorrief, so daß die Extraktion nötig wurde. (Vgl. § 205.)

Fälle von Ortsveränderung eines Eisensplitters sind u. a. mitgeteilt von JEAFFRESON (1874), BURGL (1880), KNAPP (1880), HIRSCHBERG (1899), VOSSIUS (1902), GESANG (1905), wahrscheinlich auch ein Fall von VAN DER HOEVE (1918).

Über beginnende Spontanausstoßung eines Eisensplitters berichteten u. a. CASTELNAU (1842, nach 2 Jahren, ref. bei LANDMANN 1882, S. 75), LANDMANN (1882) nach 1 Monat), CLIZBE (1884, nach fast 23 Jahren), WOODS (1886, nach 3 Monaten), BÜGGE (1893, nach 6 Tagen), OLIVER (1901, nach 2 Jahren), GILLMANN (1903, nach 7 Monaten), GESANG (1905, nach 20 Jahren), SCALINI (1905, nach 30 Jahren.)

Über sympathisierende Entzündung unter dem Bilde umschriebener Chorioretinitis berichtete Pihl (1905, Fall 4) in einem Fall, in dem 3 Jahre zuvor offenbar ein kleiner Eisensplitter in das Auge eingedrungen war und an dem sich Siderosis bulbi entwickelt hatte. Da das Auge aber sogleich nach der Verletzung entzündet, lange Zeit rot und schmerzhaft war und sich langsam Phthisis bulbi einstellte, und da die anatomische Untersuchung des phthisischen Auges von der Verletzungsnarbe ausgehende Reste starker plastischer Entzündung und ausgesprochene kleinzellige Infiltration der erheblich verdickten Aderhaut nachwies, so ist mit Sicherheit anzunehmen, daß die Verletzung primär infiziert und die sympathisierende Entzündung bei der Verletzung übertragen war. Der Splitter fand sich zwar nicht, doch bestand hochgradige Siderosis auch an der Linse, so daß xenogene Siderosis nicht zu bezweifeln ist. Der Fall beweist aber nicht, daß die nach reizlosem Verweilen eines aseptisch eingedrungenen Eisensplitters entstehende Siderosis bulbi und nachfolgende siderotische Entzündung sympathische Ophthalmie erzeugen kann. Denn dazu gehörte eine nachträglich erfolgende endogene Infektion. Man hat früher die Gefahr der sympathischen Entzündung beim Verweilen eines Fremdkörpers im Auge überschätzt. Chemische Entzündung bei aseptisch eingedrungenem Fremdkörper veranlaßt allein keine sympathische Ophthalmie, wohl sympathische Reizung.

Die durch Eindringen eines Eisensplitters ins Augeninnere Verletzten sind geneigt, jede spätere Erkrankung des zweiten Auges mit der Verletzung in ursächlichen Zusammenhang zu bringen. Größte Zurückhaltung in der Annahme eines ursächlichen Zusammenhanges ist besonders dann geboten, wenn der Splitter extrahiert war, das verletzte Auge reizfrei geblieben ist oder gar, wenn das verletzte Auge rechtzeitig enukleiert worden ist.

In einem von Gravestein (1918) mitgeteilten Fall war das durch Eisensplitter schwerverletzte Auge 6 Wochen nach der Verletzung enukleiert. $1\,^{1}/_{2}$ Jahr später erkrankte das zweite Auge an Atrophia nervi optici, und es wurde Zusammenhang zwischen Unfall und Sehnervenleiden angenommen. Ich kann dieser Auffassung nicht zustimmen.

Diagnose. Die Veränderungen, die das Auge bei der Siderosis erleidet, haben einen großen diagnostischen Wert für die Beurteilung, ob ein Eisensplitter im Auge haftet, zumal in Fällen, in denen das Vorhandensein eines intraokularen Eisensplitters sich bisher der Kenntnis des Patienten und des Arztes entzogen hat. Es gibt noch immer Fälle, in denen die Patienten die Verletzung nicht beachtet, oder in denen sie sich über die Art der Verletzung im unklaren befunden haben, bis später auftretende Veränderungen sie zum Arzt führen. Auch kommen Fälle vor, bei denen eine Eisensplitterverletzung für eine einfach perforierende Verwundung gehalten wurde, sei es, daß die scheinbare Eindeutigkeit des Befundes Sideroskopie oder Röntgenaufnahme nicht notwendig erscheinen ließ, sei es, daß Sideroskopie und Röntgenaufnahme (z. B. Muetze 1908) versagten und bei denen die siderotischen Veränderungen erst darauf hinweisen, daß doch ein Eisensplitter im Auge vorhanden sein muß.

Werden Erscheinungen, die auf Siderosis hinweisen, festgestellt, so muß das Auge eingehend mit der Lupe und dem Augenspiegel darauf untersucht werden, ob sich der Fremdkörper direkt nachweisen läßt. Sodann ist genaue Untersuchung am Sideroskop, eventuell Röntgenaufnahme, vorzunehmen, wenn auch bei weit vorgeschrittener Verrostung des Eisensplitters die Sideroskopie wegen mangelnder magnetischer Wirkung im Stich läßt.

Von den mannigfachen Veränderungen der Siderosis bulbi sind einzelne Symptome geradezu beweisend für die Anwesenheit eines Eisensplitters im Auge, andere, falls sie allein bestehen, wohl von größter Wichtigkeit, aber nicht pathognomonisch, weil sie auch durch andere Vorgänge, vor allem durch Blutungen, entstehen können. Die bräunliche Verfärbung der Hornhaut kommt bei der sogenannten Durchblutung der Hornhaut vor. Sind aber gleichzeitig die orangegelben oder braunen Beschläge der Deszemet vorhanden, so ist das charakteristisch für xenogene Siderosis, da sie auf hämorrhagischer Basis nicht vorzukommen scheinen. Die Untersuchung mit der NERNST-Spaltlampe ist zu empfehlen (KOEPPE 1917).

Mit das häufigste und am meisten auffallende Symptom der Siderosis ist die Verfärbung der Iris, die, wie vorher ausgeführt wurde, einen verschiedenen Farbenton vom grünlichen bis zum rostbraunen annehmen kann. Dabei ist aber zweierlei zu beachten. Einmal schließt das Fehlen einer Irisverfärbung nicht die Anwesenheit eines Eisensplitters aus, da, wie vorher erwähnt wurde, in seltenen Fällen die Verfärbung ausbleibt oder selbst spontan wieder zurückgehen kann. Sodann kann, wie v. HIPPEL (1894, 1901) mit Recht betonte und wie später UHTHOFF (1903) und KIPP (1906) bestätigten und wovon ich mich selbst wiederholt überzeugen konnte, die den Eisensplitterverletzungen analoge Verfärbung der Iris, zumal die grünliche und die grüngelbliche, aber selbst die grünlichbraune und ausnahmsweise selbst die rostbraune Verfärbung, durch langdauernde intraokulare Hämorrhagien entstehen. Immerhin weist die rostbraune Verfärbug der Iris mit größter Sicherheit auf das Vorhandensein eines Eisensplitters hin. Auch die grünlichbräunliche Verfärbung kommt ganz vorwiegend bei xenogener Siderosis vor, während die grünliche und grünlichgebliche Verfärbung für intraokulare Eisensplitter nicht pathognomonisch ist. Damit ist aber nicht gesagt, daß der grünlichen und grünlichbraunen Verfärbung nicht ein erheblicher diagnostischer Wert zukäme. Da sie bei intraokularen Eisensplittern häufig vorkommen, bei früheren Stadien und geringen Graden sogar häufiger als die rostbraune Verfärbung, so legen sie in jedem Fall den Verdacht nahe und regen dazu an, genau auf andere Veränderungen der Siderosis, speziell an der Linsenkapsel, zu achten oder sonst auf Fremdkörper zu fahnden. Auch der Nachweis von Mydriasis oder Miosis, sowie die Reaktionslosigkeit der Pupille sind wichtig. Ebenso sei erwähnt, daß grünliche und grünlichgelbe Irisverfärbung bei längerem Verweilen eines Kupfersplitters im Glaskörperraum vorkommt. (Vgl. § 197, S. 1276.)

Unter den Linsenveränderungen weist mit großer Sicherheit auf die Anwesenheit eines intraokularen Eisensplitters das Vorhandensein der kleinen rostbraunen, meist kranzartig angeordneten Flecken unter der vorderen Linsenkapsel hin. Dieser Rostkranz kommt anscheinend ausschließlich bei xenogener Siderosis vor. Kipp (1906) fand bei schwerer intraokularer Blutung ähnlich gefärbte und gleich angeordnete Fleckchen, wie bei xenogener Siderosis, doch lagen die Fleckchen auf der Linsenkapsel. Der Nachweis des Rostkranzes sichert auch bei grünlicher Irisverfärbung ohne weiteres die Diagnose. Er gestattet aber keineswegs die Diagnose auf Sitz des Fremdkörpers in der Linse, da er ebenso bei seinem Sitz außerhalb der Linse vorkommt. Einen hohen diagnostischen Wert hat auch die bräunlich diffuse Verfärbung der kataraktösen Linse, während gelbliche Verfärbung auch bei Hämorrhagien vorkommt. Durch den charakteristischen Rostkranz wird für eine gelb verfärbte Katarakt die Diagnose auf xenogene Siderosis gesichert.

Die Diagnose der siderotischen Netzhautdegeneration stützt sich vor allem auf die charakteristischen Funktionsstörungen, eventuell auf den Nachweis ausgedehnter Pigmentveränderungen bei der Augenspiegeluntersuchung sowie auf die Feststellung, daß Netzhautablösung fehlt. Unter den Funktionsstörungen ist charakteristisch die stetig zunehmende Herabsetzung der zentralen Sehschärfe, die mit den optischen Verhältnissen und dem Augenspiegelbefund in auffallendem Mißverhältnis steht, das Auftreten von Hemeralopie, konzentrischer Gesichtsfeldeinengung und schließlich auch von Farbenstörungen. Die Hemeralopie ist das früheste Symptom der Netzhautdegeneration (v. Hippel). Ich selbst beobachtete sie bei beginnender Siderosis, während die Sehschärfe und das Gesichtsfeld noch völlig normal waren.

Die Diagnose der Netzhautablösung läßt sich stellen teils aus dem Augenspiegelbefund, teils aus den meist plötzlich eintretenden Funktionsstörungen, rapidem Sinken der zentralen Sehschärfe, anfangs partiellem Gesichtsfelddefekt mit Torpor retinae. Die Siderosis bulbi besitzt als die Spätfolge eines Betriebsunfalles große unfallrechtliche Bedeutung. Manchmal handelt es sich um anfangs nicht für schwer erachtete und deshalb nicht angemeldete Betriebsunfälle. Bei der Eindeutigkeit des Befundes kann man unter Umständen dem Verletzten noch zu einer Unfallrente verhelfen (Vossius 1896, 1899).

Prognose. Ist ein Eisensplitter im inneren Auge zurückgeblieben, so ist im allgemeinen die Prognose für Erhaltung eines brauchbaren Sehvermögens ohne die Entfernung des Fremdkörpers ungünstig, auch wenn er aseptisch anfangs selbst bei gutem Sehvermögen reizlos vertragen wird.

Der Eintritt der indirekten Siderosis und der zu unheilbarer Erblindung führenden sonstigen Vorgänge hängt mit ab vom Sitz des Fremdkörpers im Augeninnern. Die größte Gefahr für unheilbare Erblindung bieten die in dem hinteren Augenabschnitt verweilenden Eisensplitter, während die Prognose bei Sitz kleinster Splitter in der Linse, in der Vorderkammer und Iris in mancher Beziehung relativ günstiger ist.

Aber auch sie werden in der Regel nicht dauernd schadlos vertragen. Die in der Linse haftenden Splitter können schon bald durch Katarakt das Sehvermögen stark herabsetzen. Findet sich bei Eisensplittern im vorderen Bulbusabschnitt bereits beginnende Siderosis, so sind im allgemeinen die Chancen zur operativen Beseitigung und damit zur Erhaltung bzw. bei Katarakt zur Wiederherstellung von Sehvermögen noch gute.

Augen, die einen Eisensplitter im hinteren Bulbusabschnitt bergen, sind, auch wenn der Splitter anfangs reizlos vertragen wird und gutes Sehvermögen besteht, für die Zukunft zahlreichen schweren Gefahren ausgesetzt, die das Sehvermögen früher oder später vernichten und selbst die Erhaltung des Auges der Form nach in Frage stellen. Fälle, in denen ein gutes Sehvermögen dauernd erhalten bleibt, gehören zu den großen Seltenheiten, und manche Augen, die selbst jahrelang außer Gefahr schienen, sind nachträglich noch erblindet. Auch die kleinsten im Glaskörperraum steckenden Splitter von nur 1 mg Gewicht und weniger geben in der Regel schlechte Prognose für dauerndes Vertragenwerden, wie z. B. der Fall Schiötz (1908) zeigt, in dem der Splitter $1 \times 1{,}5$ mm maß und $^{4,5}/_{10}$ mg wog. Die Gefahren bestehen in der siderotischen Netzhautdegeneration, in der nach Siderosis bulbi später einsetzenden Entzündung, in der isolierten Makulaerkrankung, in der Netzhautablösung und in Drucksteigerung. Man muß in jedem Fall mit der Wahrscheinlichkeit des Eintretens einer selbst späten Komplikation rechnen. Durch das längere Verweilen eines Splitters im hinteren Augenabschnitt werden ferner die Chancen einer erfolgreichen Entfernung herabgesetzt, z. B. durch abnorme Fixation. Schon ein feiner Faserüberzug kann zur Folge haben, daß der Splitter dem Magneten nur schwer oder gar nicht folgt. Sind bereits bei längerem Verweilen die Anfänge einer Komplikation nachweisbar, so kann selbst nach erfolgreicher Entfernung des Splitters das Auge erblinden, sei es durch Netzhautablösung, sei es durch fortschreitende siderotische Netzhautdegeneration. Auf der anderen Seite ist zu betonen, daß die Gefahren der rechtzeitig ausgeführten Magnetoperation durch die wesentlichen Verbesserungen, die die Operationsmethode erfahren hat, durch die genaue Diagnosenstellung und Lokalisation der Fremdkörper mittels des Sideroskops und der Röntgenaufnahme ganz außerordentlich verringert sind.

Hirschberg (1903, 1905), der über ein großes Beobachtungsmaterial von Eisensplitterverletzungen und über eine jahrzehntelange Erfahrung verfügt, sieht

die Prognose von Eisensplittern, die in den Glaskorper oder bis in die Netzhaut vorgedrungen sind, hinsichtlich der Aussicht dauernden reizlosen Vertragen-
werdens ebenfalls als durchaus ungünstig an.

Wie bereits vorher ausgeführt wurde, ist die Zahl der Fälle, in denen
anscheinend reizlos eingeheilte Splitter doch noch zu Amblyopie, zur Erblindung und selbst zum Verlust des Auges führten, eine große. Demgegenüber spielen die wenigen Ausnahmefälle keine Rolle und dürfen für
die Beurteilung nicht ausschlaggebend sein. Die Unterlassung rechtzeitiger
Operation rächt sich oft, wofür schlagende Beispiele z. B. von Hirschberg
(1905) und Asmus (1908) angeführt sind.

Wirtz (1904) hat 34 Fälle von angeblicher Toleranz des Auges gegen
Eisensplittèr aus der Literatur zusammengestellt, sah deshalb, die Prognose
günstiger an und kam zu dem Schluß, daß kleinere Fremdkörper vertragen
werden, größere nicht. Seine Statistik beweist aber für die Beurteilung der Prognose nichts, weil zahlreiche Fälle aufgenommen sind, in denen sich die Beobachtungsdauer nur auf 1—12 Monate erstreckte und Fälle aufgeführt sind, deren
schlechter Ausgang bereits publiziert war. Der Schluß, zu dem er kommt, trifft
nicht zu.

Außerdem ist zu beachten, daß bei Fällen aus früherer Zeit, als noch
Sideroskop und Röntgenaufnahmen fehlten, als die relative Häufigkeit doppelter
Perforation unbekannt war, mehrfach der Verdacht besteht, daß es sich um
doppelte Perforation handelte.

Therapie. Bei ganz frischen Eisensplitterverletzungen wird man stets
die schnelle Entfernung des intraokularen Splitters anstreben, zumal man
mit der Möglichkeit rechnen muß, daß der Fremdkörper nicht aseptisch ist.
Auch läßt sich die Entfernung im frühesten Stadium am leichtesten ausführen, oft durch die Eingangspforte.

Als Beispiel, daß die schleunige Extraktion eines sicher infizierten Eisensplitters aus dem Glaskörper das Auge retten kann, sei folgender Fall angeführt.
Ein Student kam vormittags vom Fechtboden in die Klinik, weil ihm ein ab-
gesprungenes Eisenstück ins Auge eingedrungen war. Ein spitzer Eisensplitter
ragte von der Eintrittsstelle aus in den Glaskörper vor. Der sofort glücklich
extrahierte Splitter wurde auf einen Nährboden übertragen, es wuchsen deutliche
Kokkenkolonien. Der Fremdkörper war sicher infiziert eingedrungen. Das Auge
heilte glatt mit nahezu voller Sehschärfe aus. Wird bei beginnender Eiterung
der Splitter mit dem Magneten extrahiert, so geht zuweilen die Entzündung zurück
und das Auge kann selbst mit gutem Visus erhalten werden, z. B. Bergmeister
(1913), Jacqueau (1913) und mehrere eigene Beobachtungen.

Sind seit der Verletzung einige Tage vergangen und spricht der Verlauf für aseptisches Eingedrungensein, so wird man ebenfalls auf baldige
Entfernung dringen, da in jedem Fall mit den genannten Komplikationen
zu rechnen ist und die Chancen für erfolgreiche Operation sich mit Zuwarten verschlechtern. Nur besondere Umstände können in Ausnahmefällen bei frischen Verletzungen dazu führen, daß man von dem Rat zur

sofortigen Operation Abstand nimmt, z. B. bei Einäugigkeit und festem Sitz kleiner Splitter in der hinteren Bulbuswand, oder falls die Operation ohne erhebliche Nebenverletzung nicht möglich erscheint. So fand z. B. Lange (1908) bei einem einäugigen Schlosser einen ganz kleinen Fremdkörper aus Eisen nach innen von der Papille im Augenhintergrund stecken; die Operation wurde unterlassen, nach 7 Jahren war noch keinerlei Siderosis nachweisbar und es bestand normale Sehschärfe. Ebenso kann man bei kleinsten peripheren Splittern in der Linse, falls noch gute Sehschärfe besteht, einmal abwarten, da die sofortige Extraktion schnelle Zunahme der Trübung befürchten läßt Bei einem einäugigen Gewehrschlosser, dessen rechtes Auge durch Eisensplitterverletzung trotz Magnetoperation erblindet war, drang ein kleiner Splitter durch die Iris in die Linse. Da S $2/_3$ betrug und der Mann seinen hohen Lohn noch verdienen konnte, wartete ich mit der Extraktion, bis nach einigen Monaten die Katarakt zugenommen hatte (vgl. § 206).

Am schwierigsten ist die Frage, ob man extrahieren oder abwarten soll, bei bereits längerem Verweilen ganz kleiner Splitter, reizlosem Zustand, klaren Medien, Erhaltung eines guten, ja selbst normalen Sehvermögens und Fehlen aller Anzeichen von beginnender Siderosis. Auf der einen Seite ist der operative Eingriff oft nicht mehr ganz so gefahrlos, wie bei Frühoperation, auf der anderen Seite erhöhen sich die drohenden Gefahren und die weitere Verschlechterung der Operationschancen durch Zuwarten. Im allgemeinen wird man deshalb in diesen Fällen zur Operation raten und nur ausnahmsweise abwarten. Bestimmend für das Abwarten kann sein die feste Einkapselung des kleinen Splitters, da erfahrungsgemäß die Einkapselung die Gefahren der Siderosis usw. verzögert, wenn auch nicht beseitigt, und da andererseits die Aussichten auf leichte schonende Extraktion des Fremdkörpers schlechter sind.

Man muß aber in allen Fällen, in denen man abwartet, die Verletzten einer regelmäßigen Kontrolle unterziehen.

Liegt bereits beginnende Siderosis bulbi vor, so kann die sofortige Extraktion noch glücken und brauchbares Sehvermögen erhalten. In anderen Fällen kommt es aber trotz erfolgreicher Operation zur Netzhautablösung oder zum weiteren Verfall des Sehvermögens durch siderotische Netzhautdegeneration. Bei vorgeschrittener Siderosis, beginnender Entzündung kann die Extraktion noch zur Erhaltung des Auges der Form nach in Frage kommen. Immerhin wird man in allen diesen Fällen von beginnender Siderosis Gewinn und Gefahr der Operation gegeneinander abwägen und danach sich entschließen müssen und eventuell abwarten.

Hirschberg (1905) z. B. fand bei einem Auge, in das 18 Jahre zuvor ein Eisensplitter eingedrungen war, den Splitter von einer Bindegewebskuppe bedeckt in der Bulbuswand festhaftend. Das zentrale Sehen war gut, bei herabgesetzter Beleuchtung allerdings zeigten sich Hemeralopie, konzentrische Gesichtsfeldeinengung und Amblyopie. Doch fehlten sonstige Zeichen der Siderosis. Wegen der Gefahr der Netzhautablösung riet Hirschberg vorläufig von der Operation ab.

In jedem einzelnen Fall, in dem der Eisensplitter extrahiert werden soll, muß man nach eingehender Untersuchung und möglichst genauer Lokalisation des Eisensplitters den Operationsplan entwerfen und das Verfahren, das am sichersten und schonendsten zum Ziel zu führen verspricht, anwenden.

Versagt die erste schonende Magnetanwendung, so muß man erneut feststellen, ob unter diesen Umständen ein eingreifendes Verfahren gerechtfertigt ist oder ob man abwarten soll.

Bestehen die Komplikationen bei intraokularem Eisensplitter in weitgehender siderotischer Degeneration der Augenhäute, tiefer Entzündung am amaurotischen Auge, drohender oder beginnender Phthisis oder glaukomatösen Erscheinungen, so ist die Enukleation angezeigt.

Auch Hirschberg (1899, 1903, 1905) trat wiederholt für die frühzeitige und rechtzeitige Entfernung der in dem hinteren Augenabschnitt verweilenden Splitter ein und hielt die Unterlassung der Extraktion nur in ganz besonderen Ausnahmefällen für gerechtfertigt. Die Verschlechterung der Operationschancen bei vorhandener Siderosis zeigen z. B. die Fälle, die ich durch Roessler (1907) habe mitteilen lassen. Wörtz (1906) berichtete aus der Tübinger Klinik ebenfalls über die ungünstigere Prognose der Magnetextraktion, die die Fälle mit Siderosis bulbi ergaben; unter 10 Fällen konnte nur 3 mal ein befriedigender Erfolg erzielt werden.

Bei den Kriegsverletzungen ist wichtig, daß Verletzte mit Verdacht auf intraokulare Splitter möglichst rasch einer mit allen Hilfsmitteln ausgestatteten Augenstation zugeführt werden. Möglichst baldige Extraktion ist angezeigt, da die Kriegssplitter mit ihrer unregelmäßigen Form und bei der größeren mechanischen Gewebsläsion schneller fixiert werden, so daß eine spätere Magnetoperation leichter versagt. Auch scheinen sie, worauf Hertel (1916) hinwies, wegen der chemischen Zusammensetzung des Granatstahls sehr schnell im Augeninnern zu oxydieren und zur Siderosis zu führen. So konnte Hertel (1916) in einem Fall anatomisch bereits 24 Tage nach der Verletzung deutlich Siderosis in der Umgebung des Splitters, die bereits auf die Netzhaut übergriff, nachweisen. Bei den Kriegsverletzungen muß man damit rechnen, daß vielfach mehrere Splitter in ein Auge eingedrungen sind und daß die Splitter wegen der hohen Flugkraft häufig fest in der hinteren Bulbuswand haften oder das Auge unter Doppelperforation hinten verlassen haben.

Literatur zu § 196.

1860. 1. v. Graefe, Cataracta traumatica und chronische Chorioiditis, durch einen fremden Körper in der Linse bedingt. v. Graefes Arch. f. Ophth. VI, 1. S. 134. Sektionsbefund ebenda. S. 141.

1874. 2. Jeaffreson, On foreign bodies lodged within the eye. Med. Times and Gaz. p. 340.

1880. 3. Burgl, Entfernung eines Stahlsplitters aus dem Glaskörperraum durch einen Elektromagneten. Berliner klin. Wochenschr. Nr. 44.

4. Knapp, Zwei Fälle von Fremdkörpern im Auge. Arch. f. Augenheilk. IX. S. 224.

1881. 5. Leber, Über die Wirkung von Fremdkörpern im Innern des Auges. Transact. of the Internat. med. Congr. VII. Session. London. III. p. 15.

6. Samelsohn, Zur Flüssigkeitsströmung in der Linse. Klin. Monatsbl. f. Augenheilk. S. 265.

7. Reich, Siderosis conjunctivae. Zentralbl. f. prakt. Augenheilk. V. S. 133.

1882. 8. Landmann, Über die Wirkung aseptisch in das Auge eingedrungener Fremdkörper. v. Graefes Arch. f. Ophth. XXVIII, 2. S. 188.

9. Leber, Notiz über die Wirkung metallischer Fremdkörper im Innern des Auges. v. Graefes Arch. f. Ophth. XXVIII, 2. S. 237.

1883. 10. Knapp, Fremde Körper im Hintergrunde des Auges eingeheilt, mit Erhaltung von gutem Sehvermögen. Arch. f. Augenheilk. XII. S. 303.

1884. 11. Clizbe, Spontaneous expulsion of a foreign body from the eye. Amer. Journ. of Ophth. p. 220.

12. Leber, Beobachtungen über die Wirkung ins Auge eingedrungener Metallsplitter. v. Graefes Arch. f. Ophth. XXX, 1. S. 243.

1885. 13. Birnbacher, Ein Eisensplitter, der 25 Jahre in der Iris gesessen. Zentralbl. f. prakt. Augenheilk. S. 228.

1886. 14. Woods, Case of a piece of steel appearing in original wound after remaining quiescent in the eye for nearly three months. Med. News. XLVIII. p. 453.

1888. 15. Haab, Über die Erkrankung der Macula lutea. Ber. über den 7. period. internat. Ophth.-Kongr. zu Heidelberg. S. 429.

16. Weidmann, Über die Verletzungen des Auges durch Fremdkörper. Inaug.-Diss. Zürich.

1889. 17. Meyer, Über die Erkrankungen der Macula lutea der Netzhaut. Inaug.-Diss. Zürich.

1890. 18. Bunge, Über Siderosis bulbi. Verhandl. d. internat. med. Kongr. zu Berlin. IV, 10. S. 151.

19. Hirschberg, Über die Ergebnisse der Magnetoperation in der Augenheilkunde. v. Graefes Arch. f. Ophth. XXXVI, 3. S. 37.

1891. 20. Ausin, Das Eisen in der Linse. Inaug.-Diss. Dorpat.

21. Leber, Die Entstehung der Entzündung usw. Leipzig, Wilhelm Engelmann.

22. Vossius, Demonstration eines Patienten mit Eisensplitterverletzung. Deutsche med. Wochenschr. Nr. 51.

1893. 23. Bügge, Spontane Ausstoßung eines Corpus alienum bulbi. Norsk Magaz. f. Lägevid. p. 273.

24. Gruber, Über Rostablagerung in der Hornhaut. (Bericht über die 23. Vers. d. ophth. Ges. zu Heidelberg.) Klin. Monatsbl. f. Augenheilk. Beilageh. S. 38.

25. v. Hippel, Über Siderosis bulbi und die Beziehung zwischen siderotischer und hämatogener Pigmentierung. Bericht über die 23. Vers. d. ophth. Ges. zu Heidelberg. S. 30.

26. Meesmann, Über das reaktionslose Einheilen von Fremdkörpern im Augenhintergrunde. Inaug.-Diss. Berlin.

1893. 27. Sandford, Foreign body imbedded in the eye for five years. Ophth. Review. p. 128.

1894. 28. Gruber, R., Über Rostablagerung in der Hornhaut. v. Graefes Arch. f. Ophth. XL, 2. S. 154.

29. Hürzeler, Über die Anwendung von Elektromagneten bei den Eisensplitterverletzungen. Deutschmanns Beiträge z. Augenheilk. II. Heft 13. S. 242.

30. v. Hippel, jun., Über Siderosis bulbi und die Beziehungen zwischen siderotischer und hämatogener Pigmentierung. v. Graefes Arch. f. Ophth. XL, 1. S. 123—279. (Habilitationsschrift.)

31. Knapp, H., Einiges über die Toleranz von Fremdkörpern im Augengrunde. Arch. f. Augenheilk. XXIX. S. 370.

32. Spechtenhauser, Beitrag zur Kasuistik der Fremdkörper im Auge. Ein Eisensplitter im Fundus seit 28 Jahren. Wiener klin. Wochenschr. S. 810.

1895. 33. Gruber, Die Oxydation von Fremdkörpern im Auge und ihre praktische Bedeutung. Allg. Wiener med. Zeitg. Nr. 5 u. 6.

34. Haab, Atlas und Grundriß der Ophthalmoskopie. Fig. 43a.

1896. 35. v. Hippel, jun., Über Netzhautdegeneration durch Eisensplitter nebst Bemerkungen über Magnetextraktion. v. Graefes Arch. f. Ophth. XLII, 4. S. 151—206. (Daselbst weitere Literatur über Eisensplitterverletzung.)

36. v. Hippel, Über Netzhautdegeneration durch Eisensplitter. Bericht über d. 25. Vers. d. Ophth. Ges. zu Heidelberg. S. 64. Disk.: Hirschberg, Vossius. S. 71—73.

37. Hirschberg, Über Verfärbung der Regenbogenhaut. Zentralbl. f. prakt. Augenheilk. S. 257.

38. v. Schütz-Holzhausen, Über Extraktion eiserner Fremdkörper aus dem Innern des Auges mittels des Elektromagneten. Inaug.-Diss. Straßburg i. E.

39. Siegfried, Die traumatischen Erkrankungen der Macula lutea der Netzhaut. Beiträge zur Augenheilkunde. III. Heft 22. S. 45.

40. Vossius, Zur Diagnose und Begutachtung von veralteten Unfallverletzungen des Auges durch Stahlsplitter. Ärztl. Sachverständigenzeitg. Nr. 7.

1897. 41. Hertel, Anatomische Untersuchung eines Falles von Siderosis bulbi. v. Graefes Arch. f. Ophth. XLIV, 3. S. 283.

42. Vossius, Zwei Magnetoperationen. Deutsche med. Wochenschr. Vereinsbeilage. Nr. 3. S. 15.

43. Wingenroth, Über Eisensplitter in der Netzhaut. Inaug.-Diss. Freiburg.

1898. 44. Krüger, Beitrag zur Kasuistik der Verrostung des Auges. Inaug.-Diss. Greifswald.

45. Schirmer, Über Siderosis bulbi (Greifswalder med. Verein). Münchener med. Wochenschr. S. 408.

46. Ohlemann, Augenverletzungen in Unfallsachen. Ärztl. Sachverständigenzeitg. Nr. 12.

1899. 47. Cramer, Beitrag zu dem klinischen Verhalten intraokularer Eisensplitter. Zeitschr. f. Augenheilk. II. S. 96.

48. Mackay, Eyeball with fragment of steel in its coats. (Ophth. Soc. of U. Kingd.) Ophth. Review. p. 177.

49. Praun, Die Verletzungen des Auges. Wiesbaden, Bergmann.

50. Hirschberg, Die Magnetoperation in der Augenheilkunde. 2. Aufl.

51. Sattler, Zur operativen Behandlung der Eisenkatarakt. 9. internat. Ophth.-Kongr. zu Utrecht. Sitzungsbericht. S. 433.

1900. 52. Fehr, Demonstration anatomischer Präparate. 5. Augapfel mit großem Eisensplitter und vorgeschrittener Verrostung. (Berliner Ophth. Ges.) Bericht. Zentralbl. f. prakt. Augenheilk. S. 238.

1900. 53. Schmeisser, Über Fremdkörper im Augeninnern und zwei Fälle von aseptischer Einheilung von Eisensplittern in der hinteren Bulbuswand. Inaug.-Diss. Kiel.

1901. 54. Dodd, A case of staining of the cornea following an injury by fragments of metal. (Chicago Ophth. and Otol. Soc.) Ophth. Record. p. 256.

55. Neuburger, Ein Fall von Verrostung des Auges. (Ärztl. Verein zu Nürnberg 17. Okt. 1901.) Münchener med. Wochenschr. 1902. S. 82.

56. Oliver, A chip of iron spontaneously extruded from the eyeball. (Will's Hosp. ophth. Soc.) Ophth. Record. p. 199.

57. Vossius, Über die Siderosis bulbi. Bericht über die 29. Vers. d. Ophth. Ges. zu Heidelberg. S. 170. v. Hippel ebenda. Disk. S. 183.

58. Eisenberg, Beiträge zur Kenntnis der Siderosis bulbi. Inaug.-Diss. Gießen.

59. Franke, Fremdkörper im Auge. Münchener med. Wochenschr. S. 516.

1902. 60. Barkan, Presentation of a man, who was struck on the eye with a piece of stone and of an another patient, whose eye was penetrated by a bit of metal. Ophth. Record. p. 115.

61. Bednarski, Die Pathologie der Augapfelsiderosis. Postep okulist. Nr. 5. (Polnisch.)

62. Cramer, Ein Fall von völliger Heilung der Verrostung des Augapfels. Klin. Monatsbl. f. Augenheilk. XL, 2. S. 48.

63. Cramer, Weiterer Beitrag zum klinischen Verhalten intraokulärer Eisensplitter. Zeitschr. f. Augenheilk. VII. S. 144.

64. Mazet, Perforation de l'iris, corps étranger de la cristalloïde antérieure. Ann. d'Ocul. CXXVII. p. 432.

65. Weill, Verrostung des Auges. Münchener med. Wochenschr. S. 300.

66. Vossius, Schicksal eines Eisensplitters, welcher 8 Jahre im Glaskörper eines 44jährigen Patienten gesteckt hatte. Klin.-therapeut. Wochenschr. Nr. 50.

1903. 67. Andresen, Zur Siderosis bulbi nebst Bericht über 38 Magnetoperationen. Inaug.-Diss. Gießen.

68. Basso, Un caso di estrazione di cheggia di ferro dal vitreo dieci mesi dopo la sua penetrazione. Paralisi riflessa traumatica della pupilla e dell' accommodazione. Ann. di Ottalm. XXXII. Marzo.

69. Kessel, Über einen Fall von Doppelperforation des Auges durch Eisensplitter. Inaug.-Diss. Jena.

70. Lincke, Über das dreißigjährige Verweilen eines Eisensplitters im Auge mit anatomischem Befund. Inaug.-Diss. Jena.

71. Hazewinkel, Siderosis bulbi. Nederl. Tijdschr. v. Geneesk. II. p. 964.

72. Hillemanns, Über Augenverletzungen und Augenschutz in der Eisen- und Stahlindustrie. Klin. Monatsbl. f. Augenheilk. XLI, 2. S. 301.

73. Neuburger, Kasuistischer Beitrag zur Siderosis bulbi. Klin. Monatsbl. f. Augenheilk. XLI, 1. S. 396.

74. Uhthoff, Zur Siderosis retinae et bulbi. Deutsche med. Wochenschr. Nr. 48.

75. Wagenmann, Ein in diagnostischer Hinsicht interessanter Fall von Eisensplitter im Glaskörper. Münchener med. Wochenschr. S. 1316.

76. Hirschberg, Über Magnetoperationen usw. Zentralbl. f. prakt. Augenheilk. S. 9.

77. Gillmann, A case of normal vision of an eye with a piece of steel imbedded in its uveal tract nearly seven months and spontaneous expulsion of the alien particle. Ophth. Record. p. 44.

78. Natanson, Anatomische Untersuchungen über doppelte Perforation und Siderosis des Auges. Bericht über die 31. Vers. d. Ophth. Ges. zu Heidelberg. S. 318.

1903. 79. Hosch, Zur Einheilung metallischer Fremdkörper in die Netzhaut. Arch.
        f. Augenheilk. XLIX. S. 209.
1904. 80. Drucker, Ein Fall von Erkrankung der Makula nach Extraktion eines
        der Netzhaut aufsitzenden Eisensplitters. Ophth. Klinik. Nr. 9.
      81. Fridenberg, Sclerosed nerve fibres following retinal traumatism; a
        hitherto undescribed ophthalmoscopic picture. New York. Eye and
        Ear Infirmary Reports. January.
      82. Kraus, Doppelte Perforation der Bulbuswandungen durch einen Eisen-
        splitter mit Sichtbarwerden der Ziliarfortsätze. Zeitschr. f. Augen-
        heilk. XI. S. 481.
      83. Wirtz, Über Toleranz des Auges gegen eingedrungene Fremdkörper.
        Inaug.-Diss. Straßburg i. E.
1905. 84. Binder, Über die in der Augenklinik zu Jena während der Jahre 1901
        bis 1905 vorgenommenen Magnetoperationen. Inaug.-Diss. Jena.
      85. Cramer, Zur Heilung der Verrostung des Augapfels. Klin. Monatsbl.
        f. Augenheilk. XLIII, 1. S. 757.
      86. Gesang, Über Wanderung von Fremdkörpern im Auge und Spontan-
        ausstoßung derselben. Wiener klin. Wochenschr. Nr. 5.
      87. Menacho, Cuerpos extraños intraoculares. Arch. de Oftalm. Hispan.
        Americ. Junio.
      88. Rogman, Sur la curabilité de la sidérose de l'œil. Annal. d'Oculist.
        CXXXIII. p. 31. Société belge d'opht. Ber. Zeitschr. f. Augenheilk.
        XIII. S. 388. Disk.: Tacke, van Duyse.
      89. Bettrémieux, Xanthopsie als Prodrom der Siderosis. Soc. belge
        d'opht. Bericht. Zeitschr. f. Augenheilk. XIII. S. 389. L'Ophtalm.
        provinc. p. 168.
      90. Jung, Eisensplitterverletzung. (Ärztl. Verein Köln.) Münchener med.
        Wochenschr. S. 1707.
      91. Hermjohanknecht, Über Fremdkörper im Innern des Auges. Inaug.-
        Diss. Gießen.
      92. Hirschberg, Eisensplitter in der Linse. Erblindung durch Drucksteige-
        rung. Zentralbl. f. prakt. Augenheilk. S. 41.
      93. Pihl, Kasuistische Beiträge zur sympathischen Ophthalmie usw. Fall 4.
        v. Graefes Arch. f. Ophth. LX. S. 528.
      94. Scalini, Eliminazione spontanea dopo trenta anni di un corpo estraneo
        dell' occhio. Il Progr. Ottalm. p. 106.
      95. Wagenmann, Vorstellung eines Patienten mit Siderosis bulbi. Münch.
        med. Wochenschr. S. 94.
1906. 96. Flanders, Ein Stück Stahl 7 Jahre im Innern des Auges. The Journ.
        of the Americ. Med. Assoc. Nr. 10. Ref. Zentralbl. f. prakt. Augen-
        heilk. S. 493.
      97. Horn, Ein Fall von Siderosis bulbi mit pathologisch-anatomischem Be-
        fund. Inaug.-Diss. Gießen.
      98. Kipp, Concerning siderosis bulbi. Americ. Journ. of Ophth. p. 225.
      99. Fleischer, Siderosis des Auges. Münchener med. Wochenschr. S. 626.
     100. Laspeyres, Eisensplitterverletzungen. Deutsche med. Wochenschr. S. 2010.
     101. Vossius, Siderosis bulbi. Deutsche med. Wochenschr. S. 2010.
     102. Graefenberg, Ein Beitrag zur Kasuistik der Eisenkatarakt. Arch. f.
        Augenheilk. LV. S. 283.
     103. Thier, Zwei Fälle von Siderosis bulbi. (Vers. d. rhein.-westf. Augen-
        ärzte.) Bericht: Klin. Monatsbl. f. Augenheilk. XLIV. N. F. II. S. 138.
     104. Türk, Ein Fall von Verrostung des Auges. Berliner klin. Wochenschr.
        Nr. 28.
     105. Steffens, Eisensplitter 8—10 Jahre im Glaskörper. (17. Vers. d. rhein.-
        westf. Augenärzte.) Bericht: Klin. Monatsbl. f. Augenheilk. XLIV
        N. F. II. S. 136.

1906. 106. Wörtz, Über eiserne Fremdkörper im Augapfel und die Resultate ihrer
　　　　Entfernung. Inaug.-Diss. Tübingen.
1907. 107. Bergmeister, Stahlsplitter, in der Regenbogenhaut eingeheilt, durch
　　　　10 Jahre reizlos ertragen. Zentralbl. f. prakt. Augenheilk. S. 257.
　　　108. Erdmann, Über experimentelles Glaukom nebst Untersuchungen am
　　　　glaukomatösen Tierauge. v. Graefes Arch. f. Ophth. LXVI. S. 325 u. 391.
　　　109. Hirschberg, Über die Magnetoperation in der Augenheilkunde. Ber-
　　　　liner klin. Wochenschr. Nr. 8. Zentralbl. f. prakt. Augenheilk. S. 114.
　　　110. Morton, Siderosis bulbi mit beiderseitiger Optikusatrophie. Ophth.
　　　　Soc. of the Unit. Kingd. 14. Febr. 1907. Bericht: Klin. Monatsbl. f.
　　　　Augenheilk. XLV. (N. F. III.) S. 430.
　　　111. Klien, Concerning siderosis bulbi. Transact. of the Amer. Ophth. Soc.
　　　　p. 132.
　　　112. Rössler, Zur Kenntnis der Magnetoperation und Siderosis bulbi.
　　　　Inaug.-Diss. Jena.
　　　113. Schirmer, Siderosis bulbi. (Med. Ges. in Kiel.) Münchener med.
　　　　Wochenschr. S. 1962.
　　　114. Schmidt-Rimpler, Siderosis bulbi. Münchener med. Wochenschr.
　　　　S. 99.
　　　115. Standford-Morton, Siderosis of the eyeball; foreign body in eye
　　　　two years; douple optic atrophy. (Ophth. Soc. of the Unit. Kingd.)
　　　　Ophth. Review. p. 122.
1908. 116. Asmus, Über die Unzuverlässigkeit des großen Magneten in dia-
　　　　gnostischer Hinsicht usw. Klin. Monatsbl. f. Augenheilk. XLVI. (N. F. V.)
　　　　S. 262.
　　　117. Erdmann, Eisensplitterverletzung. Münch. med. Wochenschr. S. 1204.
　　　118. Gilbert, Klinische und pathologisch-anatomische Beiträge zur Kenntnis
　　　　degenerativer Hornhauterkrankungen. v. Graefes Arch. f. Ophth.
　　　　LXIX. S. 1.
　　　119. Knapp und Stoll, Bericht und Bemerkungen über die Augenver-
　　　　letzungen durch eiserne Fremdkörper. (Übers. aus d. amer. Ausgabe.
　　　　XXXVI. Nr. 4 u. 6.) Arch. f. Augenheilk. LXI. S. 87 u. 91.
　　　120. Meuser, Vorstellung eines Falles von Siderosis bulbi. (Med. Ges. in
　　　　Kiel.) Münchener med. Wochenschr. S. 1661.
　　　121. Muetze, A case of siderosis of the right eye, caused by a piece of
　　　　iron-scale, with the X-ray failed to locate. Ophth. Record. p. 436.
　　　122. Lange, Über Behandlung von Augenverletzungen. Samml. zwangl.
　　　　Abh. a. d. Geb. d. Augenheilk. VII. Heft 5.
　　　123. Schiötz, Corpus alienum bulbi. Norsk Magaz. for Laegevidensk. p. 264.
　　　124. Vossius. Verhalten des Auges bei intraokularen Eisensplittern. Med.
　　　　Ges. in Gießen.
　　　125. de Schweinitz, Concerning Reclis appearance of the Coloration in Si-
　　　　derosis bulbi. Coll. of phys. of Philadelphia. 18. XII. 08.
1909. 126. Vossius, Ein Fall von minimalem Eisensplitter in der Linse nebst Be-
　　　　merkungen über die Diagnose intraokularer Eisensplitter. Deutsche
　　　　med. Wochenschr. Nr. 1.
　　　127. Alexander, Ein Fall von Siderosis conjunctivae nach Entfernung
　　　　eines Eisensplitters aus dem Bulbus. Münchener med. Wochenschr.
　　　　S. 2610.
1910. 128. Elschnig, Zur Therapie der Eisensplitterverletzungen der Linse. Münch.
　　　　med. Wochenschr. Nr. 15.
　　　129. Paderstein, Eisensplitter in der Linse ohne Vorbildung und ihre Be-
　　　　handlung. Klin. Monatsbl. f. Augenheilk. XLVIII. (N. F. X.) S. 105.
　　　130. Casali, Due casi di siderosi oculare. Ann. di Ottalm. XXXIX. p. 572.
　　　131. Vossius, Siderosis der Iris und Linse infolge intraokularer Eisen-
　　　　splitter. (Med. Ges. Gießen.) Deutsche med. Wochenschr. S. 1108.

1910. 132. **Klauber**, Lostrennung der Netzhaut samt dem Sehnervenkopf vom Sehnerven. Klin. Monatsbl. f. Augenheilk. XLVIII. (N. F. IX.) S. 436.

133. **Kraft**, Gußeisensplitter, in die Hornhaut reaktionslos eingeheilt. Berl. klin. Wochenschr. 1911. S. 48.

134. **Strader**, Traumatic cataract and siderosis. Ophth. Record. p. 43.

1911. 135. **Alexander**, Ein Fall von Siderosis bulbi. (Ärztl. Verein Nürnberg.) Münch. med. Wochenschr. S. 601. Deutsche med. Wochenschr. S. 767.

136. **Rubert**, Iridochorioiditis serosa nach langjährigem Verweilen eines Eisensplitters im Auge, zugleich ein Beitrag zur Siderosis bulbi. v. Graefes Arch. f. Ophth. LXXVIII. S. 268.

137. **Odinzow**, Siderosis bulbi. (Moskauer Augenärztl. Ges.) Bericht. Klin. Monatsbl. f. Augenheilk. L. (N. F. XIII.) S. 352.

138. **Elschnig**, Zur Therapie der Eisensplitter in der Linse. Klin. Monatsbl. f. Augenheilk. XLIX. (N. F. XI.) S. 35.

1912. 139. **Szarvazy**, Beiträge zur Toleranz des Auges gegen Fremdkörper. Wiener klin. Wochenschr. S. 1094. Zeitschr. f. Augenheilk. XXVIII. S. 284.

140. **Posey**, A shomakter globe eveloping an unusually large fragment of steel. Ophth. Record. p. 205.

141. **Bach**, Siderosis bulbi. (Ärztl. Ver. Marburg.) Münch. med. Wochenschr. S. 1250.

1913. 142. **Bane**, Steel injury of eyeball. Simple sideroscope. Ophth. Record. p. 198.

143. **Elschnig**, Eisensplitter in der Linse. Klin. Monatsbl. f. Augenheilk. LI. (N. F. XV.) S. 787.

144. **Hüttemann**, Über die während der letzten 3 Jahre in der Straßburger Universitäts-Augenklinik beobachteten Eisensplitterverletzungen des Auges. Klin. Monatsbl. f. Augenheilk. LI. (N. F. XVI.) S. 315, 479.

145. **Lauber**, Splitter im rechten Auge nach Explosion eines Geschoßzünders. (Wien. Ophth. Ges.) Bericht: Klin. Monatsbl. f. Augenheilk. LI. (N. F. XV.) (1) S. 238.

146. **Coover**, Penetrating steel injury. Ophth. Record. p. 319.

147. **Bergmeister**, Durch Magnetoperation kupierte, beginnende eitrige Uveitis. (Wiener Ophth. Ges.) Bericht: Klin. Monatsbl. f. Augenheilk. LII. S. 286.

148. **Jacqueau**, Extraction par l'électro-aimant d'un corps étranger du vitre. Guérison fonctionelle. Clin. d'Opht. p. 665.

149. **Meller**, Reaktionslos eingeheilter Eisensplitter im Augapfel. (Wiener Ophth. Ges.) Bericht: Klin. Monatsbl. f. Augenheilk. LII. S. 288.

150. **Danis**, La siderose de l'œil. Progrès Méd. Belge. No. 99.

151. **Schweitzer**, Degeneratio retinae bei Siderosis bulbi. In.-Diss. Greifswald.

1914. 152. **Reitsch**, Eisensplitter in der Iris, 27 Jahre reizlos vertragen. Klin. Monatsbl. f. Augenheilk. LIII. S. 545.

153. **Bride**, Fremdkörper in der Iris. Ophthalmoscope. p. 341.

154. **Fuchs**, Zurückbleiben von Eisen im Auge nach Extraktion eines Splitters. (Wiener Ophth. Ges.) Bericht: Klin. Monatsbl. f. Augenheilk. LIII. S. 244.

155. **Mattice**, Metal in the eye after magnet extraction. Arch. of Ophth. XLIII. p. 20.

156. **v. Liebermann**, Arch. f. Augenheilk. LXXVI. S. 202.

1915. 157. **Gray Clegg**, Siderosis of the eye with notes of seven cases. Ophthalmoscope. p. 501.

1916. 158. **Hertel**, Über Fremdkörperverletzungen des Auges im Kriege. Bericht über die 40. Vers. d. Ophth. Ges. zu Heidelberg. S. 117.

1917. 159. **Koeppe**, Klinische Beobachtungen mit der Nernstspaltlampe und dem Hornhautmikroskop. V. v. Graefes Arch. f. Ophth. 93. S. 173.

1918. 160. Ivor, H. Tuckett, A case of siderosis affecting the innervation of the pupil. Brit. Med. Journ. of Ophth. February.

161. Thoma, Über einen Fall von doppelter Perforation durch Eisensplitter mit hämatogener Siderosis bulbi. In.-Diss. Heidelberg.

162. Verhoeff, T. H., Siderosis bulbi. Brit. Journ. of Ophth. Nov.

163. Gravestein, Drei wichtige Augenverletzungen. Tijdschr. v. Ongevallen-Geneeskunde. III. S. 43. Ref. Klin. Monatsbl. f. Augenheilk. 1919. LXII. S. 284.

164. van der Hoeve, Fremdkörper im Auge. Zeitschr. f. Augenheilk. XXXIX. S. 20.

165. v. Szily, Atlas der Kriegsaugenheilkunde. Stuttgart, Enke.

1919. 166. Vogel, Ein Fall von Siderosis bulbi nach Granatsplitterverletzung. In.-Diss. Heidelberg.

Über die Wirkung von Fremdkörpern aus Kupfer und Messing auf das menschliche Auge.

§ 197. Die klinische Beobachtung, pathologisch-anatomische und bakteriologische Untersuchung haben ergeben, daß die Folge des Verweilens eines Fremdkörpers aus Kupfer im menschlichen Auge mit den durch LEBER beim Tierversuch beobachteten Veränderungen in den wesentlichsten Punkten übereinstimmen. Die Wirkung der Fremdkörper aus Messing, das eine Legierung aus Kupfer und Zink darstellt, verhält sich ähnlich wie die der Kupfersplitter.

LEBER (1891, S. 275) hatte, wie er im Anschluß an seine Mitteilungen über die Tierversuche berichtete, auch beim Menschen aseptische Eiterbildung durch Eindringen von Kupferstückchen in das Innere des Auges durch die bakteriologische Untersuchung des extrahierten Fremdkörpers und der ihn umgebenden Entzündungsprodukte nachgewiesen. Er hat daraus für die konservative Behandlung derartiger Verletzungen wichtige therapeutische Anwendung gezogen und gezeigt, daß trotz beginnender Eiterung selbst beim Sitz des Fremdkörpers im Glaskörperraum, baldigste Extraktion des Fremdkörpers das Auge und auch Sehvermögen erhalten kann. War die Eiterung aseptisch, so ging die eitrige Entzündung rasch zurück und die Exsudate resorbierten sich nach und nach in überraschender Weise. Er hat seine klinischen Erfahrungen über die Verletzungen durch intraokulare Kupfersplitter an der Hand der von ihm behandelten zahlreichen Fälle auf dem internationalen Kongreß zu Edinburg bekannt gegeben (1894). Von weiteren klinischen Arbeiten über die Verletzungen durch Kupfer- und Messingsplitter, die zugleich eine größere Kasuistik brachten, sei noch verwiesen auf die Arbeiten von HIRSCHBERG (1894) und HORNSTEIN (1905), sowie auf die früheren Mitteilungen von LANDMANN (1882) und WEIDMANN (1888).

HORNSTEIN (1905) berichtete über zusammen 65 Fälle aus der Tübinger Klinik, davon waren 56 durch Kupfersplitter und 9 durch Messingsplitter veranlaßt. Den 7 gewerblichen Verletzungen standen 58 durch Explosion von Zündhütchen oder Patronenhülsen gegenüber. Die Häufigkeit dieser Verletzungen bei Kindern wurde bestätigt, 19 Fälle betrafen das 1. und 29 das 2. Lebensjahrzehnt. Weitere Fälle finden sich u. a. bei v. HIPPEL (1912), von der STOEWE (1913), JACQUEAU (1913), KLEINZKOWSKI (1913).

Pathologisch-anatomischer Befund. Genaue pathologisch-anatomische Untersuchungen über die Folgen der Zündhütchenverletzungen menschlicher Augen hat Kostenitsch (1891) in Lebers Laboratorium ausgeführt und den Befund von 12 Fällen mitgeteilt. Die Befunde am menschlichen Auge glichen im wesentlichen ganz den beim Tierversuch gewonnenen und bestätigten, daß die Gegenwart eines Fremdkörpers aus Kupfer auch am menschlichen Auge ohne Mitwirkung von Mikroorganismen eitrige Entzündung hervorruft, die auf die Entstehung löslicher Kupferverbindungen zurückzuführen ist.

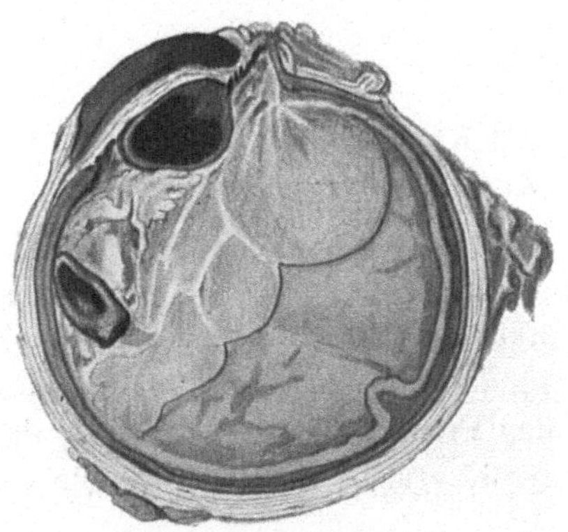

Fig. 104.

L. A. Zündhütchenverletzung vor 8 Tagen. Klaffende verunreinigte Wunde mit Irisvorfall und starker eitriger Entzündung. Enukleation. Vertikaldurchschnitt. Nach oben am Limbus verklebte klaffende Wunde, in die Ziliarkörper und Iris hineingezogen sind. Totale Glaskörperabhebung. Eitrige Glaskörperinfiltration in der Umgebung des unten am Augenboden liegenden Splitters, der gerade im Durchschnitt zu Tage lag. Aderhaut unten verdickt. Oben seichte Ablatio retinae. 2 mal Vergr.

Von weiteren pathologisch-anatomischen Untersuchungen, die die Befunde von Kostenitsch bestätigen und ergänzen konnten, seien noch genannt die Mitteilungen von Hirschberg (1894), Wagenmann (1896, 1897), Schmidt (1898), Stein (1901), Bär (1903), Greeff (1905), Hornstein (1905), Hahn (1907), Blaschek (1907), Berendes (1907, aus der Jenaer Augenklinik), Cohen (1908), [Posern (1913), Maas (1917), aus der Heidelberger Augenklinik], v. Szily (1918, nach Kriegsverletzungen).

Anatomische Befunde über Zündhütchenverletzungen aus früherer Zeit liegen in größerer Zahl vor, ich verweise z. B. auf die Befunde von Berlin (1867, 1868), Reuling (1881), Gepner (1886).

An der durch aseptische Kupfersplitter veranlaßten eitrigen Entzündung sind je nach dem Sitz des Fremdkörpers Uvealtraktus, Retina und Papille beteiligt. Sie ist stets mehr oder weniger erheblich verschieden weit ausgedehnt und immer in der Umgebung des Fremdkörpers am intensivsten. Ihr Grad und ihre Ausdehnung sind abhängig von der Lage und Größe des Fremdkörpers, von der Dauer seines Verweilens im Auge, sowie von dem Umstand, ob er eingekapselt wird. Die Einkapselung kann entstehen durch konsistentes eitriges Exsudat oder durch eine neben der Exsudation erfolgende Bindegewebsbildung. Um den Fremdkörper kann sich aus dem veränderten und mit Kupferverbindungen durchtränkten Exsudat eine Art Schale bilden, welche die weitere chemische Einwirkung des Fremdkörpers auf die Augenhäute verhindert. Nach der Einkapselung des Fremdkörpers geht die Entzündung meist zurück.

Am schwersten sind im allgemeinen die Veränderungen beim Sitz des Kupfersplitters im hinteren Augenabschnitt. Beim Sitz in der Nähe des Ziliarkörpers entsteht neben Infiltration des Ciliarkörpers eitrige Infiltration des Glaskörpers und der Netzhaut (Fig. 104).

Haftet der Fremdkörper zum Teil in der Sklera, so kann die eitrige Entzündung in dieser gefäßarmen Membran einen hohen Grad erreichen. Sitzt der Splitter auf der Retina, so kommt es zu lokaler Vereiterung derselben und eitriger Glaskörperinfiltration. Bei seiner Lage im Glaskörper findet sich umschriebene eitrige Entzündung im Glaskörper, sowie in der benachbarten Retina und Aderhaut (Fig. 105). Der Eiter kann gelbbraune Färbung zeigen. Im Glaskörper

Fig. 105.

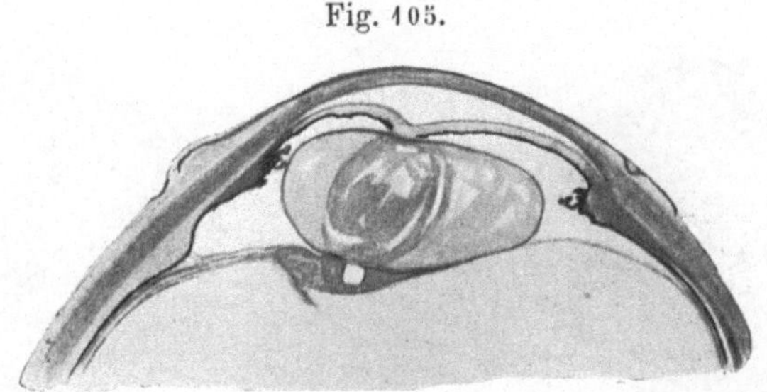

Zündhütchenverletzung. Kleines Zündhütchenstück im Exsudat hinter der Linse.

kommt es gewöhnlich schnell zu Durchtränkung mit eiweißhaltiger Flüssigkeit und Fibrin, sowie zu Infiltration mit Eiterkörperchen, Veränderungen, die eine baldige und hochgradige Schrumpfung des Glaskörpers nach sich ziehen. Dadurch kann anfangs umschriebene, dann totale Netzhautablösung auftreten, wobei Kostenitsch (1891) zweimal spontane Netzhautrisse anatomisch nachweisen

Fig. 106.

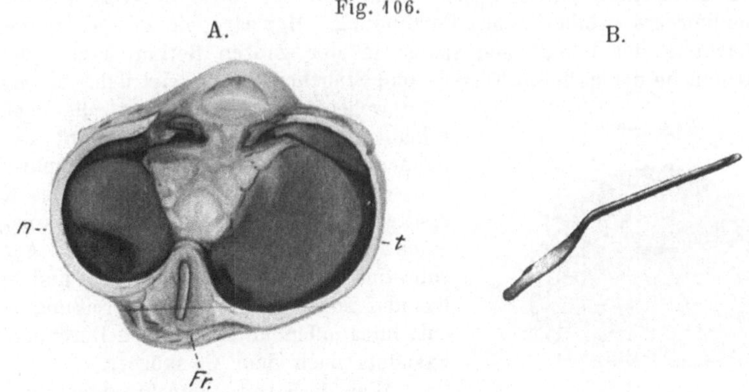

Doppelte Perforation des Auges durch Kupferdraht.
A. Phthisis bulbi mit eitriger Entzündung. Der den Bulbus von der Hornhaut an durchsetzende Draht ragte hinten aus der Sklera hervor. B. Fremdkörper. Beides etwa 2malige Vergrößerung.

konnte. Greeff (1905) sah die Ursache der Netzhautablösung in diesen Fällen in Flüssigkeitserguß von seiten der Aderhaut, doch scheint dieser gegenüber den Schrumpfungsvorgängen eine untergeordnete Rolle zu spielen. Ist der Splitter klein und die Entzündung umschrieben, kann Netzhautablösung ausbleiben, wie z. B. im 11. von Kostenitsch mitgeteilten Falle, in dem ein $^3/_4$ mm langes und $^1/_3$ mm breites Zündhütchenstück 1 Jahr lang im Ziliarkörper gesessen hatte.

Verweilt dagegen ein Kupferstück von bedeutender Größe im hinteren Augenabschnitt, so werden Schrumpfungen des Glaskörpers und Netzhautablösung früher
oder später eintreten (Fig. 106—109).

Die Netzhaut des menschlichen Auges erleidet durch die chemische Wirkung des Kupfers ebenso, wie Leber beim Tierversuch festgestellt hatte, atro-

Fig. 107.

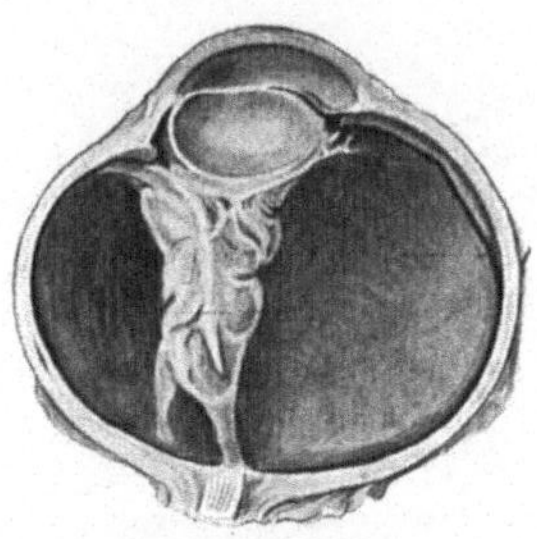

L. A. Zündhütchenverletzung. 4jähriges Kind.
Aufnahme 2½ Wochen nach der Verletzung. Um-
schriebener Glaskörperabszeß. Extraktion des
Kupfersplitters durch Meridionalschnitt. Ent-
lassung nach 3 Wochen in völlig reizlosem Zustand.
4 Monate später Auge etwas empfindlich und weich.
Vater wünschte Sicherstellung des anderen Auges.
Deshalb Enukleation.

Fig. 108.

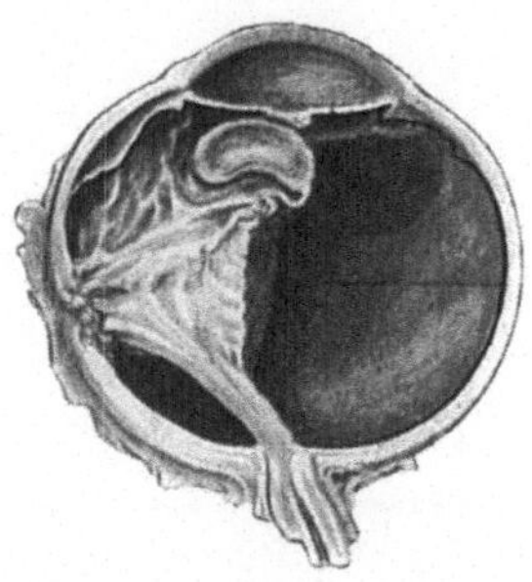

L. A. Zündhütchenverletzung. 12jähriger Knabe.
Aufnahme 13 Tage nach der Verletzung. Umschriebener Abszeß mit Fremdkörper im Glaskörper. Extraktion durch Meridionalschnitt. Entlassung nach 2 Wochen. 4 Wochen später Auge
gereizt, weich, frische Blutung. Enukleation.

phische Degeneration, partielle oder totale Nekrose, sowie in weiterer Entfernung
des Fremdkörpers proliferierende Entzündung. Hypertrophie des Stützgewebes in
der Umgebung der Papille und später in der ganzen Retina wird beobachtet.
Die Außenfläche der äußeren Körner- und Stäbchenschicht zeigt dabei ein arkaden-

Fig. 109.

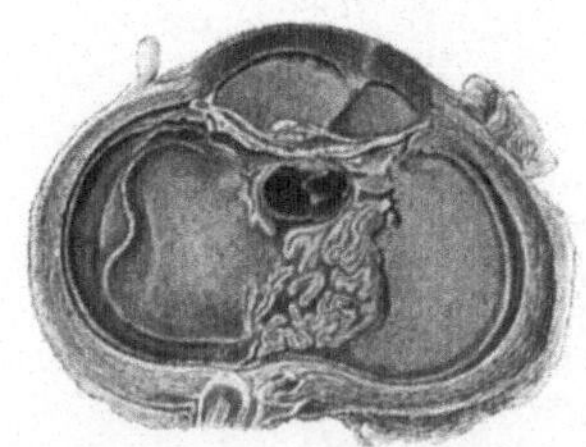

L. A. Phthisis bulbi nach Zündhütchenverletzung vor 4 Monaten. Der kleine
Splitter steckte eingekapselt hinter der
geschrumpften und zurückgesunkenen
Linse. Totale Netzhautablösung.
1½mal Vergr.

oder wellenförmiges Aussehen, die Papille erscheint geschwollen, die oft stark varikösen
Sehnervenfasern werder später atrophisch.

Cohen (1908) fand bei Sitz des Kupfersplitters auf der Papille in der Makulagegend
einen umschriebenen Abszeß der Aderhaut,
subretinale Ansammlung von Ödem und zelligem
Exsudat sowie lochförmige Zerreißung der Macula lutea offenbar infolge von Durchbruch des
Exsudats nach dem Glaskörper.

War die Linse vom Fremdkörper durchschlagen, so findet sich im Bereich der Kapsel-
verletzungen und auch weit im Linsenkörper
eitrige Infiltration der Linsensubstanz. Später
kommt es zu Wucherung des Linsenepithels
und zu komplizierten Kapselnarben. Sowohl in
der verletzten Linse, als auch in der Umgebung zerfallender Entzündungsprodukte finden sich nicht selten Riesenzellen, die bei der Resorption mitwirken
(Kostenitsch 1891, Wagenmann 1896).

Ist das Auge phthisisch geworden, so findet man meist den Fremdkörper
fest eingekapselt und daneben verschieden hochgradige Destruktion aller Augen-

häute, z. B. Reuling (1881), oft mit ausgedehnter Bindegewebswucherung und Verkalkung oder Verknöcherung (z. B. Bruns 1897, Hahn 1907). Ist nach vieljährigem Verwalten eines eingekapselten Splitters wieder frische Entzündung aufgetreten, so sind neben den alten Veränderungen Zeichen frischer Entzündung mit Infiltration zu finden. So fand Hahn (1907) in einem Auge, das 20 Jahre lang den reizlos eingeheilten Kupfersplitter beherbergt hatte, dann aber wegen

Fig. 110 a.

Fig. 110 b.

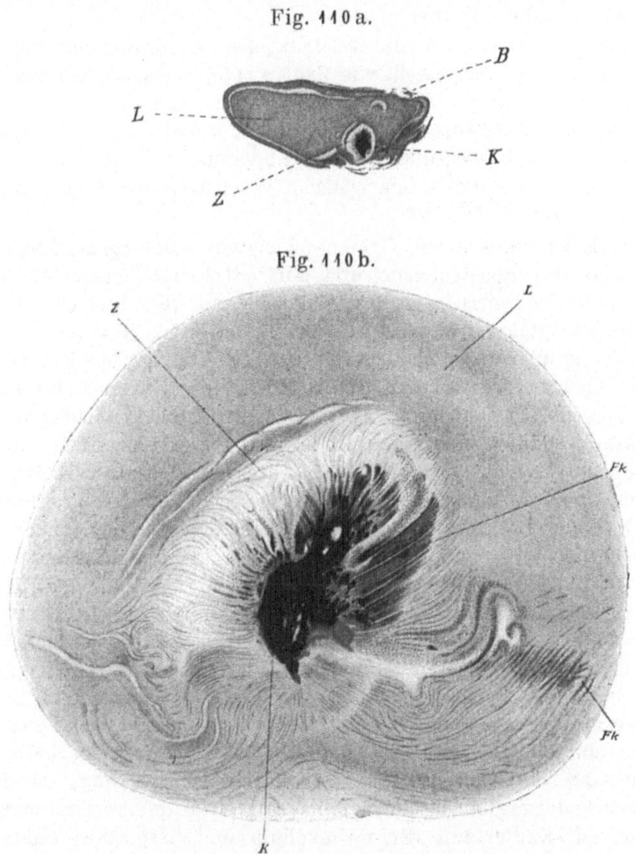

Kupfersplitter seit 27 Jahren in der Linse.
Z Helle Zone um den Fremdkörper, L Linsenkörper, K Kupferstückchen in der Linse, Fk Fasern mit körnigem Niederschlag, B Bahn des Fremdkörpers im Schnitt getroffen.

erneuter Entzündung enukleiert war, neben Zeichen frischer Entzündung mit Infiltration den Fremdkörper in eine tumorartige Granulationsgewebswucherung eingekapselt, sowie Bindegewebswucherung mit Knochengewebe und totale Degeneration der nicht abgelösten Retina mit starker Pigmentierung.

Einen ungewöhnlichen Befund habe ich durch Berendes (1907) mitteilen lassen. Durch Schlag mit einer mit Kupferdraht durchflochtenen afrikanischen Peitsche war ein 19 mm langes Kupferdrahtstück durch die Hornhaut eingedrungen und steckte seit 5 Monaten in dem verkleinerten Auge so, daß sein vorderes Ende die Hornhauthinterfläche berührte, während sein hinteres Ende unter doppelter Perforation des Bulbus hinten ins Orbitalfett reichte. In der Umgebung des Fremdkörpers fand sich starke eitrige Entzündung mit beginnender Granulationsgewebsbildung. Die Retina zeigte totale Ablösung, Degeneration besonders der äußeren Schichten und stellenweise starke eitrige Infiltration. Am vorderen gegen die Hornhaut gelagerten Ende fand sich ein großes Ulcus internum als Zeichen der beginnenden Spontanausstoßung (Fig. 106). Einen analogen Fall nach Peitschenhieb mit an die Peitschenschnur angebrachtem Telephondraht beobachtete klinisch Jess (1918).

Doppelte Perforation mit Austritt des Zündhütchens aus dem Auge wurde anatomisch u. a. festgestellt von Berlin (1868, Fall 2), Kostenitsch (1891), Hornstein (1905).

Über hochgradige sympathisierende Entzündung der gesamten stark verdickten Uvea neben der durch einen Kupfersplitter veranlaßten Entzündung konnte Blaschek (1907) berichten. Der 8 Wochen zuvor eingedrungene Splitter saß im Exsudat am Ziliarkörper.

Die von Leber bei seinen Tierversuchen wiederholt gemachte Beobachtung, daß in die Linse eingedrungene und dort steckengebliebene Kupferstückchen keine Entzündung hervorrufen, von dem Auge gut vertragen werden und nicht einmal sofort zu totaler Linsentrübung führen, habe ich in einem Fall von Zündhütchenverletzung am menschlichen Auge bestätigen können (1897). Die extrahierte Linse ergab einen interessanten anatomischen Befund (Fig. 110 a und b).

Der 37jährige Patient hatte 27 Jahre zuvor beim Aufschlagen eines Zündhütchens eine Verletzung am linken Auge davongetragen. Das Auge hat viele Jahre vollkommen gut gesehen. Erst 25 Jahre nach der Verletzung entwickelte sich vielleicht infolge eines neuen Traumas durch Schlag mit einer Rute eine Katarakt, die nach 2 Jahren reif war. Aus einer kleinen Hornhautnarbe und einem Loch in der Iris schloß ich, daß damals ein Fremdkörper eingedrungen war. Bei der Extraktion wich die Katarakt beim Versuch der Kapselöffnung nach hinten aus. Verflüssigter Glaskörper floß ab. Die Katarakt wurde mit der Schlinge geholt, wobei sich eine Adhärenz der hinteren Kapsel, die zurückbleiben mußte, erwies. Nach innen vom hinteren Pol steckte ein 1 mm großes Kupferstückchen in der Linsensubstanz, von einem bräunlichen Ring umgeben. Die anatomische Untersuchung zeigte den Splitter ohne jede Exsudathülle unmittelbar zwischen den Linsenfasern eingekeilt. Die Umgebung hatte nur geringe Veränderung der Struktur durch mechanische Einwirkung, sowie deutliche chemische Veränderung durch Imprägnierung mit Kupferverbindungen erfahren. Die Reaktion auf Kupfer mit Ferrocyankalium und Essigsäure zeigte Rotfärbung der den Fremdkörper umgebenden Zone der Linse. Ein geringer schädlicher Einfluß des Fremdkörpers war aber im Laufe der Jahre doch auf den Ziliarkörper und den Glaskörper ausgeübt, wie die Verflüssigung des Glaskörpers und die Verdickung und Adhärenz der hinteren Kapsel erwiesen.

Das Wesen der chemischen Kupferwirkung auf die Gewebe des Auges. Die Art der Verbreitung des Kupfers. Kupferreaktion. Die entzündungerregende Wirkung des Kupfers und die Fernwirkung auf die weitere Umgebung des Fremdkörpers ist nach Leber (1891) dadurch zu erklären, daß das Kupfer in gewissen Mengen in den Flüssigkeiten des Auges leicht gelöst wird, und daß diese Lösung durch Diffusion sich im Auge verbreitet. Leber wies nach, daß kleine Fremdkörper aus

Kupfer durch die Lösung merklich kleiner wurden und daß kleinste Partikelchen in Pulverform vollkommen verschwinden können. Während aber bei Fremdkörpern aus Eisen das in die Gewebe diffundierende Ferrosalz in den Geweben besonders im Protoplasma gewisser Zellen später in eine unlösliche Ferriverbindung übergeht und fixiert wird, geht offenbar das Kupfer nicht oder nur wenig in eine feste unlösliche Verbindung über. Der Kupfergehalt der Gewebe ist deshalb auch kein beträchtlicher, da stets durch Resorption Kupfer aus dem Auge verschwindet. Über die im Auge sich bildenden Kupferverbindungen wissen wir aber nichts Bestimmtes, zumal wir über die organischen Kupferverbindungen noch wenig aufgeklärt sind. Offenbar sind die Bedingungen zur Lösung, je nach dem Sitz des Fremdkörpers verschieden, am größten in gefäßhaltigen Geweben, während, wie LEBER zeigte, die Linse der Lösung des Kupfers den größten Widerstand entgegensetzt.

KOSTENITSCH (1891) erhielt bei Behandlung der Schnitte mit Ferrocyankalium und Salpeter- oder Salzsäure stets eine mehr oder weniger deutliche Kupferreaktion an dem den Fremdkörper umgebenden Exsudat. Die hier fast konstant auftretende bräunliche Farbe rührt nach LEBERS Ansicht von Schwefelkupfer her, dessen Bildung durch den Gehalt des Eiweißes an Schwefel bedingt ist. In 2 Fällen beobachtete KOSTENITSCH am infiltrierten Glaskörper eine gelbe Farbe, die entweder von Kupferoxydulhydrat oder von einer organischen Kupferverbindung herzurühren schien, und einmal unter dem Einfluß der Luft eine grüne Farbe, die auf eine kohlensaure Verbindung zu beziehen war. In dem von mir mitgeteilten Fall von Kupfersplitter in der Linse (1897) trat bei Behandlung der Schnitte mit Ferrocyankalium und Essigsäure eine Rotfärbung des benachbarten Linsenabschnittes ein.

Weitere Mitteilungen über das Verhalten der Kupferreaktion stammen von SCHMIDT (1898), der in der LEBERschen Klinik ein Auge, in das 6 Wochen zuvor ein Kupferstückchen eingedrungen war, anatomisch untersucht hatte. Es fand sich eine starke Eiterung in der Umgebung des an der Ora serrata steckenden Kupfersplitters und eine geringgradige eitrige Entzündung über das ganze Auge verbreitet. Die chemische Reaktion auf Kupfer mit Ferrocyankalium und Salzsäure ergab diffuse rotbraune Färbung im Exsudat, sowohl in den Zellen als auch in den übrigen Gewebselementen und eine schwächer werdende Verfärbung im Glaskörper, im Linsenrudiment, in der Retina, noch geringere an der Kornea, Iris und am Ziliarkörper. Das in Lösung übergehende Kupfer hatte sich also in sämtlichen Teilen des Augeninnern verteilt, der Gehalt an Kupfer war am stärksten in der Umgebung des Fremdkörpers. An einzelnen Stellen fand sich, wie schon in zwei von KOSTENITSCH mitgeteilen Fällen, Eisengehalt hämatogenen Ursprungs. Auffallenderweise gelang 5 Wochen später die Reaktion auf Kupfer an den Schnitten, die inzwischen in 75%igem Alkohol gelegen hatten, nicht mehr, auch nicht mit Schwefelammonium oder Schwefelwasserstoff.

SCHMIDT (1898) stellte deshalb Versuche am Kaninchen durch Einführung von Kupferdraht in den Glaskörper an und enukleierte die Augen nach etwa 3 Wochen. Ein Auge wurde sofort aufgeschnitten und der Splitter entfernt. Am frischen Präparat trat deutliche Kupferreaktion auf, nach Einbettung des Auges in Celloidin war aber an den Schnitten keine Reaktion zu erlangen. Ein zweites Auge wurde unaufgeschnitten gehärtet und eingebettet. Jetzt gelang an diesen Schnitten die Reaktion deutlich, aber nach 6 Wochen langer Alkoholaufbewahrung nur noch ganz schwach, vielleicht durch Entstehung einer schwer löslichen Kupferverbinduug.

Diese Beobachtungen SCHMIDTS beweisen, daß das Kupfer nicht oder nur wenig in feste unlösliche Verbindung übergeht. Solange das Kupferstück im Auge sich befindet, können sich durch Diffusion die Gewebe immer wieder mit Kupferlösung durchtränken. An isolierten Schnitten oder nach Entfernung des Splitters wird das Kupfer allmählich an die umgebende Flüssigkeit abgegeben.

GOLDZIEHER (1895), der bei 10jährigem Verweilen eines Kupfersplitters in der Retina zahllose hellorangefarbige oder rötliche Fleckchen und. Stippchen in netzförmiger Anordnung in der Umgebung des Fremdkörpers beobachtet hatte, nahm eine Imprägnierung der Retina mit einer Kupferverbindung an und möchte die Gewebsveränderung analog der Siderosis als Chalcosis retinae bezeichnen. Er wies nach Information bei einem Chemiker darauf hin, daß das Kupfer in der kochsalzhaltigen Gewebsflüssigkeit vielleicht als Kupferchlorür gelöst und dann reduziert sei, entweder durch den nie fehlenden Zucker im Blut oder durch ein Stoffwechselprodukt der Zellen. Möglicherweise handelt es sich um rotgefärbte Krystalle von Kupferoxydul, während ein rotgefärbtes Kupferalbuminat anscheinend nicht vorkommt. Möglich ist auch, daß der kleine Splitter schon mit Grünspan oder anderen Kupfersalzen überzogen war.

Totalresorption von Kupfersplittern. Daß eine totale Auflösung und Resorption kleinster Kupfersplitter beim Menschen vorkommt, wie sie LEBER (1891) beim Tierexperiment beobachtet hat, erscheint nicht unmöglich und wurde mehrfach vermutungsweise angenommen, so von HIRSCHBERG (1901) und FRANKE (1901). In HIRSCHBERGS Fall war anfangs die Röntgenaufnahme positiv, später negativ. Jedenfalls kommt die Totalresorption nur bei kleinsten Splittern in Frage.

Die Wanderung und Spontanausstoßung von Kupfersplittern. Beim Verweilen von Kupfersplittern im Augeninnern kommt nicht selten als eine Folge der entzündungerregenden Wirkung eine Spontanausstoßung des Fremdkörpers zustande. Auch werden Wanderungen des Fremdkörpers, die zum Teil als Vorläufer der Spontanausstoßung anzusehen sind, beobachtet. In seltenen Fällen kommt der Fremdkörper schon wenige Tage nach der Verletzung in der Wunde zum Vorschein, meistens erfolgt die Spontanausstoßung erst nach Monaten oder Jahren. In der Regel handelt es sich um bereits erblindete Augen, doch sind mehrere Fälle bekannt gegeben, in denen ein leidliches oder selbst gutes Sehvermögen bestand und erhalten blieb (LANDSBERG 1882, ROLLAND 1886, MEYER 1894, DENIG 1896, ZUR NEDDEN 1903, KÜMMELL 1908 und eigene Beobachtung).

Die Spontanausstoßung erfolgt entweder an einer dem Sitz des Fremdkörpers entsprechenden Stelle der äußeren Augenwand oder — und das ist das häufigste — wieder an der ursprünglichen Eingangspforte oder nach Wanderung des Fremdkörpers im Auge an einer vom ursprünglichen Sitz und der Eingangspforte unabhängigen Stelle der Bulbuswand (z. B. Denig 1896, Lewis 1897, zur Nedden 1903, Kümmell 1908, Berendes 1907).

Auf Grund seiner bei den Tierversuchen gemachten Beobachtungen über Spontanperforation der Bulbuswand und Ausstoßung aseptisch eingeführter Stoffe wies Leber (1891, S. 495) auf den Ausstoßungsvorgang bei den in das Auge eingedrungenen Fremdkörpern aus Eisen und Kupfer hin und betonte, daß dabei die entzündliche Erweichung an der Durchtrittsstelle, der Augendruck und die etwaige Bindegewebswucherung zusammenwirken. Auf Lebers Anregung hat Salzer (1896) die Vorgänge der Spontanperforation der Korneoskleralgrenze nach Einführung aseptischer Stoffe näher untersucht.

Die hohe entzündungerregende Wirkung des Kupfers erklärt, daß bei intraokularen Kupfersplittern Wanderung und Spontanausstoßung viel häufiger beobachtet wird, als bei Eisensplittern.

Nach Spechtenhauser (1894) wirken bei der Ausstoßung an der Eingangspforte die chemische Reizkraft und der Schrumpfungszug der neugebildeten Narbenmassen dadurch wesentlich mit, daß durch den Zug der Fremdkörper immer wieder den gefäßhaltigen Geweben angenähert und dadurch die chemische Reizung immer wieder vermehrt wird.

Denig (1896) stellte am Kaninchenauge durch Einführung von Fremdkörpern in die Vorderkammer Versuche über Ortsveränderung der Fremdkörper an und fand, daß nur dann eine Wanderung eintrat, wenn der Fremdkörper sich mit einem kleinen Leukozytenmantel umgibt und wenn man die Fremdkörper nicht direkt im Kammerwinkel, sondern etwa 1 mm von demselben entfernt auf die Hinterfläche der Hornhaut bringt. Entsprechend gelagerte und beschaffene Fremdkörper wanderten, von einem kleinen Leukozytenmantel umgeben, im Laufe von Monaten an der Hinterwand der Kornea in das Pupillengebiet, um nach längerer Zeit stumpfwinkelig abzubiegen und wiederum gegen die Peripherie der Hornhaut hinzuwandern.

Fälle von meist beginnender Spontanausstoßung eines Kupfer- oder Messingsplitters sind in größerer Zahl mitgeteilt. Zander und Geissler (1864, S. 167, 184) führten 3 Fälle aus der älteren Literatur an (Rothmund, Stoeber und einen Fall aus der Mediz. Zeitschr.).

Mitgeteilt hat Roulet (1887) Spontanausstoßung nach 3 Wochen, Mason (1877) nach fast 5 Jahren, Brièrf (1877) nach 5 Jahren, Mikucki (1880) nach 4 Monaten, Kaarsberg (1883) nach 4 Jahren, Kipp (1884) nach 4 Jahren, Hartley (1883) nach 10 Jahren, Armaignac (1885) nach 3 Monaten, Landesberg (1882), Debierre (1887) nach 15 Monaten, Rampoldi (1891) nach 2 Jahren, Rolland (1886) nach 3 Monaten, Spechtenhauser (1894) nach 7 Jahren, Meyer (1894) nach 1 Jahr, Hoesch (1895) nach 2 Jahren, Hoor (1896) nach 2 Monaten, Lewis (1897) nach 18 Jahren, Raulin (1897) nach 21 Jahren, Erb (1898) nach 5 Jahren, Brandenburg (1898) nach 3 Tagen, Praun (1899, S. 348) nach 9 Monaten, Gesang (1905) nach 4 Jahren, Weineck (1906), Wiegels (1909) nach 6 Wochen, Weigelin (1917), Ischreyt (1918).

Ich selbst habe beginnende Spontanausstoßung klinisch mehrfach beobachtet und einmal Ulcus internum als Zeichen beginnender Spontanausstoßung anatomisch gefunden (Berendes 1907).

In einem von Denig (1896) mitgeteilten Fall arbeitete sich ein in das Auge eingedrungener Messingsplitter, der anfänglich in der Netzhaut in der Nähe der Makula steckte, nach 4 Wochen von seinem Sitz los und senkte sich, von einer dichten Glaskörpertrübung umgeben, allmählich auf den Boden des Glaskörpers, wo er jahrelang ruhig verblieb. Die inzwischen total gewordene Katarakt wurde operativ entfernt. $4\,^1/_2$ Jahre nach der Verletzung kam der Fremdkörper unter iritischer Reizung am unteren Irisansatz zum Vorschein, von einem Leukozytenmantel umgeben. Nach weiteren 5 Monaten trat der 2 mg schwere Splitter nach Perforation der Iris und Hornhaut zutage. $S = {}^1/_3$.

In einem von zur Nedden (1903) mitgeteilten Fall waren bei einer Arbeiterin 4 Monate nach der Verletzung zwei kleine Fremdkörper aus Kupfer eingekapselt im Augenhintergrund nachweisbar. Das Auge hatte wieder normales Sehvermögen, die Linse zeigte eine kleine Cataracta polaris posterior und einen eigentümlichen graugrünlichen Reflex. 3 Jahre später fand sich unter plötzlicher Entzündung einer der Fremdkörper in fibrinös-eitriges Exsudat eingehüllt im unteren Kammerwinkel, von wo das 1,5 mm lange und 0,5 mm breite Kupferstückchen nach Eröffnung der Vorderkammer extrahiert wurde. Nach Aufhellung des Glaskörpers war nur noch einer der Fremdkörper sichtbar, der aber nach weiteren 7 Jahren auch nicht mehr zu erkennen war. Das Auge war reizlos geblieben $S = {}^2/_7$. Das Kupferstückchen ist offenbar nach seiner Lostrennung von der Retina auf den unteren Teil des Ziliarkörpers gefallen und hat, ohne die Linse zu verletzen, seinen Weg zwischen Linsenäquator und Ziliarkörper durch die Zonula und Iris in die Vorderkammer genommen.

Über Wanderung eines dreieckigen Stückchens Glockenspeise (Legierung von Kupfer und Zinn) auf der Netzhaut berichtete Pristley Smith (1892). Der Fremdkörper rückte nach unten, und es entstand neben dem ursprünglichen Skotom ein zweites.

Ausgesprochene Wanderung der Kupfersplitter fand sich auch in den Fällen Kümmell (1908), Lewis (1897), Witalinski (1907), Werner (1913).

Klinischer Befund und Verlauf. Die klinischen Erscheinungen entsprechen ganz dem Grad der durch die chemische Wirkung des Kupfers veranlaßten Veränderungen, sofern nicht eine gleichzeitige Infektion erfolgt ist. Die primäre Infektionsgefahr ist bei dem Eindringen des Zündhütchen im allgemeinen geringer, da sie bei der Explosion erhitzt werden. Die Gefahr der sekundären Infektion kann durch die so häufigen unregelmäßigen Riß- und Quetschwunden mit Vorfall zerrissener Augenhäute erhöht sein. Hornstein (1905) fand z. B. unter 65 Fällen der Tübinger Klinik 6mal Panophthalmie durch Infektion.

Ist ein Kupfersplitter im Auge zurückgeblieben, so treten in der Regel entzündliche Erscheinungen des Auges, wie Ziliarinjektion usw., umschriebene, auf die Umgebung des Fremdkörpers beschränkte, eitrige Exsudation, sowie eine vom Fremdkörpersitz aus durch Fernwirkung veranlaßte und mit der Entfernung vom Fremdkörper deshalb abnehmende exsudative Entzündung leichteren Grades in Erscheinung. Nur kleine, direkt in die Linse eingedrungene und dort haftende Kupfersplitter veranlassen keine Entzündung. Vom Sitz des Fremdkörpers, von gleichzeitigen Mendientrübungen durch Linsenverletzung oder Blutungen hängt es ab, ob die Folgen im einzelnen sichtbar sind und sich in ihrer Entwicklung verfolgen lassen oder nicht. Ferner geht die Entzündung bei aseptischen Kupfersplittern zurück, wenn sie entfernt werden konnten, ebenso kann die Entzündung zurückgehen, wenn der Fremdkörper eingekapselt und dadurch seine chemische Wirkung, wenn auch meist nur temporär, behindert ist.

Die unter der Bindehaut haftenden Kupfersplitter verursachen ebenso, wie die in unter der Lidhaut steckenden, in der Regel bald eitrige Entzündung, die oft zu ihrer Spontanausstoßung führt. Sie können leicht entfernt werden. Heilen sie unter Einkapselung ein, so können sie längere Zeit reaktionslos verweilen, führen aber doch meist später zu frischer Entzündung und Spontanausstoßung. In einem von Kleczkowski (1913) mitgeteilten Fall bildete sich nach 17jährigem reaktionslosem Verweilen ein subkonjunktivaler Abszeß, nach dessen Inzission der Fremdkörper zum Vorschein kam. Ebenso verursachen die in die Hornhaut eingedrungenen Kupfersplitter meist nach wenigen Tagen eitrige Infiltration in ihrer Umgebung, bei tieferem Sitz kann iritische Reizung eintreten, z. B. Hornstein (1905), Rust (1908). Die Entzündung kann zurückgehen, eine Art Einkapselung entstehen und der Fremdkörper längere Zeit reizlos vertragen werden, z. B. Shaw Bowen (1887). Ähnlich verhalten sich die in die Sklera eingedrungenen Splitter, nur daß es oft längere Zeit dauert, bis sie stärkere Eiterung erregen. Auch können bei längerem Verweilen im Augeninnern an der ihrem

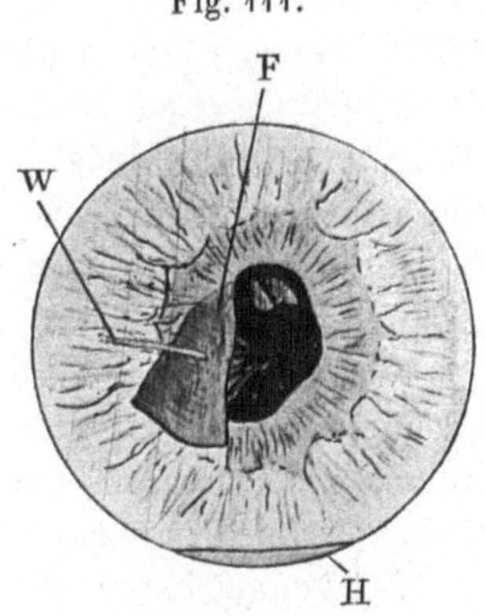

Fig. 111.

R. A. Zündhütchensplitter auf der Iris. Bei der Aufnahme 2 Tage nach der Verletzung beginnende eitrige Iritis mit Hypopyon. Fremdkörper dreieckig, 3 bis 4 mm an jeder Kante messend. Extraktion nach Hornhautlappenschnitt mit keilförmigem Messer. Heilung mit voller Sehschärfe bei gemischtem Astigmatismus. *Fr* Fremdkörper, *W* frisch verklebte 3 mm lange Hornhautwunde, *H* Hypopyon.

Sitz entsprechenden Stelle chorioretinitische Veränderungen (z. B. Hornstein 1905) oder selbst Netzhautablösung (Rampoldi 1891) beobachtet werden.

Bei den in die Vorderkammer oder in die Iris eingedrungenen aseptischen Kupfersplittern beobachtet man in der Regel eine bald nach der Verletzung einsetzende und schnell zunehmende Iritis mit fibrinöser und eitriger Exsudation, am stärksten in der Umgebung des Fremdkörpers (Fig. 111). Der Splitter wird in kurzer Zeit in eitriges Exsudat eingehüllt und damit dem Blick entzogen.

Je nach dem Sitz und der Größe des Fremdkörpers tritt auch ausgesprochene Zyklitis in Erscheinung, besonders bei dem Sitz im Kammerwinkel, wobei die Hornhaut eitrige Infiltration aufweisen kann. Selbst

Papillitis kann bei Vorderkammersplittern durch Fernwirkung auftreten (FRANKE 1901). Verbleibt der Splitter im Auge, so nimmt die Heftigkeit der Entzündung nach einiger Zeit ab, das eitrige Exsudat schrumpft und wird durch einen Granulationsknopf ersetzt, und es kommt in der Regel dann zur Einkapselung des Kupfersplitters. Der Knoten kann einem Granulom oder Gummiknoten gleichen (WIETERKIEWICZ 1894, BOCCHI 1910). Das Auge kann sich beruhigen und bei mehr oder weniger Sehvermögen ganz reizlos werden, in anderen Fällen bleiben Empfindlichkeit und Neigung zu Entzündung zurück, und das Auge kann phthisisch werden; vielfach treten nach kürzerer oder längerer Zeit erneute Anfälle von Entzündung auf. Auch kann es zu Spontanperforation der Kornea, Wanderung des Fremdkörpers und Spontanausstoßung desselben kommen, z. B. WITALINSKI (1907), HARTLEY (1883) nach 19 Jahren, KIPP (1884) nach 4 Jahren.

Ausnahmsweise bleiben kleine Kupfersplitter im vorderen Augenabschnitt jahrzehntelang reizlos eingekapselt, die Möglichkeit späterer Zufälle ist aber damit nicht ausgeschlossen. HOTZ (1881) fand einen vor 25 Jahren eingedrungenen kleinen Kupfersplitter in der Iris bei S $2/_3$ eingekapselt.

Nur die sofortige Entfernung der in den vorderen Augenabschnitt eingedrungenen Kupfersplitter bietet die günstige Aussicht auf dauernde Erhaltung des Sehvermögens. Nach erfolgreicher Extraktion geht die Entzündung schnell zurück.

Viel komplizierter und ungünstiger gestalten sich der Befund und Verlauf beim Sitz des Kupferstückchens im hinteren Augenabschnitt, wobei die Fremdkörper meist im Glaskörper oder auf der Bulbuswand liegen, nur seltener in der hinteren Augenwand festsitzen. Beim Eingedrungensein eines Kupferstückchens in den hinteren Augenabschnitt kommt es in der Regel sofort zu einer eitrigen Entzündung in der Umgebung des Fremdkörpers. Der weitere Verlauf hängt ganz ab von der Größe des Splitters, dem Sitz, dem Grad und der Ausdehnung der Entzündung, sowie von den dadurch veranlaßten Folgezuständen, unter denen vor allem die Netzhautablösung und Netzhautdegeneration zu nennen sind. Da es sich vor allem bei den so häufigen Zündhütchenverletzungen meist um größere Stückchen handelt, so ist der Befund oft ein schwerer und der Verlauf ein deletärer. Solche Augen sind in der Regel bald für das Sehvermögen verloren. In den schwersten Fällen führt die ausgesprochen eitrige Entzündung zur Phthisis bulbi, meist kommt es aber nicht dazu, da die Augen vorher entfernt werden. In anderen weniger schweren Fällen kann die Entzündung allmählich abnehmen, zurückgehen und das fast immer völlig erblindete Auge sich unter Erhaltung seiner Form beruhigen. Das Auftreten einer festen Kapsel um den Fremdkörper ist von größter Bedeutung für den Verlauf der Entzündung, da die Einkapselung die Lösung von Kupfer und die Diffusion löslicher Kupferverbindungen verhindert. Kleinere Splitter mit baldiger Einkapselung ermöglichen am ehesten baldiges Zurückgehen der Entzündung und die Erhaltung der Form des Auges. Derartige Augen können dann längere Zeit, vielleicht dauernd, ohne Beschwerden bleiben. Häufig tritt aber an solchen Augen nach kürzerer oder längerer Zeit, zuweilen erst nach vielen Jahren, erneute Entzündung auf, so daß die Enukleation doch noch nötig wird, zumal wenn sich sympathische Reizung am anderen Auge einstellt. Die Schutzwirkung der Einkapselung ist eben offenbar eine begrenzte, so daß die Kupferverbindungen sie doch durchdringen können und erneute chemische Entzündung verursachen. Möglich, daß Lockerung und Lageverschiebung des Splitters dabei eine Rolle spielen.

. In einem von MEYERHÖFER (1877) mitgeteilten Fall war nach Überstehen der anfänglichen mehrwöchigen Entzündung das Auge 25 Jahre reizfrei geblieben, bis erneute Entzündung die Enukleation nötig machte. Dabei fand sich ein außerordentlich kleines Kupferstückchen in der Gegend der Skleralnarbe eingebettet. In einem Fall von VALUDE (1885) lag die Verletzung 34 Jahre zurück, in einem von d'OENCH (1889) 25 Jahre und in einem von HAHN (1907) 20 Jahre. Ähnliche Fälle sind u. a. mitgeteilt von NOYES (1870), BRIÈRE (1877), REULING (1881), LEDBETTER (1886), HIRSCHBERG (1880, 1894), BRUNS (1897).

FORTUNATI (1889) beobachtete an einem Auge, das seit 8 Jahren ein Zündhütchen zuletzt reizlos beherbergte, 5 Tage nach Ausbruch eines Erysipelas faciei zwei Irisabszesse auftreten. Die Kultur aus dem durch Schnitt eröffneten Abszeß erwies sich bei Tieren eitererregend.

Vielfach hängt die erneute Entzündung mit ausgesprochener Wanderung und Spontanausstoßung des Kupfersplitters zusammen. Ich verweise auf die vorher angeführte Kasuistik.

Nur in seltenen Fällen wird ein in den hinteren Bulbusabschnitt eingedrungenes Kupferstückchen längere Zeit und selbst jahrelang mit Erhaltung von Sehvermögen vertragen. Der relativ günstige Verlauf wird dadurch erklärt, daß es sich dabei stets nur um ganz kleine Splitterchen handelt und meist eine Einkapselung durch umschriebene Exsudation in der Umgebung des Fremdkörpers erfolgt. Auch sein Sitz ist von Einfluß, vielleicht auch die chemische Beschaffenheit seiner Oberfläche. Ist durch die Einkapselung der Diffusion löslicher Kupferverbindung Einhalt getan, so kommt es zum Zurückgehen der Entzündung und Rückbildung der anfänglichen Veränderungen. Der Glaskörper hellt sich auf, selbst eine partielle Netzhautablösung hann, wie in den Fällen von ADAMÜK (1897) und SIEGFRIED (1896, Fall 57), zurückgehen. Der Fremdkörper selbst wird mit dem Augenspiegel vielfach sichtbar.

Und doch bleibt bei scheinbarem reizlosem Verhalten weiterhin die chemische Wirkung des Kupfers nicht aus, nur ist der entzündliche Reiz abgeschwächt und es tritt mehr die chronisch degenerative Wirkung hervor, die ganz allmählich eine Reihe feiner mit dem Augenspiegel sichtbarer

Veränderungen an den Augenhäuten, vor allem an der Retina, am Optikus, sowie im Glaskörper hervorruft, die im Laufe der Zeit das Sehvermögen noch schwer zu schädigen vermögen und selbst zur Erblindung des Auges ohne und mit Netzhautablösung, wenn auch erst nach Jahren, führen können. Ebenso ist der Stillstand der Entzündung oft kein dauernder, unvermutet treten neue Anfälle auf, die scheinbare Toleranz erweist sich als trügerisch. Vielfach deuten Glaskörpertrübungen darauf hin, daß die Gefahr der Folgezustände keineswegs beseitigt ist.

Bei dem abgeschwächten chemischen Reiz von Kupfersplittern finden sich im Augenhintergrund verschiedenartige Veränderungen. Einmal kommen fleckförmige Entfärbung und Pigmentierung im Sinn einer chronischen Chorioretinitis vor, am stärksten in der Umgebung des Fremdkörpers, aber auch weiter ab, öfters in großer Ausdehnung. Isolierte gelbliche Flecken, Streifen und Trübung werden in der Netzhaut beobachtet. Die Papille kann dabei gerötet und geschwellt sein, wie bei Neuritis optica, ein Befund der pathologisch-anatomisch (Kostenitsch) erhärtet ist. Später erscheint der Optikus atrophisch. Bei längerer Dauer kann der Befund im Augenhintergrund ganz dem Bild der Retinitis pigmentosa entsprechen. Die Funktionen können sich je nach dem Befund und Stadium des chronischen Verlaufs verschieden verhalten, es können ganz ähnliche Störungen wie bei siderotischer Netzhautdegeneration auftreten.

In einem von Siegfried (1896, Fall 57) mitgeteilten Fall, der in der Peripherie das Bild der Retinitis pigmentosa darbot, bestand bei 12jähriger Beobachtung S = $^3/_6$. Adamük (1897) dagegen hat chronische progressive Pigmentdegeneration der Netzhaut mit einem erst nach 9 Jahren einsetzenden Verfall der zentralen Sehschärfe, konzentrischer Gesichtsfeldeinengung und später hinzugetretener Hemeralopie, ähnlich der Pigmentdegeneration der Retina durch Eisensplitter, beobachtet.

Ruhberg (1889) fand bei 20jährigem reizlosem Verweilen eines im Glaskörper eingekapselten Kupfersplitters am amaurotischen Auge Chorioidealatrophie mit verwaschener Papille. Hildebrand (1891) beobachtete an einem Auge, in dem ein Patronenstückchen unterhalb der Papille in der Netzhaut steckte, bei allmählicher Erblindung, ausgesprochen flächenhaften hellen Reflex des Augenhintergrundes und Sehnervenatrophie.

Barten (1908) fand 3 Jahre nach der Verletzung bei eingekapseltem Splitter flächenhafte Netzhautveränderungen sowie Makuladegeneration mit leichter Hemeralopie bei S = Fingerzählen in 12 m.

Fridenberg (1904) erwähnte nach Einheilung von einem Kupfersplitter in der Netzhaut das Vorkommen von Streifen in der Retina, die er auf Bindegewebsverdickung des Neurilemms der Nervenfasern bezog.

Wegen seines wechselvollen Verlaufs sei noch der Fall von Adamük (1897) ausführlicher referiert. Es handelte sich um eine doppelseitige Verletzung, nach Platzen eines Pistons, nach 3 Wochen trat beiderseits Iridochorioiditis mit Glaskörpertrübungen auf, nach einigen Monaten hatte sich links eine totale, rechts eine partielle Netzhautablösung entwickelt. 1 Jahr nach der Verletzung war rechts die Ablösung zurückgegangen, aber an ihrer Stelle eine starke Pigmentierung bei S = $^{20}/_{70}$ und einer Gesichtsfeldeinengung nach oben und innen aufgetreten. Die Sehschärfe hielt sich mehrere Jahre unverändert, erst 9 Jahre nach der Verletzung traten starke Abnahme des zentralen Sehens und erhebliche Gesichtsfeldbeschränkung auf. Ophthalmoskopisch war hochgradige zentrale Chorioretinitis mit radiären weißlichen Streifen, wie bei Retinitis albuminurica zu sehen. Im 12. Jahre nach der Verletzung glich das Bild des Augenhintergrundes ganz dem der Retinitis pigmentosa, die Sehschärfe betrug $^{18}/_{200}$, das Gesichtsfeld war konzentrisch eingeengt, doch fehlte noch Hemeralopie. Diese entwickelte sich aber $^1/_2$ Jahr später bei weiterem Sinken der Sehschärfe. Der Patient starb 1 Jahr später an Typhus. Wenn es auch niemals gelungen war, den Fremdkörper selbst zu sehen, so war doch sicher ein aseptisches Kupferstückchen von ganz geringer Dimension eingedrungen.

Feine Veränderungen in der Netzhaut fanden sich in einem von Klauber (1918) mitgeteilten Fall, ebenso in einem Fall von Jess (1919).

Eine weitere Veränderung der Netzhaut beim Verweilen kleiner Kupfersplitter in der Augentiefe ist das Auftreten von kleinen goldstreusandähnichen Pünktchen und Flecken in der Netzhaut, auf das Goldzieher (1895) zuerst näher hingewiesen hat, wenn auch schon Priestley Smith (1892) das Vorkommen kleiner goldblättchenähnlich glänzender Punkte an den Netzhautgefäßen bei einem auf der Netzhaut gelegenen Stückchen Glockenspeise kurz erwähnt hatte. Erlt (1907) konnte den Befund bestätigen.

In dem von Goldzieher (1895) mitgeteilten Falle handelte es sich um ein Auge, in dem ein Kupfersplitterchen 10 Jahre lang in der Retina etwas nasal von der Macula lutea eingeheilt war. Temporalwärts von der normalen Papille fanden sich flächenhaft verteilt zahllose hellorangegelbe oder rötliche glänzende Fleckchen und Stippchen mit einer netzartigen Anordnung ohne jede Pigmentierung. Der schräg in den Augenhäuten steckende und nur innen etwas prominierende Fremdkörper von metallisch kupferrotem Glanz war von zwei Netzhautfältchen mit brauner Pigmentierung eingefaßt. Das Sehvermögen betrug mit — 2 D = $^{20}/_{30}$. Goldzieher nahm eine Imprägnation der Retina mit Kupfer an und bezeichnete die Gewebsveränderung analog der Siderosis als Chalcosis retinae. In dem Erltschen Fall (1907) weilte der Splitter erst $1^1/_2$ Jahr im Auge. Die glitzernden Punkte fanden sich in der Netzhaut unterhalb der Papille und in der Macula lutea, es bestanden hochgradige Amblyopie, Fingerzählen in $1^1/_2$ m, Farbenstörung und Gesichtsfeldeinengung.

Beim Verweilen eines Kupfersplitters im Glaskörperraum kann schon bald oder später eine das Sehvermögen schädigende isolierte Erkrankung der Macula lutea auftreten, auf die Haab (1888) und seine Schüler Weidmann 1888, Meyer 1889, Siegfried 1896) hinwiesen. Der Befund wurde in Haabs ophthalmoskopischem Atlas abgebildet (1895, Fig. 41b und 56).

Der von Haab (1888) zuerst erwähnte, dann von Weidmann (1888) und Meyer (1889) näher beschriebene Fall wurde, nachdem sich inzwischen die Beobachtungszeit auf 12 Jahre erstreckte, von Siegfried (1896, Fall 57) nochmals ausführlich mitgeteilt. Bei einem $2^1/_2$jährigen Kind, dessen linkes Auge durch

Blennorrhöe erblindet war, drang ein Zündkapselstückchen ins rechte Auge. Anfangs fand sich etwas Exsudat um den Fremdkörper, umschriebene Netzhautablösung und Neuritis optica. Nach einigen Monaten ließ sich feinfleckige Erkrankung der Makula, später großfleckige Veränderung in der Peripherie nachweisen. Die Netzhautablösung und ein Teil der Veränderungen gingen zurück, so daß nach 5 jährigem Verweilen S = $^1/_3$ betrug. Der Fremdkörper erschien bindegewebig eingekapselt. Im Laufe der Jahre nahm die Veränderung in der Peripherie das Bild der Retinitis pigmentosa an mit einer Sehschärfe von $^3/_6$ bei 12 jähriger Beobachtungszeit. SIEGFRIED (1896) teilte noch einen zweiten Fall von Makulaaffektion mit (Fall 51), bei dem zwei kleine Fremdkörper durch Zündpatronenexplosion ohne Einkapselung vor der Retina sichtbar waren. Das Sehvermögen betrug nach 2 Jahren $^6/_{18}$. In einem dritten Fall, bei dem 2 Jahre nach der Verletzung plötzliche Verschlechterung auftrat, zeigte die Fovea einen großen roten lochartigen Fleck.

In den erwähnten Fällen von ADAMÜK (1897) und BARTEN (1908) entwickelte sich neben anderen Veränderungen auch eine Makulaaffektion, die im letzten Fall an Retinitis circinata erinnerte.

Ebenso beobachtete ERLT (1907) eine goldstreusandartige aus glitzernden Punkten bestehende Figur in der Macula lutea neben analogen Veränderungen unterhalb der Papille. Makulaveränderung und Hemeralopie wurden festgestellt in einem von ESSER (1918) mitgeteilten Fall, ein Makulaherd in einem Fall von WIRTHS (1918).

Bei längerem Verweilen von Kupfer- oder Messingsplittern im Auge sind als Zeichen der Fernwirkung in einzelnen Fällen Verfärbung der Iris, der Linse und des Glaskörpers, sowie eigenartige Reflexe an der Linse beobachtet, die auf die Durchtränkung der Gewebe mit kupferhaltigen Verbindungen zu beziehen sind.

LEBER (1891) beobachtete bei Tierversuchen nach 2—3 monatiger Anwesenheit eines Kupfersplitters in der Linse und im Glaskörper, daß diese Teile in der Umgebung des Fremdkörpers eine olivenbraune Färbung angenommen hatten.

Mehrfach wurden bei Sitz des Fremdkörpers im Glaskörperraum eine grünliche oder grünlich-gelbe Verfärbung der Iris, sowie farbige Reflexe und Scheintrübung an der Linse beobachtet.

v. GONZENBACH (1892) berichtet über leichtgrünliche Verfärbung der Iris nach 8 Monate langem Verweilen eines Kupfersplitters im Augenhintergrund, HIRSCHBERG (1899) über leicht grünliche Irisverfärbung und grünlich-gelben Reflex aus der Tiefe, CASPAR (1908) über grüne Verfärbung der Iris und braunrote Trübung des Glaskörpers bei einjährigem Verweilen und BARTEN (1908) über grüngelbe Irisverfärbung und enge Pupille bei etwa 3 jährigem Verweilen des Fremdkörpers.

Über einen eigenartigen Kupferniederschlag auf der vorderen Linsenkapsel berichtete HILLEMANNS (1896). Durch Explosion waren beiderseits Kupfersplitter eingedrungen. Während das linke Auge enukleiert werden mußte, bildeten sich an dem anderen Auge die schweren Glaskörperveränderungen zurück, so daß nach $^1/_2$ Jahr an dem reizlos gewordenen Auge ein metallischer Glanz inmitten eines schwärzlichen Herdes entdeckt wurde. Der Visus hatte sich von $^{20}/_{200}$

auf 1 gehoben. 1 Jahr nach der Verletzung fand sich in dem durch vordere Synechie oval ausgezogenen Pupillargebiet ein gelbgrüner Reflex, der von einem eigenartigen zarten, bei fokaler Beleuchtung olivenfarbigen, mit dem Augenspiegel vollkommen durchleuchtbaren Belag, welcher von einem der Pupillenform entsprechenden bräunlichen Ring umgeben war, herrührte. Die Veränderung hatte bei Tageslicht zuerst den Verdacht einer starken Linsentrübung erweckt, die Linse war aber klar. Man sah jetzt äquatorial zwei Metallsplitter im Augengrund mit chorioretinitischen Veränderungen im Fundus und flottierenden Glaskörpertrübungen. $1^1/_2$ Jahre nach der Verletzung erschienen die Pigmentierung im Fundus stärker und die Metallsplitter verschleiert. Dabei S noch $= 1$. HILLEMANNS nahm an, daß gelöste Kupferteilchen vom Lymphstrom aus der hinteren Kammer in die vordere Kammer gelangt wären und sich an dem Pupillarrand angesammelt hätten.

ZUR NEDDEN (1903) fand an der Linse eines Auges, in welches zwei kleine Zündhütchensplitter durch die Sklera eingedrungen waren, etwa 7 Monate nach der Verletzung an der Linse neben einer scharfbegrenzten 1 mm breiten hinteren Polarkatarakt einen eigentümlichen grau-grünlichen Reflex, welcher von den mittleren Schichten ausging. Der Reflex blieb 3 Jahre unverändert, verschwand aber, nachdem der eine Splitter extrahiert und der andere offenbar durch Bindegewebe völlig verdeckt war, nur hatte die Linsentrübung am Pol etwas zugenommen. Grünliche Verfärbung an der Linsenkapsel erwähnte HAASE (1912).

ERLT (1907) fand an der Linse eines Auges, in dem ein $1^1/_2$ Jahre zuvor eingedrungenes Zündhütchenstückchen reizlos im Glaskörper flottierte und eine goldstreusandartige Veränderung der Netzhaut (Chalkosis) veranlaßt hatte, im auffallenden Licht eine sonnenscheibenähnliche, in der vorderen Linsenschicht gelegene schmutziggraue Scheintrübung, sowie das Auftreten von Regenbogenfarben an dem vorderen und hinteren Linsenbildchen bei seitlicher Beleuchtung. Bei der ophthalmoskopischen Untersuchung verschwanden die Bilder. Die Scheintrübung im auffallenden und die Regenbogenfarben im durchfallenden Licht, könnten nach ERLTS Ausführungen analog den Gitterspektren erklärt werden. Doch könnte die Erscheinung auch als Interferenzphänomen ähnlich den NEWTONschen Farbenringen infolge von dem Vorhandensein einer im Brechungsindex differenten dünnen Schicht entstanden sein. Vielleicht war das Kapselepithel chemisch durch Kupfer beeinflußt.

Weitere Fälle dieser für Kupfer- und Messingsplitter im Auge charakteristischen Erscheinung an der Linse sind neuerdings mitgeteilt von PURTSCHER (1918), KÜMMELL (1918), ESSER (1918) 2 Fälle, KLAUBER (1918), WIRTHS (1918), JESS (1919) 2 Fälle, UHTHOFF (1919) mit doppelseitigem Vorkommen, BLAISCH (zit. bei JESS).

Kasuistik. Fälle von längerem Verweilen eines Kupfersplitters im hinteren Augenabschnitt, bei denen nach Rückbildung der anfänglichen Entzündung während der Dauer der Beobachtungszeit ein leidlich gutes oder gutes Sehvermögen erhalten blieb:

SCHELSKE (1869) beobachtete seit 3 Jahren einen schräg unter die Retina eingedrungenen Zündhütchensplitter, der mit Ausnahme eines geringen Gesichtsfelddefekts für die Funktion des Auges keine üblen Folgen hatte.

Ophthalmoskopisch fand sich neben dem Fremdkörper Pigmentanhäufung und ein atrophischer Fleck.

In einem von SIGEL (1876) mitgeteilten Fall steckte ein Zündhütchensplitter in der Makulagegend bei S $^5/_{18}$ und Skotom. Der Zustand hielt sich mehrere Monate unverändert.

Nur auf $^1/_4$ Jahr erstreckte sich die Beobachtung von Schwarzbach (1876), bei der ein im Glaskörper steckender Splitter unter Aufhellung der Trübungen sich einzukapseln schien.

Decker (1890) berichtete über einen Fall, bei dem ein $6\,^1/_2$ Jahre zuvor eingedrungener, 2 mm langer und 1 mm breiter Splitter anscheinend an einem Faden aufgehängt frei im Glaskörper schwebte bei voller Sehschärfe und reizlosem Auge. Das eigentümliche Gefühl, das der Patient zeitweise im Auge hatte, schien ein Akkommodationskrampf zu sein.

In einem von v. Gonzenbach (1892) mitgeteilten Fall war, nachdem sich der Splitter im Augenhintergrund eingekapselt und der langdauernde Reiz sich verloren hatte, nach 10 Monaten der Glaskörper aufgehellt, die schwielige Einkapselung mit Pigmentierung sichtbar und der Visus = 1.

Noyes (1894) hat, wie er in der Diskussion zu Lebers Vortrag in Edinburg erwähnte, mit dem Augenspiegel sichtbare Kupferfragmente jahrelang ohne Nachteil in der Retina liegend gefunden. Kipp (1894) berichtete daselbst, daß ein durch die Hornhaut und Linse eingedrungenes Kupferfragment 24 Jahre lang ohne Ablatio und bei S $^{20}/_{80}$ auf der Retina ophthalmoskopisch sichtbar geblieben war.

Zu erwähnen sind 2 Fälle mit 7 Jahre langem Verweilen eines im Glaskörper eingekapselten Kupfersplitters, in dem einen Fall von Zimmermann (1897) war die Sehschärfe voll, in dem anderen von Leitner (1902) = $^2/_7$.

Hirschberg (1899) berichtete über eine Verletzung durch eine Dynamit-Zündpatrone, bei der zwei Geschwister gleichzeitig an beiden Augen verletzt waren. $^1/_2$ Jahr später fand sich an dem linken Auge des jüngeren Mädchens bei voller Sehschärfe neben der geschwollenen Papille ein bläulich eingekapseltes, in den Glaskörper vorragendes Kupferstückchen. Das andere Auge war erblindet. An dem rechten Auge der älteren Schwester fanden sich grünliche Irisverfärbung, beweglich grünlichgelber Reflex aus der Tiefe und ein unterhalb der Papille eingekapselter kleiner Fremdkörper. Das Auge zählte Finger in 3 Fuß. Das linke Auge hatte S $^5/_{20}$ ohne besonderen Befund.

Über günstigen Verlauf mit Visus 0,6 nach 5 Jahren berichtete Hummelsheim (1904), doch wurde doppelte Perforation erwogen. Block (1906) beobachtete S = 1 nach 1 Jahr, Cramer (1907) ebenfalls volle Sehschärfe 3 Monate nach vergeblichem Extraktionsversuch bei Einkapselung des Splitters.

Ferner gehören hierher die bereits vorher erwähnten Fälle von Goldzieher (1895), Hillemanns (1896) und 2 Fälle von Siegfried (1896), von denen der eine (Fall 57) bereits von Haab, Meyer und Weidmann erwähnt war, sowie der Fall von zur Nedden (1903). In diesem Fall waren zwei Kupfersplitter im Augenhintergrund eingebettet 3 Jahre reizlos bei normalem Sehvermögen vertragen. Der eine wanderte dann unter Entzündung durch die Iris in die Vorderkammer und wurde extrahiert, der andere blieb im Auge. 10 Jahre nach der Verletzung war die Sehschärfe durch Linsentrübung am hinteren Pol auf $^2/_7$ zurückgegangen, das Auge aber stets reizlos. Weiter ist zu nennen ein Fall von Wilder (1912).

Die Zahl der Fälle ist klein gegenüber der ungeheuer großen Zahl von Fällen, in denen in den hinteren Augenabschnitt eingedrungene Kupfersplitter zur operativen Entfernung des Auges oder zur Erblindung führen. In mehreren der scheinbar günstigen Fälle betrug zudem die Beobachtungszeit noch nicht einmal 1 Jahr, in mehreren waren noch erhebliche Veränderungen, wie Glaskörpertrübungen, vorhanden, die auf drohende Gefahr hinwiesen.

Von besonderem Interesse sind Fälle, in denen nach längerem anscheinend günstigem Verweilen das anfangs erhaltene Sehvermögen doch noch schwand.

PAGENSTECHER (1863) erwähnte, daß ein Zündhütchen 3—4 Jahre in den tieferen Teilen verweilt und dann erst zur Erblindung geführt habe. In einem von HIRSCHBERG (1894, Fall 13) mitgeteilten Fall war der Verlauf folgender: Anfangs Ausheilung mit guter Sehschärfe, nach $^5/_4$ Jahren Abnahme des Sehvermögens durch Katarakt, Wiedergewinnen von S $^1/_4$—$^1/_5$ durch Kataraktdiszission, plötzliche Zyklitis mit schneller Erblindung 6 Monate nach der Heilung der Staroperation, $2^1/_3$ Jahre nach der Verletzung. In dem enukleierten Auge fand sich ein kleiner Abszeß im Ziliarkörper und darin ein Kupfersplitter.

In einem von DAR (1903) mitgeteilten Fall fand sich in dem Auge eines 46jährigen Mannes, das durch eine seit 1 Jahr bestehende Entzündung erblindet und phthisisch geworden war, ein Kupfersplitter im Auge, der offenbar in der Kindheit eingedrungen und bei guter Sehschärfe jahrzehntelang schadlos vertragen war. Durch ein erneutes Trauma war anscheinend Lageveränderung veranlaßt.

CASPAR (1908) berichtete über Abnahme des Sehvermögens mit Schmerzen 1 Jahr nach der Verletzung; ein deshalb unternommener Extraktionsversuch gelang.

In dem bereits erwähnten Fall von SIEGFRIED (1896, Fall 55) trat 2 Jahre nach der Verletzung plötzliche Verschlechterung durch Netzhautablösung ein, so wie in dem S. 1274 referierten Fall von ADAMÜK (1897) 9 Jahre nach der Verletzung durch Pigmentdegeneration der Retina. Bei dem ebenfalls schon genannten Fall HILDEBRAND (1891) war bei Einheilung des Patronenstückchens unterhalb der Papille 2 Jahre lang das Sehvermögen unverändert, dann trat allmähliche Abnahme bis zur vollständigen Erblindung nach 10 Jahren durch Netzhaut-Sehnervenatrophie auf. Ferner gehören hierher die Fälle von RUHBERG (1889), BARTEN (1908), WERNER (1913 [Messingsplitter]), MAAS (1917 aus der Heidelberger Klinik), sowie die schon erwähnten Fälle von frischer Entzündung und Spontanausstoßung.

In Übereinstimmung mit den Beobachtungen LEBERS (1891) bei Tierversuchen können kleine in die Linse eingedrungene und dort haftende Kupfersplitter vom menschlichen Auge Monate und selbst viele Jahre lang gut vertragen werden. Vielfach bleibt die Linsentrübung umschrieben, in anderen Fällen kommt es nach kürzerer oder längerer Zeit zu Totalkatarakt. Daß bei jahrelangem Verweilen eines Kupfersplitters aber eine gewisse Fernwirkung nicht ausbleibt, zeigt z. B. der von mir beobachtete und S. 1266 referierte Fall, in dem ein Kupfersplitterchen 27 Jahre reizlos im Auge vertragen war und erst nach 25jährigem Verweilen zu Totalkatarakt geführt hatte.

WAGNER (1869) fand Zündhütchenstückchen in einem Falle 5 Jahre und in einem Fall 6 Monate frei ohne Totaltrübung bei entsprechender Sehschärfe von $^1/_4$ bzw. $^1/_3$.

PAGENSTECHER (Mitt. aus d. Augenkl. zu Wiesbaden. Bd. II, S. 122) beobachtete 5 Monate langes Verweilen mit teilweiser Wiederaufhellung der Linsentrübung. v. ARLT (1875) erwähnt in seinen Verletzungen des Auges S. 95 das 2 Jahre lange reizlose Verweilen eines Zündhütchenstückes bei rötlicher Linsentrübung.

v. Grósz (1889) fand bei 33jährigem Verweilen eines kleinen Zündkapsel-stückchens in der Linse Partialkatarakt mit S $^5/_{50}$ und Besserung des Visus auf $^5/_{20}$ nach Iridektomie.

Über 35 Jahre langes Verweilen bei S = Fingerzählen in $^1/_2$ m berichtete Dissler (1904).

Als weitere Fälle von Kupfersplittern in der Linse mit mehr oder weniger langer Anwesenheit sind noch zu erwähnen Fälle von Hirschberg (1894) 3 Fälle, davon einer nach 5jährigem reizlosem Verweilen bei fast voller Sehschärfe von Mendel (1898) demonstriert, von Wicherkiewicz (1898) mit analogem Befund an beiden Augen und unverändertem Verhalten beiderseits nach $^1/_4$ Jahr, von Warschawski (1903) mit 4 Monate langem Verweilen bei S = 0,8 — 0,9, von Ischreyt (1907), von Hornstein (1905), Lange (1912 [3 Jahre bei S $^1/_3$—$^1/_2$]), Cords (1917), Weigelin (1917).

Anhangsweise sei erwähnt, daß während der durch Zündhütchensplitter veranlaßten Entzündung Störungen des Allgemeinbefindens beobachtet sind, die durch die Enukleation schwanden. So berichtete Fumagalli (1889) über Ziliarneuralgie und Beeinträchtigung des Allgemeinbefindens durch epilepti-forme Anfälle.

Diagnose. Die Tatsache, daß Kupfersplitter bei ihrem Verweilen in der vorderen Kammer, auf und in der Iris, sowie im hinteren Augenabschnitt meist innerhalb kurzer Zeit eine eitrige Entzündung in der Umgebung des Fremdkörpers veranlassen, besitzt große diagnostische Bedeutung. Auf der einen Seite kann durch die Exsudation der Fremdkörper schnell verdeckt und dem Blick entzogen werden, auf der anderen Seite wird die um-schriebene Eiterung, falls der sonstige Befund für Eingedrungensein eines Fremdkörpers spricht, die Vermutung nahelegen, daß ein Zündhütchen- oder sonstiger Kupfersplitter oder Messingsplitter eingedrungen ist. Besonders bei Kindern kann, trotzdem vielleicht jede Verletzung in Abrede gestellt wird oder ein mit dem Befund nicht in Einklang zu bringender Vorgang erzählt wird, der Nachweis der umschriebenen eitrigen Exsudation zur richtigen Diagnose führen. Ganz besonders wertvoll ist bei Verdacht auf Kupfersplitterverletzung für den Nachweis und die Lokalisation unter Um-ständen die Röntgenaufnahme, da der Splitter oft durch Exsudat dem Blick entzogen ist. Röntgenaufnahmen wurden z. B. erwähnt von Franke (1901), Hirschberg (1904), Plitt (1906), Jennings (1908) und Kümmell (1908). Mir selbst hat sie auch schon große Dienste dabei geleistet.

Ist um ein Kupferstückchen Eiterung entstanden, so erhebt sich die wichtige diagnostische Frage, ob der Grad der Entzündung der aseptischen Eiterung durch den Fremdkörper entspricht oder ob Komplikation mit Infektion anzunehmen ist, eine Frage, die um so höhere Bedeutung hat, weil nur die infektiöse Entzündung am zweiten Auge sympathische Oph-thalmie veranlassen kann. Ist die Eiterung auf die Umgebung des Fremd-körpers beschränkt und fehlen stärkere Entzündungserscheinungen, wie sie bei eitriger Glaskörperinfiltration durch Mikroorganismen vorhanden sind, so spricht das für aseptische Fremdkörpereiterung. Wie schon LEBER hervorhob, sind die Zündhütchenverletzungen meist aseptisch wegen der Erhitzung des Fremdkörpers bei der Explosion oder wegen der chemischen Wirkung des Kupfers. Ist der Fremdkörper extrahiert, so wird die bakteriologische Untersuchung des Fremdkörpers und des Exsudates seiner Umgebung weitere Aufschlüsse geben können. Ebenso sprechen prompte Heilung nach der Extraktion und Zurückgehen der Eiterung für aseptische Entzündung. War nur ein ganz kleines Splitterchen eingedrungen und wird es, wie in seltenen Fällen, vom Auge vertragen, so sind die weiteren Folgen mittels des Augenspiegels und der Funktionsprüfung festzustellen.

Bleibt nach Eindringen eines Kupfersplitters die erwartete schwere Reaktion aus und ist bei auffallender Besserung ein Fremdkörper nicht sichtbar, so ist in Betracht zu ziehen, ob der Fremdkörper die Augenwand nochmals durchschlagen und das Auge hinten wieder verlassen hat. Allerdings kommt doppelte Perforation des Auges bei Kupfersplittern viel seltener vor als bei Eisensplitterverletzung und die klinische Diagnose ist wegen des meist komplizierten Befundes äußerst erschwert. Mehrfach ist sie deshalb erst nach der Enukleation gefunden. Da die Splitter zudem kaum tief in die Orbita eindringen, so ist auch das Ergebnis der Röntgenaufnahme nicht ganz sicher.

KOSTENITSCH (1891) erwähnte einen Fall, in dem ein Zündhütchensplitter durch die Kornea eingedrungen war und das Auge durch die Sklera wieder verlassen hatte. Die partielle Ablatio retinae war zurückgegangen. Die Diagnose wurde erst anatomisch gestellt, ebenso in den Fällen BERLIN (1868), HORNSTEIN (1905). Vermutet wurde doppelte Perforation nach dem klinischen Befund von HIRSCHBERG (1901) und wegen auffallender Besserung der Erscheinungen in Betracht gezogen von HUMMELSHEIM (1904).

Tritt nach reizlosem Verhalten eines Kupfersplitters im Augeninnern erneute Entzündung auf, so ist auf Wanderung, Lageverschiebung und beginnende Spontanausstoßung des Fremdkörpers zu achten.

Für die Diagnose ist von Bedeutung, daß man zumal bei Explosionsverletzungen unter Umständen mit dem Eingedrungensein mehrerer Fremdkörper rechnen muß. So wurde mehrfach beobachtet, daß in ein Auge zwei Kupfersplitter eingedrungen waren, z. B. von ROLLAND (1886), BRANDENBURG (1899), ZUR NEDDEN (1903) und ISCHREYT (1907). Ich selbst fand u. a. nach Explosion eines Zünders 3 Messingsplitter in einem Auge, 1 in der Linse und 2 im Glaskörper.

Auch verdient Beachtung, daß die zackigen Kupfersplitter Zilien mitreißen können, die entweder in der Vorderkammer zurückbleiben, z. B. SCHWARZ (1899), oder in den Glaskörper gelangen. So fand ich z. B. bei einem aus dem Glaskörper extrahierten Zündhütchensplitter eine Zilie am Fremdkörper haften.

Prognose. Die Prognose der Verletzungen mit Zurückbleiben eines Fremdkörpers aus Kupfer oder Messing ist vor allem dadurch ungünstig, daß das Kupfer stark entzündungerregend wirkt und Eiterung hervorzurufen vermag. Wesentlich beeinflußt wird die Prognose durch den Sitz und die Größe des Fremdkörpers, sowie von der Dauer seines Verweilens. Bleibt der Kupfersplitter ohne Perforation der Augenwand unter der Bindehaut, in der Hornhaut oder Lederhaut zurück, so ist die Prognose günstig, wenn die Fremdkörper bald erkannt und schnell entfernt werden. Von den intraokularen Kupfersplittern werden nur kleinere in die Linse eingedrungene Splitter monate- und selbst jahrelang gut vertragen. Selbst weitere Zunahme der Linsentrübung kann ausbleiben. Beim Verweilen von Kupfersplittern in der Vorderkammer, auf und in der Iris ist trotz der bald einsetzenden fibrinöseitrigen Entzündung die Prognose insofern günstig, als der Fremdkörper unschwer zu erkennen, leichter zu extrahieren ist und die beginnende Eiterung nicht so große Gefahr für die Umgebung bietet. Wird der Fremdkörper nicht entfernt, so ist die Prognose höchst zweifelhaft. Handelt es sich um kleine Splitter auf der Iris, so können sie wohl eingekapselt und durch Zurückgehen der Entzündung ausnahmsweise selbst viele Jahre (z. B. Hotz 25 Jahre) reizlos vertragen werden. Doch besteht stets die Möglichkeit erneuter Entzündung und schwerer Schädigung des Auges. Joqs und Fourgs (1895) berichteten über ein Kupferstückchen in der Iris, das nach 40jährigem Verweilen erneut eitrige Entzündung hervorrief. Daß bei scheinbar reizloser Einheilung in der Iris nach Jahren selbst Netzhautablösung auftreten kann, zeigt z. B. ein von Fuchs in seinem Lehrbuch (VIII. Aufl., S. 273) mitgeteilter Fall. Nach Abheilung der anfänglichen starken Iritis lag das 1 mm große Zündhütchenstück unten auf der Iris und nahm allmählich eine schwarze Farbe an. Erst nach 10 Jahren sank das Sehvermögen unter Funkensehen, Metamorphopsie und Neigung des Auges zu Ziliarinjektion bei längerer Untersuchung. Der untere Teil des Augenhintergrundes erschien grün. Beginnende Netzhautabhebung wurde festgestellt.

Prognostisch am ungünstigsten sind Verletzungen mit Zurückbleiben eines Kupfersplitters im hinteren Bulbusabschnitt. Sowie es sich um größere Splitter handelt, sind die Augen unrettbar für das Sehvermögen verloren, falls der Splitter im Auge verbleibt. Nur wenn die Extraktion bald nach der Verletzung gelingt, besteht einige Hoffnung für Erhaltung eines brauchbaren Sehvermögens. Jeder Tag des Verweilens verschlechtert die Prognose. Ist schon Eiterung in der Umgebung des Splitters aufgetreten, so wird nach gelungener Extraktion nur in seltenen Fällen ein gewisses Sehvermögen erhalten.

Haben sich aber nach mehrtägigem Verweilen schon die Folgen einer stärkeren eitrigen Entzündung, Durchtränkung des Glaskörpers mit Exsudat und Verdichtung der Substanz eingestellt, oder besteht bereits beginnende

Netzhautablösung, so ist durch die Extraktion von vornherein nur noch die Erhaltung der Form des Auges zu erhoffen, auch werden die Chancen für erfolgreiche Entfernung erheblich verschlechtert.

Verbleibt der Splitter im Auge, so wird die Erhaltung des Auges in Frage gestellt, falls nicht bald Abkapselung des Fremdkörpers und Rückbildung der Entzündung erfolgt. In den schweren Fällen mit Destruktion der Augenhäute, langwieriger Entzündung, Phthisis bulbi ist das Auge zu entfernen. Selbst wenn sich das Auge beruhigt, kommt es oft früher oder später zu erneuter Entzündung, Spontanausstoßung, in anderen Fällen zu Drucksteigerung. Auch in den seltenen Fällen, in denen kleine Kupfersplitterchen im Augeninnern, sei es im Glaskörper oder in der Bulbuswand, bald sich einkapseln und unter Erhaltung von Sehvermögen vom Auge vertragen werden, bleiben die Augen bedroht. Der abgeschwächte chronische Reiz vermag, wenn auch erst nach längerer Zeit, doch noch Verfall des Sehvermögens herbeizuführen, teils durch die verschiedene Form der Netzhautdegeneration, teils durch Ablatio retinae. Der Fortbestand oder das Wiederauftreten von Glaskörpertrübungen ist prognostisch nicht günstig. Schließlich kann es auch in diesen Fällen zu erneuter Entzündung kommen. Ich verweise auf die vorher gebrachte Kasuistik.

Bei langwieriger oder rezidivierender Entzündung infolge intraokularer Kupfersplitter wird nicht selten eine starke sympathische Reizung des zweiten Auges beobachtet. Die Gefahr der sympathischen Uveitis ist dagegen im allgemeinen nicht groß, da es sich in der Regel um rein chemische aseptische Entzündung handelt. Zündhütchen sind durch Erhitztwerden aseptisch, auch wirken die sich bildenden löslichen Kupferverbindungen antiseptisch. Immerhin kommt sympathische Ophthalmie vor.

Eine ungewöhnliche Erkrankung des zweiten Auges hat GEPNER (1886) beobachtet in einem Fall, in dem 4 Monate zuvor ein Messingstück in das linke Auge eingedrungen war und ohne Entzündung durch Netzhautablösung zu Erblindung geführt hatte. Trotzdem das Auge reizlos war, trat am zweiten Auge unter Kopfschmerzen anfallsweise starke Herabsetzung des Sehvermögens auf. Es fand sich ausgesprochene Papilloretinitis. Die Enukleation beseitigte sofort die Veränderungen am zweiten Auge. An dem verletzten Auge wurde anatomisch Papillitis, Ablatio retinae, sowie das Messingstück umgeben von Eiter nachgewiesen. Vielleicht handelte es sich, wie SCHIRMER (dieses Handb. 2. Aufl. VIII. Kap.) vermutet, nicht um die Übertragung von Mikrobien, sondern von entzündungerregenden chemischen Stoffen, wie Kupfer.

Nach den Erfahrungen von HOBBY (1894) können Zündhütchensplitter, die in der Ziliargegend stecken, sympathische Entzündung herbeiführen. Er führte 5 Fälle an und berichtete, daß im Blindeninstitut in Jowa 20 Fälle vorhanden waren, welche das zweite Auge durch sympathische Ophthalmie nach Zündhütchenverletzung verloren hatten.

In einem von RIVERS (1896) mitgeteilten Fall war 4 Monate nach der Verletzung der in dem erblindeten Auge hinter der Iris steckende Kupfersplitter extrahiert und 4 Monate nach der reizlos geheilten Operation trat am anderen Auge sympathische Ophthalmie auf, die trotz sofortiger Enukleation des verletzten Auges zu Phthisis bulbi führte.

BLASCHEK (1907) berichtete über einen weiteren Fall, bei dem der 12 jährige Knabe nach der Zündhütchenexplosion von einem Kurpfuscher behandelt war und bei der der später hinzugezogene Arzt sofortige Enukleation angeraten hatte, die aber verweigert wurde. 8 Wochen nach der Verletzung trat schwere sympathische Ophthalmie auf. Der anatomische Befund des sofort enukleierten verletzten Auges ergab neben eitriger Entzündung um den Fremdkörper schwerste sympathisierende Entzündung der gesamten Uvea. Das zweite Auge mußte nach 5 Monaten ebenfalls enukleiert werden.

CASPAR (1908) möchte die Gefahr der sympathischen Ophthalmie nach Kupfersplitterverletzungen nicht unterschätzen, warnte vor zu großem Vertrauen und riet zur Enukleation, wenn der Visus durch Eiterung unheilbar verloren gegangen ist, eventuell nach vorherigem Versuch, den Fremdkörper zu entfernen.

MARBOURG (1911) fand in einem Fall von alter Zündhütchenverletzung den Fremdkörper in der hinteren Kapsel der resorbierten Linse eingebettet und das andere Auge durch sympathische Ophthalmie zugrunde gegangen.

Vergleich zwischen Eisensplitterverletzungen und Kupfersplitterverletzungen. Die Verletzungen durch Kupfersplitter verhalten sich fast in jeder Beziehung viel ungünstiger als die Eisensplitterverletzungen. In erster Linie kommt der schwerwiegende Unterschied in bezug auf die chemische Wirkung in Betracht, wodurch die intraokularen Kupfersplitter in so kurzer Zeit dem Auge so gefahrvoll werden. Die in das Auge eindringenden Kupfersplitter haben im Vergleich zu den Eisensplittern häufig eine viel ungünstigere Form. Die vorwiegend die Verletzung veranlassenden Stücken von Zündhütchen oder Zündkapseln oder Patronenhülsen besitzen oft eine platte unregelmäßige Form und zeigen häufig einen umgebogenen Rand und Zacken. Ihre Flugkraft wird deshalb leichter beim Durchschlagen der Bulbuswand abgeschwächt, so daß sie im Glaskörper haften bleiben, oder, wenn sie die gegenüberliegende Wand erreichen, dringen sie nicht fest in die hintere Augenwandung ein, sondern prallen wieder ab oder lagern ihr nur an. Auch verursachen diese unregelmäßig geformten Stücke auf ihrem Weg stärkere mechanische Läsion, was das Zustandekommen von Netzhautablösung begünstigt. Nur ganz kleine Kupfersplitter verhalten sich in bezug auf die mechanische Wirkung wie Eisensplitter. Immerhin treten diese Momente zurück gegenüber der stärker entzündungerregenden Wirkung des Kupfers, die für die Folgen ausschlaggebend ist. Der Vorteil, daß die Kupfersplitter viel häufiger aseptisch in das Auge gelangen, kann sich bei ihrer eigenen erhöhten Schädlichkeit nicht bemerkbar machen. Wegen der hohen entzündungerregenden Wirkung kommt es bei Kupfersplittern leichter und rascher zur Einkapselung als bei Eisensplittern. Aber die Schutzwirkung der Kapsel gegen die weitere chemische Wirkung ist oft unzulänglich. Aus derselben Ursache wird bei Kupfersplittern häufiger

Spontanausstoßung und damit eine Art Selbstheilung, freilich meist nach Verlust des Sehens, ermöglicht.

Viel ungünstiger ist sodann, daß die Diagnose der Anwesenheit eines Kupfersplitters im Auge bei frischen Verletzungen viel schwieriger ist. Unsichtbare Eisensplitter können durch Sideroskopie und eventuell Röntgenaufnahme sicher festgestellt werden, bei Kupfersplittern steht uns nur Röntgenaufnahme zu Gebote. Schließlich ist die Schwierigkeit und Unsicherheit der operativen Entfernung von Kupfersplittern aus dem Glaskörperraum und Kammerwinkel gar nicht zu vergleichen mit der Leichtigkeit und Sicherheit der Magnetoperation.

Therapie. Während man früher bei intraokularen Kupfersplittern, sobald eitrige Entzündung vorlag, nur bei Sitz in der Vorderkammer die Extraktion des Fremdkörpers und die Erhaltung des Auges wagte, bei Sitz in der Tiefe jedoch aus Furcht vor sympathischer Ophthalmie die Augen enukleierte, hat Leber (1891, 1894) auf Grund seiner durch das Tierexperiment gewonnenen Anschauungen über die Bedeutung der aseptischen Kupfereiterung die konservative Behandlung der Kupfersplitterverletzungen durch Extraktion der Fremdkörper möglichst durchgeführt. Leber hat auf Grund reicher Erfahrung die Grundsätze für die Behandlung näher angegeben.

In frischen Fällen, wenn keine oder nur geringe Entzündung vorhanden ist und die Lage des Fremdkörpers bestimmt werden kann, soll man sofort die Extraktion versuchen, falls es sich nicht um ganz kleine Fremdkörper handelt. Ist der Fremdkörper durch Blutung oder eitrige Glaskörperinfiltration unsichtbar und das Auge als verloren zu betrachten, soll man die Extraktion versuchen, um das Auge der Form nach zu erhalten. Gelingt sie, so ist gegenüber der Entfernung des Auges für den Patienten schon viel gewonnen. Doch müssen das Exsudat und der Fremdkörper bakteriologisch untersucht werden, um sich von dem chemischen Ursprung der Eiterung zu überzeugen. War der Kupfersplitter aseptisch, so tritt schnelle Heilung der Operationswunde ein, die Entzündung geht stetig zurück und die Exsudate resorbieren sich. Bei aseptischer Eiterung ist eine Gefahr der sympathischen Entzündung nicht vorhanden. In den seltenen Fällen, in denen kleine Splitter im hinteren Bulbusabschnitt unter Erhaltung von Sehvermögen eingeheilt sind, muß man von einem Extraktionsversuch absehen, da die Operation als solche für das Sehvermögen die größte Gefahr bietet. Erst wenn erneute Entzündung auftritt und das Auge bedroht scheint, kann man den Extraktionsversuch unternehmen.

Erscheint der Extraktionsversuch wegen zu weit vorgeschrittener schwerer Entzündung aussichtslos, mißlingt die Operation oder ist der Verlauf trotz gelungener Extraktion kein günstiger, so empfiehlt sich rechtzeitige Enukleation. Neuerdings trat auch v. Hippel (1912) warm für den Extraktionsversuch ein, ebenso Lauber (1913).

LEBER (1894) berichtete über sein reichhaltiges Beobachtungsmaterial und die Erfolge der Behandlung. Unter 46 Fällen von Eindringen von Kupfersplittern in das Auge wurden 6 Fremdkörper in der vorderen Kammer oder in der Iris und 40 im hinteren Augenabschnitt gefunden. Von 25 Fällen, in denen die Extraktion versucht wurde, war 18mal der Erfolg ein günstiger, 7mal ungünstig. Bei den extrahierten Fällen wurde 2mal nachträglich die Enukleation ausgeführt und einmal angeraten. Von den 15 günstig geheilten Fällen wurde 7mal die äußere Form und 8mal ein gewisser Grad von Sehvermögen, von Fingerzählen in 1 m bis $S = \frac{1}{6}$, erzielt.

Weitere Mitteilungen über erfolgreiche Extraktion von Kupfersplittern aus dem Glaskörperraum liegen u. a. vor von HIRSCHBERG (1894, 1897), KNAPP (1894), BOURNONVILLE (1883, 1887), 2 Fälle Extraktion mittels Meridionalschnitts, Einführung einer Pinzette unter Leitung des Augenspiegels, ISSIGONIS (1884) S $\frac{1}{2}$, WEIDMANN (1888) S = 1, LINDNER (1889), PURTSCHER (1898), KUTHE (1896), SCHIRMANOWSKY (1903), LAUBER (1905), aus der Tübinger Klinik BREKLE (1904), SCHLEICH (1905), HORNSTEIN (1905) 3 Fälle, ERLT (1907), CASPAR (1908), PIEKEMA (1909), JENNINGS (1908), PFEILSTICKER (1911), VAN DER HOEVE (1910), BACH (1912), v. HIPPEL (1912) bei 10 Operationen 8 erfolgreiche Extraktionen, LAUBER (1913) nach der Methode von SACHS, HAASE (1912), VAN DER HOEVE (1913), v. SPEYR (1914), LEHMANN (1914), BRÜCKNER (1914), HERTEL (1916), WEIGELIN (1917), MAAS (1917) 2 von mir operierte Fälle, ENGELBRECHT (1917).

CORDS (1917) berichtete über die Extraktion eines Messingsplitters und zweier Kupfersplitter, die unter Leitung des Röntgenschirms ausgeführt war.

Ich selbst habe mehrere Kupferstücke aus dem Glaskörper erfolgreich extrahiert, sowohl in Jena als auch in Heidelberg.

Über Extraktion von Kupfersplittern, die hinter der Iris saßen, seien angeführt die Fälle von JÄGER (1880), RIVERS (1896), KÜMMELL (1908).

Über Extraktion von Kupfersplittern mit Sitz in der Vorderkammer oder Iris berichteten u. a. FRANKE (1901), KNAPP (1880), RITZTÓL (1882), SUCHOW (1903), BACH (1905) und RADEMACHER (1908) Fälle aus der Jenaer Augenklinik, LACKSCHEWITZ (1901), PLITT (1906), WEISS (1908), WITALINSKI (1907), BOCCHI (1910), GENET (1912), SISSON (1912).

WEVE (1916) empfahl zur Extraktion von Kupfersplittern aus der Tiefe des Auges eine von ihm nach dem Prinzip des Fremdkörpertelephon angegebene Telephonpinzette, die bei Versuchen an Schweinsaugen sich bewährte; Erfahrungen am Menschen lagen noch nicht vor.

<hr>

Literatur zu § 197.

1857. 1. v. Graefe, Notiz über fremde Körper im Innern des Auges. Arch. f. Ophth. III, 2. S. 337.

1863. 2. Pagenstecher, Diskussion zum Vortrag Critchett. (Sitzungsbericht d. Ophth. Ges.) Zehenders klin. Monatsbl. I. S. 449.

1864. 3. Zander und Geißler, Die Verletzungen des Auges. Leipzig, Heidelberg.

1867. 4. Berlin, Über den Gang der in den Glaskörperraum eingedrungenen fremden Körper. v. Graefes Arch. f. Ophth. XIII, 2. S. 275.

1868. 5. Berlin, Beobachtungen über fremde Körper im Glaskörperraum. v. Graefes Arch. f. Ophth. XIV, 2. S. 275.

1869. 6. Schelske, Lehrbuch der Augenheilkunde. Berlin. S. 205.

7. Wagner, Fremdkörper in der Linse. Klin. Monatsbl. f. Augenheilk. VII. S. 15.

1870. 8. Noyes, Cases of foreign bodies in the vitreous humor; case II. Transact. of the Amer. Ophth. Soc. VII. ann. meeting. p. 105.

1876. 9. Schwarzbach, Über Fremdkörper im Augeninnern. Arch. f. Augenheilk. V. S. 325.

10. Sigel, Über fremde Körper im hinteren Augenabschnitte, insbesondere in der hinteren Bulbuswand. Inaug.-Diss. Tübingen. Ref. Jahresber. f. Ophth. VII. S. 553.

1877. 11. Briène, Large capeau de cuivre resté pendant cinq ans dans l'œil etc. Ann. d'Ocul. LXXVIII, 1—2. p. 34.

12. Mason, Foreign body in eye etc. Ophth. Hosp. Rep. IX. p. 158.

13. Roulet, Les corps étrangers du globe oculaire de l'œil. Korrespondenzblatt f. Schweizer Ärzte. Nr. 3 u. 4.

1880. 14. Jäger, Ein Fall von erfolgreicher Extraktion eines Zündhütchenstückes aus der hinteren Augenkammer. Arch. f. Augenheilk. IX. S. 80.

15. Knapp, H., Zwei Fälle von Fremdkörpern im Auge. Arch. f. Augenheilk. IX. S. 224.

16. Hirschberg, Über Fremdkörper im Augeninnern usw. 2. Zündhutsplitter, 9 Jahre nach dem Eindringen erfolgreich aus der Vorderkammer entfernt. 3. Zündhutsplitter, 13 Jahre im Augengrunde verweilend. Arch. f. Augenheilk. IX. S. 312.

17. Mikucki, Innervation an einem verletzten Auge. Pam. Tow. Lekarsk. p. 732. Jahresb. d. ophth. Lit. Polens. Zentralbl. f. prakt. Augenheilk. S. 380.

1881. 18. Carreras Aragó, Läsion der Kornea mit Cataracta traumatica und Vorhandensein eines Zündhütchensplitters in der Linse. Extraktion des Fremdkörpers aus der Linse; Heilung. (Revista de Ciencias Médicas de Barcelona.) Jahresb. d. ophth. Literatur Spaniens. Zentralbl. f. prakt. Augenheilk. S. 343.

19. Hotz, Zündhütchenfragment in der Iris seit 25 Jahren. Arch. f. Augenheilk. X. S. 39.

20. Reuling, Ein Fall von Pseudozyste der Retina, welche einen Fremdkörper enthielt. Arch. f. Augenheilk. X. S. 211.

21. Wicherkiewicz, Iridocyclitis traumatica oder syphilitica. (Przegląd. lek.) Jahresb. d. ophth. Lit. Polens. Zentralbl. f. prakt. Augenheilk. S. 383.

1882. 22. Green, Panophthalmitis following the lodgment of a pistol cartridgeshell within the eyeball; enucleation etc. Columbus Med. Journ. I. p. 249.

23. Landesberg, Foreign bodies in the posterior section of the globe. Philad. med. and surg. Rep. p. 454. Ref. v. Michels Jahresb. S. 568.

24. Landmann, Über die Wirkung aseptisch in das Auge eingedrungener Fremdkörper. v. Graefes Arch. f. Ophth. XXVIII, 2. S. 153.

25. Leber, Notiz über die Wirkung metallischer Fremdkörper im Innern des Auges. v. Graefes Arch. f. Ophth. XXVIII, 2. S. 237.

26. Ritztól, Heridas de la córnea etc. Rev. de cien. med. de Barcelona. VIII. p. 74. Ref. Michels Jahresb. S. 562.

1883. 27. Bournonville, Ein Fall von Kupferhutsplitterextraktion. Zentralbl. f. prakt. Augenheilk. S. 132.

28. Csapodi, Ein selten großer Fremdkörper im Auge. Szemészet. VI. Ref. Zentralbl. f. prakt. Augenheilk. 1884. S. 422.

29. Kaarsberg, Et Tilfaelde af fremmed Legeme i corpus vitreum. Hosp. Tid. Kjobenh. 3. R. I. p. 265. Ref. v. Michels Jahresb. S. 621.

30. Hartley, Fragment of brass ten years in the eye; removal. Brit. med. Journ. II. p. 71.

31. Cant, On two cases of severe injury of the eye. Brit. med. Journ. I. p. 152.

1883. 32. **Knapp**, Fremde Körper im Hintergrunde des Auges eingeheilt, mit Erhaltung von gutem Sehvermögen. Arch. f. Augenheilk. XII. S. 303.

1884. 33. **Franke**, Über Fremdkörper der Vorderkammer und Iris. v. Graefes Arch. f. Ophth. XXX, 1. S. 211.

34. **Issigonis**, Extraktion eines ziemlich großen Zündhütchenstückes aus dem Glaskörper. Zentralbl. f. prakt. Augenheilk. VIII. S. 80.

35. **Leber**, Beobachtungen über die Wirkung ins Auge eingedrungener Metallsplitter. v. Graefes Arch. f. Ophth. XXX, 1. S. 243.

36. **Kipp**, Clinical notes on cases of foreign bodies logded in or on the iris and in the anterior chamber. Amer. Journ. of Ophth. I. p. 103.

1885. 37. **Emmert**, Vetterli- und Martini-Gewehr, Verletzung des Auges durch alte Patronen. Korrespondenzbl. f. Schweizer Ärzte. S. 455.

38. **Valude**, Contribution à l'étude des processus inflammatoires de l'œil. Arch. d'Opht. V. p. 328.

1886. 39. **Bull**, Ch., Injury of the eye, lightning extraction of a piece of percussion cap from the vitreous. New York med. Journ. XLIII. Nr. 13. p. 366.

40. **Galezowski**, De l'épilepsie avec névrite optique guérie par l'enucléation d'un œil blessé. Mémoire lu à l'académie de médecine. Recueil d'Opht. p. 1.

41. **Gepner**, Eine seltene Art von sympathischer Augenaffektion. Zentralbl. f. prakt. Augenheilk. S. 138.

42. **Winkler**, Corpus alienum in fundo oculi. Inaug.-Diss. Freiburg.

43. **Ledbetter**, A piece of percussion cap, after lying quietly in an eye from more than ten years, sets upon irritation which necessitates enucleation. Alabama med. and surg. Journ. Birmingham. I. p. 102.

44. **Rolland**, Deux corps étrangers dans l'iris et dans l'humeur vitrée; guérison. Gaz. hebd. de Bordeaux. VII. p. 415. Sur deux corps étrangers dans un œil. Bull. et Mémoir. de la Soc. franç. d'Opht. Paris. 4. année. p. 314.

45. **Webster**, A case in which vision was totaly obliterated by a gun-cap in the eye. New York med. Record. July. p. 94.

1887. 46. **Bournonville**, Extraktion eines Zündhutsplitters. Zentralbl. f. prakt. Augenheilk. XI. S. 137.

47. **Debierre**, Expulsion spontanée d'un corps étranger ayant séjournée dans l'œil pendant quinze mois. Guérison et restitution de la force visuelle normale. Revue gén. d'Opht. p. 271. Congr. d'opht. Progrès médical.

48. **Shaw Bowen**, Langes Verweilen eines Kupfersplitters in der Kornea ohne Reizerscheinung zu machen. Arch. f. Augenheilk. XVII. S. 406.

1888. 49. **Haab**, Über die Erkrankung der Macula lutea. Bericht über den 7. period. internat. Ophth.-Kongr. zu Heidelberg. S. 429.

50. **Weidmann**, Über die Verletzungen des Auges durch Fremdkörper. Inaug.-Diss. Zürich.

1889. 51. **Fortunati**, Ascesso dell'iride consecutivo ad erisipela della faccia. Riforma med. p. 1478. Ref. v. Michels Jahresb. S. 574.

52. **Fumagalli**, Corpo straniero dell'occhio sinistro. Accessi epileptiformi. Enucleazione. Guarigione perfetta. Ann. di Ottalm. XVIII. p. 544.

53. **v. Grósz**, Cataracta partialis traumatica. Szemészet. Nr. 1. Ref. Zentralbl. f. prakt. Augenheilk. 1890. S. 316.

54. **Lindner**, Drei seltene Fälle von Augenverletzungen. Wiener med. Wochenschr. Nr. 38 u. 39.

55. **Meyer**, Über die Erkrankungen der Macula lutea der Netzhaut. Inaug.-Diss. Zürich.

56. **d'Oench**, Bericht über eine Serie von 500 sukzessiven Enukleationen des Augapfels. Arch. f. Augenheilk. XIX. S. 158.

57. **Ruhberg**, Über Zündhütchenverletzungen des Auges. Inaug.-Diss. Kiel.

1890. 58. **Adamük**, Zur Frage der Netzhautablösung. Ophth. Bote. Juli-Oktober. Kiew.

59. **Decker**, Akkommodationskrampf, hervorgerufen durch einen Fremdkörper, der seit 6 Jahren im Glaskörper liegt, ohne weitere Reizerscheinungen zu machen. Klin. Monatsbl. f. Augenheilk. XXVIII. S. 500.

1891. 60. **Rampoldi**, Le injezioni ipodermiche alle tempie nella terapia oculare. Ann. di Ottalm. XX. p. 538.

61. **Hildebrand**, 66 Magnetoperationen mit erfolgreicher Extraktion von 53 Eisensplittern aus dem Augeninnern. (Verletzung durch Patronenstück. S. 308.) Arch. f. Augenheilk. XXIII. S. 278.

62. **Kostenitsch**, Pathologisch-anatomische Untersuchungen über die Zündhütchenverletzungen des menschlichen Auges. v. Graefes Arch. f. Ophth. XXXVII, 4. S. 189.

63. **Leber**, Die Entstehung der Entzündung und die Wirkung der entzündungerregenden Schädlichkeiten nach vorzugsweise am Auge angestellten Untersuchungen. Leipzig, Verlag von Wilhelm Engelmann.

1892. 64. **v. Gonzenbach**, Einfahren eines Zündhütchenstückes ins Auge mit Einkapselung und Erhaltung eines vollen Sehvermögens. Klin. Monatsbl. f. Augenheilk. XXX. S. 197.

65. **Priestley-Smith**, Changes in the retina, due to long-continued lodgment of a metallic chip on its surface. (Ophth. Soc. of the Unit. Kingd.) Ophth. Review. p. 217.

1894. 66. **Hirschberg**, Kupfer im Auge. Deutsche med. Wochenschr. Nr. 14.

67. **Hobby**, Are gun-cap wounds of the eye without danger? Ann. Ophth. and Otol. St. Louis. III. p. 375. (Ref. Bericht über die Fortschr. d. Augenheilk.) Arch. f. Augenheilk. S. 235.

68. **Leber**, On perforating injuries of the eye by morsels of copper, and on their treatment. Transact. of the VIII. internat. Congr. Edinburgh. p. 40. Vgl. Referat. Klin. Monatsbl. f. Augenheilk. XXXII. S. 311. Diskussion: Knapp, Noyes, Kipp, Meyer.

69. **Spechtenhauser**, Beitrag zur Kasuistik der Fremdkörper im Auge. I. Spontane Ausstoßung eines Zündhütchensplitters durch die Sklera nach siebenjährigem reizlosem Verweilen. II. Ein Eisensplitter im Fundus seit 28 Jahren. Wiener klin. Wochenschr. Nr. 43. S. 810.

70. **Wicherkiewicz**, Pseudogumma iridis auf traumatischer Basis. Klin. Monatsbl. f. Augenheilk. S. 277.

1895. 71. **Armaignac**, Corps étranger volumineux etc. Ann. d'Ocul. CXIV. p. 462.

72. **Goldzieher, W.**, Über den Fall eines seit 10 Jahren in der Netzhaut verweilenden Kupfersplitters, nebst Bemerkungen über Imprägnation der Netzhaut mit Kupfer. Zentralbl. f. prakt. Augenheilk. XIX. S. 1.

73. **Haab**, Atlas und Grundriß der Ophthalmoskopie. Fig. 41b u. 56.

74. **Hansell**, Vier interessante Fälle von Augenverletzungen. (Sect. on ophth. College of Physic. of Philad. S. 19. Nov. 1895.) Med. Rep. 96. 15. Febr. Ref. Zentralbl. f. prakt. Augenheilk. 1896. S. 207.

75. **Hoesch**, Über einen Fall von reaktionslosem mehrjährigem Verweilen eines ungewöhnlich großen Messingstückes im Auge; ein kasuistischer Beitrag zu den Verletzungen des Auges durch Kupfer. Inaug.-Diss. Würzburg.

76. **Joqs et Fourgs**, Histoire d'un corps étranger de l'œil. Clin. d'Opht. Janvier. Recueil d'Opht. p. 741.

1896. 77. **Denig**, Experimentelle Beobachtungen über ein bisher unbekanntes Verhalten von Fremdkörpern in der vorderen Kammer. Klin. Monatsbl. f. Augenheilk. S. 210. — Ortsveränderungen von Fremdkörpern in der vorderen Kammer von Kaninchen. Bericht über die 25. Vers. d. Ophth. Ges. zu Heidelberg. S. 305.

1896. 78. Hillemanns, Über Verletzungen des Auges. II. Bemerkenswerter Fall
       von Zündhütchenverletzung. Arch. f. Augenheilk. XXXII. S. 202.

   79. Hoor, Beiträge zur Augenheilkunde. I. Ein Kupfersplitter in der Gegend
       des Ziliarkörpers, nach zwei Monaten durch Abszedierung eliminiert.
       Heilung. Wiener med. Wochenschr. Nr. 34.

   80. Kuthe, Messing im Auge. Zentralbl. f. prakt. Augenheilk. Oktober.

   81. Salzer, Experimentelle Untersuchung über die Spontanperforationen
       an der Sklerokornealgrenze nach Einführung aseptischer Stoffe in die
       vordere Kammer. v. Graefes Arch. f. Ophth. XLII, 2. S. 55.

   82. Rivers, A case of sympathetic ophthalmia. Journ. of Eye, Ear and
       Throat Dis. Ref. Zentralbl. f. prakt. Augenheilk. S. 575.

   83. Siegfried, Die traumatischen Erkrankungen der Macula lutea der Netz-
       haut. Beiträge zur Augenheilkunde. Bd. III. Heft XXII. S. 45.

   84. Wagenmann, Einiges über Fremdkörperriesenzellen im Auge. v. Graefes
       Arch. f. Ophth. XLII, 2. S. 1.

1897. 85. Bruns, Cases from the clinic. Amer. Journ. of Ophth. Dec.

   86. Adamük, E., Über traumatische Netzhautdegeneration. Arch. f. Augen-
       heilk. XXXVI. S. 114. Derselbe Fall war bereits 1890 mitgeteilt: Ophth.
       Bote. Juli-Oktober. Kiew. Zur Frage der Netzhautablösung.

   87. Hirschberg, Über Kupfersplitter im Auge. (Berliner med. Ges.) Münchener
       med. Wochenschr. S. 316.

   88. Lewis, A few interesting eye cases. Ref. Zentralbl. f. prakt. Augen-
       heilk. S. 553.

   89. Raulin, Corps étranger de l'œil. (Soc. de Méd. et de Chir. de Bordeaux.)
       Ann. d'Ocul. CXVII. p. 287.

   90. Zimmermann, A case of foreign body in the vitreous. College of
       Physic. Sect. of Ophth. Philadelphia. Ref. Zentralbl. f. prakt. Augen-
       heilk. S. 607.

   91. Wagenmann, Beitrag zur Kenntnis der Zündhütchenverletzungen des
       Auges. v. Graefes Arch. f. Ophth. XLIV. S. 272.

1898. 92. Mendel, Kupfersplitter in der Linse. (Berliner Ophth. Ges.) Bericht:
       Zentralbl. f. prakt. Augenheilk. S. 81.

   93. Schmidt, R., Über den Nachweis von Kupfer in den Geweben des Auges
       nach Verweilen von Kupfersplittern im Innern desselben. v. Graefes
       Arch. f. Ophth. XLVI. S. 665.

   94. Wicherkiewicz, Zur Kasuistik der Fremdkörper in der Linse. Zentralbl.
       f. prakt. Augenheilk. S. 146.

   95. Volk, Zur Statistik der Augenverletzungen mit besonderer Berücksich-
       tigung der Fremdkörperverletzungen. Inaug.-Diss. Gießen.

   96. Purtscher, Ausziehung von Kupfersplittern aus dem Glaskörper.
       Zentralbl. f. prakt. Augenheilk. Mai. S. 129.

   97. Erb, Ein Fall von Spontanausstoßung eines Zündhütchens aus dem
       Auge 5 Jahre nach der Verletzung. Zeitschr. f. Augenheilk. II. S. 440.

1899. 98. Hirschberg, Verletzung durch explodierte Dynamitpatrone. (Berliner
       Ophth. Ges.) Zentralbl. f. prakt. Augenheilk. S. 241.

   99. Brandenburg, Ein Beitrag zu den Zündhütchenverletzungen des Auges.
       Samml. zwangl. Abhandl. a. d. Geb. d. Augenheilk. III. Heft 4.

  100. Praun, Die Verletzungen des Auges. Bergmann.

  101. Schwarz, Über Fremdkörperriesenzellen um Zilien im Bulbus. v. Graefes
       Arch. f. Ophth. XLVII. S. 68.

1900. 102. de Ridder, Considérations sur les corps étrangers intraoculaires en
       cuivre. Journ. méd. de Bruxelles. Nr. 18. Revue gén. d'Opht. 1901.
       S. 93.

1901. 103. Franke, Zur Kenntnis der metallischen Fremdkörper im Auge. Zentralbl.
       f. prakt. Augenheilk. S. 353.

1901. 104. Hirschberg, Doppelte Durchbohrung des Auges durch einen Eisensplitter, der in die Orbita drang. (Berliner Ophth. Ges.) Zentralbl. f. prakt. Augenheilk. S. 210.

105. Lackschewitz, Über Extraktion eines Zündhütchenstückes. (Med. Ges. zu Dorpat.) Petersburger med. Wochenschr. Nr. 28. Ref. Zentralbl. f. prakt. Augenheilk. S. 416.

106. Stein, Beitrag zu den Kenntnissen der Zündhütchenverletzungen des menschlichen Auges. Inaug.-Diss. Würzburg.

107. Vigner, Corps étrangers du globe oculaire. (Soc. d'Opht. de Paris.) Ann. d'Ocul. CXXV. p. 131. Ophth. Klinik. S. 61.

1902. 108. Leitner, Einbohrung eines Kupfersplitters ins Auge. Jahrb. f. Kinderheilk. LV. Heft 4.

1903. 109. Bär, Ein Beitrag zur Kasuistik der Zündhütchenverletzungen. Arch. f. Augenheilk. XLIX. S. 60.

110. Blaschek, Sympathische Ophthalmie mit hyperplastischer Entzündung des sympathisierten Bulbus und zentraler Taubheit. Zeitschr. f. Augenheilk. IX. S. 434.

111. Dar, Die Toleranz des Auges gegen Fremdkörper, mit Beschreibung eines einschlägigen Falles. (Ungarisch.) Szemészeti Capok. Nr. 2. v. Michels Jahresb. S. 736.

112. zur Nedden, Mitteilungen über ein eigenartiges Verhalten von Kupferstückchen im menschlichen Auge. Klin. Monatsbl. f. Augenheilk. XLI, 1. S. 484.

113. Schimanowsky, Zwei Fälle von Extraktion der Zündhütchensplitter aus dem Glaskörper mit Erhaltung des Auges. Westnik Ophth. XX. Heft 3.

114. Warschawsky, Zur Kasuistik der Linsenverletzungen durch Kupfersplitter. Westnik Ophth. XX. Heft 4 u. 5. Ophth. Klinik. 1904. Nr. 2. S. 20.

115. Suchow, Fremdkörper in der Iris. Wratsch 1903. Ref. Zentralbl. f. prakt. Augenheilk. S. 455.

1904. 116. Brekle, Erfolgreiche Extraktion von Kupfersplittern aus dem Auge. Inaug.-Diss. Tübingen.

117. Dissler, Vieljähriges Verweilen eines Kupfersplitters in der Linse. Westnik Ophth. XXI. Nr. 5. (Moskauer augenärztl. Ges.) Bericht: Klin. Monatsbl. f. Augenheilk. 1906. XLIV. (N. F. II.) S. 337.

118. Fridenberg, Sclerosed nerve fibres following retinal traumatism etc. New York Eye and Ear Infirmary Reports. January.

119. Hummelsheim, Ein Fall von Kupfersplitterverletzung mit unerwartet günstigem Endverlaufe. Ophth. Klinik. S. 232.

120. Kasass, Ein Fall von Entfernung eines Zündhütchensplitters aus der Linse mit Erhaltung ihrer Durchsichtigkeit. Westnik Ophth. XXI. Nr. 5.

121. Wirtz, Über Toleranz des Auges gegen eingedrungene Fremdkörper. Inaug.-Diss. Straßburg i. E.

1905. 122. Bach, Über Fremdkörperverletzungen der vorderen Augenkammer und Iris. Inaug.-Diss. Jena.

123. Gesang, Über Wanderung von Fremdkörpern im Auge und Spontanausstoßung derselben. Wiener klin. Wochenschr. Nr. 5.

124. Greeff, Die pathologische Anatomie des Auges. Orths Lehrbuch der speziellen pathologischen Anatomie. Ergänzungsband. S. 588.

125. Hermjohanknecht, Über Fremdkörper im Innern des Auges. Inaug.-Diss. Gießen.

126. Hornstein, Verletzungen des Auges durch Kupfer- und Messingsplitter. Inaug.-Diss. Tübingen.

127. Schleich, Über Extraktion von Kupfersplittern aus dem Auge. (Ophth. Klinik. S. 7.

1905. 128. Lauber, Extraktion von Kupfersplittern aus dem Glaskörper. (Ophth.
        Ges. in Wien.) Zeitschr. f. Augenheilk. XIV. S. 363.
1906. 129. Black, Copper in the vitreous. Ophth. Record. p. 185.
      130. Plitt, Minimaler Kupferdrahtsplitter in der Vorderkammer des Auges,
        diagnostiziert mit Hilfe des Röntgenbildes. Klin. Monatsbl. f. Augen-
        heilk. XLIV. (N. F. II.) S. 537. Münchener med. Wochenschr. S. 1988.
        Deutsche med. Wochenschr. S. 1807.
      131. Weinek, Spontane Entfernung eines Kupfersplitters aus dem Auge.
        Szemészet. Nr. 1.
1907. 132. Berendes, Ein Fall von doppelter Perforation des Auges durch einen
        19 mm langen Kupferdraht. Inaug.-Diss. Jena.
      133. Cramer, Chirurgische Behandlung eines umschriebenen Glaskörper-
        abszesses. Zentralbl. f. prakt. Augenheilk. S. 167.
      134. Erlt, Fremdkörper (Kupfersplitter) im Glaskörper. Linsenbilder in Regen-
        bogenfarben. Zentralbl. f. prakt. Augenheilk. S. 322.
      135. Gotti, Die Augenverletzungen bei Eisenbahnbeamten. (Boll. Sc. Med.
        di Bologna. VIII.) Ref. Zentralbl. f. prakt. Augenheilk. S. 451.
      136. Hahn, Über zwanzigjähriges Verweilen eines Kupfersplitters im Auge
        mit anatomischer Untersuchung des Augapfels. Inaug.-Diss. Bonn.
      137. Witalinski, Ein Beitrag zur Kasuistik der Augenverletzungen durch
        explodierende Körper. Post. okulist. Nr. 1.
1908. 138. Barten, Über die Folgen aseptisch eingeheilter Kupferstückchen im
        Auge. Inaug.-Diss. Greifswald.
      139. Cohen, Aderhautabszeß hinter der Macula lutea nach perforierender
        Zündkapselverletzung, ein Beitrag zur Frage der zentralen Lochbildung
        in der Retina. Klin. Monatsbl. f. Augenheilk. XLVI. (N. F. V.) S. 620.
      140. Caspar, Beitrag zur Kenntnis der Verletzungen des Auges durch Kupfer-
        splitter. Klin. Monatsbl. f. Augenheilk. XLVI. (N. F. VI.) S. 179.
      141. Jennings, Localisation and removal of piece of copper from the eye.
        Ophth. Record. p. 256.
      142. Rademacher, Über einige seltene Fremdkörperverletzungen im vorde-
        ren Augenabschnitt. Inaug.-Diss. Jena.
      143. Kümmell, Über einige bemerkenswerte Fremdkörperverletzungen.
        Zeitschr. f. Augenheilk. XIX. S. 36.
      144. Rust, Oxide of copper in the cornea. Arch. of Ophth. XXXVII. p. 174.
      145. Weiß, Ein Fall von Kupferdraht im Auge. Ophth. Klinik. Nr. 9. S. 257.
1909. 146. Bocchi, Traumatisches Granulom der Iris. (11. Internat. Ophth.-Kongr.
        zu Neapel.) Bericht: Klin. Monatsbl. f. Augenheilk. XLVII. (N. F. VII.) S. 463.
      147. Piekema, Operative Entfernung eines Kupfersplitters aus dem Glas-
        körper. (Niederländ. ophth. Ges.) Bericht: Klin. Monatsbl. f. Augenheilk.
        XLVII. (N. F. VII.) S. 333.
      148. Wiegels, Beitrag zu den Verletzungen des Auges durch Kupfersplitter,
        speziell ihrer spontanen Ausstoßung. Klin. Monatsbl. f. Augenheilk.
        XLVII. Beilageheft. S. 105.
1910. 149. van der Hoeve, Extraktion eines sehr großen Kupfersplitters. (Niederl.
        Ophth. Ges.) Bericht: Klin. Monatsbl. f. Augenheilk. XLVIII. (N. F. X.)
        S. 634.
      150. Bocchi, Granuloma dell' iride da corpo estraneo. Ann. di Ottalm.
        XXXIX. p. 465.
1911. 151. Pfeilsticker, Die Augenverletzungen in der Tübinger Klinik in den
        Jahren 1907 und 1908 usw. Inaug.-Diss. Tübingen.
      152. Alexander, Kupferdrahtsplitter im Auge. (Ärztl. Verein Nürnberg.)
        Deutsche med. Wochenschr. S. 96.
      153. Marbourg, Dynamit cap in the the capsule. Ophth. Record. p. 131.
1912. 154. v. Hippel, Über Extraktion von Kupfersplittern aus dem Glaskörper-
        raum. Klin. Monatsbl. f. Augenheilk. L. (N. F. XIII.) S. 52.

1912. 155. Lange, Zur Kasuistik der Augenverletzungen. 2. Einheilung eines Kupfersplitters in der klaren Linse. Klin. Monatsbl. f. Augenheilk. L. (N. F. XIV.) S. 554.

156. Bach, Messingsplitterverletzung. (Ärztl. Verein Marburg.) Münchener med. Wochenschr. S. 1250.

157. Genet, Fil de cuivre extrait de la chambre antérieure. Revue gén. d'Opht. p. 459.

158. Darling, Penetrating injury of globe by fragment of copper, followed by loss of eye. Ophth. Record. 1913. p. 50.

159. Wilder, A case of foreign body (probable copper) in globe. (Chicago Ophth. Soc.) Ophth. Record. 1913. p. 49.

160. Risley, Traumatic cataract, copper scales in the vitreous chamber. Ophth. Record. p. 294.

161. Sisson, Fragment of dynamite cap imbedded in the iris. Ophth. Record. p. 362.

162. Corser, Dynamit-cap injuries to the eyes. Ophth. Record. p. 618.

163. Haase, Extraktion eines Kupfersplitters aus dem Glaskörper. Klin. Monatsbl. f. Augenheilk. L. (N. F. XIV.) S. 347.

164. Lewis, Two interesting cases of foreign body in the eye. Ann. of Ophth. XXI. Oct. No. 4.

1913. 165. Kleczkowski, Die Verletzungen des Auges durch Pulverhülsen und ihre Folgen. Postep okul. No. 7—8.

166. Wicherkiewicz, Tuberkulöse Augenentzündung hervorgerufen durch einen Fremdkörper. Postep okul. No. 4.

167. Posern, Pathologisch-anatomischer Befund bei Feuerwerkskörperverletzung am Auge. Inaug.-Diss. Heidelberg.

168. van der Hoeve, Extraktion von Kupfersplittern aus dem Glaskörperraum. Klin. Monatsbl. f. Augenheilk. LI. (N. F. XV.) S. 643.

169. v. Hippel, Bemerkungen zu der Arbeit von van der Hoeve: »Extraktion von Kupfersplittern aus dem Glaskörperraum«. Klin. Monatsbl. f. Augenheilk. LI. (N. F. XVI.) S. 104.

170. Lauber, Über die Extraktion nichtmagnetischer Fremdkörper aus dem Auge nach der Methode von Sachs. (Internat. med. Kongr. in London.) Bericht Klin. Monatsbl. f. Augenheilk. LI. (N. F. XVI.) S. 415. Jahresb. f. Ophth. S. 694.

171. v. Hippel, Über die Extraktion nichtmagnetischer Fremdkörper aus dem Glaskörperraum. Klin. Monatsbl. f. Augenheilk. LI. (N. F. XVI.) S. 591.

172. Jacqueau, Infime éclat de cuivre ayant perforé l'œil. (Soc. d'Opht. de Lyon.) Clin. Opht. p. 665.

173. Werner, Kupfersplitter in der Vorderkammer. (Verein d. Augenärzte v. Ost-Westpreußen.) Bericht: Zeitschr. f. Augenheilk. XXX. S. 560.

1914. 174. Lehmann, Über Kupfersplitter im Glaskörperraum. Inaug.-Diss. Berlin.

175. v. Speyr, Kupfersplitterverletzung des Glaskörpers. Klin. Monatsbl. f. Augenheilk. LIII. S. 194. Nachtrag 1915. LV. S. 388.

176. Brückner, Erfolgreiche Kupfersplitterextraktion aus dem Augeninnern. (Berliner Ophth. Ges.) Bericht Klin. Monatsbl. f. Augenheilk. LII. S. 720.

1916. 177. Hertel, Über Fremdkörperverletzungen des Auges im Kriege. Bericht über d. 40. Vers. d. Ophth. Ges. Heidelberg. S. 117.

178. Weve, Kupfersplitterextraktion mittels der Telephonpinzette. Arch. f. Augenheilk. LXXX. S. 259.

1917. 179. Cords, Fremdkörperextraktion aus dem Augapfel unter Leitung des Röntgenschirms. Zeitschr. f. Augenheilk. XXXVII. S. 67.

180. Weigelin, Über Fremdkörperverletzungen des Auges im Kriege. Klin. Monatsbl. f. Augenheilk. LIX. S. 84.

1917. 181. Maas, Über Kupfersplitterverletzung des menschlichen Auges. Inaug.-
          Diss. Heidelberg.
      182. Engelbrecht, Zur Entfernung von nichtmagnetischen Fremdkörpern
          aus dem Innern des Auges. v. Graefes Arch. f. Ophth. XCIV. S. 329.
1918. 183. Ischreyt, Zur Kasuistik der Augenverletzungen. Zeitschr. f. Augenheilk.
          XXXIX. S. 77.
      184. Jess, Augenärztliche Kriegserfahrungen. Samml. zwangl. Abhandl. a.
          d. Geb. d. Augenheilk. X, 3.
      185. Purtscher, Ein interessantes Kennzeichen der Anwesenheit von Kupfer
          im Glaskörper. Zentralbl. f. prakt. Augenheilk. S. 33.
      186. Kümmell, Über Linsenveränderungen bei Anwesenheit von Kupfer im
          Auge. Zentralbl. f. prakt. Augenheilk. S. 97.
      187. Esser, Linsentrübung und Regenbogenfarben der Linsenbilder bei An-
          wesenheit von Kupfer im Auge. Zentralbl. f. prakt. Augenheilk. S. 135.
      188. Klauber, Scheintrübung und Farbenschillern der Linse beim Verweilen
          eines kupferhaltigen Fremdkörpers im Auge. Zentralbl. f. prakt. Augen-
          heilk. S. 166.
      189. Wirths, Über Linsentrübungen bei Anwesenheit von Kupfer im Augen-
          innern. Zeitschr. f. Augenheilk. XL. S. 164.
      190. Purtscher, Bemerkungen zur Frage der Linsentrübung und Regen-
          bogenfarben der Linsenbilder bei Anwesenheit von Kupfer im Auge.
          Zentralbl. f. prakt. Augenheilk. S. 172.
      191. v. Szily, Atlas der Kriegsaugenheilkunde. Enke, Stuttgart.
1919. 192. Jess, Linsentrübungen bei Kupfer- und Messingsplittern im Auge. Klin.
          Monatsbl. f. Augenheilk. LXII. S. 464.
      193. Uhthoff, Berliner klin. Wochenschr. S. 117.

Über die Wirkung einiger weiterer Fremdkörper auf das menschliche Auge (Edelmetalle, Blei, Zink, Glas, Steine, Holzsplitter).

§ 198. Edelmetalle. Verletzungen mit Zurückbleiben von Fremdkörpern aus Edelmetallen im Augeninnern kommen außerordentlich selten
vor. Die am menschlichen Auge gewonnenen Erfahrungen mit Suturen
aus Gold- und Silberdraht, vor allem die Beobachtungen über die Einheilung
von Golddrähten, welche v. WECKER bei der sogenannten Drainage des
Auges gemacht hatte, liefern den Beweis, daß ein durch die Sklera durch-
geführter Golddraht wochenlang ohne Schaden für das Auge liegen bleiben
kann und vielleicht dauernd vertragen wird. Daß das Silber bei langem
Verweilen in den Geweben einer gewissen Lösung unterliegt und schwerere
Gewebsveränderungen hervorzurufen vermag, dafür sprechen vor allem die
Erfahrungen, die mit dem Einheilenlassen von Silberkugeln in den Skleral-
sack nach Exenteratio bulbi gemacht worden sind. Ich habe 3 derartige
Fälle, in denen die Kugeln 4—5 Jahre eingeheilt waren, beobachtet und
durch ZEITZ (1896) in einer Dissertation mitteilen lassen. Die Kugeln, von
denen zwei einen dünnen Goldüberzug besaßen und deren Substanz nicht
völlig reines Silber war, sondern geringe Beimengungen von Kupfer und
einmal von Zinn, aufwiesen, waren an der Oberfläche ganz schwarz durch
Schwefelsilber gefärbt. Das Gewebe in der Umgebung war imprägniert mit

Schwefelsilber und organischen Metallverbindungen und zeigte erhebliche Bindegewebswucherung und deutliche Leukozyteninfiltration. Die Patienten boten zum Teil Zeichen von metallischer Allgemeinvergiftung.

Ich verweise ferner auf die von Leber (1891, S. 207) angeführte Beobachtung von Zaleski über eine weitgehende Arrodierung und Auflösung einer silbernen Trachealkanüle nach 2jährigem Getragenwerden, die auf die Wirkung von Chloriden in alkalischer Lösung bezogen wurde, sowie die Beobachtungen von Lewin und Blaschko über lokale Argyrie der Haut bei Silberarbeitern.

Stellwag (1853) berichtete über das Eindringen eines 3—4 mm langen Golddrahtes in die Vorderkammer, wobei das eine Ende soeben über die Hornhautoberfläche hervorragte. Nach 2 Tagen war die Hornhaut noch vollkommen klar. Nach Extraktion des Fremdkörpers war am anderen Tag die Wunde spurlos vernarbt. In einem von Wardrop (1826) mitgeteilten Fall von 14 Wochen langem Verweilen eines Golddrahtes in der Hornhaut und Vorderkammer war offenbar umschriebene Infektion aufgetreten, da sich an die Verletzung 5 Wochen dauernde Hornhautinfiltration anschloß. Kipp (1884) entfernte ein Stück weichen Silbers aus der Iris bereits 16 Stunden nach der Verletzung.

Blei. Da es sich bei den intraokularen Fremdkörpern aus Blei fast durchweg um Schrotkörner oder Kugelspritzer handelt, so wird ihre entzündungerregende Wirkung auf das menschliche Auge bei den Schrotschußverletzungen (Abschnitt VI) abgehandelt.

Zink. Intraokulare Fremdkörper aus Zink werden nur äußerst selten beobachtet. Wie Vollert (1898) experimentell nachwies, steht das Zink im Grade der entzündungerregenden Wirkung für das Kaninchenauge zwischen dem Silber und dem Blei. Eine beim Menschen gemachte Beobachtung von Eindringen eines kleinen Zinkstückchens in den Glaskörper ergab, daß das Zink auch für das menschliche Auge durchaus nicht bedeutunglos ist, wenn auch seine Wirkung anfangs umschrieben ist und sich erst nach längerer Zeit schädlich bemerkbar macht. Nach Zurückgehen der unmittelbaren Verletzungsfolgen wurde der kleine Fremdkörper durch einen infolge umschriebener Exsudation entstandenen Bindegewebsstrang verdeckt, bei

$$S = \frac{5}{9-6}$$ über 1 Jahr lang gut vertragen. $2^{1}/_{4}$ Jahr nach der Verletzung klagte der Patient über wechselnde Sehschärfe und Schwere im Auge. Neben Glaskörpertrübungen fand sich beträchtliche Zunahme von Bindegewebsentwicklung an den Gefäßen der Papille, die Sehschärfe war auf $^{1}/_{2}$ zurückgegangen.

In einem von Lauber (1913) mitgeteilten Fall, bei dem ein Fremdkörper nach unten außen von der Papille auf der Netzhaut lag und zu kleinen Netzhautblutungen führte, aber sonst bei S 0,6 anscheinend gut vertragen wurde, handelte es sich möglicherweise um ein Stück Zinkblech.

Als ausgesprochen entzündungerregend erwies sich, wie ich (1907) in einer Beobachtung feststellen konnte, eine durch Explosion einer Radfahrerknallerbse in den Glaskörper eingedrungene zinnoberrote Substanz, die vermutlich aus einer Quecksilberverbindung bestand. Die eingedrungenen Massen hatten eine umschriebene fibrinös-eitrige Entzündung durch chemischen Reiz hervorgerufen (Fig. 112).

Bei der Untersuchung eines Bulbus, welcher vor 14 Jahren bei einer Minenexplosion verletzt war, fand Fujita (1913) Quecksilber in eine Bindegewebsschwarte eingekapselt, die auch reichliche Quecksilberkügelchen in sich enthielt.

Aluminium. Intraokulare Fremdkörper aus Aluminium sind in dem Weltkriege vielfach beobachtet worden, oft handelte es sich um kleinste Splitter. Das Aluminium wird relativ gut vertragen, die entzündungerregende Wirkung erwies sich als gering.

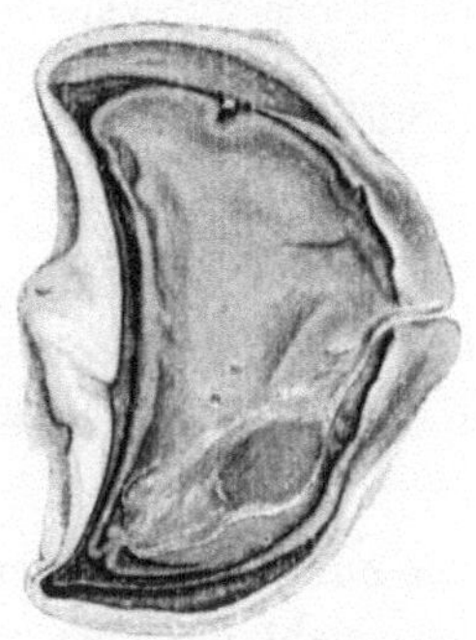

Fig. 112.

Verletzung durch Radfahrerknallerbse. Zinnoberrote Massen im Glaskörper mit umschriebener chemischer Entzündung.

Glas. Die entzündungerregende Wirkung von intraokularen Glassplittern ist gering und kann sich erst nach längerem Verweilen im Auge bemerkbar machen. Die spätere Wirkung hängt mit ab von dem Sitz des Splitters, seiner Beweglichkeit und seiner Größe. Glassplitter können deshalb unter Umständen selbst jahrelang vom Auge gut vertragen werden. Kommt es nach der Verletzung zu stärkerer Entzündung und erheblicher Bindegewebseinkapselung, so sind sie auf anderweitige Folgen der Verletzung, besonders Infektion, zu beziehen, z. B. Hirschberg (1874). Die Infektionsgefahr ist bei Glassplitterverletzungen im allgemeinen gering. Daß aber aseptisch eingeheilte größere Glassplitter nach längerem Verweilen eine langsam zunehmende chemische entzündungerregende Wirkung entfalten können, habe ich (1894) durch einen Fall belegt, bei dem wegen Verweigerung der vorgeschlagenen Operation ein im Kammerwinkel fest eingekeilter Splitter über 1 Jahr lang in verschiedenen Abständen genau verfolgt werden konnte. Der Verlauf entsprach vollkommen einem von Leber (1891) an der Vorderkammer angestellten und 14 Monate lang verfolgten Tierversuch.

Bei dem Patienten konnte nach 5 Monate langem reizlosem Verlauf eine beginnende parenchymatöse Hornhauttrübung nachgewiesen werden, die an Intensität und Extensität stetig zunahm und nach 1 Jahre $^2/_3$ der Hornhaut ergriffen hatte. Zudem hatte sich leichte Reizung und deutliche Ziliarinjektion eingestellt, das Sehvermögen war von $^6/_8$ auf Fingerzählen in 4 m Entfernung gesunken. Der Splitter war 4 mm lang, 2 mm breit, 1 mm dick und wog 6 mg.

Einen ganz analogen Fall, bei dem die Hornhautentzündung erst 3 Jahre nach reizlosem Verweilen eintrat und durch stetige Zunahme nach 9 Jahren zu Erblindung bis auf Fingerzählen geführt hatte, berichtete BRANDENBURG (1903). Doch sah er die Ursache in mechanischer Einwirkung, dem ich nicht beistimmen möchte. Andere Fälle von Glassplittern in der Vorderkammer zeigten im weiteren Verlauf analoge Störungen, wenn auch Fälle bekannt gegeben sind, in denen viele Jahre Glassplitter in der Vorderkammer oder Iris gut oder relativ gut vertragen wurden, wie z. B. in einem Fall von CRITCHETT (ref. von LANDMANN 1882) 16 Jahre bei hin und wieder leichter Entzündung und Empfindlichkeit des Auges. (Vgl. § 205, daselbst weitere Kasuistik.)

VAN DER STOEVE (1918) beobachtete in einem Fall, in dem ein 7,8 mm langer Glassplitter in der Vorderkammer 12½ Jahr verweilt hatte, zunehmende entzündliche Reizung des verletzten und sympathische Reizung des anderen Auges, so daß der Splitter entfernt werden mußte.

In der Linse können Glassplitter jahrelang reizlos vertragen werden, abgesehen von etwaiger früherer oder späterer Entwicklung von Totalkatarakt (z. B. LAQUEUR 1905).

Es sind auch Fälle bekannt, in denen ein Glassplitter im Glaskörperraum längere Zeit ohne nennenswerte chemische Reizung zu verursachen oder gar ganz reizlos vertragen wurde, z. B. ZIRM

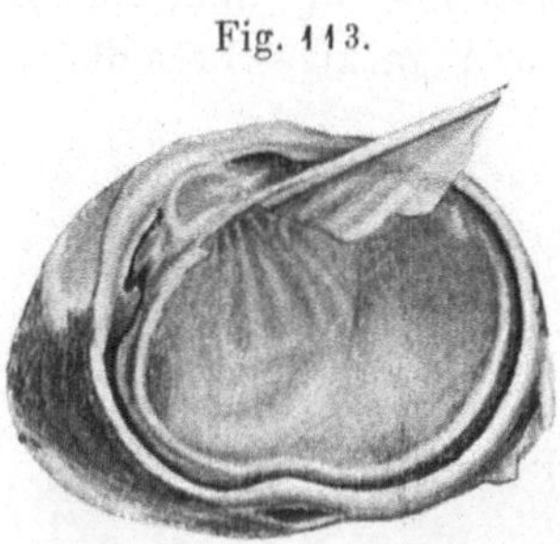

Fig. 113.

Glassplitter im Glaskörper.

R. A. Perforierende Verletzung durch zersprungene Glasröhre am 17. November 1908. 7 mm lange Hornhaut-Lederhautwunde mit Iris- und Linsenverletzung. Bindehautdeckung. Auge allmählich reizfrei. Fingerzählen in ½ m. 4 Monate nach der Verletzung spontan neuer zyklitischer Reizzustand mit Druckabnahme und Narbeneinziehung. Aufnahme in der Jenaer Augenklinik. Röntgenaufnahme negativ. Zunehmende Reizung. 5. Februar 1909. Enucleatio bulbi. Nach Härtung Bulbus horizontal aufgeschnitten. Man stößt auf einen großen Glassplitter, der in der unteren Bulbushälfte hinter dem Ziliarkörper festsitzt und 8 mm weit in die obere Bulbushälfte vorragt. Breite des Fremdkörpers 7 mm.

(1890) 4½ Monate doppellanzenförmiger Splitter von 18 mm Länge und 7 mm Breite, GRÜNTHAL (1895) 10 Jahre, TWEEDY (1896) mehrere pulverförmige und ein größerer Splitter bei voller Sehschärfe und SWEET (1900) 3 Monate im Ziliarkörper. In anderen Fällen aber kann bei Glassplittern im Glaskörper ebenfalls später entzündliche Reizung auftreten, wie in einem von mir beobachteten Fall, bei dem ein ungewöhnlich großer Splitter eingeheilt war. Nach etwa 3 Monaten mußte das Auge wegen Zyklitis enukleiert werden (Fig. 113).

Ähnlich ein Fall von WEINSTEIN (1907) mit Zyklitis, 2 Monate nach anfangs reizloser Einheilung.

Über das unerkannte 12jährige Verweilen eines großen Glassplitters (5×0,7 cm) im Augenlid berichtet MORESTIN (1913).

SWEET (1912) fand 6 Wochen nach Eingedrungensein eines Glassplitters in den Ziliarkörper Entzündung am anderen Auge. In einem von ALEXANDER (1911) mitgeteilten Fall war ein halberbsengroßer Glassplitter durch Hornhaut und Linse eingedrungen und nach 2½ Jahren bei resorbierter Linse reizlos in eine Schwarte eingebettet hinter der Hornhaut sichtbar.

Steinsplitter. Die Steinsplitter gehören ebenfalls zu den relativ indifferenten Körpern, deren entzündungerregende Wirkung bei aseptischem Eingedrungensein äußerst gering ist und erst nach längerem Verweilen sich eventuell bemerkbar machen kann. Aber bei perforierenden Steinsplitterverletzungen ist erfahrungsgemäß die primäre und sekundäre Infektionsgefahr erhöht, weshalb es viel häufiger zu einer an die Verletzung sich anschließenden akuten oder chronischen fibrinös-eitrigen oder eitrigen Entzündung kommt. Den Steinsplittern haften nicht selten vom Boden her Infektionskeime an, und sodann handelt es sich oft bei ihnen um voluminösere und zackige Fremdkörper, die deshalb mehr zerrissene und gequetschte Wunden mit Vorfall von Augeninhalt verursachen, wodurch die sekundäre Infektion erleichtert wird (Fig. 114).

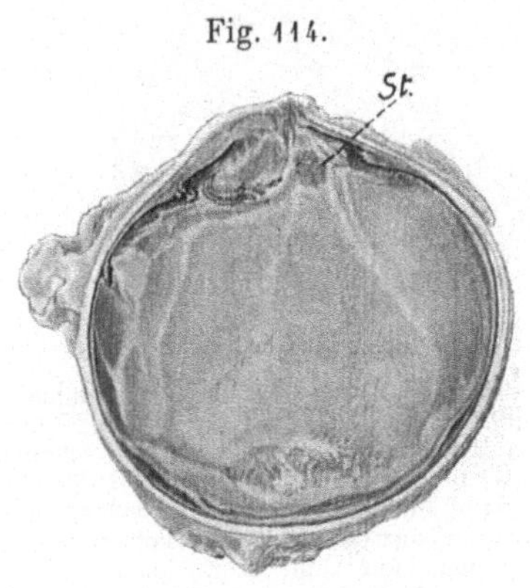

Fig. 114.

R. A. Perforierende Verletzung durch Dynamitexplosion. Enucleatio bulbi wegen Iridocyclitis purulenta. Vertikalschnitt. Der durch die Hornhaut eingedrungene Steinsplitter steckt dicht hinter der durchschlagenen Linse. Beginnende eitrige Glaskörperinfiltration. 1¹/₂mal. Vergr. *St* Steinsplitter.

Aseptisch in das Auge eingedrungene größere und zackige Steinsplitter verursachen ferner beträchtlichere unmittelbare mechanische Verletzungsfolgen, so daß die an die Verletzung sich anschließende Reizung des Auges oft stärker und länger anhaltend ist. So können die in die vordere Kammer eingedrungenen Splitter stärkere Irisquetschung und Reizung veranlassen, selbst mit umschriebener Fibrinausscheidung an der gequetschten Stelle. Die in den Glaskörperraum eingedrungenen Splitter verursachen oft stärkere Blutungen, Glaskörperzertrümmerung usw., so daß es leichter zu Netzhautablösung kommt. Aseptische Splitter können aber reizlos verheilen und lange Zeit vom Auge vertragen werden. Zuweilen erscheinen sie später von einem zarten Gewebe bedeckt und fixiert. Einkapselung durch Granulationsgewebe mit Übergang in dickere Bindegewebskapsel ist als Folge einer umschriebenen infektiösen Entzündung aufzufassen. Ebenso ist die unter Exsudation einhergehende Spontanausstoßung, wie z. B. im Fall KÜMMELL (1908), als Folge von infektiöser Entzündung anzusehen.

Es sind zahlreiche Fälle bekannt, in denen kleinere Steinsplitter viele Jahre, selbst Jahrzehnte, reizlos vertragen wurden, entweder frei oder von zartem Gewebe bedeckt und fixiert, so z. B. in der Iris, Fälle von DE WECKER (1886) 14 Jahre, RIEKE (1890) 32 Jahre, BICKNELL (1899) 19 Jahre, JAY (1899) 32 Jahre.

Ebenso können kleine Steinsplitter in der Linse völlig reizlos und, selbst ohne zu Totalkatarakt zu führen, verweilen, z. B. RADEMACHER (1908) aus der Jenaer Augenklinik 5 Monate, CLAIBORNE (1912) $3\frac{1}{2}$ Jahre bei S $^{20}/_{30}$. LOEWENSTEIN (1916) fand bei Augenverletzungen im Gebirgskriege vielfach Steinsplitter reizlos im Augeninnern verweilen.

Auch in den Glaskörperraum aseptisch eingedrungene Splitter veranlassen anfangs keine exsudative Entzündung, z. B. JACOBSON (1865), MENGIN (1882), BURCHARDT (1895), VON DER HOEVE (1918). SCHNAUDIGEL (1916) fand bei einer Kriegsverletzung in der Champagne, daß staubfeine Steinpartikelchen, die durch die Hornhaut eingedrungen und von der Iris wie von einem Schirm aufgefangen waren, restlos resorbiert wurden; sie bestanden aus kohlensaurem Kalk. Ich selbst beobachtete, daß bei Extraktion eines Granatsplitters ein feiner Kreidemantel sich beim Durchtritt des Splitters an der Hornhautwunde abstreifte, in der Vorderkammer reizlos liegen blieb und allmählich resorbiert wurde. Auch in diesem Fall handelte es sich um Verletzung in der Champagne. Auf der anderen Seite sind aber doch Fälle bekannt geworden, bei denen nach jahrelangem reizlosem Verhalten Unverträglichkeit des Fremdkörpers hervortrat, manchmal in Gestalt von erneutem Reizzustand, mehrfach mit Drucksteigerung, selbst mit exsudativer Entzündung.

Hierher gehören z. B. die Fälle von JACOB (1846) nach 4 Jahren, SAEMISCH 1865 nach 12 Jahren, MARTIN (1876) 14 Jahre mit rezidivierenden Anfällen, TAYLOR (1876) nach 3 Jahren, YVERT (1880) nach 17 Jahren, FRIEDINGER (1878) nach 19 Jahren, LINDNER (1889) nach 14 Jahren, ZIRM (1901) nach 12 Jahren, MENDELSSOHN (1917, aus der Heidelberger Klinik) nach 8jährigem reizlosem Intervall.

Bei der Entstehung dieser Spätfolgen kommt die chemische Wirkung mit in Betracht. Eine Rolle spielen mit die Größe, der Sitz, die Art der Fixierung, vielleicht auch die chemische Zusammensetzung des Steinsplitters. Nur bei den ganz kleinen sandförmigen Partikelchen, die z. B. bei Explosion die Hornhaut durchschlagen, bis in die Iris, Linse oder selbst tiefer vordringen, wird bei der Kleinheit der Partikelchen auf dauernde reizlose Einheilung meist zu rechnen sein. Bei größeren Splittern kann sich aber die schädliche Wirkung unter Umständen doch noch einstellen.

SPECIALE-CIRINCIONE (1907) behandelte die Frage, weshalb in einigen Fällen nach Steinsplitterverletzung der Iris Entzündung auftritt, in anderen nicht. Er hatte durch Tierversuch nachgewiesen, daß nicht infizierte Steinsplitter bei Eintreibung in die Iris bis zu 4 Monate langer Beobachtungsdauer reizlos einheilten, während infizierte Splitter schwere Entzündung verursachten. Bei einer Steinsplitterverletzung der Iris fand er am 5. Tage Iritis mit Hypopyon und Druckverminderung, nach der Extraktion des Splitters mit Iridektomie trat schnelle Heilung mit S = $^2/_3$ ein. In einem zweiten Fall bestand nach analoger Verletzung Iritis mit milchigem Exsudat. Bei der Extraktion wurde das Exsudat aufgefangen und auf Nährböden gebracht. Die Kultur blieb negativ. Nach der Extraktion ohne Iridektomie trat ebenfalls schnelle Heilung ein. Da die Kultur negativ war, schloß SPECIALE-CIRINCIONE, daß weder die chemische noch die physikalische Beschaffenheit der Splitter, noch die Infektion die Ursache der in den beiden Fällen beobachteten anfänglichen Entzündung gewesen sein kann. Er nahm vielmehr an, daß ein aseptischer Splitter die Entzündung auslösen kann, wenn das Gewebe durch eine vorher bestehende Diathese zur Entzündung prädisponiert ist. Tritt bei reizlos eingeheilten Splittern erst nachträglich die Entzündung auf, soll sich die Diathese erst später entwickelt haben. Diese Hypothese bedarf noch der weiteren Stütze.

Sehr häufig fanden sich bei Kriegsverletzungen Steinsplitter im Auge. Anatomische Befunde von infizierten Stein- und Erdsplitterverletzungen brachte v. Szily (1918).

Holzsplitter. Bei Verletzung durch Holzsplitter und andere Fremdkörper pflanzlicher Natur wie Dorn, Strohhalm usw., deren Zurückbleiben im Auge immerhin zu den Seltenheiten gehört, erscheint die Infektionsgefahr erhöht, teils weil den Fremdkörpern oft Mikroorganismen anhaften, teils weil durch die unregelmäßige Rißwunde die sekundäre Infektion erleichtert ist. Es folgt dann auf die Verletzung ausgesprochen eitrige Entzündung. Die auf meine Veranlassung von Kahn (1914) in der Heidelberger Augenklinik angestellten Versuche am Kaninchenauge mit Einführen von sterilen Stückchen Stroh, Ährengrannen und frischem Gras ergaben, daß diese Stoffe chemisch relativ indifferent sind.

Es liegen mehrere Beobachtungen vor, daß kleine Holzsplitter oder Dornen selbst jahrelang, zumal in der Vorderkammer oder auf der Iris, reizlos vertragen wurden.

Hierher gehören die Beobachtungen von Victor (1847) ein Holzsplitter 8 Jahre lang, Richardson (Zander und Geissler 1864 S. 171) drei weißliche Holzsplitterchen 46 Jahre, Lawson (1867) ein Dorn 7 Wochen, Landmann (1882) ein Dorn 4 Wochen, Franke (1884) ein Holzsplitter 4 Wochen, Deschamps (1905) ein Dorn 4 Wochen, Jung (1903) ein Dorn 11 Jahre (vgl. § 205), Addario (1910) ein Holzspan zwischen Aderhaut und Netzhaut eingekapselt seit 1 Jahr gut vertragen.

Andererseits sind Fälle bekannt, in denen sich an die Verletzung ein gewisser Grad von Iritis anschloß, oder in denen sich später, selbst nach vielen Jahren, eine neue Entzündung einstellte.

Zu nennen sind Fälle z. B. von Horner (1863), Volk (1898) Iritis mit kleinem Granulom, Lagrange (1903) nach 30 jährigem Verweilen rezidivierende Entzündung im phthisischen Auge, Sigismund (1880) erneute Entzündung nach 47 jährigem Verweilen.

In einem anderen von Volk (1898) mitgeteilten Fall fand sich bei einem 2 mm langen Fremdkörper auf der Iris, wahrscheinlich einem Stückchen Strohhalm, noch nach $\frac{1}{2}$ Jahr Iritis mit Beschlägen und etwas Exsudat. Bei einer Untersuchung 6 Jahre später war das Auge bei S = 1 völlig reizlos und der kleine Fremdkörper nicht mehr zu sehen. An seiner Stelle fand sich auf der Iris ein kleiner brauner Fleck.

Oeller (1882) berichtete über erneute Entzündung mit Granulom, mit Iritis und offenbar mit Usuration der Sklera bei einem Holzsplitter, der 17 $\frac{1}{2}$ Jahre zuvor in die Sklera eingedrungen war.

In einem von Stock (1901) mitgeteilten Fall war durch eine Anzahl kleiner Holzsplitter eine Pseudotuberkulose der Iris veranlaßt. In jedem Irisknötchen fanden sich ein aus Pflanzenzellen bestehender Fremdkörper, in der Umgebung epitheloide Zellen, Leukozyten und Riesenzellen. Die Papille war durch Fernwirkung entzündet. Bazillen wurden nicht gefunden.

In dem von Praun (1899) mitgeteilten Fall von Abszeß der Iris nach Holzsplitterverletzung und Ausgang in Phthisis ist infektiöse Entzündung nicht ausgeschlossen.

Die Erfahrung, daß in die Tiefe der Orbita eingedrungene Holzsplitter nach kurzer oder längerer Zeit zu granulierender und exsudativer Entzündung mit Spontanausstoßung führen, deuten auf die entzündungerregende Wirkung der Holzsplitter hin.

Nach Kriegsverletzungen ist das Vorkommen von Holzsplittern im Auge häufiger beobachtet worden.

v. Szily (1918) brachte den mikroskopischen Befund nebst Abbildungen von 2 Fällen von intraokularen Holzsplittern nach Verwundungen durch Handgranate. In dem einen Fall hatte der Splitter 10 Tage in der Vorderkammer ohne viel Reizung zu verursachen verweilt, in dem andern Fall lag der $4^{1}/_{2}$ Wochen zuvor eingedrungene Splitter in der Ziliarkörpergegend, die entzündlichen Veränderungen waren etwas stärker.

Literatur zu § 198.

1826. 1. Wardrop, Lancet. X. p. 475. Nach Zander und Geißler. 1864. S. 133.
1846. 2. Jacob, Dublin med. Press. Dec.
1847. 3. Victor, Chir. Zeitschr. II, 2.
1853. 4. Stellwag, Die Ophthalmologie vom naturwissenschaftlichen Standpunkte. I. S. 327, Note 93.
1863. 5. Horner, Fremdkörper in der Iris. Klin. Monatsbl. f. Augenheilk. I. S. 395.
1864. 6. Zander und Geißler, Die Verletzungen des Auges. Heidelberg.
1865. 7. Saemisch, Klin. Monatsbl. f. Augenheilk. III. S. 46.
8. Jacobson, Verletzung des Auges durch einen bis in die Nähe des Sehnerven durchdringenden fremden Körper. v. Graefes Arch. f. Ophth. XI, 1. S. 129.
1866. 9. de Wecker, Gaz. des Hôp. Nr. 92.
1867. 10. Lawson, Ophth. Hosp. Rep. VI. p. 38.
1874. 11. Hirschberg, Über Fremdkörper im Augeninnern. Berliner klin. Wochenschrift Nr. 5.
1876. 12. Martin, Corps étranger ayant sejourné quatorze ans dans le globe oculaire. Extraction. Conservation parfaite de la vision. Revue d'Opht. p. 328.
13. Taylor, Two cases of foreign bodies long retained in the anterior chamber of the eyeball etc. Med. Times and Gaz. p. 284.
1878. 14. Friedinger, Wiener med. Wochenschr. XXVIII.
1880. 15. Yvert, Traité prat. et clin. des bless. du globe de l'œil. p. 89.
1882. 16. Landmann, Über die Wirkung aseptisch in das Auge eingedrungener Fremdkörper. Inaug.-Diss. Göttingen und v. Graefes Arch. f. Ophth. XXVIII, 2. S. 153.
17. Mengin, Corps étranger de la choroide; cataracte traumatique; guérison. Recueil d'Opht. IV. p. 4.
18. Oeller, Ein Holzsplitter. Zentralbl. f. prakt. Augenheilk. S. 18.

1884. 19. Franke, Über Fremdkörper der Vorderkammer und Iris. Arch. f. Ophth.
         XXX, 1. S. 211.
      20. Kipp, Clinical notes on cases of foreign bodies lodged in or on the iris,
         and in the anterior chamber. Amer. Journ. of Ophth. p. 103.
1889. 21. Lindner, Drei seltene Fälle von Augenverletzungen. Wiener med.
         Wochenschr. Nr. 38 und 39.
1890. 22. Rieke, Zur Kasuistik der Fremdkörper in der Iris. Klin. Monatsbl. f.
         Augenheilk. S. 375.
      23. Zirm, Ein Fall von Einheilung eines großen Fremdkörpers im Aug-
         apfel. Klin. Monatsbl. f. Augenheilk. XXVIII. S. 331.
1891. 24. Leber, Die Entstehung der Entzündung usw. Leipzig, Wilhelm Engel-
         mann.
1894. 25. Wagenmann, Mitteilung über die Extraktion eines Glassplitters aus
         der vorderen Augenkammer nebst Bemerkungen über die durch den
         Fremdkörper hervorgerufene Entzündung. v. Graefes Arch. f. Ophth.
         XL, 5. S. 180.
1895. 26. Burchardt, Einheilen eines Steinsplitters in die Netzhaut; usw. Charité-
         Ann. S. 244.
      27. Grünthal, Beiträge zur Kasuistik der Fremdkörper im Augeninnern.
         Berliner klin. Wochenschr. XXXII. S. 78.
1896. 28. Tweedy, Numerous foreign bodies embedded in an eye retaining normal
         vision. Transact. of the Ophth. Soc. of the Unit. Kingd. XVI.
      29. Zeitz, Über die entzündungerregende Wirkung silberner Hohlkugeln bei
         jahrelangem Verweilen im Skleralraum nach Exenteratio bulbi. Inaug.-
         Diss. Jena.
1898. 30. Volk, Zur Statistik der Augenverletzungen mit besonderer Berücksich-
         tigung der Fremdkörperverletzung. Inaug.-Diss. Gießen.
      31. Vollert, Über einen Fall von Fremdkörperverletzung durch Zink, nebst
         pathologisch-anatomischen Untersuchungen über die Wirkung des
         Zinkes im Glaskörper. v. Graefes Arch. f. Ophth. XLVI. S. 656.
1899. 32. Bicknell, Foreign body in the iris. Ophth. Record. p. 377.
      33. Jay, Foreign body in the iris thirty-two years. Opth. Record. p. 233.
      34. Praun, Die Verletzungen des Auges. Wiesbaden, Bergmann.
1900. 35. Sweet, A piece of glass in the ciliary body located by the Roentgen
         rays and its removal with forceps. Ophth. Record. p. 627.
1901. 36. Stock, Pseudotuberkulose der Iris. (Rostocker Ärzteverein.) Münchener
         med. Wochenschr. S. 1229.
      37. Zirm, Ein Steinsplitter aus dem Auge nach 12 Jahren entfernt. Zentralbl.
         f. prakt. Augenheilk. S. 86.
1903. 38. Brandenburg, Mitteilung eines Falles von 9 Jahre langem Verweilen
         eines Glassplitters in der vorderen Augenkammer. Klin. Monatsbl. f.
         Augenheilk. XLI. (Bd. II.) S. 142.
      39. Jung, Ein Fremdkörper im Auge. Münchener med. Wochenschr. S. 2202.
      40. Lagrange, Corps étranger ayant séjourné dans l'œil pendant trente
         ans. Gaz. des Hôp. de Toulouse.
1905. 41. Deschamps, Sur un cas curieux de corps étranger de la chambre
         antérieure. Revue gén. d'Opht. p. 361.
      42. Laqueur, Glasstückchen als Fremdkörper in der Linse. Arch. f. Augen-
         heilk. LIII. S. 97.
1907. 43. Speciale-Cirincione, Über Steinsplitter der Iris. Zeitschr. f. Augen-
         heilk. XVII. S. 143.
      44. Wagenmann, Perforierende Verletzung durch Radfahrer-Knallerbse
         mit zinnoberroten Massen im Glaskörper und umschriebener Fremd-
         körperentzündung. Bericht über die 34. Vers. d. Ophth. Ges. z. Heidel-
         berg. S. 272.

1908. 45. Weinstein, Ein seltener Fall von Verletzung des Auges durch einen Glassplitter. Petersburger Ophth. Ges. Bericht: Klin. Monatsbl. f. Augenheilk. XLVI. (N. F. V.) S. 204. (N. F. VI.) S. 96. LII. S. 750. 1914.

46. Kümmell, Über einige bemerkenswerte Fremdkörperverletzungen des Auges. Zeitschr. f. Augenheilk. XIX. S. 36.

47. Rademacher, Über einige seltene Fremdkörperverletzungen im vorderen Augenabschnitt. Inaug.-Diss. Jena.

1910. 48. Addario, Grosso corpo estraneo allocato da molto tempo nella coroide con mantenimento normale del visus. Progr. oft. p. 104.

1911. 49. Sawamura, Fremdkörper in der Vorderkammer. Jap. ophth. Zeitschr. Ref. Klin. Monatsbl. f. Augenheilk. L. (N. F. XIII.) S. 261.

50. Alexander, Glassplitter im Auge. (Ärztl. Verein in Nürnberg.) Münchener med. Wochenschr. 1912. S. 57.

1912. 51. Claiborne, A piece of glass in the crystaline lens, with description of the eye three years and a half after the accident. (Amer. Ophth. Soc. disc. Theobald, Lambert, Ziegler, Sweet, Beard.) Ophth. Record. p. 491.

52. Fujita, Untersuchung eines Bulbus, welcher 14 Jahre lang Quecksilber in sich enthielt, sowie Tierversuche von Quecksilberinjektion in den Glaskörper. (Nippon Gankakai Zashi.) Ref. Klin. Monatsbl. f. Augenheilk. LI. (N. F. XV.) S. 568.

1913. 53. Lauber, Fremdkörper auf der Netzhaut. (Wiener Ophth. Ges.) Bericht: Klin. Monatsbl. f. Augenheilk. LI. (N. F. XV.) S. 239.

54. Fujita, Über Verweilen von Quecksilber im Auge während 14 Jahren nebst experimentellen Untersuchungen über die Giftwirkung dieses Metalles auf das Kaninchenauge. Arch. f. Augenheilk. LXXV. S. 99.

55. Morestin, Corps étranger de la face passé inaperçu pendant douze ans; difformité de la paupière inférieure provoquée par le séjour de ce corps étranger; extraction de celui-ci et correction de la difformité. Clin. Opht. p. 737.

1914. 56. Kahn, Über die Wirkung einiger pflanzlicher Fremdkörper auf das Kaninchenauge. Inaug.-Diss. Heidelberg.

1916. 57. Schnaudigel, Diskuss. Bericht über die 40. Vers. der Ophth. Ges. zu Heidelberg. S. 130.

1917. 58. Mendelsshon, Zwei Fälle von Fremdkörperverletzungen in der vordern Kammer des Auges. Inaug.-Diss. Heidelberg.

1918. 59. v. Szily, Atlas der Kriegsaugenheilkunde. Enke, Stuttgart.

60. van der Hoeve, Fremdkörper im Auge. Zeitschr. f. Augenheilk. XXXIX. S. 20.

Verletzung des Auges durch Raupenhaare [Pseudotuberkulöse Entzündung (Wagenmann), Ophthalmia nodosa (Saemisch)].

§ 199. Allgemeines. Die Schädigung des menschlichen Auges durch Raupenhaare kann unter zwei Erkrankungsformen auftreten, die in ätiologischer, klinischer und pathologisch-anatomischer Hinsicht durchgreifende Unterschiede aufweisen.

Die erste Form verläuft unter dem Bild einer in der Regel doppelseitigen akuten Konjunktivitis, die in kurzer Zeit, meist ohne jeden Schaden zu hinterlassen, abheilt. Sie wird durch die Haare gewisser Raupenarten veranlaßt, ohne daß die Raupe selbst das Auge berührt hat, und wird bei massenhaftem Auftreten dieser Raupenarten in den befallenen

Bezirken nicht selten gleichzeitig bei mehreren Individuen, ja geradezu endemisch beobachtet. Häufig finden sich bei den erkrankten Individuen anderweitig durch die Raupenhaare hervorgerufene Erkrankungen der äußeren Haut in Gestalt von urtikariaartigen Ausschlägen, seltener auch anderer Schleimhäute.

Bei der zweiten Form handelt es sich um eine durch das Eindringen und längere Verweilen von Raupenhaaren in den Geweben des Auges hervorgerufene heftige Entzündung mit Knötchenbildung. Diese Form der Erkrankung wird in der Regel dadurch veranlaßt, daß eine meist lebende, seltener tote Raupe das Auge direkt getroffen hat. Sie ist deshalb bisher nur einseitig beobachtet worden. Die durch das Zurückbleiben von Raupenhaaren in den Augengeweben veranlaßten Knötchen können auftreten in der Lidhaut, in der Bindehaut, in der Sklera, in der Iris, selbst in der Aderhaut und wahrscheinlich auch im Ziliarkörper; in der gefäßlosen Hornhaut äußert sich die Erkrankung unter dem Bild von Infiltraten. Die Knötchenbildung tritt erst eine gewisse Zeit (frühestens in der 2. Woche, meistens zwischen der 2.—9. Woche) nach der Verletzung auf und erfolgt oft schubweise. Die heftige und oft überaus schmerzhafte, vielfach mit Exazerbationen und Remissionen verlaufende Entzündung kann sich über Monate und selbst über 1—2 Jahre erstrecken und, wenn die Iris befallen war, zuweilen zur Erblindung des Auges führen. Diese mit tuberkelähnlichen Knötchen einhergehende zweite Form ist die Raupenhaarophthalmie im engeren Sinn, die als pseudotuberkulöse Entzündung durch Raupenhaare (WAGENMANN) oder als Ophthalmia nodosa (SAEMISCH) bezeichnet wird.

LEWIN und GUILLERY (1905) nannten die beiden Formen: Erucismus inflammatorius und Erucismus nodolosus.

Geschichtliches. Schon seit dem Altertum (PLINIUS) ist bekannt, daß die Haare gewisser behaarter Raupen, besonders des Kieferspinners, auf der äußeren Haut eine mit lästigem Jucken und Brennen einhergehende Rötung und Entzündung mit Quaddelbildung, ähnlich den Hautveränderungen durch Brennesseln, hervorzurufen imstande sind. SCHOEN (1861) berichtete sodann über einen Fall von schwerer Augenerkrankung durch Raupenhaare bei einem Knaben, der sich beim Einsammeln von Kieferspinnerraupen mit den Fingern im Auge gerieben hatte. Bei der Aufnahme, 8 Tage nach der Verletzung, war durch die heftige Entzündung bereits das Auge, offenbar durch Panophthalmie, zerstört. Auf die charakteristische, mit tuberkelartigen Knötchen einhergehende Entzündung der Bindehaut und Iris durch das Eindringen von Raupenhaaren in die Gewebe wurde man zuerst aufmerksam durch eine Mitteilung von H. PAGENSTECHER (1883), der bei einem 10jährigen Mädchen, das 5—6 Monate zuvor im Sand gespielt und sich dabei eine Entzündung zugezogen hatte, 26 tuberkelartige Knötchen der Bindehaut und mehrere Knötchen in der Iris gefunden hatte. Durch die pathologisch-anatomische Untersuchung von Knötchen der Bindehaut und Iris konnte er den Nachweis erbringen, daß in der Mitte der Knötchen, die vollständig die Struktur von Tuberkelknötchen mit Riesenzellen aufwiesen, ein Stück von einem Haar saß, das, wie er vermutete, von einer Raupe stammte. Nachdem sodann Sédan (1884) über eine an phlyktänuläre Entzündung erinnernde Keratitis bei einer Mutter und ihrem Kinde, die durch Raupenhaare veranlaßt war, und Baas (1888) über eine heftige mit starkem Reizzustand einhergehende, aber innerhalb von etwa 2 Wochen abheilende katarrhalische Konjunktivitis bei 2 Arbeitern, denen beim Verbrennen von Prozessionsraupen vielleicht Haare und Saft derselben in die Augen gekommen waren, berichtet hatten, hat Weiss (1889) einen Befund von Keratitis und knötchenbildender Iritis durch Verletzung mit einer behaarten Raupe mitgeteilt. Er konnte eine Anzahl feiner Härchen in der Kornea und Iris stecken sehen und durch die anatomische Untersuchung eines exzidierten Irisstückchens den Pagenstecherschen Befund bestätigen.

Sodann habe ich kurz darauf (1890) über eine durch Raupenhaare veranlaßte, mit tuberkelähnlichen Knötchen einhergehende Konjunktivitis und Iritis berichtet, den genaueren histologischen Befund eines exzidierten Bindehautknötchens mitgeteilt und auf die feineren Unterschiede, die zwischen diesem Befund und dem der bazillären Tuberkulose bei aller Ähnlichkeit der Struktur doch bestehen, hingewiesen. Ich habe die Erkrankung als pseudotuberkulöse Entzündung durch Raupenhaare bezeichnet. Es folgten weitere Mitteilungen über diese Erkrankung aus der Bonner Augenklinik (Krüger 1891, 1892). Mit Rücksicht auf die Knötchenbildung als das Charakteristische hatte Saemisch für diese Erkrankungsform den Namen Ophthalmia nodosa eingeführt.

Durch zahlreiche weitere Mitteilungen konnten die Befunde bestätigt und erweitert werden. Allein aus der Bonner Klinik sind 8 Fälle von Ophthalmia nodosa bekannt gegeben. Auch wurde die Pathogenese teils durch Tierversuche, teils durch nähere Untersuchung der in Betracht kommenden Raupenarten aufgeklärt (Krüger 1892, Becker 1892, Störmann [Greeff] 1894, Stargardt 1903, Teutschlaender 1908).

Nachdem ich bereits (1890) auf das endemische Vorkommen von Konjunktivitis durch Raupenhaare hingewiesen hatte, sind auch über diese Form der Erkrankungen weitere Mitteilungen erfolgt, so von Laudon (1891), Störmann (1894), Teutschlaender (1908).

Saemisch (1904) hat in diesem Handbuch die Ophthalmia nodosa der Bindehaut besprochen, während er die ausführliche Darstellung des gesamten Krankheitsbildes und seiner Entstehung diesem Kapitel der Verletzungen überließ. Sodann haben Lewin und Guillery (1905) und besonders Teutschlaender (1908) die durch Raupenhaare veranlaßten Erkrankungen zusammenfassend behandelt. Hingewiesen sei noch auf gewisse analoge Veränderungen durch Gebilde pflanzlicher Natur, so berichteten Markus und Schmidt-Rimpler (1899) über knötchenbildende Konjunktivitis (Pseudotrachom) durch Pflanzenhaare und Stock (1901) über Pseudotuberkulose der Iris durch Holzsplitterchen.

Die Zahl der bekannt gegebenen Fälle von Raupenhaarophthalmie im engeren Sinn ist keine große, es sind über 40 Fälle. Ich selbst habe einen 2. Fall anatomisch untersuchen können und einen älteren Fall mit Irisknötchen klinisch beobachtet. Es gehören hierher die Mitteilungen von Pagenstecher (1883), Weiss (1889), Wagenmann (1890), Krüger (1891, 1892), Becker (1892), Hummelsheim (1894), Störmann-Greeff (1894), Hillemanns (1894), Lawford (1895), Elschnig (1895), Hanke (1896), Knapp (1897), Colburn (1897), Vossius-Bostroem (1897), Natanson (1897), Bayer (1900), Reis (1900, 1902), Meixner (1901), Stargardt (1903), de Schweinitz und Shumway (1904), Valude (1905), Salva (1905), Früchte (1907), Teutschlaender (1908), Borel (1910), Parker (1910),

Marlow (1910), Dalmer (1912), Wessely (1917), Eyer (1917), Koeppe (1917), v. Hippel (1918).

Anderweitige Erkrankungen durch Raupenhaare beim Menschen und bei Tieren. Über die mannigfachen Erkrankungen von Tieren und Mensch durch Raupenhaare finden sich nähere Mitteilungen u. a. bei Laudon (1891), Störmann (1894), Teutschlaender (1908).

Beim Aufenthalt in Wäldern, die von Raupen befallen sind, oder in deren Nähe, sowie auch durch raupenhaarhaltiges Futter, sind bei den verschiedensten Tieren, wie Schafen, Ziegen, Kühen, Pferden, Hunden usw., Haut-, Maul- und Augenentzündungen, sowie Erkrankungen der Respirationswege, selbst Lungenentzündung und solche des Verdauungstraktus beobachtet worden. Beim Menschen sind, abgesehen von den Augenentzündungen, Hautausschläge, Erkrankungen der Mund-, Rachen-, Nasenschleimhäute, der Bronchien sicher beobachtet. Auch Lungenentzündung war damit in Zusammenhang gebracht. Weibliche Individuen erleiden bei mangelndem Schutz der Kleidung Entzündungen der Geschlechtsteile. Selbst Todesfälle sollen beobachtet sein. Goossens berichtete über einen plötzlichen Todesfall in Bois de Boulogne infolge von Eindringen von Raupenhaaren und Prof. Standfuss erwähnte, daß ein Freund von ihm, nachdem er Haarraupen aufgeblasen habe, einer mit heftigen Magenbeschwerden einhergehenden Krankheit erlegen sei (Teutschlaender 1908).

Störmann (1894) teilte den Bericht des Prof. Ratzeburg mit, der sich durch Infektion mit den Haaren der Processionea und Pinivora eine schwere Erkrankung zugezogen hatte, die ihn mehrere Jahre lang durch ausgedehnte Veränderungen der Haut, Schleimhäute usw. schwer plagte. Er habe sich geradezu eine »Idiosynkrasie« zugezogen, so daß das Übel bei der geringsten Veranlassung und bei Beschäftigung mit Raupen wieder ausbrach. Die Augen waren dabei mit geschwollen. Prof. Ratzeburg wies ferner darauf hin, daß verschiedene Personen verschieden empfindlich für Raupenhaarerkrankung sind. Ein Teil der ungleichen Wirkung hängt, wie Teutschlaender (1908) mit Recht betonte, mit der verschiedenen Dicke und Resistenz der Epidermis zusammen, so sind männliche Arbeiter mit fester schwieliger Haut weniger empfindlich als weibliche Individuen und Kinder. Er selbst konnte an sich beobachten, daß die Brombeerspinnerraupenhaare an seiner zarten Vorderarmhaut eine 3 Wochen dauernde Dermatitis hervorriefen, während sie an der Volarfläche der Finger mit ihrer dickeren Haut nichts schadeten.

Mehrfach wurde eine zeitlich ungleich starke entzündungerregende Wirkung der Raupen beobachtet. So berichtete Störmann (1894) eine derartige von Greeff angestellte Beobachtung. Auf einem Gute wurden mehrmals Einsammlungen schädlicher Raupen vorgenommen, wobei nur ganz vereinzelte Fälle von Ausschlag nach Berührung der Raupen vorkamen. Als jedoch eines Tages wieder eingesammelt wurde, erkrankten sämtliche Personen, die mit den Raupen zu tun hatten, an Hauterkrankungen der nicht bekleideten Körperteile, der Hände, Arme, des Halses, des Gesichts und die meisten bekamen mehr oder weniger heftigen Augenkatarrh mit Sekretion, nur zwei mit kleinen Knötchen. Die Entzündungen heilten aber sämtlich bald ab. Mehrfach wurde beobachtet, daß an Badeplätzen, die sich in der Nähe von Raupenherden befanden, an bestimmten Tagen eine größere Anzahl Badender von juckenden Hautausschlägen befallen wurden. Der Umstand des plötzlichen endemischen Auftretens an einem bestimmten Tage, wurde mit dem Verhalten der Raupen in Verbindung gebracht und vermutet, daß die Raupen vielleicht an bestimmten Tagen ihre Haare reichlicher verlieren als an anderen Tagen.   Nach Stargardt (1903) hängt die zeitlich ungleiche Wirkung wahrscheinlich mit der Häutung der Raupen und mit schon der tagelang vor der Häutung beginnenden Veränderung der Haut und der Lockerung der Haare zusammen.

Bei Belästigung von benachbarten Badeplätzen spielt die jeweilige Windrichtung eine Rolle.

Die von Raupenplage befallenen Wälder bieten für Mensch und Tiere große Gefahr und Belästigung und machen den Aufenthalt unleidlich.   Wie Störmann (1894) z. B. berichtete, weigerten sich in Kirchheim (Württemberg) Arbeiter selbst für hohen Tageslohn von 10 Mk. in einem solchen Wald zu arbeiten. Durch die Häutung und die Verpuppung geraten die Raupenhaare in großen Massen in die Luft, auf den Boden, an die Äste usw. und können auf längere Zeit den Wald durchseuchen, zumal wenn, wie bei der Processionea, die Haare trotz der Austrocknung 3 Jahre lang giftig bleiben.   Beim Betreten solcher Waldungen können die Haare leicht auf den Menschen übergehen und an den Kleidungsstücken, besonders beim weiblichen Geschlecht, haften bleiben und dadurch selbst nach einiger Zeit neue Erkrankungen hervorrufen.

Während der Mensch und viele Tiere durch die Raupenhaare mannigfache Erkrankungen aufweisen, gibt es raupenfressende Vögel, denen sie offenbar nichts schaden.   So berichtet Berlin (1883) in der Diskussion zu Pagenstechers Mitteilung, daß der Magen dieser Vögel ganz mit Härchen besetzt aussieht, die mehrere Millimeter tief mechanisch eingedrungen sind.   Der Kuckuck und der Eichelhäher können ungestraft diese Raupen fressen (Teutschlaender (1908).

Die schädlichen Raupenarten und die als Gefahr in Betracht kommenden Raupenhaare.   Schon die klinische Erfahrung hat sicher ergeben, daß verschiedene Raupenarten als Ursache der Raupenhaarerkrankung und Verletzung in Frage kommen.   Man hat versucht, die schädlichen Arten, die als Brennraupen zu gelten haben, näher festzustellen und ferner zu bestimmen, welche ihrer verschiedenartig gestalteten Haare als Ursache in Betracht kommen.   Vor allem sind die Arbeiten von Stargardt (1903) und Teutschlaender (1908) zu nennen.   Es darf als feststehend gelten, daß als Ursache der pseudotuberkulösen Raupenhaarentzündung von den verschieden gestalteten Haaren ganz vornehmlich kleine spitze, feste, nadel- oder stachelförmige als Schutz- und Trutzwaffe dienende Härchen, die zudem bei verschiedenen Arten mit Widerhaken versehen und die bei zahlreichen Arten mit kleinen Hautgiftdrüsen in offener Verbindung stehen, anzusehen sind.   Für die Hautentzündung und Schleimhautkatarrhe können außer diesen noch anders geformte Härchen in Frage kommen.

Bei den behaarten Raupen finden sich ganz verschiedene Haare, die sich durch ihre Länge, Dicke, Biegsamkeit, Festigkeit, Farbe, Zeit des Vorkommens usw. unterscheiden und die verschiedene, physiologische Bedeutung besitzen. Teutschlaender (1908) konnte z. B. an den als Ursache der Pseudotuberkulose mehrfach nachgewiesenen Brombeerspinnerraupen (Bombyx rubi) fünf verschiedene Haararten nachweisen: nadelähnlich spitze, spröde, mit Widerhaken versehene und dabei in ihrer Hülse nur locker befestigte Haare, die allein als eigentliche Schutz- und Trutzwaffen anzusprechen waren, sowie lange, peitschenähnlich

ausgezogene, biegsame Haare von brauner Farbe am Rücken und weißlicher Farbe
an den Seiten und schließlich kürzere, mehr dornähnliche schwarze Haare an
Kopf- und Endmetameren. Diese letzten 4 Arten scheinen nur als Abwehr-
vorrichtung rein passiver Natur oder als sensible Apparate zu dienen.

Nach STARGARDT (1903) zerfallen die Haare der Raupen in zwei Haupt-
abteilungen, erstens in die ungefährlichen, sehr langen und biegsamen Haare, in
denen Nervenfasern vorkommen und zweitens in die zu Erkrankungen führenden
Haare. Bei diesen unterscheidet er 3 Haararten: erstens die Dornen, die
immer nur vereinzelt oder in kleiner Anzahl vorkommen und die bis $1\frac{1}{2}$ cm
lang, außerordentlich spitz und ohne Seitenstacheln sind und z. B. bei Lasiocampa pini auf einem intensiv blau gefärbten Rückenschild aufsitzen; zweitens
die Borsten, die als die kürzesten von allen Haargebilden 0,2—0,7 mm lang
und dabei 0,008 mm dick sind und in Gruppen von 20—50 einer sog. borsten-
tragenden Warze aufsitzen; sie tragen ringsum bis fast an die Spitze kleine
Zähnchen mit nach vorn gerichteter Spitze; drittens die Stacheln, die eine
Länge von 2—8 mm, eine außerordentlich scharfe Spitze, große Festigkeit und
nur geringe Elastizität, sowie stets kleine, nach vorn gerichtete Seitenstacheln
besitzen und die nach seiner Ansicht allein die typische Pseudotuberkulose veranlassen. Das Vorkommen von Widerhaken bei den Stacheln bestritt STARGARDT,
doch haben schon WEISS (1889) und KRÜGER (1891) ihr Vorkommen betont und
vor allem hat TEUTSCHLAENDER (1908) es unzweifelhaft nachgewiesen an den
Stacheln oder Nadelhärchen von Bombyx rubi, Lasiocampa quercus und trifolii.
Nach den Untersuchungen von TEUTSCHLAENDER (1908) sind die Stacheln die für
die Verletzung und ihre Folgen wichtigsten Gebilde, wenn auch den Borsten
nicht jede pathogene Wirkung abgeht. Die Stacheln sitzen fest in einer Art
tiefer Gelenkpfanne; bei toten Raupen oder vor der Häutung lockert sich der
Zusammenhang, so daß man die Stacheln leicht abstreifen kann.

Daß gerade die versteckt liegenden kurzen Stachelhaare gefährlich werden
können, erklärt TEUTSCHLAENDER (1808) aus dem Verhalten der Raupe. Die
lebende Raupe rollt sich bei der geringsten Berührung unter Einziehung des
Kopfes spiralig zusammen, wie ein Igel, so daß das nadelbespickte Rückenband
der prall gespannten Raupe dem Angreifer 'zugedreht wird und die Stacheln
dadurch leicht zur Wirkung kommen. Diese Verhältnisse erklären zugleich,
daß die Verletzung mit den Stacheln einer toten Raupe viel weniger leicht
möglich ist.

Die Untersuchungen, zuerst von LEYDIG und KARSTEN, haben ferner ergeben,
daß viele der in Betracht kommenden Brennraupen Hautdrüsensäckchen besitzen,
deren giftiges Sekret (Ameisensäure) in das Lumen des Markkanals übertritt.
Wir kommen darauf bei der Pathogenese zurück. STARGARDT (1903), der eine
spezifische Giftwirkung der Haare leugnet und die Gefährlichkeit allein in
mechanischen Momenten, die einzig durch den anatomischen Bau bedingt sind,
sieht, meint, daß alle die Raupen als Ursache der Pseudotuberkulose in Betracht kommen, bei denen sich anatomisch Stacheln nachweisen lassen. Die
Borsten spielen nach ihm bei den Verletzungen und der Knötchenbildung keine
Rolle; wegen ihrer geringen Schwere und lockeren Befestigung gelangen sie
leicht in die Luft und können nur durch mechanischen Reiz Katarrhe der
Schleimhäute erzeugen. TEUTSCHLAENDER (1908) wies dagegen mit Recht darauf
hin, daß die meisten Autoren die Schädlichkeit in einer Giftwirkung der Raupenhaare, die bei verschiedenen Raupenarten zudem verschieden stark ist, sehen
und daß deshalb nicht die morphologische, sondern diese Giftwirkung die

Einreihung einer Raupenart unter die Brennraupen veranlaßt. Sodann ist zu beachten, daß auch die Sekrete zahlreicher haarloser Raupen Giftwirkung besitzen. Das Blut der Raupen besitzt dasselbe Gift.

Folgende Raupenarten kommen als schädlich in Betracht: Prozessionsspinner [Cnethocampa processionea L., (auf Eichen), pityocampa (auf Nadelhölzern, Pinien im Mai), pinivora Pr., herculiana R.]. Lipariden (Nonnen): [Liparis monacha L., dispar L., Porthesia chrysorrhoea L., auriflua L.]. Lasiocampiden: Lasiocampa (quercus L., trifolii, potatoria L., pini) Gastropacha (quercifolia L., Neustria), Bombyx lanestris L., Bombyx (Macrothylaria), rubi (Brombeerspinner auf Brombeeren- und Heidelbeersträuchern von Juni bis September, weit verbreitet). Saturniaarten (nach Karsten).

Aus der Familie der sog. Bärenraupen (Arctiiden) führte Teutschlaender (1908) einige Gattungen auf, die möglicherweise gefährlich werden können, zumal er bei gewissen Raupen dieser Familie Drüsen unter den Haaren nachweisen konnte, obwohl ihnen die Stachelhaare fehlen. Stargardt (1903) möchte die Arctiiden für so gut wie ungefährlich halten, weil ihnen die Stacheln abgehen. Ebenso hält er die Liparis monacha für ungefährlich.

In Elschnigs Fall (1895) soll eine kleine grüne Raupe, die anscheinend nicht behaart war, ins Auge geworfen sein. Es fanden sich am Auge unzweifelhaft Härchen eingedrungen. Stargardt (1903) führte als Beispiel dafür, daß auch die scheinbar glatten grünen Raupen, zum Teil kurze, leicht zu übersehende Härchen haben, die Fidonia wavaria (W-Spanner) an, die auf Johannis- und Stachelbeersträuchern im Juni vorkommt. Donald Gunn (1895) erwähnte, daß bei indischen Soldaten häufig Augenentzündungen durch glatthäutige grüne Raupen, die Nachts über die Augen kriegen, vorkommen sollen.

Die Verletzung des Auges durch Raupenhaare. Conjunctivitis catarrhalis acuta durch Raupenhaare.

Die erste Form der Augenerkrankungen durch Raupenhaare, die akute, meist doppelseitige Conjunctivitis catarrhalis, wird hauptsächlich bei Personen, die mit dem Einsammeln oder der Vertilgung von Raupen oder Puppen beschäftigt sind, sowie bei Personen, die die von Raupenplage befallenen Waldungen betreten oder in ihrer nächsten Nähe sich aufhalten, beobachtet. Die Erkrankung kann endemisch auftreten. Sie wird hervorgerufen durch Raupenhaare, ohne daß die Raupe selbst das Auge getroffen hat, sowie durch Staub von Raupennestern. Es handelt sich in der Regel um eine Entstehung durch Fernwirkung der Raupen. In Waldungen, die z. B. von der Prozessionsraupe befallen waren, können die Härchen noch lange Zeit zurückbleiben und durch Staub und Wind oder auf andere Weise in die Augen gelangen und Augenentzündung hervorrufen.

So berichtete Baas (1888) über 2 Fälle bei Arbeitern, die die Raupen verbrannten, ich selbst (1890) war in der Lage, über eine Endemie in Eisleben, die mit massenhaftem Auftreten des Kieferspinners (Cnethocampa pinivora) zusammenhing, Mitteilung zu machen. Nach Laudon (1891), und wie ich aus persönlichen Mitteilungen erfahren habe, kamen derartige Fälle im Ostseebad Kahlberg bei Elbing vor, wo die Wälder von der Prozessionsraupe (Fichtenspinner) befallen waren und nach Absterben der Raupen mehrere Jahre mit Raupenhärchen durchseucht blieben und den Menschen beim Aufenthalt darinnen gefährlich wurden. Wie Störmann (1894) mitteilte, ereigneten sich massenhafte Erkrankungen der Art in der Nähe von Berlin, wo im Herbst 1890 viele Waldungen durch Nonnenraupen, Prozessionsraupen und Kieferspinner befallen waren. Poncet (1891) berichtete über derartige Entzündungen beim Absammeln von Bäumen, Alexander (1911) über eine Entzündung bei einem 15jährigen Gymnasiasten, nach dem Präparieren eines Kieferspinners.

Die Erkrankung verläuft unter dem Bilde eines starken Katarrhs mit lebhaften Beschwerden, starker Lid- und Bindehautschwellung und reichlicher schleimig eitriger Sekretion, erreicht in wenigen Tagen ihre Höhe und heilt dann in kurzer Zeit aus. Ausnahmsweise kann die Hornhaut mit erkranken, so sollen in Eisleben Hornhauterkrankungen vorgekommen sein, wie ich (1890) berichten konnte; hierher gehören Beobachtungen von Nicolai (1890), vielleicht der bereits erwähnte Schoensche Fall (1861). Vielfach zeigen die Erkrankten anderweitige, durch Raupenhaare veranlaßte Erkrankungen der äußeren Haut und anderer Schleimhäute.

Die Ursache der Erkrankung ist darin zu suchen, daß die losen Haare in den Bindehautsack gelangen, ohne in die Gewebe einzudringen, und dort durch vornehmlich toxische und mechanische Einflüsse die Entzündung veranlassen, selbst aber bald mit der Absonderung herausgeschwemmt werden. Doch ist nicht ausgeschlossen, daß einmal dabei Härchen ins Gewebe eindringen, dann erhält man Komplikation mit knötchenbildender Entzündung. So berichtete Störmann (1894), daß bei den mit Einsammeln von Raupen beschäftigten Arbeitern neben zahlreichen Fällen von einfacher Conjunctivitis vereinzelte mit Knötchenbildung der Bindehaut vorkamen, die aber ebenfalls bald heilten. Zwei Fälle wurden mitgeteilt. Durch starkes Reiben können lose anhaftende Haare nachträglich ins Gewebe eingetrieben werden. Umgekehrt können schwere Verletzungen der Augen durch auftreffende Raupen abortiv als einfache Conjunktivitis verlaufen und ohne Knötchenbildung ausheilen, wenn es gelingt, alle eingedrungenen Haare aus der Bindehaut und der Hornhaut zu entfernen, wie z. B. im Fall Knapp (1897), Colburn (1897). Störmann (1894) fand, daß vom Körper der Raupen abgefallene und eingetrocknete (ausgeblasene) Haare weniger wirksam sind als die Haare der lebenden Raupe. Nur die Haare der Processionea blieben auch eingetrocknet giftig. Goossens fand, daß nur bei der Processionea die trockenen Haare noch nach 3 Jahren etwas wirksam waren.

Daß auch ohne Eindringen von Haaren das Sekret vieler Raupen entzündungerregend wirkt, beweist z. B. ein von Stocké (1902) mitgeteilter Fall, bei dem ein dunkelgrüner Tropfen aus den Eingeweiden einer zerquetschten Raupe ins Auge gefallen war und starke Conjunctivitis mit Blasenbildung durch Lymphstauung veranlaßt hatte.

Die Prognose dieser Erkrankungsform ist im allgemeinen günstig.

Therapie. Die Behandlung besteht in Anwendung von Adstringentien, schwach desinfizierenden Salben und kühlen Umschlägen, nachdem in frischen Fällen der Bindehautsack gründlich ausgespült ist, um lose anhaftende Haare oder sonstige Partikelchen zu entfernen. Es empfiehlt sich, zur Sicherheit den Bindehautsack sorgfältig mit einer Lupe auf zurückgebliebene Fremdkörper abzusuchen.

Prophylaktisch müssen Arbeiter, die mit der Vernichtung oder dem Einsammeln von Raupen beschäftigt werden, geeignete Schutzbrillen neben Schutzvorrichtungen der Haut tragen, damit nicht von den Bäumen herabfallende Raupen ihre Augen treffen und damit herumfliegende Haare und Staubteilchen von Raupennestern usw. abgehalten werden. Außerdem ist durch geeignete Maßnahmen auf die Giftigkeit der behaarten Raupen nachdrücklichst hinzuweisen, wie z. B. im Schulunterricht oder durch die Tagesblätter.

Die pseudotuberkulöse Entzündung des Auges durch Raupenhaare (Wagenmann). Ophthalmia nodosa (Saemisch).

Die zweite Form der Erkrankung des Auges durch Raupenhaare ist die durch Eindringen und Verweilen von Raupenhaaren im Gewebe hervorgerufene Entzündung mit Knötchenbildung und bei Befallensein der Hornhaut mit Infiltraten.

Vorkommen und Ursache. Die Verletzung des Auges durch Eindringen von Raupenhaaren in das Gewebe mit nachfolgender pseudotuberkulöser Entzündung gehört zu den seltenen Vorkommnissen. Möglich, daß früher derartige Fälle unerkannt blieben und jetzt noch der richtigen Diagnose entgehen. In den meisten der mitgeteilten Fälle gaben die Patienten von selbst oder auf Befragen an, daß das Auge von einer behaarten Raupe direkt getroffen sei. In mehreren Fällen wurde die Diagnose erst durch die anatomische Untersuchung gestellt und nachträglich erinnerten sich die Patienten noch des Vorkommnisses (z. B. in den Fällen PAGENSTECHER 1883, KRÜGER 1891, 1892). In einigen Fällen aber war· auch auf Befragen nichts zu ermitteln. In den meisten Fällen, in denen der Verletzungsvorgang genau bekannt ist, war die Raupe mit einer gewissen Kraft absichtlich oder unabsichtlich in das Auge geworfen oder aus oft beträchtlicher Höhe, z. B. von einem Baum, in das Auge gefallen, während der Verletzte nach oben blickte. In einzelnen Fällen war der Vorgang nicht sicher festzustellen, z. B. bei Kindern; in den 2 Fällen von STÖRMANN-GREEFF (1894) soll das Auge nicht von der Raupe selbst, sondern von losen

Haaren getroffen sein. Fast durchweg handelte es sich um Verletzung mit lebenden Raupen. Die Verletzung erfolgte stets im Freien, teils bei der Berufsarbeit, teils beim Spielen, teils bei anderer Gelegenheit. Betroffen wurden Kinder oder Erwachsene, mehrfach handelte es sich um Arbeiter oder Angehörige des forstwirtschaftlichen Betriebes, wie Waldarbeiter oder Arbeiterinnen, Förster (Strömann 1894) usw.

Entsprechend dem vermehrten Vorkommen der in Betracht kommenden Raupen, besonders des häufiger als Ursache sicher nachgewiesenen Brombeerspinners (Bombyx rubi) erfolgt die Verletzung am häufigsten in den Spätsommer- und Herbstmonaten August bis Oktober, ausnahmsweise in den früheren Monaten Juni und Juli oder gar im Mai. Nur in einem Teil der Fälle ließ sich die Raupenart sicher feststen, häufig wurde nur angegeben, daß es eine braune oder schwarze .»Bärenraupe« gewesen sei. Mehrfach handelte es sich bestimmt um den Brombeerspinner (Bombyx rubi), vereinzelt um den Kieferspinner, die Prozessionsraupe u. a.

In Elschnigs Fall (1895) war eine kleine grüne Raupe ins Auge geworfen.

Pathologisch-anatomischer Befund. Nachdem Pagenstecher (1883) zuerst durch die anatomische Untersuchung das Vorkommen der Haare in den tuberkelartigen Knötchen der Bindehaut und Iris nachgewiesen hatte, ist der Befund in den meisten der veröffentlichten Fälle an exzidierten Stücken meist der Bindehaut, seltener der Iris, bestätigt worden. Eine genauere Beschreibung des histologischen Befundes findet sich vor allem in den Mitteilungen von Wagenmann (1890), Krüger (1891, 1892), Becker (1892), Hanke (1896), Boström (1897), Reis (1900, 1902), Stargardt (1903), Teutschlaender (1908). v. Hippel (1918) hatte Gelegenheit, einen ganzen Bulbus anatomisch zu untersuchen. Der Fall, von dem die Abbildungen (Taf. II) stammen, ist von mir in der Jenaer Augenklinik untersucht. Die Erkrankung war für Bindehauttuberkulose gehalten und ein Stück der exzidierten Bindehaut zur anatomischen Diagnosestellung zugesandt. Später wurde festgestellt, daß etwa $\frac{1}{2}$ Jahr vorher eine Raupe ins Auge geworfen war. In der Bindehaut und Episklera fanden sich 16 Knötchen, in der Hornhaut ein Trübungsstrich, sowie Iritis ohne sichtbare Knötchen.

Der pathologisch-anatomische Befund zeigt gewisse Verschiedenheiten je nach dem Stadium der Erkrankung. Im Stadium der floriden Entzündung besitzt der Befund große Gleichartigkeit.

Man findet an den der Bindehaut entnommenen Stücken bei vollentwickelter Entzündung in der verdickten, entzündlich veränderten und äußerst gefäßreichen Bindehaut die tuberkelartigen Knötchen eingelagert, deren Größe und Form von der Länge des darin befindlichen Haarstückchens abhängig ist und die je nach der Richtung des Härchens parallel oder schräg oder senkrecht zur Bindehautoberfläche gerichtet sind. Das Bindehäutepithel ist meist erhalten, entweder verdickt oder verdünnt und zeigt oft reichlichen Gehalt an Becherzellen. Das verdickte Konjunktivalgewebe besteht aus verdichteten Bindegewebsbalken mit meist nur spärlicher, seltener etwas reichlicherer Leukozyteneinlagerung. Auffallend ist die Zahl der stark gefüllten und ausgedehnten Gefäße,

1.

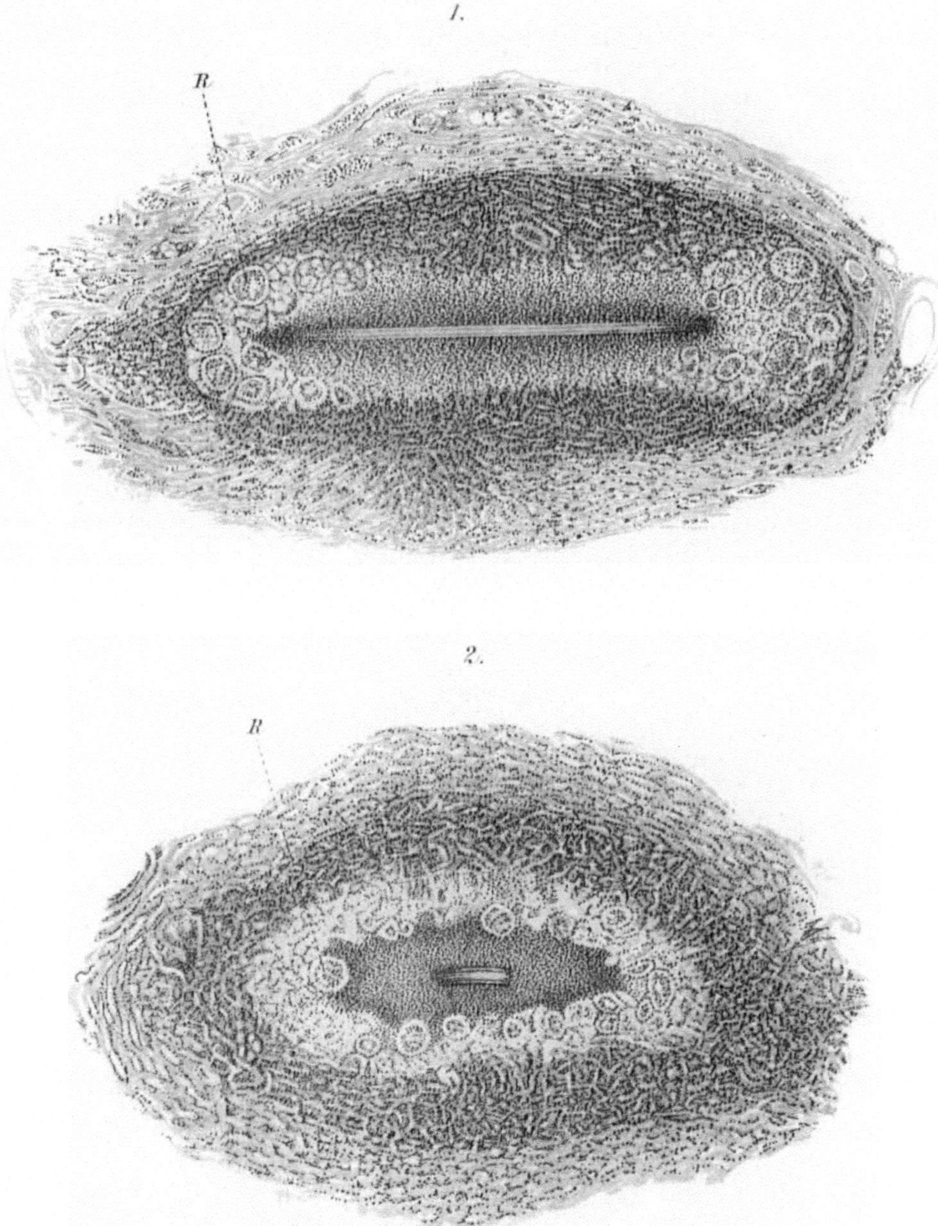

2.

A.Giltsch gem.   Verlag von Julius Springer in Berlin.

deren Scheiden mehr oder weniger zellig infiltriert sind. Die Gefäße erstrecken sich bis in die Randzone der Knötchen, während die mittleren Partien derselben gefäßfrei sind.

Die Randschicht der Knötchen besteht aus konzentrisch gelagerten, mit spärlichem Zwischengewebe versehenen Zellen, die vorwiegend den Typus von mononukleären Leukozyten aufweisen. Auf diese äußere Zone folgt eine mehr oder weniger breite mittlere Partie, die ganz vorwiegend aus epitheloiden Zellen und meist zahlreichen Riesenzellen besteht (Taf. II, Fig. 1—2). Die Zellen liegen regellos und zwischen ihnen findet sich feinkörnige Einweißsubstanz. Es sind meist ziemlich große Riesenzellen mit zahlreichen, schön ausgebildeten ovalären Kernen, die jedoch nur zuweilen randständig, meist regellos im Innern der Zellen gelegen sind. Die Riesenzellen liegen zum Teil dicht bei einander. Einzelne sind auffallend groß, ich fand z. B. in einer Zelle 50 Kerne, TEUTSCHLAENDER (1908) sogar 90 Kerne. Über eine ganz besonders große und hakenförmig die innerste Partie umgreifende Riesenzelle berichtete HANKE (1906). Nur in ganz vereinzelten Fällen (KRÜGER 1891) wurden Riesenzellen vermißt, was aber wohl auf späteres Stadium schließen läßt.

In der innersten Schicht, der Mitte des Knötchens, findet sich dann das Bruchstück des Haares von verschiedener Länge, an dem man Rindensubstanz und Markkanal ganz gut unterscheiden kann. Je nach der Schnittrichtung ist das Haar verschieden getroffen. Die nächste Umgebung des Haares wird eingenommen von Leukozyten oder epitheloiden Zellen, die Riesenzellen liegen in einiger Entfernung, doch reichen einzelne Fortsätze derselben bis unmittelbar an das Haar (Taf. II, Fig. 1 und 2). Handelt es sich, wie häufiger der Fall war, um Haarfragmente des Brombeerspinners (Bombyx rubi), so erscheint die Rindenschicht goldgelb und die Markhöhle dunkelbraun. Auch kann man aus der Form, den Dicken- und Längenmaßen usw. schließen, daß es sich um die nadel- oder stachelförmigen Härchen handelt.

Die Haare stecken meist vollständig in dem Knoten eingeschlossen. Doch können sie unter Umständen aus den Knötchen und selbst über die Bindehautoberfläche herausragen, wie STARGARDT (1903) anatomisch nachweisen konnte und wie es klinisch mehrfach gefunden wurde. Auch ich fand in meinem zweiten Fall Härchen exzentrisch im Knötchen dicht unter der Oberfläche liegen als Zeichen beginnender Ausstoßung. An Schnitten, die seitlich vom Haar gefallen sind, fehlt dieses und man sieht nur epitheloide Zellen und Riesenzellen in der Mitte. Die Ähnlichkeit mit Tuberkulose wird dadurch größer. Niemals wird aber Verkäsung in den Knötchen angetroffen.

Die Irisknoten ergeben bei florider Entzündung einen ganz analogen Befund. In den jüngeren Knoten findet sich weniger deutliche Abgrenzung des Knotens, etwas stärkere zellige Infiltration in der Umgebung und im Knoten selbst ein größerer Gehalt an Leukozyten, während die epitheloiden Zellen und Riesenzellen an Zahl und letztere an Größe zurücktreten. In späteren Stadien nimmt die Bindegewebsentwicklung zu und der Gehalt an Zellen ab. Es treten ausgesprochene Zerfallserscheinungen an den Zellen auf, wie ungleich starke Kernfärbung, Kerntrümmer usw. Riesenzellen fehlen. So fand KRÜGER (1892) 2½ Jahr nach Ausbruch der Erkrankung das Stadium der bindegewebigen Metamorphose. Ebenso konstatierte TEUTSCHLAENDER (1908) totale Umwandlung eines Pseudotuberkels in narbiges Bindegewebe. Von besonderem Interesse ist der Befund von REIS (1902), den er an dem bereits erwähnten KRÜGERschen Fall 12½ Jahre nach Ausbruch und 10 Jahre nach Ablauf der

Erkrankung erheben konnte. Das sklerosierte Knötchen bestand aus dichtem, nur mit einzelnen Fibroblasten durchsetztem Bindegewebe, in dem ein überraschend gut erhaltenes Haarstück mit farbloser Marksubstanz und gelbbrauner Rinde völlig eingekapselt lag. Dieser Befund der bindegewebigen Einkapselung eines wohlerhaltenen Haars gestattet aber nicht den allgemeinen Schluß, den Reis zog, daß eine Resorption der Raupenhaare überhaupt nicht vorkomme. Von Bedeutung ist ferner, daß Teutschlaender (1908) an einem bereits in Abkapselung begriffenen Knoten ein anscheinend frisches Zelleninfiltrat nachweisen konnte. Der Befund ist vielleicht die anatomische Unterlage für die klinisch so oft beobachteten Rezidive der Entzündung. Von besonderem Interesse sind sodann einige Befunde von Veränderung an den Haaren, die beweisen, daß eine Resorption von Raupenhaaren in den Knötchen vorkommt. Wie schon Weiss (1889), so konnte ich selbst (1890) an den seitlichen Konturen eines Haares einzelne kleine Auszackungen nachweisen, so daß das Haar wie angenagt aussah. Dieser Befund wurde mehrfach bestätigt, so von Krüger (1891), Hillemanns (1894). Stargardt (1903) fand ebenfalls die Oberfläche wie angenagt, sodann wurden teilweise Längsspalten und Risse an den Haaren beobachtet, andere Haare erschienen wie geborsten und spiralig gerollt. Vor allem aber fanden sich Haartrümmer, teils als Zelleneinschlüsse, besonders in Riesenzellen, teils frei in den Knötchen. Ausgesprochene Resorptionsfolgen konstatierte Teutschlaender (1908). Der Rand des Haares erschien zum Teil ausgezackt, buchtig, wie angenagt. Die Buchten reichten tief in die Rindensubstanz hinein bis zur Eröffnung der Marksubstanz. Da der Befund ganz dem bei lakunärer Resorption des Knochens glich, bezeichnete er die buchtigen Substanzverluste der Rinde ebenfalls als Lakunen. Die Spitze eines Haares war durch Lakunenbildung vollkommen zerstört, abgerundet und zerfressen. Teutschlaender betont, daß diese Lakunen im menschlichen Körper entstanden sind und daß die chemisch sehr resistente Chitinsubstanz durch die Gewebe jedenfalls so modifiziert wird, daß sie als solche im Gewebe verschwindet, wenn es auch dahinsteht, ob die Riesenzellen die direkte Ursache der Lakunenbildung sind und, als Chitinophagen, Chitin assimilieren. In dem zuletzt von mir untersuchten Fall fand ich ebenfalls deutliche Resorptionszeichen an den Härchen, sowie Einwanderung von Leukozyten in den Mantelhohlraum (Taf. II, Fig. 1 und 2). In dem von v. Hippel (1918) untersuchten Auge wurde eine Anzahl von Knoten im subkonjunktivalen, episkleralen Gewebe sowie innerhalb der Sklera selbst gefunden. An der Hornhaut ließ sich keine Narbe nachweisen, nur an einer Stelle war die Descemet unterbrochen und das Hornhautgewebe stand hier mit einem Irisknoten in Verbindung. In der Iris lagen mehrere Knoten, darunter ein großer im Kammerwinkel, der sich direkt auf das Corpus ciliare fortsetzte. Hier war die Pigmentschicht breit unterbrochen und es ließ sich ein Bindegewebszug in den Glaskörperraum bis zu einem Knoten verfolgen, in dem an zwei Stellen Bruchstücke von Haaren saßen. Auch auf den Aderhautansatz erstreckten sich die Knoten. Die Papille zeigte den Befund starker entzündlicher Schwellung. Der Bau der Knoten war der gewöhnliche, nur war der Gehalt an Riesenzellen ein spärlicher.

Untersuchung auf Mikroorganismen. In meiner damaligen Publikation (1890) konnte ich zuerst berichten, daß die Untersuchung der Schnitte auf Tuberkelbazillen und andere Mikroorganismen ein negatives Resultat ergeben hatte, und betonen, daß dieses Ergebnis meine Annahme stützt, daß das Haar direkt durch chemisch giftige Stoffe die Entstehung der entzündlichen Knotenbildung veranlaßt hat. Von den verschiedensten Seiten wurde später mit demselben negativen Resultat auf Bazillen und andere Mikroorganismen untersucht.

Vergleich des Befundes mit dem bei Tuberkulose. Wenn auch der pathologisch-anatomische Befund der Konjunktivalknötchen auf den ersten Blick den Bildern bei Konjunktivaltuberkulose gleicht, so bestehen, abgesehen von dem Befund an Härchen, doch gewisse Unterschiede in der Struktur, auf die ich (1890) damals schon hingewiesen hatte. Abweichend vom Befund der bazillären Tuberkulose ist das Verhalten des umgebenden Konjunktivalgewebes. Die Raupenhaarknötchen sind in ein auffallend zellenarmes, oft deutlich verdichtetes und mit großen ausgedehnten Gefäßen durchsetztes Bindegewebe eingelagert. Ferner sind im Knoten selbst abweichende Verhältnisse festzustellen: Das Eindringen von Gefäßen aus dem umspinnenden Gefäßnetz bis in die Randzone, das Fehlen von regressiver Metamorphose, Nekrose und Verkäsung, das Verhalten der Riesenzellen mit ihrer unregelmäßigen Form, ihrem oft dichten Zusammenliegen und dem Verhalten der Kerne, die meist nicht randständig, sondern regellos in großer Zahl angetroffen werden.

Experimentelle Untersuchungen. Zur Aufklärung verschiedener Fragen wurde das Experiment herangezogen.

Um zu prüfen, ob die Haare die Hornhaut durchsetzen können, preßte KRÜGER (1892) beim Kaninchen Raupen (Bombyx rubi) gegen den Bulbus. Dabei blieben zahlreiche Bruchstücke von Härchen in den verschiedensten Schichten der Hornhaut zurück. An demselben Tage trat hauchige Hornhauttrübung auf, in den folgenden Tagen zeigte sich parenchymatöse Trübung mit Bläschenbildung, sowie Sekretion. Die Infiltrate heilten mit Hinterlassung von Narben aus. Knötchen traten weder an der Bindehaut noch an der Iris auf. Nach 3 Monaten fanden sich anatomisch bei einem Tier Infiltrationsherde in den verschiedensten Schichten der Hornhaut und zahlreiche Bruchstücke von Raupenhärchen, die bis zur DESCEMETschen Membran reichten.

BECKER (1892) wischte lebende und tote Raupen durch das Auge von Kaninchen und beobachtete Katarrh, Epitheldefekt der Hornhaut und diffuse, sowie zirkumskripte Hornhauttrübung, aber es traten keine Haare in die Iris über und Iritis blieb aus. BECKER stellte noch fest, daß die Wirkung toter Raupen weit geringer als die der lebenden Raupen ist.

STÖRMANN (1894) berichtet über Versuche von GREEFF, die er an Kaninchen angestellt hatte und die zu ergeben schienen, daß abgestoßene Raupenhaare durch Trennung vom Körper infolge von Eintrocknen an Wirksamkeit verlieren. GREEFF beobachtete am Kaninchenauge nur mäßige, innerhalb von 8 Tagen heilende Konjunktivitis. Einem Kaninchen wurden mehrere Haare durch Lanzenschnitt der Kornea in die Vorderkammer gebracht. Es trat keine Iritis auf, nach 8—14 Tage langer Entzündung wurde das Auge reizlos, und die Haare wurden allmählich resorbiert. Daß trockene Haare nicht so wirksam sind als die Haare der lebenden Raupe, stellte STÖRMANN (1894) durch Versuche fest, bei denen er Haare von verschiedenen in Betracht kommenden Raupenhaaren in das Auge des Kaninchens und in die Haut einrieb. Die Haare von ausgeblasenen Raupen ergaben keine entzündliche Reaktion, nur die der Processionea verursachten sofort stärkeren Reiz und Entzündung, selbst zwei kleine Knötchen an der Hornhaut traten schon am folgenden Tage auf, die sich nach 5 Tagen voll entwickelten. Die Haare waren speerartig schräg in die Kornea eingedrungen, ihr Schaft abgebrochen. Die kleinen Seitenspitzen waren ebenfalls eingedrungen und in ihrer ursprünglichen Stellung stehen geblieben, nicht umgebogen. STARGARDT (1903) stellte Versuche über das Eindringen der Raupenhaare in die Kornea an. Bei Verletzung der Hornhaut durch Wurf oder Fall aus gewisser Höhe oder durch Gegenpressen mit einer Raupe fand er entweder Haare in der Kornea steckend, speerartig und mit dem Schaft herausragend, oder Spitzen und·Stacheln von Haaren bis zu 2 mm Länge in den oberflächlichen und tiefen Schichten der Kornea parallel zur Oberfläche liegend. Diese Lage kommt dadurch zustande, daß nur die Spitze des Haares die seitliche Abweichung ausführt, während der unelastische Schaft abbricht und wieder herausgerissen wird. Nur bei starkem Schleudern der Raupe gegen das Auge gelang es, zahlreiche Stacheln so tief in die Kornea einzutreiben, daß sie weit in die Vorderkammer vorragten, wobei sie mehrfach kaum noch in der Hornhaut hafteten. Es erschien zweifellos, daß solche in die Vorderkammer hängende Haarspitzen leicht in die Iris gelangen können. STARGARDT stellte sodann 2 Versuche mit vor 14 bzw. 30 Tagen gestorbenen Raupen und zwei andere Versuche mit abgeworfenen Häuten von Cnethocampa pityocampa an. Es gelang dabei nie, Haare (Stacheln) weiter als ins Epithel oder die BOWMANsche Membran einzutreiben. Die Haare brachen ab oder waren eingeknickt und fielen schon vor der Berührung aus ihrem einer Gelenkpfanne ähnlichen Lager heraus. Die mechanischen Verhältnisse ließen hier ein Eindringen der Haare nicht mehr zu.

TEUTSCHLAENDER (1908) erwähnte das Versuchsergebnisse an der menschlichen Leiche, daß bei wuchtigem senkrechtem Auffallen die Härchen der Raupe bis tief in die Vorderkammer eindrangen. Es gelang ihm, beim Kaninchen durch Reiben Raupenhaare bis in die Iris zu treiben. Die Lage der Härchen zeigte, daß sie von der Oberfläche her durch die Kornea in die Membran eingedrungen waren. STARGARDT (1903) suchte sodann festzustellen, ob die Haare von Raupen, bei denen, wie z. B. bei Bombyx rubi oder Cnethocampa processionea Hautdrüsen nachgewiesen sind, sich im Gewebe anders verhalten als die Haare von Raupen, denen Hautdrüsen fehlen. Schlug er eine frisch aus den Wäldern bei Martigny bezogene Cnethocampa pityocampa gegen die Kornea des Kaninchens, so gelang es leicht, eine größere Anzahl von Härchen tief in die Kornea so einzutreiben, daß sie dort abbrachen, nicht hervorragten und nicht mechanisch scheuern konnten. Die Kornea blieb in allen Fällen völlig klar, nach fast 3 Monaten lagen sie, ohne Reizung zu verursachen, an derselben Stelle. Auch brachte er abgeschnittene Stacheln dieser Raupe in die Vorderkammer, und es blieben ebenfalls Reizerscheinungen bei $2^1/_2$ Monate langer Beobachtungszeit aus. Die Haare waren nur allmählich durch Irisbewegung in den Kammerwinkel geschoben. Genau dasselbe Resultat ergaben 5 Versuche mit ungiftigen Raupen, denen Hautdrüsen fehlen. Die Raupenhaare verhalten sich nach STARGARDT in der Vorderkammer genau wie Zilien, die bei Verletzungen ins Auge gelangen. Er kam zu dem Schluß, daß den Raupenhaaren eine bestimmte Giftwirkung nicht zuzuerkennen sei, ein Schluß, der von TEUTSCHLAENDER (1908) mit Recht bestritten wird. Diese Versuche ergaben, wie die von GREEFF, daß das Kaninchen offenbar unempfindlicher gegen die Haare von Raupen ist.

Weitere experimentelle Untersuchungen, die das mechanische Wandern der Haare bis zur Papille bestätigen, sind von OGIU (1908) mitgeteilt.

Pathogenese und Mechanik der pseudotuberkulösen Entzündung durch Raupenhaare. In Übereinstimmung mit dem klinischen

Befund und den Ergebnissen der Tierversuche über das Eindringen der Raupenhaare steht zweifellos fest, daß bei dem oft wuchtigen Anprall der verhältnismäßig großen und schweren Raupen durch Wurf oder Fall aus beträchtlicher Höhe die spitzen und nadelähnlich starren Haare der Raupen unmittelbar bei der Verletzung tief in die Gewebe eindringen und beim Zurückfallen der Raupen abbrechen und stecken bleiben. Wie schon PAGENSTECHER (1883) angab, können ohne Zweifel das durch den Reiz veranlaßte stärkere Reiben am Auge, sowie krampfhafte Lidbewegungen und Lidschluß das tiefere Eindringen befördern, zumal, wie sicher nachgewiesen ist, ein Teil der Stachelhaare gegen die Basis gerichtete Widerhaken besitzt (WEISS 1889, KRÜGER 1891, TEUTSCHLAENDER 1908). So kommen sie gerade bei den Stachelhärchen des Brombeerspinners (Bombyx rubi) und nahe verwandten Raupen vor. Die Härchen können unmittelbar bei der Verletzung in verschiedener Richtung eindringen, teils senkrecht, teils schräg, teils parallel zur Oberfläche, je nachdem die Haare beim Auftreffen gerichtet sind und je nachdem sie im Gewebe seitlich umgebogen werden. Zweifellos können die Härchen im Gewebe eine Strecke weit wandern, zumal die mit Widerhaken versehenen. Die von REIS (1902) in einem Fall konstatierte Aderhautveränderung deutete den Weg an, den ein in die Aderhaut eingedrungenes Haarfragment bei seiner Wanderung zurückgelegt hatte. In den Fällen, in denen Irisknötchen auftreten, sind Haarfragmente bis in die Iris vorgedrungen, wie durch die anatomische Untersuchung von PAGENSTECHER (1883), WEISS (1889), KRÜGER (1892) u. a. bewiesen ist. WEISS (1889) fand klinisch noch Härchen in der Kornea und 4—5 Härchen, die sich schräg in die Iris eingebohrt hatten und mit einem Ende frei in die Vorderkammer ragten. Wie gelangen die Härchen in die Vorderkammer und in die Iris? Die Antwort lautet: auf mechanischem Wege durch die Hornhaut, teils unmittelbar bei der Verletzung, teils nachträglich.

Die Versuche von STARGARDT (1903) an Tieraugen und die von TEUTSCHLAENDER am Auge der menschlichen Leiche haben ergeben, daß unmittelbar bei der Verletzung durch wuchtigen Anprall einer Raupe Härchen die Hornhaut durchstoßen und weit bis in die vordere Kammer vorragen können. Auch klinisch sind beim Menschen zum Teil in die Vorderkammer hineinragende Haare beobachtet z. B. von WEISS (1889) und COLBURN (1897). STARGARDT (1903) nahm an, daß die Haare bei der Verletzung direkt mit ihren Spitzen in die Iris eindringen können, daß die Spitzen durch schnelle Erweiterung oder Verengerung der Pupille vom Schaft abgerissen werden und daß der Schaft mit der zurückprallenden Raupe herausfällt. Ob ein direktes Eintreiben der Spitze in die Iris bei der Verletzung selbst vorkommt, steht dahin. Jedenfalls ist ein nachträgliches Übertreten der Härchen aus der Hornhaut in die Vorderkammer und auf die Iris durchaus sichergestellt, wie der Einreibungsversuch von TEUTSCHLAENDER (1908) beweist. Zweifellos können die unmittelbar bei der Verletzung teilweise in die Vorderkammer getriebenen oder die durch Reiben nachträglich bis in die Kammer vorgeschobenen Härchen vollends in die Vorderkammer gelangen und so auf die Iris geraten. TEUTSCHLAENDER (1908) nahm an, daß die aus der Hornhaut in die Vorderkammer vorragenden Haare, zumal bei Abflachung der Kammer durch Reiben seitens des Patienten die Irisoberfläche erreichen, sich dort mit ihren Spitzen festhaken und nun durch das Pupillenspiel vollends in die Kammer gezogen werden.

HANKE (1896) bezog die Knötchenentwicklung in der Iris auf eine Kapillarembolie, welche durch die Härchen erzeugt ist. Die Härchen gelangen nach ihm in die Konjunktival- oder vorderen Ziliararterien, werden in diesen weitergeführt und auf dem Wege der Anastomosen in eine Iriskapillare verschleppt, wo sie stecken bleiben. Wenn auch TEUTSCHLAENDER (1908) es für annehmbar hält, daß gelegentlich kleinere Fragmente auf diesem Wege in die Iris gelangen, so möchte ich mit STARGARDT (1903) diesen Weg a priori durchaus unwahrscheinlich und für noch völlig unbewiesen halten.

Die Entstehung der Knötchen. Die Knötchen entstehen, wie ich (1890) bereits ausgeführt habe, durch eine chemische Reizwirkung und stellen eine Reaktion des Gewebes dar, die imstande ist, den giftigen Fremdkörper unschädlich zu machen. Daß infektiöse Prozesse dabei keine Rolle spielen, folgt schon aus der Eigenartigkeit, Gleichartigkeit und Konstanz des anatomischen Befundes, auch konnte ich zuerst berichten, daß sich weder Tuberkelbazillen noch andere Mikroorganismen nachweisen ließen, ein Ergebnis, das später vielfach bestätigt wurde. Da der einfache mechanische Reiz derartige entzündliche Veränderungen nicht hervorrufen kann, so bleibt auch per exclusionem nur die chemische Reizwirkung übrig. Ebenso lassen sich die übrigen durch Raupenhaare veranlaßten Erkrankungen der äußeren Haut und der Schleimhäute allein durch eine toxisch chemische Reizwirkung erklären. Zweifellos wird die charakteristische pseudotuberkulöse Entzündung durch eine dem eingedrungenen Haare innewohnende Giftwirkung veranlaßt, ebenso wie andere chemisch reizende Fremdkörper eine analoge Veränderung hervorrufen können, wie z. B. Pflanzenhaare (MARKUS und SCHMIDT-RIMPLER 1899), kleine Holzsplitterchen (STOCK 1901); ich verweise auch auf meine Arbeit (1891) über die durch Cysticerken veranlaßte Entzündung.

Nur STARGARDT (1903) bestritt, daß den Raupenhärchen eine chemisch differente Wirkung (Giftwirkung) innewohnt, und suchte die Gefährlichkeit der in Betracht kommenden Raupen allein in mechanischen Momenten, die einzig durch den anatomischen Bau der Haare und das Vorkommen von Stachelhaaren bedingt sind. Er meint, daß die Knötchen mit dem Ausgang in Einkapselung einzig durch die Fremdkörperwirkung der Haare hervorgerufen würden und daß die heftigen und rezidivierenden Entzündungserscheinungen durch eine bestimmte chemische Wirkung von Stoffen, die als Zerfallsprodukte des Chitins erst durch die Resorption der Haare gebildet und frei werden, veranlaßt werden. Diese Erklärung kann ich ebensowenig wie TEUTSCHLAENDER (1908) für zutreffend halten. Vor allem übersieht meines Erachtens STARGARDT (1903) vollkommen, daß, wenn ein aseptisch eingedrungener Fremdkörper wie das Raupenhaar in kürzerer Zeit eine proliferierende Entzündung mit Leukozytenauswanderung usw. hervorruft und knötchenförmig eingeschlossen wird, diese Knötchenbildung nur durch eine chemische Reizwirkung zustande kommt, da die bloße Anwesenheit eines chemisch indifferenten Körpers durch mechanischen Einfluß niemals diese Wirkung auf die benachbarten Gewebe haben kann. Seine Annahme steht in Widerspruch zu den Ergebnissen der grundlegenden Arbeiten LEBERS über die Entstehung von Entzündung und über die Fremdkörperwirkung. Die Knötchenbildung allein beweist die chemisch toxische Wirkung der Haare, da infektiöse Vorgänge ausgeschlossen sind. Daß etwa die Entzündung durch neugebildete giftige Zerfallsprodukte bei der Resorption der Haare gesteigert wird, ist völlig unbewiesen und sicher nebensächlich, da wir klinisch und anatomisch heftige Entzündung in der Umgebung von Haaren finden, bei denen von Resorption noch nicht die Rede ist. Das Resultat seiner Versuche, daß die Haare verschiedener Raupenarten sämtlich in der Vorderkammer des Kaninchens ohne Entzündung und Knötchenbildung monatelang vertragen wurden, wie schon GREEFF, STÖRMANN (1894) gefunden hatten, beweist vorläufig nur, daß das Kaninchen gegen diese Haare unempfindlich ist.

Zweifellos sind die Raupenhaare Träger einer chemisch wirksamen giftigen Substanz. Ferner muß man, wie schon STÖRMANN (1894) betonte, annehmen, daß die Haare verschiedener Raupenarten eine verschieden starke Giftigkeit dieser chemischen Substanz aufweisen. Nur so läßt sich die ungleich heftige Wirkung der verschiedenartigen Raupenhaare erklären.

Schon WEISS (1889) hatte auf die Mitteilungen von LEYDIG aus dem Jahr 1855 und von KARSTEN aus dem Jahr 1848 hingewiesen, daß die Markkanäle gewisser Raupenhaare Träger eines spezifischen, das Jucken und Brennen veranlassenden Giftes sind, das von Hautdrüsen, die mit dem Inhalt der Haare kommunizieren, herstammt. LEYDIG hatte bei Bärenraupen·(Bombyx rubi) Hautdrüsensäckchen nachgewiesen, deren Öffnung unmittelbar in die weiten Kanäle der Chitinhaut mündet, welche in die Basis der Haare übergehen. Nur bestimmte Raupengattungen schienen diesen Hautdrüsenapparat zu besitzen, während er mehrere Dornraupen echter Tagfalter mit negativem Erfolg darauf untersucht hatte. KARSTEN hatte diese Drüsenschläuche bei den Haaren einer Saturnia nachgewiesen, während sie bei mehreren Gattungen, die kein Brennen verursachen, fehlten. Bei den meisten der in Betracht kommenden Raupen sind Hautdrüsen nachgewiesen worden. Von anderer Seite (GOOSSENS, FABRE) war angenommen, daß das Gift den Haaren nur äußerlich anhafte und nach FABRE vielleicht als ein Abfallsprodukt des Stoffwechsels (Harnkonkrement) auf die Haare beim Aufenthalt in dem mit Unrat erfüllten Nest übertragen würde. Diese Konkremente enthalten einen in Äther löslichen giftigen Stoff, der auf der Haut wie Cantharidin stark reizend wirkt. Auch das Blut der Raupen enthält dieses Gift. Da es sich bei den Haaren um wichtige Schutz- und Trutzwaffen handelt, so erscheint a priori wahrscheinlicher, daß das Haar selbst im Innern der Träger eines Giftes ist. Die Giftigkeit der Konkremente und damit der Nester spielt eine Rolle bei den Erkrankungen durch Fernwirkung der Raupen in verseuchten Wäldern. Bei dem Gift handelt es sich um Ameisensäure (GOOSSENS, LAUDON). Nach SAJO (1918) enthält das Raupengift neben der Säure noch eine organische vielleicht dem Cantharidin verwandte Base.

Zur Erklärung der charakteristischen Nachschübe und Exacerbationen der Entzündung ist auf verschiedene Möglichkeiten hinzuweisen. Einmal steht fest, daß die Knötchen nicht alle gleichzeitig, sondern in verschiedenen Attacken auftreten. Da die Härchen wandern, so kommen sie nicht zu gleicher Zeit im Gewebe zur Ruhe und verursachen deshalb schubweises Auftreten der Knötchen. Ferner ist möglich, daß ein Härchen aus einem Knötchen ausgestoßen wird und auf eine benachbarte Stelle der Bindehaut oder Iris gelangt und von neuem seine entzündungerregende Wirkung ausübt. Dafür spricht z. B. eine Beobachtung von Hummelsheim (1894). Sodann nimmt, worauf ich bei der Entzündung durch Cysticerken (1891) hinwies, durch die beginnende Einkapselung die Diffusionsfähigkeit des Gewebes ab, so daß eine gewisse Ansammlung und erhöhte Konzentration des Giftes ermöglicht wird, die nun eine erneute Steigerung der Entzündung auszulösen vermag. Schließlich kann, worauf Teutschlaender (1908) hinwies, durch zunehmende Resorption des· Chitinmantels noch im Markkanal zurückgehaltenes Gift frei werden. Über das fernere Schicksal der eingedrungenen Haare gingen die Ansichten teilweise auseinander. Meines Erachtens können 3 Vorgänge Platz greifen. Erstens kann durch die entzündliche Reaktion des Gewebes die Ausstoßung der Härchen an der Oberfläche erfolgen, analog der Spontanausstoßung anderer entzündungerregender Fremdkörper. Gewisse klinische Befunde sprechen für das Vorkommen von Eliminierung, so fanden z. B. Hanke (1896) und Stargardt (1903) Härchen aus Bindehautknötchen über die Oberfläche herausragen. Zweifellos können in der Hornhaut oberflächlich sitzende Härchen unter Gewebsinfiltration und Ulzeration abgestoßen werden. In den tieferen Schichten sitzende Haare können durch wanderndes Infiltrat an die Oberfläche gelangen und ausgestoßen werden. Ich erwähnte bereits, daß ein aus einem Iris- oder Bindehautknoten spontan ausgestoßenes, noch chemisch wirksames Haar auf eine neue Stelle gelangen und durch erneute Gewebsreizung zum Nachschub führen kann. Ist ein Haar ausgestoßen, so geht das Knötchen rasch zurück und verschwindet ·vollständig oder mit Hinterlassung eines graugelblichen Flecks.

Zweitens kann die Resorption von Haaren erfolgen, wie die früher erwähnten pathologisch-anatomischen Befunde von Weiss (1889), Wagenmann (1890), Krüger (1891), Hillemanns (1894) und vor allem Stargardt (1903) und Teutschlaender (1908) beweisen und klinische Befunde von vollkommenem Verschwinden der Knötchen und der Härchen, z. B. in der Iris, nahelegen. Nur Hanke (1896) und Reis (1902) hielten die Resorption für unmöglich.

Die Resorption des Haares unter Einwirkung der Leukozyten und Riesenzellen erscheint nicht ungewöhnlich, wenn man die analogen Befunde bei Resorption von Glashäuten, von Zystizerken und Echinokokken in Betracht zieht.

Ich verweise z. B. auf meine Arbeiten über Fremdkörperriesenzellen (1896), über das Vorkommen von Riesenzellen und eitriger Exsudation in der Umgebung von intraokularen Zystizerken (1891), sowie auf meine Beobachtung über Resorption eines Echinokokkus in der Augenhöhle, die ich durch SEGELCKE (1900) in einer Dissertation habe mitteilen lassen.

Drittens können die Härchen unter Umwandlung des Knötchens im Bindegewebe fest eingekapselt und reizlos vertragen werden (KRÜGER 1892, REIS 1902, TEUTSCHLAENDER 1908). Es bleiben dann kleine sklerosierte harte Knötchen zurück. Wie bereits S. 1313 erwähnt, war REIS (1902) in der Lage, ein sklerosiertes Knötchen $12\frac{1}{2}$ Jahre nach Ausbruch und 10 Jahre nach Ablauf der Erkrankung zu exzidieren. Er fand darin die völlige bindegewebige Einkapselung eines wohlerhaltenen Haares von Bombyx rubi.

Die reaktive knötchenförmige Entzündung vermag also der Schädlichkeit Herr zu werden und in verschiedener Weise den Fremdkörper unschädlich zu machen.

Klinischer Befund und Verlauf der pseudotuberkulösen Entzündung (Ophthalmia nodosa). Bei der zweiten Form der Verletzung durch Raupenhaare muß man 2 Stadien unterscheiden, erstens das Stadium der unmittelbar auf die Verletzung folgenden Reaktion — Initialstadium — und zweitens das Stadium der knötchenförmigen reaktiven Entzündung.

In einem Teil der Fälle stellten sich die Verletzten so frühzeitig vor, daß der Beginn und die weitere Entwicklung der Veränderungen zur Beobachtung kamen. Fall ELSCHNIG (1895) am 1. Tag, 4 Stunden nach der Verletzung, HANKE (1896) und NATANSON (1897) am 2. Tag, STARGARDT (1903, Fall 4, am 3. Tag). Ferner gehören hierher Fälle von KNAPP (1897), COLBURN (1897), STÖRMANN (1894) und STARGARDT (1903, Fall 3). In den meisten Fällen stellten sich die Patienten erst später vor, im zweiten Stadium, und man erhielt mehr oder weniger sichere Angaben über den anfänglichen Verlauf. In der Regel tritt sofort nach der Verletzung ein lebhafter Reizzustand des Auges ein mit starkem Fremdkörpergefühl, brennendem stechendem Schmerz, Tränenfluß, Lidkrampf und Lichtscheu, Beschwerden, die die Verletzten zu stärkerem Reiben am Auge veranlassen können. Bald folgen Rötung des Auges, Schwellung der Lider und Bindehaut, sowie Absonderung. Der Grad und der Verlauf dieser initialen Reizung können ganz verschieden sein und hängen wesentlich davon ab, ob die Hornhaut stärker verletzt war oder nicht. Bei Mitverletzung der Hornhaut erreicht der Reizzustand wegen der meist erheblichen Epithelerosion rasch einen besonders hohen Grad und hält etwas länger an; gerade diese Fälle begeben sich bald in ärztliche Behandlung. War die Hornhaut dagegen frei, bestand keine Hornhauterosion, so ist der Reizzustand geringer, verliert sich in wenigen Tagen vollständig oder nahezu vollständig und setzt erst wieder mit dem Ausbruch des zweiten Stadiums ein. In dem Fall Vossius-Boström (1897) war überhaupt kein initialer Reizzustand erfolgt, der Patient stellte sich erst im 2. Stadium vor und wußte nichts von Verletzung.

In den frühzeitig zur Beobachtung gekommenen Fällen fand sich neben dem lebhaften Reizzustand des äußeren Auges durchweg eine mehr oder weniger große Hornhauterosion, in einigen Fällen sah man Härchen in der Hornhaut, die zum Teil entfernt werden konnten (Elschnig 1895, Knapp 1897, Colburn 1897, Stargardt 1903), während Hanke (1896) nur ein Haar im Bindehautsack und Natanson (1897) trotz Lupenuntersuchung nichts fand. Die Störmannschen Fälle (1894) boten nur das Zeichen der Conjunctivitis catarrhalis. In den Fällen mit Hornhauterosion besserte sich der Zustand nach mehreren Tagen, der Epitheldefekt wurde kleiner und verschwand, im Elschnigschen Fall zeigten sich um die verbliebenen Härchen Bläschen. Waren alle sichtbaren Haare entfernt, so trat sogar bald Heilung ein, die in mehreren Fällen (Knapp, Colburn) dauernd blieb, so daß es gar nicht zum zweiten Stadium kam.

Beim Zustandekommen dieses ersten Stadiums spielen sowohl toxische als auch mechanische Einflüsse eine Rolle, letztere zumal dann, wenn die Hornhaut einen großen Epitheldefekt erlitten hat oder Härchen über die Oberfläche hervorragen und auf der Kornea und Bindehaut reiben.

Gewöhnlich setzt nach kürzerer oder längerer Zeit der Besserung oder selbst scheinbarer Heilung das zweite Stadium mit erneutem lebhafterem Reizzustand ein. Das Intervall kann verschieden lang sein. In einzelnen Fällen wurden Knötchen oder Infiltrate in der Hornhaut schon in der zweiten Woche nach der Verletzung beobachtet (Lawford 1895, Elschnig 1895), Natanson 1897, Salva 1905), im Fall Hanke (1896) in der dritten Woche. Der Ausbruch kann schubweise erfolgen. In dem von Anfang an genau beobachteten Fall von Hanke z. B. war die erste Eruption am Ende der dritten Woche aufgetreten, fast 2 Wochen später erfolgte der Nachschub, und es fanden sich ein Hornhautinfiltrat mit einem Härchen, sowie mehrere neue Knötchen in der Übergangsfalte. In anderen Fällen setzt das zweite Stadium später, selbst nach vielen Wochen, ein. In einem von Krüger (1892) mitgeteilten Fall z. B. kam der Patient 7 Wochen nach der Verletzung in Behandlung und erst 2 Wochen später, also nach 9 Wochen, zeigten sich Bindehautknötchen. Am häufigsten ist die Bindehaut befallen. Die Zahl der klinisch nachweisbaren Knötchen kann verschieden groß sein, manchmal sind es 5—10, manchmal mehr, in dem von Pagenstecher (1883) mitgeteilten Fall waren 26 Knötchen, in Teutschlaenders Fall (1908) 27 gezählt. Die Knötchen liegen meist isoliert, manchmal dicht benachbart und selbst konfluierend, manchmal gruppenweise, im Fall Boström (1897) handelte es sich um ein isoliertes Konglomerat von Knötchen. Die Form der Knötchen ist meist rundlich, manchmal länglich, zuweilen in der Mitte eingezogen, ihre Farbe grau oder graugelblich oder gelbrötlich, und ihre Länge mißt meist 1—2 mm. Die Knötchen finden sich ganz vorwiegend in der Conjunctiva bulbi bis zur Übergangsfalte und beträchtlich häufiger im unteren Abschnitt, nur seltener am oberen Teil der Conjunctiva bulbi oder an der Conjunctiva tarsi. Dem Anprall der Raupe entsprechend ist der Lidspaltenbezirk am häufigsten betroffen und, da die Verletzung vielfach bei erhobener Blickrichtung erfolgt, ist der untere Abschnitt der Conjunctiva bulbi mehr gefährdet. In der überwiegenden Mehrzahl der Fälle ist die Bindehaut ergriffen, nur in vereinzelten Fällen war die Erkrankung bei Freibleiben der Bindehaut auf die Hornhaut und Iris beschränkt (so in den Beobachtungen von WEISS 1889, ELSCHNIG 1895, COLBURN 1897, BAYER 1900, MEIXNER 1901), in etwa der Hälfte der Fälle von Bindehauterkrankung war die Iris mit Knötchenbildung beteiligt. Auch an der Lidhaut kommen Knötchen vor (EYER 1917).

Die Konjunktivalknötchen sind meist deutlich mit der Bindehaut verschieblich.

In den schweren Fällen werden ferner neben Konjunktivalknötchen ein oder mehrere Knötchen in der Episklera oder in den oberflächlichen Skleralschichten beobachtet, die der Sklera fest aufsitzen und über die sich die Bindehaut verschieben läßt. Selbst in der TENONschen Kapsel sind Knötchen beobachtet worden (KRÜGER 1892). Die Sklera erscheint nur in den schweren Fällen befallen, in denen dann auch Komplikation mit Irisknötchen besteht, meist treten die Skleraknötchen erst nach vielen Wochen auf. In der Mehrzahl der Fälle verschwinden die konjunktivalen und episkleralen Knötchen im weiteren Verlauf spurlos oder mit Hinterlassung kleiner graugelber Flecke. Im Fall NATANSON (1897) verschwanden sie schon nach einigen Wochen, in anderen Fällen erst nach einigen Monaten oder nach Ablauf eines Jahres (z. B. BECKER 1892, REIS 1900). Doch können zumal bei episkleralem oder skleralem Sitz dauernd kleine sklerosierte Knötchen reizlos zurückbleiben. REIS (1902) fand noch 5 kleine derbe Prominenzen 12½ Jahre nach Ausbruch der Erkrankung und 10 Jahre nach ihrem Ablauf.

Nur in etwa der Hälfte der Fälle ist die Hornhaut im zweiten Stadium mit beteiligt und zwar teils zusammen mit der Bindehaut, teils, bei freier Bindehaut, zusammen mit der Iris. Da die Iris sich aber häufiger befallen erweist als die Kornea, muß man annehmen, daß die Härchen vielfach die Kornea durchsetzen und durchwandern, ohne darin haften zu bleiben. Die Erkrankung tritt in der gefäßlosen Hornhaut unter dem Bild von streifigen oder fleckförmigen Infiltraten auf, in denen sich oft klinisch ein Härchen nachweisen läßt. Dabei konnte BAYER (1900) feststellen, daß die Infiltration an der Bruchstelle des Härchens zuerst und am stärksten aufgetreten war. Zuweilen wird Bläschenbildung beobachtet, zuweilen kommt es zu deutlicher Ulzeration. In dem Fall von Elschnig (1895), in dem zahlreiche kleine Härchen einer grünen Raupe oberflächlich eingedrungen waren, zeigten sich nach 2 Wochen kleinste subepithelial gelegene punkt- und fleckförmige Infiltrate, so daß die Hornhauterkrankung unter dem Bild einer Keratitis punctata superficialis verlief. In dem Fall Hanke (1896) war die unmittelbar hervorgerufene Erosion nach wenigen Tagen abgeheilt, erst nach mehr als 4 Wochen trat mit dem 2. Anfall von Bindehautknötchen das Infiltrat der Hornhaut hervor, indem ein vorher nicht gesehenes Härchen sichtbar wurde. Auch die Hornhautaffektion kann schubweise erfolgen und rezidivieren.

Neben der streifen- und fleckförmigen Infiltration wird diffuse parenchymatöse Trübung beobachtet, die in den schweren, mit pseudotuberkulöser Iritis komplizierten Fällen zum Teil von der Uveitis herrührt, zumal da parenchymatöse Trübung ohne herdförmige Hornhautinfiltration auftritt. Ferner wird Vaskularisation der infiltrierten Hornhaut beobachtet, sowie das Auftreten Beschläge ähnlicher Auflagerungen auf der Descemet. Sowie die Hornhaut beteiligt ist, findet sich stärkerer Reizzustand am Auge. Im weiteren Verlauf können die Infiltrate zum Teil zurückgehen, zum Teil in bleibende, narbige Trübungen übergehen, die bei zentralem Sitz das Sehvermögen dauernd schädigen. Wird das Haar ausgestoßen, so geht der Prozeß rasch zurück. Zuweilen wird ein mit der Ausstoßung des Haares zusammenhängendes Wandern des Infiltrats beobachtet, z. B. im Fall Krüger (1892). Die Härchen in der Hornhaut können verschwinden, schrumpfen, z. B. im Fall Elschnig (1895), aber auch in der Narbe sichtbar bleiben (Reis 1902).

Früchte (1907) fand bei einer seit 2 Jahren bestehenden Entzündung am Limbus Gefäßneubildung und zwei kleine Knötchen innerhalb der Hornhaut, sowie eine scheibenförmige Blutung in den tiefen Hornhautschichten. Nach Kauterisation heilten die Knötchen nur langsam aus. An der Iris bestand abgeheilte chronische Iritis, S $6/15$.

Von besonderem Interesse und prognostisch von größter Bedeutung ist das Auftreten von Knötchen in der Iris, das in etwa $3/5$ der Fälle beobachtet wurde, meist zusammen mit gleichzeitigen Bindehautknötchen, seltener ohne diese allein mit Hornhauterkrankung. Die Knötchen in der Iris treten oft erst auf, nachdem die Knötchen in der Bindehaut bereits längere Zeit vorhanden sind (z. B. Reis 1900). Die Knötchenbildung in der Iris geht immer einher mit einer oft äußerst schmerzhaften chronischen fibrinösen Iritis oder ausgesprochenen Iridozyklitis, die das Sehvermögen erheblich beeinträchtigt. Die Zahl und der Sitz der gelblichen oder gelbgrauen Irisknötchen zeigen große Verschiedenheiten, manchmal sitzen sie vorwiegend am Kammerwinkel, manchmal am Pupillarrand, manchmal ganz regellos. Je größer die Zahl, desto schwerer die Iridozyklitis und der Verlauf. Handelt es sich nur um ein oder zwei Knötchen, so können die Erscheinungen geringer sein. In den besonders schweren Fällen ließ der Befund vermuten, daß auch der Ziliarkörper Sitz von Entzündung ist. In den Irisknötchen erkennt man zuweilen deutlich Härchen (z. B. WEISS 1889).

Der Verlauf der pseudotuberkulösen Iritis ist in der Regel ein äußerst hartnäckiger, der sich über Monate und selbst mehr als ein Jahr (im Fall KRÜGER 1892 2¹/₂ Jahre, in einem von mir beobachteten Fall 4 Jahre) erstrecken kann. Charakteristisch ist dabei, daß die Entzündung Remissionen und Exazerbationen, selbst von regelmäßigem Typus, aufweist. In den schweren Fällen besteht erhebliches Pupillarexsudat neben hinteren Synechien, mit drohendem Pupillenverschluß, mehrfach wurden Glaskörpertrübungen konstatiert, oft erhielt man wegen der Medientrübung kein Bild vom Augenhintergrund. Zuweilen tritt Drucksteigerung auf. Mehrfach wurde ungünstiger Ausgang mit bleibender Erblindung, Phthisis bulbi, Amotio retinae beobachtet, so von KRÜGER (1892), REIS (1900), HUMMELSHEIM, REIS (1894, 1900), STÖRMANN (1894), HILLEMANNS (1894).

In dem von v. HIPPEL (1918) mitgeteilten Fall bei einem 2jährigen Kind, in dem die knötchenbildende Erkrankung klinisch für Tuberkulose gehalten wurde, wurde das Auge wegen des entzündlichen Reizzustandes bei fortgeschrittener Phthisis enukleiert.

In anderen Fällen, zumal wenn nur einzelne Knötchen vorhanden sind, tritt Heilung mit leidlich gutem Sehvermögen ein. Die Entzündung geht allmählich zurück, die Knötchen verschwinden, und in der Iris findet man zuweilen eigentümlich geformte atrophische Stellen. Daß selbst die Aderhaut befallen werden kann, beweist der von REIS (1902) mitgeteilte und abgebildete Befund, der 10 Jahre nach Ablauf der Erkrankung erhoben wurde.

Ophthalmoskopisch fand sich unterhalb der Papille ein 4—5 P langer, senkrecht verlaufender, scharf begrenzter Pigmentstrang von $^1/_5$ P Breite, der sich nach oben gabelte und an den Gabelenden mit einem gelben Fleck endete, während er sich nach unten in einen weniger scharfen und helleren Pigmentstreif peripher fortsetzte. Die Netzhautgefäße gingen über den Streif hinweg, der Visus betrug $^{20}/_{50}$, dem Herd entsprechend fand sich ein Skotom für Blau. Die Aderhautveränderung entspricht dem Weg, den ein in die Aderhaut eingedrungenes Raupenhaarfragment bei seiner Wanderung zurückgelegt hat.

Diagnose. Die Diagnose ist leicht, wenn die Anamnese ohne weiteres Aufschluß gibt, daß die Verletzung mit einer behaarten Raupe vorangegangen ist. Doch vielfach, zumal bei Kindern, versagt die Anamnese vollständig, sei es, daß überhaupt die Verletzung nicht beachtet oder vom Patienten nicht angeführt wird, weil die Erkrankung erst längere Zeit nach dem Vorkommnis sich einstellte und die damalige Verletzung gar keine

erhebliche oder nur eine vorübergehende Reizung verursachte. In vielen
Fällen wird deshalb die Diagnose aus dem Befund zu stellen sein. Da die
Erkrankung je nach der Lokalisation der Veränderungen ein verschiedenes
Aussehen hat, so kann sich die Erkennung leichter oder schwieriger ge-
stalten.

Am leichtesten ist die Diagnose, wenn Bindehautknötchen vorliegen.
Der Befund erinnert wohl auf den ersten Blick an Tuberkulose, doch
bestehen wichtige Unterschiede in dem klinischen Befund. Während die
Tuberkulose hauptsächlich die Conjunctiva tarsi und die Übergangsfalte
befällt und an der Conjunctiva bulbi äußerst selten vorkommt, liegen hier
umgekehrt die Knötchen ausschließlich oder ganz besonders zahlreich auf
der Conjunctiva bulbi. Ferner erscheinen die Knötchen bei der Pseudotuberkulose durch Raupenhaare fester, niemals ulzeriert oder verkäst.
Immerhin kann der Befund einmal Konjunktivaltuberkulose vortäuschen,
zumal wenn die Knötchen dicht zusammenliegen und mehr als ein solitärer
Knoten erscheinen. Finden sich neben zahlreichen Knötchen in der Konjunktiva deutliche Knötchen in der Iris, so spricht das von vornherein
gegen Tuberkulose. Ein derartiges gleichzeitiges Befallensein beider Membranen dürfte dabei kaum vorkommen, zumal da die Konjunktivaltuberkulose eine ektogene, die Iristuberkulose eine endogene Infektion darstellt.
Vollen Aufschluß ergibt die anatomische Untersuchung eines zur Probe
exzidierten Knötchens mit dem charakteristischen Befund des Haares und
den sonstigen Abweichungen des anatomischen Befundes, die bereits S. 1315
erwähnt wurden. Schwierig könnte die anatomische Differentialdiagnose
höchstens sein, wenn man ein nach Ausstoßung des Haares in Rückbildung
begriffenes Knötchen exzidiert hätte.

In allen zweifelhaften Fällen ist die anatomische Untersuchung nach
Probeexzision nötig. Sie empfiehlt sich auch dann, wenn der klinische
Befund die richtige Diagnose hat vermuten lassen. Abgesehen von der
Bestätigung der Pseudotuberkulose ist notwendig, festzustellen, daß sie
wirklich durch ein Raupenhaar veranlaßt ist, da z. B. Pflanzenhaare eine
analoge Veränderung hervorrufen können (MARKUS und SCHMIDT-RIMPLER
1899). WÜRDEMANN (1905) beschrieb 2 Fälle von Ophthalmia nodosa, von
denen der eine durch einen Bienenstachel, der andere durch eine haar-
ähnliche Substanz, wahrscheinlich Fühlhörner einer Heuschrecke, veranlaßt
waren. Die anatomische Feststellung ist um so wichtiger, wenn die Anamnese im Stiche läßt.

Für die Raupenhaare ist ebenso wie für andere Insektenhaare charakteristisch, daß sie mehr oder weniger spitz zulaufende röhrenförmige Gebilde sind,
deren Oberfläche glatt oder mit Widerhaken oder Seitenästchen besetzt ist und
bei denen eine aus Chitin bestehende Rindensubstanz den Markkanal umgibt.
Dadurch unterscheiden sie sich von den solideren zelligen, an der Oberfläche

verhornten Haaren höherer Tiere. Zur Unterscheidung der chitinösen Raupenhaare von den aus Zellulose bestehenden Pflanzenhaaren läßt sich ihr verschiedenes Verhalten unter dem Polarisationsmikroskop heranziehen, worauf MARKUS und SCHMIDT-RIMPLER (1899) bei Untersuchung eines Falles von Konjunktivitis mit Knötchenbildung (Pseudotrachom) durch Pflanzenhaare hinwiesen. Während Pflanzenhaare außerordentlich starke Polarisation zeigen, fehlt sie den Raupenhaaren als Chitingebilden. Eine Unterscheidung der Raupenhaare von anderen Insektenhaaren, die dasselbe Verhalten und denselben Aufbau besitzen, ist dagegen nicht immer sicher. Ist die Diagnose Raupenhaar gestellt, so wird man noch festzustellen versuchen, einmal welche Art von den verschiedenartigen Haaren dieser Raupen vorliegt, und von welcher Raupenart es stammt.

Das plötzliche anfallsweise Auftreten von Knötchen mit starker Entzündung, das Fehlen von Pigmentierung schließt differentialdiagnostisch Bindehautneubildung aus. In Lepragegenden dagegen könnte die lepröse Erkrankung in Frage kommen, wenn auch die Lepra meist doppelseitig, die Knötchenbildung durch Verletzung mit Raupen bisher nur einseitig gefunden wurde.

Die Untersuchung mit der Nernstspaltlampe läßt, wie KOEPPE (1917) hervorhob, die Härchen in der Hornhaut leicht erkennen.

In einem Fall von Verletzung des Auges durch eine Raupe konnte er mit der Binokularlupe nur eine wolkige Hornhauttrübung und kleine punktförmige Beschläge, aber kein Härchen erkennen, während bei der Untersuchung mit der Spaltlampe zahlreiche Härchen in der Hornhaut, zum Teil in die Vorderkammer vorragend, leicht sichtbar waren.

Die Diagnose kann erschwert sein in den Fällen, in denen die Bindehaut frei ist und nur die Iris eine mit Knötchenbildung einhergehende Entzündung und die Hornhaut diffuse oder umschriebene Infiltrate ohne Ulzeration aufweisen. Dabei kann große Ähnlichkeit mit der gutartigen Form der Iristuberkulose bestehen, zumal wenn die Knötchen dem Kammerwinkel genähert sind. Für Tuberkulose ist charakteristisch das Vorhandensein von zahlreichen dichten Beschlägen der DESCEMETschen Membran, während Beschläge bei Pseudotuberkulose durch Raupenhaare in der Regel fehlen, wenn auch nicht vollständig vermißt werden, wie z. B. im Fall WEISS (1889), KOEPPE (1917). Die genaue Untersuchung mit der Zeisslupe wird in den Hornhautinfiltraten einen Fremdkörper erkennen lassen und dadurch auf den richtigen Weg führen können. Auch in der Iris sind unter Umständen Raupenhaare sichtbar, z. B. im Fall WEISS (1889).

Sodann käme die Tuberkulinreaktion in Frage, die bei Raupenhaariritis mehrfach mit negativem Resultat angewandt wurde. Immerhin ist auf sie kein absolut sicherer Verlaß, da einmal bei so starker Entzündung des Auges mit spontanem Schwanken der Intensität eine lokale Reaktion schwer festzustellen ist und da andererseits die Allgemeinreaktion weder bei positivem, noch bei negativem Ergebnis beweisend ist. Ein Verletzter,

z. B. ein Kind, könnte im Körper einen tuberkulösen Herd haben und deshalb positiv reagieren und andererseits kann bei abgeschwächter Iristuberkulose Allgemeinreaktion ausbleiben.

In einem von mir in Heidelberg beobachteten Fall war auswärts Iristuberkulose angenommen und Tuberkulinkur vorgeschlagen. Genaue Anamnese und Befund sprachen zweifellos für pseudotuberkulöse Entzündung durch Raupenhaare.

Kommt es zur Iridektomie, so wird die histologische Untersuchung die Diagnose sichern und die Erkrankung von Pseudotuberkulose aus anderer Ursache, z. B. durch Holzsplitterchen, wie im Fall Stock (1901), unterscheiden lassen.

Prognose. Die Prognose ist abhängig von der Art der Verletzung, dem Stadium, in dem der Verletzte in Behandlung kommt und bei ausgebrochenem 2. Stadium von dem Sitz und der Schwere der Veränderungen. Kommt der Verletzte sofort nach der Verletzung durch eine Raupe in Behandlung, so kann es durch sorgfältiges Entfernen aller sichtbaren Haare gelingen, den Verlauf abortiv zu gestalten und Knötchenbildung zu verhüten, wie in den Fällen Knapp (1897), Colburn (1897), oder, falls einige nicht sichtbare Haare zurückbleiben, ihn zu mildern, wie in den Fällen Hanke (1896) und Natanson (1897). Liegt nur eine pseudotuberkulöse Veränderung der Bindehaut vor, so ist die Prognose ebenfalls günstig, zumal es durch operative Behandlung gelingt, den Prozeß abzukürzen und baldige Heilung zu erzielen, auch wenn sich Nachschübe nicht vermeiden lassen. Immerhin muß anfangs die Prognose vorsichtig gestellt werden, da Irisknötchen nachfolgen können.

Schon ungünstiger ist die Prognose bei Hornhautveränderungen, da in schwereren Fällen langdauernder Reizzustand, schmerzhafte Entzündung mit Hinterlassung von Hornhauttrübungen und entsprechender Sehstörung zu gewärtigen sind. Handelt es sich um leichtere Fälle, liegen nur vereinzelte periphere Infiltrate mit sichtbaren Härchen vor, die sich noch entfernen lassen, so ist die Prognose günstiger. Zweifelhaft ist dagegen die Prognose bei ausgesprochener Knötchenbildung in der Iris. Trotz der langdauernden, sich über Monate und selbst über mehr als ein Jahr, im Fall Früchte (1907) über 2 Jahre und im Fall Krüger (1892) sogar auf 2¹/₂ Jahre, erstreckenden schmerzhaften Entzündung mit ihren vielfachen Exazerbationen und Rezidiven ist in den meisten Fällen der schließliche Ausgang ein relativ oder sogar absolut günstiger. Immerhin kann das Sehvermögen durch Pupillarexsudat, Hornhauttrübungen usw. herabgesetzt bleiben, auch droht zuweilen Komplikation mit Drucksteigerung. In einigen der schwersten Fälle mit Knötchen im Kammerwinkel und offenbarer Mitbeteiligung des Ziliarkörpers kam es zu ungünstigem Ausgang mit Erblindung (Krüger 1892, Störmann 1894, Hummelsheim, Reis 1894, 1900, Hillemanns 1894, Reis 1900).

Von Wichtigkeit für den Verlauf und Ausgang ist die Zahl der in die Iris eingedrungenen Haare. Die Gefährlichkeit der Verletzung wird beeinflußt von der Raupenart, von der Beschaffenheit der Haare, von der Art des Verletzungsvorganges, von dem Umstand, ob es sich um eine lebende oder tote Raupe handelte. Trifft eine der gefährlichen Raupen im lebenden Zustand, wie die Prozessionsraupe (Processionea) oder der Brombeerspinner (Bombyx rubi) mit großer Wucht das Auge, sei es durch Wurf oder Fall aus großer Höhe, so ist a priori die Verletzung am gefährlichsten.

Therapie. Die therapeutischen Maßnahmen richten sich nach dem Stadium, in dem der Verletzte in Behandlung kommt. In frischen Fällen, bei denen die Anamnese ergibt, daß das Auge von einer Raupe direkt getroffen wurde, ist zunächst gründliche Ausspülung des Konjunktivalsackes nötig und sodann am kokainisierten Auge die Entfernung aller sichtbaren Härchen anzustreben. Unter Benutzung von Lupen, am besten der binokularen Zeisslupe, werden Bindehaut und Hornhaut sorgfältig abgesucht. Ragen Härchen in der Bindehaut oder Hornhaut oberflächlich hervor, so werden sie mit Pinzetten gefaßt und ausgezogen. Oberflächlich oder tiefer in der Hornhaut steckende Haare werden mit Fremdkörpernadel, Hohlmeißel, Lanzenspitze oder Schmalmesser entfernt. Die Entfernung kann recht schwierig sein, man muß darauf achten, daß das Haar durch die Manipulationen nicht tiefer gestoßen wird. Ragt ein Härchen zum Teil in die Vorderkammer vor, so kann seine Entfernung ebenfalls versucht werden. So berichtete COLBURN (1897), daß ein zur Hälfte bereits in der Vorderkammer steckendes Haar durch Keratotomie entfernt wurde, während ein zweites oberflächlich haftendes vorher leicht beseitigt war.

Daß durch sorgfältigste Entfernung aller Härchen aus Bindehaut und Hornhaut mit Hilfe der Lupe die Knötchenbildung verhindert werden kann, beweist auch ein von KNAPP (1897) mitgeteilter Fall. Daß andererseits trotz sorgfältigen Absuchens eingedrungene Härchen entgehen können, zeigen die Fälle von HANKE (1896) und NATANSON (1897), bei denen die Verletzten am Tage nach der Verletzung in Behandlung kamen. Was im HANKEschen Fall von Härchen sichtbar war, wurde entfernt und doch traten 2 Anfälle auf, der erste am 17. Tage nach der Verletzung mit Knötchen in der Bindehaut und der zweite etwa 2 Wochen später mit Bindehautknötchen und einem Hornhautinfiltrat mit jetzt sichtbaren Härchen. Im Fall NATANSON (1897) war trotz Zuhilfenahme der WESTIENschen Binokularlupe nichts von Härchen nachweisbar gewesen, und doch erschienen in der 2. Krankheitswoche Knötchen in der Bindehaut.

Nachdem alles möglichst entfernt ist, empfiehlt sich, zumal bei Hornhauterosionen, Behandlung mit desinfizierenden Salben und feuchtem Okklusionsverband, um zu verhüten, daß durch Reiben und Lidbewegungen die etwa zurückgebliebenen Härchen tiefer hineingetrieben werden oder wandern. Ist die Hornhaut frei, so kommen neben den Salben Adstringentien bzw. zeitweise Umschläge abwechselnd mit Verband in Betracht.

Kommen Patienten im zweiten Stadium und finden sich Bindehautknötchen, so muß man zunächst ebenfalls jedes Knötchen genau mit der Lupe untersuchen, da die Härchen zuweilen sichtbar sind und selbst mit einem Ende über die Bindehautoberfläche herausragen, so daß sie leicht mit Pinzetten entfernt werden können. Handelt es sich um frische Knötchen, so lassen sich zuweilen, wie im Fall HANKE (1896), die Härchen durch Quetschen der Körner zwischen den Branchen einer feinen Pinzette herausdrücken. Sind die Härchen entfernt, so heilen die Knötchen schnell und fast spurlos ab. Bei älteren, festeren und tiefer liegenden Knötchen ist das beste die Exzision der Knötchen. Ist die Zahl sehr groß und von verschiedenem Alter, so empfiehlt sich, wenigstens in der ersten Sitzung die größten und frischeren, die die lebhaftesten Beschwerden verursachen, zu exzidieren. DE SCHWEINITZ und SHUMWAY (1904) zerstörten die Knötchen durch Kauterisation. Je radikaler alle Knötchen beseitigt werden, desto schneller heilt die Bindehauterkrankung aus. Finden sich in der Hornhaut umschriebene Infiltrate, so muß man ebenfalls genau mit der Lupe absuchen und etwaige in den Infiltraten sichtbare Härchen entfernen.

Schwieriger ist die Entscheidung, ob man Knötchen in der Iris operativ durch Exzision mit Iridektomie angreifen soll. In jedem Fall ist nach Lage des Befundes, Zahl und Sitz der Knötchen, Grad der Entzündung, Komplikation mit Zyklitis usw. zu entscheiden. Handelt es sich um ein oder zwei kleine Knötchen ohne erhebliche Entzündung, so kann man unter Umständen abwarten, da die Erkrankung, wenn auch erst nach längerer Zeit, spontan abheilt. So wurde z. B. in dem von mir mitgeteilten Fall (1890) von Iridektomie abgesehen. In anderen Fällen mit umschriebenen größeren Knötchen und heftiger Entzündung kommt die Iridektomie in Frage, wenn begründete Aussicht besteht, daß das oder die Knötchen mit der Iridektomie zu beseitigen sind. Empfohlen wurde, im reizfreieren Intervall zu operieren. Immerhin ist mit der Iridektomie einige Vorsicht geboten. Sie kann notwendig werden, wenn Drucksteigerung vorliegt oder Pupillenverschluß droht. Daß sie in den schwersten Fällen ungünstigen Ausgang nicht zu verhindern vermag, zeigen mehrere der ungünstig verlaufenen Fälle (KRÜGER 1892, HILLEMANNS 1894, REIS 1900). In dem KRÜGERschen Fall trat 14 Tage nach der Iridektomie Amotio ein. In dem von BERGER (1892) mitgeteilten Fall, in dem sich 6 Knötchen in der Iris zerstreut vorfanden und Druckerhöhung vorlag, wurde die Parazentese ausgeführt und Heilung nach $\frac{1}{4}$ Jahr mit S $\frac{5}{7}$ erzielt.

Im übrigen hat man sich bei der pseudotuberkulösen Iritis auf die konservative Lokalbehandlung zu beschränken mit Atropin, warmen Umschlägen usw. Bei heftigstem Reizzustand haben sich Blutentziehungen mehrfach günstig erwiesen. Allgemeinbehandlung mit Hg-Einreibungen usw. erscheinen zwecklos. Ein Mittel zur Neutralisation des chemischen Giftes besitzen wir nicht.

Sajo (1911) hält es nicht für ausgeschlossen, daß der Saft der fleischigen Blätter des Portulaks (Portulaca oleracea L., Bürtzel, Burtzelkraut oder Grensel), der schon in der alten Pharmakopöe als Mittel gegen Augenentzündung berühmt war, ein Antidot gegen Raupengift darstellt.

Literatur zu § 199.

1861. 1. Schön, Beiträge zur praktischen Augenheilkunde. S. 183. Hamburg.

1881. 2. Goossens, Ann. de la Soc. Ent. franç. p. 231 et 1886, p. 461.

1883. 3. Pagenstecher, Interessante Präparate von Eindringen feiner Raupenhaare in die Konjunktiva und die Iris mit daran sich bildenden tuberkelartigen Knötchen. Bericht über die 15. Vers. d. Ophth. Ges. zu Heidelberg. S. 176.

1884. 4. Sédan, Sur une variété de kératite de cause externe. Recueil d'Opht. May.

1888. 5. Baas, Toxische Entzündung der Konjunktiva (durch Prozessionsraupe). Klin. Monatsbl. f. Augenheilk. S. 63.

1889. 6. Weiß, Ein Fall von schwerer Regenbogenhautentzündung, hervorgerufen durch in das Augeninnere eingedrungene Raupenhaare. Arch. f. Augenheilk. XX. S. 341.

1890. 7. Nicolai, Die Wander- oder Prozessionsraupe (Bombyx processionea) in naturhistorischer, landespolizeilicher und medizinischer Hinsicht geschildert. Berlin.

8. Wagenmann, Über pseudotuberkulöse Entzündung der Konjunktiva und Iris durch Raupenhaare. v. Graefes Arch. f. Ophth. XXXVI, 1. S. 126.

1891. 9. Krüger, Ophthalmia nodosa, durch eingedrungene Raupenhaare veranlaßt. Arch. f. Augenheilk. XXIV. S. 147.

10. Wagenmann, Über das Vorkommen von Riesenzellen und eitriger Exsudation in der Umgebung des intraokularen Zystizerkus. v. Graefes Arch. f. Ophth. XXXVII, 3. S. 125.

11. Poncet, Eitrige Bindehautentzündung durch Abraupen der Bäume. (Franz. Ges. f. Augenheilk. 2. Febr.) Progrès méd. Zentralbl. f. prakt. Augenheilk. S. 148.

12. Laudon, Einige Bemerkungen über die Prozessionsraupen und die Ätiologie der Urticaria endemica. Virchows Arch. CXXV. S. 220.

1892. 13. Becker, Ein Fall von Ophthalmia pseudotuberculosa, hervorgerufen durch das Eindringen von Raupenhaaren. Berliner klin. Wochenschr. S. 529.

14. Krüger, Ophthalmia nodosa. Ein weiterer Beitrag zur Kasuistik der Raupenhaarerkrankung des Auges. Arch. f. Augenheilk. XXV. S. 357.

1894. 15. Hillemanns, Über Augenentzündungen durch Eindringen von Raupenhaaren. (Nach einem Vortrag.) Deutsche med. Wochenschr. XX. Nr. 24. S. 517.

16. Hummelsheim, Ophthalmia nodosa. (Niederrhein. Ges. f. Natur- und Heilkunde zu Bonn. 19. Nov.) Zentralbl. f. prakt. Augenheilk. 1895. S. 567. (Derselbe Fall ausführlich mitgeteilt bei Reis [1900].)

17. Störmann, Über Entzündungen, insbesondere Augenentzündungen, hervorgerufen durch Raupenhaare. Inaug.-Diss. Berlin.

1895. 18. Elschnig, Augenentzündung durch Eindringen von Raupenhaaren (Keratitis punctata superficialis). Klin. Monatsbl. f. Augenheilk. S. 182.

19. Lawford, Ophthalmia nodosa. (Ophth. Soc. of the Unit. Kingd. Disk.: Donald Gunn.) Ophth. Review. p. 189.

1896. 20. Hanke, Über Ophthalmia nodosa. Augenerkrankung durch Raupenhaare. Beiträge zur Augenheilkunde. III. S. 176. Heft 23. S. 8.

21. Wagenmann, Einiges über Fremdkörperriesenzellen im Auge. v. Graefes Arch. f. Ophth. XLII, 2. S. 1.

1897. 22. **Knapp**, Ophthalmia nodosa. Amer. Journ. of Ophth. p. 247.
23. **Colburn**, Ophthalmia nodosa. Amer. Journ. of Ophth. ¨August.
24. **Vossius**, Über die durch Raupenhaare bedingten Augenaffektionen. Zeitschr. f. prakt. Ärzte. Nr. 13.
25. **Boström**, Kasuistische Beiträge zur Kenntnis der epibulbären Neubildungen. Inaug.-Diss. Gießen.
26. **Natanson**, Bindehaut- und Hornhautentzündung infolge Verletzung des Auges durch eine behaarte Raupe. Klin. Monatsbl. f. Augenheilk. S. 189.
27. **Natanson**, Über den schädlichen Einfluß der behaarten Raupen auf den Organismus des Menschen und der Tiere, insbesondere auf die Augen. Petersburger med. Wochenschr. Nr. 12.
1899. 28. **Markus**, Ein Fall von Konjunktivitis mit Knötchenbildung, hervorgerufen durch eingedrungene Pflanzenhaare. Zeitschr. f. Augenheilk. II. S. 34.
29. **Schmidt-Rimpler**, Pseudotrachom durch Pflanzenhärchen veranlaßt. (Med. Ges. in Göttingen.) Deutsche med. Wochenschr. S. 143.
1900. 30. **Segelcke**, Zur pathologischen Anatomie der Echinokokkenerkrankung der Augenhöhle. Inaug.-Diss. Jena.
31. **Bayer**, Ein Fall von Raupenhaarophthalmie. Münchener med. Wochenschrift. S. 730.
32. **Reis**, Ein neuer Fall von Ophthalmia nodosa (Saemisch). Klin. Monatsbl. f. Augenheilk. S. 827.
1901. 33. **Meixner**, Ein Beitrag zur Kenntnis der Raupenhaarophthalmie. Inaug.-Diss. Erlangen.
34. **Stock**, Pseudotuberkulose der Iris. Münchener med. Wochenschr. S. 1229.
1902. 35. **Greeff**, Conjunctivitis nodosa. Orths Lehrbuch d. spez. path. Anat. Ergänzungsbd. I. S. 71.
36. **Stocké**, Augenentzündung durch Raupen. Ophth. Klinik. VI. S. 4.
37. **Reis**, Über eine eigentümliche Aderhautveränderung nach Ophthalmia nodosa. Arch. f. Augenheilk. XLVI. S. 250.
1903. 38. **Stargardt**, Über Pseudotuberkulose und gutartige Tuberkulose des Auges usw. v. Graefes Arch. f. Ophth. LV. S. 469.
1904. 39. **Saemisch**, Die Krankheiten der Konjunktiva, Kornea und Sklera. Dieses Handb. 2. Aufl. II. Teil. V. Bd. IV. Kap. S. 548.
40. **de Schweinitz and Shumway**, Conjunctivitis nodosa, with histological examination. Transact. of the Amer. Ophth. Soc. Fortieth Ann. Meeting. p. 237 and Univ. of Pennsylv. med. Bull. XVII.
1905. 41. **Lewin und Guillery**, Die Wirkungen von Arzneimitteln und Giften auf das Auge. Tiergifte usw. Raupen. I. S. 752.
42. **Salva**, Un cas d'ophtalmia nodosa. Dauphiné méd. Nov.
43. **Würdemann**, Ophthalmia nodosa. Ophth. Record. p. 65.
44. **Valude**, Sur l'ophtalmia nodosa. Ann. d'Ocul. CXXXIV. p. 40.
1907. 45. **Früchte**, Klinische Mitteilungen über einige seltene Hornhauterkrankungen. Blutung in die Hornhaut bei Ophthalmia nodosa. Klin. Monatsbl. f. Augenheilk. XLV. (N. F. IV.) S. 62.
46. **Ogiu**, Experimentelle Untersuchungen von Haarstich durch den Kieferspinner (Gastropha pinni). Jap. ophth. Zeitschr. Ref. Klin. Monatsbl. f. Augenheilk. XLVI. (N. F. VI.) S. 484.
1908. 47. **Teutschlaender**, Über die durch Raupenhaare verursachten Erkrankungen. Arch. f. Augenheilk. LXI. S. 117.
1910. 48. **Léon Fredericq**, Die Sekretion von Schutz- und Nutzstoffen. 3. Das Gift der Prozessionsraupen. Handb. d. vergl. Physiol. IV. Lfg. S. 160.
49. **Borel**, Deux cas de conjonctivite par chenilles. Arch. d'Opht. XXX. p. 526.
50. **Parker**, Ophthalmia nodosa or caterpillarhair ophthalmia. Ophth. Record. p. 504.
51. **Marlow**, Report of a case ophthalmia nodosa. Arch. of Ophth. XXXIX. p. 107.

1911. 52. **Alexander**, Bindehaut- und Hornhautentzündung durch Raupenhaare. Münchener med. Wochenschr. 1912. S. 116.

53. **Sajo**, Giftige Raupen. Prometheus. 8. VII. S. 632.

1912. 54. **Dalmer**, Beitrag zur Ophthalmia nodosa. Zeitschr. f. Augenheilk. XXVIII. S. 356.

1917. 55. **Eyer**, Über einen Fall von Ophthalmia nodosa. Klin. Monatsbl. f. Augenheilk. LVIII. S. 110.

56. **Koeppe**, Klinische Beobachtungen mit der Nernstspaltlampe und dem Hornhautmikroskop. V. v. Graefes Arch. f. Ophth. XCIII. S. 173.

57. **Wessely**, Raupenhaarverletzung (Ophthalmia nodosa). Münchener med. Wochenschr. S. 1621.

1918. 58. **v. Hippel**, Über Pseudotuberkulose durch Raupenhaare. v. Graefes Arch. f. Ophth. XCVII. S. 364.

Die Magnetoperation.

Geschichte der Magnetoperation.

§ 200. Geschichtliche Daten über die Magnetanwendung in früherer Zeit sind vor allem von Hirschberg (1882, 1885, 1889, 1899, 1905) zusammengestellt. Das älteste Dokument über die chirurgische Magnetanwendung findet sich nach Hirschberg (1889) bei den Indern in der Ayur—Veda des Suçruta (I, 27). Dort ist vor etwa 2000 Jahren der Magnet zum Ausziehen von Pfeilspitzen aus den Körpergeweben empfohlen worden. Hirschberg (1905) wies ferner auf eine Notiz über die chirurgische Magnetanwendung in dem »Genügenden von der Augenheilkunde des Halifa aus Aleppo« (vom Jahre 1256 u. Z. S. 560) hin. Pagel (1897) erwähnte einen französischen Chirurgen Henricus de Mondavilla, der ausgangs des 13. und zu Beginn des 14. Jahrhunderts gelebt hat und der sich des Magneten bei der Extraktion von Metallpfeilen bedient hat (Tract. II. Doctr. I cap. 1 pars 1).

Feldhaus (1903) machte darauf aufmerksam, daß die Anwendung des Magnetsteines bei Eisensplittern, die in das Auge geflogen sind, zuerst empfohlen wird in einem der ersten in der deutschen Sprache geschriebenen medizinischen Werke, das von dem Straßburger Arzt Hieronymus Brunschwyck verfaßt und 1497 zuerst zu Augsburg und Straßburg und in ersterer Stadt nochmals 1498 und 1534 erschienen ist. Das Werk ist nach arabischen und arabistischen Quellen gesammelt. In der Ausgabe von 1534 steht die Stelle: »ob es aber wer von eysen figelot/so sper das aug etwas auff/unnd heb dar für ein magneten stain der zëuhet das ansich«. Wer der Urheber der Methode war, wurde nicht erwähnt, auch ist wohl nicht an Ausziehung eines Eisensplitters aus dem Augeninnern gedacht. Im Jahre 1646 hat sodann Fabricius aus Hilden bei Köln (1646) einen kleinen Eisensplitter aus den oberflächlichsten Schichten der Hornhaut auf den Rat seiner Frau, einer berühmten Hebamme, mit dem Magnetstein entfernt. Etwa 100 Jahre später, 1745, findet sich die Notiz des englischen Arztes Dr. Milhes (1745), dem die Entfernung eines Eisenstückchens aus der Hornhaut mit dem Magneten gelungen war. Im Jahre 1779 versuchte Morgagni (1779), wenn auch vergeblich, einen Eisensplitter aus einem Hornhautabszess mit dem Magneten zu entfernen und empfahl das Verfahren für ähnliche Fälle. Aus dem Augeninnern wurde zuerst im Jahre 1842 von Dr. Meyer in Minden (1842) ein langes schmales Eisenstückchen, das in heißem

Zustand die Sklerotika hinter der Iris durchbohrt hatte, mit Hilfe eines 30 Pfund tragenden Magneten durch die Lederhautwunde erfolgreich herausgeholt und Heilung erzielt.

Himly (1843) empfahl deshalb die Anwendung des Magneten zur Extraktion von Eisensplittern, die in die vordere Augenkammer gelangt sind. Weiter findet sich die Anwendung des Magneten erwähnt von Dixon (1858) und White Cooper (1859), die offenbar den Magnet nur an die Wunde brachten und ihn nicht in das Auge einführten.

Die Begründung und Entwicklung der modernen Magnetoperation datiert aber erst seit der Mitte der siebziger Jahre des vorigen Jahrhunderts.

McKeown (1874) war im Jahre 1874 der erste, der mit der Spitze eines Magneten nach Anlegung eines Skleralschnittes in den Glaskörper einging. Der Eisensplitter war durch die Hornhaut und Iris ohne Linsenverletzung eingedrungen und im Glaskörper mit dem Augenspiegel nachweisbar. McKkown legte $2\,^1/_2$ Linien vom Limbus entfernt konzentrisch zum Hornhautrand eine $2\,^1/_2$ Linien messende Skleralwunde an und führte nach vergeblichem Versuch, mit der Pinzette den Splitter zu fassen, die Spitze eines acht Zoll langen Stabmagneten in den Glaskörper ein und extrahierte damit glücklich den Fremdkörper. 28 Tage nach der Verletzung betrug die Sehschärfe $= \,^1/_2$. Auf Grund seiner Erfahrung wies McKeown (1876) als erster auf die diagnostische Bedeutung des Magneten hin. Er hob hervor, daß die Einführung des Magneten in die Wunde einen mit dem Augenspiegel unsichtbaren Splitter hervorholen und damit die Diagnose feststellen kann. Bewegt man sodann einen starken Magneten außerhalb des Auges, so wird man entsprechende Bewegungen des Metallstückes bewirken und es von einer einfachen Glaskörpertrübung unterscheiden können. Dieses letztere von ihm angedeutete Verfahren hat sich später praktisch mehrfach bewährt (vgl. S. 1184). McKeown (1878) teilte zwei weitere Fälle mit, in denen er unsichtbare Eisensplitter teils an dem vorderen Augenabschnitt, teils aus dem Glaskörper mit der Magneteinführung erfolgreich extrahiert hatte, und beschrieb, daß der Fremdkörper mit wahrnehmbarem »Tick« angezogen wurde.

Großes Verdienst um die Einführung der Magnetoperation in die augenärztliche Praxis hat sich Hirschberg erworben. Nach einem 1875 unternommenen vergeblichen Versuch (1876) mit einer magnetisierten Pinzette ließ er sich 1877 einen Elektromagneten anfertigen und konnte 1879 über die erste gelungene Ausziehung eines Eisensplitters aus dem Glaskörper mittels des meridionalen Skleralschnittes und Einführung der Ansatzspitze des Elektromagneten berichten (1879). Nach $8\,^1/_2$ Jahren konnte der gute dauernde Erfolg dieses ersten Falles von Hirschberg (1888) durch Wiedervorstellung des Patienten festgestellt werden. Hirschberg hat die Methode der Einführung der Ansatzspitze eines kleinen Elektromagneten in das Auge, sei es durch die eventuell erweiterte Eingangspforte des Splitters, sei es durch einen frisch angelegten Schnitt weiter ausgebildet und an der Hand eigner großer Erfahrungen die Indikationen und Anwendungsweise genauer präzisiert. Das Verfahren stellte einen außerordentlich wichtigen Fortschritt in der Behandlung der Eisensplitterverletzungen dar und fand, angeregt durch die Veröffentlichungen Hirschbergs weitgehende Anwendung, wie das Literaturverzeichnis der achtziger Jahre beweist. An der weiteren Vervollkommnung der Methode, vor allem durch Konstruktion leistungsfähigerer Handmagneten, hat Hirschberg lebhaft Anteil. Das Hirschbergsche Verfahren — Einführung der Ansatzspitze eines Handmagneten in das Auge — stellt den einen Haupttyp der Magnetoperation dar.

Vereinzelt war der schon von MEYER (1842), von DIXON (1858) und WHITE COOPER (1859) erfolgreich angestellte Versuch, ganz starke große Magneten zu benutzen, wieder aufgenommen, so von ROTHMUND 1873 (HASSENSTEIN, In.-Diss. München 1879 Fall 1), bei einem Eisensplitter in der Vorderkammer und von McHARDY (1878) und HILL GRIFFITH (1882) bei Eisensplittern in der Linse. In dem McHARDYschen Fall sprang der Splitter schon bei Annäherung des Magneten auf 4 Zoll Entfernung an die Hornhauthinterfläche und fiel auf den Boden der Vorderkammer. KNIES (1881) beschloß in einem Fall von Eisensplitterverletzung, in dem 6 Tage zuvor ein Splitter ohne Linsenverletzung anscheinend in den Glaskörper eingedrungen war und bei dem schon Hypopyon bestand, den nicht sichtbaren Splitter in die Vorderkammer zu ziehen. Bei Benutzung eines 7 Zentner schweren Magneten verspürte der Patient beim Stromschluß Schmerz, und der Splitter zeigte sich im Hypopyon. Er wurde von hier leicht entfernt und Heilung trat in 14 Tagen ein. In zwei weiteren Fällen mißlang der Versuch. 2 Jahre später trat VOLTOLINI (1883) für die Anwendung sehr starker Magnete, die 20 Pfund tragen, ein, aber sein Vorschlag stieß vielfach auf Widerstand (HIRSCH-BERG 1885). Das Verdienst, die Verwendung sehr starker Elektromagnete (Riesenmagnete) zur Entfernung von Eisensplittern aus der Tiefe des Auges als besonderes Operationsverfahren eingeführt zu haben, gebührt HAAB, der 1892 zuerst über vier Beobachtungen, darunter drei erfolgreiche Vorziehungen der Splitter aus dem Glaskörper, berichtete und 2 Jahre später (1894) einen nach seinen Angaben konstruierten starken Elektromagneten empfahl. HAAB ist der Begründer des zweiten Haupttypus der Magnetoperation, der Extraktion von Eisensplittern mittels des Riesenmagneten. Das HAABsche Verfahren hat rasch Aufnahme gefunden und stellt einen wesentlichen weiteren Fortschritt in der Behandlung der Eisensplitterverletzungen dar, wenn es auch das HIRSCHBERGsche Verfahren keineswegs verdrängt hat. Eine Reihe weiterer Modelle von starken Magneten sind angegeben, darunter der nach anderem Prinzip konstruierte Innen-polmagnet von MELLINGER und KLINGELFUSS (1904). Nachdem schon HAAB (1894) und TÜRK (1900, 1901) über Zugkraftversuche berichtet hatten, hat sich VOLK-MANN (1902) näher mit der Theorie der Augenmagnete befaßt und neue, mög-lichst leistungsfähige und dabei handliche Augenmagnete konstruiert. Zu er-wähnen sind ferner die Untersuchungen von HERTEL (1918, 1919), die sich mit den Magnetleistungen und mit Versuchen, sie zu steigern, befassen.

Zur Entfernung von Eisensplittern aus dem Auge stehen uns zwei Operationsmethoden zur Verfügung, die sich durch die Art der Magnet-anwendung — intraokulare und extraokulare — und durch die Stärke der erforderlichen Magnete unterscheiden. Die beiden Operationsmethoden sind:

1. Die intraokulare Magnetanwendung durch Einführung der Ansatzspitze des Handmagneten in das Augeninnere (HIRSCHBERG-sches Verfahren), 2. die extraokulare Magnetanwendung durch Heranführen des Auges an den Pol eines starken Magneten (HAAB-sches Verfahren). Außerdem können beide Verfahren kombiniert in An-wendung kommen derart, daß der Splitter durch den starken Magneten aus der Tiefe nach vorn gezogen wird und die Extraktion aus dem Auge mittels Einführung der Spitze des Handmagneten vollendet wird. Beide Verfahren haben gewisse Vorzüge und unter Umständen Nachteile. In jedem

einzelnen Falle von Verletzung ist zu überlegen, wie am besten operiert wird und danach das Verfahren zu wählen. Wenn auch die extraokulare Magnetanwendung wegen wichtiger Vorzüge bei tiefsitzenden Splittern vielfach im Vordergrund steht, so ist die intraokulare Anwendung des schwächeren Handmagneten keineswegs völlig ausgeschaltet. Nur der, dem ein leistungsfähiger starker Magnet und ein leistungsfähiger Handmagnet zur Verfügung steht, ist allen Anforderungen der Magnetoperation gewachsen. Auf die Indikation im einzelnen kommen wir später zurück.

Bei der richtigen Anwendung beider Methoden gelingt es fast durchweg die intraokularen· Eisensplitter zu extrahieren. Immerhin kommen einzelne Fälle vor, in denen beide Methoden versagen, selbst wenn sie nacheinander in Anwendung kommen. Die Ursache des Versagens kann darin liegen: 1. daß der Splitter zu fest in der Bulbuswand eingespießt und der Gewebswiderstand dadurch zu groß ist; 2. daß der Splitter von fibrinösem oder fibrinöseitrigem Exsudat umgeben ist oder von dichten Blutungen, die ebenfalls ein großes Hindernis abgeben können; 3. daß der Splitter bei längerem Verweilen im Auge bereits bindegewebig fixiert oder eingekapselt ist; 4. daß der Splitter unter doppelter Perforation der Augenwand das Auge größtenteils oder vollständig verlassen hat; 5. daß der Splitter einer der Stahllegierungen angehört, deren magnetische Eigenschaften durch die Legierung herabgesetzt oder aufgehoben sind.

Die Erfahrung des Weltkrieges hat gezeigt, daß die Magnetoperation bei intraokularen Granatsplittern viel häufiger versagt als bei Extraktion von Eisensplittern nach Friedensverletzungen. Es rührt das zum Teil daher, daß die Granatsplitter unregelmäßig geformt, vielfach rundlich, am Rand gezackt und umgebogen sind, während die Splitter in der Friedenszeit meist längliche Form und glatten Rand besitzen. Die zackigen Granatsplitter verhaken sich deshalb leichter im Gewebe. Bei ihrer großen Durchschlagskraft dringen sie häufig bis zur hinteren Bulbuswand vor und stecken fest in der Sklera. Ungünstig ist ferner, daß die Fälle meist viel später als Friedensverletzungen zur Magnetoperation kommen. Die Zeitversäumnis hat vielfach zur Folge, daß die Splitter bereits sekundär fixiert sind, was durch die schwerere Gewebsschädigung an sich begünstigt wird. Auch liegt viel häufiger Doppelperforation des Auges vor.

HERTEL (1916) berichtete z. B. aus der Straßburger Klinik, daß, während die Magnetextraktion bei den Friedensverletzungen nur in 8 % der Fälle resultatlos verlaufen war, bei den Kriegsverletzten in fast 30 % sicher nachgewiesene Granatsplitter mit dem Magneten nicht entfernt werden konnten. WEIGELIN (1917) berichtete aus der Tübinger Klinik über 23,7 % Versager bei Kriegsverletzungen gegenüber 11 % bei Friedensverletzungen. KRUSIUS (1916) gab an, daß er an seinem Eisensplitterverletzungsmaterial einer frontnahen Augenabteilung eines Kriegslazarettes nur 6 % Versager mit dem VOLKMANNschen Magneten gehabt habe.

Vor jeder Magnetoperation ist sorgfältig festzustellen, ob ein Fremdkörper aus magnetischem Eisen im Auge steckt, und der Fremdkörper möglichst genau zu lokalisieren. Dazu ist notwendig eingehende Untersuchung des verletzten Auges mit seitlicher Beleuchtung und mit dem Augenspiegel, wodurch es oft gelingt, den Fremdkörper direkt aufzufinden. Ferner ist es in allen nur irgend zweifelhaften Fällen nötig, die Sideroskopuntersuchung vorzunehmen, da es, wie in § 193 ausgeführt wurde, durch sie gelingt, die Anwesenheit eines magnetischen Splitters mit großer Sicherheit nachzuweisen und den Fremdkörper annähernd genau zu lokalisieren. Auch ist je nach Lage des Falles die Röntgenaufnahme zu machen.

Die Verbesserung unserer Untersuchungsmethoden (Sideroskopie und Röntgenaufnahme) haben wesentlich dazu beigetragen, die Leistungsfähigkeit der Magnetoperation zu erhöhen. Negatives Resultat der Magnetanwendung schließt die Anwesenheit von Eisen nicht aus, gerade in derartigen Fällen sind Sideroskopie und Röntgenverfahren doppelt sorgfältig auszuführen.

Die Indikation der Magnetoperation bei intraokularen Eisensplittern wurde bereits in § 196, S. 1252 besprochen. Als Regel ist festzustellen, daß alle intraokularen Eisensplitter mittels der Magnetoperation zu extrahieren sind. Von dieser Regel darf nur ausnahmsweise unter ganz bestimmten Umständen abgegangen werden. Bei ganz frischen Verletzungen muß möglichst bald der Splitter entfernt werden, da man nicht weiß, ob er infiziert war. Auch bei Eisensplittern, die in der Kornea oder Sklera stecken, sowie bei subkutanen oder orbitalen Eisensplittern ist der Magnet von großem Nutzen bei der Extraktion der Fremdkörper.

Das Vorkommen der Magnetoperation fällt zusammen mit dem Vorkommen von Eisensplitterverletzungen überhaupt (S. 1168). Magnetoperationen werden ausgeführt fast durchweg bei männlichen Individuen der arbeitenden Klasse, vornehmlich bei Arbeitern, die Eisen bearbeiten oder mit eisernen Instrumenten hantieren. Nur selten wird die Operation bei Frauen oder bei Kindern vorgenommen. Über Magnetoperation bei Kindern berichteten z. B. HIRSCHBERG (1905 5 Fälle, 1909 7. Fall), BINDER (1905), HERBERGER (1914 je einen von mir beobachteten Fall), AUGSTEIN (1914 2 Fälle). Während des Weltkrieges kam die Operation bei Frauen, die in Munitionsfabriken beschäftigt waren, etwas häufiger zur Anwendung.

Zuweilen kommt es vor, daß beide Augen desselben Individuums nacheinander durch Eisensplitter verletzt und der Magnetoperation unterzogen werden. So extrahierte ich einen intraokularen Eisensplitter mit Ausgang in Aphakie und S $^1/_2$ bei einem Vorarbeiter in einer Gewehrfabrik, aus dessen rechtem Auge vor Jahren ein Eisensplitter aus dem Glaskörperraum mit Ausgang in Aphakie und Fingerzählen in 2 m Entfernung extrahiert war. Und in einem anderen Fall extrahierte ich vor kurzem einen großen

Eisensplitter aus dem rechten Auge eines Schlossers, dessen linkes Auge vor einigen Jahren auswärts nach Eisensplitterverletzung trotz gelungener Extraktion hatte enukleiert werden müssen. Ausnahmsweise muß dasselbe Auge wegen getrennter gleichartiger Verletzungen zweimal operiert werden (z. B. Vüllers 1912) und ganz selten werden bei Friedensverletzungen mehrere Eisensplitter in demselben Auge beobachtet. Bei Kriegsverletzungen sind vielfach mehrere Granatsplitter aus ein und demselben Auge extrahiert worden.

Welche Überraschungen bei der Magnetoperation derartiger Fälle vorkommen, beweist ein von Schnaudigel (1916) mitgeteilter Fall, bei dem ein neben der Papille sitzender Splitter durch Eingehen mit dem kleinen Stab des Innenpolmagneten geholt werden sollte. Es wurde ein Splitter extrahiert, aber 2 Tage später wurde der Papillensplitter unverändert festgestellt. Bei dem 2. Eingriff sprang wieder ein in der peripheren Blutung verborgener Splitter an und erst beim dritten Eingehen wurde der ophthalmoskopisch festgestellte Splitter herausbefördert.

Prognose der Magnetoperation. Bei gelungener Extraktion des Eisensplitters hängen die Prognose des einzelnen Falles und der Grad des wiedergewonnenen oder erhaltenen Sehvermögens von einer Reihe von Umständen ab. Wir haben, wie Hirschberg wiederholt betonte, bei den Magnetoperationen andere Verhältnisse als z. B. bei der Staroperation, so daß sich statistische Zusammenstellungen über die Erfolge nicht ohne weiteres vergleichen lassen und die am Schluß notierte Sehschärfe keineswegs allein einen Maßstab für die Leistungsfähigkeit der Magnetoperation abgibt. Die Prognose im Einzelfall hängt ab:

1. Von dem Umstand, ob die Verletzung aseptisch oder infiziert war. War der Splitter infiziert, so kommt es trotz gelungener Extraktion und trotz der nach den in § 177 angegebenen Grundsätzen durchgeführten Bekämpfung der infektiösen Entzündung oft noch zur Enukleation oder Exenteration des Auges.

2. Von der Größe des Splitters. Nach Hirschberg (1899) ist ein intraokularer Eisensplitter als klein zu bezeichnen, wenn sein Gewicht bis zu 20—30 mg beträgt, als mittelgroß bis zu einem Gewicht von 150—180 mg und als übergroß bei einem Gewicht von 200—500 mg oder mehr. Schon bei den mittelgroßen Splittern ist die mechanische Gewebsschädigung so beträchtlich, daß selbst bei sofortiger glatter Extraktion auf ein brauchbares Sehvermögen oft nicht zu rechnen ist. Bei übergroßen Splittern vermag die sofortige Entfernung die Sehkraft nicht zu retten, es ist sogar meist die Erhaltung des Auges der Form nach nicht möglich.

3. Von dem Weg, den der Eisensplitter genommen hat, seinem Sitz und der Schwere und Art der mechanischen Verletzungen. War die Linse durchschlagen, so bleibt oft partielle oder totale Katarakt zurück, die das Sehvermögen beeinträchtigt. Vielfach wird durch spätere Staroperation

selbst gutes Sehvermögen wiedergewonnen, aber die Augen sind aphakisch und dadurch in ihrer Gebrauchsfähigkeit für die Arbeit dauernd geschädigt. Saß der Splitter in der Makula oder in der Papillengegend, so kann bei bestgelungener Extraktion schlechte Sehschärfe mit Skotom zurückbleiben.

Bei Kriegsverletzungen sind im allgemeinen die Gewebsschädigungen schwerer als bei Friedensverletzungen, teils wegen der ungünstigen Form der Granatsplitter, teils wegen der hohen Flugkraft der Geschoßsplitter, so daß selbst kleinere Splitter viel stärkere Gewebszerreißungen und Blutungen im Augeninnern hervorrufen und viel häufiger bis in die hintere Bulbuswand eindringen.

4. Von der Dauer des Verweilens des Fremdkörpers und den Folgezuständen der Siderosis. Daß die Siderosis in mannigfacher Hinsicht die Prognose der Magnetoperation ungünstig beeinflussen kann, wurde bereits in § 196 näher ausgeführt.

5. Von etwaigen üblen Zufällen bei der Operation oder Folgezuständen, die mit dem operativen Eingriff in Verbindung stehen, wie Blutungen, Netzhautablösung usw.

Unmagnetische Stahlsorten und Eisenerze. Um die physikalischen Eigenschaften des Stahls, vor allem seine Härte, zu steigern, werden neuerdings vielfach Stahlsorten durch Metalllegierungen hergestellt. Unter diesen Stahlarten finden sich solche, bei denen die magnetische Eigenschaft des Stahls durch die Legierung herabgesetzt oder aufgehoben ist. In Betracht kommen vor allem die Legierungen mit mehrprozentigem Manganzusatz — Manganstahl, Mangan-Nickelstahl. Das Versagen der Magnete bei solchen in das Auge eingedrungenen Stahlsplittern, deren Anwesenheit und Sitz durch Röntgenaufnahme festgestellt war, wurde von Sweet (1905) und Frank (1907) beobachtet.

Unter den Eisenerzen fand Dalmer (1913) Magneteisenstein, Poleisenstein, Brauneisenstein, Spateisen und Eisenglanz schwach magnetisch, Splitter von 10—80 mg gaben wohl am Sideroskop einen deutlichen Ausschlag der Nadel, wurden aber vom Magneten nur schwach angezogen. Eisenkiesel war fast unmagnetisch.

Sweet (1905) wies darauf hin, daß Hopkinson (Phil. Transact. Roy. Soc. V. XXXV) zuerst die unmagnetische Eigenschaft des Manganstahls festgestellt hatte, und besprach die magnetische Eigenschaft verschiedener Stahllegierungen. Weitere Mitteilungen und Prüfungen sind von Snell (1906), Hirschberg (1906), Frank (1907) gemacht. Die Untersuchungen ergaben, daß vor allem jeder stärkere Manganzusatz die magnetische Eigenschaft des Stahls herabsetzt oder aufhebt, während andere Stahllegierungen, wie Chrom-Stahl, Nickel-Stahl, Wolfram-Stahl, Wolfram-Chrom-Stahl, magnetisch bleiben. Geringer Zusatz von Silizium und Aluminium steigert die magnetische Eigenschaft des Stahls, während ein Aluminiumzusatz von über 17% den Magnetismus aufhebt.

Der gewöhnliche Manganstahl, der wie z. B. der HADFIELDsche etwa 12% Mangan, 1% Kohle und 87% Eisen enthält, ist so gut wie unmagnetisch. Wichtig ist ferner, daß bei gewissen Stahllegierungen, die für sich selbst hochprozentig, wie z. B. Nickel-Stahl, magnetisch sind, ein schon geringerer Manganzusatz hinreicht, um den Stahl unmagnetisch zu machen. So genügt z. B. nach SNELL bei einem magnetischen 20%igen Nickelstahl der Zusatz von 0,9% Mangan und 0,4% Kohle, um den Stahl unmagnetisch zu machen. Nach FRANK (1907) wird bei einem $2^1/_2$%igen Nickelstahl durch 3% Manganzusatz die magnetische Eigenschaft zerstört, während 3%iger Manganstahl noch magnetisch ist.

Weitere Mitteilungen über unmagnetische Stahlsorten finden sich bei VEWEY (1909), ROLLET (1910), ALLPORT (1913).

Der für die Kriegsverletzungen so wichtige Granatstahl enthält, worauf HERTEL (1916) hinwies, im allgemeinen viel mehr Phosphor, Stickstoff und Mangan, als z. B. der Werkzeugstahl. Durch den Mangangehalt ist die Magnetwirkung bei Granatsplittern herabgesetzt. HERTEL (1916) konnte durch Vergleich feststellen, daß deutliche Differenzen in der Anziehungsmöglichkeit dieser Splitter und solcher anderer Stahlsorten, besonders auch des für Friedensverletzungen vor allem in Betracht kommenden Werkzeugstahls, bestehen.

Zur Theorie der Augenmagnete.

Mit der Theorie der Augenmagnete hat sich VOLKMANN (1901, 1902) näher befaßt. Wenn auch manche seiner Ausführungen anfechtbar sind, so hat er doch zur Aufklärung wichtiger Punkte beigetragen. Auf einige seiner Ergebnisse sei hier hingewiesen. VOLKMANN unterschied bei den Augenmagneten zwischen den Zugkraftmagneten und den Tragkraftmagneten. Die ersteren sollen die Splitter aus der Entfernung anziehen, die letzteren sollen den Splitter, den sie berühren, mitnehmen. Wie die theoretischen Untersuchungen ergeben haben, ist für die zur Bewegung des Splitters erforderliche Zugkraft die Gestalt des Splitters — die Splitterform — allein maßgebend, die Größe des Splitters — das Splittergewicht — dagegen unwesentlich. Der Kraftbedarf ist am größten bei der Kugelform des Splitters. Bezeichnet man die magnetische Anziehungskraft, die eine Kugel gegen die Erdanziehung emporzuheben vermag, als Kraft Eins, so ist zu der gleichen Hebung eines Zylinders eine Kraft erforderlich, die ausschließlich von dem Verhältnis der Länge zur Dicke, dem Dimensionsverhältnis, abhängt. Beim Dimensionsverhältnis (D) 4 genügt z. B. $^1/_4$, bei D 10 $^1/_{20}$ und bei D 20 nur $^1/_{50}$ der für eine Kugel erforderlichen Zugkraft. Langgestreckte Splitter werden also um vieles leichter magnetisiert als kurze oder gar mit der Längsrichtung quer zur Feldrichtung gestellte Körper. Frei bewegliche magnetisierbare Körper stellen sich in Längsrichtung zum magnetischen Felde, erfahren also eine Drehung in der Richtung, in der sie am stärksten magnetisiert werden.

Die Zugwirkung eines magnetischen Feldes auf den Splitter hängt von der Änderung der Feldstärke, dem Feldgefälle ab. Ein homogenes magnetisches Feld erzeugt in dem Splitter die beiden entgegengesetzten Pole, von denen der eine angezogen, der andere mit derselben Kraft abgestoßen wird. Der Splitter würde im homogenen Felde nur die erwähnte Drehung in der Richtung der besten Magnetisierung machen, aber es träte keine Zugwirkung ein. Die Bewegung kommt erst durch die Ungleichförmigkeit des magnetischen Feldes zustande, so daß die beiden Pole sich in verschieden starken Feldern befinden. Die Zugwirkung hängt gleichzeitig von der Feldstärke selbst ab, da sie für den magnetischen Zustand des zu bewegenden Splitters maßgebend ist. Bei der Zugkraft kommt es deshalb auf das Produkt von Feldstärke und ihrer Änderung — dem Feldgefälle — an.

Die Splittergröße spielt dagegen eine Rolle bei der Überwindung von Widerständen. Im leeren Raum würden z. B. Kugeln verschiedener Größe, die von demselben Punkt des Feldes aus in Bewegung kommen, in denselben Bahnen und in übereinstimmenden Punkten mit derselben Geschwindigkeit sich bewegen. Befinden sich die Kugeln dagegen in einer Flüssigkeit, so bereitet diese der Bewegung ein Hindernis, das in erster Linie vom Querschnitt des Weges abhängt, den die Kugel sich durch die Flüssigkeit bahnen muß. Der Widerstand einer Flüssigkeit hat auf die Geschwindigkeit, mithin auf die Zeitdauer der Anziehung Einfluß, aber erfordert keine größere magnetische Kraft. Die klinische Erfahrung hat gezeigt, daß kleine Splitter viel schwerer angezogen werden als größere. Volkmann (1902) nahm an, daß der Splitter im Auge sich meist in Flüssigkeit befinde und daß deshalb die Ausziehung kleiner Splitter aus dem Auge zwar mehr Zeit, aber nicht größere magnetische Kraft erfordere. Da nach seiner Ansicht andererseits die kleinen Splitter meist eine kurze gedrungene Form besitzen, so bedürfen sie deshalb größerer Kraft. Beides stimmt aber nicht mit den Tatsachen überein. Auf der einen Seite können wir den Gewebswiderstand, den die meisten Splitter im Auge finden, nicht gleich dem einer Flüssigkeit setzen, selbst der Glaskörper ist ein Gewebe, das größeren Widerstand als Flüssigkeit leistet. Auf der anderen Seite haben auch die kleinsten Splitter im Auge meist eine längliche Form. Je kleiner der Splitter, desto größer ist relativ der Gewebswiderstand und desto größere Zugkraft ist erforderlich. Umgekehrt wird der Gewebswiderstand bei Zunahme der Splittergröße relativ geringer.

Mit Recht betonte Volkmann (1901, 1902), daß ein Zugkraftmagnet nur durch Zugkraftmesssungen zu prüfen ist, und empfahl als die beste und strengste Prüfung die mit Stahlkugeln, da die Kugelform am schwersten vom Zugkraftmagneten bewältigt wird. Die Größe der Kugeln ist gleichgültig, da die Kräfte nicht in Grammen, sondern im Vielfachen des Kugelgewichts ausgedrückt werden. Für seine Prüfungen hat sich die $^5/_{32}$ zöllige Stahlkugel der Fahrradfabriken, die genau $^1/_4$ g wiegt, bewährt. Bei extrahierten Splittern empfiehlt sich, neben dem Gewicht stets auch die Maße anzugeben.

Während beim Zugkraftmagneten sich der Splitter in beträchtlicher Entfernung vom Pole des Magneten befindet und der gegenseitige Abstand der beiden Pole des magnetisch gewordenen Splitters jener Entfernung gegenüber geringfügig ist, wird bei Tragkraftmagneten, bei denen ein Pol den Splitter direkt berührt, der Abstand zwischen Magnetpol und Splitterpol verschwindend klein und der gegenseitige Abstand der Splitterpole bedeutend. Während deshalb die Zugkraft von der Splittergröße unabhängig ist, wird für die Tragkräfte der Querschnitt des Körpers maßgebend und die Tragkräfte erscheinen um so größer, je kleiner der Splitter ist. Der leichte Splitter wird also relativ stärker angezogen als der schwere. Man erhält deshalb bei Tragkraftmagneten nach Volkmann nur vergleichbare Messungen, wenn man Probekörper nimmt, deren Gestalt und Gewicht übereinstimmen. Auch müssen bei Messungen über die Leistung des Sondenmagneten Probekörper gewählt werden, die den wirklich vorkommenden Fremdkörpern vergleichbar sind. Volkmann empfahl deshalb kleinste Fahrradstahlkugeln von 1 mm Durchmesser und 4 mg Gewicht. Da für die Tragkraft nur die Punkte des Sondenpols, mit denen der Splitter in unmittelbarer Berührung ist, im wesentlichen in Betracht kommen, so braucht die magnetische Berührungssonde nicht viel stärker als der Splitter zu sein. Auch der kleinste Magnet magnetisiert die Splitter fast bis zur Sättigung. Bei den beträchtlichen Feldstärken, die die Magnetsonde in unmittelbarer Nähe ihres Poles erzeugt, spielt das Dimensionsverhältnis des Splitters nur eine untergeordnete Rolle bei der Magnetisierung. Die Tragkraft ist für gedrungene Splitterform verhältnismäßig am größten.

Nach VOLKMANN (1902) beträgt das äußerste Maximum der Kraft eines Magneten auf einen Splitter von 1 qmm Querschnitt etwa 80 g, die zum Abreißen erforderlich wären. Dieses bezeichnet den höchsten Widerstand des Gewebes, den der Magnet noch überwinden kann. Bei größerem Widerstand des Gewebes ist auch mit dem stärksten Magneten nichts mehr auszurichten.

KOSTER GZN (1909) gab ein Dynamometer für den Elektromagneten an, mit dem bei jeder Stellung des Magneten, sei es vertikal oder horizontal, gemessen werden kann, mit welcher Kraft das zur Messung benutzte 1 g schwere Kügelchen angezogen wird, bzw. welche Kraft notwendig ist, um es vom Pol zu entfernen. Die Kraft der Anziehung wird in Grammen abgelesen, also im Vielfachen des Gewichts des Probekügelchens.

Die Augenmagnete.

Bei der intraokularen Magnetanwendung wird nach dem Vorgang von HIRSCHBERG ein Elektromagnet als Handmagnet benutzt. Das Modell des Handmagneten und die Art der Versorgung mit elektrischer Kraft haben im Laufe der Zeit gegenüber dem ursprünglichen Modell erhebliche Verbesserungen erfahren, wodurch die Zugkraft des Handmagneten ganz wesentlich erhöht ist und das Verfahren an Sicherheit des Erfolges bedeutend gewonnen hat.

Der erste kleine Elektromagnet, den P. DÖRFFEL in Berlin nach den Angaben HIRSCHBERGS (1879) anfertigte, war ein 250 g schwerer, $7^1/_2''$ langer und $1^1/_2''$ dicker Magnet mit einem Kern aus bestem weichem Eisen von 8 mm Wandstärke und einer Wickelung mit 1 mm dickem Draht in fünf- bis sechsfacher Lage. Kern und Wickelung waren in einer Hülle von Ebenholz eingeschlossen. Die beiden gebogenen Ansatzspitzen, in die der Kern auslief, waren $2^1/_2$ und $1^1/_2$ mm dick. Die elektromagnetische Kraft wurde von einem Zink-Kohle-Tauchelement geliefert. Der Magnet trug an seinem dickeren Ende 200 g Eisen. Von den anderen, Anfang der achtziger Jahre, bekanntgegebenen Modellen, die sich an das HIRSCHBERGsche anschlossen, erwähne ich nur die Modelle von FRÖHLICH (1881) und SNELL (1881, 1883), die fast gleichzeitig die Verbesserung abschraubbarer Ansatzspitzen brachten. HIRSCHBERG (1885) hat dann einen etwas größeren Elektrohandmagneten anfertigen lassen, der $1/_2$ kg wog und mit dem dickeren Endstück 570, mit dem dünneren 200 g trug. Die verschieden gestalteten Ansatzspitzen waren abzuschrauben, mithin leicht auszukochen, die elektrische Kraft wurde von einer zu einem Element verbundenen Tauchbatterie von 5 Zellen geliefert. Dieses HIRSCHBERGsche Modell war lange Zeit das am meisten benutzte.

Den alten Modellen haften, wie wir jetzt wissen, große Mängel an, die jetzt bei den neueren Konstruktionen vor allem dank der Entwicklung der elektrischen Technik möglichst ausgemerzt sind. Die Benutzung der Tauchbatterien als elektrische Kraftquelle bringt große Unzulänglichkeit mit sich. Die Kraftquelle ist zu inkonstant, durch längeres Stehen leidet das Element bald sehr erheblich. Selbst bei jedesmaliger frischer Füllung nimmt die Kraft außerordentlich schnell ab, wie ich mich bei Mitte der neunziger Jahre angestellten Versuchen durch Einschalten eines Ampèremeters überzeugen konnte. Nach dem Eintauchen der Zinkkohleplatten erhält man eine schnell ansteigende Kraftkurve, die aber in kürzester Zeit sinkt. Wer jetzt noch darauf angewiesen ist, Tauchbatterien oder Elemente zu benutzen, muß dafür sorgen, daß sein Element stets gut imstande ist und vor der Magnetoperation frisch gefüllt wird. Außerdem dürfen erst unmittelbar vor dem Gebrauch, am besten erst nachdem die Spitze eingeführt ist, die Platten eingetaucht werden. Die unzulängliche elektrische Kraft hat sicher früher viele Versager verursacht. Die Benutzung von Akkumulatoren als Elektrizitätsquelle bedeutete bereits einen Fortschritt und ist, falls keine Starkstromleitung zur Verfügung steht, den Tauchelementen bei weitem vorzuziehen. Schon Hildebrand (1891) wies darauf hin, daß in der Maywegschen Klinik seit Einführung der Akkumulatoren als Kraftquelle die Operation weit sicherer und prompter von statten ging. Auch Hirschberg (1899) verwandte in den neunziger Jahren Akkumulatoren. Die Akkumulatoren haben ihre Launen, das Laden und Erhalten im gebrauchsfähigen Zustand ist mißlich, sie lassen in ihrer Wirkung nach einiger Zeit nach und bedürfen sorgfältigster Überwachung, wenn die für die Sättigung des Magneten nötige elektrische Kraft zur Verfügung stehen soll.

Die Fernwirkung der älteren Modelle war eine äußerst beschränkte, wie die Zugkraftmessungen von Türk (1901) bestätigt haben, wenn sie ihnen auch bis zu Entfernungen von etwa 5 mm, wie schon die klinische Erfahrung bewiesen hatte (Hirschbeg 1885), nicht ganz abzusprechen war. Nach den Türkschen Messungen betrug aber schon bei 2 mm Abstand die Anziehungskraft des Haabschen Magneten im Mittel seiner Bestimmungen das 11fache, bei 5 mm Abstand etwa das 50fache und bei 10 mm etwa das 350fache. Über 10 mm war die Fernwirkung des Hirschbergschen gleich Null. Nur bei direkter Berührung des Splitters konnte eine volle Magnetisierung erfolgen und dann war seine Zugkraft annähernd gleich dem der Riesenmagnete. Das Bedürfnis, die Leistungsfähigkeit des Handmagneten möglichst zu steigern, drängte sich auf. Dies ist erreicht durch beträchtliche Vergrößerung des Handmagneten bis zum Grenzwert des Gewichts, so daß er noch bequem mit einer Hand geführt werden kann, durch Anschluß an Starkstromleitung, um eine Sättigung des Magneten zu erzielen, durch Besserung der Wickelung bis an das Polende, sowie durch Verbesserung der abschraubbaren Ansatzspitzen. Wie ich (1900) mitteilte, habe ich mir Ende der neunziger Jahre einen $2^1/_4$ kg schweren Handmagneten herstellen lassen, den ich unter Benutzung eines besonderen Widerstandes an die Starkstromleitung anschloß und der wohl das Grenzgewicht eines noch sicher mit der Hand zu führenden Magneten, mit dessen Spitze man in den Bulbus eingehen kann, darstellt. Von großer Bedeutung war die Auswahl und Gestaltung der Ansatzspitzen, da mit der Länge und Feinheit der Polspitze die Zugkraft schnell abnimmt. Im allgemeinen werden kurze konische oder kurze flache meißelförmige oder etwas gebogene Spitzen benutzt; erscheint einmal die geringste Kraft nötig, so werden feine längere Sondenansatzspitzen verwandt. Der Magnet hat deutliche Fernwirkung, wie ich mich bei Operationen überzeugen konnte und wie Zugkraftmessungen ergaben (Fig. 115).

Später hat auch HIRSCHBERG (1901) einen großen 2 kg schweren Handmagneten, der noch bequem mit einer Hand geführt werden kann und an die

Fig. 115.

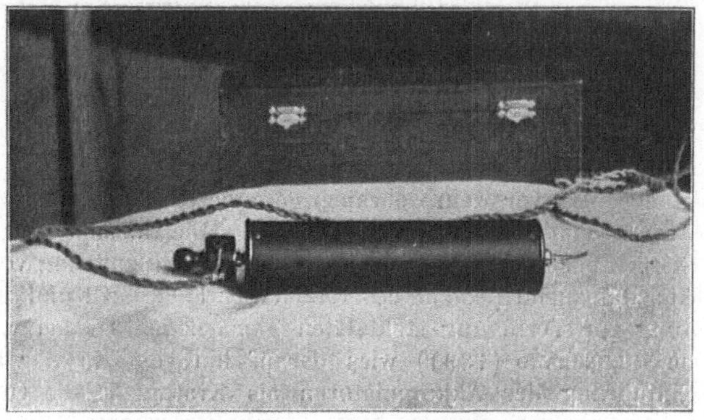

Großer Handmagnet nach WAGENMANN.

Stromleitung angeschlossen wurde, anfertigen lassen (Fig. 116). Ebenso hat MAYWEG (1902) denselben Gedanken zur Ausführung gebracht. Von weiteren analogen Modellen erwähne ich noch den kräftigen Handmagneten, den die Firma SCHUMANN (1904, 1908) auf Anregung von ASMUS konstruiert hat und dem eine

Fig. 116.

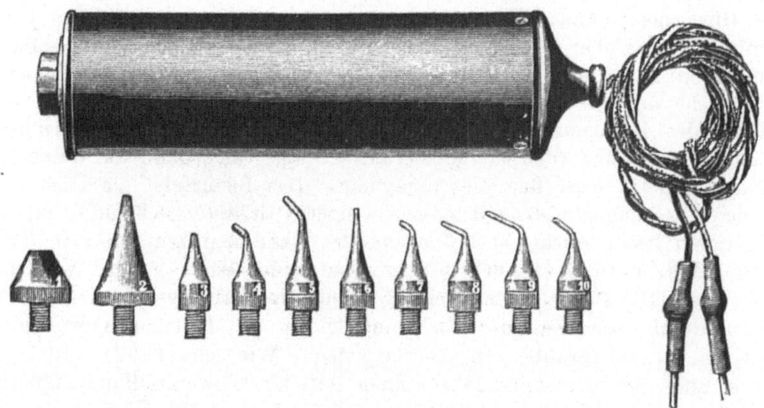

Großer Handmagnet nach HIRSCHBERG mit verschiedenen Ansatzspitzen.

Armstütze zur Sicherung der Führung mit der Hand beigegeben werden kann (Fig. 117, 118). Eine 4 mm im Durchmesser betragende Stahlkugel wird auf 22 mm gehoben. BARKAN (1903) berichtete über vergleichende Zugkraftmessungen, die er mit dem großen Handmagneten von HIRSCHBERG, mit dem alten HIRSCH-BERGschen Modell und mit dem HAABschen Magneten angestellt hatte und die eine beträchtliche Steigerung der Fernwirkung des neuen Handmagneten ergaben, wenn auch der HAABsche Magnet noch weit überlegen war.

Fig. 117.

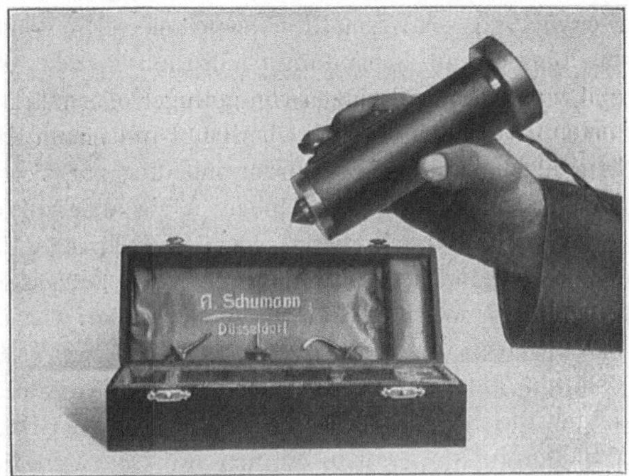

Großer Handmagnet nach SCHUMANN.

VOLKMANN (1902) hat zwei kleine Handmagneten konstruiert, die zur Extraktion unter Berührung des Splitters als Sonden dienen und ausreichen sollen.

Fig. 118.

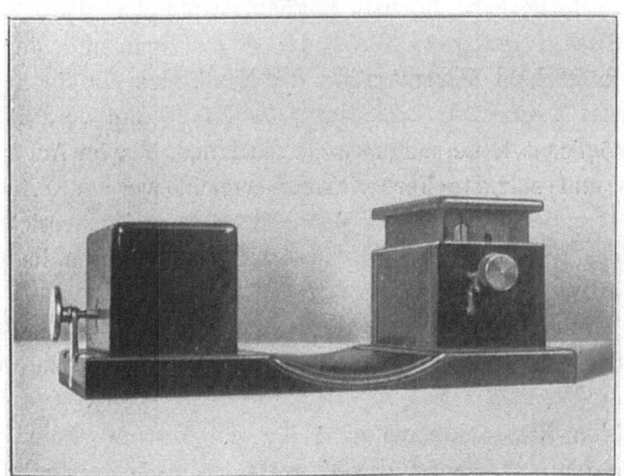

Kopf- und Armstütze nach Dr. ASMUS für den Handmagnet nach SCHUMANN.

Da man aber selbst bei Operation im vorderen Bulbusabschnitt unter Umständen bei der Operation die innige Berührung nicht erreicht und auf eine gewisse Fernwirkung nicht verzichten kann, so ist nach meiner Ansicht die Anwendung kräftigerer Handmagnete bei der intraokularen Einführung des Magneten stets vorzuziehen.

Eine Modifikation des Handmagneten mit Hufeisenform hatte Sulzer (1894) vorgeschlagen.

Nach meinen Erfahrungen und denen Anderer kommt man bei der Magnetoperation mit Einführung der Magnetansatzspitze in das Auge mit einem großen etwa 2 kg schweren Handmagneten allein vollkommen aus, da er sich stets hinreichend sicher führen läßt und da man eventuell durch Auswahl der Spitze allen Anforderungen von geringer oder stärkerer Zugkraft bis zum maximalen Grenzwert, der sich überhaupt mit einem Handmagneten erreichen läßt, genügen kann. Wo Starkstromleitung zur Verfügung steht, soll der Handmagnet unter allen Umständen an sie angeschlossen werden, um sicher und bequem jederzeit die notwendige elektrische Kraft auf den Magneten zu seiner möglichsten Sättigung einwirken zu lassen. Ein Versagen des Instruments, wie es früher öfters vorkam, ist dabei ausgeschlossen. Wo noch kein Starkstrom zur Verfügung steht, müssen entsprechend starke Akkumulatoren benutzt werden, die eine Sättigung des Magneten gewährleisten. Wer ausnahmsweise bei Extraktion aus dem vorderen Bulbusabschnitt einen kleinen Handmagneten benutzen will, mag das tun, notwendig ist ein weiterer Magnet nicht und keinesfalls sollte er benutzt werden bei Extraktion von Eisensplittern aus dem Glaskörperraum.

Für die extraokulare Anwendung des Magneten sind starke Elektromagneten notwendig. Für einen zu Augenoperationen geeigneten Riesenmagneten ist erforderlich: höchste Magnetisierung des Magneten durch den elektrischen Strom, geeignete Wahl der Magnetform und der Polansätze, so daß eine möglichste Konzentration der Kraftlinien für die bei der Operation in Betracht kommende Entfernung bis zu 25 mm vom Polansatz und damit eine möglichst hohe magnetische Sättigung des im Auge befindlichen Eisensplitters und stärkste Fernwirkung erreicht werden. Außerdem sind eine möglichst gute Handlichkeit des Magneten und Übersichtlichkeit des Operationsfeldes wichtig. Die Modelle der Riesenmagneten haben beständig technische Verbesserungen erfahren.

Es gibt jetzt eine Anzahl von starken Augenmagneten, die bis zu 25 mm Entfernung starke Fernwirkung besitzen und den sonstigen Anforderungen entsprechen.

Die meisten Riesenmagnete sind für Gleichstrom eingerichtet. Wird Wechselstrom benutzt, so ist die Magnetkraft meist geringer, kann aber, wie Schoute (1915) nach dem Vorgehen von Constantin empfahl, durch Einschieben eines großen elektrolytischen Elements beträchtlich erhöht werden.

Da die Zugkraft das Maßgebende für die Leistung dieser Magneten ist, so kann ihre Prüfung nur durch Zugkraftmessungen erfolgen, nicht durch Messung ihrer Tragkraft für angehängte Gewichte. Die Tragkraftwerte geben keinen sicheren Aufschluß über die Zugkraftleistung und die Konzentration der Kraftlinien in der Entfernung bis zu 25 mm Abstand von dem Polansatz. Ein kräftiger Tragkraftmagnet kann einem weniger kräftigen darin unterlegen sein.

Fig. 119.

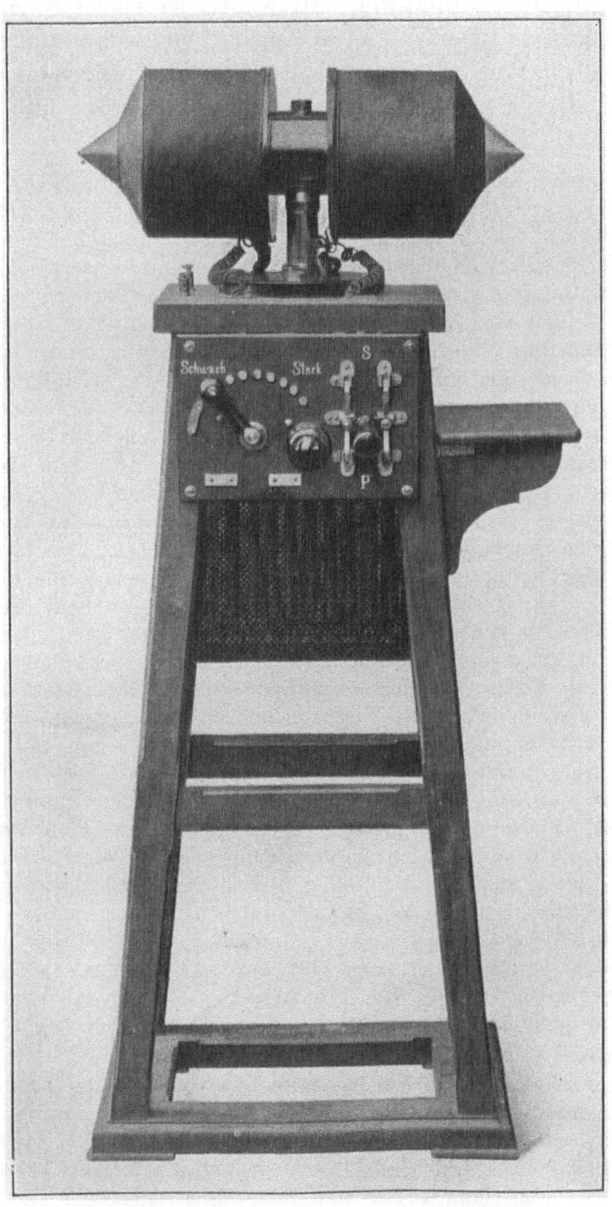

HAABS großer Magnet. (Ursprüngliches Modell 1894.)

Nach dem Vorgang von Volkmann (1902) erfolgt die Prüfung am besten mit einer Stahlkugel (etwa 4 mm Durchmesser), da die Splitterform bei der Zugkraftleistung von größter Bedeutung ist und nicht die Größe des Objekts und da zu vergleichenden Prüfungen ein einheitliches Objekt erforderlich erscheint.

Haabscher Riesenmagnet. Haab, der bei seinen ersten Versuchen (1892) einen großen Ruhmkorffschen Apparat und einen großen hufeisenförmigen Elektromagneten benutzt hatte, ließ nach seinen Angaben einen für Augenoperationen passenden, möglichst starken großen Elektromagneten herstellen (1894), der weite Verbreitung fand (Fig. 119).

Der Haabsche Elektromagnet besitzt in seiner ursprünglich angegebenen Form einen 10 cm dicken und 60 cm langen, 30 kg schweren walzenförmigen Kern aus weichem Eisen, der an beiden Enden in konische stumpfe Spitzen ausläuft. Die Spitzen sind abschraubbar, so daß man spitzere oder stumpfere vergoldete Ansatzspitzen anschrauben kann. Auf den Eisenkern sind zwei mit 2 mm dickem Kupferdraht bewickelte Spulen von 23 cm Durchmesser und 28,6 kg Gewicht aufgeschoben. Gegen die Enden des Eisenkerns sind die Spulen abgeschrägt, um freien Überblick über das Operationsfeld zu gestatten. Die Spulen können parallel oder hintereinander geschaltet werden. Der Magnet ist um einen vertikalen Stab drehbar und auf einem Holzgestellt montiert. Das Auge des auf einem Drehschemel sitzenden Patienten kann leicht dem Magnetpol angenähert werden. Der Magnet wird an eine Gleichstromstarkleitung angeschlossen. Als beste Stromstärke wurde empfohlen 6—8 Ampère mit 50—60 Volt Spannung, doch verträgt der Magnet auf kurze Zeit 20—30 Ampère.

Haab (1894) teilte das Resultat von Zugkraftversuchen, die Prof. Kleiner angestellt hatte, mit. 1 g Eisen an einem Faden freischwebend wurde in verschiedener Distanz aufgehängt; es wurde das Gewicht bestimmt, das nötig war, um das Gramm Eisen von dem Magneten bzw. einem eingeschobenen Distanzbrett abzuziehen. Variiert wurden die Distanz und die Stromstärke. Allerdings wurde nichts über die Form des Eisenstücks von 1 g mitgeteilt.

Es betrug z. B. die anziehende Kraft bei Distanz 5 mm mit Stromstärke 5,6 Amp. = 113 g, mit Stromstärke 7,9 Amp. = 213 g, bei Distanz 10 mm mit Stromstärke 5,4 Amp. = 23 g, mit Stromstärke 10 Amp. = 93 g, bei Distanz 25 mm mit Stromstärke 6,4 Amp. = 18 g, mit Stromstärke 10,5 Amp. = 63 g.

Versuche mit Schweinsaugen ergaben, daß es bei 8 Amp. Stromstärke ganz leicht gelang, einen Splitter von 0,02 g Gewicht nach allen Richtungen durch den unverletzten Glaskörper zu ziehen und zwar in einer Zeit von 3—6 Sekunden. Wurde ein kleiner Splitter von 0,0014 g Gewicht in ein Schweinsauge gebracht, so dauerte es viel länger, bis er nach vorn kam, auch empfahl sich mehrmaliges Öffnen und Schließen des Stromes. Sodann zeigte sich, daß die Splitter aus der Tiefe meist nicht den Weg durch die Linse, sondern um den Linsenäquator herum nahmen.

Um die Anziehungskraft des Magneten rasch ändern zu können, empfahl Haab anfangs durch einen Rheostaten die Stromstärke zu regulieren. Doch wies er darauf hin, daß man denselben Effekt durch allmähliche Annäherung des Auges an den in voller Kraft befindlichen Magneten erreichen könne.

Haab (1895) hat dann später vom Rheostaten abgesehen und die allmähliche Annäherung des Auges als Bestes zum langsamen Anziehen des Splitters empfohlen. Sodann hat er (1902) zum jederzeitigen sofortigen Öffnen und Schließen des Stromes eine Einrichtung an seinem Magneten, den Strom mit dem Fuß zu schließen, angebracht. (Vgl. HAAB 1910. 1911. 1914.)

TÜRK (1901) stellte vergleichende Zugkraftmessungen nach dem Vorgang von HAAB-KLEINER (1894) zwischen dem alten HIRSCHBERGschen Handmagneten und dem HAABschen Magneten an. Diese mit verschiedenen schweren Eisen-

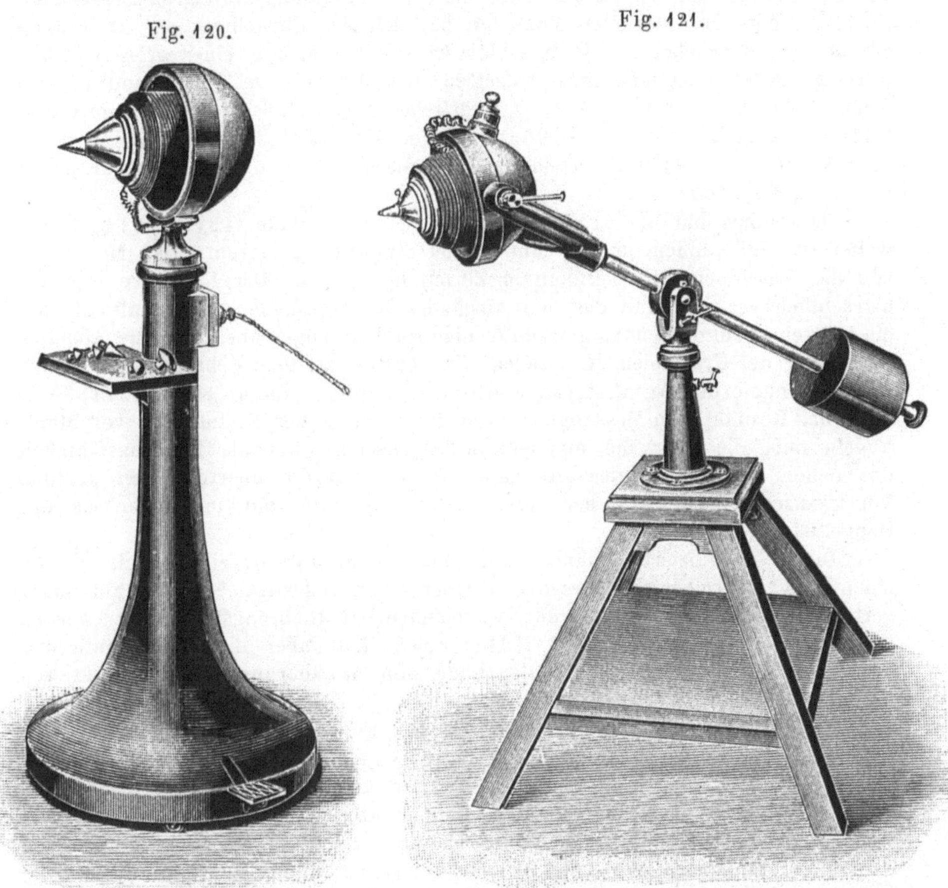

<table>
<tr><td>Augenmagnet nach HAAB.
Neue Form (Oerlikon, Zürich).</td><td>Die neue Magnetform Oerlikon, Zürich,
beweglich montiert.</td></tr>
</table>

splittern vorgenommenen Messungen haben freilich, wie VOLKMANN (1901, 1902) nachwies, den Fehler, daß sie das Splittergewicht als wichtigen Faktor bei der Zugwirkung annahmen und die Bedeutung der Splitterform übersahen. Immerhin bestätigten sie, daß die Überlegenheit des großen Magneten in der Fernwirkung liegt. Zur Vermeidung von Gefahren der allzu großen Zugkraft hielt TÜRK die richtige Führung des zu operierenden Auges und die vorsichtige Dosierung der Anziehungskraft für wichtig, zumal die Kraft, die auf den Splitter wirkt, während der Operation nicht die gleiche bleibt, sondern in schnell zunehmendem Maße wächst, sowie der Splitter sich dem Magnet entgegenbewegt. Nach ihm soll man mit dem Minimum von Kraft auszukommen suchen, das zur Extraktion genügt. Deshalb hält er für das zweckmäßigste, die Operation in möglichst großer Entfernung vom Magneten zu vollziehen. Die allmähliche Annäherung des Auges an den Magneten bei voller Stromstärke läßt die Kraft auf die Bewegungsstrecken schwächer und gleichmäßiger wirken und verdient den Vorzug vor der Herabsetzung der Stromstärke oder der Verwendung mittelgroßer Magneten. Er bezeichnete den stärksten Magneten bei richtiger Einstellung der Entfernung als den ungefährlichsten. Auch schlug er zur Erreichung einer größeren Entfernung unter Umständen das Aufsetzen von 0,5—4 cm langen und 14 mm dicken Polansätzen in Gestalt von zylindrischen Messinghülsen mit kegelförmigem Ende vor. Nach Hirschberg (1905) erwiesen sich aber diese Messinghülsen als unpraktisch. Türk (1906) verteidigte zwar diese Einrichtung, die nur für große Splitter gelten solle.

Neuerdings hat der große Elektromagnet nach Haab (1910, 1911, 1914) weitere Modifikationen und Erhöhung der Zugkraft erfahren. Das Modell ist von der Maschinenfabrik Oerlikon in Zürich hergestellt. Der Eisenkern ist ganz beträchtlich verkürzt und das den Ansatzpol nicht tragende Ende läuft in eine die Wickelung umfassende, glockenförmige Hohlhalbkugel aus, um eine günstige Gestaltung der Kraftlinien zu erzielen (Fig. 120). An dem Gebrauchspol können verschiedengeformte Ansatzstücke angebracht werden. Haab (1910, 1911) teilte auch das Resultat von Messungen durch Bestimmung der Sprunghöhe von Stahlkugeln mit, die über die magnetische Eigenschaft und die Leistungsfähigkeit des neuen Magneten Aufschluß gaben. Die Zugkraft übertrifft den größten Volkmannschen Magneten bei einer Distanz von 30 mm um mehr als das Doppelte.

Dieser modifizierte Magnet kann durch Lagerung in eine Gabel, die an einem mit Gegengewicht versehenen Querbalken befestigt ist, der auf einer vertikalen Gabel ruht, nach den verschiedensten Richtungen bewegt werden (Fig. 121). Haab (1910, 1911, 1914) selbst hält aber die feste Montierung des Riesenmagneten in horizontaler Lage und Annäherung des Auges an den Pol des Magneten für das beste und das für die Operation vorteilhafteste.

Der Elektromagnet von Schlösser. Ein Jahr nach der ersten Mitteilung von Haab (1892) berichtete Schlösser (1893) über die Anwendung starker Magnete zur Extraktion von Eisensplittern und über einen nach seinen Angaben konstruierten starken Augenmagneten. Der im physikalisch-mechanischen Institut von Dr. Edelmann hergestellte große Magnet von Schlösser besaß in seiner damals empfohlenen Form einen Eisenkern von 13 cm Länge und 4 cm Durchmesser, der von 500 Windungen von Kupferdraht überzogen war. Der Polschuh erhielt die Gestalt eines gleichseitigen Kegels mit abgestumpfter Spitze, um die Kraftlinie möglichst zusammenzudrängen. Als passende Stromspannung ergab sich 27—30 Volt und es wurde Anschluß an die Stromleitung von Beleuchtungsanlagen empfohlen. Der Schlössersche Magnet in seiner ursprünglichen Konstruktion stand aber dem später von Haab (1894) angegebenen Riesenmagneten an Kraft bedeutend nach und entsprach nur einem mittelstarken Magneten.

Nachdem Volkmann (1902) die auf Grund seiner Theorie der Augenmagnete konstruierten Modelle von starken Augenmagneten bekannt gegeben hatte, wurden an dem Schlösserschen Magneten von Edelmann ganz wesentliche Verbesserungen vorgenommen, um seine Fernwirkung zu heben und zugleich die praktisch beste Form von Augenmagneten zu erzielen. Auf Grund eingehender Versuche hielt

EDELMANN (1903) die von VOLKMANN angegebene Magnetform für unzweckmäßig,
die lange Stabform für verschwenderisch und überflüssig, sowie die Art der Bewickelung mit überlangen Magnetisierungsrollen für nutzlos. Er suchte den
Beweis zu führen, daß der VOLKMANNsche Magnet Form und Material und damit
Kostenaufwand übertreibt und daß kürzerer Eisenkern und kurze Magnetisie-
rungsrolle nützlicher sind. Außerdem führte EDELMANN aus, daß die Formel,
welche VOLKMANN für die Zugkraft eines bis zur Intensität I magnetisierten zylindrischen Elektromagnetenkerns ableitet, falsch sei und daß die Theorie der Augenmagnete durch VOLKMANN nicht abgeschlossen ist. Er hielt das Aufstellen weiterer
Formeln für nutzlos, da man über die Magnetisierungsverhältnisse zu wenig weiß,
und versprach sich mehr von rein experi-
mentell durchgeführten und zielbewußt
variierten Untersuchungen und glaubte
durch seine eingehenden Versuche zu
einer einfacheren, leistungsfähigen und
nützlichen Magnetform gekommen zu sein
(Fig. 122).

Eine wesentliche Verbesserung wurde
dadurch erzielt, daß die konische Spitze
so weit hinauf als möglich mit Draht-
windungen umgeben ist. Für den Eisenkern von 5 cm wurde als beste Form
gefunden eine konische Zuspitzung, bei
welcher sich die Basis zur Höhe verhält
etwa wie 5 zu 7,5. Der Eisenkern hat
beim Durchmesser von 5 cm die beste
Länge von 13 cm. Hierauf folgt als
Armierung eine Eisenplatte vom Durchmesser 11 cm und 4 cm Dicke. Die
Drahtrollen sind bis zur Dicke 10 zu
wickeln, und es muß die Spitze 18 mm
hervorsehen. Hergestellt wird der Magnet
in 3 Größen mit Kerndurchmesser von
5 cm, 7,5 cm und 10 cm. Als maximale
Stromstärke vertragen die Magnete für
kurze Zeit hindurch 12 Ampère.

In drei Tabellen sind die Anziehungs-
kräfte der drei verschiedenen großen

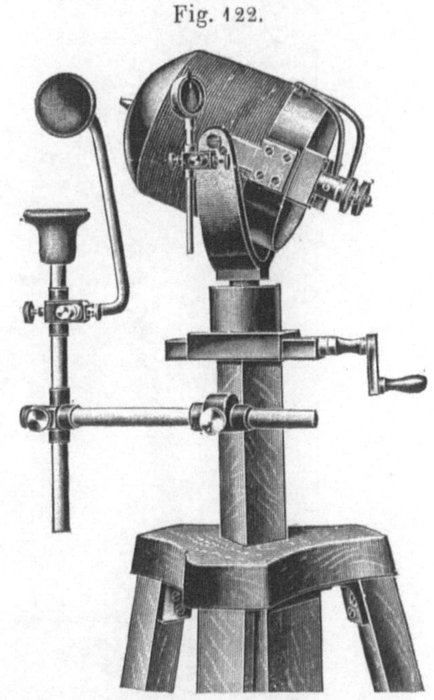

Fig. 122.

Augenmagnet nach SCHLÖSSER-EDELMANN.
(Neues Modell 1903.)

Magnete auf eine TYNDALLsche Probekugel von 4 mm Durchmesser für alle Strom-
stärken von 2—12 Ampère und alle Abstände von 3—70 mm angegeben und im
Vielfachen des Gewichtes der Probekugel ausgedrückt. Der Magnet ist handlich
und drehbar montiert, entweder auf einem festen Fuß oder auf einem Gaußstatif
mit beweglicher Kinnstütze. Auch kann er durch Trieb auf einen Schlitten an
das Auge herangeführt werden (SCHLÖSSER 1903).

Mein großer Ringmagnet. Wie ich (1900) mitteilte, benutzte ich einen
ringförmigen Riesenmagneten, den ich Ende der neunziger Jahre unter freund-
licher Beihilfe des verstorbenen Jenaer Physikers Prof. WINKELMANN habe anfertigen
lassen (Fig. 123). Wir gingen von dem Gedanken aus, daß die Einschaltung
des Kopfes des Verletzten in einen Ausschnitt eines ringförmigen Magneten die
Magnetisierung des Splitters auf die Entfernung bis zu 25 mm von der Polspitze,

damit die Fernwirkung des Magneten, erhöhe. Außerdem ergaben die damaligen
Versuche, daß die Konzentration der Kraftlinie sich durch eine hinter dem Kopf
am anderen Polende angebrachte eiserne Scheibe steigern läßt und daß die
Magnetisierung des Pols außerordentlich erhöht wird dadurch, daß die Wickelung
am Polende verstärkt wird und daß sie vorn rechtwinkelig zum Pol abfällt. Als
bester Polansatz erschien ein etwa 3,5 cm hoher Kegel, der anfangs flacher, dann
etwas steiler ansteigt und dessen Spitze einen Winkel von etwa 90° besitzt.

Fig. 123.

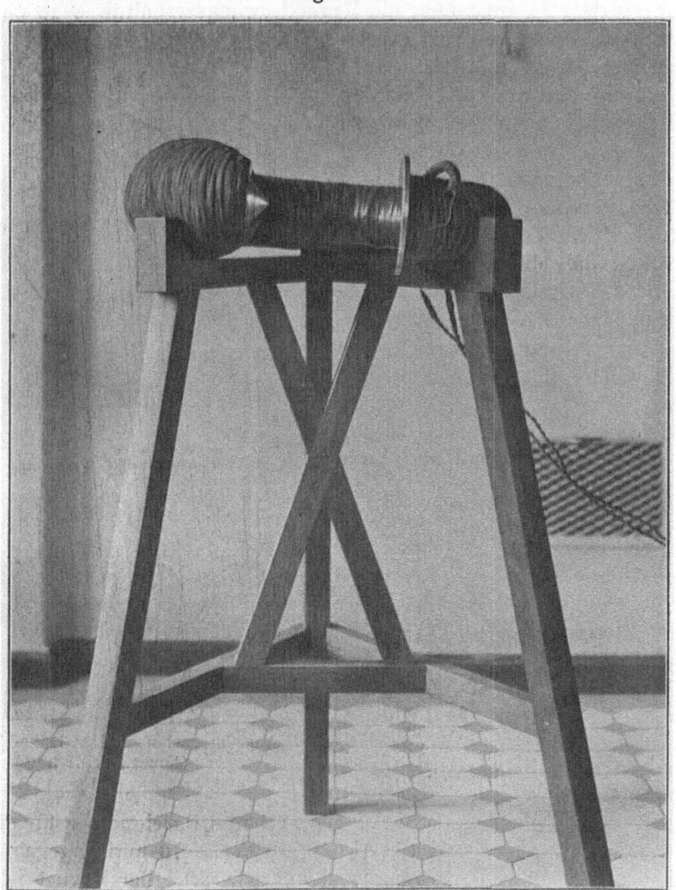

Ringförmiger Riesenmagnet nach WAGENMANN.

Der Magnet hat die Form einer Ellipse mit einem 26,5 cm langen Ausschnitt an einer Seite, so daß die beiden Polenden parallel zueinander stehen.
Die Achsenlängen des äußeren Umfanges betragen 65 cm : 50 cm, die des inneren
Umfanges 35 cm : 20 cm. Die am Polende der Ansatzspitze verstärkte Wickelung
fällt rechtwinkelig ab und reicht, nur durch eine dünne Messingplatte getragen,
bis vorn an das Ende des Eisenkerns. Der Eisenkern hat 8 cm Durchmesser,
die Wickelung mit 2 mm Kupferdraht ist 3 cm und vorn 5 cm dick und

verträgt 20 Ampère Stromstärke. An dem einen Pol befindet sich die 3,8 cm hohe kegelförmige, abschraubbare Ansatzspitze, am anderen Polende ist die 1 cm dicke Eisenscheibe von 22 cm Durchmesser angebracht. Der Magnet ruht in einem Holzgestell mit drei Füßen, die derart gerichtet sind, daß unterhalb des Ausschnittes genügend Platz für einen Drehschemel ist, auf dem der Patient sitzt. Die Entfernung der Spitze vom Fußboden beträgt 1,2 m.

Fig. 124.

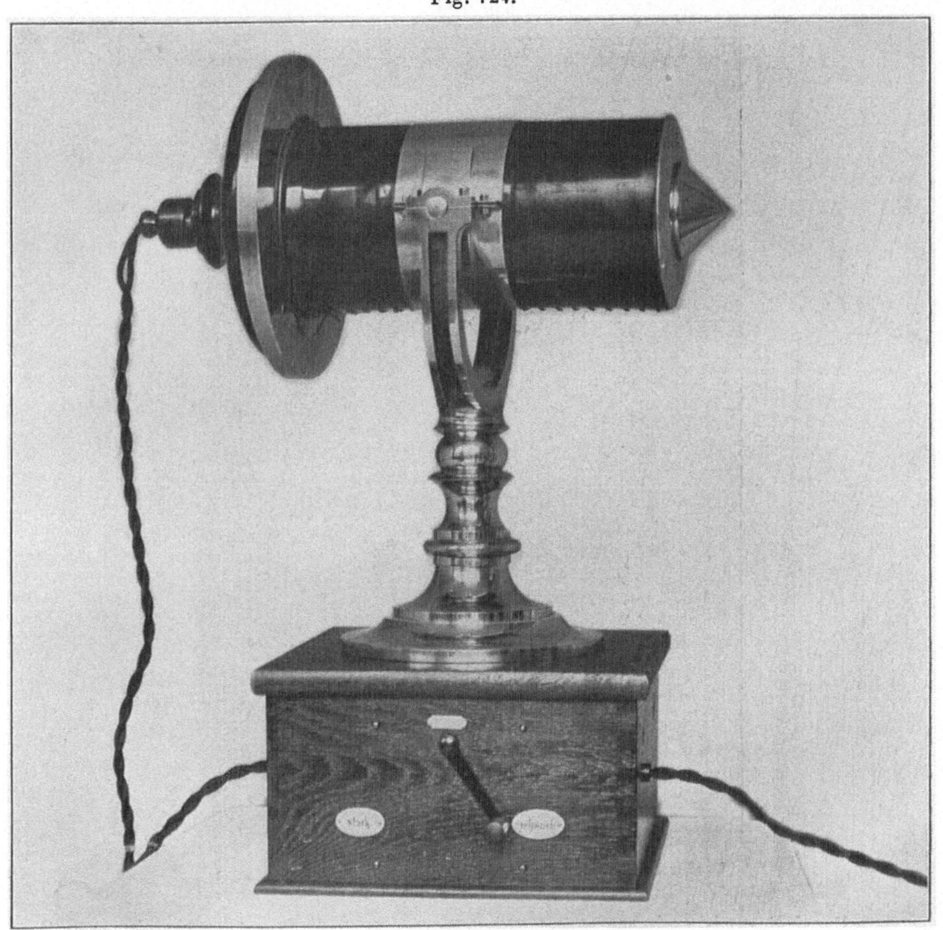

Großer Augenmagnet nach SCHUMANN.

Prof. WINKELMANN führte damals vergleichende Zugkraftmessungen aus nach dem Vorgang von HAAB-KLEINER mit Eisensplittern von 1 g Gewicht. Doch ergab sich, daß exakte Vergleichswerte zum HAABschen Magneten nicht zu erhalten waren, weil HAAB die Splitterform nicht angegeben hat, die bei der Zugkraft eine große Rolle spielt. Wir stellten deshalb damals Zugkraftmessungen mit zwei Splitterformen, mit einem Würfel von 1 g und einer länglichen Form ebenfalls von 1 g, an. Bei 10 Ampère Stromstärke waren die Werte dem HAAB-schen zum mindesten gleichwertig bei Würfelform, und überlegen bei länglicher Form, bei 20 Ampère beträchtlich überlegen. Da seitdem nach dem Vorgang von VOLKMANN (1902) die Kugelform zur Prüfung verwandt wird, verzichte ich auf Mitteilung der damals bestimmten Zugkraftwerte. Die Magnetleitung steht mit einem Ampèremeter in Verbindung, so daß die Operation bei verschiedener Stromstärke (10 und 20 Ampère) vorgenommen werden kann.

Fig. 125.

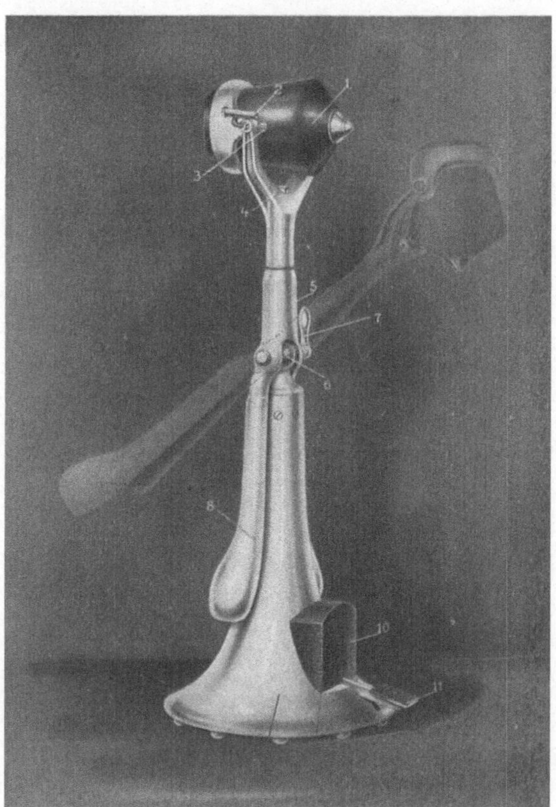

Großer Elektromagnet nach SCHUMANN, neue Type G.M. 3n.

Es sind noch mehrere weitere Modelle von Riesenmagneten, die sich an die bisherigen Formen anschlossen, angegeben und verschiedene Vorschläge zu Ver-besserungen gemacht, die sich auf die Art der Polansätze und auf die Art der Montierung, um den Magnet besser beweglich zu machen, beziehen. Ich erwähne die Mitteilungen von KIBBE (1899), JOHNSON (1899), LIPPINCOTT (1900), MAYWEG (1902), SCHENKEL (1902), der mittels Kugelgelenk drehbare Polansätze empfohlen hatte, SWEET (1902), RANLY (1906), PARKER (1906), BASSO (1906), SCHOTS (1913), ROLLET (1910, 1912), LUEDDE (1910), PIHL (1912), SCHUMANN (1908, 1918), DU BOIS (1918), HERTEL (1919). ASMUS (1904) empfahl den SCHUMANNschen

(1908) Magneten, einen kräftigen Stabmagneten, an dem, wie ich es bereits
(1900) publiziert hatte, eine eiserne Platte am toten Pole zur Konzentration der

Fig. 126.

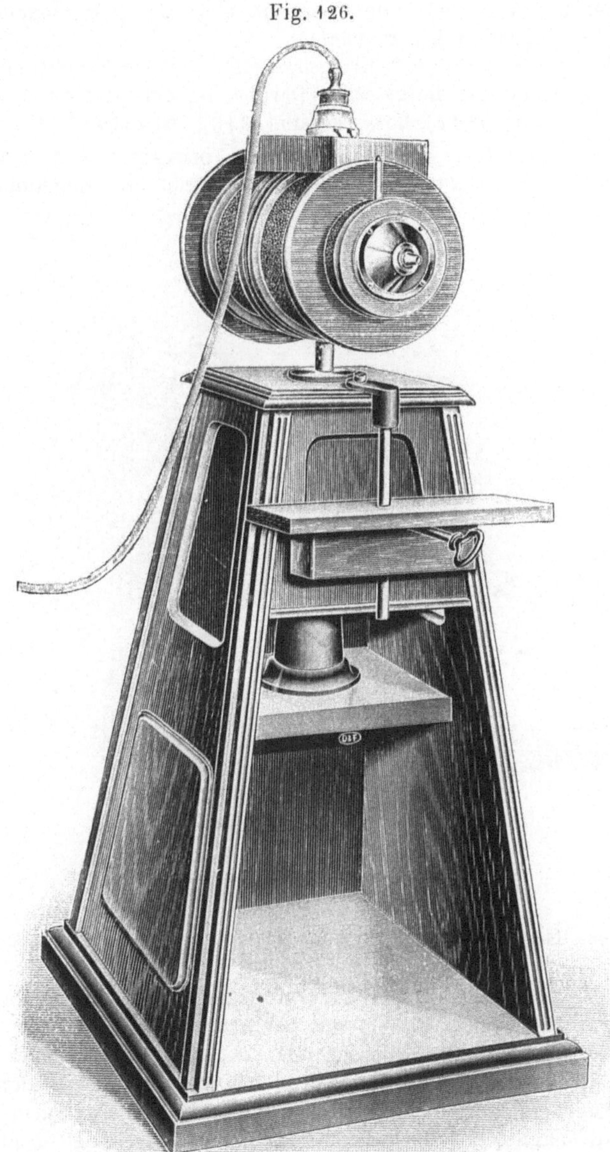

Großer Elektromagnet nach HIRSCHBERG.

Kraftlinien angebracht ist (Fig. 124). Das neueste Modell des großen SCHUMANN-
schen Elektromagneten für augenärztliche und chirurgische Zwecke zeigt Fig. 125.
HIRSCHBERG (1904) berichtete über einen von v. DOLINO-DOBROWOLSKI kon-

struierten Riesenmagneten mit Hängevorrichtung, so daß der Patient in sitzender oder liegender Stellung operiert werden kann. Der Riesenmagnet ist neuerdings feststehend montiert (Fig. 126).

v. Haselberg (1913) hat eine Übersicht über die Riesenmagnete gegeben und 23 Modelle eingehend besprochen.

Im Weltkriege wurden in den Kriegslazaretten vielfach Behelfsmagnete oft aus den einfachsten Hilfsmitteln hergestellt. Darüber berichteten u. a. Wendt (1917), Cords (1916), Isakowitz (1916), Loewenstein (1915), Zade (1918), Emanuel (1918).

Die Volkmannschen Augenmagnete. Volkmann (1902) hat auf Grund seiner theoretischen Forschungen über die Theorie der Augenmagnete neue

Fig. 127 a.

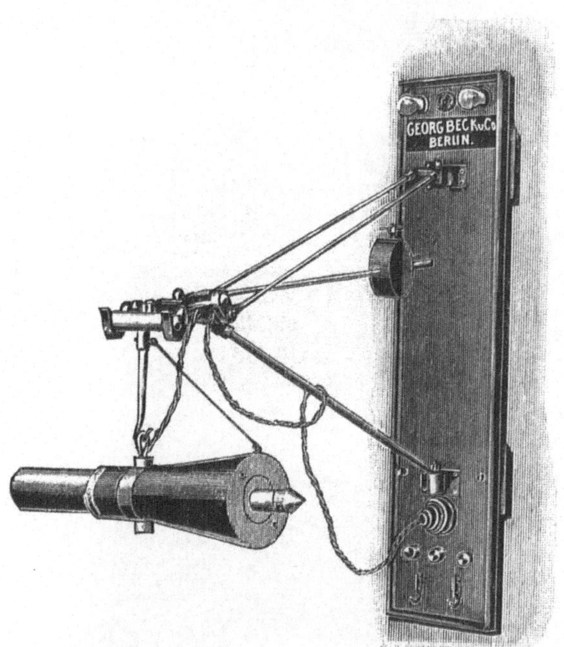

Der große Hängemagnet nach Volkmann (Modell 1904) in horizontaler Stellung.

Magnetmodelle angegeben. Für die Zugkraftmagnete erschien als das beste, die gerade Stabform zu wählen und sie mit der Achse auf den Splitter zu richten. Die Ausdehnung des Bereiches hinreichender Zugkraft ist nach ihm bei kleinen Magneten verhältnismäßig größer als bei großen Magneten, um z. B. den Wirkungsbereich zu verdoppeln, muß man das Gewicht des Magneten verachtfachen. Die für einen Elektromagneten erforderliche Bewicklungsdicke hängt nicht von seiner Größe, sondern von seinem Dimensionsverhältnis und der verlangten Magnetisierungsintensität ab. Die Form des Magneten ist dem Verlauf der Magnetisierungslinien anzupassen, man spart dadurch an Gewicht und bekommt die Pole streng in die Endflächen.

Der von Volkmann (1902) angegebene große Augenmagnet (Hängemagnet) in seiner ursprünglichen Form besteht aus einem 5 cm dicken und 95 cm langen

geraden, nach dem Gebrauchsende verstärkten Kern aus weichem Eisen, der
von einer nach dem Gebrauchsende hin sich verdickenden Bewickelung umgeben
ist. Der Magnet hatte 2 Ampère Strom zur vollen Erregung nötig, deshalb
wurde er mit dünnstem, für diese Stromstärke zulässigem Draht bewickelt. Der
Dickendurchmesser am Gebrauchsende beträgt 12,5 cm, das Gesamtgewicht
25 kg (nach dem BECKschen Katalog 28 kg). An dem Gebrauchsende werden
die Pole eingeschroben, und zwar sind drei verschiedene Polstücke dem Magneten
beigegeben: ein Flachpol, ein nahezu halbkugeliger Rundpol und ein Spitzpol.
Der Magnet ist in ein besonders
konstruiertes, nach allen Richtungen
hin leicht bewegliches Aufhänge-
gestell, das an der Wand des
Operationszimmers befestigt wird,
so montiert, daß er leicht seitwärts,
vorwärts, rückwärts und um etwa
11 cm auf- und abwärts bewegt
werden kann. Der Magnet kann
in senkrechte Stellung zur Ausführung der Operation am liegenden Patienten oder in wagerechte
Stellung zur Ausführung der Operation am sitzenden Patienten gebracht werden. Bei Benutzung des
Flachpols nimmt die Zugkraft
mit Verkleinerung des Abstandes
am langsamsten zu. Die Zugwirkung ist nur in der Verlängerung
des Kerns bedeutend und hier überall fast parallel gerichtet. Dieses
Polstück ist überall da zu verwenden, wo der Splitter von vorn
tief ins Auge gedrungen ist, also
bei Netzhautsplittern und in einer
Entfernung über 17 mm. Beim
Kugelpol nimmt die Zugkraft rund-
um in demselben Maße ab und ist
überall auf den Mittelpunkt der
Halbkugel gerichtet. Sie ist auf
etwas geringere Entfernung zu-

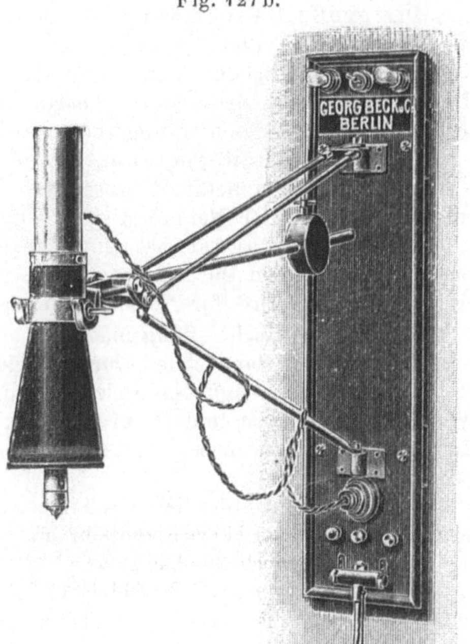

Fig. 127 b.

Derselbe Magnet in vertikaler Stellung.

sammengedrängt als beim Flachpol, deshalb bei geringerer Entfernung wirksamer
und nimmt mit wachsendem Abstand etwas rascher ab. Er findet vor allem
Verwendung, wenn der Pol dem Auge in horizontaler Richtung genähert werden
muß, sei es, daß der Splitter seitlich eingedrungen war, sei es, daß ihm im
Auge eine andere Lage gegeben werden soll. Der Spitzpol entwickelt in nächster
Nähe eine ganz bedeutende Zugkraft und dient ausschließlich zur Extraktion
von Splittern aus der Tiefe der Hornhaut.

Außerdem wurden damals noch hergestellt ein kleinerer Hängemagnet von
12 kg Gewicht mit einem 67 cm langen Eisenkern, ein Magnet von 5 kg Gewicht
mit einem 42 cm langen Eisenkern, sowie drei kleine Tragkraftmagnete (Sonden-
magnete) von 2 kg, 0,8 kg und 200 g Gewicht mit verschiedenartigen feinen,

1—3 mm dicken Ansätzen. Dem Magnet ist ein Apparat zur Zugkraftmessung beigegeben. Volkmann konnte durch Prüfungen nachweisen, daß die Wirkung des Haabschen Riesenmagneten durch seinen Magneten mit einem 7—8 mal geringeren Gewicht erreicht wurde.

Volkmann (1903) gab nach erneuten Untersuchungen seinen Magneten eine neue Form. Der Eisenkern wurde verkürzt und die am Polende verstärkte Bewickelung verändert, so daß die normale Stromstärke auf 6 Ampère pro Quadratmillimeter erhöht ist und für eine kurze Zeit eine Erhöhung auf das Doppelte zulässig ist. Eine Warnungslampe bei Stromüberlastung wurde angebracht.

Der große Hängemagnet des modifizierten Modells hat einen Eisenkern von 55 cm Länge und 7,5 cm Dicke. Der Durchmesser mit Bewickelung beträgt am Gebrauchsende 15 cm, im übrigen 10 cm. Das Gewicht beträgt 28 kg. Die Polansätze sind dieselben geblieben. Der Magnet wird geliefert mit einem Gestell für senkrechte und wagerechte Aufhängung (Figg. 127a u. b).

Der kleine Hängemagnet hat einen Eisenkern von 42 cm Länge und 5 cm Dicke, der Magnetdurchmesser mit Bewickelung beträgt vorn 12 cm und am Ring 7 cm. Der Magnet wiegt 13 kg.

Der kleine Magnet hat eine Länge von 32 cm, einen Kerndurchmesser von 4 cm und einen Durchmesser mit Bewickelung von 10 cm. Er wiegt $5^1/_2$ bis $5^3/_4$ kg. Er wird für Normalspannung von 55 Volt hergestellt.

Der Volkmannsche Hängemagnet hat weitere Verbreitung gefunden und seine Vorzüge der Handlichkeit wurden vielfach anerkannt. Über die Verwendung des Volkmannschen Magneten berichteten u. a. Schreiber (1902), Gelpke (1902), Wörtz (1906), Casali und Pasetti (1907), Béal (1908), Belsky (1908), Gallemaerts (1908), Hirschberg (1909), Staudigel (1912), Cechetto (1910), Weigelin (1917).

Schirmer (1908), der innerhalb eines Jahres mit drei Riesenmagneten (dem Schlösserschen, dem Volkmannschen und dem Mellingerschen Innenpolmagnet) arbeiten und vergleichende praktische Erfahrungen sammeln konnte, rühmte den Volkmannschen Magneten wegen seiner Handlichkeit und des Vorzuges, den auf dem Operationstisch liegenden Patienten operieren zu können.

Der Innenpolmagnet (Mellinger-Klingelfuss). Um die große Streuung der Kraftlinien an den Polen der Stabmagnete zu verringern und damit die magnetische Sättigung des zu entfernenden Eisensplitters zu steigern, um ferner die Schwerfälligkeit der Riesenstabmagneten und die Verdeckung des Operationsfeldes zu vermeiden, haben Mellinger und Klingelfuss (1904), Jurnitschek (1905) einen nach anderen Prinzipien konstruierten Magneten empfohlen, den sie Innenpolmagnet nannten. Bei der Konstruktion wurde von folgenden Erwägungen ausgegangen: Läßt man durch ein Solenoid einen Strom laufen, so entsteht im Innern des Solenoids ein homogenes magnetisches Feld, dessen größte Dichte ungefähr im Halbierungspunkt der Achse des Solenoids liegt. Bringt ein Patient, der einen Eisensplitter im Auge hat, seinen Kopf in das Innere eines solchen stromdurchflossenen Solenoids, so erlangt der Fremdkörper die größtmögliche Intensität der Magnetisierung, da er sich innerhalb der größten Dichte der Strahlen des magnetischen Feldes befindet (Fig. 128). Jeder in ein solches Solenoid eingebrachte Eisenstab erfährt ebenfalls die größte magnetische Sättigung. Der vor das Auge gebrachte Eisenstab und der Fremdkörper im Auge erhalten durch den umkreisenden Strom im Solenoid die gleiche maximale Intensität der Magnetisierung und werden einander näher zu kommen trachten (Fig. 128). Mittels

Eisenfeilspänen läßt sich leicht die Konzentration der Kraftlinien veranschaulichen und der Unterschied zum divergierenden Büschel des Stabmagneten feststellen (Figg. 130, 131). KLINGELFUSS (1910) stellte Untersuchungen über die Verteilung

Fig. 128.

Fig. 129.

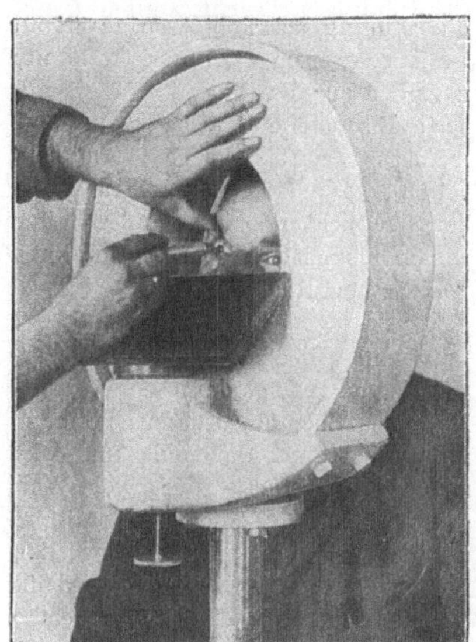

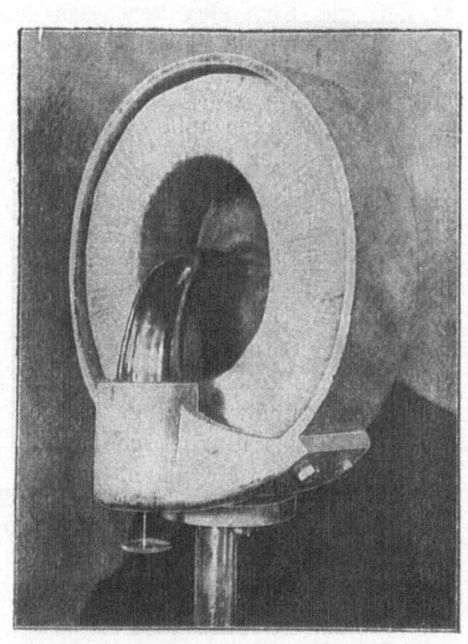

Der Innenpolmagnet von MELLINGER-KLINGELFUSS.

Fig. 130.

Fig. 131.

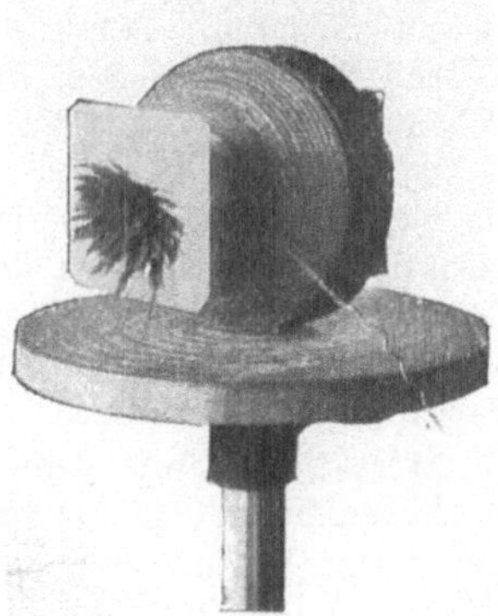

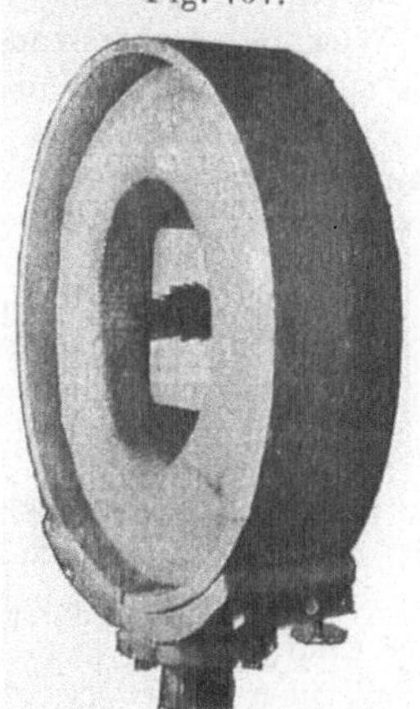

der magnetischen Intensität im Operationsfeld beim Innenpolmagneten an und fand, daß die Zugkraft im Operationsgebiet eines Innenpolmagneten über die ganze für die Operation in Betracht kommende Gegend von gleicher Stärke ist und es eine bevorzugte Kraftstelle innerhalb dieser Gegend nicht gibt.

Der Hauptbestandteil der Innenpolmagnete ist ein ovaler Ring, der aus einer sehr großen Zahl Windungen von 1 mm dickem Kupferdraht besteht. Zur Erhöhung der magnetischen Induktion ist die Spule außen von einem Eisenmantel umgeben, während die Windungsöffnung der Spule, abweichend vom HAABschen Riesenmagneten und von ähnlichen Stabmagneten, keinen Eisenkern enthält. Die Lichtung des Solenoids ist der Höhe des menschlichen Kopfes angepaßt, so daß der Kopf des Verletzten leicht in die Öffnung gebracht werden kann. Das Solenoid ruht auf einer eisernen Säule mit schwerem Fuß und kann um seine senkrechte Achse gedreht werden. Als Anker zur Extraktion werden mit der Hand gehaltene und dem Auge angenäherte Eisenstäbe aus weichem Eisen von verschiedener Dicke benutzt, da mit der Masse des als Anker verwandten Eisenstabes die Anziehungskraft wächst (Fig. 128). Die stärkste Zugkraft wird erreicht durch einen hornartig gebogenen Anker, der nicht mit der Hand gehalten werden kann, sondern in eine Öffnung des Solenoids gesteckt wird und durch Drehung und Schraubenwirkung nach verschiedenen Richtungen hin bewegt werden kann (Fig. 129).

Bei der Operation wird der Kopf des auf einem Drehstuhl sitzenden Verletzten in das Innere des Ringes gelegt. Der Operateur bringt dann einen Eisenstab durch Annähern an das Auge in die Mitte des Solenoids, dadurch kommt der Stab in das magnetische Feld des stromdurchflossenen Solenoids und wird zu einem starken Magneten. Durch Änderung der Stromstärke, durch die Wahl dickerer oder dünnerer Stäbe und durch die Änderung der Entfernung des Stabes vom Auge läßt sich die Wirkung des Magneten verstärken oder abschwächen, allmählich oder schnell erzielen und unterbrechen. Nur ausnahmsweise wird der feststehende gebogene Anker gebraucht, z. B. zur Lockerung eines festsitzenden Splitters.

Den Vorteil des Innenpolmagneten sieht MELLINGER (1904, 1909) in der Konzentration der Kraftlinien, in der größten magnetischen Sättigung des Splitters und damit größten Fernwirkung, sowie in der Übersichtlichkeit des Operationsgebietes und in der geringen Aufwendung von elektrischer Kraft.

Die Wirkung des Innenpolmagneten entspricht der der Riesenmagneten, auch läßt sich die Wirkung und ihre Stärke gut variieren. Der aus der Tiefe in die Vorderkammer gezogene Splitter wird nach Schnitt mit dem HIRSCHBERGschen Handmagneten entfernt, in frischen Fällen kann er durch die Eingangswunde extrahiert werden.

Um den Nachteil, daß der Patient nur in sitzender Stellung operiert werden kann, zu beseitigen, wurde später die Konstruktion modifiziert, so daß Seiten- und Höhenbewegung ermöglicht ist und der Patient in liegender Stellung operiert werden kann (KLINGELFUSS 1908, WIRTZ 1908, HALLAUER 1910). Auch wurde das neugestaltete Stativ fahrbar gemacht (HALLAUER 1910).

JURNITSCHEK (1905) berichtete über 20 Extraktionen mit dem Innenpolmagneten aus der MELLINGERschen Baseler Augenklinik. 19mal gelang die Extraktion, einmal versagte der Magnet wegen fester Verankerung des Splitters im Corpus ciliare und in der Sklera. AMBERG (1907) berichtete später aus derselben Klinik über 16 weitere Fälle, bei denen der Magnet einmal wegen doppelter Perforation des Splitters versagte. Zusammengenommen waren damals von MELLINGER 36 Fälle operiert, darunter waren zwei Versager. Der Sitz der Splitter in den 34 gelungenen Extraktionen war: Kornea fünfmal, Sklera zweimal, Vorderkammer viermal, Iris zweimal, Linse neunmal, Corpus vitreum sechsmal, Retina fünfmal, unbekannt einmal. Unter den intraokularen Splittern wogen die kleinsten $^2/_{10}$

und $\dfrac{5,4}{10}$ mg. Amberg meinte auf Grund der durchschnittlichen Gewichte der extrahierten Splitter, daß die Tiefe des Eindringens annähernd dem Gewicht proportional sei.

Schirmer (1908) konnte in Jahresfrist mit drei Modellen der Riesenmagneten (mit dem Schlösserschen, Volkmannschen und Mellingerschen Innenpolmagneten) arbeiten und vergleichende praktische Erfahrung sammeln. Er sah einen Nachteil des Innenpolmagneten darin, daß die mangnetischen Kraftlinien stets die gleiche senkrechte Richtung behalten, so daß z. B. eine Zugwirkung von unten nach oben nicht möglich sei. Als weiterer Nachteil erschien die Beschränkung der maximalen Leistung auf die Mitte des Ringes, so daß eine erhebliche Einbuße an magnetischer Kraft eintritt, sowie das Auge oder der Eisenstab die Mitte verläßt. Die maximale Leistung erwies sich in einem Fall als zu stark, so daß der Splitter durch die durchsichtige Linse fuhr, während er bei schwächerer Zugwirkung um den Linsenäquator gleitet.

Schirmer zog den Volkmannschen Magnet vor, auch weil man den Patienten, während er auf dem Operationstische liegt, operieren kann. Mellinger (1909) wies die Ausstellungen Schirmers zurück.

Gifford (1907) fand den Innenpolmagneten nach einigen kleinen Verbesserungen (Aufhängevorrichtung, Konstruktion einiger für das Eingehen in die Vorderkammer günstigen Kerne) sehr geeignet für die Extraktion von Eisensplittern im vorderen Bulbusabschnitt, während er ihn zur Extraktion von Splittern aus der Tiefe oder festsitzenden Splittern für nicht so wirksam hielt wie die Riesenmagnete von Haab oder Hirschberg.

Lampé (1913) berichtete über günstige Erfahrungen mit dem Innenpolmagnet an der Hand von 20 Fällen, bei denen 19 mal die Extraktion erfolgreich war, ebenso Harrison Buttler (1917), der ihn dem Haabschen vorzieht; Birkhäuser (1918).

Gradle (1916) gab einen Innenpolhandmagneten an von 11,5 cm Durchmesser, 4,3 cm Dicke und 1,28 kg Gewicht, der den Rändern der Augenhöhle und dem umliegenden Teile des Gesichts angelegt werden soll.

Vergleichende Untersuchungen über die Magnetleistungen und Versuche, sie zu steigern.

Neuerdings hat sich Hertel (1918, 1919) in wertvollen Untersuchungen mit den Magnetleistungen und mit Versuchen, sie zu steigern, beschäftigt und die Resultate bei extraokularer Anwendung großer Magnete mitgeteilt. Er hat bei 7 der bekanntesten von der Industrie gelieferten Modelle, darunter die von Haab, Schlösser, Volkmann, Mellinger, Schumann und bei 7 behelfsmäßig im Kriege hergestellten Magneten Zugkraftmessungen nach dem Vorgang von Volkmann angestellt. Es ergab sich, daß die Industriemagnete bei ganz geringer Kraftbeanspruchung durch unbeschwerte Probestahlkugeln von 0,25 g Gewicht große Differenzen in der Sprunghöhe aufwiesen und die Behelfsmagnete übertrafen. Mit zunehmender Belastung der Kugeln durch Bleigewichte nahmen die Differenzen ab, bei 200 g Belastung betrug die Sprunghöhe durchschnittlich 4—5 mm, bei starker Belastung näherten sich die Schlußwerte der Behelfsmagnete denen der Industriemagnete. Festsitzende Splitter können als solche stark belastete Zugobjekte betrachtet werden. In Übereinstimmung mit früheren Untersuchungen von Türk, Volkmann, Haab u. a. wurde die Zugkraft stark beeinflußt von der

Art des Poles. Der Rundpol hat die größte Feldtiefe und wirkte mit zunehmender Entfernung besser, während beim kurzen Spitzpol die Feldstärke in der Nähe überwog.

Die vergleichsweise Prüfung der klinischen Leistung mit den Industriemagneten ergab in Übereinstimmung mit der Probekugelprüfung, daß bei geringen und mittleren Anforderungen wohl Unterschiede bestanden und z. B. das größte Modell des Schumannschen Magneten überlegen war, daß aber bei den höchsten Anforderungen Bedingungen gegeben sind, bei denen wesentlich differente Wirkungen nicht mehr eintreten können und daß die Zahl der Versager bei Splitterextraktionen durch keines der bisherigen Modelle nennenswert beeinflußt wird.

Hertel suchte des weiteren Anhaltspunkte für die Höhe der Anforderungen, die bei ergebnislosen Extraktionen vorkommen, zu gewinnen. Er verschaffte sich eine ungefähre Vorstellung über die Kraft, mit der die festsitzenden Splitter in den Geweben zurückgehalten wurden, dadurch, daß die Splitter, die mit dem Magneten nicht gezogen werden konnten, auf mechanischem Wege durch Gewichtszug aus dem Gewebe des enukleierten Auges herausgeholt wurden. Die gefundenen Werte schwankten beträchtlich je nach dem Sitz und je nach der Größe der Splitter, sie gaben aber doch Anhaltspunkte, um wieviel die einzelnen Magnete in ihrer Kraftleistung hätten verstärkt werden müssen, um auch diese Splitter zu ziehen. Die zur mechanischen Entfernung notwendigen Gewichte waren besonders hoch bei Splittern, die in Exsudatschwarten saßen, noch höher bei den in der Sklera festhaftenden Splittern; ähnlich hohe Gewichtszahlen ergaben sich bei der mechanischen Extraktion von Splittern aus Bindegewebe und Muskeln, während Gehirnsubstanz weit geringeren Widerstand bot. Splitter von 1—10 mg erforderten ein Zuggewicht von 20—28 g bei Sitz in Iris und Ziliarkörper, 100—120 g bei Sitz in Exsudatschwarten, 150—300 g bei Sitz in der Sklera, 20—30 g bei Sitz im Optikus, 15—18 g bei Sitz in Linse in Kapsel, Splitter von 20—50 mg erforderten bei Sitz in Iris und Ziliarkörper 40 g, in Exsudatschwarten 100—150 g, in der Sklera 150 g, in Linse in Kapsel 10—15 g.

Da die mit Probekugeln gewonnenen Zugwerte der Magnete nicht ohne weiteres auf die bei Splittern vorliegenden Verhältnisse übertragen werden konnten, wurde, um die Bedingungen für den Vergleich der zur mechanischen Extraktion aufgewendeten Zugkräfte mit den magnetischen Leistungen möglichst anzunähern, auch die letzteren noch für Splitter verschiedener Größe gemessen. Eine Belastung der kleinen Splitter mit 2—5 g hob schon für alle Magnete die Anziehungsmöglichkeit der Splitter auf Entfernungen bis zur Iris auf. Nur eine Steigerung der Magnetzugkraft um das vielfache hätte die Extraktion der in der Tiefe festsitzenden Splitter ermöglicht. Ohne wesentliche Verstärkung der Magnete ist bei tiefsitzenden Splittern auf einen Erfolg nicht zu rechnen.

Zur Entscheidung der Frage nach einer Verstärkung der Nutzleistung der untersuchten Magnete wurde die Abhängigkeit der relativen Zugkraft der Magnete für die Entfernung von 25 mm von der elektrischen Leistung (Volt $\times$ Ampère) durch geeichte Apparate bestimmt, und zwar bei verschiedenen Polansätzen. Die Untersuchung ergab, daß beim Haabschen, Schlösserschen und Volkmannschen Magneten mit etwa 1 KW die Höchstleistung erreicht war, daß der Magnet von du Bois eine beträchtlich höhere Leistung bei 3,83 KW und der Schumannsche Magnet bei 6,5 KW Stromaufwand erzielten. Die Untersuchungen über die Abhängigkeit der Zugleistungen von der Stromstärke ergaben, daß Steigerungen der Wirksamkeit der Magnete wohl möglich sind, daß aber auch die bisher erzielten Höchstleistungen nur in beschränktem Maße den zu stellenden Anforderungen genügten.

Eine wesentliche Erhöhung der Zugkräfte wurde durch Benutzung des Ansatzes aus Kobalteisen erzielt.

Sodann wurde versucht, durch Beeinflussung der Splitter die Extraktionsbedingungen ·für Magnete zu erleichtern. Die Richtung, welche die Splitter zu den Magnetkraftlinien einnehmen, spielt für die Magnetwirkung eine große Rolle. HERTEL gab geeignete Maßnahmen an, sie in günstigem Sinne zu beeinflussen.

Jeder Eisensplitter wird durch den Magneten um so stärker angezogen, je mehr er mit seiner Längsachse in der Richtung der Kraftlinien des Magneten orientiert ist, weil in dieser Stellung der größtmögliche Kraftfluß durch ihn hindurchgeht. Steht der Splitter schief oder gar senkrecht zu der Kraftlinienrichtung, sinkt die Anziehung. Dieses durch Messung, bestätigte Moment hat praktische Bedeutung, weil die Mehrzahl der Splitter längliche Gestalt hat und häufiger im Winkel zur Sagittalachse des Auges fixiert ist. Wird der Magnet auf die Hornhautmitte aufgesetzt, so treffen die Kraftlinien die Splitter in schiefer, d. h. ungünstiger Richtung. Jeder magnetisierbare in ein Kraftfeld gebrachte Stab wird mit seiner Längsachse in der Richtung der Kraftlinien infolge der Zugspannung der in den Stab eintretenden Kraftlinien des Feldes gedreht. Die richtende Kraft des Magneten ist um so größer, je mehr Kraftlinien in gleicher Richtung verlaufen, je homogener das Feld ist. Die Größe dieser Drehkraft wurde von HERTEL beim VOLKMANNschen Magneten gemessen. Es zeigte sich, daß die richtende Wirkung des Magneten auf den gleichen Splitter in gleicher Entfernung bei gleicher Stromstärke 4 mal so groß war als die anziehende, wenn die Splitterachse in der Richtung der Magnetachse lag und 10 mal so groß bei senkrechter Orientierung des Splitters zur Magnetachse. Versagt bei zunehmender Behinderung der Beweglichkeit des Splitters durch Gewebswiderstand die Drehkraft, so wird die Zugkraft erst recht versagen.

Eine Steigerung der Drehkraft kann man dadurch erreichen, daß man die Magnete ohne Polansatz verwendet, da dadurch das Magnetfeld homogener wird. HERTEL ging dazu über, mit zwei Magneten zu operieren. Der eine wurde auf die Hornhautmitte aufgesetzt, der Hilfsmagnet seitlich in der Fortsetzung der schräg gerichteten Splitterachse. Eingeschaltet wurde zunächst der Hilfsmagnet. Als vorteilhafter erwies sich, den Hilfsmagnet nicht als Zug-, sondern als Drehinstrument auszubilden, und zwar durch Benutzung von Hufeisenmagneten, bei denen man zwischen den Polen ein fast ganz homogenes Kraftfeld findet, was für die richtende Kraft des Magneten besonders vorteilhaft ist. Messungen ergaben, daß mit dem Hufeisenmagneten eine beträchtliche Drehkraft entfaltet werden kann. Bei der Konstruktion ist zu beachten, daß der Hilfsmagnet längere Zeit eingeschaltet werden muß und sich nicht schnell erwärmen darf. Auch empfiehlt es sich, statt eines starren Hufeisenmagneten zwei Stabmagnete zu verwenden, deren einer Pol durch eine Eisenplatte verbunden ist, und die Pole verschieblich auf der Eisenplatte · aufzumontieren, so daß die Polabstände variiert werden können.

Bei Lockerungsversuchen empfiehlt es sich nach HERTEL, kleine Drehungen auszuführen und den Strom schnell hintereinander zu unterbrechen, was durch eine elektrisch-magnetisch betriebene Kurbel, die 70 Unterbrechungen in der Minute gestattet, leicht möglich ist. Am besten ist mit gleichzeitiger Röntgendurchleuchtung zu arbeiten. Ähnlich wie durch Hufeisenmagnete kann man durch Verwendung längerer Solenoide die Richtung des Splitters beeinflussen.

Die Methode ergibt, daß eine geeignete Ausnutzung des Einflusses, den wir auf die richtende Kraft der Magnete, auf die Orientierung des Splitters ausüben können, nicht unwesentlich zur Verbesserung der klinischen Leistungen der Magnetextraktionen beitragen kann.

HERTEL hatte auch klinisches und experimentelles Material über die Wirkung der Magnete bei intraokularer Anwendung gesammelt. Durch seine Ausweisung aus Straßburg durch die französische Regierung wurde er von seinem Material getrennt.

Die Entfernung von Eisensplittern aus dem Auge durch Einführen der Ansatzspitze eines kleinen Elektromagneten in das Auge. Intraokulare Magnetanwendung (Hirschbergsches Verfahren).

Die bei Benutzung des kleinen Elektromagneten zu beachtenden Grundsätze sind vor allem von HIRSCHBERG aufgestellt und durch zahlreiche Publikationen weiter entwickelt. Je nach dem Sitz des Splitters und je nachdem es sich um eine frische oder ältere Verletzung handelt, ist die Art des Vorgehens verschieden. Vor jeder Operation ist durch genaue Untersuchung des Auges und Heranziehen der diagnostischen Hilfsmittel, vor allem des Sideroskops und eventuell der Röntgenaufnahme, der Nachweis von Eisen im Auge zu erbringen und die Lokalisation des Splitters vorzunehmen. Inwieweit die Indikation dieses Verfahrens durch die extraokulare Anwendung starker Magneten eingeschränkt ist, wird später erörtert.

Vorgehen bei Sitz des Splitters im hinteren Bulbusabschnitt. Bei den in die Tiefe des Auges eingedrungenen Eisensplittern kommen nach HIRSCHBERG (1899) folgende Maßnahmen in Betracht.

Bei ganz frischen Verletzungen kann, nachdem bei unsichtbaren Splittern ihre Anwesenheit und ihr Sitz durch die Sideroskopuntersuchung gesichert sind, die Spitze des Magneten durch die eventuell mit einem Scherenschnitte etwas erweiterte Eingangswunde eingeführt und die Extraktion versucht werden. Handelt es sich um ganz kleine sklerale Wunden im oberen Bulbusabschnitt und Senkung des Splitters nach unten, oder ist ein kleiner Splitter im Bereich der Hornhaut ohne oder mit nur geringer Linsenverletzung in die Tiefe eingedrungen, so empfiehlt sich Extraktion durch sofortigen Meridionalschnitt in der Sklera.

Die von HIRSCHBERG früher (z. B. 1890) empfohlene Magnetsondierung bei frischen perforierenden Verletzungen mit Verdacht auf Eingedrungensein eines Eisensplitters, d. h. das sofortige probeweise Eingehen mit dem spitzen Magneten in den Glaskörper durch die vorhandene Wunde, ist seit Einführung der Sideroskopie in Wegfall gekommen und auch von ihm selbst verlassen. Schon vorher war dieses Verfahren auf Widerstand gestoßen z. B. bei MAYWEG (HILDEBRAND 1891), der sich zum Grundsatz gemacht hatte, die Sondierung des Glaskörpers ohne bestimmt gestellte Diagnose zu vermeiden.

Ist die Verletzungswunde zur Zeit der Beobachtung bereits geschlossen, so kommt die Extraktion durch den meridionalen Skleralschnitt in der Äquatorialgegend des Auges in Betracht. HIRSCHBERG, der dieses typische Operationsverfahren ausgebildet hat (1885, 1899), unterschied je nach dem Zeitpunkt die Operation als primäre, sekundäre und tertiäre: primäre d. h. innerhalb der ersten 24 Stunden nach der Verletzung, sekundäre d. h. während der Reaktionsperiode der Verletzung, tertiäre d. h. nach Abklingen der Reaktion und nach eventueller Einheilung oder Einkapselung des Splitters, selbst nach Jahren ausführbar.

Vor der Operation muß man sich möglichst genaue Aufklärung über den Sitz des Fremdkörpers verschafft haben. Bei nicht mehr ganz frischen Verletzungen mit sichtbarem Splitter ist möglichst bald zu operieren. Bei unbekanntem Sitz dagegen kann man ruhig etwas warten und muß zunächst unter Heranziehung aller diagnostischen Hilfsmittel den Sitz genau bestimmen. Nur falls Entzündung besteht, sind die Untersuchung und die Operation möglichst zu beschleunigen.

Ausführung der Magnetoperation mittels Meridionalschnittes nach HIRSCHBERG (1885, 1899). HIRSCHBERG hielt die Narkose für unbedingt nötig und schrieb einen großen Teil der schlechten Erfolge Anderer der meist nicht eingeleiteten Narkose zu. Andere, z. B. MAYWEG (HILDEBRAND 1891) sahen die Narkose als geradezu unvorteilhaft und die Kokainanästhesie als besser an. Ich selbst komme fast immer mit der Lokalanästhesie aus. Der Schnitt durch die Augenhäute soll hinter dem Ziliarkörper in meridionaler Richtung mittels des v. GRAEFESCHEN Linearmessers oder der Lanze geführt werden. Jedenfalls soll, worauf HIRSCHBERG besonders Wert legt, der Glaskörper mit dem Messer bis in die Gegend des Splitters gespalten werden, damit sich die Magnetspitze nicht erst selbst den Weg durch das Glaskörpergewebe bahnen muß. Der Einschnitt muß möglichst nahe an der Stelle, wo der Fremdkörper sitzt, angelegt werden.

Nachdem man den Meridian, in dem der Schnitt geführt werden soll, bestimmt hat, wird zunächst ein am besten dreieckiger Bindehautlappen gebildet und die betreffende Einschnittsstelle außen freigelegt. Dann stößt man das Messer gleich einige Millimeter tief in den Glaskörper hinein und vollendet bei steiler Messerführung den Schnitt durch die Augenhäute nach dem Äquator zu in einer Länge von etwa 5 mm. Das vordere Schnittende soll 6 mm vom Limbus entfernt bleiben. Ich benutze fast ausschließlich die Lanze zur Schnittführung. Sofort wird der Magnet eingeführt und einige Zeit, 5—20 Sekunden, daringelassen. Das Angezogenwerden des Fremdkörpers gibt sich meist durch einen metallischen Klang zu erkennen. Vorsichtig wird der Magnet aus dem Auge mit dem Fremdkörper herausgezogen, um das Abstreifen desselben an der Wunde zu verhüten. Möglichst schnell wird bei gelungener Extraktion nach Reinigung der Wunde der

Bindehautlappen wieder angelegt und mit Suturen vereinigt, so daß die Wunde subkonjunktival liegt und sich schnell und glatt schließen kann.

Bei Benutzung des starken Handmagneten, der eine. gewisse Fernwirkung besitzt, genügt es bei richtiger Schnittlage, und zumal bei Splittern, die frei im Glaskörper oder auf der Retina liegen, nur soeben die Ansatzspitze zwischen die Wundränder zu bringen und nicht in den Glaskörper vorzuschieben.

Wird der Einschnitt richtig gewählt und der Magnetansatz vorsichtig eingeschoben, so gelingt die Extraktion oft ohne Glaskörperverlust. Folgt der Splitter nicht sofort, so muß man mehrmals und tiefer eingehen. Dabei geht leichter etwas Glaskörper verloren. Stets ist auf möglichst geringe Verletzung des Glaskörpers und schonendes Vorgehen Bedacht zu nehmen. Auf die Wahl der Ansatzspitze ist großes Gewicht zu legen und stets sind verschieden geformte Spitzen ausgekocht bereit zu halten. Ich benutze zum bloßen Aufsetzen auf die Wunde am liebsten einen kurzen, dicken olivenförmigen Ansatz und zum Einführen in den Glaskörper eine kurze platte Spitze.

Waren alle Einführungsversuche vergeblich und handelt es sich um an sich ungünstige Fälle, zumal mit bereits erfolgter Erblindung, so kann man sich eventuell entschließen, den Schnitt zu erweitern oder selbst einen zum meridionalen Schnitt senkrechten Schnitt anzulegen, um beim nochmaligen Eingehen besser beikommen und möglichst eine direkte Berührung des Splitters bewirken zu können. Diese eingreifende Operation wird für den, dem ein großer Magnet zur Verfügung steht, nicht mehr in Frage kommen. Vielmehr wird, falls der Handmagnet erfolglos blieb, die Spitze des großen Magneten vorsichtig zwischen die Wundränder gebracht.

Ist die Operation mittels Meridionalschnitts beendet, so wird mehrere Tage das Auge unter Verband gehalten und anfangs Bettruhe eingehalten. Auch ist der Patient nicht zu früh zu entlassen. HIRSCHBERG empfahl 4—6 Wochen Klinikaufenthalt.

Die Gefahren der Magneteinführung mittels des skleralen Meridionalschnittes bestehen vor allem in der Verletzung des Glaskörpers und im Glaskörperverlust während der Operation, sowie in dem Auftreten von Glaskörperblutungen, zumal wenn der Splitter nicht sofort folgte und mehrmals der Magnet eingeführt wurde. Dagegen ist die Infektionsgefahr bei streng aseptischer Operation gering. Jede stärkere Glaskörperverletzung erhöht die Gefahr der Netzhautablösung durch Verdichtung und Schrumpfung des Glaskörpers. Während der Heilung treten zuweilen Nachblutungen auf. Die größte Gefahr ist aber die der Netzhautablösung, die selbst erst längere Zeit nach erfolgreicher Extraktion eintreten kann [z. B. DISTLER (1904) nach 7 Jahren]. HIRSCHBERG (1899) meinte selbst, daß keine Operation im Glaskörper als dauernder Erfolg gebucht werden kann, wenn man das Ergebnis nicht 2 Jahre lang beobachtet hat. Haab (1894, 1895, 1902, 1910) wies wiederholt auf die großen Gefahren der Netzhautablösung nach der Magnetoperation durch Meridionalschnitt hin.

Bei Eisensplittern im hinteren Bulbusabschnitt kann nur in seltenen Fällen unter bestimmten Umständen der Weg, von vorn her durch einen Schnitt am Hornhautrand mit dem Magneten in den Glaskörperraum zu gelangen, in Frage kommen. In Betracht kommen Fälle, bei denen das Auge infolge der Verletzung spontan nach Resorption oder Operation der Katarakt aphakisch ist, ferner Fälle, bei denen der Splitter dicht hinter der traumatischen Katarakt sitzt und bei denen er im Anschluß an die Kataraktentfernung extrahiert werden soll. Ausnahmsweise kann man Splitter, die nachweislich auf dem Ziliarkörper sitzen, selbst bei durchsichtiger Linse durch Einführung des Magneten von vorn her durch die Zonula mit Erfolg extrahieren.

Schließlich kann es gelingen, einen Eisensplitter, der hinten die Sklera durchbohrt hat und teilweise in ihr steckt, von der Außenfläche der Sklera her freizulegen und mittels des Magneten zu entfernen.

Vorgehen bei Sitz des Splitters im vorderen Bulbusabschnitt.

Bei der Entfernung von sichtbaren Eisensplittern aus dem vorderen Bulbusabschnitt gestaltet sich die Magnetoperation mittels Einführung der Ansatzspitze des Handmagneten höchst einfach und gelingt meist ohne Schwierigkeit. Nur kommt es darauf an, schonend ohne Gewebsverletzung, zumal bei klarer Linse ohne Linsenverletzung, den Splitter zu holen. Man muß einen je nach dem Fremdkörpersitz geeigneten und hinreichend großen Hornhautschnitt am Limbus mit Lanze oder Messer anlegen und die Ansatzspitze einführen. Hierbei können gegebenenfalls recht feine Ansatzspitzen gewählt werden, wenn sichere Aussicht besteht, den Splitter direkt zu berühren. Am besten wird dabei die Spitze unmagnetisch eingeführt und dann erst der Strom geschlossen und der Magnet magnetisch gemacht. Bei kleinen oberflächlichen, leicht zugängigen Splittern ist vielfach die Benutzung magnetisierter Lanzenmesser empfohlen. Da aber bei aufgehobener Kammer eine direkte Berührung des Splitters mit dem Magnetansatz nicht immer erzielt werden kann und da nach Abfluß des Kammerwassers der Splitter durch Druck der Gewebe stärkeren Widerstand findet, so kann man auf eine gewisse Fernwirkung des Magneten nicht verzichten und gebraucht eine ausreichend starke Zugkraft. Deshalb ist es das beste, zur Ausziehung der Splitter aus dem vorderen Bulbusabschnitt ebenfalls den großen Handmagneten zu benutzen.

Ich selbst operiere in der Regel folgendermaßen. Zunächst bringe ich durch extraokulare Anwendung des Magneten den Splitter gerade nach unten auf den Boden der Vorderkammer, lege dann nach außen mit der geraden Lanze einen recht großen Schnitt im Limbus an, führe bei Stromunterbrechung eine gebogene platte Ansatzspitze des großen Handmagneten bis zur direkten Berührung des Splitters ein, lasse den Strom schließen, extrahiere den Splitter langsam über die Iris hingleitend und reponiere die Iris mit einem platten Spatel. Liegt die Einstichstelle der Lanze nur um 90° entfernt vom Splitter und ist der Schnitt groß, so ist die Extraktion ohne jede Komplikation leicht möglich.

Besondere Vorsicht erfordern die Fälle, in denen der Splitter bei durchsichtiger Linse hinter der Iris in der Hinterkammer steckt oder sich gar von hinten her in die Iris eingebohrt hat. Unter Umständen empfiehlt es sich, zunächst ein Stück Iris zu exzidieren und dann den Splitter zu extrahieren. Wir kommen auf diese Fälle später noch zurück, da dieser Sitz durch Anwendung der starken Magneten hervorgerufen wird.

War bei Extraktion des Splitters aus dem vorderen Bulbusabschnitt die Iris nach der Wunde zu verschoben oder selbst vorgefallen, so kann man sie meist reponieren und eine nachträgliche Irisausschneidung umgehen.

Von den eisernen Fremdkörpern in der Hornhaut sind Gegenstand der Magnetoperation nur die wirklichen Splitter, zumal die, die bis in die Vorderkammer vorragen, nicht die Stahlfunken. Durch ein flach geführtes Messer oder eine Lanze werden die Hornhautlamellen vor dem Splitter vorsichtig eingeschnitten und die Magnetspitze aufgesetzt. Bei Splittern in der Sklera wird ähnlich verfahren. In der Regel empfiehlt sich hierbei die Anwendung des großen Magneten.

Bei subkutanen, im Lid sitzenden Splittern und bei orbitalen Splittern wird der Magnet möglichst bis zur direkten Berührung eingeführt, nachdem man auf den Fremdkörper eingeschnitten hat.

Die Mißerfolge bei der intraokularen Anwendung des Handmagneten bestehen einmal darin, daß die Extraktion nicht glückt und sodann darin, daß trotz gelungener Extraktion des Eisensplitters das Auge kein brauchbares Sehvermögen erhält oder nachträglich erblindet oder gar noch entfernt werden muß. Für die letzte Gruppe kommen als Ursache des Mißerfolges in Betracht in erster Linie die schon vor der Operation erfolgte Infektion, sodann die Schwere der Verletzung zumal bei großen Splittern, in den älteren Fällen ferner die Folgezustände der chemischen Wirkung des Eisens, Siderosis, Netzhautablösung usw. Dazu kommen in manchen Fällen schädliche Folgen der Operation, wie Glaskörperblutungen, vor allem Netzhautablösung. Manchmal wirken die verschiedenen Ursachen zusammen, zumal bei älteren Fällen ist die Resistenz des Auges gegen den operativen Eingriff vermindert. Nachblutungen während der Heilung hielt HIRSCHBERG (1908) für selten.

OLLENDORF (1905) berichtete über nachfolgende Neuroretinitis nach Extraktion eines Eisensplitters aus dem Glaskörper mittels Meridionalschnittes. Bei aseptischem Verlauf wurde der Patient mit $S = \frac{5}{18}$ nach 3 Wochen entlassen,

10 Tage später trat Abnahme des Sehvermögens durch Neuroretinitis auf und es kam trotz 4wöchiger Behandlung zur Erblindung. Als seltene Komplikation einer Magnetoperation erwähnte Friedenwald (1888) das Auftreten einer Iriszyste, die sich unter Erhaltung guter Sehschärfe entfernen ließ.

Das Versagen der Extraktion kommt vor, wenn der Eisensplitter zu fest in der Augenwand eingespießt sitzt oder gar teilweise oder ganz aus dem Auge wieder ausgetreten ist, ferner wenn er durch dichte Blutungen, durch fibrinös-eitriges Exsudat oder durch bindegewebige Fixierung und Einkapselung festgehalten wird. Außerdem kommen aber Fälle vor, in denen an sich der Splitter ausziehbar ist, die Methode aber wegen ungenügender Fernwirkung oder zu geringer Zugkraft des Magneten oder gar durch Unbrauchbarkeit des Instrumentes versagt.

Immerhin ist festzustellen, daß die Leistungsfähigkeit der Methode gegen früher bedeutend verbessert ist, erstens durch bessere Handmagnete und bessere elektrische Kraftquelle, zweitens durch genauere Lokalisation des Fremdkörpers mittels der Sideroskopie und Röntgenaufnahme, drittens durch bestimmtere Abgrenzung der Indikation und Vermeiden der ausgedehnteren Magnetsondierung des Glaskörpers, weiter durch sorgfältige Asepsis und bei dem skleralen Meridionalschnitt durch Bindehautlappenbildung mit nachfolgender Sutur.

Der Augenarzt, dem kein Riesenmagnet zur Verfügung steht, wird auch mit dem Handmagneten gute Erfolge erzielen können.

Die Resultate der intraokularen Anwendung des Handmagneten (Hirschbergsches Verfahren). Die Resultate der Magnetoperationen zusammenzustellen und statistisch zur Prüfung der Leistungsfähigkeit der Methode zu verwerten, hat gerade bei den Magnetoperationen der älteren Periode nur einen bedingten Wert. Die Fälle liegen zu verschiedenartig in Bezug auf Sitz und Größe des Eisensplitters, Dauer seines Verweilens, Ort und Stelle des Eindringens, Grad der mechanischen Verletzung, sowie hinsichtlich der Frage, ob die Verletzung aseptisch oder bereits infiziert war usw. Höchst verschieden war zudem in der ersten Zeit der Magnetoperationen die Brauchbarkeit und Zuverlässigkeit der Magnete, die persönliche Erfahrung und das Vertrautsein mit der Methode seitens der Operateure usw. Mit Recht hob deshalb Hirschberg (1899) hervor, daß die Werte a priori inkommensurable Größen sind.

Von größerem Wert sind die an der Hand etwas größerer Zahlen gewonnenen Resultate, die aus ein und derselben Klinik stammen. So hat Hildebrand (1891) über 66 Magnetoperationen aus der Maywegschen Klinik in Hagen, die in der Zeit von 1879—1890 dort ausgeführt wurden, berichtet. Bei den 66 Operationen wurde 53mal ein Eisensplitter mit Erfolg extrahiert, wobei 16mal, also in 31% aller Fälle, ein gutes und dauerndes Sehvermögen erzielt wurde. In 15 unter den 66 Fällen handelte es sich um Fremdkörper, welche sich in der vorderen Kammer, Linse oder Iris befanden. Bis auf einen mit bereits vorhandener Eiterung verliefen alle Fälle günstig.

Unter den 51 Fällen mit Eisensplitter im Glaskörper mißlang 13mal (26%) der Extraktionsversuch. Von den 38 erfolgreichen Fällen (74%) kam es zweimal zur Enukleation, 7 mal zur Phthisis bulbi mit Erhaltung eines Stumpfes und 6 mal konnte das Endresultat nicht festgestellt werden, in 7 Fällen wurde die normale Form erhalten, in 16 Fällen wurde ein gutes oder leidliches Resultat für das Sehvermögen erzielt, darunter 2 mal S = 1, 1 mal S = $^2/_3$, 3 mal S = $^2/_5$.

Hirschberg (1900) berichtete über 100 Fälle von Magnetoperationen. 21 Fälle betrafen die Hornhaut, Leder- und Bindehaut. In 14 Fällen saß der Splitter im vorderen Bulbusabschnitt, 13 mal gelang die Extraktion. 65 mal wurde mit dem Magneten in den Glaskörper eingegangen, der Splitter wurde 29 mal = 44,5 % extrahiert, 36 mal = 55,5 % versagte der Magnet. 7 mal wurde bei den gelungenen Fällen gutes Sehvermögen erzielt.

Neese (1888) besprach 42 Fälle von Magnetoperation aus der Hornerschen Klinik, die in den Jahren 1880—1885 vorgenommen wurden. In 18 Fällen saßen die Splitter tiefer als die hintere Linsenkapsel, 11 mal versagte bei ihnen die Operation. Bei den 7 gelungenen Extraktionen hatten 5 bleibenden Erfolg für Erhaltung des Auges, darunter 2 mal mit mäßigem Sehvermögen.

Hürzeler (1894) teilte 18 Fälle von Magnetoperation aus dem Glaskörper mit, die von Haab in den Jahren 1881—1892 nach dem typischen Hirschbergschen Verfahren, meist mit Meridionalschnitt, operiert waren. In 13 Fällen = 72,2 % gelang die Extraktion, 5 mal = 27,8 % nicht. 9 der 13 mit Erfolg operierten Augen = 69,23 % (50 % aller Splitterverletzungen) behielten einen Bruchteil des Sehvermögens, 2 Augen blieben der Form nach erhalten, 7 Augen gingen ganz verloren.

Betke (1893) brachte eine Kasuistik von 29 Fällen, in denen die elektromagnetische Sondierung oder Extraktion vorgenommen war. 6 mal blieb unentschieden, ob ein Eisensplitter im Auge vorhanden sei; 1 mal saß der Splitter in der Vorderkammer, 9 mal auf der Netzhaut, 12 mal im Glaskörper und 1 mal nach doppelter Perforation der Sklera außen zwischen Rectus internus und Opticus. 17 mal wurde der Fremdkörper extrahiert.

Neese (1888) stellte aus der Literatur 154 Fälle von Magnetoperationen zusammen, 30 % hatten mehr oder weniger Sehvermögen behalten, darunter 10 % ein gutes oder nahezu normales.

Hildebrand (1891) hat inkl. der von ihm mitgeteilten Fälle im ganzen 322 Fälle von Magnetoperationen aus der Literatur zusammengestellt, d. h. Fälle, in denen nach Eröffnung der Augenhäute der Magnet in das Innere des Auges eingeführt war. Von diesen 322 Fällen betrafen 80 den vorderen Abschnitt des Auges, der Rest betraf Extraktionen aus dem Glaskörperraum. Von den 80 Extraktionen aus dem vorderen Augenabschnitt verliefen 13 ungünstig infolge von vorhandener Eiterung usw., 77 lieferten ein vollkommenes Resultat. Von den 248 Operationen, bei welchen der Magnet in den Glaskörper eingeführt wurde, lieferten 74 kein Resultat, d. h. es gelang nicht, einen Eisensplitter zu extrahieren. In 174 Fällen wurde ein Eisensplitter extrahiert. 23 Fälle = 13 % führten zur Phthisis bulbi, 26 = 15 % erforderten nachträgliche Enukleation, in 34 Fällen war das Endresultat nicht zu ermitteln. Der Rest, 91 Fälle = 52 %, ergab ein befriedigendes Resultat; 29 mal = 16 % wurde die Form des Auges ohne Sehvermögen, 62 mal = 36 % wurde volle Sehschärfe oder ein Teil derselben erhalten.

Hürzeler (1894) hat eine Statistik über die Erfolge der Magnetoperation im Glaskörper aufgestellt, indem er die 248 Fälle der Hildebrandschen Statistik (1891) und die 65 von Hirschberg (1890) publizierten Fälle zusammenstellte. Bei diesen 313 Fällen förderte der ins Auge eingeführte Magnet in 203 Fällen

= 64,85 % den gesuchten Eisensplitter zutage, in den übrigen 110 Fällen = 35,15 % mißlang der Versuch, einen Fremdkörper zu extrahieren. Bei den 203 Fällen von gelungener Magnetextraktion gestaltete sich der Erfolg im einzelnen folgendermaßen: 1. die Sehschärfe blieb in höherem oder geringerem Grade erhalten in 69 Fällen, d. h. in 33,99 % (oder in 22,04 % aller Operationen, die mißlungenen eingerechnet), 2. der Bulbus konnte ohne Funktion erhalten werden in 35 Fällen = 17,24 % (oder 11,18 % aller Operationen), 3. das Auge ging vollständig verloren in 99 Fällen = 48,77 % (31,62 % der Gesamtzahl). Also in etwa $^1/_3$ der gelungenen Operationen wurde ein mehr oder weniger guter funktioneller Erfolg erzielt, während in etwa $^1/_6$ der Fälle wenigstens die Form des Auges erhalten werden konnte. In etwa der Hälfte der Fälle war das Auge für das Sehen verloren und mußte vielfach nachträglich enukleiert werden.

WILDER (1893) stellte 258 Fälle von Magnetextraktionen zusammen und fand 123 Mißerfolge, 58 gute und 40 mäßige Resultate, sowie 37 mal Erhaltung des Auges der Form nach.

ANDRESEN (1903) stellte 346 Fälle von HIRSCHBERGschen Magnetoperationen aus der Literatur tabellarisch zusammen. 224 mal = 64,7 % war die Extraktion gelungen, 122 mal = 35,3 % nicht. Unter 224 gelungenen Fällen war 79 mal = 35 % Visus $^1/_{10}$—1, 35 mal = 15,6 % mäßige Sehschärfe bis $^1/_{10}$, 46 mal = 20,9 % die Form erhalten, 6 mal = 2,7 % der Ausgang unbekannt und 57 mal = 25,4 % das Auge zugrunde gegangen.

Nach dem Jahre 1892 wurde von den meisten Operateuren nicht mehr allein der HIRSCHBERGsche Magnet angewandt, sondern die Extraktion mit dem großen Magneten nach HAAB kam immer mehr in Aufnahme. Von den Mitteilungen, die sich noch ganz oder fast ganz auf die Operationen mit dem Handmagneten beziehen, seien noch folgende angeführt. HELLGREN (1901) berichtete über 60 Fälle aus der Stockholmer Klinik, in denen ein Eisensplitter in den hinteren Bulbusabschnitt eingedrungen war und die mit dem HIRSCHBERGschen Magneten operiert waren. Die Extraktion gelang 43 mal = 71,7 % mit folgendem Resultat: 19 mal volle oder brauchbare Sehschärfe, 10 mal Lichtperzeption, 4 mal Erhaltung der Bulbusform bei Erblindung, 2 mal Phthisis bulbi und 8 mal nachträgliche Enukleation wegen Zyklitis, Panophthalmie oder sympathischer Entzündung (2 mal). FLEISCHER (1902) berichtete über 49 Operationen aus der SCHLEICHschen Klinik aus den Jahren 1895—1900, bei denen aus äußeren Gründen nur ganz wenige nach HAAB operiert waren, die meisten nach HIRSCHBERG. Von den 36 Eisensplittern im hinteren Bulbusabschnitt wurden 29, d. h. 81 % extrahiert, während 7 mal = 19 % die Extraktion mißlang. Bei den 29 gelungenen Extraktionen war das Resultat gut 15 mal = 42 %, mittelmäßig 4 mal = 11 % und schlecht 10 mal = 28 %. Am vorderen Bulbusabschnitt saß der Splitter 11 mal und wurde durchweg mit gutem Erfolg extrahiert.

ANDRESEN (1903) berichtete über 38 Fälle von Magnetoperationen, die in der VOSSIUSschen Klinik in Gießen in den Jahren 1891—1903 ausgeführt waren und zwar 9 mit dem alten HIRSCHBERGschen Modell und 29 mit dem verbesserten HIRSCHBERGschen Handmagneten. Unter den ersten neun Fällen, unter denen einmal der Splitter auf der Iris und achtmal im hinteren Bulbusabschnitt lag, gelang die Extraktion nur einmal bei einem Splitter im Glaskörper, doch stellte sich Netzhautablösung mit Erblindung ein. Bei den 29 mit dem verbesserten Handmagneten operierten Fällen fand sich der Splitter 6 mal im vorderen und 23 mal im hinteren Bulbusabschnitt. Bei den 6 Operationen im vorderen Augenabschnitt gelang die Extraktion fünfmal und einmal nicht, weil es ein Steinsplitter war. Bei den 23 Glaskörperoperationen gelang die Extraktion nur zwölfmal.

Weitere Mitteilungen über eine kleinere Anzahl von Operationsfällen finden sich u. a. bei Purtscher (1895), Coppez und Gunzburg (1900, 1901), Holth (1911), Lamb (1912), Chamberlin (1912), Crisp (1912), Jacqueau (1913), Rogers (1913), Meyerhof (1913), Weigelin (1917), Higbee (1917).

Die Entfernung von Eisensplittern aus dem Augeninnern mittels des starken Magneten. Extraokulare Anwendung des großen Magneten (Haabsches Verfahren).

Die bei Ausführung der extraokularen Magnetoperation mit dem großen Magneten in Betracht kommenden Regeln sind von Haab (1892, 1893, 1895, 1902, 1911, 1914) aufgestellt und ausgebildet. Die Art des Vorgehens hat in einzelnen Punkten gewisse Modifikationen erfahren. Anfangs wurde der Patient ausschließlich in sitzender Stellung operiert und das Auge an den Pol des in horizontaler Lage befindlichen, großen Magneten herangebracht. Volkmann (1902) hat zuerst seinen großen Magneten in einem Hängegestell montiert, so daß der Patient in liegender Stellung operiert und der Magnetansatz dem Auge angenähert werden kann. Seitdem sind, wie bereits vorher erwähnt wurde, auch andere Modelle entsprechend montiert, daß die Operation beim liegenden Patienten ausgeführt werden kann. Meistens wird aber der Patient in der ursprünglich von Haab angegebenen Art, in sitzender Stellung, operiert, und diese Methode kann deshalb bei der Beschreibung des Verfahrenz zugrunde gelegt werden. Die Operation wird am kokainisierten Auge ausgeführt.

Bei Kriegsverletzungen, bei denen die Verwundeten neben intraokularen Granatsplittern häufig schwere Granatsplitterverletzungen des übrigen Körpers aufwiesen, war vielfach die Operation in liegender Stellung erforderlich.

Vorgehen bei Sitz des Splitters im hinteren Bulbusabschnitt. Soll der Eisensplitter aus der Tiefe des Auges in die Vorderkammer gezogen werden, was die häufigste und wichtigste Aufgabe der extraokularen Magnetanwendung ist, so wird bei unbekanntem Sitz des Splitters immer und bei bekannter Lage in der Regel das Auge langsam an den Pol des in Kraft befindlichen Magneten so angenähert, daß die Hornhautmitte dem Polansatz gegenüber steht und ihn schließlich berührt. Dadurch wird die Gefahr vermieden, daß der Splitter ins Corpus ciliare gezogen wird. Handelt es sich um frische Verletzungen, bei denen der Splitter durch die Hornhaut und Linse in die Tiefe eingedrungen war, so kehrt oft der Splitter auf dem Eingangsweg durch die Linse zurück und erscheint in der Vorderkammer und kann bei noch offener Hornhautwunde durch sie wieder austreten.

Im übrigen gleiten die aus der Tiefe angezogenen Splitter besonders gern um die Linse herum und treten in die hintere Kammer über, wobei sie sich durch Vorbuchtung der Iris bemerkbar machen. Zuweilen gleiten sie ohne weiteres in die vordere Kammer durch die Pupille über. Sowie Vorbuchtung der Iris wahrgenommen wird, muß sofort der Strom unterbrochen und der Kopf des Patienten vom Magneten entfernt werden, damit sich der Splitter nicht von hinten her fester in die Iris einbohrt. Der Kopf und das Auge werden so gedreht, daß der entsprechend peripher angesetzte Pol den Splitter durch die Pupille in die Vorderkammer zieht. In allen Fällen, in denen man auf Herumleitung des Splitters um die Linse rechnen muß, ist vorherige maximale Mydriasis erforderlich. Ganz besondere Vorsicht ist geboten, wenn Splitter aus der Tiefe bei durchsichtiger Linse in die Vorderkammer übergeführt werden sollen. Um den Splitter ganz langsam anzuziehen und um den Linsenäquator herumzuleiten, muß des Auge ganz allmählich dem in Kraft befindlichen Magneten angenähert werden. Die ganz allmähliche Annäherung des Auges aus größerer Entfernung an den vollkräftigen Magneten ist der Schwächung der Zugkraft durch Herabsetzung der elektrischen Kraft mittels des Rheostaten vorzuziehen, wie bereits S. 1348 erwähnt wurde. Niemals soll man versuchen, den Splitter durch die Iris hindurch und gleichzeitig zur Kornealinzision heranzuziehen, da dabei leicht partielle oder totale Irisdialyse entstehen kann. Sitzt der Splitter hinter der Iris fest und läßt er sich nicht in die Vorderkammer ziehen, so wird die Operation mit dem Handmagneten beendet, wobei man durch entsprechend angelegten Schnitt die Ansatzspitze hinter der Iris vorschiebt. Nach meinen Erfahrungen ist das beste, einen großen Lanzenschnitt mit Einstich in 90° Entfernung vom Splitterradius anzulegen. Sitzt also der Splitter innen oder außen, so wird der große Schnitt oben oder unten angelegt, sitzt der Splitter oben oder unten, so wird der Schnitt außen angelegt.

HAAB (1902) hat in derartigen Fällen mehrmals mit gutem Erfolg eine Kornealinzision an der Stelle, wo der Splitter festsaß, angelegt, dann eine kleine Irisdialyse durch radiären Zug an der mit einer Pinzette gefaßten Iris hervorgerufen und nun mit dem großen Magneten den Splitter durch das Loch der Iris extrahiert. Nach HAAB soll man so weit als möglich eine Iridektomie vermeiden.

Abweichend von dem HAABschen Vorgehen empfahl SCHMIDT-RIMPLER (1895, 1902, 1904, ROTHE 1902), den in der Tiefe des Auges befindlichen Splitter durch Anlegen der Hornhautperipherie an den Pol des Riesenmagneten hinter den Ziliarteil der Iris zu ziehen, dann an der Stelle, wo er die Iris verbuckelt, zu iridektomieren und ihn mit dem Magneten zu extrahieren.

Das von HIRSCHBERG (1899, S. 42) angegebene Verfahren, erst den Fremdkörper in der Tiefe durch Ansetzen der Polspitze an die Sklera zu lockern und dann allmählich den Splitter der Bulbuswand entlang gleiten zu lassen durch entsprechende Drehung des Auges am Magneten mittels einer aus Neusilber bestehenden Pinzette, dürfte zu große Gefahren der Ziliarkörperverletzung bieten.

War der Splitter seitwärts durch die Sklera eingedrungen, so empfahl Haab, ihn, falls er nicht zu groß ist, stets durch die Vorderkammer und nicht durch die Skleralwunde herauszuziehen. Nur ganz große Splitter extrahiert er bei durchsichtiger Linse durch die Skleralwunde. War die Linse dagegen verletzt, so wählt er auch für sie den Weg durch die Vorderkammer.

Ist der Splitter aus der Tiefe in die Vorderkammer gezogen, so kann man bei frischer oder wenig fest verheilter Eingangswunde in der Kornea versuchen, den Splitter durch die eventuell mit einem Stilett wieder eröffnete Wunde vollends herausgleiten zu lassen. Oder man legt einen kleinen Schnitt im Limbus oder nach Haab mit einem v. Graefeschen Messer zwischen Hornhautrand und -mitte an und bringt den Splitter durch ihn heraus. Koster (1917) empfahl radiären Schnitt von 6 mm Länge über der Kammerbucht mit dem v. Graefeschen Messer. Haab bedient sich auch zum letzten Teil der Operation fast ausschließlich des großen Magneten, indem er die Spitze des Magneten an die Inzissionswunde andrückt. Andere Operateure, wie auch ich, benutzen in diesen Fällen dagegen zur Beendigung der Operation den Handmagneten (kombinierte Magnetanwendung), da es mit ihm schonender und sicherer gelingt, den Splitter aus der Vorderkammer zu extrahieren. Ich bringe den Splitter mit Hilfe des großen Magneten auf den Boden der Vorderkammer und extrahiere dann mittels des Handmagneten mit großem Lanzenschnitt nach außen, wie ich es S. 1367 angegeben habe. Kommt der tiefsitzende Splitter bei Anlegen des Magnetpols an die Hornhautmitte nicht zum Vorschein, weil er in der Tiefe festsitzt oder durch Blut und Exsudat ein Hindernis findet, so sucht man mit dem starken Magneten aus kürzerer Entfernung auf den Splitter zu wirken, indem man die Polspitze am Äquator bulbi aufsetzt. Dadurch kann es gelingen, den Splitter zu lockern, frei zu machen und zunächst gegen den Äquator bulbi zu ziehen. Als Zeichen, daß der Splitter beweglicher geworden ist, kann Schmerzempfindung auftreten. Auch kann man, falls der Fremdkörper sichtbar war, mit dem Augenspiegel kontrollieren, ob eine Änderung in der Splitterlage eingetreten ist. Wichtig ist ferner bei den Anziehungsversuchen, den Strom mehrfach zu öffnen und zu schließen, um ruckweise zu wirken und den Splitter zu lockern.

Gelingt die Vorziehung des Splitters in der ersten Sitzung nicht trotz mehrfachem und verschiedenartigem Polanlegen und trotz maximaler Stromstärke, so empfiehlt sich, die Lockerung und Vorziehung des Splitters mehrere Tage hintereinander zu versuchen. Zuweilen wird der Splitter erst nach mehrfachen Versuchen frei und folgt dem Magneten. So gelang es HAAB (1902) häufig, den Splitter nach 2—5maliger Magnetanwendung schließlich noch erfolgreich zu extrahieren. Gelingt die Lockerung nicht, so kommt die von HERTEL (1918, 1919) S. 1363 erwähnte Methode des Operierens mit einem Hilfsmagneten in Frage. Ist der Splitter hinten zu fest fixiert, so versagt auch diese Methode, wie ich mich selbst vor kurzem in einem Fall überzeugen konnte, bei dem ein länglicher, frei in den Glaskörper ragender Splitter mit seinem hinteren Ende in der Sklera festsaß. Da auch die Einführung der Spitze des Handmagneten und großen Magneten mittels Meridionalschnitt versagte, blieb nur übrig, den Splitter unter Führung des Augenspiegels mit der Pinzette zu extrahieren.

FEHR (1903) berichtete, daß ein im Glaskörperraum in ein Blutgerinnsel eingelagerter Eisensplitter erst am 17. Tage beim 11. Extraktionsversuch mit dem Riesenmagneten in die Vorderkammer übertrat, von wo er mit dem Handmagneten vollends extrahiert wurde. Der Splitter wog 1 mg und maß 0,2 : 0,8 : 1,25 mm. Die Kleinheit des Splitters und der Widerstand durch das Blutgerinnsel erklärte das anfängliche Versagen, während die Abnahme des Widerstandes durch Resorption der Blutung und die allmähliche Lockerung ihn schließlich nach vorn treten ließen.

Wiederholt wandte sich HAAB (1910) entschieden dagegen, daß die Splitter mit dem großen Magneten ähnlich wie früher mit dem kleinen seitwärts durch eine Skleralinzision aus dem Bulbus herausgezogen werden, ein Verfahren, dem DE SCHWEINITZ das Wort geredet hatte.

Mehrfach wurde skleraler Meridionalschnitt und Anlegen der Polspitze des starken Magneten an die Wunde zum Ausziehen tiefer Splitter erfolgreich benutzt, zumal wenn andere Methoden versagt hatten (MAYWEG 1897, SACHS 1898, BARKAN 1900, WAGENMANN 1905, POOLEY 1917 u. a.).

Vorgehen bei Sitz des Eisensplitters im vorderen Bulbusabschnitt: Im vorderen Augenabschnitt haftende Splitter, sei es, daß sie bei der Verletzung dort stecken geblieben waren, sei es daß sie, wie eben erwähnt, bei anfänglichem tieferem Sitz durch den starken Magneten dahin vorgezogen sind, können mittels des starken Magneten aus dem Auge ausgezogen werden, entweder bei frischen Verletzungen durch die noch offene oder mit einem Stilett wiedereröffnete Eingangswunde oder durch einen peripheren Hornhautschnitt.

Bei Splittern, die in der Hornhaut oder Sklera stecken, wird die betreffende Stelle an den Pol des starken Magneten gebracht, nachdem bei geschlossener Eingangswunde zunächst die vor dem Splitter liegenden Lamellen mit einem Linearmesser oder der Lanze vorsichtig durchtrennt sind.

Die Vorzüge des HAABschen Verfahrens bestehen in erster Linie in der Fernwirkung und der bedeutenden Zugkraft, so daß in der Tiefe des

Auges selbst festhaftende Splitter nach vorn gezogen werden können, sodann in der Einfachheit, Raschheit und großen Schonung des Auges, mit der vorgegangen werden kann. Ohne Zeitverlust, der bei frischen Verletzungen die Infektionsgefahr erhöht, falls der Splitter nicht aseptisch war, ist die Extraktion des Fremdkörpers möglich. Die Narkose ist unnötig, die Kokainanästhesie genügt vollkommen. Gegenüber der Einführung des Magneten mittels des Meridionalschnittes hat die Vorziehung des Fremdkörpers in die vordere Kammer den großen Vorteil, daß die Eröffnung des Glaskörperraums, die Einführung eines Instrumentes in den Glaskörper, der dadurch ermöglichte Glaskörperverlust, die Gefahr der Infektion, sowie gewisse Schädlichkeiten, die bei jeder perforierenden Skleralwunde und deren Vernarbung eintreten können, wie Blutungen, Netzhautablösung, Folgen des Narbenzugs usw. vermieden werden. Wenn ja auch bei vorsichtiger Ausführung der Magneteinführung mittels Skleralschnittes die Gefahren nicht groß sind, so sind sie doch nicht abzuleugnen. Der Grundsatz, möglichst ohne Einführung des Magneten und Verletzung des Glaskörpers auszukommen, ist um so berechtigter, als Augen mit intraokularem Eisensplitter öfters in ihrer Widerstandsfähigkeit gegen eingreifende Glaskörperoperationen herabgesetzt sind.

Ein weiterer Vorteil ist, daß das Verfahren ohne besondere Gefahr in allen den Fällen angewandt werden kann, die in diagnostischer Hinsicht nicht vollständig aufgeklärt werden können, zumal bei unsichtbarem Fremdkörper. Auch ein resultatlos bleibender Versuch, z. B. bei Verdacht auf doppelte Perforation, kann dem Auge nicht schaden, ganz im Gegensatz zu der in zweifelhaften Fällen unternommenen und früher empfohlenen Magneteinführung in den Glaskörper.

Gefahren des Verfahrens. Zweifellos birgt die Anwendung starker Magnete gewisse Gefahren in sich, die sich durch richtige Handhabung des Instruments und vorsichtiges Vorgehen zum Teil vermeiden lassen. Die Gefahren bestehen darin, daß der mit großer Kraft angezogene Splitter auf seinem Weg Augengewebe verletzt oder mit sich reißt. Bei unsichtbaren Splittern, der Unkenntnis ihrer Form und der Art, wie sie angezogen werden, ist die Gefahr der Verletzung erhöht.

In Betracht kommen vor allem Verletzungen des Ziliarkörpers, der Iris, der Linse, des Glaskörpers und der Netzhaut.

Gerät der Splitter in den Ziliarkörper, so kann er heftigsten Schmerz, Blutungen und starken Reizzustand am Auge veranlassen. Auch ist der in den Ziliarkörper geratene Splitter nur schwer zu entfernen. Man beugt der Ziliarkörperverletzung am besten dadurch vor, daß man genau die Hornhautmitte dem Magnetpol annähert.

Als eine seltene Komplikation, die offenbar auf eine Ziliarkörperreizung zu beziehen ist, beobachtete SCHIRMER (1894) einen Glaukomanfall nach Anwendung des Riesenmagneten. Bei einem Patienten mit eingeheiltem Fremdkörper im Augenhintergrund wurde der starke Magnet angewandt. Es stellte sich Schmerzreaktion, sowie reflektorische Pupillenverengerung ein, aber der Splitter kam nicht. Am Nachmittag desselben Tages trat ein heftiger Glaukomanfall ein. Tags darauf brachte die intraokulare Magnetanwendung mittels Meridionalschnittes den Splitter zutage. HIRSCHBERG (1900) beobachtete rapide Phthisis bulbi nach Anwenduug des großen Magneten. Ferner besteht die Gefahr, daß der aus der Tiefe vorgezogene Splitter sich in die Iris einbohrt und weiterhin Zerrung, Schmerzempfindung, Blutungen, sowie umschriebene oder ausgedehntere Iriszerreißungen veranlaßt. Zumal bei dem Versuch, mit dem großen Magneten den Splitter durch die Hornhaut nach außen zu ziehen, kann die Iris großenteils oder ganz herausgerissen werden. Über mehr oder weniger totale Aniridie durch Mitherausgerissenwerden der Iris berichteten SCHMIDT-RIMPLER (1895, 1904, 1908) in zusammen vier Fällen, SCHLÖSSER (1902), RISLEY (1904), WOODS (1907). In dem Fall von RISLEY erfolgte die Heilung trotz der Komplikation befriedigend, doch trat Abnahme des Sehvermögens ein, möglicherweise durch Amotio retinae. Wird bei maximaler Mydriasis operiert, wird ferner bei Vorbuchtung der Iris der Strom sofort unterbrochen, das Auge vom Magneten entfernt und die Stelle des Polansatzes entsprechend geändert, so läßt sich die Irisverletzung vermeiden. Ferner empfiehlt sich, die in die vordere Kammer gebrachten Splitter nicht mit dem starken, sondern mit dem Handmagneten zu entfernen; dadurch wird die Herausreißung der Iris verhütet.

Die Gefahr der Linsenverletzung besteht nur bei zu schnellem Angezogenwerden der Splitter, sowie bei allen großen Splittern. Werden kleine Splitter durch ganz allmähliche Annäherung des Auges angezogen, so gleiten sie leicht um den Linsenäquator und durchsetzen die Zonula ohne Linsenverletzung. Besitzt ein Auge mit kleinem Eisensplitter im Glaskörperraum volle Sehschärfe, so kann immerhin die Furcht vor der Linsenverletzung die Extraktion durch Skleralschnitt annehmbarer erscheinen lassen, falls die Chancen für erfolgreiche Operation günstig sind. (Vgl. z. B. einen von mir operierten Fall, bei dem es sich zudem um das allein sehtüchtige Auge handelte [BINDER 1907].) In einem derartigen Fall wäre die Linsenverletzung doch eine recht unangenehme Komplikation.

HAAB (1894, 1902) geht vielleicht zu weit, die Verletzung des Glaskörpers bei Meridionalschnitt für viel schlimmer zu halten, als die Linsenverletzung. SCHIRMER (1908) beobachtete bei Benutzung des Innenpolmagneten eine Durchquerung der durchsichtigen Linse.

Nach Einführung der Operation mit dem großen Magneten wurde mehrfach auf die Gefahren des Verfahrens hingewiesen, so z. B. von LINDE (1899). Die Befürchtungen, daß der große Magnet viel Unheil anrichten würde, sind nicht eingetroffen. Schwerere Komplikationen werden nicht häufig beobachtet. Außer den genannten Zufällen wurden noch Komplikationen bei der Operation erwähnt von BJERRUM (1897), SZILI und WEISS (1897), SACHS (1898). PISCHL (1900) sah nach erfolgreicher Extraktion später Netzhautablösung auftreten.

Versagen des starken Magneten. Auch der starke Magnet vermag durchaus nicht alle Eisensplitter nach vorn zu ziehen. Er kann versagen, erstens, wenn der Splitter zu fest in der Bulbuswand haftet, zweitens, wenn er von fibrinös-eitrigem Exsudat oder dichtem Bluterguß festgehalten wird (z. B. STEINER 1903, FEHR 1903), drittens, wenn er bei längerem Verweilen bindegewebig fixiert oder vollständig eingekapselt ist, und viertens, wenn er im Ziliarkörper sitzt, sei es, daß er primär bei der Verletzung oder sekundär bei der Operation aus Versehen dorthin gelangt ist.

Bei allen vier Ursachen von Versagen kann unter Umständen die Einführung des Handmagneten mittels Meridionalschnitts Erfolg haben, bei einem Teil der Fälle versagen aber beide Methoden. Es gibt eine kleine Anzahl von Fällen, bei denen alles vergeblich ist.

Sodann muß der Magnet versagen, wenn der Stahlsplitter schwach — oder unmagnetisch ist (siehe S. 1339). Auch gelingt es zuweilen nicht, kleinste punktförmige Splitter nach vorn zu bringen, da die elektromagnetische Kraft zu gering und der Gewebswiderstand zu groß ist. Ich selbst beobachtete, daß ein kleinster, im Glaskörper frei beweglicher Granatsplitter, der, wie die Augenspiegeluntersuchung feststellte, auf die Annäherung eines Magneten sofort reagierte, mit dem HAABschen Magneten nicht nach vorn zu bringen war.

Beim Versagen des starken Magneten muß man sorgfältig erwägen, ob nicht etwa doppelte Perforation vorliegt und der Splitter hinten das Auge verlassen hat. Die Röntgenaufnahme kann unter Umständen sicheren Aufschluß geben. Als Zufall ist beobachtet, daß bei doppelter Perforation der starke Magnet den Splitter subkonjunktival vorzog (MAYWEG 1902).

Als Beispiel vom Versagen beider Magneten, wenn der Splitter durch fibrinöses Exsudat festgehalten wird, möchte ich auf zwei von mir beobachtete Fälle hinweisen, die ich durch HOFFMANN (1902) und GIGGLBERGER (1914) habe mitteilen lassen und bei denen die pathologisch-anatomische Untersuchung Aufschluß über die Ursache gegeben hatte. Weitere Fälle von Versagen des großen Magneten habe ich durch RÖSSLER (1907) mitteilen lassen. In dem ersten Fall hatte der Riesenmagnet den Splitter wohl in seinem Bett gelockert, aber nicht vorgezogen, weil er an einer zarten Membran festhing, der kleine Magnet holte ihn durch Meridionalschnitt.

Bei Versuchen an Schweinsaugen mit Einklemmung von Splittern in kleine Wunden der hinteren Bulbuswand kann man leicht feststellen, daß der Gewebswiderstand der Zugkraft des starken Magneten auf weitere Entfernung eine Grenze setzt. Dabei gelingt es manchmal durch Einführung des Handmagneten den Splitter zu holen, manchmal versagt auch er, trotzdem er den Splitter berührt.

Ich verweise auf die S. 1362 angeführten Feststellungen von HERTEL (1918, 1919).

Erfolge des Haabschen Verfahrens. Die Anwendung starker Magnete hat außerordentlich schnell weitgehende Anerkennung gefunden und ist Allgemeingut der Augenärzte geworden. Schon bald nach den Haabschen Mitteilungen (1892, 1894, 1895) kamen zustimmende und anerkennende Äußerungen, so von Schlösser (1893), Deutschmann (1894), Wagenmann (1895), Schmidt-Rimpler (1895), Mayweg (1897), Schreiber (1897), Weeks (1897), Sachs (1898), Knapp (1899), Fisher (1899, 1903), Weill (1903) u. a.

Zweifellos hat das Haabsche Verfahren erreicht, daß eine viel größere Zahl von Eisensplittern glücklich extrahiert und damit eine größere Zahl von Augen gerettet wird und ein brauchbares Sehvermögen behält oder wieder erlangt. Das Gesamtresultat der Magnetoperationen ist ein viel besseres geworden. Das Verfahren hat, wie Hirschberg (1899, S. 41) selbst voll anerkennt, das Anwendungsgebiet der Magnetoperation erweitert, da es gefahrlos Splitter zu extrahieren gestattet, die man früher zu operieren Bedenken trug, zumal kleine Splitter in der Tiefe des Auges bei guter Sehschärfe und reizlosem Verhalten.

Mißerfolge nach gelungener Extraktion sind in erster Linie, ebenso wie bei der intraokularen Anwendung des Handmagneten, durch die bei der Verletzung hervorgerufene Infektion veranlaßt, seltener durch zu schwere mechanische Verletzungen infolge übergroßer Splitter und nur ausnahmsweise durch Zufälle, die mit der Operation zusammenhängen. Die Gefahren, besonders die der Netzhautablösung, sind geringer als beim Meridionalschnitt.

Von den zahlreichen Mitteilungen über Magnetoperationen mit dem großen Magneten seien hier einige Zusammenstellungen der Resultate von Magnetoperationen angeführt, bei denen ausschließlich oder fast ausschließlich der große Magnet zur Extraktion verwandt war.

Haab (1895) berichtete über seine mit dem großen Magneten an 43 operierten Fällen gemachten Erfahrungen. Bei den 43 Fällen saßen zwei Splitter tief in der Kornea, zum Teil in die Vorderkammer ragend, drei Splitter in der Vorderkammer oder auf der Iris, drei Splitter in der Linse, 35 Splitter nach hinten von der Iris und Linse, zehn davon deutlich sichtbar in der Retina. Bei den 43 Fällen war 36 mal die Extraktion mit dem großen Magneten erfolgreich, siebenmal mißlang sie teils wegen fester Einheilung, teils wegen Sitz im Ziliarkörper, teils wegen der Kleinheit der Splitter, einmal erzielte der große Magnet trotz Versagens eine genaue Lokalisation des Splitters durch die Schmerzreaktion, so daß die Extraktion mit dem kleinen Magneten gelang. Bei den sämtlichen Linsen-Glaskörper- und Retinalsplittern wurde in 60 % der Fälle ein brauchbares Auge erzielt.

Haab (1902) gab später einen Überblick über die während der ersten 10 Jahre mit dem großen Magneten ausgeführten Operationen. Die Zahl war auf 170 gestiegen, von denen 165 vorläufig zusammengestellt werden konnten. Mitgerechnet sind alle, auch die von vornherein aussichtslosen Fälle, wie die mit starker fibrinös-eitriger Entzündung oder die ganz veralteten Fälle mit fester

Einkapselung. Unter 165 Fällen wurde der Splitter 141mal, d. h. in 86 % der Fälle,· glücklich ausgezogen, während nur 23mal die Methode versagte. Bei den 134 schwierigeren Fällen mit tiefem Sitz des Splitters hinter der Iris und Linse wurde der Splitter 111mal = 83 % extrahiert. Unter 34 dieser Fälle, bei denen der Splitter nachweisbar in oder dicht vor der Retina saß, wurde er 28mal ausgezogen.

Von den 165 Fällen mußte das Auge 39mal meist wegen eitriger Entzündung enukleiert werden, bei 28 dieser Fälle war die Magnetoperation erfolgreich gewesen. Von den 141 Augen mit gelungener Extraktion waren 18mal die Augen nur erblindet zu erhalten, das Schlußresultat war unbekannt in 16 Fällen und 21 Augen waren später durch Operation brauchbar zu machen. 55 Augen wurden mit Visus $^1/_4$ und mehr geheilt, 3 mit Visus unter $^1/_4$. Die drei Gruppen 21 + 55 + 3 ergaben zusammen 79 für das Sehen brauchbare Fälle = 40 % der Gesamtzahl (165) und 56 % der erfolgreich extrahierten (141). In 80 der operierten Fälle war die Linse bereits verletzt.·

STEINER (1903) berichtete über 25 weitere innerhalb von $1^1/_2$ Jahren operierte Fälle aus der HAABschen Klinik. Dreimal gelang die Extraktion nicht gleich beim ersten Versuch, sondern erst nach wiederholter Anwendung. 22mal kam der Splitter sofort beim Stromschluß in die Vorderkammer. Das Resultat war: fünfmal Enukleation wegen Infektion, sechsmal Visus O oder weniger als Fingerzählen in 1 m, zweimal Katarakt mit besserungsfähigem Visus, zehnmal Visus erhalten (dreimal volle Sehschärfe, darunter zweimal bei Sitz des Splitters in der Retina, siebenmal V $^1/_6 - ^3/_4$).

KNAPP (1899), der 15 Fälle aus der amerikanischen Literatur zusammengestellt hatte, erwähnte 13 eigene Magnetoperationen mit dem starken Magneten und rühmte die großen Vorteile des HAABschen Magneten.

MAC CALLAN (1902) berichtete über 39 nach HAAB operierte Fälle und verglich die Resultate mit 18 Fällen, die mit dem kleinen Magneten operiert waren.

Unter den 39 mit starken Magneten operierten Fällen versagte der Magnet viermal; 29 Splitter befanden sich im Glaskörper. Neunmal = 31 % guter Visus, fünfmal = 17,2 % Hoffnung auf Besserung, dreimal = 10 % schlechter Visus, zwölfmal Enukleation = 41,3 %.

Bei den 18 Fällen mit kleinem Magnet war die Extraktion stets gelungen. Dreimal = 16,6 % guter Visus, sechsmal = 33,3 % Hoffnung auf Besserung, fünfmal·= 27,7 % schlechter Visus, viermal Enukleation = 22,2 %. Die Qualität der Resultate schien für das HAABsche Verfahren zu sprechen, doch ist, wie ich vorher erwähnte, eine derartige Vergleichung bei der Verschiedenartigkeit der einzelnen Fälle nicht angängig.

Nach ROTHE (1902) war unter 20 von SCHMIDT-RIMPLER mit dem HAABschen Magneten operierten Fällen das Resultat 19mal positiv und einmal wegen Eiterung negativ. SCHMIDT-RIMPLER (1904) berichtete bald darauf über die bis Ende 1902 operierten 38 Fälle, bei denen stets der HAABsche Magnet verwandt war und der HIRSCHBERGsche nur, wenn der Splitter in der Vorderkammer war. Der Riesenmagnet versagte dreimal, während in 92 % der Fälle die Extraktion gelang. Zehnmal handelte es sich um Splitter im vorderen Bulbusabschnitt einschließlich Linse und 28mal im hinteren Augenabschnitt. Bei den 35 gelungenen Extraktionen bestand 17mal brauchbares Sehen (darunter 14mal über $^1/_3$, 5 davon $^2/_3 - 1$), neunmal Lichtempfindung bis Fingerzählen in $^1/_2$ m und neunmal war nachträgliche Entfernung nötig.

Weill (1903) berichtete über 13 gelungene Extraktionen nach Haab: viermal guter Visus, fünfmal traumatische Katarakt, darunter dreimal mit Aussicht auf Besserung, dreimal Phthisis, einmal Enukleation. Unter 19 Eisensplitterverletzungen erzielte Silfvast (1903) elfmal mit dem Haabschen Magneten die Ausziehung, während sie achtmal versagte.

Barkan (1903) erwähnte zwei Gruppen von gelungenen Extraktionen mit dem Haabschen Magneten, bei der ersten Gruppe von elf Fällen waren drei Verluste, bei der zweiten von zehn Fällen zwei Verluste. Bei den acht geheilten Fällen der zweiten Gruppe saß der Splitter einmal in der Iris (gute Sehschärfe), sechsmal im Glaskörper (Visus $= {}^{12}/_{100} - {}^{20}/_{30}$), einmal in der Tiefe, wahrscheinlich im Glaskörper ($V = {}^{20}/_{70}$).

Fischer (1903) berichtete über 150 Magnetoperationen mit dem Haabschen Magneten. Unter 150 Fällen mit nachgewiesenem oder sicher vermutetem intraokularem Eisensplitter gelang 97 mal die Extraktion des Splitters, 49 mal kam kein Splitter und viermal wurde er bei Versagen des Magneten im entfernten Auge nachgewiesen. Das Endresultat der 150 Fälle war 96 mal gute Sehschärfe, 34 mal Erhaltung der Form des Auges und 20 mal Verlust des Auges.

H. Knapp und Stoll (1908) berichteten über 66 Fälle von Magnetanwendung. 51 mal wurde der Fremdkörper extrahiert, in vier dieser Fälle kam es noch zur Enukleation. Bei den Versagern mußte achtmal enukleiert werden, wobei sich der Splitter fand. Der Visus war elfmal $= {}^{6}/_{6} - {}^{6}/_{15}$, dreimal $= {}^{6}/_{15} - {}^{6}/_{60}$, fünfmal $= {}^{6}/_{66} - {}^{6}/_{150}$, 14 mal $= {}^{6}/_{170} - {}^{6}/_{600}$ und fünfmal $= 0$. Von zehn bei der Aufnahme infizierten Fällen wurden sieben geheilt. Bei 30 der extrahierten Fälle saß der Splitter hinter der Linse und war mit dem Augenspiegel nicht nachweisbar gewesen.

Weiter sind zu nennen die Mitteilungen von Luedde (1910), Dransart et Famechon (1910), Weigelin (1917).

Wahl der Methode und Indikation für die intraokulare und extraokulare Magnetanwendung (Hirschbergsches und Haabsches Verfahren). Hinsichtlich der Bedeutung und Wahl der beiden Methoden bin ich noch jetzt derselben Ansicht, der ich bereits 1895 auf Grund eigener Erfahrung Ausdruck gab. Ich halte die Operationsmethode mit dem starken Elektromagneten für eine überaus wichtige Bereicherung unserer operativen Technik. Die Methode hat sich auf das glänzendste bewährt und ist in weitaus den meisten Fällen von intraokularem Eisensplitter in erster Linie anzuwenden. Aber nach wie vor möchte ich betonen, daß der Handmagnet dadurch nicht vollständig entbehrlich geworden und verdrängt ist. Er behält in seiner verbesserten Form seinen wichtigen Platz bei den Magnetoperationen. Wer beide Magnete zur Hand hat, beide Methoden beherrscht, die Magnetoperation nur nach möglichst genauer vorheriger Diagnose und Lokalisation des Splitters unter Heranziehung von Sideroskopie und eventuell Röntgenaufnahme vornimmt, in jedem Fall und in jedem Stadium der Operation sich überlegt, welche Methode am einfachsten, schonendsten und sichersten zum Ziele führt, der wird die besten Resultate haben.

Eine genauere Indikation für die beiden Methoden zu geben, ist schwer angängig, da dem Ermessen des Operateurs im Einzelfall ein weiter Spielraum in der Wahl gegeben ist. Vielfach können sicher beide Methoden gleich gut zum Ziel führen. Die einzelnen Operateure ziehen die Grenzen des starken Magneten weiter, die anderen enger. Praun (1899) hat versucht für die beiden Verfahren die Indikationen abzugrenzen und zusammenzustellen. Im allgemeinen kann man sagen, daß bei Splittern mit Sitz im hinteren Augenabschnitt in der Regel der starke Elektromagnet zunächst anzuwenden ist und daß bei Splittern im vorderen Bulbusabschnitt hauptsächlich der Handmagnet in Frage kommt. Bei den tiefsitzenden Splittern hat sich die kombinierte Methode vielfach am besten bewährt, Vorziehung des Splitters mit dem starken Magneten und Beendigung der Extraktion aus dem vorderen Bulbusabschnitt mittels des Handmagneten. Auch gilt die Regel, daß, falls der eine Magnet versagt hat, der andere noch zu versuchen ist.

Stehen beide Magnete zur Verfügung, so lassen sich für die Art der Magnetoperation und die Wahl der Magnete je nach dem Sitz und den sonstigen Umständen etwa folgende Hauptindikationen aufstellen:

1. Sitz des Splitters in der Bulbuswand. Bei allen Eisensplittern in der Hornhautgrundsubstanz, zumal wenn sie in die vordere Kammer vorragen, ist in erster Linie der große Magnet anzuwenden, ebenso bei Splittern in der Sklera. Nur wenn der Splitter peripher in der Sklera sitzt, empfiehlt sich zunächst ein Versuch mit dem Handmagneten nach Freilegung des Fremdkörpers, weil man mit ihm besser beikommt.

2. Sitz des Splitters im vorderen Bulbusabschnitt. Bei frischen Verletzungen mit Verweilen des Eisensplitters in der vorderen Kammer, Iris oder Linse kann der große Magnet angewandt werden, wenn nach Lage und Art der Eingangswunde Aussicht besteht, den Splitter ohne Nebenverletzung durch sie herauszuziehen. Stößt die Extraktion durch die Eingangswunde auf Schwierigkeit, wird der kleine Magnet eingeführt, entweder durch Hornhautschnitt am Limbus oder durch die Eingangswunde. In allen anderen frischen oder älteren Fällen, in denen der Splitter in der Vorderkammer oder auf der Iris sitzt, ist das Beste die Einführung des Handmagneten durch Schnitt am Limbus, nachdem unter Umständen der Splitter durch extraokulare Anlegung des großen Magneten beweglich gemacht und an die Stelle gebracht ist, die für die Einführung des Handmagneten am günstigsten erscheint. Deshalb wird auch zur Beendigung der Extraktion der mittels des großen Magneten aus der Tiefe in die Vorderkammer vorgezogenen Splitter der kleine Magnet am besten benutzt (kombinierte Magnetoperation).

Sitzt der Splitter hinter der Iris und gelingt es nicht, ihn mit dem großen Magneten durch die Pupille in die Vorderkammer zu ziehen, so wird ebenfalls der Splitter aus der hinteren Kammer durch Einführung des Handmagneten extrahiert.

Bei nicht mehr frischen Verletzungen mit Sitz des Eisensplitters in der Linse kommt je nach dem Verhalten der Linse, der Art und Ausdehnung der Linsentrübung, der Quellung der Linse, dem Alter des Individuums in Frage entweder die Extraktion des Splitters gleichzeitig mit der Kataraktentfernung oder zunächst die isolierte Extraktion des Splitters aus dem Auge und eventuelle spätere Kataraktoperation. Soll der Splitter zusammen mit der Katarakt entfernt werden, empfiehlt sich die Einführung des Handmagneten durch den Hornhautschnitt. Soll zunächst der Splitter allein extrahiert werden, so wird der Splitter je nach seinem Sitz in der Linse entweder zunächst mit dem großen Magneten in die Vorderkammer gezogen und dann mit dem kleinen Magneten vollends extrahiert oder sofort durch Einführung des kleinen Magneten aus der Linse extrahiert.

3. Sitz des Splitters im hinteren Bulbusabschnitt. Bei allen frischen und alten Verletzungen mit Sitz des Splitters im hinteren Augenabschnitt und mit gleichzeitiger Linsenverletzung ist der Splitter mit dem großen Magneten in die Vorderkammer zu ziehen. Ist die korneale Eingangswunde noch offen oder ganz frisch verklebt, so kann der Splitter durch die Eingangswunde vollends ausgezogen werden. Freilich ist die Extraktion durch die kleine Eingangswunde besonders bei länglichen Splittern, die sich gern quer stellen, unter Umständen schwierig. Sonst ist stets die Beendigung der Ausziehung aus der Vorderkammer mit dem kleinen Magneten zu bewirken (kombinierte Magnetanwendung).

Bei allen unsichtbaren und vermutungsweise kleinen Eisensplittern ist die Überleitung aus der Tiefe in die Vorderkammer mit dem großen Magneten zu erstreben und die Operation mit dem kleinen Magneten zu beenden.

Bei frischen größeren Skleralwunden mit entsprechend großen Splittern in der Tiefe und durchsichtiger Linse wird der Fremdkörper entweder durch den an die Skleralwunde angenäherten großen Magneten herausgezogen oder, falls Sitz des Splitters in der Nähe der Skleralwunde festgestellt ist, die Ansatzspitze des großen Handmagneten eingeführt. Je nach Versagen des zuerst benutzten Magneten kann der andere versucht werden.

Ist bei größeren Splittern im Glaskörper und durchsichtiger Linse die Skleralwunde geschlossen, so ist zu versuchen, ihn durch einen skleralen Meridionalschnitt und Einführung des Handmagneten und, falls dieser versagt, durch Anlegen des Pols des großen Magneten an den Schnitt zu extrahieren.

Bei allen sichtbaren kleinen Eisensplittern, die im Glaskörper oder auf und in der hinteren Bulbuswand gelagert oder eingebettet oder eingeheilt sind, ist im allgemeinen stets die Überleitung des Fremdkörpers in die Vorderkammer mit dem großen Magneten zu versuchen, unabhängig von der Eingangspforte und der Zeit des Verweilens.

Unter besonderen Umständen, zumal wenn die Linse durchsichtig ist und volle oder gute Sehschärfe besteht, die Verletzung noch nicht lange zurückliegt und sonstige Folgezustände fehlen, kann die Extraktion mittels kleinen Meridionalschnitts und des Handmagneten in Frage kommen. Voraussetzung ist, daß die Chancen für die Operation besonders günstig liegen.

Bei allen Splittern, die im Glaskörper auf oder in der Bulbuswand stecken und die der große Magnet trotz mehrmaliger Anwendung und trotz aller Lockerungsversuche, eventuell unter Benutzung von zwei Magneten, nicht hat vorziehen können, sei es, daß sie zu fest eingespießt oder eingeheilt sind, sei es, daß sie durch fibrinöses Exsudat festgehalten werden, gelingt nicht selten die Extraktion mittels skleralen Meridionalschnittes und der Einführung des Handmagneten. Bleibt der kleine Magnet ebenfalls resultatlos, so kann noch der Ansatz des großen Magneten an oder durch den Meridionalschnitt gebracht werden.

Splitter, die bei der Verletzung oder versehentlich bei der Vorziehung tiefer Splitter in den Ziliarkörper eingedrungen und von dort mit dem großen Magneten nicht zu entfernen sind, werden, um weitere Verletzungen zu vermeiden, am besten mittels des durch Skleralschnitt eingeführten Handmagneten entfernt, nachdem man zuvor versucht hat, sie durch den großen Magneten nach dem Äquator bulbi zurückzuziehen.

In allen fraglichen oder zweifelhaften Fällen kann zu diagnostischen Zwecken der große Magnet angelegt werden. Auch der kleine Handmagnet kann unter Umständen extraokular dazu benutzt werden, um z. B. die Bewegung an einem fraglichen Eisensplitter festzustellen. Dagegen ist die Magnetsondierung des Glaskörpers mit dem kleinen Magneten zu verwerfen.

Versagen beide Magneten bei der Extraktion von Eisensplittern, so bleibt schließlich zuweilen der Versuch mit der Pinzette übrig, sowohl bei Eisensplittern in der Bulbuswand, als auch bei intraokularen, z. B. in Fällen von HUBBELL (1901), SWEET (1901). JACKSON (1909) berichtete über die Extraktion von festhaftenden Eisensplittern mittels einer magnetisch gemachten Schere.

In einem von mir beobachteten Fall gelang es nicht, einen im Glaskörper schwebenden, von verdichtetem Gewebe eingehüllten Granatsplitter mit dem HAABschen Magneten nach vorn zu ziehen. Ebenso versagte nach Meridionalschnitt die Einführung des starken Handmagneten und die Anlegung der Skleralwunde an den spitzen Pol des HAABschen Magneten. Erst mittels einer unter Führung des Augenspiegels eingeführten Kugelpinzette gelang es, den Fremdkörper zu extrahieren.

Über einen zweiten analogen Fall berichtete ich S. 1375.

Wird, wie in einem Fall von JENNINGS (1914), durch Röntgenaufnahme festgestellt, daß der Splitter die hintere Bulbuswand durchschlagen und teilweise den Bulbus verlassen hat, so kann es, eventuell unter temporärer Ablösung eines Muskels und Umwälzen des Auges, gelingen, den Splitter mit der Pinzette zu fassen und zu extrahieren.

Aus den zahlreichen Publikationen seit Mitte der 90er Jahre des vorigen Jahrhunderts geht hervor, daß die meisten Operateure beide Methoden handhaben und sich ergänzen lassen, daß einzelne fast ausschließlich den großen Magneten anwenden und daß es andererseits nicht an Stimmen gefehlt hat, die den großen Magneten ablehnen.

Haab (1902, 1910, 1911) hat die Indikation für seine Methode immer weiter gezogen und verwendet den Handmagneten fast gar nicht mehr.

Einen hinsichtlich des starken Magneten ablehnenden Standpunkt nahmen ein z. B. Szili und Weiss (1897), Peltesohn (1901), Braunstein (1902, 1903), Risley (1902). Marple (1904) bevorzugt den kleinen Magneten, ebenso zieht Baker (1906) den Meridionalschnitt vor, wenn er auch die Vorzüge des Riesenmagneten anerkennt, ebenso Lamb (1912, 1917), Chamberlin (1912), Dor (1913), Cridland (1916), Higbee (1917).

Die ungünstige Beurteilung der Verwendung des Riesenmagneten, die Stedman Bull (1910) auf Grund von 18 Dauerresultaten aussprach, wurde von Haab (1911) kritisch besprochen und als unzutreffend zurückgewiesen. In der Diskussion, die sich an den Vortrag von Stedman Bull anschloß, waren die Ansichten der amerikanischen Augenärzte über den Wert des Riesenmagneten geteilt (vgl. Haab 1911).

Von denen, die über die Anwendung beider Verfahren berichteten und zum Teil ausdrücklich dafür eintraten, nenne ich z. B. Wagenmann (1895, 1905), v. Hippel jun. (1896), der sich meiner Beurteilung der Methoden (1895) anschloß, v. Schütz-Holzhausen (1896), Sachs (1898), Hirschberg (1899, 1907, 1909), Holmstroem (1901), Dimmer (1901), Holth (1902), Karnitzky (1902), Mayweg (1902), v. Hippel sen. [(Davids 1903), (Takamura 1911)], Bernarts (1904), Binder (1905 aus der Jenaer Augenklinik), Wharton (1905), de Schweinitz (1905), Murray (1906), Wörtz (1906), Isakowitz (1906), Rössler (1907 aus der Jenaer Augenklinik), Béal (1908), Hausmann (1909), Kanzel (1910), Sir (1911), v. Krüdener (1912), Schmidt (1913), Elschnig (1913), Rogers (1913), v. Grosz (1913), v. Liebermann (1914), Weigelin (1917), Whiting und Goulden (1917).

· Bei den Kriegsverletzungen ist vielfach die Extraktion durch Meridionalschnitt angewandt, teils weil im Felde kein Riesenmagnet mit Starkstrom zur Verfügung stand, teils weil die Extraktion der Kriegssplitter mit Meridionalschnitt schonender erschien, teils weil der Riesenmagnet wegen Kleinheit oder Fixierung der Splitter versagte.

Krusius (1916) empfahl unter Umständen den Splitter an der dem Fremdkörper nächsten Augapfelstelle nach Spaltung der Hülle zu extrahieren. Pichler (1918) ging bei gut lokalisierten Kriegssplittern folgendermaßen vor: Durchtrennung der Sklera bis zu $^2/_3$ ihrer Dicke in der Splittergegend, Anbringen von zwei Zügelnähten an der Skleralwunde, vollständige Durchtrennung der Sklera bis auf die Aderhaut, Annähern der Magnetspitze, wobei der Splitter meist unter Durchbohrung der Aderhaut sich einstellte, vollständige Entfernung mit Handmagnet.

Ich führe noch einige Zusammenstellungen an, die sich auf Operationen mit beiden Magneten beziehen.

Mayweg (1902) hat 92 Fälle seit 1892 operiert, unter denen 20mal der Fremdkörper im vorderen, 72mal im hinteren Bulbusabschnitt saß. Von den 72 Extraktionen aus dem Glaskörper wurde 47mal der Splitter durch die Skleralwunde resp. durch Meridionalschnitt, 25mal durch die vorderere Kammer extrahiert. In der ersten Gruppe war der Visus 9mal $= 1 - \frac{2}{3}$, 12mal $= \frac{2}{5} - \frac{5}{70}$, 8mal $=$ Fingerzählen, 11mal $= 0$; 7mal Entfernung des Auges. In der zweiten Gruppe war der Visus 2mal $= \frac{1}{2}$, 4mal $= \frac{3}{5} - \frac{5}{70}$, 3mal $=$ Fingerzählen, 14mal $= 0$; 2mal Entfernung des Auges.

Karnitzky (1902) berichtete aus der St. Petersburger Augenklinik über 114 Magnetoperationen aus den Jahren 1897—1901. Der Sitz des Splitters war: viermal in der Hornhaut, viermal in der Vorderkammer, neunmal in der Iris, achtmal in der Linse und 89mal im Glaskörperraum. Die Extraktion gelang in 102 Fällen $= 89,6\%$. Bei den zwölf mißlungenen Fällen handelte es sich zweimal um Sitz in der Kornea, einmal in der Iris und neunmal im Glaskörper.

Bei den gelungenen Extraktionen ging das Auge zugrunde in 37,2 %, Visus unter 0,1 in 36,2 % und Visus von 0,1—1,6 in 26,4 %. Verwandt wurden beide Magnete; Hirschbergs Magnet 41mal, Haabs Magnet 43mal, kombinierte Operation, erst Haabs, dann Hirschbergs Magnet 18mal.

Aus derselben Klinik berichtete Kanzel (1910) über 145 in den Jahren 1902—1906 inkl. behandelte Eisensplitterverletzungen mit Sitz in den tiefen Hornhautschichten 15mal, in der Vorderkammer 8mal, in der Iris 11mal, in der Linse 7mal und im Glaskörperraum 104mal.

Die Magnetextraktion des Splitters wurde in 138 Fällen ausgeführt und gelang 126mal $= 91,3\%$. Sieben von den 15 Hornhautsplittern wurden ohne Magnet mit Instrumenten entfernt. Die zwölf Versager bezogen sich 1mal auf die Kornea, 2mal auf die Linse und 9mal auf den Glaskörper.

Bei den 7 gelungenen Extraktionen von Splittern aus der Hornhaut war benutzt 5mal der Handmagnet, 2mal der Riesenmagnet, bei den 11 gelungenen Extraktionen aus der Iris stets der Handmagnet, bei den 5 gelungenen Extraktionen aus der Linse 4mal der Handmagnet, 1mal kombinierte Anwendung beider Magnete, bei den 95 gelungenen Extraktionen aus dem Glaskörper 35mal der Handmagnet, 23mal der Riesenmagnet und 37mal kombinierter Gebrauch beider Magnete. Das Gesamtresultat bei den gelungenen Extraktionen war: Das Auge ging zugrunde in 27,7 %, Visus erhalten unter 0,1 in 35,7 %, Visus von 0,1—1,6 in 36,6 %. Das Auge ging zugrunde 14mal durch Uveitis purulenta, 8mal durch Uveitis chronica plastica und 12mal durch Phthisis bulbi.

Die Resultate der Magnetoperationen waren in der 5jährigen Periode 1902 bis 1906 inkl. besser als in den 5 Jahren 1897—1901, über die Karnitzky (1902) berichtet hatte, und wesentlich besser als in früheren Jahren. In den Jahren 1892—1896 waren 48 Extraktionen notiert, von denen nur 19 Extraktionen $= 39,5\%$ gelangen und unter 10 in der Zeit von 1886—1891 ausgeführten Extraktionen mit Hirschbergs kleinem Magnet waren nur 4 gelungen.

Davids (1903) brachte Mitteilungen über 57 Magnetoperationen, die v. Hippel sen. in Halle und Göttingen unter Benutzung beider Magneten ausgeführt hatte. Die 57 Operationen betrafen 56 Patienten, da einmal 2 Splitter eingedrungen waren und

zwei Operationen erforderten. Von den 57 Magnetoperationen gelangen 44 und
13 mißlangen. Bei den 13 mißlungenen kamen 5 mal der Hirschbergsche, 3 mal
der Haabsche und 5 mal beide zur Anwendung; in einigen Fällen war es fraglich,
ob ein Splitter im Auge saß, da Sideroskopie auch negativ blieb. Die 44 gelungenen Extraktionen verteilten sich auf 29 Fälle mit Splittern im hinteren und
15 Fälle im vorderen Augenabschnitt. Der Ausgang der 15 Splitterextraktionen
aus dem vorderen Augenabschnitt, bei denen 6 mal der Haabsche, 8 mal der
Hirschbergsche und 1 mal beide verwandt waren, ergab 4 mal Verluste, die nicht
der Operation zuzuschieben waren, 9 mal gutes Sehvermögen und 2 mal Erhaltung
der Form. Der Ausgang der 29 Splitterextraktionen aus dem hinteren Augenabschnitt war in 31 % gutes Sehvermögen, 34 % schlechtes Sehvermögen, 17 %
Erhaltung der Form, 10 % Phthisis und 6 % Verlust des Auges. Bei diesen
29 Fällen war die Extraktion ausgeführt 8 mal mit dem Hirschbergschen Magneten,
3 mal davon nach vergeblichem Versuch mit dem Haabschen, 7 mal mit dem
Haabschen, 3 mal davon nach vergeblicher Benutzung des Hirschbergschen und
14 mal unter Benutzung beider Magneten.

Takamura (1911) berichtete über weitere 65 Magnetoperationen aus der
Göttinger Augenklinik, die in der Zeit von August 1903 bis Februar 1910 ausgeführt waren. Die Operation betraf 64 Patienten, da einmal 2 Splitter eingedrungen waren. Die Extraktion gelang 54 mal, d. h. in 83 % der Fälle. 25 mal
war der Haabsche Riesenmagnet, 4 mal der Hirschbergsche Handmagnet und
25 mal beide angewandt.

Aus meinem Beobachtungsmaterial hat Binder (1905) über die in der Augenklinik zu Jena in den Jahren 1901—1905 vorgenommenen Magnetoperationen
ausführlich berichtet. Bei den 24 Fällen saß der Splitter 4 mal im vorderen
und 20 mal im hinteren Bulbusabschnitt. Die Extraktion gelang in allen Fällen
= 100 %. Die Art der Magnetoperation war folgende: Extrahiert wurden ein
Splitter aus der Kornea mit dem großen Magneten, zwei Splitter aus der Vorderkammer und Iris mit dem Handmagneten, ein Splitter aus der Linse mit kombinierter Anwendung beider Magneten.

Von den 20 Splittern in der Tiefe des Auges wurden extrahiert 2 durch
den starken Magneten aus der Eingangswunde, 10 unter Vorziehung mit dem
großen und Extraktion mit dem kleinen Magneten (kombiniertem Verfahren), 3
mit dem Handmagneten durch Meridionalschnitt, weil der große Magnet versagt
hatte, 2 sofort mit dem Handmagneten durch Meridionalschnitt bei durchsichtiger Linse, 1 mit Handmagnet, da er noch in der skleralen Eingangswunde steckte; 1 mal versagte der große Magnet, deshalb Meridionalschnitt und
Handmagnet und, da dieser versagte, holte ihn der große Magnet aus der Schnittwunde; bei einem ungewöhnlich großen zackigen Splitter zogen beide den Splitter
an, brachten ihn aber nicht aus der Wunde, weshalb er vollends mit der Pinzette
extrahiert wurde.

Da die Infektion für den Ausgang von größter Bedeutung ist, wurde sie
besonders berücksichtigt. Von 24 Fällen waren 12 deutlich infiziert. Bei diesen
12 infizierten Augen wurde 8 mal die Enukleation nachträglich (nach 5 Tagen
bis zu 1 Monat) ausgeführt, 2 mal wurde nur die Form des Auges erhalten und
2 mal Sehfunktion, darunter einmal S = $^2/_3$. Bei den 12 nicht infizierten Splitterverletzungen war 8 mal der Visus gut (6 mal $^2/_3$—1, 1 mal $^1/_2$, 1 mal $^1/_7$), 2 mal
Katarakt mit besserungsfähigem Visus und 2 mal Erkennen von Handbewegungen
durch Glaskörperblutungen mit Möglichkeit der Besserung.

Das Gesamtresultat war: 8 mal $V = \frac{1}{2}-1$ (7 aseptisch, 1 infiziert), 1 mal $V = \frac{1}{7}$ (aseptisch), 3 mal Katarakt (Visus besserungsfähig; 2 aseptisch, 1 infiziert), 2 mal Handbewegungen (Glaskörperblutungen, Visus besserungsfähig, aseptisch), 2 mal Form erhalten (2 infiziert), 8 mal Enukleation (alle infiziert). Die Verluste betrugen etwa 42 %, Visus erhalten in etwa 58 %.

Über 45 von mir in den Jahren 1910—1913 zu Heidelberg ausgeführte Magnetoperationen berichtete Frl. Herberger (1914). Sämtliche Operierte gehörten dem männlichen Geschlecht an, der jüngste war $4\frac{1}{2}$ Jahre, der älteste 65 Jahre alt. Die Operation versagte in 2 Fällen. Zur Aufnahme kamen am Tag der Verletzung 12 Verletzte = 26,6 %, am Tag nach der Verletzung 12 Verletzte = 26,6 %, in 3 Fällen lag Siderosis vor, da die Verletzung viele Monate oder Jahre zurücklag. 30 mal war die Eingangspforte korneal, 3 mal korneoskleral, 10 mal skleral gelegen, 2 mal unbekannt. 5 mal saß der Splitter im vorderen, 37 mal im hinteren Augenabschnitt, 2 mal war der Sitz unsicher. Von den 45 Fällen waren 12 infiziert, aber die Extraktion gelang stets. 3 mal mußte das Auge nachträglich exenteriert oder enukleiert werden, 1 mal trat Phthisis ein, 2 mal wurde volle Sehschärfe erzielt, 6 mal Fingerzählen, darunter waren aber 3 Fälle mit Katarakt besserungsfähig. Bei 31 gelungenen Extraktionen der nicht infizierten Splitterverletzungen war der Visus 2 mal $\frac{5}{5}$, 9 mal $\frac{5}{7,5}$, 5 mal $\frac{5}{50-25}$, 8 mal Fingerzählen bis 3 m, darunter 4 mal besserungsfähig bei Katarakt, 3 mal Ablatio retinae mit Fingerzählen, 4 mal Handbewegungen bei ungenügender Lichtempfindung.

Schmitt (1919) hat aus der Heidelberger Augenklinik über die Magnetoperationen bei Kriegsverletzungen berichtet. Bei 30 sicher magnetischen Splittern versagte der Magnet 2 mal, 1 mal offenbar wegen Doppelperforation, 1 mal weil der Splitter zu klein war. Der Riesenmagnet zog ihn an, brachte ihn aber nicht um die Linse herum nach vorn. Da es sich um das einzige Auge mit $S \frac{1}{2}$ handelte, wurde vom Meridionalschnitt bei der Kleinheit des Splitters abgesehen. In 15 weiteren Fällen versagte der Magnet, da es sich wahrscheinlich zum Teil um unmagnetische Splitter handelte. Eingeliefert waren die meisten Verletzten zwischen dem 3.—14. Tage nach der Verwundung, nur einer am 2. Tage. Die Splitter waren häufiger durch die Sklera als durch die Kornea eingedrungen, 3 mal saßen zwei Splitter intraokular. Mehr als die Hälfte der Fälle wies anderweitige, zum Teil schwere Verwundungen am Körper auf. Erzielt wurde 7 mal $S = \frac{5}{15-5}$, 6 mal $\frac{5}{50-25}$, 3 mal bis Fingerzählen in 3 m. 1 mal wurde nachträglich enukleiert. In den übrigen Fällen ist das Endergebnis meist wegen baldiger Verlegung nicht bekannt.

Hirschberg (1907) berichtete über 64 Fälle von Eisensplittern in der Netzhaut oder im Glaskörper, die in den Jahren 1896—1903 operiert waren, unter Verwendung beider Magneten. 36 Fälle = 56 % erlangten gute bleibende Sehschärfe, $\frac{2}{3}$ davon $\frac{1}{2}-1$; 9 waren aus dem Glaskörper, 27 aus der Netzhaut extrahiert, 22 Verletzungen waren frisch, 14 alt. Von diesen 36 Fällen waren 13, etwa $\frac{1}{3}$, mit dem Handmagneten allein und 23, etwa $\frac{2}{3}$, mit dem Riesen- und Handmagneten zusammen operiert.

Bei 6 unter den 64 Fällen = 9 % war das Auge der Form nach erhalten, das Sehen aber erloschen, in 22 Fällen = 34,5 % mußte der Augapfel entfernt werden: teils war der Splitter übergroß, teils war Zyklitis oder Sepsis bereits vorhanden gewesen. In 4 Fällen = 6 % (der Gesamtzahl) war die Ausziehung nicht gelungen. Verlust und Versagen waren also in 38 % und guter Erfolg in 53 % der Fälle vorhanden.

Aus der Tübinger Klinik hat Wörtz (1906) 66 Fälle von Magnetoperationen als Fortsetzung des Berichtes von Fleischer (1902) mitgeteilt. 13mal = 20 % saß der Splitter im vorderen, 53 mal = 80 % im hinteren Augenabschnitt. Bei den 13 Splittern im vorderen Augenabschnitt gelang die Extraktion stets, 12mal = 92 % war der Erfolg gut, 1mal = 8 % schlecht wegen Infektion. Bei den 53 tiefen Eisensplittern gelang die Extraktion 48mal = 90 %, und zwar 10mal mit dem Volkmannschen Riesenmagneten und 38mal mit dem Handmagneten (35mal unter meridionalem Skleralschnitt). 5mal gelang es nicht, den Splitter zu entfernen = 9,4 %. Das Auge ging verloren zusammen in 29 Fällen = 54 %, und zwar 16mal wegen Infektion, 5mal weil der Fremdkörper nicht entfernt, 8mal wegen Komplikation mit Ablatio retinae usw. Eine ungünstige Prognose ergaben die Extraktionen bei vorhandener Siderosis bulbi, unter 10 Fällen war nur 3mal der Erfolg befriedigend.

Hausmann (1909) berichtete über 103 Magnetoperationen, die in der Klinik zu Halle in der Zeit vom 1. Januar 1903 bis 1. September 1908 ausgeführt waren. Der Fremdkörper saß 18mal im vorderen und 85mal im hinteren Bulbusabschnitt. Das Endresultat war: 37mal Visus $^5/_5 - ^5/_{15}$, 11 mal Visus von $< ^1/_3 - ^1/_{30}$, 11mal Visus $< ^1/_{30}$, aber sämtlich besserungsfähig wegen Katarakt, 15mal Erhaltung der Form des Auges bei Visus $= 0$, 7mal Phthisis bulbi, 22mal Verlust des Auges durch Entfernung. Benutzt wurde meist die kombinierte Anwendung des Haabschen und Hirschbergschen Magneten, seltener der große Volkmannsche Magnet. Der Haabsche Magnet wurde bevorzugt, aber im übrigen individualisiert. Weiter sind noch zu erwähnen die Mitteilungen von v. Schütz-Holzhausen (1896) 46 Fälle, Holth (1902) 34 Fälle, Bernarts (1904) 39 Fälle, de Schweinitz (1905) 26 Fälle, Béal (1908) 27 Fälle, Lystad (1908) 47 Fälle, Holmstroem 30 Fälle, Wharton (1909) 50 Fälle, v. Barlay (1910) 110 Fälle, Holmstroem (1911) 68 Fälle, Sir (1911) 98 Fälle, darunter 46 Sitz im hinteren Augenabschnitt, Metge (1912), Szarvasy (1912), Schmidt (1913) 44 Fälle, Hüttemann (1913) 54 Fälle, Pauly (1913) 94 Fälle, v. Liebermann (1914) 204 Fälle, Weigelin (1917), Cords (1917), Palich-Szántó (1917), Klauber (1918), Schmitt (1919) bei Kriegsverletzungen aus der Heidelberger Augenklinik.

Goulden (1908) hat sich bemüht, bei 118 in Moorfields Spital in den Jahren 1901—1905 ausgeführten Magnetoperationen die Endresultate nach mindestens 1jähriger Beobachtung festzustellen. 42 Fälle konnten nachuntersucht werden, 38 Fälle waren unerreichbar und 38mal war das Auge enukleiert. Die Ursache der Enukleation war 7mal Panophthalmie, 6mal Reizbarkeit des Auges, 1mal Zyklitis, 6mal erfolglose Magnetoperation, 2mal Glaukom und im übrigen unbekannt. Benutzt waren zur Magnetoperation der Haabsche und der Hirschbergsche Magnet. Unter den 42 nachuntersuchten Fällen waren 17 mit Sitz des Fremdkörpers im vorderen Bulbusabschnitt und erfolgreicher Extraktion durch Kornea oder Limbus, und zwar 5 Fälle ohne Linsenverletzung mit S $= ^6/_{12}$ und mehr, 12 Fälle mit Linsenverletzung, davon 6 mit S $= ^6/_{12}$ und mehr, 6 mit geringem Visus, darunter aber bei 3 Fällen besserungsfähig.

Unter den 25 Glaskörpersplittern waren 16 durch Kornea und Limbus extrahiert; unter 6 dieser Splitter mit unverletzter Linse war 5mal Visus $^6/_{12}$ oder mehr und einmal Visus fast erloschen, und unter 10 mit verletzter Linse war 5mal Visus $^6/_{12}$ oder mehr, 3mal Visus schlecht, aber zu bessern, und 2mal Visus dauernd schlecht. 9mal war der tiefe Splitter durch Skleralschnitt extrahiert, nur bei einem dieser Fälle war der Visus $^6/_5$, sonst meist schlecht.

Weitere Mitteilungen über Magnetoperationen und ihre Resultate bei Anwendung verschiedener Modelle liegen vor von Rollet (1912), Sweet (1909, 1913), Grinbarg (1914), Emanuel (1918).

Über die Dauererfolge der Magnetextraktionen, besonders bei Eisensplittern im hinteren Bulbusabschnitt, ist zu erwähnen, daß in der Mehrzahl der Fälle das anfänglich erzielte Sehvermögen dauernd erhalten bleibt, daß aber in vielen Fällen nachträgliche Verschlechterung vor allem durch Netzhautablösung oder Katarakt eintritt, daß andererseits vielfach nachträgliche Verbesserung festzustellen ist teils durch Aufhellung des Glaskörpers, Rückgang einer Netzhautablösung (z. B. Weigel 1911), teils durch spätere Operationen bei gleichzeitiger Linsenverletzung.

Hilbert (1915) fand in einem Fall, bei dem 4 Jahre zuvor ein Stahlsplitter extrahiert war, am verletzten Auge zyklitischen Reizzustand und einen Hippus am anderen Auge, der nach Heilung der Iridozyklitis verschwand.

<hr>

Literatur zu § 200.

1534.   1. Brunschwygk Hieronymus, Dis ist das buch der Cirurgia, Hantwirkung der Wundartzney.   Zuerst 1497 erschienen in Straßburg.

1646.   2. Fabricii Hildani, Opera observat. a. curat. Francofurti. Ref. Hirschberg: Der Elektromagnet in der Augenheilkunde.   1. Aufl. 1885 und kürzer in der 2. Aufl. 1899. (Hirschberg gibt in 1882 u. 1885 das Jahr 1646 an, während in der 2. Aufl. 1656 angegeben ist.)

1745.   3. Milhes, S., zitiert von Snell, Brit. med. Journ. 1880.   Ref. Hirschberg: Der Elektromagnet in der Augenheilkunde. 1885. S. 2.

1779.   4. Morgagni, De sedibus et causis morborum Hebroduni. I. p. 215. Vgl. Hirschberg, Zentralbl. f. prakt. Augenheilk. 1882. S. 496 u. Der Elektromagnet. 1885.

1842.   5. Med. Zeitung vom Verein für Heilkunde in Preußen. S. 11.

1843.   6. Himly, K., Die Krankheiten und Mißbildungen des menschlichen Auges und deren Heilung. Herausgegeben von Dr. E. A. W. Himly.   Berlin. II. S. 95. Daselbst erwähnt Meyer: Med. Zeitung vom Verein für Heilkunde in Preußen. 1842. II.

1858.   7. Dixon, Ophth. Hosp. Rep. I. p. 282.

1859.   8. White Cooper, Lancet. I. p. 388.

1874.   9. McKeown, W., Extraction of a piece of steel from the vitreous humour by the magnet; recovery of almost perfect vision. Brit. med. Journ. June 20. p. 800.

1876.   10. McKeown, On the use of the magnet in the diagnosis of the presence of steal or iron in the eye and in the extraction thereof; with illustrative cases. Dublin. Journ. of med. Soc. Sept. LXII. p. 201.

          11. Hirschberg, Klinische Beiträge zur pathologischen Topographie des Auges. v. Graefes Arch. f. Ophth. XXII, 3. S. 136.   Einführung der magnetisierten Pinzettenbranche S. 157 erwähnt.

1878.   12. McKeown, W. A., Extraction of steel and iron from the eye by the magnet. Lancet. II. p. 253. Brit. med. Jeurn. May.

          13. McHardy, The applications of magnets for the removal or displacement of iron and steel chips from within the eye. Brit. med. Journ. I. p. 531. Lancet. II, 13.

1879. 14. **Hirschberg**, Ein seltener Operationsfall. Berliner klin. Wochenschr. Nr. 46. S. 681. Ref. Zentralbl. f. prakt. Augenheilk. S. 376.

15. **Manché**, I corpi estranei nell occhio e la calamita. Ann. di Ottalm. VIII. p. 225.

16. **Hassenstein**, Zur Kasuistik der fremden Körper in der Vorderkammer des Auges. Inaug.-Diss. München.

1880. 17. **Vossius**, Kasuistische Mitteilungen aus der akademischen Augenklinik des Herrn Professor v. Hippel in Gießen. Klin. Monatsbl. f. Augenheilk. S. 261.

18. **Wolfe**, Clinical lecture on traumatic cataract and other injuries of the eye. Brit. med. Journ. I. p. 233.

19. **Burgl**, Entfernung eines Stahlsplitters aus dem Glaskörperraum durch einen Elektromagneten. Heilung ohne alle Reaktion. Berliner klin. Wochenschr. Nr. 44.

20. **Fraenkel**, Entfernung eines Eisensplitters aus dem Glaskörperraume mittels Skleralschnitt und Anwendung des Magneten. Zentralbl. f. prakt. Augenheilk. S. 37.

21. **Vogler**, Ein Fall von einem Fremdkörper (Eisensplitter) im Augeninnern. Zentralbl. f. prakt. Augenheilk. S. 72.

22. **Gruening**, Magnet for the removal of particles of steel and iron from the interior of eye. Amer. med. Assoc. Sect. of Ophth.

23. **Oppenheimer**, A case of extraction of a foreign body from the vitreous chamber etc. New York med. Record. No. 20.

24. **v. Rothmund**, Offener Brief. Zentralbl. f. prakt. Augenheilk. S. 27.

1881. 25. **Knapp**, Zwei Fälle von Extraktion von Eisenstückchen aus dem Glaskörper, in dem einen Fall durch einen skleralen Lappenschnitt, in dem anderen mit einem Magneten. Arch. f. Augenheilk. X. S. 1.

26. **Alexander**, Extraktion eines Eisensplitters aus dem Glaskörper mittels des Elektromagneten. Zentralbl. f. prakt. Augenheilk. S. 337.

27. **Rheindorf**, Extraktion eines Fremdkörpers aus dem Auge mit Hilfe eines Magneten. Klin. Monatsbl. f. Augenheilk. S. 244.

28. **Candron et Debierre**, Fragment d'acier logé dans l'iris; tentatives infructueuses d'extraction à l'aide d'un aimant; iridectomie, guérison. Revue clin. d'ocul. Bordeaux. I. p. 81.

29. **Derby-Hasket**, Dr. W. Bradfords Elektromagnet. Amer. Ophth. Soc. July.

30. **Mc Hardy**, A clinical lecture, with cases, on foreign bodies within eye, and the electromagnet as an aid to their detection and removal. Brit. med. Journ. 26. March. Boston med. and surg. Journ. C, 4. Nr. 10.

31. **Galezowski**, Ectraction au moyen d'un aimant d'une tige de fer fixée dans la rétine. Recueil d'Opht. No. 31.

32. **Bronner and Appleyard**, A case of foreign body in the eyeball, removed by the use of an electromagnet. Brit. med. Journ. I. p. 595.

33. **Snell**, On the employment of the magnet and electromagnet etc. Brit. med. Journ. I. p. 843.

34. **Pagenstecher, H.**, Zwei Fälle von Extraktion von Eisensplittern aus dem Glaskörper. Arch. f. Augenheilk. X. S. 234.

35. **Samelsohn**, Zur Extraktionsmethode mittels des Magneten. Zentralbl. f. prakt. Augenheilk. S. 173.

36. **Krenchel**, Magnetens Anvendelse etc. Hosp. Tid. VIII. p. 761. Ref. Zentralbl. f. prakt. Augenheilk. S. 470.

37. **Knies**, Extraktion eines nicht sichtbaren Fremdkörpers aus dem Auge mit Hilfe des Elektromagneten. Klin. Monatsbl. f. Augenheilk. S. 30.

38. **Prout**, Entfernung eines Eisenstückes aus dem Glaskörper mit Erhaltung des Bulbus und der Lichtperzeption. Arch. f. Augenheilk. X. S. 329.

39. **Krause**, Zur Kasuistik der im Augengrund festhaftenden Fremdkörper. Zentralbl. f. prakt. Augenheilk. S. 105.

1881. 40. **Fröhlich**, Ein Elektromagnet. Klin. Monatsbl. f. Augenheilk. S. 1. — Anwendung des Elektromagneten mit nachfolgender Amputatio bulbi. Klin. Monatsbl. f. Augenheilk. S. 28.

41. **Schieß-Gemuseus**, Zwei Fälle von Extraktion von Fremdkörpern mittels Elektromagnet. Klin. Monatsbl. f. Augenheilk. S. 458.

42. **Hirschberg**, On the extraction of chips of iron or steel from the interior of the eye. Knapp's Arch. of Ophth. Dec. p. 369.

1882. 43. **Landmann**, Über die Wirkung aseptisch in das Auge eingedrungener Fremdkörper. v. Graefes Arch. f. Ophth. XXVIII, 2. S. 153.

44. **Leber**, Notiz über die Wirkung metallischer Fremdkörper im Innern des Auges. v. Graefes Arch. f. Ophth. XXVIII, 2. S. 237.

45. **Pflüger**, Elektromagnetische Entfernung eines Stahlsplitters aus dem Innern des Auges mit dauernder Funktion des Organs. Bericht der Univ.-Augenklinik in Bern für 1881.

46. **Little**, Removal of chip of iron from lens by electro-magnet. Ophth. Review. I. p. 243.

47. **Hirschberg**, Ein Fall von Magnetoperation. Berliner klin. Wochenschr. Nr. 21. S. 316.

48. **Yvert**, De l'extraction des corps étrangers du globe de l'œil, (morceaux de fer ou d'acier) au moyen de l'aimant. Recueil d'Opht. p. 385, 478 et 527.

49. **Klein**, Extraktion eines Eisensplitters aus dem Glaskörper vermittels des Elektromagneten. Deutsche med. Wochenschr. S. 710.

50. **Hill Griffith**, Removal of chip of iron from lens by electromagnet. Ophth. Review. I. p. 243.

51. **Hirschberg**, Über die Entfernung von Eisen- oder Stahlsplittern aus dem Augeninnern mit Hilfe des Elektromagneten. Zentralbl. f. prakt. Augenheilk. S. 495.

52. **Fröhlich**, Über den Polwechsel beim Gebrauch des Elektromagneten und über die Magnetnadel als diagnostisches Hilfsmittel. Klin. Monatsbl. f. Augenheilk. S. 105.

53. **Pargamin**, Ein Fremdkörper im Auge, durch einen Magneten herausgezogen. Wratsch. No. 38. Jahresb. über die ophth. Lit. Rußlands. Zentralbl. f. prakt. Augenheilk. S. 397.

54. **Pflüger**, Elektromagnetische Entfernung eines Stahlsplitters aus dem Innern des Auges mit dauernder Funktion des Organes. Bericht der Univ.-Augenklinik Bern pro 1881.

55. **Little**, Removal of chip of iron from lens by electro-magnet. Ophth. Review. I. p. 243.

56. **Schirmer**, Entfernung eines Eisensplitters aus dem Glaskörper durch Elektromagneten. Deutsche med. Wochenschr. Nr. 52.

57. **Schieß-Gemuseus**, 18. Jahresbericht der Augenheilanstalt in Basel. 2. Corpus alienum in retina. 4. Corpus alienum in iride.

58. **Berger**, Rapport sur une observation communiquée à la soc. de chir. 10. VIII. par M. le Dr. Galezowski: Blessure de la cornée etc. Revue gén. I, 1. Ref. Zentralbl. f. prakt. Augenheilk. S. 181.

59. **Reid**, Removal of foreign bodies from interior of eye by electro-magnet. Ref. Zentralbl. f. prakt. Augenheilk. S. 351.

1883. 60. **Snell, S.**, The electromagnet and its employment in ophthalmic surgery. London. Brit. med. Journ. II. p. 957. (Ausführl. Ref. Zentralbl. f. prakt. Augenheilk. S. 309, mit Zusatz des Referenten S. 314.)

61. **Ammundsen**, Et corp. alien. i taaresäkken fjaernet med elektromagneten. Hosp. Tid. I. No. 52. Jahresber. d. skandin. ophth. Literatur. Zentralbl. f. prakt. Augenheilk. S. 398.

62. **Hjort**, Elektromagnetisk Sonde. Norsk Mag. f. Lägevid. Jahresber. d. skandin. ophth. Literatur. XII. Zentralbl. f. prakt. Augenheilk. S. 395.

1883. 63. Griffith, A series of electromagnet cases. Ophth. Review. London. II.
No. 25. p. 325.

64. Howe, On the use of the electro-magnet in removing particles of iron
from the eye. Buffalo med. and surg. Journ. XII. March.

65. Page, The electro-magnet in the extraction of foreign bodies from the
eye. Med. News Philad. XLIII. p. 313.

66. Smith, Removal of a piece of steel from the vitreous by the electro-
magnet. Med. Press and Circ. London. XXXVI. p. 353.

67. Barkan, A chip of iron successfull removed from the interior of the
eye by the aide of the magnet. Pacific med. and surg. Journ. San
Francisco 1882/83. XXV. p. 412.

68. Snell, Removal of a piece of steel from the vitreous body by the electro-
magnet. Brit. med. Journ. II. p. 923.

69. Voltolini, Der Elektromagnetismus in der Augenheilkunde. Deutsche
med. Wochenschr. Nr. 20.

70. Zahl, Über die günstige Wirkung des Magneten usw. In.-Diss. Greifswald.

71. Fränkel, Entfernung eines Eisensplitters aus dem Glaskörper mittels
Skleralschnittes und Anwendung des Elektromagneten. Deutsche med.
Wochenschr. Nr. 46.

72. Munson, Foreign body removed from the iris, with remarks on the use
of the magnet. Med. Ann. Albany. IV. p. 51.

73. Hirschberg, Über die Magnetextraktion von Eisensplittern aus dem
Augeninnern. Berliner klin. Wochenschr. Nr. 5 u. Zentralbl. f. prakt.
Augenheilk. S. 78.

74. Wherry, A piece of steel removed from the eye by means of the ordinary
electro-magnet with pointed poles. Brit. med. Journ. I. p. 10.

75. Weiß, Extraktion eines etwa 4 mm langen, durch die vordere Kammer
ziehenden und im Sphincter iridis feststehenden Eisensplitters mit Hilfe
des Elektromagneten. Klin. Monatsbl. f. Augenheilk. S. 364.

1884. 76. Kipp, Clinical notes on cases of foreign bodies logded in or on the iris
and in the anterior chamber. Amer. Journ. of Ophth. I. p. 103.

77. Krebs, Elektromagnetisk etc. Hosp. Tid. R. 3. Bd. II. p. 385. Ref. Michels
Jahrb. f. Ophth. S. 693.

78. Franke, Über Fremdkörper in der Vorderkammer und Iris. v. Graefes
Arch. f. Ophth. XXX, 1. S. 211.

79. Chisolm, Removal of a piece of iron from the vitreous chamber by
means of the magnet needle. Med. News. XLIV. p. 509.

80. Hirschberg, Ein Fall von Magnetoperation. Berliner klin. Wochenschr.
Nr. 38. S. 601.

81. Holmes, A foreign body in the vitreous removed by means af a magnet.
Arch. Ophth. XIII. p. 238.

82. Dickmann, Über die günstige Wirkung des Elektromagneten zur Entfernung von Eisenstückchen aus dem Innern des Bulbus, nebst Mitteilung von zehn derartigen Fällen aus der Klinik des Herrn Dr. Rhein-
dorff in Neuß a. Rh. Inaug.-Diss. München.

83. Krückow, Ein Fall von Extraktion einer Nadel aus dem Auge vermittels
eines Elektromagneten. Russische Zeitschr. f. Ophth. Nov.-Dez. Jahresbericht der ophth. Literatur Rußlands für 1884. Zentralbl. f. prakt.
Augenheilk. S. 392.

84. Glascott, Removal of foreign bodies from the eye by the electromagnet.
Brit. med. Journ. I. p. 511 u. 672.

85. Eales, Removal of iron fragments from the eye by means of the electro-
magnet. Brit. med. Journ. I. p. 462.

86. Tangemann, The removal of small particles of iron or steel from the
interior of the eye by the use of the electro-magnet. Cincinnati Lancet
and Clin. XII. p. 257.

1884. 87. **Eales**, Two cases of removal of a piece of iron from the vitreous chamber of the left eye by the electromagnet. Lancet. March. p. 57.

88. **Mules**, Large steel chip in the vitreous body; removal with retention of normal vision. Brit. med. Journ. II. p. 361.

89. **Hjort**, Fünf Fälle von Magnetoperation. Jahresbericht d. skandin. ophth. Literatur für 1884. Zentralbl. f. prakt. Augenheilk. S. 408.

90. **Leber**, Beobachtungen über die Wirkung ins Auge eingedrungener Metall-splitter. v. Graefes Arch. f. Ophth. XXX, 1. S. 243. Fall 2. S. 250.

91. **Schmidt-Rimpler**, Krankenvorstellung. (Ärztl. Verein zu Marburg.) Zentralbl. f. prakt. Augenheilk. 1885. S. 149.

1885. 92. **Aub**, Removal of foreign bodies from the vitreous by aid of the electro-magnet. Transact. of the Amer. Ophth. Soc. Boston. 1884. III. p. 739.

93. **Snell**, The employment of the electro-magnet in ophthalmic surgery. Additional cases. Brit. med. Journ. I. p. 884.

94. **Alt**, Removal of foreign bodies from the vitreous by aid of the electro-magnet. Transact. of the Amer. Ophth. Soc. Boston. 1884. III. p. 739.

95. **Stevens**, A fragment of steel removed from the back ground of the eye, with the electro-magnet. Arch. Ophth. New York. XIV. p. 196.

96. **Meyer**, Eclat d'acier dans l'human vitré, extrait par l'électro-aimant. Arch. d'Opht. V. p. 179.

97. **Lancelot Minor**, Removal of a bit of steel from the crystalline lens with the electro-magnet. Transact. of the Amer. Ophth. Soc. Twenty-first meeting. p. 97. Amer. Journ. of Ophth. II. p. 153.

98. **Hirschberg**, Der Elektromagnet in der Augenheilkunde. Leipzig, Verlag Veit & Comp.

99. Jahresbericht der Massachusetts Augenklinik zu Boston für 1884. Zentralbl. f. prakt. Augenheilk. S. 96.

100. **Bödtker**, Järnsplint i. Glaslegemet fjärnet ved Magnet. Norsk Magaz. for lägevid. R. 3. Bd. XIV. p. 654. Jahresbericht d. skandin. ophth. Literatur. Zentralbl. f. prakt. Augenheilk. S. 385.

101. **Pooley**, Extraction of a foreign body from the vitreous with an electro-magnet. Amer. Journ. of Ophth. II. p. 186.

102. **Schreiber**, Fremdkörper in der vorderen Kammer und der Iris. 3. Jahresbericht der Augenheilanstalt in Magdeburg.

103. **Gallenga**, Di alcuni casi di corpi stranieri dell' occhio e relazione di estrazione coll' elettro-calamite. Gazz. clin. d. Torino. XXI. p. 97.

104. **Knapp**, Nine successive cases in which the electromagnet was used for the removal of fragments of iron from the interior of the eye. Transact. of the Amer. Ophth. Soc. Twenty-first meeting. p. 100.

105. **Dujardin**, Clinique ophtalmologique: éclat de fer dans la chambre antérieure, extraction avec l'électro-aimant. Lille.

106. **Birnbacher**, Ein Eisensplitter, der 25 Jahre in der Iris gesessen. Zentralbl. f. prakt. Augenheilk. August.

107. **Hirschberg**, Über Glaskörperoperationen. Berliner klin. Wochenschr. Nr. 29. S. 457.

108. **Rübel**, Extraktion eines Stahlsplitters aus dem Auge mittels des Elektromagneten. Zentralbl. f. prakt. Augenheilk. S. 237.

109. **Germann**, Th., Zur Kasuistik der Magnetoperationen. Zentralbl. f. prakt. Augenheilk. S. 317.

110. **Snell**, Deep-seated foreign bodies, with preservation of sight. (Ophth. Soc. of the Unit. Kingd.) Ophth. Review. p. 372.

111. **Galezowski**, De l'extraction des corps étrangers métalliques de l'œil à l'aide d'un aimant. Recueil d'Opht. p. 513, 584, 641.

112. **Fröhlich**, Extraktion eines Eisensplitters aus dem Glaskörper mit dem Elektromagneten. Fast volle Sehschärfe. Klin. Monatsbl. f. Augenheilk. S. 349.

1885. 113. Fröhlich, Extraktion eines Eisensplitters aus der Iris. Volle Sehschärfe. Klin. Monatsbl. f. Augenheilk. S. 351.

114. Jany, Ein neuer Fall von Magnetoperation am Auge mit Erhaltung der vollen Sehschärfe. Deutsche med. Wochenschr. Nr. 47. S. 815.

115. Jany, Demonstration eines Elektromagneten. Bericht über die 18. Vers. d. Ophth. Ges. zu Heidelberg. S. 241. Diskussion S. 241.

116. Haase, Offener Brief. Mitteilung eines Falles von Magnetoperation. Zentralbl. f. prakt. Augenheilk. S. 63.

117. Hjort, Extract of järnsplinter i. öjet med elektromagnet. Norsk Magaz. f. lägevid. R. 3. Bd. XV. p. 187.

1886. 118. Noyes, Foreign bodies in the globe. (Transact. of the Ophth. Soc. Twenty-second ann. meeting.) Ophth. Review. p. 274.

119. Woods, Notes on the localization of foreign bodies which have entered the vitreous chamber, and the subsequent treatment etc. Med. News. XLVIII. p. 453.

120. Webster, Removal of a piece of steel from the crystalline lens. Amer. Journ. of Ophth. p. 227.

121. Hirschberg, Der Elektromagnet in der Augenheilkunde. Deutsche Med.-Ztg. Nr. 22.

122. Hobbs, A foreign body in the eyeball removed by means of a magnet. Med. and surg. Rep. 1. May.

123. Nettleship, Case in which a chip of iron was removed from the vitreous by means of a magnet introduced through a counter-opening in the sclerotic; retina detached. Eye eventually lost and excised. Transact. of the Ophth. Soc. of the Unit. Kingd. VI. p. 419.

124. Nolins, Zwei Magnetoperationen mit Janys Elektromagneten. Deutsche med. Wochenschr. Nr. 22.

125. Seggel, Entfernung eines Eisensplitters mittels des Elektromagneten. Münchener med. Wochenschr. Nr. 16.

126. Snell, Splinter of steel removed from lens capsule by electro-magnet. Med. Press and Circ. n. s. XIII. p. 452.

1887. 127. Schreiber, Zystizerkus- und Fremdkörperextraktionen aus dem Bulbusinnern. 5. Jahresbericht von Schreibers Augenheilanstalt in Magdeburg.

128. Dithlefsen, Extraktion eines Eisensplitters mittels des Elektromagneten durch die Fossa patellaris nach Extraktion der Linse. Hosp. Tid. 3. R. V. p. 34.

129. Linde, Et par tilfälde af järnsplinter etc. Hosp. Tid. 3. R. V. No. 33. p. 769. Ref. Zentralbl. f. prakt. Augenheilk. S. 386.

130. Lancelot Minor, Zwei Fälle von Beseitigung eines Stahlsplitters aus dem Auge durch den Magneten. (Übersetzt.) Arch. f. Augenheilk. XVII, 4. S. 401.

131. Sachs, Extraktion eines Eisensplitters aus dem Glaskörper mittels des Elektromagneten. Völlige Heilung. Klin. Monatsbl. f. Augenheilk. S. 281. Nachschrift von Louis Wolffberg. Klin. Monatsbl. f. Augenheilk. S. 285.

132. Bayer, Bericht über die Augenabteilung des Stephanhospitals in Reichenberg für das Jahr 1886. Prager med. Wochenschr. XII. S. 127.

133. Zehender, Eine Magnetoperation. Klin. Monatsbl. f. Augenheilk. S. 317.

134. Pfalz, Luftblase im Glaskörper, Perforation der Linse ohne Kataraktbildung bei Verletzung durch einen Eisensplitter. Klin. Monatsbl. f. Augenheilk. S. 239.

135. Großmann, Traumatische Augenverletzungen. Wiener med. Presse. Nr. 46. Entfernung von Eisensplittern aus dem Auge durch den Magnet. Gyógyászat. S. 569 u. 582.

136. Mellinger, Über die Magnetextraktion an der Baseler ophthalmologischen Klinik. Inaug.-Diss. Basel.

1887. 137. Schwarzbach, Electro-magnet operation on the eye. Austral. med. Gaz. Sydney. VII. p. 57.

1888. 138. Friedenwald, Ein Fall von Iriszyste nach Magnetextraktion. Heilung durch Exzision mit Erzielung guter Sehschärfe. Zentralbl. f. prakt. Augenheilk. S. 341.

139. Laqueur, Über einen Fall von Magnetextraktion mit Erhaltung normaler Sehschärfe nebst Bemerkungen über Magnetoperationen. Zentralbl. f. prakt. Augenheilk. Okt. S. 289.

140. Neese, Beiträge zur Magnetoperation. (Aus der Klinik des verstorbenen Prof. Horner in Zürich.) Arch. f. Augenheilk. XVIII. S. 1.

141. Neese, Eine Erwiderung bezüglich zur Magnetoperation. Klin. Monatsbl. f. Augenheilk. XXVI. S. 412.

142. Pflüger, Zur Indikation der Magnetoperation. Klin. Monatsbl. f. Augenheilk. S. 287.

143. Hirschberg, Krankenvorstellung. (Berliner med. Ges. Sitzung am 15. Febr.) Zentralbl. f. prakt. Augenheilk. S. 55.

144. Hubbell, The electro-magnet in removal of steel from the interior of the eye. Buffalo med. and surg. Journ. XXVII. p. 545.

145. Gonella, L'elettro-calamita nell' estrazione delle scheggie di ferro dall' interno dell' occhio. Pisa, E. Spoeri.

1889. 146. Briggs, Notes on the electro-magnet in ophthalmology with a report of nine cases. Occidental med. Times. August. Ref. Zentralbl. f. prakt. Augenheilk. S. 460.

147. v. Forster, Fremdkörper im Auge. Münchener med. Wochenschr. S. 889.

148. Hotz, A few magnet extractions of iron fragments in the vitreous. Amer. Joürn. of Ophth. p. 263.

149. Tiffany, The electro-magnet in the removal of foreign bodies from the eye. Kansas City med. Index. p. 1.

150. Trompetter, Ein Fall von Beseitigung eines Stahlsplitters aus dem Auge mit dem Elektromagneten. Klin. Monatsbl. f. Augenheilk. S. 87.

151. Wadsworth, Two cases of extraction from the vitreous of steel which passed through the lens. Transact. of the Amer. Ophth. Soc. Twenty-fifth ann. meeting. New-London. p. 359.

152. Philipps, The electro-magnet. Journ. of Ophth., Otol. and Laryngol. I. Ref. Zentralbl. f. prakt. Augenheilk. S. 241.

153. Hirschberg, Über das Alter der Magnetoperationen. (Haesers Geschichte der Chirurgie. 1879.) Zentralbl. f. prakt. Augenheil. S. 271.

154. Snell, S., Some points of progress in ophthalmic surgery. Brit. med. Journ. 13. July.

155. Williams, Value to the electro-magnet in removing particles of iron from vitreous chamber. St. Louis med. and surg. Journ. No. 5. p. 293.

156. Wasiljew, Stahlsplitter im Auge. Entfernung mittels eines Magneten. Sitzungsb. d. Ges. d. Ärzte zu Kaluga. S. 11.

157. Hintze, Über Magnetextraktionen nebst Mitteilung von drei einschlägigen Fällen aus der Universitäts-Augenklinik zu Leipzig. Inaug.-Diss. Leipzig.

1890. 158. Fischer, Extraktion von Eisensplittern aus dem Glaskörper. Arch. f. Augenheilk. XXII. S. 18.

159. Hirschberg, Über die Ergebnisse der Magnetoperation in der Augenheilkunde. (Nach 100 eigenen Operationen.) v. Graefes Arch. f. Ophth. XXXVI, 3. S. 37.

160. Kessler, Operatieve Verwijdering van een ijzersplinter van de achtervlakte der Cornea. Nederl. Tijdschr. v. Geneesk. 2 de Deel.

161. Derby, Extraction of a fragment of iron from the interior of the eye by means of the electro-magnet; probable recovery. Boston med. and surg. Journ. CXXII. p. 372.

1890. 162. **Ferri**, Estrazione di scheggia di ferro dall' occhio coll' elettro calamita. Pinza elettro-magnetica. (XII. Congr. dell' assoc. oft. ital.) Ann. di Ottalm. XIX. p. 540.

163. **Hotz**, The extraction of the fragments of iron from the vitreous body with the magnet. West Report Chicago. XII. p. 11.

164. **Herrnheiser**, Bericht der Augenklinik des Prof. Dr. Sattler für das Jahr 1889. Prager med. Wochenschr. XV. S. 186.

165. **Snell**, The employment of the electro-magnet in ophthalmic surgery; additional cases and remarks. Brit. med. Journ. p. 1055.

166. **Post**, Removal of a piece of steel from the vitreous body with recovery of perfect vision. Amer. Journ. of Ophth. p. 148.

1891. 167. **Hildebrand**, 66 Magnetoperationen mit erfolgreicher Extraktion von 53 Eisensplittern aus dem Augeninnern. Arch. f. Augenheilk. XXIII. S. 278.

168. **McHardy**, Electromagnets for the detective and removal of fragments of iron etc. Transact. of the Ophth. Soc. of the Unit. Kingd. I. p. 220.

169. **Snell**, The electro-magnet and foreign bodies in the retina. Lancet. p. 1362.

170. **Thompson, T.**, Removal of fragment of steel from retina by means of electromagnet. Lancet. p. 1173.

171. **Adler**, Die Elektrotherapie im Dienste der Okulistik. Allg. Wiener med. Zeitschr. Nr. 11.

172. **Wood**, Electro-magnetic extraction of a piece of steel from the vitreous chamber of the eye. Amer. Journ. of Ophth. p. 127.

173. **Ferri**, Estrazione di scheggia dall' occhio coll' elettro-magneto. Ann. di Ottalm. XX, 5. p. 425.

174. **Fisher**, Removal of steel from the eyeball, and suggesting the use of magnetized instruments. Therap. Gaz. Detroit. VII. p. 740.

175. **Magawly**, Erfolgreiche Extraktion eines Eisensplitters aus dem Glaskörper mittels des Elektromagneten. Petersburger med. Wochenschr. Nr. 3.

176. **Holt**, Extraction of foreign bodies from the vitreous. Transact. Maine M. Assoc. X. p. 472.

177. **Leplat**, Extraction d'un éclat de fer conservé pendant 5 ans dans la chambre antérieure. Ann. Soc. méd.-chir. de Liège. XXX. p. 399.

1892. 178. **Knapp**, Attempt to remove a chip of steel from the back-ground of the eye successful through an accident which might have been avoided. Arch. Ophth. XXI. p. 362.

179. **Hotz**, Two cases of steel in the eyeball. Chicago clin. Review. 1892/93. p. 186.

180. **Theobald**, Removal of a fragment of steel from the vitreous chamber by means of the electro-magnet, with preservation of nearly normal vision. Amer. Journ. of Ophth. p. 265.

181. **Terson**, Des corps étrangers du cristallin; indications de l'intervention opératoire. Arch. d'Opht. XII. p. 156.

182. **Barnett**, A case of removal of a large piece of steel from the vitreous with the electro-magnet. Austral. med. Journ. Melbourne. XIV. p. 70.

183. **Meyer, E.**, Un cas d'extraction d'un morceau de fer intraoculaire à l'aide de l'aimant. Ann. d'Ocul. CVII. p. 189.

184. **Haab, O.**, Die Verwendung sehr starker Magnete zur Entfernung von Eisensplittern aus dem Auge. Bericht über die 22. Vers. d. Ophth. Ges. zu Heidelberg. S. 163.

1893. 185. **Schlösser**, Bedingungen zur Entfernung von Eisensplittern durch den Magneten. Bericht über die 23. Vers. d. Ophth. Ges. zu Heidelberg. S. 153 u. 242.

1893. 186. Betke, Ein Beitrag zur Kasuistik der Magnetoperation. (Festschrift für
       Prof. Schieß-Gemuseus. Basel, Verlag Schwabe.) Mellinger Beiträge
       zur Augenheilk. S. 7.

187. Zierminski, Extraktion von Eisenpartikeln aus dem Auge mittels des
     Hirschbergschen Elektromagneten. Przegląd lekarski. Ref. Zentralbl.
     f. prakt. Augenheilk. 1894. S. 523.

188. Blessig, Über Verletzungen des Auges. Mitteil. aus d. Petersburger
     Augenheilanstalt. IV. S. 18. (Protokoll des Vereins Petersburger Ärzte.
     Sitzung vom 19. Oktober.) Petersburger med. Wochenschr.

189. Fick, A. E., Zwei Fälle von Augenverletzungen. Korrespondenzbl. f.
     Schweizer Ärzte. XXIII.

190. Hürzeler, Über die Anwendung von Elektromagneten bei den Eisen-
     splitterverletzungen des Auges. Inaug.-Diss. Zürich.

191. Hubbell, Extraction of steel from the interior of the eye with electro-
     magnet. Buffalo med. and surg. Journ. February.

192. Johnson, A permanent magnet for use in removing foreign bodies
     in the cornea. Transact. of the Amer. Ophth. Assoc. Twenty-ninth
     meeting. p. 567.

193. Pockley, Chip of steel in vitreous humour; removal by electromagnet.
     Austral. med. Gaz. Sidney. XII. p. 209.

194. Thompson, Th., Removal of a chip of steel from the vitreous. (Ophth.
     Soc. of the Unit. Kingd.) Ophth. Review. p. 126.

195. Wilder, Electro-magnet extraction of foreign bodies. (Amer. Med. Assoc.
     Sect. of Ophth. Milwaukee.) Ref. Zentralbl. f. prakt. Augenheilk.
     S. 372.

196. Holt, Magnet removal of steel from the vitreous. (Amer. Ophth. Soc.)
     Ophth. Review. October.

197. Haab, Über die Anwendung sehr großer Magnete bei den Eisensplitter-
     verletzungen des Auges. Korrespondenzbl. f. Schweizer Ärzte. XXIV.

198. Schlösser, Über Entfernung von Eisensplittern aus dem Auge. (Vortrag
     im ärztlichen Verein München.) Münchener med. Wochenschr. Nr. 12.

1894. 199. Theobald, Removal of foreign body from the eye. John Hopkins
       Hosp. Bull. Baltimore. IV. p. 111.

200. Wheelock, Foreign body in vitreous removal with a cylindrical rod
     of magnetized steel; etc. Nayne med. Magaz. 1893/94. II. p. 327.

201. Gillmann, The employment of the electro-magnet in ophthalmic prac-
     tice. Proceedings of the Michigan State med. Soc. Ref. Zentralbl.
     f. prakt. Augenheilk. p. 515. Journ. Amer. med. Assoc. Chicago. XXII.
     p. 867.

202. v. Forster, Über Magnetoperationen. (Mittelfränkischer Ärztetag.)
     Münchener med. Wochenschr. S. 644.

203. Baker, The use of the electro-magnet in removing foreign bodies from
     the eye. Ophth. Record. III. p. 467.

204. Knapp, Two recent magnet-operations. Transact. of the Amer. Ophth.
     Soc. p. 52.

205. Perles, Zur Kasuistik der Entfernung von Fremdkörpern aus dem
     Auge. Berliner klin. Wochenschr. Nr. 28.

206. Berry, Removal of a piece of steel from the vitreous chambre twelve
     days after accident; full vision. Edinburgh Hosp. Rep. II.

207. Fischer, Extraction of chips of iron in the vitreous. Arch. of Ophth.
     XXIII. p. 165.

208. Hotz, The extraction of fragments of iron from the vitreous body with
     the magnet. Med. and Surg. Rep. Philadelphia. p. 521.

209. Sulzer, Adaptation des Elektromagneten zur Extraktion von in den
     Bulbus eingedrungenen Eisensplittern. (Bericht über den XI. internat.
     med. Kongr. Rom.) Arch. f. Augenheilk. XXIX. S. 53.

1894. 210. Hürzeler, Über die Anwendung von Elektromagneten bei den Eisen-
            splitterverletzungen des Auges. Beiträge z. Augenheilk. II. Heft 13.
            S. 242.
       211. Haab, O., Ein neuer Elektromagnet zur Entfernung von Eisensplittern
            aus dem Auge. Beiträge z. Augenheilk. II. Heft 13. S. 290.
       212. Deutschmann, Extraktion eines Eisensplitters aus dem Glaskörper
            mit Anwendung eines starken Elektromagneten. Beiträge z. Augen-
            heilk. II. Heft 13. S. 319.
       213. Schirmer, Ist die extraokuläre Anwendung des Elektromagneten un-
            gefährlich? Deutsche med. Wochenschr. XX. S. 393.
       214. Schirmer, Die McKeown-Hirschbergsche Methode der Magnetextrak-
            tion. Erwiderung an Herrn Prof. Hirschberg. Deutsche med. Wochen-
            schrift. S. 592.
       215. Hirschberg, Über die Entfernung von Eisensplittern aus der Netz-
            haut. Deutsche med. Wochenschr. Nr. 23 u. 25. S. 494 u. 530.
       216. Hager, Über die Gefahren der extraokularen Magnetapplikation. Inaug.-
            Diss. Greifswald.
       217. Dombrowsky, The value of strong electro-magnet in the removal of
            pieces of steel from the interior of the eye. Med. Fortnightly St. Louis.
            p. 673.
1895. 218. Purtscher, Kasuistische Beiträge zur Beurteilung des Wertes der
            Magnetextraktion. Zentralbl. f. prakt. Augenheilk. S. 97.
       219. Schmidt-Rimpler, Die Anwendung starker Elektromagneten zum
            Herausziehen von Eisensplittern aus dem Auge. Berliner klin. Wochen-
            schrift. Nr. 40.
       220. Haab, O., Die Zurückziehung von Eisensplittern aus dem Innern des
            Auges. Bericht über die 24. Vers. d. Ophth. Ges. zu Heidelberg. S. 186.
       221. Wagenmann, Diskussion. Ebenda. S. 196. Seggel S. 199. Thier, Schlösser,
            Leber.
       222. Haab, Atti dell' XI Congresso. Med. internat. Roma. VI. p. 93.
       223. Thorién, Fremdkörper im Auge. Extraktion durch Elektromagneten.
            Hygiea. I. S. 542.
       224. Spencer Watson, An eye lost after removal of a foreign body by
            the electro-magnet. (Ophth. Soc. of the Unit. Kingd.) Ophth. Review.
            p. 396.
       225. Weisz, Magnetoperation nach Hirschberg. Szemészet. No. 6. Wiener
            klin. Rundschau. Nr. 51.
       226. Mitchell, The electro-magnet for the removal of a iron particles from
            the eye. Med. Record. 14. Sept. Ref. Zentralbl. f. prakt. Augenheilk.
            S. 552.
       227. Rosenmeyer, Stahlsplitter im Glaskörper. Zentralbl. f. prakt. Augen-
            heilk. August.
       228. Asmus, Über die genaue Lokalisation großer eiserner und stählerner
            Fremdkörper im Auge mit dem Sideroskop. Arch. f. Augenheilk. XXXI.
            S. 49. Festschrift zur Feier des 70jährigen Geburtstages Herrn Geh.-Rat
            Förster gewidmet. S. 3. Ergänzungsheft zum Arch. f. Augenheilk. XXXI.
       229. Cocks, Extraction of iron from the eye by means of a galvano-magnet.
            New York Eye and Ear Rep. III, 1.
       230. Goldschmidt, Über Entfernung von Eisensplittern aus der Tiefe des
            Auges mit dem Elektromagneten. Deutsche med. Wochenschr. Nr. 3 u. 4.
            Berliner klin. Wochenschr. Nr. 3 u. 5.
       231. Barkan, Six successful cases where the electromagnet was used for
            the removal etc. Read before the med. Soc. of the State California.
            April.
       232. Egbert, Foreign bodies in the eyeball, with report of clinical cases.
            Med. and Surg. Rep. Philadelphia 1894. p. 853.

1895. 233. Bane, A piece of steel in the cornea removed with an electro-magnet. Transact. Colorado med. Soc. Denver 1894. p. 77.

234. Gelpke, Eine interessante Magnetoperation. Zentralbl. f. prakt. Augenheilk. S. 337.

235. McKenzie, On the results obtained after the extraction of foreign bodies from the eye with the electromagnet. Royal London Ophth. Hosp. Rep. XIV, 1. p. 274. Ref. Zentralbl. f. prakt. Augenheilk. S. 345.

1896. 236. Marshall, Ophth. Soc. of the Unit. Kingd. 30. Jan. Brit. med. Journ. 8. February.

237. Pope, Extraction of a chip of steel from the vitreous with electromagnet. New Orleans Med. and Surg. April. Ref. Zentralbl. f. prakt. Augenheilk. S. 647.

238. Weisz, J., Ein Beitrag zur Magnetoperation. Zentralbl. f. prakt. Augenheilk. S. 5.

239. Rohmer, Extraction des corps étrangers métalliques du segment postérior de l'œil à l'aide de l'électro-aimant. Ann. d'Ocul. CXV. p. 161.

240. Dujardin, Extraction avec l'électro-aimant d'un éclat de fer logé dans la chambre antérieure de l'œil. Journ. des scienc. méd. de Lille. No. 15.

241. Hansell, H., Extraction of a piece of steel from the vitreous by the Hirschberg magnet. Amer. Journ. of Ophth. p. 358.

242. Hoefft, Über einen Fall von Eisensplitterextraktion mittels des starken Elektromagneten. Inaug.-Diss. Jena.

243. Bardelli, Estrazione di una grossa scheggia di ferro dall' interno dell' occhio per mezzo dell' elettro calamità. Ann. di Ottalm. XXV. p. 241.

244. v. Schütz-Holzhausen, Über Extraktion eiserner Fremdkörper aus dem Innern des Auges mittels des Elektromagneten. Inaug.-Diss. Straßburg i. E.

245. Mosler, Zur Magnetextraktion von Eisensplittern aus dem Auge. Inaug.-Diss. Tübingen.

246. Vossius, Zwei Magnetoperationen. (Med. Ges. zu Gießen.) Deutsche med. Wochenschr.

247. Vossius, Zur Diagnose und Begutachtung von veralteten Unfallverletzungen des Auges durch Stahlsplitter. Ärztl. Sachverständigen-Ztg. Nr. 7.

248. Manz, Über Magnetoperationen am Auge. (Oberrhein. Ärztetag zu Freiburg i. B. 16. Juli.) Münchener med. Wochenschr. 1897. S. 345.

249. Nicati, Extraction des corps étrangers de la profondeur de l'œil par l'électro-aimant. Soc. méd. de Marseille. Juillet.

250. Oliver, History of a case in which five years previously a piece of steel was successful removed from the vitreous chamber by means of an electro-magnet. Amer. Journ. of Ophth. p. 49.

251. v. Hippel, Über Netzhautdegeneration durch Eisensplitter nebst Bemerkungen über Magnetextraktion. v. Graefes Arch. f. Ophth. XLII, 4. S. 151.

252. Hirschberg, Über Magnetoperationen. (Nach einem Vortrag am 3. April in der Berliner med. Ges.) Berliner klin. Wochenschr. Nr. 25 und Zentralbl. f. prakt. Augenheilk. S. 487.

253. Schultes, Über Magnetoperationen am Auge. Inaug.-Diss. Kiel.

254. Friedenwald, The removal of foreign bodies of iron and steel from the interior of the eyeball with galvano-magnet. Ann. of Ophth. and Otol. V, 1. p. 16.

255. Holt, Report of light cases of removal of metal from the vitreous by the electromagnet etc. Transact. of the Amer. Ophth. Soc. Thirty-first ann. meet. 1895. p. 435. Ref. Zentralbl. f. prakt. Augenheilk. S. 444.

1896. 256. Buller, F., The use of the electro-magnet in ophthalmic surgery with some illustrative cases. Ann. of Ophth. and Otol. October. Ref. Zentralbl. f. prakt. Augenheilk. S. 583.

1897. 257. Pagel, Die erste bekannte Empfehlung des Magnets in der Chirurgie. Allg. med. Zentral-Ztg. IV, 101.

258. Mayweg, Aus dem 10. Jahresbericht der Augenheilanstalt des Regierungsbezirks Arnsberg zu Hagen i. W. für 1896. Zentralbl. f. prakt. Augenheilk. S. 490.

259. Oliver, Removal of a piece of steel from the vitreous chamber, etc. Ophth. Record. August.

260. Szili, Entfernung von Eisensplittern aus dem Auge mittels des Elektromagneten. Wiener med. Presse. Nr. 18.

261. Thomson, Removal of a piece of iron imbedded in the crystalline lens. Transact. of the Amer. Ophth. Soc. Thirty-third ann. meet. p. 83.

262. Weeks, The electro-magnet of Haab in the removal of steel from the interior of the eye. Ophth. Sect. of the Amer. med. Assoc. Philadelphia. 3. Juni. Ophth. Record. July. Arch. of Ophth. XXVI. p. 85.

263. de Schweinitz, A piece of steel in the ciliary body located by means of Roentgens X rays. Extraction with the electro-magnet etc. Transact. of the Amer. Ophth. Soc. Thirty-third ann. meet. May.

264. Schreiber, Diskussion zum Vortrag Otto: Über perforierende Fremdkörperverletzungen des Augapfels. (Med. Ges. in Magdeburg.) Münchener med. Wochenschr. S. 521.

265. Todd, A piece of steel in the vitreous located by ophthalmoscopy and removed with the electro-magnet. Amer. Journ. of Ophth. p. 159.

266. Hansell, H. F., Successfull removal of a piece of steel from vitreous by use of a magnet. College of Physic. Sect. of Ophth. Philadelphia. Ref. Zentralbl. f. prakt. Augenheilk. S. 607.

267. Kollock, Four cases of successful removal of foreign bodies from the eye. Ann. of Ophth. Jan.

268. Ebner, Jahresbericht der kgl. Universitäts-Augenklinik München für 1896. Münchener med. Wochenschr. Nr. 48 u. 49.

269. Hirschberg, Bericht über die im Jahre 1896 und in der ersten Hälfte des Jahres 1897 bei mir vorgenommenen Magnetoperationen. Deutsche med. Wochenschr. Nr. 31.

270. Nicati, Extraction des corps étrangers de la profondeur de l'œil par l'électro-aimant. Gaz. des Hôp. de Toulouse. 5. Juillet.

271. Bjerrum, Ein Eisenstückchen im hinteren Teil des Auges durch einen starken Magneten entfernt. Ugeska f. Lägev. p. 1163. (Dänisch.)

272. Vossius, Zwei Magnetoperationen. (Med. Ges. zu Gießen.) Deutsche med. Wochenschr. Vereinsbeilage.

273. Szili und Weiß, Bericht über die Wirksamkeit der Abteilung für Augenkranke am Spital der Pester israelitischen Religionsgemeinde. Budapest. S. 111.

1898. 274. Linde, Elektrische Straßenbahn und das Sideroskop von Asmus. Zentralbl. f. prakt. Augenheilk. S. 262.

275. Mellinger, Augenheilanstalt zu Basel. Jahresbericht für das Jahr 1897. Basel.

276. Callan, Der Haabsche Magnet als Sideroskop. Transact. of Amer. Ophth. Soc. VIII. p. 456.

277. de Schweinitz, A piece of steel in the vitreous by means of the Roentgen rays according to Sweets method. Ophth. Record. No. 7.

278. Barkan, Four cases of iron foreign bodies removed from interior of the eye with Haabs electromagnet. Arch. of Ophth. XXVII. p. 37 u. 181.

279. Hotz, Extraction by electromagnet of a small chip of steel through the original corneal wound. Ophth. Record. July.

1898. 280. Schirmer, Über Siderosis bulbi. (Greifswalder med. Verein.) Münchener med. Wochenschr. S. 408.

281. Krüger, Beitrag zur Kasuistik der Verrostung des Auges. Inaug.-Diss. Greifswald.

282. Snell, Splinters of steel removed from the eye with the electromagnet. (Ophth. Soc. of the Unit. Kingd.) Ophth. Review. p. 191.

283. Wingenroth, Über Eisensplitter in der Netzhaut. Inaug.-Diss. Freiburg i. Br.

284. Hirschberg, Bemerkungen über Magnetoperationen. Berliner klin. Wochenschr. Nr. 46. S. 1013.

285. Sachs, Sideroskop und Elektromagnet, ihre Verwendung in der Augenheilkunde. Wiener klin. Wochenschr. Nr. 43. S. 965.

286. Ferri, L., Estrazione di scheggia di ferro dal vitreo coll' elettromagnete. Clinica moderna. p. 142.

287. Starr, Steel in the vitreous located by means of the X-ray and removed with a magnet. Ophth. Record. No. 7.

288. Vüllers, Einige Fälle von Eisensplitterextraktionen aus dem Augapfel mittels Elektromagneten. Deutsche med. Wochenschr. Nr. 25.

289. Weeks, Removal of steel by the electromagnet of Haab. (Amer. med. Assoc. Sect. of Ophth. Philadelphia. 1897.) Ophth. Review. p. 59.

290. v. Hippel sen., Über Verletzungen des Auges durch Eisensplitter und deren Behandlung. (Verein der Ärzte in Halle a. S.) Münchener med. Wochenschr. S. 872.

291. Schreiber, Eisensplitterextraktionen. (Med. Ges. zu Magdeburg.) Münchener med. Wochenschr. S. 803.

1899. 292. Hirschberg, Die Magnetoperation in der Augenheilkunde. Zweite vollständig neubearbeitete Auflage. Leipzig, Veit & Comp.

293. Asmus, Über die Diagnostik und Extraktion von Eisensplittern. Sammelreferat. Zeitschr. f. Augenheilk. I. S. 178.

294. Fisher, The use of the giantmagnet. (Chicago Ophth. and Otol. Soc.) Ophth. Record. p. 311.

295. Knapp, Klinische Erfahrungen mit Haabs starkem Elektromagneten. (Übersetzt aus Arch. of Ophth. XXVIII, 2.) Arch. f. Augenheilk. XL. S. 223 u. 358.

296. Linde, Haabs oder Hirschbergs Elektromagnet? Zentralbl. f. prakt. Augenheilk. Januar. S. 1.

297. Johnson, Report of three cases of magnetic extraction of steel from the eyeball through the point of entrance. Transact. of the Amer. Ophth. Soc. Thirty-first ann. meet. p. 571.

298. Mendel, Über Magnetoperationen. (Berliner Ophth. Ges.) Zentralbl. f. prakt. Augenheilk. 1900. S. 14.

299. Pansier, Emploi de l'électro-aimant pour rechercher et déceler les petits débris de fer dans les yeux énuclées. (Congrès de Boulogne.) Revue gén. d'Opht. 1900. No. 1.

300. Tereschkowitsch, Extraktion eines Eisensplitters mittels des Haabschen Elektromagneten. (Sitzungsbericht des Moskauer Ophth. Vereins.) Westnik Ophth. XVI. p. 429.

301. Oliver, Piece of steel completely through the eyeball and the optic disc. (College of Phys. of Philadelphia.) Ophth. Record. p. 142.

302. Fehr, Eisenverletzungen. (Berliner Ophth. Ges.) Zentralbl. f. prakt. Augenheilk. 1900. S. 10.

303. Baer, Über Splitterverletzungen des Auges. Inaug.-Diss. Freiburg i. Br.

304. Barkan, Erfolgreiche Entfernung eines großen Stahlsplitters mit dem Haabschen Elektromagneten. Delirium tremens. Tod. Arch. f. Augenheilk. XXXVIII. p. 199.

1899. 305. Bjerrum, Einige Fälle von Eisensplittern im Glaskörperraum durch großen Magneten behandelt. Bibl. f. Lägev. S. 369. (Dänisch.)

306. Coppez, Corps étrangers intra-oculaire. Localisation par la radiographie. Clin. Opht. No. 7. Ophth. Klinik. Nr. 8. S. 124.

307. Harlan, Stahlsplitter in der Linse ohne geringste Trübung derselben. Journ. of Eye, Ear and Throat Diseases. January. Ref. Zentralbl. f. prakt. Augenheilk. S. 283. Nachträgliche Krankengeschichte des Falles von Stahlsplitter in der Linse ohne Linsentrübung. Ibid. Oct. Ref. Ebenda. S. 459.

308. Hennicke, Extraktion eines Schmirgelkonglomerats mit darin eingebettetem Stahlsplitter aus der vorderen Kammer. Klin. Monatsbl. f. Augenheilk. S. 29.

309. Lawbaugh, Struck on the innerside of the right upperlid by piece of steel in the eye. (Chicago Ophth. and Otol. Soc.) Ophth. Record. p. 411.

310. Ferri, Estrazione di scheggia d'acciaio dal vitreo coll' elettro-magnete. Arch. di Ottalm. VII. p. 34.

311. Harlan, Splinter of iron in the eyeball. (College of Physic., Philad.) Ophth. Record. p. 143.

312. Kennon, Bericht über 16 Fälle von Fremdkörpern (Eisen und Stahl) im Auge. New York and Ear Infirmary Reports. VII. January. Ref. Zentralbl. f. prakt. Augenheilk. S. 337.

313. Kibbe, Die Anwendung des direkten, 110 Volt starken Beleuchtungsstromes für Elektromagneten. (Übers. aus Arch. of Ophth. XXVIII, 2.) Arch. f. Augenheilk. XL. S. 355.

314. Asmus, Über Experimente mit einem großen Augenmagneten neuerer Form. Wiener med. Wochenschr. Nr. 5.

315. Obermüller, Über einen Fall von Extraktion eines Eisensplitters vermittels des starken Elektromagneten. Inaug.-Diss. München.

316. Snell, On the removal of a fragment of steel from the retina with the electro-magnet. Brit. med. Journ. February. p. 335.

317. Praun, E., Die Verletzungen des Auges. Wiesbaden. J. F. Bergmann.

318. Uhthoff, Demonstration zweier bemerkenswerter Fälle von Magnetoperationen im Auge. Allg. med. Zentralzeitschr. Nr. 57.

319. Johnson, Report of a case of removal of steel from the eyeball and exhibition of a new portable electro-magnet. Ophth. Record. p. 558. Arch. of Ophth. XXXVIII. (Übersetzt im Arch. f. Augenheilk. XLI. S. 317.)

320. Stillson, Some experiments with the giant magnet. Ophth. Record. p. 109. Amer. Journ. of Ophth. p. 120.

1900. 321. Schreiber, Augenheilanstalt in Magdeburg. Bericht für das Jahr 1899. Magdeburg.

322. Aubaret et Picot, Corps étranger intra-oculaire; radiographie: extraction. (Soc. d'Anat. et de Phys. de Bordeaux.) Recueil d'Opht. p. 283.

323. Bajardi, Osservazione cliniche di estrazione di scheggia di ferro. Giornale d. R. Accad. di med. di Torino. p. 309.

324. Bane, Chip of iron in eye. Examination with fluoroskope negative, with sideroscope positive. Eye enucleated. Sympathetic ophthalmitis sixteen days later. Recovery. Exhibition of sideroscope. Ophth. Record. p. 447.

325. Barkan, Ein-weiterer Beitrag zur Extraktion von Stahl- und Eisensplittern mit dem Haabschen Elektromagneten. Arch. of Ophth. XXVIII. Heft 3 u. 4. Abgekürzte Übersetzung Arch. f. Augenheilk. XLI. S. 313.

326. Asmus, Über Diagnostik und Extraktion von Fremdkörpern. Bericht über die Arbeiten des Jahres 1899. Zeitschr. f. Augenheilk. III. S. 328.

327. Bednarski, Über Stahl- und Eisensplitter im Augeninnern und über die Technik ihrer Extraktion. Przegląd lekarski. p. 622 u. 637.

1900. 328. Salva, Extraction des corps étrangers métalliques du vitré. Ann. de l'Université de Grénoble. p. 535. Ref. Ann. d'Oculist. CXXV. p. 237.

329. Barkan, Injury of the right eye by a flying chip from the hammer. (San Francisco Soc. of Eye etc.) Ophth. Record. p. 142.

330. Braunstein, Zur Kasuistik der traumatischen Verletzungen des Augapfels. 6 Fälle von Extraktion von Eisensplittern mit Hilfe des Elektromagneten. (Russisch.) Charkow. Ref. v. Michels Jahresbericht. S. 693.

331. Casey Wood, Electro-magnetic extraction of a piece of steel from the retina. (Chicago Ophth. and Otol. Soc.) Ophth. Record. p. 316.

332. Coppez et Gunzburg, Contribution à l'étude du diagnostic et du traitement des corps étrangers magnétiques intra- oculaires. Arch. d'Opht. XX. p. 465.

333. Deutschmann, Entfernung eines Fremdkörpers mittels des Elektromagneten. (Ärztl. Verein Hamburg.) Münchener med. Wochenschr. S. 749.

334. Germann, Ein Fall von Verletzung des linken Auges durch einen Eisensplitter; unerwartetes Resultat der Untersuchung dieses Auges mit X-Strahlen. (Petersburger Ophth. Ges.) Wratsch. XXI. p. 309.

335. Hirschberg, Über Augenmagnete. Zentralbl. f. prakt. Augenheilk. S. 339.

336. Hirschberg und Ginsberg, Ein Fall von jäher Schrumpfung des Augapfels nach Anwendung des Riesenmagneten. Zentralbl. f. prakt. Augenheilk. p. 290.

337. Hirschberg, Ein seltener Operationsfall. Zentralbl. f. prakt. Augenheilk. S. 52.

338. Lippincott, On the advantages of strong, portable or easily movable magnets in eye surgery. Transact. of the Amer. Ophth. Soc. Thirtysixth Ann. Meeting. p. 152. — Advantages of strong portable magnets. Ophth. Review. p. 241.

339. Kroton, Ein Fall von Extraktion eines Fremdkörpers aus dem Glaskörper mittels des Elektromagneten. Wojenno Med. Journ. LXXVII. Heft 10. S. 2860. Ref. Jahresbericht. S. 695.

340. Lukens, 18 cases of foreign bodies in the eyeball. (College of Phys. of Philad.) Ophth. Record. p. 197.

341. Mock, Über einen Fremdkörper im Augeninnern, dessen Bestimmung mit Röntgenstrahlen und Magnetextraktion. Münchener med. Wochenschrift. S. 932.

342. Norrie, G., Die Diagnose von Eisensplittern im Auge. Ugeskr. f. Lägev. p. 392.

343. Oliver, Case of successful removal of piece of steel from vitreous chamber. Ophth. Record. p. 541.

344. Pischl, Injury of the right eye by a bit of steel. (San Francisco Soc. of Eye etc.) Ophth. Record. p. 414.

345. Powers, Injury by a bit of steel. The Ophth. Record. p. 236.

346. de Schweinitz, A foreign body, which had remained quiscent in the choroid of a practically blind eye for eighteen years. (College of Phys. of Philad.) Ophth. Record. p. 197.

347. Tereschkowitz, Extraktion eines Eisensplitters vermittels des Haabschen Elektromagneten. (Sitzungsbericht des Moskauer Ophth. Vereins.) Westnik Ophth. XVI. p. 429.

348. v. Stetten, Über zwei bemerkenswerte Fälle von Bulbusverletzung. Inaug.-Diss. Kiel.

349. Thompson, Removal of metallic foreign bodies by the small magnet. (Sect. on Ophth. College of Phys. of Philad.) Ophth. Record. p. 626.

350. Wagenmann, Über zweimalige Durchbohrung der Augenhäute durch Eisensplitterverletzung. Bericht über die 28. Vers. d. Ophth. Ges. zu Heidelberg. S. 170.

1900. 351. Zentmayer, Sympathetic inflammation occurring more than two months after enucleation. (College of Phys. of Philad.) Ophth. Record. p. 300.

352. Türk, Untersuchungen über Augenmagnete. (Berlin. med. Ges. 27. Juni.) Zentralbl. f. prakt. Augenheilk. S. 199. Berliner klin. Wochenschr. Nr. 41.

1901. 353. Türk, Sigmund, Untersuchungen über Augenmagnete. Arch. f. Augenheilk. XLII. S. 266.

354. Berens, Magnetoperation. (Wills Hosp. Ophth. Soc. Philad.) Ophth. Record. p. 197.

355. Schwenk, Successful Extraction of Manganese Steel from the crystalline lens. (Wills Hosp. Ophth. Soc.) Ophth. Record. p. 263.

356. Coppez und Gunzburg, Beitrag zur Kenntnis der Diagnose und Behandlung der intraokularen Eisensplitter. Zeitschr. f. Augenheilk. VI. S. 9 u. 111.

357. Kibbe, Seattle, Ein weiterer Beitrag zum Werte der X-Strahlen bei der Entdeckung metallischer Fremdkörper im Auge, nebst Bemerkungen über andere Methoden. Arch. of Ophth. XXIX. Heft 1. Übersetzt Arch. f. Augenheilk. XLII. S. 314.

358. Hirschberg, Mein neuer Handmagnet. Zentralbl. f. prakt. Augenheilk. S. 116.

359. Hirschberg, Das Magnet-Operationszimmer. Zentralbl. f. prakt. Augenheilk. S. 175.

360. Hirschberg, Zwei Magnetoperationsfälle. Das Magnet-Operationszimmer. Magnetoperationsfall. (Berliner Ophth. Ges.) Zentralbl. f. prakt. Augenheilk. S. 205 u. 208.

361. Schanz, Extraktion eines Eisenstückes aus dem Augeninnern. (Ges. für Natur- und Heilkunde in Dresden.) Münchener med. Wochenschr. S. 1506.

362. de Schweinitz, Two cases of intraocular metallic foreign bodies. (Sect. on Ophth. College of Phys. of Philad.) Ophth. Record. p. 40.

363. Sweet, A piece of iron removed from vitreous by forceps after failure of magnet. (College of Phys. of Philad.) Ophth. Record. p. 92.

364. Weill, Extraction of iron from interior of the eye by the Haab electromagnet. Ophth. Record. p. 60.

365. Nobis, Über zwei Magnetextraktionen aus der Netzhaut. (Med. Ges. in Chemnitz.) Münchener med. Wochenschr. 1902. S. 78.

366. Mendel, Magnetoperationsfall. (Berliner Ophth. Ges.) Zentralbl. f. prakt. Augenheilk. S. 209.

367. Eisenberg, Beiträge zur Kenntnis der Siderosis bulbi. Inaug.-Diss. Gießen.

368. Sacher, Magnetextraktion eines Eisensplitters aus der Linse ohne Kataraktbildung. Zeitschr. f. Augenheilk. VI. S. 292.

369. Meyer, Zur pathologischen Anatomie der Eisensplitterverletzungen des Auges. Inaug.-Diss. Jena.

370. Natanson, Extraktion eines Eisensplitters aus der Linse. (Moskauer augenärztl. Ges.) Wratsch. S. 955.

371. Natanson, Zur Extraktion von Eisensplittern aus der Hinterkammer des Auges und der Linse. Med. Obosrenije. LV. S. 672.

372. Peltesohn, Eisensplitterverletzungen des Auges. (Ärztlicher Verein zu Hamburg.) Münchener med. Wochenschr. S. 200.

373. Volkmann, W., Über Zugkraftversuche an Augenmagneten. Vorläufige Mitteilung aus einer Theorie der Augenmagneten. Klin. Monatsbl. f. Augenheilk. XXXIX. Heft 1. S. 417.

374. Czermak, Eisensplitter in der Netzhaut. (Verein deutscher Ärzte in Prag.) Münchener med. Wochenschr. S. 612.

1901. 375. Dimmer, Über Eisensplitter im Auge und deren Entfernung. Mitteil. des Vereins der Ärzte in Steiermark. Nr. 7.

376. Erdmann, Extraktion von Eisensplittern aus dem Auge. (Altonaer ärztl. Verein.) Münchener med. Wochenschr. S. 258.

377. Franke, Zur Kenntnis der metallischen Fremdkörper im Auge. Zentralbl. f. prakt. Augenheilk. Dezember. S. 353.

378. Fromaget, Corps étranger de l'orbite. Revue gén. d'Opht. p. 520

379. Goldzieher, Eisensplitter im Augeninnern und zwei Fälle von Krypto-Sarkom der Chorioidea. Zentralbl. f. prakt. Augenheilk. November.

380. Hawley, Clark, Successful removal of steel from the vitreous. Ophth. Record. p. 235.

381. Hubbell, Case of foreign body lodged within the eyeball, and removed eighteen years after the injury; sympathetic inflammation three times without loss of vision. Ophth. Record. p. 503.

382. Koster, W. Gzn., Het gebruik der elektromagneten in de Oogheelkunde. Nederl. Tijdschr. v. Geneesk. I. p. 234. Ref. Jahresbericht f. Ophth. S. 671.

383. Hellgren, Über die Bestimmung der Lage von Eisensplittern im Auge und über ihre Entfernung mittels Elektromagneten. Inaug.-Diss. Stockholm. Ref. Jahresbericht f. Ophth. S. 672.

384. Holmström, Trettiv fall af järn splittra i ögat etc. (30 Fälle von Eisensplittern im Auge nebst Bemerkungen über die Magnetextraktion.) Hygiea. Mai. Ref. Jahresbericht f. Ophth. S. 673.

385. Kunz, Erfahrungen mit dem großen Elektromagneten. (Schles. Ges. f. vaterl. Kultur. Breslau.) Deutsche med. Wochenschr. Nr. 10.

1902. 386. Gelpke, Aus meiner 15jährigen augenärztlichen Tätigkeit. Deutschmanns Beiträge zur Augenheilk. Heft 52.

387. Hennicke, Einige Eisensplitterextraktionen durch den Elektromagneten. Wochenschr. f. Ther. u. Hyg. Nr. 24.

388. Ferri, Delle applicazioni varie dell' elettromagnete nell' estrazione di scheggie di ferro dall' occhio. Ann. di Ottalm. e Lav. della Clin. Ocul. di Napoli. XXXI. p. 479.

389. Fehr, Glaskörperabszess nach Verletzung. Zentralbl. f. prakt. Augenheilk. S. 233.

390. Fleischer, Über eiserne Fremdkörper im Augapfel und die Resultate ihrer Entfernung. Württemberger ärztl. Korrespondenzbl. Nr. 18.

391. Haab, The removal of foreign bodies from the eye. Journ. of the Amer. Med. Ass. August 30. Ophth. Record. p. 388.

392. Barkan, The Hirschberg Handmagnet. (San Francisco Soc. of Eye etc.) Ophth. Record. p. 115.

393. Black, The removal of steel from the vitreous and lens with the Hirschberg magnet. Ophth. Record. p. 500.

394. Braunstein, Vergleichende Beurteilung der verschiedenen Extraktionsmethoden der eisernen Fremdkörper aus dem Augeninnern. Westnik Ophth. X. Heft 6 und Zeitschr. f. Augenheilk. VII. S. 488.

395. Cofler, Dell' estrazione di frammenti di ferro dalle parti anteriori dell' occhio con la lancia resa calamita. Annali di Ottalm. e Lavori della Clin. Ocul. di Napoli. XXXI. p. 109.

396. Spicer and Mac Callan, A report of nine cases in which Haabs magnet was used for the extraction of foreign bodies from the eye. Brit. med. Journ. I. p. 131.

397. Asmus, Diagnostik und Extraktion von Fremdkörpern. I. u. II. Semester 1901. Zeitschr. f. Augenheilk. VII. S. 393.

398. Haab, Über die Anwendung des großen Magneten bei der Ausziehung von Eisensplittern aus dem Auge. Zeitschr. f. Augenheilk. VIII. S. 587.

1902. 399. Haab, Über einen Fall von Magnetoperation. Bericht über die 30. Vers. d. Ophth. Ges. zu Heidelberg. S. 358.

400. Haab, Über die Anwendung des großen Magneten. Diskussion zum Vortrag Volkmann. Ebenda. S. 97.

401. Holth, Über die in der Augenabteilung des Reichshospitals vom 25. Oktober 1899 bis 19. April 1902 behandelten Fälle von intraokularen Eisenfremdkörpern. Norsk magaz. f. laegevid. Oct. Ref. Jahresbericht f. Ophth. S. 702.

402. Gelpke, Über den diagnostischen Wert großer Elektromagnete. Klin. Monatsbl. f. Augenheilk. XL. II. S. 32.

403. Goldzieher, Augenärztliche Kasuistik. Eisensplitter im Augeninnern; erfolgreiche Entfernung mit dem Hirschbergschen Magneten. Orvosik Lapja. 1901. S. 685.

404. Hoffmann, Über einen bemerkenswerten Fall von Eisensplitterverletzung des hinteren Bulbusabschnittes. Inaug.-Diss. Jena.

405. Hotz, Removal of an iron chip from the iris. (Chicago Ophth. and Otol. Soc.) Ophth. Record. p. 658.

406. Volkmann, W., Die Theorie der Augenmagnete. Klin. Monatsbl. f. Augenheilk. XL. Heft 2. S. 1.

407. Volkmann, W., Ein neuer Augenmagnet. Ebenda. S. 113.

408. Volkmann, W., Neue Augenmagnete. Ebenda. S. 353.

409. Volkmann, W., Folgerungen für die Praxis aus der Theorie der Augenmagnete. Bericht über die 30. Vers. der Ophth. Ges. zu Heidelberg. S. 91. Disk.: Haab, Schreiber, Mayweg, Schlösser, Leber.

410. Volkmann, W., Demonstration verschiedener Augenmagnete. Ebenda. S. 320.

411. Mac Callan, A report of the cases in which Haabs magnet was used for the extraction of foreign bodies from the eye at the Royal London Ophth. Hospital. Ophth. Hosp. Rep. XV, 2. p. 156.

412. Mayweg, Über Magnetoperationen. Vortrag, gehalten im Verein rheinisch-westph. Augenärzte. Klin. Monatsbl. f. Augenheilk. XL. Heft 2. S. 1.

413. Risley, The extraction of metallic fragments from the vitreous chamber. Transact. of the Amer. Ophth. Soc. Thirty-eight Ann. Meeting. p. 562.

414. Rothe, Ein Beitrag zur Kasuistik der Eisensplitterverletzungen des Auges. Inaug.-Diss. Halle a. S.

415. Sweet, A portable magnet. (College of Phys. of Phil. Sect. of Ophth.) Ophth. Record. p. 113.

416. Brady, A case illustrating the limitations of the giant magnet. (San Francisco Soc. of Eye etc.) Ophth. Record. p. 232.

417. Deane, Three cases of localisation of foreign bodies in and about the globe. Ophth. Record. p. 236.

418. Mendel, Zwei Magnetoperationsfälle. Zentralbl. f. prakt. Augenheilk. S. 21.

419. Natanson, Zur Extraktion der Eisensplitter aus der hinteren Kammer und aus der Linse. Zeitschr. f. Augenheilk. VII. p. 248.

420. Schiötz, Über Magnetoperationen bei Eisensplittern im Auge. Norsk magaz. f. laegevid. Oct.

421. de Schweinitz, Some metallic foreign bodies in the interior of the eye etc. Ophth. Record. p. 609.

422. Standish, A rapport of some cases of foreign bodies in the eye, where Haabs magnet was used. Ophth. Record. p. 389.

423. Sweet, Foreign bodies in the eye. Ophth. Record. p. 388.

424. Thomson, Removal of a piece of steel from the vitreous of the left eye by the Sweet magnet. (College of Phys. of Philad.) Ophth. Record· p. 164.

1902. 425. Willemer, Zur Kasuistik der Magnetextraktion. Ophth. Klinik. Nr. 11.

426. Karnitzky, Materialien zur Frage der Augenverletzungen. Inaug.-Diss. Petersburg.

427. Ohlemann, Magnetoperationen. Wochenschr. f. Ther. u. Hyg. Nr. 47.

428. Schenkel, Über einen neuen Elektromagneten zur Extraktion von magnetischen Fremdkörpern aus dem Auge. Deutsche med. Wochenschrift. Nr. 51.

1903. 429. Edelmann, Untersuchungen über die beste Form des Prof. Schlösserschen Augenelektromagneten. Klin. Monatsbl. f. Augenheilk. XLI. Heft 1. S. 433.

430. Schlösser, Demonstration eines verbesserten Magneten. Bericht über die 31. Vers. der Ophth. Ges. Heidelberg. S. 300.

431. Feldhaus, Die Geschichte der Magnetoperation im Auge. Zentralbl. f. prakt. Augenheilk. S. 138.

432. Davids, Ein Beitrag zur Lehre von den Magnetoperationen. Inaug.-Diss. Göttingen.

433. Deane, Localisation of foreign bodies in the eye and their removal. Amer. Journ. of med. scienc. July. Révue génér. d'Opht. 1904. p. 176.

434. Fehr, Beiträge zur Magnetoperation. Zentralbl. f. prakt. Augenheilk. Oktober. S. 291.

435. Feilke, Ein Fall von Entfernung eines Eisensplitters in der Linse mit Erhaltung ihrer Durchsichtigkeit. Arch. f. Augenheilk. XLVIII. p. 242.

436. Barkan, Weitere klinische Erfahrungen mit dem Haabschen Riesenmagneten. (Übers. aus Arch. of Ophth. XXXI.) Arch. f. Augenheilk. XLVIII. S. 285.

437. Andresen, Zur Siderosis bulbi nebst Bericht über 38 Magnetoperationen. Inaug.-Diss. Gießen.

438. Basso, Un caso di estrazione di scheggia di ferro dal vitreo dieci mesi dopo la sua penetrazione, ecc. Annali di Ottalm. XXXII. Marzo.

439. Braunstein, Klinische Erfahrungen und Bemerkungen über den relativen Wert der verschiedenen Elektromagneten und über die doppelte Durchbohrung des Augapfels durch Eisensplitter. Zentralbl. f. prakt. Augenheilk. S. 140, 176, 199.

440. Fisher, One hundred and fifty magnet operations. Ophth. Record. p. 26.

441. Haab, Hackensplitterverletzungen. Korrespondenzbl. f. Schweizer Ärzte. Nr. 20/21.

442. Hartwig, Über einen Fall von Eisensplitterverletzung usw. Inaug.-Diss. Jena.

443. Hirschberg, Über Magnetoperation und über doppelte Durchbohrung des Augapfels seitens eingedrungener Eisensplitter. Zentralbl. f. prakt. Augenheilk. S. 9.

444. Ipohorski-Lenkiewicz, Entfernung eines Eisensplitters aus der vorderen Augenkammer vermittels des Haabschen Elektromagneten. Polnisch. Postep okulist. Nr. 4.

445. Oliver, Magnetextraktion eines Eisensplitters. Reports of the Meeting of Will's Hosp. Ophth. Society. March. ref. Révue générale d'Opht. p. 516.

446. Silfvast, 19 Fälle von Eisensplittern im Auge, behandelt mit Riesenmagnet. Finska läkaresällsk. Handlingar. p. 265. Ref. Jahresbericht f. Ophth. S. 731.

447. Volkmann, Neue Formen meiner Augenmagnete. Klin. Monatsbl. f. Augenheilk. XLI. Heft 2. S. 217.

448. Schmidt-Rimpler, Über Magnetoperationen am Auge. Arch. f. Augenheilk. XLVIII. S. 183.

449. Visonhaler, Extraktion eines Stahlsplitters aus dem Auge mit dem Riesenmagneten. The annals of Ophth. Oktober.

1903. 450. Lang, A note an the use of Haabs Magnet. Ophth. Hosp. Rep. XV. Heft 3. S. 296.

451. Wagenmann, Fall von Eisensplitter im Glaskörper. Münchener med. Wochenschr. S. 1316.

452. Weill, Report of seven extractions with Haabs electro-magnet. Amer. Journ. of Ophth. p. 151.

453. Wilder, Ineffectual attempt to remove a piece of steel from the eye with the Haab magnet. Ophth. Record. p. 274.

454. Zimmermann, Four eye injuries with introduction of foreign substances not irritable for extraction by the magnet. Ann. of Ophth. April. Ref. Revue génér. d'Opht. 1904. p. 86.

455. Steiner, Über die Ausziehung von Eisensplittern aus dem Auge mit dem Haabschen Magneten. Inaug.-Diss. Zürich.

456. Sauer, Magnetoperation. Berliner klin. Wochenschr. Nr. 9. S. 203.

457. Kipp, Zwei beachtenswerte Fälle von Eisensplitterextraktion aus dem Glaskörper mit dem Riesenmagneten. (Übersetzung d. Orig.-Artikels aus der engl. Ausgabe. XXXI, 4.) Arch. f. Augenheilk. XLIX. S. 236.

1904. 458. Hirschberg, Ein seltener Operationsfall. Zentralbl. f. prakt. Augenheilk. S. 353.

459. Jung, Magnetoperationen. Münchener med. Wochenschr. Nr. 31.

460. Bernarts, Über Magnetoperationen am Auge. Inaug.-Diss. Bonn.

461. Krailsheimer, Magnetoperation. Ophth. Klinik. S. 213. Disk. Distler. S. 215.

462. Marple, Foreign bodies in the eye and their removal with the electro-magnet. Med. Record. 25. June.

463. Risley, Case illustrating the danger in extracting fragments of metal from the vitreous chamber by a powerful magnet. Amer. Journ. of Ophth. p. 129. Ophth. Record. p. 216.

464. Schmidt-Rimpler, Über Magnetoperationen. Arch. f. Augenheilk. XLVIII. S. 183.

465. Warschawsky, Über die Entfernung der intraokularen Eisensplitter mittels Elektromagneten. Abhandl. d. ärztl. Ges. in Baku pro 1901/2.

466. Schoenherr, Über Eisensplitterverletzungen des Auges. Inaug.-Diss. Kiel.

467. Asmus, Mitteilung über den Schumannschen Augenelektromagneten. Klin. Monatsbl. f. Augenheilk. XLII, 1. S. 241.

468. Mellinger, Der Innenpolmagnet. Eine neue Verwertung des Elektromagnetismus zur Entfernung von Eisensplittern aus dem Auge. X. Intern. Ophth. Kongress zu Luzern. Bericht 1905. C. S. 193.

469. Hirschberg, Ein neuer Riesenmagnet. Zentralbl. f. prakt. Augenheilk. S. 176.

1905. 470. Bach, Über Fremdkörperverletzungen der vorderen Augenkammer und Iris. Inaug.-Diss. Jena.

471. Beauvais, Corps étranger intra-oculaire. Extraction à l'électro-aimant; acuité visuelle normale. Recueil d'Opht. p. 713.

472. Becker, Bemerkenswerter Fall einer Magnetoperation. Münchener med. Wochenschr. S. 1802.

473. Buchanan, Injuries to the eye by penetrating foreign bodies and the results of after magnet-operations. Lancet. January. Revue génér. d'Opht. p. 511.

474. Coover, Steel removed with a magnet. Ophth. Record. p. 250.

475. Cruise, Removal of piece of steel from right eye by Haabs electro-magnet. Transact. of the Ophth. Soc. of the Unit. Kingd. XXV. p. 294.

476. Fromaget, Corps étranger de l'œil. Extraction par l'électro-aimant. Revue génér. d'Opht. p. 474.

1905. 477. Hirschberg, Ein großer Eisensplitter mit kleinem Magneten gefördert. Zentralbl. f. prakt. Augenheilk. S. 46.

478. Hirschberg, Die Magnetoperation bei Kindern. Zentralbl. f. prakt. Augenheilk. S. 265.

479. Hirschberg, Einige praktische Bemerkungen über Magnetoperationen. (Brit. med. Ass. Oxford. Juli 1904.) The Ophthalmoscope. Februar.

480. Haab, Über die richtige Anwendung des Riesenmagneten. The Ophthalmoscope. Februar.

481. Snell, Der Elektromagnet in der Augenheilkunde. The Ophthalmoscope. Februar.

482. Hirschberg, Geschichtliche Bemerkungen zur chirurgischen Magnetanwendung. Zentralbl. f. prakt. Augenheilk. S. 62.

483. Binder, Über die in der Augenklinik zu Jena während der Jahre 1901—1905 vorgenommenen Magnetoperationen. Inaug.-Diss. Jena.

484. Jurnitschek, Der Innenpolmagnet. Eine neue Verwertung des Elektromagnetismus zur Entfernung von Eisensplittern aus dem Auge. Zeitschrift f. Augenheilk. XIV. S. 426 u. 552.

485. Marzorati, Plaie de la cornée par pénétration de corps étranger. Extraction au moyen de l'électro-aimant. Revue génér. d'Opht. p. 496.

486. Menacho, Cuerpos extraños intraoculares. Arch. de Oftalm. hisp.-amer. Juni-August. Rev. génér. d'Opht. p. 472.

487. Morax, Corps étranger métallique du cristallin. Extraction avec l'électro-aimant. Guérison sans cataracte. Ann. d'Ocul. CXXXIII. p. 122.

488. Ollendorf, Einige Beobachtungen bei Eisensplitterverletzungen. Ophth. Klinik. S. 8.

489. Schimanowsky, Extraktion eines Eisenstückes aus dem Auge. Westn. Ophth. XXII. S. 320.

490. de Schweinitz und Baer, Metallic foreign bodies within the eye and their removal, being a clinical account of twenty-six operations of this character. Amer. Journ. of Ophth. p. 97. Zentralbl. f. prakt Augenheilk. S. 342.

491. Kauffmann, Beitrag zur Kasuistik der Metallsplitterverletzungen des Auges. Ophth. Klinik. S. 1.

492. Percival, Entfernung von Eisen aus dem Augeninnern mittels des Elektromagneten. The Brit. Med. Journ. November.

493. Sweet, Magnetic properties of steel alloyed with other metals. Ophth. Record. p. 264. Amer. Ophth. Soc. May 1905. Transact. p. 70.

494. Wagenmann, Vorstellung eines Patienten mit Siderosis bulbi. Münchener med. Wochenschr. S. 94.

495. Wharton, The giant magnet. Ophth. Review. p. 345.

1906. 496. Beck, Über Perforationsverletzungen des Bulbus. Arch. f. Augenheilk. LV. S. 375.

497. Weineck, Entfernung eines Fremdkörpers aus dem Augeninnern mit Erhaltung der Sehschärfe. Szem. Nr. 1.

498. Taylor, Case of steel in the eyeball with the Haab magnet failed to remove. Transact. of the amer. Ophth. Soc. 42. Ann. Meeting. p. 230.

499. Hirschberg, Eine seltene Orbitalverletzung. Zentralbl. f. prakt. Augenheilk. April. S. 106.

500. Hirschberg, Notiz über Magnetismus gewisser Stahlsorten. Zentralbl. f. prakt. Augenheilk. S. 96.

501. Baker, The use of the electro-magnet and X-ray in removing foreign bodies from the eye. Ophth. Record. p. 255.

502. Basso, Sull' estrazione delle schiegge di ferro dall' interno dell' occhio coll' electromagnete. Clinica oculistica Gennajo.

503. Bocchi, Contributo alle operazioni coll' elettromagnete. La clinica oculist. Nov.-Dic. p. 2637.

1906. 504. Dolcet, Un fragmento de acero etc. Arch. de Oftalm. hisp.-amer. Mai.

505. Hansell, A case of extraction of a piece of steel from crystalline lens by the electric magnet. Ophth. Record. p. 83.

506. Hubrich, Entfernung eines größeren Eisensplitters aus dem Auge mit dem Riesenmagneten. Deutsche med. Wochenschr. S. 1807.

507. Knapp, Bericht über die Eisensplitterverletzungen am New-York Ophthalmic and Aural Institute. Arch. f. Augenheilk. LVI. S. 301.

508. Isakowitz, Die Magnetoperation am Auge. Nürnberg, Friedrich Korn.

509. Kreuzberg, Einige Beobachtungen bei Eisensplitterverletzungen des Auges. Zentralbl. f. prakt. Augenheilk. Juni. S. 172.

510. Laspeyres, Eisensplitterverletzungen. Deutsche med. Wochenschr. S. 2010.

511. Murray, Two splinters of steel removed from the interior of an eye with the magnet. Ophth. Record. p. 1.

512. Perez Bufil, Caso clínico de cuerpo extraño (ferriio) intra-ocular extraido con el electro-imán. Arch. de Oft. hisp.-amer. Februar.

513. Sweet, Ocular injuries from foreign bodies, with a report of four hundred and twenty cases. Ophth. Record. p. 331.

514. Wörtz, Über eiserne Fremdkörper im Augapfel und die Resultate ihrer Entfernung. Inaug.-Diss. Tübingen.

515. Parker, An improved electro-magnet for use in eye surgery. The Ophthalmoscope. p. 437.

516. Joung, Another successful magnet operation, but with an unusual termination. Ophth. Record. p. 419.

517. Snell, A short note on steels which are not magnetic. (Ophth. Soc. of the Unit. Kingd.) Ophth. Review. p. 250. Transact. XXVI. p. 311. Zentralbl. f. prakt. Augenheilk. S. 218.

518. Türk, Zur Ausführung der Magnetoperation. Arch. f. Augenheilk. LIV. S. 180.

519. Pettinelli, Magnetextraktion am Auge. Ann. di Ottalm. Fasc. 3 u. 4. XXXV.

520. Ranly, Successful extraction of foreign body in the eye by means of the giant magnet with flexible and adjustable poles. Lancet clinic. March. Ref. Jahresbericht f. Ophth. 1907. S. 379.

1907. 521. Amberg, Weiterer kasuistischer Beitrag zur Entfernung von Eisensplittern aus dem Auge mit dem Innenpolmagneten. Zeitschr. f. Augenheilk. XVIII. S. 511.

522. Antonelli, Extraction d'un très gros fragment de fer intra-oculaire par l'électro-aimant. Suites bénignes. Recueil d'Opht. p. 258.

523. Baslini, Contributo all' estrazione delle scheggie di ferro con l'elettro-calamita di Haab. Il Progresso Oftalm. p. 182. Les extractions etc. Arch. d'Opht. 1908. p. 237.

524. Blessig, Über Sideroskopie und Magnetoperationen. Petersburger med. Wochenschr. Nr. 30. S. 293.

525. Casali e Pasetti, L'elettro calamita di Volkmann in chirurgia oculare. XIX. Riunione dell' Assoc. Oft. Ital. Parma.

526. Chevallereau, Le pronostic des corps étrangers magnétiques du globe oculaire. Soc. d'Opht. de Paris. Rec. d'Opht. p. 644.

527. Emanuel, Magnetoperationen. Münchener med. Wochenschr. S. 2551.

528. Cramer, Entfernung eines durch die Augenhöhle in den Augapfel eingedrungenen Eisensplitters. Monatschr. f. Unfallheilk. XIV. Nr. 11.

529. Gifford, Some impressions of the Basle or inner-pole magnet. Ophth. Record. p. 55.

530. Hirschberg, Eisensplitter im Augeninnern und Magnetoperation. Zentralbl. f. prakt. Augenheilk. S. 98.

1907. 531. **Frank**, Magnetic and non-magnetic properties of iron alloys. Ophth.
       Record. p. 529.

       532. **Hirschberg**, Über die Magnetoperation in der Augenheilkunde.
       Berliner klin. Wochenschr. Nr. 8. Zentralbl. f. prakt. Augenheilk.
       S. 114 u. 241.

       533. **Isakowitz**, Über Magnetoperationen am Auge. Münchener med.
       Wochenschr. S. 297.

       534. **Kraus**, Eisensplitterverletzung. Münchener med. Wochenschr. S. 1849.

       535. **Lysted**, Om intraoculaere Fremmedlegemer, specialt Järnsplinter.
       Hospitalstidende. p. 846.

       536. **Marri**, L'elettromagnete gigante nella chirurgia oculare. Ann. di
       Ottalm. XXXVI. p. 319.

       537. **Sweet**, Injuries of the eye by foreign bodies. Ophth. Record. p. 606.

       538. **Rössler**, Zur Kenntnis der Magnetoperation und Siderosis bulbi.
       Inaug.-Diss. Jena.

       539. **v. Werthern**, Die Augenverletzungen der letzten 6 Jahre aus der
       Kieler Universitäts-Augenklinik. Inaug-.Diss.

       540. **Woods**, Foreign body in fundus, extraction magnet, complete post-
       operative aniridie, recovery. Transact. of the Amer. Ophth. Soc. XI, 2.
       p. 402.

       541. **Zimmermann**, Durchschneidung von Glaskörpersträngen bei trauma-
       tischer Netzhautablösung. Klin. Monatsbl. f. Augenheilk. XLV. (N. F. IV.)
       S. 192.

1908. 542. **Béal**, Les corps étrangers magnétiques intraoculaires et leur extraction.
       Paris, Steinheil.

       543. **Gallemaerts**, Sur l'emploi de l'electro-aimant géant. Bull. de l'acad.
       royal. de méd. de Belgique séance 2. Mai.

       544. **Hirschberg**, Festschrift zur Eröffnung der neuerbauten Augenheil-
       anstalt. Leipzig, Veit & Co. Ref. Zentralbl. f. prakt. Augenheilk. 1907.
       S. 393.

       545. **Juselius**, Studium über die Extraktion von Fremdkörpern, und zwar
       besonders Eisensplittern aus dem Auge. Finska lakaresällskapets
       handlingeer. p. 430.

       546. **Kanzel**, Über Augenverletzungen. Inaug.-Diss. St. Petersburg.

       547. **Knapp und Stoll**, Bericht und Bemerkungen über die Augen-
       verletzungen durch eiserne Fremdkörper. (Übersetzung aus d. amer.
       Ausg. XXXVI. Nr. 4 u. 6.) Arch. f. Augenheilk. LXI. S. 87 u. 91.

       548. **Lystad**, Über die 1902—1907 behandelten Fälle von Eisensplittern im
       Auge. Norw. Norsk Mag. for Laegevidenskaben. p. 661.

       549. **Rademacher**, Über einige seltene Fremdkörperverletzungen im vorderen
       Augenabschnitt. Inaug.-Diss. Jena.

       550. **Schwenk**, Removal of a large foreign body by means of a magnet.
       Ophth. Record. p. 308.

       551. **Spratt**, A piece of steel weighing less than a milligram, successfully
       removed from the vitreous, with resulting normal vision. Ophth.
       Record. p. 446.

       552. **Schmidt-Rimpler**, Magnetoperation. Vereinigung d. Augenärzte d.
       Prov. Sachsen, Anhalts und der Thüringer Lande. Ber. Klin. Monatsbl.
       f. Augenheilk. XLVI. N. F. V. S. 645.

       553. **Barck**, Two cases of removal of pieces of steel from the vitreous.
       Ophth. Record. p. 509.

       554. **Belsky**, Zwei erfolgreiche Extraktionen von Eisenstückchen mit dem
       Elektromagneten von Volkmann. Westn. Ophth. p. 455.

       555. **Bustorff**, 49 Fälle von Eisen- oder Stahlsplittern im Auge, mit Elektro-
       magnet behandelt. Finska läkaresällsk. Handl. p. 79.

1908. 556. Goulden, The fate of eyes that have been submitted to the operation of extraction of a foreign body by the electro-magnet. Ophth. Hospit. Reports. XVII. p. 301.

557. Hirschberg, Bemerkungen zur Magnetoperation. Ein neuer Fall von Magnetoperation an einem Kinde. Zentralbl. f. prakt. Augenheilk. Februar. S. 33.

558. Hirschberg, Nachblutungen. Zentralbl. f. prakt. Augenheilk. Febr. S. 35.

559. Mellinger, Eine neue Verwertung des Elektromagnetismus zur Entfernung von Eisensplittern aus dem Innern des Auges. Beiträge zur Phys. und Pathol. Herausgegeben von Weiss. S. 148. Festschrift zum 70. Geburtstag von Ludwig Hermann. Stuttgart, Enke.

560. Schumann, Augenmagnete. Düsseldorf.

561. Wirtz, Der Mellingersche Innenpolmagnet in schwebender Montierung. Wochenschr. f. Therap. u. Hygiene. Nr. 11.

562. Klingelfuss, Modifikation des Innenpolmagneten. Korrespondbl. f. Schweizer Ärzte. S. 531.

563. Schirmer, Praktische Erfahrungen über den Innenpolmagnet. Zeitschr. f. Augenheilk. XX. S. 546.

564. Weeks, Bericht über Fälle von Fremdkörpern im Auge. (Übersetzt amer. Ausg. XXXVI. Nr. 6.) Arch. f. Augenheilk. LXI. S. 93.

565. Schiötz, Corpus alienum bulbi. Norsk Magaz. p. 264.

1909. 566. Hirschberg, Ein seltener Fall von Magnetoperation. Zentralbl. f. prakt. Augenheilk. S. 193.

567. Hirschberg, Das neue Magnetoperationszimmer. Zentralbl. f. prakt. Augenheilk. S. 12. Berliner klin. Wochenschr. 1908. Nr. 47.

568. Mellinger, Der Innenpolmagnet. Arch. d'Opht.

569. Mellinger, Über die Wirkungsweise des Innenpolmagneten. Zeitschr. f. Augenheilk. XXI. S. 204.

570. Hausmann, Bericht über 103 Magnetextraktionen. Klin. Monatsbl. f. Augenheilk. XLVII. Beilageheft. S. 86.

571. Koster Gzn, Ein Dynamometer für den Elektromagneten. v. Graefes Arch. f. Ophth. LXXI. S. 561.

572. Sweet, Third serie of cases of injuries from foreign bodies examined by the Roentgen rays, with results of operation. Ophth. Record. p. 437 B.

573. Wharton, The extraction of particles of metal from the interior of the eye; a clinical study of fifty cases. Ophthalmoscope. p. 310.

574. Jackson, Scissors-magnet extraction of iron from the eyeball. Journ. of the Amer. Med. Assoc. 19. jun. Bericht: Klin. Monatsbl. f. Augenheilk. XLVII. (N. F. VIII.) S. 227.

575. Verwey, Jets over nieuwere staalsoorten, welke door den magneet bijna niet worden aangetrokken. Nederl. Tijdschr. v. Genesk. I. p. 354.

1910. 576. Kanzel, Über Sideroskopie und Magnetoperationen. Beilageheft. Klin. Monatsbl. f. Augenheilk. XLVIII. S. 174.

577. Haab, Der neue Augenmagnet der Maschinenfabrik Oerlikon bei Zürich. Bericht über die 36. Vers. d. Ophth. Ges. zu Heidelberg.

578. Haab, Über ein neues Modell meiner großen Augenmagneten und die Anwendungsweise solcher Instrumente. Arch. f. Augenheilk.

579. Hallauer, Neuerungen am Innenpolmagnet. Zeitschr. f. Augenheilk. XXIII. S. 49.

580. Klingelfuss, Untersuchungen über die Verteilung der magnetischen Intensität im Operationsfeld beim Innenpolmagneten. Zeitschr. f. Augenheilk. XXIII. S. 52.

581. Stedman Bull, The post-operative history of eighteen cases of magnetic foreign bodies removed by the giant magnet. Transact. of the Amer. Ophth. Soc. Forty-sixth ann. meet. XII (II). p. 365. Ref. Arch. f. Augenheilk. LXIX. S. 111.

1910. 582. Black, Destructive penetrating wound of eye. Ophth. Record. p. 41.
583. Cecchetto, Nota su alcune estrazioni di scheggie di ferro dall' occhio coll' elettrocalamita di Volkmann. Ann. di Ottalm. XXXIX. p. 107.
584. Barchudarow, Zur Kasuistik der Extraktion der Eisensplitter aus dem Auge. Odessa Ophth. Ges. 2. III.
585. Smély, Verletzung des Auges durch Stahlsplitter. Deutsche med. Wochenschr. S. 536.
586. Bane, Steel in vitreous. Ophth. Record. p. 258.
587. Rollet, De l'extraction des corps métalliques intraoculaires à l'aide de l'électro-aimant. Aciers et ferros peu ou pas magnétiques. Revue génér. XXIX. p. 433.
588. Luedde, The electromagnet in ophth. practise, presenting a modification of the Haab giant magnet. Amer. Journ. of Ophth. p. 193.
589. Liebermann, Ein Fall von deletärer intraokularer Blutung nach einer Magnetoperation. VI. Vers. d. ungar. Ophth. Ges. Bericht: Zeitschr. f. Augenheilk. XXIV. S. 365.
590. v. Barlay, Über die an der I. Universitäts-Augenklinik in Budapest ausgeführten Magnetoperationen. (Vers. d. ungar. Ophth. Ges.) Bericht: Zeitschr. f. Augenheilk. XXIV. S. 359.
591. Dransart et Famechon, Compte rendu de 62 cas de plaies pénétrantes par éclats métalliques. Valeur diagnostic de l'électro-aimant géant de Haab. Soc. franç. d'Opht. p. 483. Revue génér. d'Opht. p. 235.
592. Kullberg, Ett par fal af extraction etc. (Ärztl. Ges. zu Göteborg.) Bericht: Hygiea. Beilage.
593. Rollet, Un nouvel électro-aimant géant pour l'extraction des corps magnetiques intraoculaires. Rev. génér. p. 241.
594. Stevens, Removal of steel from vitreous. Ophth. Record. p. 395, 432.
595. Wallenberg, Zwei Fälle von erfolgreicher Extraktion ungewöhnlichgroßer und scharfkantiger Stahlsplitter aus dem Glaskörper mit dem Hirschbergschen Handmagneten. (Verein d. Augenärzte von Ost- und Westpreußen). Zeitschr. f. Augenheilk. XIII. p. 266.
596. Wolff, Extraktion eines Stahlsplitters mittels des Riesenmagneten. (24. Vers. rhein.-westf. Augenärzte.) Bericht: Klin. Monatsbl. f. Augenheilk. XLVIII. (N. F. IX.) S. 497.
1911. 597. Takamura, Ein Beitrag zu den Magnetextraktionen von Eisensplittern aus dem Auge. Inaug.-Diss. Göttingen.
598. Sir, Über die Resultate der Entfernung von Fremdkörpern aus dem Augeninnern mittels des Magneten. Zentralbl. f. prakt. Augenheilk. S. 333.
599. Ziegler, Large foreign body in the eyeball. Ophth. Record. p. 210.
600. van der Heydt, Successful removal of steel encapsulated in the ciliary body. Ophth. Record. p. 260.
601. Sharp, Successful removal of a piece of iron from the vitreous. Arch. f. Augenheilk. LXIX. S. 222.
602. Holmström, 68 fell af järnsplittra i ögats iare delar. (Sitzungsber. d. Ärztl. Ges. zu Lund.) Beilage Hygiea.
603. Holth, Röntgenlokalisation okularer Fremdkörper und ihre Extraktion aus dem Glaskörper. Norsk Magaz. f. Lägevidenskab. p. 303.
604. Weigel, Über Augenverletzungen. Münch. med. Wochenschr. S. 330.
605. Haab, Über ein neues Modell meines großen Augenmagneten und die Anwendungsweise solcher Instrumente. Arch f. Augenheilk. LXVIII. S. 1.
606. Haab, Über die Magnetoperation. Bericht über die 37. Vers. d. Ophth. Ges. Heidelberg. S. 2.
607. Pfalz, Diskussion. Bericht über die 37. Vers. d. Ophth. Ges. Heidelberg. S. 8.

1911. 608. Haab, Kritische Bemerkungen zur Magnetoperation. Arch. f. Augenheilk. LXIX. S. 111.

609. v. d. Bosch, Ungewöhnlicher Erfolg des Haabschen Riesenmagneten. Wochenschr. f. Therapie u. Hygiene d. Augen. S. 146.

1912. 610. Allport, An unusual case of steel injury. Ophth. Record. p. 65.

611. Wheeler, The treatment of eyes injured by foreign bodies. Ophthalmology IX. p. 243.

612. Weill, The extraction of steel spirales, needles, pins, tacks etc. with the Haab giant electro-magnet. Amer. Journ. of Ophth. XXIX. p. 129.

613. Rollet et Grandclément, Extraction à l'aimant géant Rollet d'un corps étranger intraoculaire minuscule. Revue génér. p. 513.

614. v. Krüdener, Über Eisenverletzungen. Petersburger med. Zeitschr. S. 321.

615. Krider, Report of case of steel passing through eyeball into the orbit. Ophth. Record. p. 653.

616. Risley, Foreign body in vitreous chamber. Ophth. Record. p. 262.

617. Stuart, Two cases of injury to eye by pieces of steel, one a double perforation. Cleveland. Med. Journ. XI. No. 4 and. 12.

618. Lamb, The rational method of removing fragments of iron from the interior of the eye. Ophthalmology VIII. p. 507. Ohio State med. Journ., Columbus. VIII. No. 12.

619. Magruder, Magnet extraction. Ophth. Record. p. 180.

620. Atkison, Foreign bodies within the eyeball. Ophthalmology. VIII. p. 243.

621. Arbez, Contribution à l'étude de l'extraction des corps étrangers magnétiques intraoculaires par les électro-aimants géants. Thèse de Lyon.

622. Chamberlin, Removal of steel from the vitreous with report of two cases. Ophthalmology VIII. p. 371.

623. Jackson, Magnet extraction through scleral incision. Ophth. Record. p. 679 and 680.

624. Crisp, Magnet extraction through scleral incision. Ophth. Record. p. 680.

625. Faith, Foreign body in the eye. Ophth. Record. p. 28.

626. Szarvasy, Beiträge zur Toloranz des Auges gegen Fremdkörper. Wiener klin. Wochenschr. S. 1091.

627. Vüllers, Ein seltener Fall von Eisensplitterverletzung. (28. Vers. rhein.-westfäl. Augenärzte.) Bericht Klin. Monatsbl. f. Augenheilk. L. (N. F. XIII.) S. 469.

628. Staudigel, Beiträge zu den Verletzungen des Auges durch Eisensplitter. Inaug.-Diss. Erlangen.

629. Rollet, De l'extraction des éclats magnétiques intra-oculaires à l'électro-aimant géant. Technique opératoire et résultats. (Soc. franç. d'Opht.) Arch. d'Opht. XXXII. p. 321, 380.

630. Neuburger, Fall von durchbohrender Stahlsplitterverletzung des Auges mit erfolgreicher Magnetoperation. Münch. med. Wochenschr. S. 390.

631. Lauber, 2 Fälle von perforierenden Fremdkörperverletzungen. (Wiener ophth. Ges.) Wochenschr. f. Therapie u. Hygiene. XVI. S. 81.

632. Bach, Eisensplitterverletzung. Siderosis bulbi. (Ärztl. Ver. Marburg.) Münch. med. Wochenschr. S. 1250.

633. Nanse, Giant magnet in extraction of foreign bodies from eye. Journ. of Ophth. Oct. VI. No. 10.

634. Kollock, Successful removal of two pieces of steel from eye with electromagnet. Journ. of South Carolina. March. VIII. No. 3.

635. Metge, Die in der Zeit vom 1. Okt. 1909 bis zum 1. Dez. 1911 beobachteten Augenverletzungen. Inaug.-Diss. Halle a/S.

636. Pihl, Demonstration von Abbildungen eines neuen Augenmagneten. (Schwed. augenärztl. Verein.) Bericht: Klin. Monatsbl. f. Augenheilk. L. (N. F. XIII). S. 484.

1913. 637. **Walker**, Penetrating injury from piece of steel. Ophth. Record. p. 90.
638. **Shahan**, Removal of steel from eye. Ophth. Record. p. 94.
639. **Allport**, A case of non-magnetic steel in the vitreous. Ophth. Record. p. 296.
640. **Lampé**, Erfahrungen mit dem Innenpolmagneten und einige Bemerkungen über Sideroskopuntersuchungen. Inaug.-Diss. Tübingen.
641. **Schmidt**, Erfahrungen über die Magnetextraktion am Auge nach dem Material der Königlichen Universitäts-Augenklinik zu Königsberg i. Pr. (1907—1911). Inaug.-Diss. Königsberg i. Pr.
642. **Stieren**, The management of foreign bodies in the eye and orbit. Ophth. Record. p. 533.
643. **Elschnig**, Zur Statistik der Eisensplitter-Verletzungen des Auges. Zentralbl. f. prakt. Augenheilk. S. 230.
644. **Hüttemann**, Über die während der letzten 3 Jahre in der Straßburger Universitäts-Augenklinik beobachteten Eisensplitterverletzungen des Auges. Klin. Monatsbl. f. Augenheilk. LI. (N. F. XVI). S. 315, 479.
645. **Schots**, Electromagnet. (Soc. belg. d'Opht.) Bericht: Klin. Monatsbl. f. Augenheilk. LI. (N. F. XV.) S. 387.
646. **Dalmer**, Über das Versagen der Magnetextraktion bei positivem Sideroskopbefund. Zeitschr. f. Augenheilk. XXIX. S. 552.
647. **Dor**, Corps étranger intraoculaire magnétique. Faillite de l'électroaimant. Lyon méd. 12. Oct. Clin. d'Opht. 1914. p. 134.
648. **Mc Collom**, Removal of steel from the eye. Ophthalmology. IX. No. 4. p. 566.
649. **Chance**, Magnet extraction of a foreign body from the orbit. Ophth. Record. p. 657.
650. **Terrien**, Les corps étrangers intraoculaires. Progrès méd. p. 312.
651. **Bergmeister**, Durch Magnetoperation beginnende eitrige Uveitis. (Wiener Ophth. Ges.) Bericht: Klin. Monatsbl. f. Augenheilk. LII. S. 286.
652. **Jacqueau**, Extraction par l'électro-aimant d'un corps étranger du vitre. Guérison fonctionelle. Clin. d'Opht. p. 665.
653. **Rogers**, Observations concerning foreign bodies within the eye or orbit. Ophthalmology. IX. p. 153.
654. **Meyerhof**, Glückliche Magnetausziehung nach Hirschberg unter schwierigen äußeren Umständen. Zentralbl. f. prakt. Augenheilk. S. 335.
655. **Alexander**, Eisensplitter in der Netzhaut. Entfernung mit dem Haabschen Magneten. Münch. med. Wochenschr. S. 2315.
656. **v. Grosz**, Über Erfahrungen mit den verschiedenen Augenmagneten. 85. Vers. deutscher Naturforscher in Wien. Bericht: Klin. Monatsbl. f. Augenheilk. LI. (N. F. XVI.) S. 611.
657. **Patterson**, Magnet extraction of piece of iron adherent to uveal tissue. Ophth. Record. p. 144.
658. **Sweet**, Fourth series of injuries from foreign bodies examined by the Roentgen rays, with result of operation. (Amer. Ophth. Soc.) Ophth. Record. XXII. p. 340.
659. **Sehrman**, A contribution to the history of the magnet as applied to ophthalmic surgery. Ophth. Record. XXII. p. 341.
660. **v. Haselberg**, Eine Übersicht über neuere Elektro-Riesenmagnete in der Augenheilkunde. Zeitschr. f. ophth. Optik mit Einschluß der Instrumentenkunde. S. 99.
1914. 661. **Haab**, Sull' applicazione giusta dell' elettromagnete etc. Ann. di Ottalm. XLIII. Fasc. 9—12.
662. **Haab**, Über den richtigen Gebrauch des Riesenmagneten bei Augenoperationen. Arch. f. Augenheilk. LXXVII. S. 271.
663. **Gigglberger**, Ein Fall von Eisensplitterverletzung mit Versagen der Magnetoperation. Inaug.-Diss. Heidelberg.

1914. 664. Jennings, A piece of steel localized partly in and partly out of the
         eye-ball near the optic nerve, removed by forceps through the orbit.
         (St. Louis med. Soc.) 7. Jan. 1914. Ref. Klin. Monatsbl. f. Augenheilk.
         LIII. S. 276.
      665. Fuchs, Zurückbleiben von Eisen im Auge nach Extraktion eines Splitters.
         (Wiener Ophth. Ges.) Bericht: Klin. Monatsbl. f. Augenheilk. LIII. S. 244.
      666. Grinbarg, Magnetextraktion von Eisensplittern aus dem Auge. Inaug.-
         Diss. Berlin.
      667. Génet, Corps étranger du vitré insoupçonné, extraction à l'aimant par
         sclérectomi postérieure. Ann. d'Ocul. CLI. p. 137.
      668. Augstein, Über Extraktion von Eisensplittern aus dem hinteren Bulbus-
         abschnitt bei Kindern. (Verein d. Augenärzte Schles. u. Posens.) Be-
         richt: Klin. Monatsbl. f. Augenheilk. LII. S. 526.
      669. v. Liebermann jun., Zur Diagnostik der Fremdkörperverletzungen
         des Auges und über Indikation und Technik der Magnetextraktion mit
         besonderer Berücksichtigung der genauen Lokalisation. Arch. f. Augen-
         heilk. LXXVI. S. 177.
      670. Herberger, E., Über die in der Heidelberger Augenklinik von Okt. 1910
         bis Okt. 1913 vorgenommenen Magnetoperationen. In.-Diss. Heidelberg.
1915. 671. Hilbert, Ein Fall von Hippus. Zentralbl. f. prakt. Augenheilk. S. 38.
      672. Lancaster, Stärkere Augenmagnete. Transact. of the Amer. Ophth.
         Soc. XIV. I. p. 181.
      673. Loewenstein, Augenärztliche Beobachtungen aus einem Notreserve-
         spital der südwestlichen Front. Münch. med. Wochenschr. Nr. 51. S. 1772.
      674. Schoute, Verstärkung der Riesenmagnete. Zeitschr. f. Augenheilk.
         XXXIV. S. 69.
1916. 675. Hertel, Über Fremdkörperverletzungen des Auges im Kriege. Bericht
         über die 40. Vers. d. Ophth. Ges. Heidelberg. S. 117.
      676. Schnaudigel, Diskussionsbemerkungen. Bericht über die 40. Vers. d.
         Ophth. Ges. Heidelberg. S. 130.
      677. Krusius, Diskussionsbemerkungen. Bericht über die 40. Vers. d. Ophth.
         Ges. Heidelberg. S. 132.
      678. Piltz, Über Magnetextraktionen von Eisensplittern aus dem Auge.
         Inaug.-Diss. Breslau.
      679. Cridland, The prognosis of foreign bodies in the eye and orbit. Oph-
         thalmoscope. August.
      680. Gradle, A hand magnet of the inner-pole type. Annals of Ophth.
         October.
      681. Cords, Elektromagnet in der Kriegschirurgie. Zentralbl. f. Chirurgie. S. 44.
      682. Cords, Zur Therapie orbitaler Fremdkörper im Stellungskriege. Zeitschr.
         f. Augenheilk. XXXV. S. 26.
      683. Isakowitz, Ein improvisierter Riesenmagnet. Münch. med. Wochenschr.
         Nr. 15. S. 553.
      684. Smith, An unusual magnet extraction. Ophth. Record. p. 141.
1917. 685. Weigelin, Über Fremdkörperverletzungen des Auges im Kriege. Klin.
         Monatsbl. f. Augenheilk. LIX. S. 84.
      686. Cords, Fremdkörperextraktion aus dem Augapfel unter Leitung des
         Röntgenschirms. Zeitschr. f. Augenheilk. XXXVII. S. 67.
      687. Palich-Szántó, O., Über intraokulare Fremdkörperverletzungen, mit
         besonderer Berücksichtigung der Kriegsverletzungen. Klin. Monatsbl.
         f. Augenheilk. LIX. S. 70.
      688. Pooley, The removal of foreign bodies by means of a giant magnet.
         Brit. Journ. of Ophth. January.
      689. Whiting and Goulden, The technique of the Haab and small magnets
         in the extraction of intra-ocular foreign bodies. Brit. Journ. of Ophth.
         January.

1917. 690. **Harrison Buttler**, The ring-magnet. Brit. Journ. of Ophth. January.
691. **Koster, W.**, Die Entfernung von kleinen Fremdkörpern aus der Vorderkammer. Ned. Tijdschr. v. Gen. I. p. 802.
692. **Wendt**, Ein Behelfs-Riesenmagnet. Münch. med. Wochenschr. Nr. 14. S. 478.
693. **Higbee**, Amer. Journ. of Ophth. Mai. p. 129.
694. **Lamb**, Amer. Journ. of Ophth. Mai. p. 134.
695. **Dunbar Roy**, Die Fremdkörperentfernung aus Augapfel und Orbita.
Amer. Ophth. Soc. Mai 1917. Ophth. Record. p. 401. Ref. Klin. Monatsbl.
f. Augenheilk. LX. S. 141.
696. **Wessely**, Kriegsophthalmologische Demonstrationen. Münchener med.
Wochenschr. S. 22.
1918. 697. **Gibb, Juler and Foster, Moore**, The treatment of intra-ocular foreign bodies at a base hospital in France. Brit. Journ. of Ophth. November.
698. **Birkhäuser**, Zwei bemerkenswerte Fälle von intraokularen Eisensplittern. Klin. Monatsbl. f. Augenheilk. LXI. S. 593.
699. **Pichler**, Zur Technik der magnetischen Splitterausziehung. Zeitschr. f.
Augenheilk. XL. S. 30.
700. **Zade**, Behelfsmäßig hergestellte augenärztliche Instrumente. Med.
Techn. Mitteil. 1. Juni.
701. **Emanuel**, Augenärztliche Erfahrungen in Feldlazaretten. Klin. Monatsbl. f. Augenheilk. LXI. S. 293.
702. **Emanuel**, Ein im Felde gebauter Riesenmagnet. Münchenei med.
Wochenschr. Nr. 19. S. 512.
703. **Hertel**, Über die Leistungsfähigkeit der verschiedenen Magnettypen.
Bericht über d. 41. Vers. d. Ophth. Ges. Heidelberg. S. 152.
704. **du Bois**, Elektromagnete für Heilzwecke. Elektrotechn. Zeitschr.
XXXIX. S. 173.
705. **Schumann**, Über Elektromagnete für kriegschirurgische Zwecke.
Elektrotechn. Zeitschr. XXXIX. S. 464.
1919. 706. **Klauber**, Bericht über die Augenverletzungen im Kriege aus dem
Jahre 1917. Klin. Monatsbl. f. Augenheilk. LXII. S. 246.
707. **Hertel**, Über Magnetleistungen und Versuche, sie zu steigern. Klin.
Monatsbl. f. Augenheilk. LXII. S. 529.
708. **Schmitt**, Über die Magnetoperationen bei Kriegsverletzungen im Ver-
einslazarett. Universitäts-Augenklinik. Inaug.-Diss. Heidelberg.

Fremdkörper in der Bedeckung und Umgebung des Auges (Augenlidern und Tränenorganen).

Fremdkörper in den Augenlidern.

§ 201. **Vorkommen.** Die Augenlider sind nicht allzuhäufig Sitz von
Fremdkörpern. Es gehört schon eine gewisse Flugkraft der fremden Körper
dazu, die Lidhaut zu durchbohren. Daher kommt es, daß zahlreiche
kleinere Fremdkörper, die, falls sie innerhalb der Lidspalte auftreffen, für
die Bindehaut und die Hornhaut Bedeutung gewinnen, beim Auftreffen
seitwärts von der Lidspalte nicht in die äußere Haut einzudringen vermögen. Ist dagegen die Flugkraft erhöht, so können selbst kleinste Fremdkörper die Lidhaut durchschlagen und im Lid stecken bleiben. Daher
kommt es, daß bei den Explosionsverletzungen, zumal bei Pulver- und
Dynamitexplosionen, oft zahlreiche kleine Fremdkörper in der Lidhaut

angetroffen werden, wie vor allem Pulverkörner, Sand, Steinsplitter, Kohlestückchen usw. Bei Explosion von Patronen oder Zündern finden sich neben Pulverkörnern nicht selten Kupfer- und Messingsplitter. Von sonstigen Fremdkörpern, die in den Lidern beobachtet werden, kommen in Betracht Metallsplitter, zumal Eisensplitter, Glassplitter, spitze Holzsplitter, Dornen, abgebrochene Insektenstacheln von Bienen, Wespen usw. GEPNER (1907) fand einen 2 Monate lang im Lid steckenden Bienenstachel. Filarien kommen unter der Haut der Augenlider vor und können von dort entfernt werden. Ich selbst extrahierte durch Schnitt eine 34 mm lange Filaria loa. Auch Schrotkörner werden zuweilen im Lid angetroffen. Spitze Fremdkörper, wie Holzsplitter, Glassplitter, Eisensplitter, können tief in das Lid eindringen, das Lid durchsetzen, unter Durchtrennung der Conjunctiva tarsi in den Bindehautsack vorragen, zu Verletzung der Augenoberfläche führen und bei längerem Verweilen in Granulationsgewebe eingeschlossen werden. Andererseits wird beobachtet, daß Fremdkörper vom Bindehautsack aus sich in das Lid einbohren, verschieden tief im Lid stecken bleiben und eventuell sogar durch die Cutis nach außen entleert werden.

Bei Kriegsverletzungen werden vor allem durch die Wirkung von Explosionsgeschossen (Granaten, Handgranaten, Gewehrgranaten, Minen, Fliegerbomben) oft zahlreiche Fremdkörper ein- oder doppelseitig angetroffen. Es handelt sich besonders um Splitter aus Eisen, Messing, Kupfer, Aluminium, Stein, Holz, Glas, Knochen, ferner um Bleispritzer durch Zerstäuben von aufgeprallten bleihaltigen Geschossen, besonders Infanteriegeschossen.

Die in die Orbita eindringenden Fremdkörper nehmen ihren Weg zum großen Teil durch die Lider und können noch mit ihrem hinteren Ende im Lid stecken. Sodann kann ein in die Orbita eingedrungener Fremdkörper unter Eiterung seinen Weg z. B. in das untere Lid nehmen und hier spontan zum Vorschein kommen und ausgestoßen werden.

Befund und Verlauf. Die in die Lider eingedrungenen Fremdkörper heilen zum Teil unter Einkapselung reizlos ein, zum Teil führen sie zu Eiterung und werden unter Abscedierung ausgestoßen. Der Verlauf hängt von der chemischen Natur des Fremdkörpers und von etwaiger Infektion ab. Kupfersplitter werden meist unter umschriebener aseptischer Eiterung ausgestoßen. Größere eingeheilte Fremdkörper können gewisse Beschwerden durch Druck oder bei Bewegungen der Lider verursachen, andere Fremdkörper, z. B. aus Eisen oder Glas, viele Jahre reizlos vertragen werden, wie z. B. in einem von CHEVALLEREAU (1889) mitgeteilten Falle, in dem ein Glassplitter 10 Jahre im Lid getragen wurde. (Über Tetanus nach Lidverletzung vgl. § 30 S. 139).

In einem von TAPIA (1910) mitgeteilten Fall rief ein bei einer Verletzung der rechten Augenbrauengegend unbemerkt eingedrungenes Gerstenkorn 5 Monate nach der durch Wundnaht erzielten glatten Heilung Eiterung mit Fistelbildung hervor, so daß ein Empyem des Sinus frontalis vorgetäuscht wurde. Bei der Exzision der Fistel fand sich das Gerstenkorn. In einem von Roche (1911) mitgeteilten Fall fand sich 3 Monate nach Verletzung ein erbsengroßer ulzerierter Tumor im Unterlid, der den Verdacht einer tuberkulösen Affektion erweckte; bei Entnahme von Gewebe zu Impfungszwecken stieß man auf ein 12 mm langes Holzstückchen.

Die Diagnose bietet in der Regel keine Schwierigkeit, da man die Fremdkörper vielfach ohne weiteres erkennt oder durch leichte Oberflächenveränderung sich abheben sieht und beim Abtasten mit dem Finger selbst kleine Fremdkörper leicht fühlen kann. Eingedrungene Pulverkörner heben sich durch ihre blauschwärzliche Farbe ab und weisen noch nach vielen Jahren auf die vorangegangene Pulverexplosionsverletzung hin. Welche Bedeutung dieser Nachweis bei der Unfallversicherung spielen kann, zeigte ein von mir (1901) mitgeteilter Fall, bei dem ein Mann die Folgen einer als Kind erlittenen Pulverexplosion mit einem geringfügigen Trauma bei der Arbeit später in Zusammenhang bringen wollte.

Kleine, unbeachtet in dem Lid eingeheilte Eisensplitter können bei späterer, wegen erneuter Verletzung des Auges vorgenommener Sideroskopie irreführen. Auch treten sie manchmal erst bei einer wegen anderer Veranlassung vorgenommenen Röntgenaufnahme zutage. Bei Verdacht auf Eingedrungensein eines Eisensplitters in das Lid ist die Sideroskopie oder Annäherung des Magneten heranzuziehen.

Nur ausnahmsweise dürfte Schwierigkeit der Diagnose entstehen, wie in dem von Lenoir (ref. Zander und Geissler 1864) mitgeteilten Fall, in dem eine scheinbar langsam wachsende melanotische Geschwulst sich als ein inkrustiertes, 2 cm langes Eisenstückchen, wahrscheinlich ein Nagel, entpuppte.

Therapie. Kleine reizlos eingeheilte Fremdkörper können bleiben, sonst empfiehlt sich, zumal bei größeren Fremdkörpern, die Entfernung. Sie gelingt im allgemeinen ohne Schwierigkeit mit Pinzette und kleinem scharfem Löffel entweder durch die eventuell erweiterte Wunde oder bei erfolgter Einheilung durch eine Inzision an der Stelle, wo der Fremdkörper sitzt. Bei Eisensplittern kann der Magnet nach Freilegung des Fremdkörpers mit benutzt werden. So entfernte ich auf diese Weise ein größeres Eisenstückchen, das im inneren oberen Abschnitt des Oberlides saß. Wenn auch Pulverkörner reizlos einheilen, so empfiehlt sich doch zur Verhütung oder Verringerung der Entstellung, sie entweder bald nach der Verletzung mit dem Hohlmeißelchen auszuschaben oder später unter Anritzen der Kutis mit einem feinen Messer zu entfernen.

Bei den Kriegsverletzungen bot sich häufig Gelegenheit, Fremdkörper verschiedenster Art aus den Lidern zu entfernen.

In den Tränenkanälchen finden sich zuweilen Fremdkörper, die vom Bindehautsack aus durch die Tränenflüssigkeit eingeschwemmt oder durch Reiben am Auge eingedrungen sind. Sie ragen oft noch mit einem Ende nach dem Bindehautsack vor und verursachen Reizung und Schmerz im inneren Augenwinkel, sowie Fremdkörpergefühl und Tränenträufeln und können zu Verdickung und Verstopfung des Tränenröhrchens führen. So sind vor allem Zilien, seltener Ährengrannen, Holz- und Steinsplitter, Sandkörner, Metallpartikelchen, Kopfhaare usw. darin gefunden worden. Schon ZANDER und GEISSLER (1864, S. 103) führen mehrere derartige Fälle aus der älteren Literatur an, ebenso ist ein Fall von MAZET (1899) mitgeteilt. Ich selbst habe mehrere derartige Fälle beobachtet. Ob das Eindringen kleiner pflanzlicher Fremdkörper Anlaß zur Bildung der bekannten Pilzkonkremente (Streptotrichie) geben kann, bedarf weiterer Feststellung; auch können vielleicht nach einem Trauma die Pilze sekundär auf das Auge übertragen werden (WISSMANN 1913). Die Entfernung der in die Tränenkanälchen eingedrungenen Fremdkörper gelingt leicht durch Herausziehen der Fremdkörper mit einer Pinzette, eventuell durch Schlitzung des Kanälchens und Herausholen mit einem Hohlmeißel.

Zilien und ähnliche feine Fremdkörper können auch in einen Ausführungsgang einer MEIBOMschen Drüse gelangen, die Augenoberfläche reizen und ähnliche Erscheinungen wie Fremdkörper in einem Tränenkanälchen hervorrufen.

Auf das Eindringen von Zilien in die Tränenröhrchen und die dadurch veranlaßte Erosio conjunctivae wies u. a. VOLLERT (1911) hin.

Die spontanen Konkretionen in den Tränenröhrchen, die meist organische Bestandteile aufweisen, gehören nicht zu den Verletzungen. BOCK (1904) entfernte aus dem Tränenröhrchen einer 59 jährigen, mit altem Trachom behafteten Frau, einen pfefferkorngroßen harten Stein, der aus $CaCO_3$, etwas SiO_2 und NaCl bestand und keine organischen Bestandteile nachweisen ließ. Die Herkunft war zweifelhaft.

Noch seltener kommen Fremdkörper im Tränensack vor. Sie gelangen entweder durch eine Verletzung von außen hinein, wie Schrotkörner, Eisen-, Holz-, Glas- und Steinsplitter, Bleistiftspitzen u. dgl. oder von den Tränenkanälchen oder von der Nase aus.

ZANDER und GEISSLER (1864) berichten über Beobachtungen von CARRON DU VILLARDS, bei denen ein Schrotkorn und ein Steinsplitter von außen her in den Tränensack eingedrungen waren. SIMI (1872) entfernte aus einer Fistel des Tränensacks ein Stück Granne einer Gerstenähre, das durch das obere Tränenkanälchen eingedrungen war und zu Abszeßbildung geführt hatte. Das Eindringen schien durch eine besondere Weite und Richtung des Tränenpunktes begünstigt.

MALGAT (1890) berichtete über ein Stück eines Salatstengels im unteren Tränenröhrchen, das beim Niesen während des Essens in den Tränennasenkanal hineingeschleudert sein soll. WOLFFBERG (1910) berichtete über eine Mücke im Tränennasenkanal, die sich bei einer Frau drei Tage nach einer wegen Tränensackblennorrhöe vorgenommenen Tränensackoperation beim Ausdrücken des Eiters entleerte.

90*

Zander und Geissler (1864, S. 105) wiesen auf eine Beobachtung von Kleemann bei einem Kranken hin, der bei kräftigem Anziehen oder bei starkem Schneuzen Schnupftabak mit Schleim und Luft gemischt durch den Tränensack und die Kanälchen bis in den Bindehautsack befördern konnte. Da manche Personen bei geschlossenem Mund und Nase Tabaksdampf zu der Öffnung der Tränenkanälchen heraustreiben können, so erscheint nicht befremdlich, daß kleine Fremdkörper von der Nase aus in den Tränensack gelangen können.

Berry (Zander und Geissler 1864, S. 105) teilte einen seltsamen Fall bei einem 11jährigen Mädchen mit, bei dem unter Tränenträufeln und Schmerzen beim Schneuzen eine Geschwulst in der Tränensackgegend auftrat. Aus einer kleinen Öffnung neben der Karunkel, entleerten sich aus dem Tränensack zahlreiche (62) kleine Ballen, die aus Seidenfädchen bestanden. Das Mädchen hatte die Gewohnheit, beim Nähen die Fäden abzubeißen, zu kauen und zu verschlucken. Ein Teil dieser Fäden sollte nach Berrys Annahme vom Schlund aus durch die Nase und den Tränennasenkanal in den Tränensack gelangt sein. Betrug schien ausgeschlossen.

Bei den früher häufig vorgenommenen Versuchen, Strikturen am oberen Eingang in den Tränennasenkanal mit den von den Tränenkanälchen aus in den Tränensack eingeführten Messerchen, z. B. dem Weberschen, zu durchtrennen, kam es zuweilen vor, daß das Messer abbrach und daß das abgebrochene Stück im Tränensack oder Tränennasenkanal zurückgelassen werden mußte. Ammundsen (1883) gelang es, ein im Tränensack abgebrochenes Webersches Messer mit dem Elektromagneten zu entfernen. Daß bei Verletzungen mit Messerstich in dem inneren Augenwinkel die Messerklinge abbrechen, im Tränennasenkanal stecken bleiben und unter fötider kariöser Knochenentzündung ihren Weg nach der Nase zu nehmen kann, zeigt eine von Zander und Geissler (1864) referierte Beobachtung von Hecker.

In den unteren Abschnitt des Tränennasenkanals können Fremdkörper von der Nase aus gelangen, wie Kirschkerne, Glasperlen, Bernsteinstückchen usw., die meist durch Mutwillen in die Nase gesteckt waren, lange Zeit darin verweilen und sich mit einer Kalkkruste umziehen, bis sie sich durch Eiterung lockern und einmal durch Niesen herausgeschleudert werden. Am Auge veranlassen sie oft Tränenträufeln. Zander und Geissler (1864) z. B. referieren eine derartige Beobachtung von Kersten. Diese Fälle gehören in das Gebiet der Rhinologie.

Schließlich können auch im Tränendrüsenkanal Fremdkörper angetroffen werden (Öller 1878).

Fremdkörper auf und in der Bindehaut.

§ 202. Vorkommen und Entstehung der Verletzung. Das Eindringen von Fremdkörpern in den Bindehautsack gehört zu den häufigsten Vorkommnissen. Aber nur ein Teil der Fälle wird Gegenstand ärztlicher Beobachtung und Behandlung, da gewöhnlich lose aufsitzende Fremdkörper der Bindehaut entweder von selbst durch die Tränen ausgespült oder vom Betroffenen oder einem Laien leicht entfernt werden.

In den Bindehautsack gelangen Fremdkörper der mannigfachsten Art, Form und Größe und auf die verschiedenste Weise. Wenn es sich auch meistens um das Eindringen eines einzelnen Fremdkörpers handelt, so geraten doch gar nicht selten je nach dem Verletzungsvorgang mehrere oder zahlreiche Fremdkörper gleichzeitig in den Bindehautsack.

Unter den Ursachen spielen zufällige Vorkommnisse des täglichen Lebens eine große Rolle. Durch den Wind werden Staubkörner, Partikelchen von Kohle, Sand, Asche, Sägespäne usw. in das Auge getrieben. Insekten, vor allem kleine Fliegen und Mücken, selten Käfer, gelangen häufig in den Bindehautsack. Bei Eisenbahnfahrten geraten leicht kleine Kohlepartikelchen in die Lidspalte. Überaus häufig handelt es sich um Vorkommnisse bei der Berufsarbeit. Bei manchen Beschäftigungen dringen gewisse Fremdkörperarten vorzugsweise ein, so bei landwirtschaftlichen Arbeiten Ährengrannen, Halme, Samenhülsen usw., beim Schleifen und Drehen Metallpartikelchen, bei Bauarbeiten Sand, Steinpartikelchen, bei Glasarbeiten Glassplitter, bei der Tischlerei Holzsplitter, Sägespäne, bei Friseuren kleine Härchen usw. Durch Mutwillen oder Unvorsichtigkeit werfen sich Kinder nicht selten Sand oder Schmutz in die Augen. Bekannt sind die Fälle, in denen sich Personen zum Zweck der Simulation Fremdkörper, zum Teil mit Reizwirkung in den Bindehautsack einführen, wie z. B. Sand, Schnupftabak, Pfeffer usw. (HERFORT 1904). Auch bei Hysterischen wird diese Art der Selbstschädigung beobachtet, selbst durch Einführung von Glassplittern (HEATH 1907).

POTECHIN (1879) sah artefizielle Entzündung durch ein unter das obere Augenlid geschobenes Stück von einem Weinglasrand. Über einen offenbaren Täuschungsversuch bei einem 19jährigen neuropathischen Fräulein berichtete SCHUBERT (1898), die in einer Schachtel 20 Stücke 4—5 mm große Sandsteinbrocken brachte, die angeblich seit $1/2$ Jahr alle 2—3 Wochen im äußeren Augenwinkel gewachsen und von ihr mit dem Finger entfernt wären.

Zu therapeutischen Zwecken, um eingedrungene Fremdkörper austreten zu lassen, oder um als Ableitung bei Entzündungen zu dienen, werden als Volksmittel in gewissen Gegenden die Krebsaugen, flache Kalkkonkremente aus dem Magen der Krebse, unter die Lider geschoben, wo sie zuweilen monate- und selbst jahrelang liegen bleiben, wenn sie unter das obere Lid gelangt, nicht entfernt werden konnten (COHN 1892, SCHMIDT-RIMPLER, PRAUN 1899). AUZILHON (1890) berichtete, daß in gewissen Gegenden Frankreichs die Sitte herrscht, Augensteine mannigfacher Art zu Heilzwecken in den Bindehautsack einzuführen.

Bei Explosions- und Kriegsverletzungen ist oft die freiliegende Bindehaut übersät von kleinsten Fremdkörpern der verschiedensten Art, vor allem Steinsplitter, Erdmassen, Sand, Pulverkörner, Granatsplitterchen usw. PICHLER (1918) fand tiefschwarze rußflockenähnliche Massen, die offenbar von Sprengstoffen herrührten.

Fremdkörper, die durch den Bindehautsack in die Orbita eingedrungen sind, können noch mit ihrem einen Ende im Bindehautsack sichtbar sein.

Der Sitz der Fremdkörper im Bindehautsack hängt vor allem ab von der Art, Form und Größe der Fremdkörper, sowie von der Kraft, mit der sie auftreffen. Je nach den besonderen Umständen werden gewisse

Fremdkörper an bestimmten Stellen vorzugsweise angetroffen. Die nur mit geringer Flugkraft auftreffenden kleineren rundlichen Fremdkörper werden meist von ihrer anfänglichen Berührungsstelle der Augenoberfläche durch die Bewegungen der Lider und des Auges verschoben und gelangen in den unteren Teil des Bindehautsackes oder unter das obere Lid. Die in den unteren Abschnitt des Conjunctivalsackes geratenen Fremdkörper liegen gewöhnlich der Schleimhaut nur lose auf, werden oft von der Tränenflüssigkeit von selbst herausgespült oder von den Betroffenen oder anderen Personen leicht entfernt, so daß die Hilfe des Arztes in der Regel nicht notwendig wird. Häufig gelangen die kleinen, zumal die körnigen Fremdkörper durch den Lidschlag unter das obere Lid und bleiben dann gewöhnlich bald an der Innenfläche der Conjunctiva tarsi haften, indem sie durch den reflektorisch verstärkten Lidschluß fest an die Oberfläche der Schleimhaut angedrückt und dort fixiert werden. Ganz besonders gern bleiben sie an der etwas oberhalb des Lidrandes parallel zum Lidrand verlaufenden seichten Furche, dem Sulcus subtarsalis, haften.

Die etwas größeren und länglichen Fremdkörper, vor allem Ährengrannen, Halme, Holzsplitter usw. werden fast durchweg in der oberen Übergangsfalte angetroffen. Häufig zeigt sich das eine Ende des Fremdkörpers in oder eine Strecke weit unter die Bindehaut eingedrungen. Der Fremdkörper kann entweder bei der Verletzung selbst bis in die obere Übergangsfalte gestoßen oder nachträglich durch die Lidbewegungen nach oben verschoben sein und sich in die Schleimhaut eingebohrt haben. Zumal die mit einer rauhen gezähnten Oberfläche versehenen Grannen können offenbar spontan durch die Lidbewegung tiefer in die Schleimhaut eindringen. Flache schalenförmige Fremdkörper, wie Samenhülsen, Insektenflügel, bleiben besonders gern an der Conjunctiva bulbi, meist in der Nähe des Limbus, haften, indem sie mit ihrem scharfen Rand fest an die Schleimhaut angedrückt erscheinen. Kleine, scharfe und spitze Fremdkörper, zumal solche, die mit einer gewissen Gewalt auftreffen, wie Metallsplitter, Stein-, Glas-, Holzsplitter, Pulverkörner usw. dringen unmittelbar bei der Verletzung an ihrer Aufschlagsstelle in die Schleimhaut ein und gelangen nicht selten nach Durchbohrung derselben unter die Schleimhaut.

Hinsichtlich der Art der im Bindehautsack vorkommenden Fremdkörper herrscht eine große Mannigfaltigkeit vor, ebenso hinsichtlich ihrer Größe. Alle möglichen Substanzen können als Fremdkörper in den Bindehautsack gelangen. Doch kann man gewisse Gruppen unterscheiden, bei denen eine gewisse Gleichartigkeit im Sitz und in der Wirkung besteht.

Am häufigsten kommen vor kleine, mehr oder weniger körnige Fremdkörper, wie Sand, Kohlepartikelchen, Sägespäne, Asche, Schmutzteilchen, sowie kleine Samenkerne, kleine Samenhülsen, Insektenflügeldecken usw. Diese Fremdkörper haften anfangs meist lose auf und werden durch den Lidschlag verschoben, geraten dabei oft unter das obere Lid. Eine weitere Gruppe bilden

die länglich halmartigen Fremdkörper, wie vor allem die Ährengrannen, Gras-
und Strohhalmstückchen, sowie größere Samen- oder Fruchtkörner, wie Getreidekörner oder deren Hüllen. Nicolini (1907) fand in der oberen Übergangsfalte
ein großes Stück einer Saubohne. Diese Fremdkörper gelangen meist unter
das obere Lid und haften oft in der oberen Übergangsfalte fest.

Weiter sind zu nennen die splitterförmigen Fremdkörper aus härteren
Substanzen, die in verschiedensten Größen beobachtet werden, wie Glas-, Stein-,
Holzsplitter, Dornen, Metallsplitter usw. Diese Fremdkörper dringen gewöhnlich
an der Aufschlagsstelle sofort in die Bindehaut ein. Kleine Eisensplitter werden
nur seltener in der Bindehaut beobachtet.

Hirschberg (1890) erwähnte z. B. drei derartige Fälle, in denen der Eisensplitter in oder unter der Augapfelbindehaut saß. Kupfersplitter werden ebenfalls nur selten in der Bindehaut beobachtet. v. Hasner (1881) z. B. berichtete
über einen Fall, in dem ein 2 mm großes Kupferstückchen einer Zündkapsel
8 Tage nach der Verletzung in einem Abszeß der oberen Übergangsfalte entdeckt
wurde und Hirschberg (1894) fand einen Kupfersplitter zwischen Karunkel und
Hornhautrand. Ich selbst habe mehrfach subkonjunktivale Eisen- und Kupfersplitter gesehen. In einem Fall war ein tangential auftreffender Messingsplitter
nach Perforation der Sklera subkonjunktival vorgedrungen und fand sich eine
Strecke weit oberhalb der Wunde. Bei Explosionsverletzungen oder Pulver-
verbrennungen gelangen gar nicht selten zahlreiche Pulverkörner in und unter
die Bindehaut. Über das Vorkommen von Schrotkörnern und matten Kugeln
im Bindehautsack oder unter der Bindehaut wird bei den Schußverletzungen noch
die Rede sein. Über das Vorkommen von Bleispritzern und Bleistaub auf und
in der Bindehaut bei Kriegsverletzungen berichteten u. a. Handmann (1915),
Böhm (1916), letzterer mit anatomischem Befund von Bleispritzern unten dem
Konjunktivalepithel.

Zuweilen werden auch ungewöhnlich große Fremdkörper im Bindehautsack
angetroffen. Thilliez (1899) fand bei einem 6jährigen Kind Lidschwellung und
Hornhauterosion, im Konjunktivalsack steckte seit 6 Wochen ein Stück Schlacke
von der Größe einer kleinen Haselnuß. Über ungewöhnlich große Fremdkörper
berichteten ferner de Micas (1904, 6 g schweres, 2 cm langes Eisenstück) und
Croskey (1897, 18 mm langen, 6 mm breiten, 3 mm dicken Holzsplitter). In
einem von Lederer (1899) mitgeteilten Fall war einem Mädchen beim Teppich-
klopfen ein Messingring vom Klopfer in das linke Auge geflogen. Das Auge war
stark schmerzhaft und krampfhaft geschlossen. Es fand sich ein die Hornhaut
konzentrisch umfassender, von den Lidern gegen das Auge gedrückter Messingring von 22 mm Durchmesser und $2\,^1/_2$ mm Dicke. Nach der Entfernung zeigten
sich ein oberflächlicher Substanzenverlust und ein Hyphäma. Später traten eine
Iridodialyse, Glaskörpertrübungen und ein hellweißes Fleckchen in der Makula
bei S $^6/_{12}$ hervor.

Es sei ferner daran erinnert, daß anfangs tiefsitzende Fremdkörper durch
Spontanausstoßung unter der Bindehaut zutage treten können.

Hierher gehört wohl ein von Schoute (1911) mitgeteilter Fall, bei dem
einem Patienten, welcher vor 29 Jahren in seinen Schulgriffel gefallen war, jetzt
ein 17 mm langes Stück aus der oberen Übergangsfalte herausgeschnitten wurde.

Gelangen Fremdkörper in heißem oder glühendem Zustand in den Konjunktivalsack, wie z. B. glühendes Metall, geschmolzenes Blei, glühende Schlacke,
so tritt die Verbrennung in den Vordergrund, wir kommen auf diese Verletzungen
im nächsten Abschnitt zurück. Ebenso werden bei den Verätzungen die Ver-

letzungen abgehandelt, die durch die mannigfachsten, in den Bindehautsack eingedrungenen Fremdkörper mit ausgesprochener Ätzwirkung veranlaßt werden.

Ausgefallene Zilien gelangen gar nicht selten in den Bindehautsack und wirken dort als Fremdkörper. Ferner können Zilien bei Verletzungen durch anfliegende oder durch stechende und schneidende Instrumente usw. mitgerissen werden, in die Bindehautwunde gelangen und unter der Bindehaut liegen bleiben. Daß sie dort zu Zystenbildung Anlaß geben können, wurde bereits § 38, S. 178 erwähnt. Vgl. auch Logetschnikow (1891), Ginsburg (1898), Carlini (1910). Über das Eindringen von Raupenhaaren in die Bindehaut verweise ich auf § 199. Daselbst wurde auch hingewiesen auf Konjunktivitis mit Knötchenbildung durch eingedrungene Pflanzenhaare (Markus, Schmidt-Rimpler 1899), sowie auf die Mitteilung von Würdemann (1905) über Ophthalmia nodosa durch Bienenstachel und Grashüpferhaare. Scott Lamb (1911) fand als Ursache einer trachomähnlichen Veränderung an Bindehaut und Hornhaut ein in der Bindehaut des Oberlides eingebettetes Haar, nach dessen Entfernung schnelle Heilung eintrat. Kraupa (1913) berichtete über Verletzung durch Klettenstachel.

Eine besondere Gruppe von Fremdkörpern im Bindehautsack bilden sodann die in das Auge gelangenden Insekten, die meist schnell absterben und als Fremdkörper wirken, wobei manchmal die von ihnen ausgeschiedenen Sekrete stärkere Reizung veranlassen. Hierher gehören vor allem kleine Fliegen, Mücken, seltener Käfer. Auch sonstige am Körper vorkommende Parasiten können abgestorben im Bindehautsack angetroffen werden. So fand Cohn (1892) im Bindehautsack eines polnischen Juden eine tote Wanze.

Von besonderer Bedeutung ist sodann das Vorkommen von lebenden Insektenlarven, vor allem Fliegenlarven, sowie Larven anderer lebender Ektoparasiten im Bindehautsack. Sie können dort, wie vor allem die Fliegenlarven, schwere entzündliche Veränderungen der Bindehaut hervorrufen und selbst zu Zerstörung eines oder beider Augen Anlaß geben.

Ich verweise auf die von Kraemer (1899) gegebene Bearbeitung im XVIII. Kapitel d. Handb. II. Aufl.: »Die tierischen Schmarotzer des Auges«, wo die bis dahin beobachteten Fälle zusammengestellt sind. Aus der älteren Literatur findet sich eine Zusammenstellung der Fälle bei Zander und Geissler (1864), auch verweise ich noch auf die Arbeiten von Lewin und Guilleri (1905), Scheube (1903), Lotin (1903) und Kayser (1905).

Die zumal durch Fliegenlarven veranlaßten Schädigungen können unter Umständen als Folge eines Betriebsunfalls auftreten.

In einem von Baquis (1895) mitgeteilten Fall hatte ein Arbeiter das Gegenfliegen eines Insektes gegen das offene Auge empfunden. Bereits 9 Stunden später trat heftige Konjunktivitis auf. Am nächsten Tage fanden sich in beiden Übergangsfalten mehr als 40 kleine weißliche, sägespänartige Fremdkörper in lebhafter wurmartiger Bewegung und so fest an der Oberfläche haftend, daß ihre Entfernung erst nach Kokaineinträufelung, wodurch die Tiere gelähmt wurden, gelang. Es handelte sich um die Larven einer Trachinariaart. Die gleichen Larven waren von Tartuferi im Konjunktivalsack einer anderen Person nachgewiesen. Auch über einen dritten, nicht selbst beobachteten analogen Fall berichtete Baquis.

Seit dem Erscheinen der Kraemerschen Arbeit sind noch weitere Fälle mitgeteilt. So berichtete Lotin (1903) über heftige Konjunktivitis bei einem 3jährigen Bauernsohn, die durch Larven der Wohlfahrtschen Fliege einer SarcophagaArt—Sarcophila magnifica Schiner) veranlaßt war; zehn Larven wurden entfernt. Lotin stellte die Fälle von Ophthalmomyasis zusammen.

Schultz-Zehden (1905) berichtete über die Zerstörung beider Augen durch Fliegenlarven (die Larven der Schmeißfliege—Musca vomitoria) bei einer vom Felde in völlig verwahrlostem Zustande aufgelesenen Landstreicherin, die am Körper von Maden wimmelte. Die mit zahlreichen Exkoriationen versehenen Lider waren geschwollen und hart, aus dem Bindehautsack quoll eitrig-schleimiges Sekret, die Bindehaut war graurot geschwollen. An dem einen kollabierten Auge war die Kornea vollständig zerstört, bei der Exenteration fand sich eine lebende Fliegenlarve im Glaskörper; das andere Auge, an dem die Kornea ebenfalls ulzerös zerstört war, mußte enukleiert werden. Der Fall erinnerte an einen 1824 von Cloquet mitgeteilten Fall von Zerstörung beider Augen durch Larven der Fleischfliege—Sarcophaga. Die Zerstörung der Augen wird nach Schultz-Zehden in erster Linie durch die mit bohrenden Instrumenten versehenen Larven, sodann durch den mazerierenden Einfluß des Bindehautsekrets und der Lebensprodukte der Larven veranlaßt.

Kayser (1905) beobachtete bei einem 6 jährigen Mädchen, dem am Tage vor der Vorstellung ein Insekt ins Auge geflogen war, eine starke Konjunktivitis mit follikulärem Charakter und mit feiner membranöser Auflagerung. In der gewulsteten Bindehaut fanden sich fünf Larven einer Fleischfliege (Sarcophaga), die sich noch nicht festgebissen hatten. Über zwei ähnliche Fälle von Konjunktivitis mit Larven, deren Art aber nicht bestimmt war, berichtete Ollendorf (1904), sowie über einen Fall von Larve (Sarcophaga carnaria) in der äußeren Kommissur bei einem 17 Monate alten Kinde Dolcet (1909). Reis (1908) fand zahlreiche Fliegenlarven in einer durch Karzinom exulzerierten Augenhöhle. Betti (1915) berichtete über 4 Fälle von Fliegenlarven im Konjunktivalsack nach Gegenfliegen des Insektes gegen das Auge. Es handelte sich um die Larven einer Bremse (Oestrus ovis L.). Bis zu 14 Maden wurden festgestellt, deren Entfernung nicht immer leicht war, weil sich einige mit den 2 Chitinhäkchen an der ventralen Seite des Kopfendes festhielten. Der Verlauf war in allen vier Fällen ein leichter.

Über das in Afrika beobachtete Vorkommen von Filaria loa unter der Bindehaut berichteten Pollak (1906), Vail (1905). Bartels (1910) berichtete über die Entfernung einer subkonjunktivalsitzenden 44 mm langen Filaria. Zwei Fälle, in denen lebende Blutegel (Hirudineen) im Bindehautsack des menschlichen Auges festgestellt waren, teilte Kuwahara (1903) aus Japan mit. Der Holzbock (Ixodes ricinus) wurde mehrfach an den Augenlidern und im inneren Augenwinkel angetroffen [Carron du Villards (Zander und Geissler 1864) S. 139]. Cosmettatos (1912) berichtete über eine Hundezecke im Konjunktivalsack nahe dem Canthus externus.

Symptome und Verlauf. In den Bindehautsack geratene Fremdkörper rufen in der Regel sofort lebhafte Schmerzen, starke Reizung des Auges, Tränenträufeln, Lichtscheu und Lidkrampf hervor, die sich dann besonders steigern, wenn kleine eckige und körnige Partikelchen, wie z. B. die auf der Eisenbahn eingedrungenen Kohlepartikelchen, unter das obere Lid gelangt sind und bei Lidbewegungen auf der nervenreichen Kornea hin- und herreiben. Auch kleine Glassplitter können unerträgliche Schmerzen veranlassen, während andere glatte, der Bulbuswand fest anliegende Fremdkörper, wie Insektenflügel, oft auffallend wenig Beschwerden verursachen. Der Schmerz ist um so stärker, je spitzer und härter der Fremdkörper ist und je mehr er die empfindlichen Teile, vor allem die Kornea, berührt. Bei Sitz der Fremdkörper in der oberen Übergangsfalte sind die Beschwerden deshalb meist geringer, wenn nicht ein Ende des Fremdkörpers noch die Kornea bei Augenbewegungen erreicht, wie es öfters bei längeren Ährengrannen vorkommt. Gelangt ein im Bindehautsack verweilender und die empfindliche Hornhaut berührender Fremdkörper ganz in die obere Übergangsfalte, so können die Schmerzen nachlassen und beim Patienten den Eindruck erwecken, daß der Fremdkörper das Auge verlassen habe. Selbst größere in der oberen Übergangsfalte steckende Fremdkörper können schmerzlos vertragen werden.

Ob kleine in den Bindehautsack eingedrungene Fremdkörper ausgedehnte Reflexkrämpfe auslösen können, bedarf weiterer Bestätigung. v. GRAEFE (1854, 1858) hatte zwei Fälle mitgeteilt, bei denen im Anschluß an das Eindringen eines Fremdkörpers im Bindehautsack ausgedehnte Reflexkrämpfe auftraten, die sich in einem Fall zu epileptiformen Konvulsionen steigerten und bei denen erst nach Durchschneidung des Nervus supraorbitalis Heilung eintrat. In dem ersten Fall hatte der Fremdkörper, ein Stückchen eines Apfelstiels, nur $^1/_4$ Stunde im Bindehautsack geweilt und im zweiten Fall war vermutungsweise durch einen Windstoß ein Fremdkörper eingedrungen und ein Krebsstein zu seiner Entfernung eingeführt, der Tags darauf herausfiel.

BRIÈRE (1876) beschrieb ferner einen Fall von längerdauernder, hochgradiger Amblyopie, die er als Reflexamblyopie auffaßte, infolge von Verletzung der Nervenendigungen des Trigeminus durch einen [im Konjunktivalsack zurückgebliebenen Fremdkörper.

Bei längerem Verweilen rufen Fremdkörper im Bindehautsack meist Entzündung hervor, deren Grad, Sitz und Ausdehnung große Verschiedenheit darbieten können. Die Natur des Fremdkörpers und seine chemische Reizwirkung spielen dabei eine große Rolle, in anderen Fällen können auch Mikroorganismen die Entzündung veranlassen. Vor allem rufen gewisse organische Fremdkörper stärkere Entzündung hervor, die am Sitz des Fremdkörpers am stärksten ist.

In vielen Fällen beobachtet man nur einen gewissen Grad von einfach katarrhalischer Entzündung.

In anderen Fällen findet sich in der Umgebung des Fremdkörpers leichte Fibrinausscheidung, so z. B. bei eingedrungenen Sägespänen. Bei einem Patienten, dem viel Sägespäne in den Bindehautsack eingedrungen waren, fand ich am nächsten Tage eine gleichmäßige Fibrinablagerung auf der Schleimhaut. Andere kleine Fremdkörper, wie z. B. Insektenflügel, können eine umschriebene Vaskularisation anregen und sich mit einer dünnen Gefäßschicht überziehen. Kleine Samenkerne, die am Limbus zurückgeblieben sind, können umschriebene Entzündung mit Vaskularisation hervorrufen und zur Verwechslung mit Phlyktänen Anlaß geben.

So erwähnte ROSSCHEWSKY (1903) einen Fall, bei dem die Hülse einer Hirse eine Phlyktäne vortäuschte.

Besonders starke Entzündung mit Schwellung der Schleimhaut und der Augenlider, starker Sekretion, Fibrinausscheidung und oft granulierendem Charakter der Entzündung rufen die in der oberen Übergangsfalte haftenden halmartigen Fremdkörper hervor, wie Grashalme, Strohhalmstücke, vor allem Ährengrannen, Getreidekörner, aber auch Baumzweigstücke, Holzsplitter usw. Bei längerem Verweilen führt die Entzündung zu Wucherung von Granulationsgewebe, so daß der Fremdkörper mehr und mehr umwachsen wird und in einem polypoiden Granulom steckt.

ZANDER und GEISSLER (1864, S. 122) führen aus der älteren Literatur mehrere Fälle von polypenähnlichen Granulomen um Fremdkörper an, so von COOPER, SALOMON, WALTON, DESMARRES, MACKENZIE, RIBERI, GUEPIN und HEYDENREICH. Ich selbst habe derartige Wucherungen mehrfach gesehen, meist um Grannen oder Strohhalmstücke. FISCHER (1907) berichtete über eine 15 mm lange gelappte Geschwulst, die um eine Gerstengranne bei einem 6jährigen Kind, das seit 6 Wochen schmerzhafte Entzündung hatte, aufgetreten war. Die abgetragene Geschwulst erwies sich als epithelloses Granulom. HIRSCH (1904) berichtete über fast 2jähriges Verweilen eines 10 mm langen Strohstückchens im oberen Bindehautfornix; das Aussehen der Konjunktiva glich dem Befund bei Trachom oder chronischer Blennorrhöe.

In einem von SOUS 1878) mitgeteilten Fall war ein 4 mm langes Eisenstück in die Karunkel eingedrungen und hatte einen halbbohnengroßen Tumor veranlaßt. CROSKEY (1897) berichtete über einen 18 mm langen, 6 mm breiten und 3 mm dicken Holzsplitter, der, in Granulationen eingebettet, 8 Monate in der oberen Übergangsfalte gesessen hatte. UHTHOFF (1893) fand bei einem Steinhauer 2 mm nach außen vom Limbus eine 6 mm lange und 3 mm breite Geschwulst, die sich nach der Entfernung als eine Granulationsgeschwulst mit zahlreichen eingelagerten Mineralsplittern und schwarzbraunen Partikelchen erwies.

Die im Bindehautsack verweilenden Fremdkörper können zu sekundärer Verletzung der Kornea führen. Es kommt zu Epitheldefekten, Pannus, vor allem aber durch Infektion zu traumatischen Geschwüren, nicht selten zum Ulcus serpens. Die Gefahr für das Auftreten von Hornhautgeschwüren ist am größten bei den in der Übergangsfalte steckenden längeren Grannen, Strohhalmstücken usw.

Andere kleine, in oder unter der Bindehaut eingedrungene Fremdkörper, wie vor allem Pulverkörner, kleine Metall- oder Steinsplitter, können sich einkapseln und reizlos vertragen werden. Zuweilen werden auch größere Fremdkörper in der Übergangsfalte eingekapselt und bleiben selbst monate- und jahrelang reizlos liegen.

FRÄNKEL (1891) sah ein 15 mm langes und 1,5 mm dickes Aststückchen im äußeren Winkel unten in einer tiefen Rinne der Sklera und Konjunktiva, das wahrscheinlich 12 Jahre lang dort gesessen hatte. SEXE (1905) fand 22 Jahre nach der Verletzung durch Fall ein abgebrochenes Stück Stricknadel als 22 mm langen und 3 mm dicken oxydierten Fremdkörper in der oberen Übergangsfalte eingebettet. Die Stelle war geschwulstartig verdickt. Der Fremdkörper ließ sich leicht entfernen. SWAN (1889) berichtete über einen seit 2 Jahren unter dem oberen Lid steckenden Dorn.

In einem von Lewis (1897) mitgeteilten Fall lag ein Nagelknopf 8 Jahre lang reizlos zwischen Konjunktiva und Sklera eingebettet, rief dann aber Entzündung hervor und wurde entfernt.

Ich selbst beobachtete bei einem Patienten einen kleinen Eisensplitter unter der Bindehaut, der, von einem Rosthof umgeben, 21 Jahre daselbst reizlos verweilt hatte, und bei einer Patientin einen kleinen Metallsplitter reizlos eingeheilt, der 19 Jahre zuvor bei der Explosion einer Patrone eingedrungen war.

De Micas (1904) extrahierte ein 6 g schweres Eisenstück aus dem Bindehautsack, das 2 cm lang und 1 cm breit war.

Größere, in den Bindehautsack mit einer gewissen Wucht eingedrungene Fremdkörper können Kontusionserscheinungen am Bulbus mannigfacher und selbst schwerer Art verursachen, wie z. B. in dem bereits erwähnten Fall von Lederer (1899). Ich selbst habe nach Explosionsverletzungen mehrfach schwere Kontusionsfolgen der Netzhaut und Aderhaut durch größere in den Bindehautsack eingedrungene Steinsplitter beobachtet. Ebenso können tangential auftreffende Fremdkörper die Bulbuswand perforieren und auf oder unter der Bindehaut angetroffen werden.

So fanden Ulry und Aubaret (1899) 6 Tage nach der Verletzung durch Eisendraht eine Hornhautnarbe mit Iriseinklemmung bei klarer Linse. Im Innern des Auges war kein Fremdkörper vorhanden, aber unter dem oberen Lid steckte ein 1 cm langes, 2 mm dickes Drahtstück. Ich selbst erwähnte bereits eine Beobachtung von Skleralperforation und Sitz des Messingsplitters seitwärts subkonjunktival.

Daß durch die in den Bindehautsack eingedrungenen Fremdkörper selbst oder durch unzweckmäßige Maßnahmen bei ihrer Entfernung schwere und mannigfache infektiöse Prozesse zustande kommen können, wurde bereits früher erwähnt. In Betracht kommen z. B. Tuberkulose, Tetanus, Rotz, Syphilis, Trachom. Ich verweise auf die §§ 29, 30, 32, 34, und 35.

Über Komplikation eines Bindehautfremdkörpers mit Tetanus berichtete z. B. Samelsohn (1879). Er beobachtete bei einem 46jährigen Schuster, dem ein Holzstück in das linke Auge geflogen und im Bindehautsack 3 Wochen stecken geblieben war, ausgesprochenen Tetanus, der nach 3wöchiger Behandlung zurückging.

Diagnose. In den meisten Fällen wird sofort die Anamnese zur richtigen Diagnose führen, in anderen Fällen erweckt der charakteristische einseitige Reiz- und Entzündungszustand die Vermutung, daß ein Fremdkörper eingedrungen ist, auch wenn das Vorkommnis dem Patienten nicht bekannt ist. Einseitige Konjunktivitis bei fehlender Tränensackblennorrhöe muß den Verdacht auf Fremdkörper erregen. Kleine Fremdkörper können leicht übersehen werden oder völlig entgehen, wenn nicht das obere Lid ektropioniert wird. Immer wieder kommen Fälle vor, in denen die Ursache verkannt und die Veränderung unrichtig gedeutet wurde. Andererseits kommt Fremdkörpergefühl als Symptom von Bindehaut- oder Hornhautentzündung vor.

Zur Feststellung des Fremdkörpers muß man den ganzen Bindehautsack nach Ektropionieren der Lider, eventuell unter doppelter Umstülpung des oberen Lides, genau bei Tageslicht mit freien Augen oder mit der Lupe absuchen, nachdem bei stärkerem Reizzustand die Schleimhaut kokainisiert ist.

Bei kleinen ungebärdigen Kindern kann selbst Narkose einmal nötig werden. Während gewisse bräunliche oder schwärzliche Fremdkörper, wie z. B. Kohlenpartikelchen, leicht erkannt werden, ist der Nachweis anderer ungefärbter oder durchsichtiger Fremdkörper zuweilen recht schwierig. Am mühsamsten ist oft, kleinste Glassplitter, die in der Schleimhaut stecken und nur mit einer kleinen Spitze vorragen, aufzufinden, wenn nicht eine kleine Ecchymose auf ihren Sitz hinweist. In solchen Fällen ist das Abasten der Schleimhaut mit dem Rücken eines kleinen flachen Löffels oder mit einer kleinen stumpfen Sonde oder selbst dem Finger zu empfehlen, da zirkumskripte Druckempfindlichkeit die Stelle, wo der Glassplitter sitzt, andeutet. In anderen Fällen ist das Erkennen des Fremdkörpers dadurch erschwert, daß er von etwas Schleim bedeckt ist. Sorgfältiges Abspülen der Schleimhaut und vorsichtiges Abtupfen mit feuchter Watte führt dann zum Ziel.

Die in der oberen Übergangsfalte steckenden Fremdkörper werden wegen Schwellung der Schleimhaut oft anfangs nicht erkannt. Man muß unter Vordrängen der Übergangsfalte und doppelter Umstülpung des Tarsus alle Buchten absuchen. Bei den in der Schleimhaut steckenden Grannen usw. lenkt die Stelle der stärksten Entzündung oder eine etwaige Granulationswucherung auf den Sitz des Fremdkörpers.

Zahlreiche Fälle sind bekannt, in denen selbst größere Fremdkörper längere Zeit unerkannt geblieben sind. So führten schon ZANDER und GEISSLER (1864) mehrere derartige Fälle an. Als Beispiel seien noch einige Fälle aus neuerer Zeit genannt. ROURE (1900) berichtete über zwei Fälle von Fremdkörpern des oberen Konjunktivalsackes, die anfangs übersehen waren. In einem Fall von Hypopyonkeratitis wurde am sechsten Tage ein voluminöses Holzstück von 11 mm Länge entdeckt und in einem zweiten Fall sollte wegen eines seit 1 Monat bestehenden Konjunktivalkatarrhes geätzt werden und dabei fand sich oben ein Getreidekorn. DE LANTSHERE (1899) berichtete über ein 3 Monate lang im Bindehautsack einer 50jährigen Frau steckendes Weizenkorn, TERSON (1909) über ein 3 Wochen verweilendes Haferkorn mit Granne und über einen 1 Monat unbemerkt steckenden Weißdornstachel von 18 mm Länge.

Prognose. Die Prognose ist im allgemeinen günstig, da die Veränderungen nach Entfernung des Fremdkörpers in der Regel sofort zurückgehen. Sie wird getrübt, wenn durch Verletzung der Hornhautoberfläche mit hinzugetretener Infektion eitrige Geschwüre oder gar ein Ulcus serpens veranlaßt sind.

Wir sehen hier ab von den prognostisch ungünstigeren Verletzungen, bei denen ein Fremdkörper in heißem oder glühendem Zustand in den Bindehautsack eindringt und zu Verbrennungen führt oder in dem ein chemisch-ätzender Fremdkörper Verätzung der Schleimhaut veranlaßt. Diese Verletzungen werden im nächsten Abschnitt abgehandelt.

Therapie. Die der Conjunctiva bulbi oder tarsi aufsitzenden Fremdkörper werden am besten nach Umklappen der Lider mit einem spitzen, angefeuchteten Wattebausch oder Gazetupfer entfernt oder mit einem kleinen scharfen Löffel abgeschabt. Waren zahlreiche feine oder schwer sichtbare Fremdkörper wie Sägespäne, Asche, Staub usw. eingedrungen, so empfiehlt sich, die Konjunktiva nach Ektropionieren der Lider mit einem feuchten Wattetupfer sanft abzuwischen und den Konjunktivalsack mit physiologischer Kochsalzlösung auszuspülen. Steckt ein Fremdkörper in der oberen Übergangsfalte fest, so muß man an dem ektropionierten Lid den oberen Tarsalrand fassen und nochmals ektropionieren, um die Übergangsfalte vollkommen übersehen und den Fremdkörper mit einer Zilienpinzette fassen und herausziehen zu können. Hatte sich um den Fremdkörper bereits ein Granulationsknopf gebildet, so muß dieser mit abgetragen werden.

Pulverkörner und Splitter, die in oder unter der Bindehaut, meist der Augapfelbindehaut, sitzen, können in der Regel nur dadurch entfernt werden, daß man die Bindehaut an der betreffenden Stelle inzidiert und den Fremdkörper mit einem scharfen Löffelchen auskratzt oder daß man den Fremdkörper mit der Pinzette faßt und samt der Bindehaut ausschneidet. Die ·Bindehautwunde wird durch eine Sutur geschlossen. Bei kleinen subkonjunktival sitzenden Eisensplittern kann der Elektromagnet benutzt werden, doch ist er meist zu entbehren (HIRSCHBERG 1890).

Nach der Entfernung des Fremdkörpers sind die zurückgebliebenen Veränderungen je nach ihrer Art in der gewöhnlichen Weise zu behandeln mit adstringierenden oder desinfizierenden Tropfen oder Salben, mit Umschlägen, Verband usw.

Zu den unzweckmäßigen Verfahren, Fremdkörper aus dem Bindehautsack zu entfernen, gehört das Auslecken. So berichtete BOURGEOIS (1894), daß in der Bretagne eine Frau einer Dame, der einige Sandkörner unter das obere Lid geraten waren, die Fremdkörper mit der Spitze der Zunge entfernt habe. Daß durch dieses Verfahren Syphilis übertragen werden kann, wurde bereits S. 158 gelegentlich der Beobachtung von TEPLJASCHIN (1887) erwähnt.

Fremdkörper auf und in der Hornhaut.

§ 203. Verletzungen mit Zurückbleiben von Fremdkörpern auf und in der Hornhaut kommen überaus häufig vor und haben große praktische Bedeutung. Meist handelt es sich um kleinere härtere Partikelchen, die mit etwas stärkerer Flugkraft im Lidspaltenbezirk das Auge treffen und an ihrer Aufschlagstelle sofort festhaften. In den meisten Fällen dringt ein einziger Fremdkörper ein, bei gewissen Verletzungsvorgängen, zumal bei Explosionsverletzungen, wird die Hornhaut von mehreren oder zahlreichen Fremdkörpern gleichzeitig getroffen, die sich in die Hornhaut einbohren. Vielfach wird dasselbe Auge wiederholt auf dieselbe Art verletzt. (Vgl. die statistischen Angaben in §§ 10, 11, 12, 13.)

Dem Sitz nach muß man zwischen oberflächlich und tiefsitzenden Fremdkörpern der Hornhaut unterscheiden. In der überwiegenden Mehrzahl der Fälle sitzt der meist kleine Fremdkörper auf oder in den oberflächlichsten Schichten und ragt etwas über das Niveau der Hornhaut hinaus.

Etwas größere, splitterförmige, meist mit stärkerer Kraft anfliegende, zudem harte Fremdkörper, wie Metall-, Stein-, Glas- oder Holzsplitter können bis zu jeder Tiefe der Grundsubstanz eindringen und selbst nach Perforation der DESCEMETschen Membran in die vordere Kammer hineinragen. Je nach der Tiefe des Eindringens und der Länge des Fremdkörpers kann dabei das äußere Ende des Fremdkörpers unter oder in oder über dem Niveau der äußeren Oberfläche liegen. Man muß deshalb unterscheiden zwischen den Fremdkörpern, die ganz innerhalb der Hornhautgrundsubstanz stecken und denen, die über die äußere Oberfläche vorragen und denen, die in die Vorderkammer hineinragen. Besonders lange Fremdkörper ragen zuweilen mit ihrem äußeren Ende über die äußere Oberfläche der Hornhaut hinaus und mit ihrem inneren Ende bis in die Vorderkammer oder selbst bis in die Iris und Linse vor. Die Verletzung ist im allgemeinen um so schwerer, je tiefer der Fremdkörper in die Hornhaut eingedrungen ist. Besondere Beachtung verdienen die Verletzungen, bei denen der Fremdkörper noch soeben in den tiefsten Schichten steckt und größtenteils in die Vorderkammer vorragt.

Die Fremdkörper finden sich besonders häufig im Lidspaltenbezirk der Hornhaut, doch können sie in jedem Teil angetroffen werden.

Ursache der Verletzung. Vornehmlich kommen Fremdkörper in der Hornhaut bei solchen Individuen vor, die durch ihre Berufsarbeit derartigen Verletzungen ausgesetzt sind, wie bei Metallarbeitern, Schmieden, Schlossern, Steinhauern, Landwirten usw. Je nach der Art der Beschäftigung werden entsprechend charakteristische Fremdkörperarten auf der Hornhaut der Verletzten angetroffen, so vor allem Stahlfunken oder Eisensplitterchen bei allen, die Eisen bearbeiten oder mit eisernen Instrumenten arbeiten, Steinpartikelchen bei Steinhauern und Maurern usw. In zahlreichen Fällen handelt es sich um zufällige Vorkommnisse. Die Häufigkeit der beruflichen Fremdkörperverletzungen der Hornhaut nimmt zu mit der Zunahme der Ermüdung und ist eine gesteigerte bei jugendlichen Arbeitern (LAFON 1911, 1913).

Auf einige besondere Fremdkörperbefunde, die mit gewissen Beschäftigungen in ursächlichem Zusammenhang stehen, sei noch hingewiesen, so auf das Eindringen von Bernsteinsplittern bei Bernsteindrehern (Wintersteiner 1893), von Hasenhaaren bei Hutmachern (Topolanski 1894), von Austerschalenstückchen bei Austerschalenöffnern (Randolph (1895), von Marmorsplitterchen bei Marmorhauern (Trantas 1909).

Bei Kriegsverletzungen werden besonders durch die Wirkung von Explosionsgeschossen, von Minen, von abgeprallten und zerstäubten bleihaltigen Geschossen kleinste Fremdkörper verschiedenster Art oft in großer Zahl auf und in die Hornhaut getrieben. Im Gebirgskrieg werden teils durch Felssprengungen, teils durch Geschoßwirkung überaus häufig Verletzungen durch kleinste Steinsplitter veranlaßt. Vgl. z. B. Krusius (1916), Loewenstein (1916), Pichler (1918).

Die Art der verletzenden Fremdkörper. Die verschiedensten Fremdkörperarten werden auf oder in der Hornhaut beobachtet. Im allgemeinen findet man dieselben Fremdkörperarten, die auch als Fremdkörper im Bindehautsack angetroffen werden, vor allem Metallpartikelchen, Sand, Asche, Pulverkörner, Kohleteilchen, Splitter aus Glas, Stein, Holz, Dornen, Getreidegrannen, Insektenflügel, Samenhülsen, Borstenhaare usw.

Zu den selten vorkommenden Fremdkörpern gehören Splitter von Knochen, Bein, Fingernägeln, Lederstückchen. Zander und Geissler (1864, S. 125) erwähnten einen Fall von Mayne, bei dem ein Lederstückchen auf der Hornhaut eines Schuhmachers $1\,^{1}/_{3}$ Jahr gesessen hatte und nicht als Fremdkörper 'erkannt war. Nach der Entfernung wich die Entzündung sofort. Critchett (1891) fand ein Stückchen Fingernagel auf der Hornhaut, das ein torpides Hornhautgeschwür vorgetäuscht hatte.

Auch Zilien können bei Verletzungen mitgerissen werden und in der Hornhaut stecken bleiben. So fand v. Haselberg (1915) eine Zilie durch ein Eisenstück, Handmann (1915) eine Zilie bei einer Kriegsverletzung durch einen Bleispritzer eingepflanzt und Steindorff (1917) eine Zilie in einer Hornhautnarbe eingebettet.

Über eine eigenartige Verletzung durch eine in heißen Ländern einheimische Art Hirschkäfer (Lucanus) berichtete nach Zander und Geissler (1864) Carron du Villards. Das Tier fliegt zuweilen gegen das Auge von Menschen an, und dabei können die Hörner als kleine schwarze Spitzen in der Hornhaut oder Bindehaut zurückbleiben.

Über das Eindringen der Raupenhaare in die Hornhaut verweise ich auf § 199 S. 1303.

Lebende Insekten oder andere tierische Schmarotzer werden nur selten auf der Hornhaut beobachtet.

Fischer (1897 beobachtete eine Hühnerlaus als schwarzen Fremdkörper auf der Kornea einer Frau und gab an, daß die Leute dort die Blindheit von Hühnern auf dieselbe Ursache zurückführen.

Harvie Scott (1883) erwähnte die Entfernung eines auf der Hornhaut eines Kapnegers sitzenden Ixodes.

Saemisch (1898) berichtete über einen Fall von Scabies corneae. Nach Entfernung einer auf der Hornhaut festsitzenden grauweißen strangartigen Masse ergab sich, daß der Strang eine weibliche Krätzmilbe mit 8 Eiern enthielt.

Nach Batten (1900) wurde bei einem Fischer eine 2 mm große helle Blase am oberen Hornhautrand entfernt, die sich als eine Crustacee erwies, die als Parasit auf Fischen (Steinbutt und Stockfisch) lebt, wahrscheinlich Caligus curtus. Ob sie auf dem Auge noch gelebt hat, konnte nicht mehr festgestellt werden.

Symptome und Verlauf. Die in die Hornhaut eingedrungenen Fremdkörper rufen in der Regel sofort starken Reizzustand des Auges, heftige Schmerzen, besonders bei Bewegungen des Auges, stärkeres Tränenträufeln, Lichtscheu, pericorneale Injektion, starke Verengerung der Pupille und Lidkrampf hervor. Der Spasmus kann sich auf die übrigen vom Facialis innervierten Gesichtsmuskeln erstrecken. Praun (1899) erwähnte das Vorkommen von einseitigem Nystagmus bei einem Fremdkörper auf der Kornea; der Nystagmus schwand nach Entfernung des Fremdkörpers.

In anderen Fällen wissen die Patienten nicht, daß ihnen etwas ins Auge geflogen ist und werden erst durch die Reizung und Entzündung auf die Augenaffektion aufmerksam. Auf die Stärke des Reizes haben im einzelnen Fall die Natur des Fremdkörpers und sein Sitz Einfluß. Der Reiz ist um so erheblicher, je mehr der Fremdkörper über die Oberfläche vorragt und je härter und spitzer er ist. Während kleine eckige, harte, oberflächlich sitzende Partikelchen, wie Steinsplitterchen, Kohlepartikelchen, Eisenteilchen, sofort lebhafte Beschwerden verursachen, werden kleine flache glatte Fremdkörper, wie Insektenflügel, Samenschalen, oft kaum bemerkt, zumal wenn sie am Limbus sitzen. Glühende Partikelchen, wie Stahlfunken, veranlassen weniger Schmerz, als nicht glühende, da im ersten Fall die Nervenendigungen sofort zerstört werden, während im zweiten Fall die feinen Nervenendigungen nur gequetscht und sofort stärker gereizt sind. Ist ein Fremdkörper ganz in die Grundsubstanz eingedrungen, ohne außen zu prominieren, so sind die Reizerscheinungen ebenfalls geringer. Ragt ein Fremdkörper bis tief in die vordere Kammer vor, so ist zuweilen das Kammerwasser abgeflossen und die Kammer seicht. Auch können die Iris und die Linsenkapsel manchmal mitgetroffen sein.

Die Fremdkörper auf und in der Hornhaut zeigen je nach ihrer Natur eine verschiedene Eigenfarbe, werden dementsprechend leichter oder schwerer erkannt und heben sich je nach ihrer Eigenfarbe, je nach der Farbe der Iris und je nach ihrem Sitz gegenüber der Iris oder der Pupille verschieden deutlich ab. Helle Fremdkörper werden bei Sitz im Pupillarbereich leichter erkannt, umgekehrt dunkle gegenüber einer hellen Iris.

Bei einzelnen Fremdkörperverletzungen tritt die thermische oder chemisch-ätzende Wirkung in den Vordergrund, so bei etwas größeren, im glühenden Zustand das Auge treffenden Fremdkörpern, wie geschmolzenes Blei, glühendes Metall usw. oder bei chemisch wirksamen Fremdkörpern, wie Kalk usw. Der zurückbleibende Fremdkörper spielt eine untergeordnete Rolle und die Verletzung ist den Verbrennungen oder Verätzungen zuzurechnen.

Der weitere Verlauf hängt vor allem davon ab, ob die Verletzung aseptisch bleibt oder infiziert wird, sei es, daß der Fremdkörper selbst verunreinigt war, sei es, daß sich nachträglich an der Verletzungsstelle Mikroorganismen niederlassen. Die die Hornhaut treffenden Fremdkörper sind sicher häufig aseptisch, das gilt vor·allem für die in heißem Zustand anfliegenden Stahlfunken. In anderen Fällen sind aber die Fremdkörper Träger der Infektion, das beweist z. B. die Keratomycosis corneae, bei der der Fremdkörper selbst mit Schimmelpilzen infiziert war. Tritt Infektion ein, so können die verschiedenen Formen der infektiösen Hornhauterkrankungen mit allen ihren Folgezuständen auftreten, es kommt meist entweder zum einfachen traumatischen Geschwür oder zur atypischen Hypopyonkeratitis oder zum typischen progressiven Ulcus serpens (vgl. § 170—174). Bleibt Infektion bei der Fremdkörperverletzung aus, so hängt der weitere Verlauf im wesentlichen von der Natur des Fremdkörpers, seiner Größe, seinem Sitz und der Dauer seines Verweilens ab. Bei den meisten Fremdkörpern tritt im allgemeinen, falls sie nicht entfernt werden, eine reaktive Entzündung mit.Leukozyteneinwanderung in der Umgebung des Fremdkörpers auf, die bei oberflächlichem Sitz zur Gewebserweichung, sowie Lockerung und Abstoßung des Fremdkörpers führt. Der Fremdkörper erscheint von einem zarten grauen Hof umgeben. Nach Abstoßung des Fremdkörpers heilt der kleine Substanzverlust mit Hinterlassung einer punktförmigen Trübung ab, nur bei kleinsten, im Epithel sitzenden Fremdkörpern bleibt eine Trübung aus. Andere Fremdkörper, wie Pulverkörner, Steinpartikelchen, Sandkörner, können sich einkapseln und reaktionslos liegen bleiben, nachdem sich eine Verdichtung des Gewebes mit zarter Trübung ausgebildet hat. Bei den ganz oberflächlich im Epithel sitzenden Partikelchen kann eine Epithelwucherung entstehen, die den Fremdkörper überkleidet. In anderen Fällen regt der Fremdkörper umschriebene Vaskularisation an und kann mit gefäßhaltigem Gewebe übersponnen werden.

Die tiefsitzenden Fremdkörper verhalten sich ebenfalls je nach ihrer Natur verschieden.

Je nach der Stärke der reaktiven Entzündung kann sich iritische Reizung einstellen, während ausgesprochene exsudative Iritis bei Fremdkörpern auf der Hornhaut oder innerhalb ihrer Grundsubstanz stets auf Infektion hinweist. Ragt dagegen ein chemisch differenter Fremdkörper in die Vorderkammer vor, wie z. B. ein Kupfersplitter, so kann exsudative Iritis infolge der chemischen Reizung auftreten.

Da die verschiedenen Fremdkörper je nach ihrer Natur einen mehr oder weniger charakteristischen Befund und Verlauf darbieten, so müssen die Hauptarten der Fremdkörper noch besonders besprochen werden.

Unter allen Hornhautfremdkörpern stehen der Zahl nach weit voran die Fremdkörper aus Eisen, meist als kleinste Stahlfunken an der Oberfläche, seltener als kleine keilförmige Eisensplitter in der Tiefe der Grundsubstanz.

Ganz besonders häufig werden auf der Hornhaut die kleinen Eisenpartikelchen beobachtet, die z. B. beim Hämmern auf Eisen als Funken abspringen und teils in glühendem Zustand, teils in einem durch die Wucht des Schlages stark erhitzten Zustand die Hornhaut im Lidspaltenbezirk treffen, oberflächlich haften bleiben oder sich einbrennen und als dunkelbraune oder schwarze Punkte erscheinen. Ähnliche Eisenfunken spritzen an der Drehscheibe oder beim Schleifen ab und treffen das Auge. Diese Partikelchen bestehen dann nicht mehr aus reinem metallischen Eisen, sondern aus dem sogenannten Hammerschlag, einer Mischung von Eisenoxydoxydul (6 Teile Eisenoxydul $+$ 1 Teil Eisenoxyd). Trifft der erhitzte Hammerschlag die Kornea, so entsteht durch die Verbrennung anfangs ein kleiner grauer Hof um den Stahlfunken. Schon nach kurzer Zeit wird aber das Bett des Fremdkörpers intensiv braun gefärbt, da der Hammerschlag durch Diffusion in die angrenzende Hornhautsubstanz übertritt und durch weitere Oxydation als Eisenoxyd liegen bleibt. Dieser kleine Rostring bildet ein kompaktes Bett des Fremdkörpers, das sich als kleine Scheibe oder Schale nach Entfernung des Metallfunkens abhebt und für sich entfernen läßt. Bleibt die Verletzung anfangs sich überlassen, so tritt durch die chemische Wirkung des Fremdkörperchens und seines Bettes bald nach außen von dem Ring eine graue Trübung durch Leukozyteneinwanderung auf, so daß man dann zwei oder drei den Fremdkörper umgebende konzentrische Zonen unterscheiden kann. Die Infiltration um den braunen Ring nimmt in den nächsten Tagen zu, es entsteht ein graugelblicher Infiltrationsring, der schließlich durch Erweichung des Gewebes zur Abstoßung des Fremdkörpers samt dem Rostring führt. Der Abstoßungsprozeß nimmt meist 8—14 Tage in Anspruch. Während der Zeit befindet sich das Auge in einem leichten Reizzustand und zeigt schwache Ziliarinjektion.

In anderen Fällen wird die Hornhaut von kleinsten nicht glühenden Eisen- oder Stahlpartikelchen oder kleinen Rostfunken getroffen, die oberflächlich haften. Die Bildung des Rostringes tritt dann langsamer und weniger dicht auf. Manchmal werden sie auch reizlos vertragen und zufällig angetroffen, selbst in größerer Zahl, wie bei Eisendrehern.

Der Umstand, daß die kleinen Stahlfunken fast ausschließlich auf der Kornea bis zum Limbus und kaum je auf der Conjunctiva bulbi angetroffen werden, beruht zum Teil darauf, daß sie gegen die prominente und die mittlere Zone des Lidspaltenbezirks einnehmende Hornhaut am leichtesten von vorn her anprallen, während sie die abfallende seitliche Conjunctiva nur tangential treffen. Zum Teil trifft auch die von ZANDER und GEISSLER (1864) angenommene STELLWAGsche Ansicht zu, daß die Lockerheit des subkonjunktivalen Zellgewebes die Eisensplitter wieder abspringen läßt, ähnlich wie weiche mit Federn gefüllte Säcke Projektile weniger leicht eindringen lassen als gespannte Membranen, zu denen die Kornea gehört. Sodann wird, wie PRAUN (1899) betont, das innere Dreieck der Lidspaltenzone schon mehr durch das Gesicht und die Nase geschützt.

Die kleinen, mit stärkerer Flugkraft anspringenden, oft spitzen oder keilförmigen Splitterchen aus metallischem Eisen dringen meist in die Tiefe der Grundsubstanz ein und können in jeder Tiefe eingekeilt sitzen bleiben. Zuweilen ragen sie bereits in die Vorderkammer vor. Waren die Splitter aseptisch, so ist ihre entzündliche Wirkung anfangs gering, die Eingangswunde schließt sich bald und der Splitter heilt mit einer geringen Trübung in der Umgebung ein. Allmählich tritt bei diesen Splittern die chemische Wirkung hervor, es kommt zu einem deutlichen Mantel aus Rost, der meist auf die Umgebung des Splitters beschränkt bleibt. Die Fremdkörper können lange Zeit reizlos vertragen werden. Doch kann sich später eine zunehmende Trübung der Umgebung einstellen, auch kann es zu einer nachträglichen Lockerung des Fremdkörpers durch geringe entzündliche Veränderungen kommen. Meist dringt nur ein Splitter ein, doch können ausnahmsweise mehrere eingesprengt werden. So erwähnten ZANDER und GEISSLER (1864) zwei derartige Beobachtungen von WALTON. In dem einen Fall wurden durch Explosion beim Bohren eines Loches in den Zylinder eines Dampfkessels die Bohrspäne in das Auge geschleudert, so daß die ganze Kornea und die Conjunctiva sclerae mit Eisenpartikelchen übersät waren.

Bei Kriegsverletzungen werden nicht selten ein oder mehrere kleinste Granatsplitter in der Hornhaut angetroffen. Bei der pathologisch-anatomischen Untersuchung von durch Granatsplitter verletzten Augen fand ich kleine Splitter in der Hornhaut, die starke direkte Siderosis im Fremdkörperbett aufwiesen. Vgl. auch v. SZILY (1918).

Bei den Kriegsverletzungen werden Verletzungen durch Eisenfeilspäne, mit denen Wurfminen und Lufttorpedos gefüllt sind, beobachtet (PICHLER 1918).

ZANDER und GEISSLER (1864) führten mehrere Fälle aus der älteren Literatur an, in denen kleine Eisensplitter längere Zeit eingekapselt reizlos vertragen wurden, so in einem Fall von WALTON 2 Jahre, in einem Fall von WARDROP anscheinend dauernd usw.

KNAPP (1883) entfernte ein 2 mm langes und 1 mm dickes Stahlstückchen, das 2 Jahre lang reizlos in der Hornhaut geweilt hatte. Erst in den letzten 3 Wochen schien es sich der Oberfläche zu nähern und machte das Auge empfindlich. Eine minimale Schicht grauen Gewebes umgab den Fremdkörper.

Über die reizlose Einheilung eines Gußeisensplitters in die Hornhaut berichtete KRAFT (1910).

Hinsichtlich der entzündlichen und siderotischen Wirkung von Eisensplittern und Stahlfunken (Hammerschlag, Eisenoxydoxydul) auf das Hornhautgewebe verweise ich auf die in §§ 195 und 196 angeführten Arbeiten von LEBER und GRUBER.

Andere metallische Fremdkörper kommen viel seltener auf oder in der Hornhaut vor, am häufigsten noch kleine Messingspänchen bei Feinmechanikern durch Abspringen an der Drehscheibe, die meist ganz oberflächlich wie Stahlfunken haften bleiben und wegen ihrer oberflächlichen Lage bald lebhafte Beschwerden veranlassen, aber leicht entfernt werden können. Zuweilen finden sich kleine Kupfersplitter in der Hornhaut, während die durch Zündkapselexplosion abspringenden Splitter leicht die Kornea durchschlagen und ins Innere des Auges eindringen. Die in die Hornhaut eingedrungenen Kupfersplitter verhalten sich verschieden. Zum Teil rufen sie Infiltration hervor, die zur Abstoßung des Fremdkörpers führt. Doch können sie auch einheilen und lange Zeit ohne Reizerscheinung vertragen werden.

v. ARLT (1875) sah winzige Kupferblättchen in der Hornhaut, ohne Eiterung zu erregen, sitzen.

SHAW BOWEN (1887) fand bei einem Former zufällig eine Hornhauttrübung, in der ein vor 20 Monaten durch Explosion eines Zündhütchens eingedrungenes Kupferstückchen reizlos steckte. Bei der Entfernung zeigte sich das vollständig in der Grundsubstanz eingeschlossene, 1 mm lange Kupfersplitterchen von grauem Gewebe umgeben.

Rust (1908) wies darauf hin, daß bei Arbeiten an elektrischen Straßenbahnkabelleitungen kleine Kupfersplitter, die oxydiert sind, gegen die Kornea fliegen. Sie rufen starke Reizung hervor, ihre Entfernung ist oft nicht leicht.

Zander und Geissler (1864) führten eine Beobachtung von Heydenreich an, bei der ein Zündhütchenstück in der Kornea steckte und in die Vorderkammer vorragte. Die Entzündung war anfangs nur mäßig stark. Weitere Fälle von Kupfer- und Messingsplitterchen in der Hornhaut finden sich u. a. bei Hornstein (1905).

Von den Metallsplittern werden auch Bleisplitter in der Hornhaut angetroffen. Thompson (1898) berichtete über die Extraktion eines seit 22 Jahren in der Hornhaut steckenden Kugelsplitters. Einen Fall von tiefsitzendem Bleisplitter in der Hornhaut habe ich durch Rademacher (1908) mitteilen lassen.

Bei Kriegsverletzungen finden sich häufig Bleispritzer in der Hornhaut, zuweilen ist die Hornhaut ein- oder doppelseitig übersät von kleinsten staubartigen Bleipartikelchen. Die Verletzungen kommen besonders häufig vor im Schützengrabenkrieg durch Zerplatzen bleihaltiger Geschosse, vor allem Infanteriegeschosse, nach Aufschlagen auf harte Gegenstände, wie stählerne Schutzschirme, steinigem Boden. Wie Handmann (1915) erwähnte, zeigen sie oft einen Farbenwechsel und erscheinen grauweiß metallisch-glänzend gegen den schwarzen Pupillenhintergrund, dagegen dunkelschwarz gegen eine helle Iris. Sie heilen reaktionslos ein, die oberflächlichen können sich nachträglich oxydieren (Winkler 1919). Ihre Entfernung aus der Hornhaut ist erschwert. Mitteilungen über Bleispritzer in der Hornhaut finden sich bei Oguchi (1913) aus dem japanisch-russischen Kriege, und aus dem Weltkrieg bei Handmann (1915), Uhthoff (1916), Brenske (1916), Böhm (1916 mit pathologisch-anatomischem Befund), Weigelin (1917), Pichler (1918), Winkler (1919) u. a.

Steinsplitter treffen das Auge besonders beim Behauen und Zerkleinern der Steine. Die Verletzung ist um so gefährlicher, je härter das bearbeitete Material ist und mit je größerer Flugkraft die Steinsplitterchen auftreffen. Zahlreiche kleine Splitterchen finden sich oft nach Explosionsverletzungen beim Sprengen von Steinen tief in die Hornhaut eingedrungen. Die beim Behauen und Zerkleinern von Steinen abspringenden Partikelchen verursachen häufig Quetschwunden der Kornea, die durch Infektion zur Entwicklung des Ulcus serpens führen. Die Fremdkörper selbst werden auf der Kornea dann nicht angetroffen, auch wenn sie anfangs auf der Oberfläche hafteten. Die Splitter von härterem Gestein dringen oft tiefer ein, wie z. B. von Basalt, Granit, Schiefer, und können selbst die Descemet durchschlagen und in die vordere Kammer vorragen.

Die in die Hornhautgrundsubstanz eingedrungenen Steinsplitter können, von einem zarten Trübungshof umgeben, eingekapselt reizlos vertragen werden, doch beobachtete ich wiederholt, daß derartige Steinsplitter einen langdauernden Reiz unterhalten, der erst nach der Entfernung des Fragments verschwand. Die Größe der Partikelchen spielt ebenfalls eine Rolle.

Über die überaus häufige vielfach doppelseitige Verletzung der Hornhaut durch Steinsplitter im Gebirgskriege berichtete Pichler (1918).

Über die Augenverletzungen bei der Steinbrucharbeit hat Hillemanns (1896) eine Reihe Angaben gemacht. Es kommen dabei Augenverletzungen hauptsächlich durch abspringende Steinsplitter, durch Eisensplitter, die vom

Werkzeug abspringen, und durch Explosion (Pulver — Dynamit) vor. Die Häufigkeit der Verletzungen durch Steinsplitter hängt ab von der Härte des Materials, der Gefährlichkeit nach folgen sich: Basalt, Porphyr, Graustein, Melaphyr, Granit, Grauwacke, Schiefer, Kalk, Kreide, Marmor, Gips, Sand- und Mühlstein, Tuffstein und Traßstein. Bei der Bearbeitung ist am gefährlichsten das Zerkleinern und Zurichten der Steine, während das Steinbrechen weniger gefährlich ist (vgl. auch § 13, S. 43).

Bei Marmorbehauern, die jahrelang in ihrem Berufe tätig sind, findet sich häufig, wie Trantas (1909) hervorhob, eine Imprägnation mit kleinen Marmorsplitterchen. Man sieht kleine grauweiße Flecke bis zu 1 mm Größe, die zum Teil, je nach dem bearbeiteten Marmor, graurötlich aussehen. Die Veränderung liegt dicht unter dem Epithel. Beide Augen erscheinen befallen, doch das linke Auge häufiger bei rechtshändigen Arbeitern und umgekehrt. Therapeutisch dachte Trantas an Bäder mit schwacher Essigsäurelösung.

Mit der bereits von McDowell früher beschriebenen Keratitis, die bei Leuten, die die Austerschalen durch Zerklopfen des Randes der Schale öffnen, beobachtet wird, beschäftigte sich Randolph (1895) näher. Er beobachtete bei diesen Arbeitern durch abgesprungene kleine Partikelchen der Schale häufig schwere traumatische Keratitis mit rascher Nekrotisierung der betroffenen Stelle und Geschwürsbildung, so daß der eingedrungene Fremdkörper rasch abgestoßen wird. Auf Grund genauer klinischer und experimenteller Untersuchung kam er zu dem Schluß, daß die in der Austernschale enthaltenen chemischen Stoffe, vor allem das Kalziumkarbonat, die Heftigkeit der entzündlichen Reizung verursache. Drang einmal ein Austernschalenstück durch die Hornhaut in das innere Auge, so ging das verletzte Auge in der Regel rasch verloren.

Bei Bernsteindrehern können Bernsteinsplitter in die Hornhaut eindringen. Wintersteiner (1893) fand bei einem Bernsteindreher an der Hornhaut des rechten, stark kurzsichtigen und an Glaukom erkrankten Auges im äußeren Lidspaltenbezirk zahlreiche feinste grauweiße Fleckchen und einzelne hellglänzende, blaßgelbe Bernsteinsplitter. Die Sensibilität der Kornea war herabgesetzt. Der Mann hatte eine Zeitlang ohne Schutzbrille gearbeitet. Der Sitz der Splitter erklärte sich durch die starke Annäherung des rechten Auges beim Bernsteinbohren und die geneigte Kopfhaltung.

Die Hornhaut treffende Glassplitter dringen gewöhnlich in die Hornhautsubstanz ein, ganz kleine Splitterchen bleiben oberflächlich haften, etwas größere können sich tiefer einbohren und selbst die Hinterfläche der Membran durchschlagen. So wurde von mir in der Jenaer Augenklinik nach einer Explosionsverletzung im chemischen Laboratorium ein Glassplitter in der Hornhaut nachgewiesen, der die Descemetsche Membran perforiert und die Linse verletzt hatte. Ragen die Glassplitter noch über die Hornhautoberfläche hervor, so verursachen sie meist lebhaften Schmerz und starke Reizung des Auges, zumal der Conjunctiva tarsi. Ihr Nachweis ist oft nicht ganz leicht, doch mit der binokularen Zeißlupe zu erbringen. Die in der Tiefe der Hornhaut steckenden Glassplitter können lange Zeit, ohne stärkere Entzündung zu verursachen, vertragen werden.

Bei der Explosion von Glasgefäßen, zumal in chemischen Laboratorien, können massenhafte kleinere und größere Splitter die Augenoberfläche und die Umgebung des Auges treffen und eindringen. War zugleich von der chemischen Substanz etwas mit auf das Auge gelangt, so finden sich kombinierte mechanische und chemisch-ätzende Verletzungsfolgen. So referiert Zander und Geissler (1864, S. 135) eine derartige Beobachtung von Walter (Graefes und Walthers

Journ. I, S. 336), in der durch Explosion von Knallsilber das Glasgefäß in tausend Splitter gesprungen war und unzählige kleine Glassplitter in die Hornhaut und Bindehaut beider Augen eingedrungen waren.

Über längeres Verweilen eines Glassplitters in der Hornhaut berichtete Magnus (1882). Er fand bei einer 59jährigen Dame links einen $1/_2$ mm über das Hornhautniveau hervorragenden Glassplitter, der $2^1/_3$ Jahr zuvor durch Explosion einer Selterwasserflasche eingedrungen war. In der Hornhaut zeigten sich ober- und unterhalb des Fremdkörpers je ein grauer Streif, sowie zwei feine, zum Fremdkörper hinziehende Gefäßchen. Die Innenfläche des oberen Lides war papillär geschwellt, im übrigen das Auge ohne stärkere Entzündung. Bei der Entfernung erwies sich der 2 mm lange Splitter fest in die Grundsubstanz eingekeilt.

Wallenberg (1910) berichtete über die Verletzung durch ein 9 mm langes Stück feinen Glasdrahtes, das durch die Cornea submarginal am Linsenrand vorbei unter Bildung eines traumatischen Scheinkoloboms der Iris in die Bulbustiefe eingedrungen war und dessen Ende noch über das Niveau der Hornhaut hervorragte. Extraktion mit Pinzette und glatte Heilung ohne Linsentrübung bei vollem Visus. Die Pupille wurde sofort nach der Entfernung wieder kreisrund.

Pulverkörner dringen oft in großer Zahl in die Hornhaut ein und können reizlos einheilen. Sie sind nur von einem kleinen grauen Trübungshof umgeben. Sitzen sie oberflächlich und ragen sie über die Oberfläche vor, so ist die Reizung erheblicher. Vor allem bei Pulverexplosionen können zahlreiche Pulverkörner neben Steinpartikelchen in der Hornhaut verschieden tief angetroffen werden. Mehrere Fälle finden sich z. B. bei Koch (1896), Lauber (1905). Über die Entfernung tiefsitzender Pulverkörner mittels der galvanokaustischen Glühschlinge berichtete Jackson (1897).

Partikel von Holz können als Fremdkörper verschiedenen Sitz in der Hornhaut zeigen. Kleine unregelmäßig geformte Teilchen, wie z. B. Stückchen Baumrinde, Sägespäne usw., haften nur oberflächlich auf der Hornhaut, unter Umständen selbst ohne das Epithel abzuschürfen, während spitze Holzsplitterchen verschieden tief in die Hornhautgrundsubstanz eindringen und selbst nicht selten in die vordere Kammer vorragen. Die in der Hornhaut steckenden Holzsplitter rufen in der Regel eine umschriebene Gewebstrübung mit leicht entzündlicher Infiltration hervor, doch kann sich der Splitter bindegewebig einkapseln und dann reizlos vertragen werden. Besteht ausgesprochene Eiterung mit progressivem Charakter, so muß man Infektion annehmen.

So war bei einem von Rademacher (1908) aus meinem Beobachtungsmaterial mitgeteilten Fall infektiöse Eiterung eingetreten, nach Extraktion des Fremdkörpers und Ausbrennen des tiefen Wundkanals trat Heilung ein. Webster (1880) fand bei einem 3jährigen Kind ein Holzstückchen in einem Hornhautinfiltrat, das $1/_2$ Jahr lang in der Kornea gesteckt hatte. Über das Eindringen mehrerer Holzsplitter in die Hornhaut mit verschieden tiefem Sitz und nachfolgender offenbar infektiöser Entzündung berichtete Praun (1899). Tiefsitzende, in die Kammer vorragende Holzsplitter erwähnten ferner Mackenzie (Pract. treat. I, S. 344), Lawson (1867), Schachleiter (1881). Ähnlich wie Holzsplitter können Ährengrannen oder Strohhalmstückchen verschieden tief in die Kornea eindringen. Bei ihnen besteht die Gefahr, daß sie bis in die vordere Kammer vorragen. In einem von Deutschmann (1893) mitgeteilten Fall war eine Ährengranne tief in die Hornhaut eingedrungen und ragte weit in die Vorderkammer hinein, die Iris im Kammerwinkel berührend. Nach Anlegung eines Lanzenschnittes gelang es, die Ährengranne von der vorderen

Kammer aus durch die Eingangspforte so weit vorzuschieben, daß sie von außen
gefaßt und extrahiert werden konnte. Ich selbst fand bei einem Kind, das
auf einem Stoppelfeld gefallen war, ein Strohhalmstückchen in der Hornhaut
stecken, das in die Kammer vorragte und die Linse mitverletzt hatte. Es bestand fibrinös eitrige Entzündung, die nach der Extraktion zurückging.

Eine charakteristische Verletzung, bei der meist mehrere oder selbst zahl-
reiche kleine dornähnliche Spitzen verschieden tief in die Hornhaut und in die
Bindehaut eindringen, wird durch das Auftreffen von Kastanien gegen das
Auge hervorgerufen. Diese Verletzung kommt vornehmlich im Herbst beim
Abernten der mit gestachelter Schale versehenen Edelkastanien durch Abschlagen
oder Abschütteln von den Bäumen vor, wobei die Kastanien das geöffnete, nach
oben gerichtete Auge treffen. Die Spitzen dringen verschieden tief in die
Hornhaut, Bindehaut und Sklera ein, vielfach perforieren einzelne Spitzen die
Hornhauthinterwand und ragen in die Vorderkammer vor. Selbst traumatische
Katarakt wird dabei beobachtet. Sie veranlassen bei Sitz in der Hornhaut und
Bindehaut ziemlich starke Reizung und Entzündung, einzelne aber können spontan
abgestoßen werden. Schon ZANDER und GEISSLER (1864) führten mehrere Fälle
an, in denen mehrere oder selbst zahlreiche Stacheln eingedrungen waren
(CONVERS DE VEVEY, DESMARRES, GUERIN, ISAAC, HAYS, im letzteren Fall waren es
14—15 Dornen, davon einige perforierend); weitere Mitteilungen liegen vor von
BOUCHER (1884), GAYET (1898), DESCHAMPS (1899), MEDING (1904), SCHÄFLER (1913),
WACHTLER (1918), darunter 3 Fälle mit Wundstar. GAYET (1898) berichtete,
daß unter 10 Fällen 4mal eine oder mehrere Perforationen mit Vordringen der
Spitze in die Vorderkammer eingetreten waren. Ich selbst habe derartige Verletzungen in Heidelberg mehrfach gesehen und erst vor kurzem in einem Fall
3, in einem Fall 5 Stacheln aus der Hornhaut entfernt.

Ähnliche Verletzungen werden durch Dornen und Stacheln vom Kaktus
hervorgerufen (BOUCHER 1884).

Flache und schalenförmige Fremdkörper, wie Samenhülsen, Insektenflügel, Deckblätter von Blatt- und Blumenknospen usw. haften meist auf der
Oberfläche der Hornhaut fest, ohne das Epithel zu verletzen; sie drücken sich
mit ihrem Rand nur etwas ein, saugen sich gewissermaßen fest und werden
besonders in der Nähe des Limbus angetroffen. Wegen ihrer glatten Oberfläche
verursachen sie wenig Reiz und werden oft lange Zeit, selbst Jahre lang ohne
Beschwerden getragen, so hatte z. B. in einem von CUNIER (Annal. d'oculist.
VII, S. 202, ZANDER und GEISSLER 1864, S. 119) mitgeteilten Fall ein Insektenflügel 5 Jahre am oberen Hornhautrand von Gefäßen übersponnen gesessen und
in einem Fall von HILBERT (1895) ein Käferflügel 1½ Jahre. Diese Fremdkörper veranlassen im Laufe der Zeit eine geringe graue Trübung durch spärliche
Leukozyteneinwanderung, sowie zirkumskripte Hyperämie und büschelförmige
Gefäßneubildung in der Hornhaut; sie können selbst mit Gefäßen übersponnen
werden. Auch ist ein allmähliches Wandern beobachtet, wie in einem von
MACKENZIE (ref. ZANDER und GEISSLER (1864) mitgeteilten Fall, bei dem ein
Käferflügel im Laufe von 2 Jahren von der Bindehaut bis ins Bereich der Pu-
pille gewandert war. Weitere Fälle finden sich bei SCHÄFLER (1913), darunter
das Vorkommen einer Mohnkornhülse bei einem 5wöchigen Säugling, die einen
Irisprolaps vortäuschte.

RITTER (1889) hat in 50 Fällen die vom Auge entfernten Fremdkörper,
die bei landwirtschaftlichen Arbeitern auf der Hornhaut beobachtet waren und
bei denen es sich vor allem um Teile von Getreidekörnern, Grannen und Torf-

stückchen, Insektenflügel usw. handelte, bakteriell untersucht, die gefundenen Mikroorganismen kulturell bestimmt und ihre Pathogenität durch Impfung geprüft. Er fand in einer Anzahl von Fällen verschiedene Arten von Mikroorganismen, die im Boden, im Wasser und in der Luft vorkommen, saprophytisch an den Fremdkörpern haften, auch in einigen Fällen ausgesprochene pathogene Mikroorganismen. Der Befund war aber durchaus inkonstant.

Als besonderer Befund sei noch die Beobachtung von Topolanski (1894) erwähnt, der bei drei Hutmachern bandförmige Hornhauttrübung fand. In dem einen Fall, der sich unter dem Bild rezidivierender Entzündung entwickelt hatte, wies er in den abgeschabten Partikelchen neben zum Teil veränderten Epithelzellen Reste von Hasenhaaren nach, so daß er die Erkrankung als gewerbliche Krankheit durch das Eindringen der Haare auffassen möchte.

Ebenso erwähnte Haas (1910) Reizung der Augen und Tränen bei Arbeitern, die in der Kaninchenfellindustrie an rohen Fellen die unbrauchbaren dicken Haare ausrupfen.

Diagnose. Daß ein Fremdkörper das Auge getroffen hat und vermutlich oberflächlich haften geblieben ist, wird meist durch die Anamnese und Mitteilung über den Verletzungsvorgang, Art der Beschäftigung usw. sowie durch den Befund des einseitigen Reizzustandes und Fremdkörpergefühls nahegelegt. Für Sitz auf der Kornea spricht sofort die fast nie fehlende perikorneale Injektion. Der Nachweis, daß ein Fremdkörper auf oder in der Hornhaut sitzt, läßt sich durch sorgfältige Untersuchung mit freiem Auge, mit fokaler Beleuchtung und mit Zuhilfenahme der Lupe oder mit dem Hornhautmikroskop meist ohne weiteres sicher erbringen. Auch die Durchleuchtung des Auges mit dem Augenspiegel kann den Fremdkörpersitz feststellen. Besteht stärkerer Reizzustand, so ist die genaue Untersuchung nach Kokainisierung vorzunehmen. Liegt nach der Art der Verletzung die Möglichkeit vor, daß mehrere Fremdkörper eingedrungen sind, so darf man sich mit dem Nachweis eines Fremdkörpers nicht begnügen, sondern muß die ganze Kornea absuchen, auch empfiehlt sich genaue Untersuchung des Bindehautsackes, da dort Fremdkörper gleichzeitig eingedrungen sein können.

Am leichtesten werden die braunen oder schwärzlichen Fremdkörper, wie Stahlfunken, Kohlepartikelchen usw., die sich besonders von einer hellen Iris gut abheben, erkannt; nur Anfänger oder Ungeübte werden einen zirkumskripten Pigmentfleck der Iris für einen Fremdkörper halten. Schon etwas schwieriger sind die hellen, lichtfarbenen Fremdkörper zu erkennen, die sich am besten gegenüber der dunklen Pupille abheben, wie kleine Sandkörner, Steinpartikelchen von weißlicher Farbe usw. Beim Suchen nach einem derartigen Fremdkörper darf man sich nicht irreführen lassen durch Auflagerung von Schleimflöckchen, Luftbläschen, Staub usw. Durch Abspülen der Hornhautoberfläche und Überwischen mit dem Lidrand wird man einen Fremdkörper von einer derartigen zufälligen Auflagerung von Sekret usw. unterscheiden können.

Noch schwerer, wenn auch nicht so schwer wie in der Bindehaut, sind kleinste Glassplitter zu erkennen; zumal bei Lupenuntersuchung wird man sie sicher auffinden, so daß ein Abtasten mit einer stumpfen Sonde kaum je nötig wird.

Nur ausnahmsweise wird man zu näherer Feststellung des Fremdkörpers je nach seiner Farbe ein Mydriatikum oder Miotikum anwenden, damit er sich vom Hintergrund besser abhebt (WILLIAMS 1902, ROSSCHEWSKY 1902). Nach RANDALL (1902) sieht man feine Fremdkörper in der Kornea am besten, wenn man einen Augenspiegel zur Beleuchtung benutzt. Er konstruierte für seine Spiegel-Plankonvexlinse von 20 D mit versilberter Krümmungsfläche einen Halter, den man im Mund hält, um die Hände frei zu haben.

Ist bereits Infiltration eingetreten, so kann es schwierig sein, zu entscheiden, ob in der verfärbten und infiltrierten Masse noch ein Fremdkörper steckt, besonders wenn nach der Anamnese ein weißlicher Fremdkörper, wie Sandkorn oder Steinpartikelchen, anzunehmen ist, oder wenn zahlreiche Herde vorliegen, wie nach Explosionsverletzungen. Man wird in derartigen Fällen gut tun, vorsichtig mit einem Hohlmeißel die verdächtige Stelle zu untersuchen und eventuell abzuschaben.

Die Angabe des Verletzten über die Art der Verletzung und seine Beschäftigung während der Verletzung, sowie der ·Befund werden meist gestatten, die Natur des Fremdkörpers festzustellen, wenn schon es für viele Fälle bedeutungslos ist, klinisch seine Natur zu bestimmen. Das Wichtigste ist, ihn richtig zu erkennen und möglichst bald zu entfernen. In gewissen Fällen kann nach der Entfernung das Mikroskop oder die chemische Untersuchung herangezogen werden.

Irrtümliche Diagnosen, wie sie z. B. ZANDER und GEISSLER (1864) in mehreren Fällen zusammengestellt haben, daß Fremdkörper selbst jahrelang verkannt wurden, daß ein am Limbus sitzender braunschwarzer Insektenflügel für einen Irisvorfall gehalten wurde oder umgekehrt, daß ein Irisvorfall als ein in der Kornea sitzender Fremdkörper angesprochen wurde, dürften bei etwas sorgfältiger Untersuchung kaum mehr vorkommen (SCHÄFLER 1913).

Bei den in die Tiefe der Hornhaut eingedrungenen Fremdkörpern ist ihr Erkennen leichter, da sie meist größer und splitterförmig sind. Durch genaue Untersuchung mit Fokalbeleuchtung und Lupe, am besten der binokularen Lupe, ist in jedem Fall zu bestimmen, wie tief und in welcher Richtung der Splitter eingedrungen ist. Schwierig kann höchstens sein, festzustellen, ob die DESCEMETsche Membran durchschlagen und die Kammer eröffnet ist oder nicht. In frischen Fällen deuten Seichtsein der Kammer und Verminderung des Augendruckes auf Abfluß von Kammerwasser. Ragt der Fremdkörper bis in die vordere Kammer hinein, so ist die Diagnose leicht. Im letzteren Fall muß man auf Mitverletzung der Iris und Linse achten, zumal bei nicht ganz frischen Verletzungen. Bei tief sitzenden·

Splittern kann zur Feststellung der Fremdkörperart, z. B. ob Eisen oder Basalt, die Sideroskopie nötig werden. Feine tiefe Splitter, wie Holzsplitter, können durch Infiltration in der Umgebung verdeckt und ihr Erkennen erschwert werden.

Findet sich bei einem auf oder in der Hornhaut verweilenden Fremdkörper ein Infiltrationshof in seiner Umgebung, so ist oft die Beurteilung nicht ganz leicht, ob die Infiltration nur Fremdkörperwirkung oder Infektionsfolge ist. Der Grad der Infiltration, ihre Ausdehnung und die Natur des Fremdkörpers sind zu beachten. Das Bestehen von Hypopyon und deutlicher fibrinöser eitriger Iritis, sowie dichte weitgehende Hornhautinfiltration sprechen für Infektion, falls es sich nicht um einen eingedrungenen Kupfersplitter handelt.

Die Prognose hängt in erster Linie davon ab, ob die Verletzung aseptisch bleibt oder nicht. Die Infektionsgefahr ist in den meisten Fällen keine große, zumal bei den am häufigsten vorkommenden kleinen Metallfunken, die sicher meist durch Erhitzung aseptisch eindringen. Die Gefahr der nachträglichen Infektion ist deshalb viel geringer, weil die davon betroffenen Metallarbeiter weniger oft an chronischer Konjunktivitis oder Tränensackblennorrhöe leiden. Für die Prognose und den Grad etwaiger zurückbleibender Sehstörung ist ferner wichtig der Sitz, ob peripher oder zentral, ob oberflächlich oder tief, sowie die Zahl der eingedrungenen Fremdkörper und ihre Größe. Bei den oberflächlichen, isoliert eingedrungenen Fremdkörpern ist die Prognose günstig, zumal ihre Entfernung keine Schwierigkeit bietet. Die Verletzung heilt fast immer ohne jede bleibende Störung aus, selbst wenn ein kleines Trübungsfleckchen zurückbleiben sollte. Nur wenn derselbe Arbeiter wiederholt die gleiche Verletzung, z. B. durch Stahlfunken erleidet, können die zahlreich zurückbleibenden Trübungsfleckchen das Sehvermögen beeinträchtigen. Ungünstig ist ferner, wenn, wie es vor allem bei Explosionsverletzungen vorkommt, zahlreiche Fremdkörper verschieden tief eindringen und in der Hornhaut stecken bleiben. Dauernde Herabsetzung des Sehvermögens ist meist die Folge. Nach dem Eindringen kleiner oberflächlicher Fremdkörper und nach ihrer Entfernung kommt es nur selten zu dem Befund der rezidivierenden Erosion (vgl. § 167, S. 938).

Die tiefer in die Hornhautgrundsubstanz eingedrungenen splitterförmigen Fremdkörper sind prognostisch insofern etwas ungünstiger, als ihre Entfernung manchmal auf Schwierigkeiten stößt und besondere operative Maßnahmen erfordert. Sie hinterlassen nach gelungener Entfernung meist eine dauernde entsprechende Trübung, die bei zentralem Sitz das Sehvermögen schädigt, bei peripherem Sitz belanglos sein kann. Ragt der Fremdkörper in die vordere Kammer vor, so hängt die Prognose in erster Linie davon ab, daß die Entfernung gelingt.

Praun (1899) hat zur Beurteilung des Sitzes und der Schädigung des Sehvermögens den Sitz von 702 Hornhauteisensplittern näher notiert. 342 Fremdkörper fanden sich im rechten, 360 im linken Auge. Von den 702 Splitterchen saßen zentral, d. h. im Pupillarbereich, 125, also kaum $^1/_4$ der Gesamtzahl, peripher, d. h. außerhalb des Pupillarbereichs, 577.

Therapie. Die in die Hornhaut eingedrungenen Fremdkörper sind im allgemeinen möglichst bald und möglichst gründlich zu entfernen. Bei der Entfernung der kleinen oberflächlichen Fremdkörper der Hornhaut, vor allem der so häufigen Stahlfunken, soll man in jedem Fall systematisch vorgehen und zunächst das Auge hinreichend anästhetisch machen, dann den Fremdkörper vollständig mit einem geeigneten Instrument entfernen, dann eine leicht desinfizierende Salbe einstreichen und schließlich einen Verband anlegen. Eine hinreichende Anästhesie wird durch wiederholte Einträufelung einer 5 bis 10 prozentigen Kokainlösung erzielt. Nur bei kleinen ungebärdigen Kindern ist es nötig, daß man sie nach lokaler Anästhesie leicht mit Chloroform narkotisiert. Zur Entfernung der oberflächlich sitzenden Fremdkörper bedient man sich am besten der kleinen, vorn abgerundeten oder sanft zugespitzten Hohlmeißel oder kleiner flacher Hohllöffel, nur ausnahmsweise kleiner Nadeln oder stumpfer Schabeisen. Die Hohlmeißel sind deshalb besonders geeignet, da man selbst festsitzende Fremdkörper mit ihrem oft festhaftenden verrosteten Fremdkörperbett unter kräftigeren Druck auskratzen kann, ohne Gefahr zu laufen, die Hornhaut zu perforieren, selbst nicht bei einer unvorhergesehenen heftigen Bewegung des Patienten. Nadelförmige Instrumente erfordern größere Übung und Sicherheit und sind vielfach weniger geeignet, da man mit ihnen nicht so gut schaben kann und da die Spitze leicht in den Lamellen fest hängen bleibt.

Bei der Entfernung der Stahlfunken darf man sich nicht begnügen, nur den kleinen Fremdkörper herauszuheben, sondern man muß auch den Rostring sofort vollständig mit entfernen und ausschaben, auch wenn es manchmal nicht ganz leicht gelingt. Man soll stets durch Untersuchung mit fokaler Beleuchtung und Lupe feststellen, daß alles entfernt ist, da durch Zurücklassen von einem Teil des Fremdkörpers oder des Rostringes die Heilung verzögert wird. Der zurückbleibende Teil müßte der Spontanausstoßung verfallen, was mehrere Tage erfordert. Auch steigt mit der Verzögerung der Heilung die Gefahr der Infektion. Beim Auskratzen des Fremdkörpers muß man sich hüten, die Hornhaut durch Kratzwunden unnötig zu verletzen. Sitzt der Fremdkörper mehrere Tage auf der Hornhaut und ist das umgebende Gewebe bereits infiltriert und erweicht, so gelingt es viel leichter, den Fremdkörper samt Rostring in toto herauszubringen.

Die Entfernung des Fremdkörpers kann meistens bei Tageslicht, eventuell unter Benutzung einer Lupe vorgenommen werden. Bei kleinsten

Partikelchen, zumal bei hellen, sich weniger gut abhebenden Fremdkörpern, wie Sandkörner und Steinpartikelchen oder Glassplitter, empfiehlt sich dagegen die Entfernung bei künstlicher Beleuchtung unter Benutzung der fokalen Beleuchtung, eventuell kombiniert mit einer Lupe.

Sind, wie bei Pulver- oder Dynamitexplosionen, zahllose Fremdkörper in die Hornhaut eingedrungen, so wird man zunächst nur die größeren und prominenteren entfernen, besonders wenn das Epithel in größerer Ausdehnung verbrannt ist. Man muß unter antiseptischer Behandlung einige Tage abwarten. Ein Teil der oberflächlichsten Partikelchen stößt sich während dessen von selbst ab. Von den noch zurückgebliebenen empfiehlt es sich nach meinen Erfahrungen, in mehreren Sitzungen möglichst die erreichbaren Fremdkörper, wie Sand-, Pulver oder Steinkörnchen zu entfernen, da die zurückbleibenden Trübungen geringer sind, als nach Einheilung der Fremdkörper. Stellt sich der Patient erst einige Zeit nach einer derartigen Verletzung vor, so kann man die bereits reizlos eingeheilten kleinen Fremdkörper eventuell sitzen lassen. Im allgemeinen empfiehlt es sich aber auch anscheinend zur Zeit reizlos eingeheilte, zumal etwas größere Partikelchen von Stein, Metall usw., zu entfernen, da sie doch zur Trübung und Verdichtung des Gewebes in ihrer Umgebung führen und später Beschwerden und Entzündung veranlassen können. Nur minimalste Pünktchen kann man lassen.

Nach Beseitigung der kleinen oberflächlichen Fremdkörper ist dringend geboten, dafür zu sorgen, daß der Substanzverlust und die Kratzwunde ohne Komplikationen heilen. Man muß antiseptische Mittel anwenden, am besten in Salbenform, z. B. Borsalbe oder Sublimatsalbe, und sodann das Auge so lange unter Verband halten, bis der kleine Epitheldefekt geheilt ist. Beide Maßnahmen, Salbe und Verband, beugen Infektionen vor und verhüten das Zustandekommen einer rezidivierenden Erosion. Höchstens könnte stärker sezernierende Bindehautentzündung oder Tränensackentzündung eine Kontraindikation gegen Verband abgeben. Ist bereits eine iritische Reizung vorhanden, so kommt Atropin in Frage und bei ausgesprochener Infektion der Hornhautwunde haben die bei posttraumatischer infektiöser Hornhautentzündung besprochenen Maßnahmen zu erfolgen (vgl. § 170).

Zum Entfernen von oberflächlichen Fremdkörpern der Hornhaut sind die verschiedensten meißel-, nadel- oder löffelförmigen Instrumente zum Ersatz der einfachen Hohlmeißel oder Nadeln empfohlen, so z. B. von DESSAUER (1889), BURCHARDT (1896), LEVINSOHN (1899), HAAS (1902), TODD (1906), HAASE (1912). Ferner sind die verschiedensten Lupenhalter angegeben, so z. B. Fingerlupen von DESSAUER (1889), SCHWEIGGER, KEHR, PFALZ (1903), Stirnlupen für fokale Beleuchtung, die am Kopf des Patienten befestigt werden von SIDLER-HUGUENIN (1899), binokulare Lupen mit Stirnhalter, die der Arzt umlegt nach ZEHENDER-WESTIEN, BERGER, HESS, WINDLER (1911), Beleuchtungsapparat mit Stirnband von EMANUEL (1912), Beleuchtungsapparat zum Aufsetzen auf das augenärztliche Instrument von HAASE (1912) usw.

Thorey (1909) fand, daß unruhige Patienten ruhig hielten, wenn man ihnen die Beleuchtungslupe selbst in die Hand gab und sie aufforderte, durch die Lupe in die Lichtquelle zu sehen.

Die nicht sachgemäße Entfernung der Hornhautfremdkörper, zumal von Laien mit völlig ungeeigneten und unreinen Instrumenten, kann schwere Komplikationen mit Infektion, ausgedehnte Kratzwunden usw. veranlassen: Snell (1899) hat auf einer Tafel eine Reihe der zum Entfernen von Fremdkörpern meist von Mitarbeitern der Verletzten benutzten Instrumente abgebildet.

Über den anscheinend erfolgreichen Versuch, bei kleinsten massenhaft durch eine Explosion eingedrungenen Körnchen, die wahrscheinlich aus Schwefelantimon mit Spuren von Kalichlorikum und Chlorkalium bestanden, eine Aufsaugung der Körnchen durch den elektrischen Strom zu erzielen, berichtete Colombo (1901).

Ist ein etwas größerer splitterförmiger Fremdkörper (z. B. Metall-, Stein-, Holzsplitter u. dgl.) tiefer in die Hornhautsubstanz eingedrungen, so hängt die Art des operativen Vorgehens davon ab, ob der Fremdkörper die hintere Hornhautwand erreicht hat, ob er mehr schräg oder steil eingedrungen ist, ob er schon in die Vorderkammer vorragt und ob sein äußeres Ende noch außen sichtbar ist. Ragt der Fremdkörper über die Hornhautfläche vor, so werden die Lamellen seitlich etwas gespalten, um ihn mit einer Pinzette sicher fassen und extrahieren zu können. Steckt er ganz innerhalb der Kornealgrundsubstanz, so muß man mit einem Linearmesser oder einer Lanze die Hornhautlamellen spalten und den Fremdkörper hinreichend freilegen, um ihn mit dem Hohlmeißel heraushebeln oder mit einer Pinzette fassen zu können. Dabei ist aber jeder Druck auf den Fremdkörper in der Richtung seines Wundkanals zu vermeiden, um ihn nicht noch tiefer einzustoßen oder gar in die vordere Kammer hineinzudrängen.

Ragt der meist längliche oder platte Fremdkörper bereits in die vordere Kammer vor, so kann sich die Entfernung recht schwierig gestalten. Zumal wenn er steil eingedrungen ist, besteht die Gefahr, daß er in die Vorderkammer vollends ganz hineingerät oder bei der Extraktion die Linse verletzt.

In diesen Fällen wurde mehrfach empfohlen, ein Instrument in die Kammer hinter den Fremdkörper einzuführen. Dadurch können die Iris und Linse geschützt, die Extraktion des Fremdkörpers von hinten her befördert und sein Hineingleiten in die Vorderkammer verhütet werden.

Bei abgeflossenem Kammerwasser kommt die Verschiebung der Operation bis nach Wiederherstellung der Kammer in Frage, wenn man auf aseptisches Eingedrungensein rechnen kann.

v. Arlt (1874) hat empfohlen, durch einen seitlichen Hornhautschnitt den Davielschen Löffel in die vordere Kammer hinter den Fremdkörper zu schieben, und ihn damit auswärts zu drängen oder ihn so zu stützen, daß man ihn sicher fassen kann.

Desmarres (1855) hat zu demselben Zweck seine Parazenthesennadel in die Vorderkammer eingeführt und den Fremdkörper damit zurückgedrängt oder sie als Unterlage gegen den Fremdkörper gedrückt, bis er nach Durchschneidung der Hornhautlamellen mit einem Starmesser herausgehoben werden konnte. Andere führten zu demselben Zweck ein Starmesser oder eine Lanze hinter den Fremdkörper ein, so daß der Fremdkörper von hinten an dem Instrument eine Unterlage findet, bis er entfernt ist. Agnew (1866) benutzte dazu ein Beersches Messer, Knapp (1879) eine breite Diszissionsnadel, ebenso Lawson (1867).

Mayerhauser (1882) hat bei einem Fremdkörper, der teilweise in der vorderen Kammer steckte, ein Zystitom durch die erweiterte Wunde senkrecht zur Richtung des Splitters eingeschoben und durch Drehung nach vorn denselben herausbefördert.

Weiter sind hier zu erwähnen 2 Fälle von Callaert (1912).

Bei allen Eisensplittern muß man den Magneten zu Hilfe nehmen und zwar entweder den starken Magneten oder den Handmagneten. Freilich wird auch hier vorherige Spaltung der Lamellen und Freilegen des Fremdkörpers nötig sein, da ein in der Grundsubstanz eingekeilter Eisensplitter dem Zug oft nicht folgt.

Ragt ein Fremdkörper so weit in die Vorderkammer, daß seine Entfernung durch die Eingangspforte unmöglich erscheint, so kommt seine Extraktion durch die vordere Kammer in Frage.

Man hat versucht, den Fremdkörper nach Anlegen eines Lanzenschnittes mittels einer in die Kammer eingeführten Pinzette oder eines Häkchens zu extrahieren, doch besteht dabei die Gefahr, daß die Iris und die Linse verletzt werden oder der Fremdkörper in die vordere Kammer gleitet.

Knapp (1879) versuchte einen Steinsplitter mit der in die vordere Kammer eingeführten Pinzette zu extrahieren, doch gelang der Versuch nicht; wohl aber gelang es, den Splitter mit der Pinzette in die Hornhautwunde zurückzuschieben und ihn von außen zu fassen. In einem anderen Fall gelang die Extraktion eines Fremdkörpers durch ein in die Kammer eingeschobenes Häkchen. Über ähnliche Extraktionsversuche hatte schon Mackenzie berichtet.

Will man den Fremdkörper durch die vordere Kammer extrahieren, so ist das zweckmäßigste die Anlegung eines großen lappenförmigen Schnittes, damit der den Splitter tragende Lappen aufgeklappt und ohne Druck auf Iris und Linse der Fremdkörper mit der Pinzette extrahiert werden kann.

Gayet (1898) entfernte z. B. auf diese Weise in die vordere Kammer vorragende Stacheln von Kastanien.

Germann (1894) empfahl bei tiefsitzenden und manchmal bereits in die Vorderkammer vorragenden Fremdkörpern der Hornhaut mit der Glühschlinge über dem Splitter einen Krater zu brennen, bis der Fremdkörper gefaßt und herausgezogen werden kann. Bei Holzsplittern soll der Fremdkörper kranzförmig umbrannt werden. Bei Eisensplittern wird nach dem Brennen der Magnet mit verwandt. Er selbst berichtete über 6 gelungene Extraktionen. Diese Methode benutzte Osolin (1910) bei Extraktion eines dünnen Eisensplitters, dessen äußeres Ende in der Hornhaut und dessen hinteres Ende in der Iris steckte.

Jackson (1897) empfahl die galvanokaustische Nadel zur Entfernung tiefsitzender Pulverkörner.

Fuller (1904) riet, an der Stelle, wo der Fremdkörper in der Hornhaut sitzt, die oberflächlichen Schichten so weit abzutragen, daß eine ebene Fläche entsteht.

Kessler (1890) entfernte einen 2 mm langen, $^1/_2$ mm breiten und 5 mg schweren Eisensplitter aus der Hornhaut mit einem kleinen, einem Lithotryptor gleichenden Instrument, nachdem der Elektromagnet versagt hatte.

War die Wunde infiziert, so kann es nach der Entfernung des Fremdkörpers durch energische Kauterisation gelingen, den Prozeß zum Stillstand und zur Heilung zu bringen, z. B. in einem von mir beobachteten Fall von tief eingedrungenem und infiziertem Holzsplitter, den Rademacher (1908) mitgeteilt hat.

Hinsichtlich der tiefsitzenden Fremdkörper und ihrer Extraktion sei noch hingewiesen auf die Fälle von Deutschmann (1903), Hirschberg (1885, 1899), Praun (1899, S. 190), Werncke (1906), Rademacher (1908, aus der Jenaer Augenklinik).

Von besonderer Wichtigkeit ist die Verhütung von Verletzungen, bei denen Fremdkörper auf der Hornhaut zurückbleiben, vor allem durch das Tragen von geeigneten Schutzbrillen bei Arbeiten, die erfahrungsgemäß häufig zum Abspritzen kleiner Fremdkörper Gelegenheit geben (vgl. § 18 S. 61, die Prophylaxe der Augenverletzungen).

Bei den Kriegsverletzungen, besonders im Stellungskrieg, kommen Schutzmaßnahmen gegen das Anfliegen kleinster Fremdkörper in Frage. Schutzschilde aus Stahl werden zur Deckung benutzt. Der Stahlhelm als Kopfbedeckung gewährt einen gewissen Schutz.

Greeff (1918) beschrieb eine stenopäische Schutzbrille aus Stahlblech. Terrien und Cousin (1918) beschrieben einen Schutzapparat, der wie ein Visier auf- und niedergeklappt werden kann.

Fremdkörper in der Sklera.

§ 204. In der Sklera werden Fremdkörper nur selten angetroffen. Das hat seinen Grund darin, daß alle nur mit geringer Flugkraft auftreffenden Fremdkörper der Bindehaut anhaften oder höchstens in sie eindringen und daß vielfach kleine körnige Fremdkörper an dem elastischen und federnden Bindehaut- und Episkleralgewebe abprallen, wie bereits früher erwähnt wurde. Es bedarf schon einer entsprechenden Form, Härte und Größe des Fremdkörpers, sowie einer stärkeren Flugkraft, wie sie kleine harte und spitze Splitter aus Metall, Stein oder Holz oft aufweisen, um die Splitter in die Sklera einzutreiben. In solchen Fällen vermögen aber in der Regel solche Fremdkörper die Membran vollständig zu durchschlagen und in das Augeninnere einzudringen. Etwas längere spitze

Fremdkörper können nach Perforation der Sklera mit ihrem hinteren Ende noch zwischen den Wundrändern der Sklera stecken bleiben.

Der Sitz der Fremdkörper in der Sklera ist meist der Lidspaltenbezirk, seltener der obere und untere Abschnitt, da die Lider einen natürlichen Schutz dieser Stellen abgeben. Doch können Fremdkörper nach Perforation der Lider in die Sklera eindringen, wie z. B. Schrotkörner oder Granatsplitter, oder vom Bindehautsack aus, wie z. B. Holzsplitter,[in die Sklera eingestoßen werden und abbrechen. Tangential den Bulbus treffende Fremdkörper können unter Verwundung oder selbst Perforation der Sklera subkonjunktival nach hinten vordringen und entweder episkleral oder in der Orbita liegen bleiben.

In dem hinter dem Bulbusäquator gelegenen Skleralteil könnte von außen her ein Fremdkörper in die Sklera nur eindringen, wenn er ganz peripher das Lid durchschlagen hat oder von der Orbita her das Auge trifft, wie es bei Schußverletzungen vorkommt. CRAMER (1907) berichtete, daß ein in der Tränensackgegend eingedrungener Eisensplitter bis in die Orbita vorgedrungen war und von hier aus mit seiner Spitze die Sklera perforiert hatte und in das innere Auge bis zur Netzhaut vorragte. Dagegen vermögen Fremdkörper, die im vorderen Bulbusabschnitt in den Bulbus eingedrungen sind, nach Durchquerung des Auges von innen her in die Sklera sich einzubohren oder die Membran vollständig zu durchschlagen. Es handelt sich [dann um eine zweite Perforation des Auges durch den Fremdkörper, wobei der Fremdkörper entweder an seiner Austrittsstelle in der Sklera stecken bleibt oder das Auge vollständig verläßt. Wir kommen auf diese Verletzungen bei der doppelten Perforation zurück.

Einen merkwürdigen derartigen Fall hat BERLIN (1866) mitgeteilt. Wegen der Folgen einer Fremdkörperverletzung war die Enukleation des verletzten Auges notwendig geworden. Nachdem bereits die Musculi rectus internus, inferior und externus durchtrennt waren, stieß man auf einen aus dem Bulbus am hinteren Pol herausragenden länglichen Eisensplitter, der sich leicht entfernen ließ. Der Versuch, den halbenukleierten Bulbus nach Annähung der Muskeln zur Wiedereinheilung zu bringen, gelang mit überraschend gutem kosmetischem Erfolg.

Von Fremdkörpern in der Sklera kommen vor allem in Frage kleine Splitter aus Metall (Eisen, Kupfer, Messing, Blei), aus Glas, Stein, Holz, sowie Pulverkörner, Sand- und Steinpartikelchen bei Explosions- und Kriegsverletzungen, Schrotkörner und Granatsplitter bei Schußverletzungen. Daß die Stacheln von Kastanien, die das Auge treffen, auch in die Sklera eindringen, wurde bei den Hornhautverletzungen erwähnt. Uber das Eindringen von Raupenhaaren in die Sklera s. § 199.

Befund und Verlauf. An der Verletzungsstelle zeigt die Bindehaut gewöhnlich kleine Blutungen und je nach der Größe des Fremdkörpers eine mehr oder weniger deutliche Zerreißung, deren Rand zuweilen durch abgestreifte Partikelchen verunreinigt ist. Ganz kleine Fremdkörper können

wegen der Blutung und Schwellung der Bindehaut anfangs entgehen und
erst später durch Farbe und Prominenz zutage treten. Die in den oberflächlichsten Schichten haftenden Fremdkörper, wie Pulver- und Sandkörner nach Explosionsverletzungen, veranlassen in der Regel eine deutliche
Injektion und Verdickung der Stelle. Sie heilen dann in dem verdickten
Gewebe reizlos ein, wobei die Bindehaut entweder mit der Stelle verwachsen bleibt oder sich darüber verschieben läßt. Nur selten erregen oberflächlich sitzende Fremdkörper die Bildung von Granulationsgewebe. Ragt der Fremdkörper mit einer Ecke etwas mehr nach außen
vor, so unterhält er stärkeres Fremdkörpergefühl und lebhaftere Reizerscheinungen. Die etwas größeren ganz innerhalb des Skleralgewebes
steckenden Splitter können ebenfalls relativ gut vertragen werden, nach
vorübergehenden entzündlichen Veränderungen reizlos einheilen und sich
in dem Gewebe einkapseln. Doch hängen die weiteren Folgen mit ab
von der Art des Fremdkörpers, seiner Größe und seinem Sitz. Es ist
eine Anzahl von Fällen beobachtet, in denen derartige Fremdkörper selbst
viele Jahre lang ohne Schaden vertragen wurden. Bei Eisensplittern findet
man manchmal einen geringen Rosthof. Andererseits kann sich früher oder
später zunehmende Entzündung einstellen, es kommt zu Granulationsgewebsbildung, Lockerung und Ausstoßung des Fremdkörpers, besonders bei
Kupfer- oder Holzsplittern. Zumal die in die Sklera eingedrungenen Kupfersplitter können entweder sofort Eiterung erregen und ausgestoßen werden
oder nach Abklingen der anfänglichen Entzündung einheilen, bis nach kürzerer
oder längerer Zeit erneute Entzündung auftritt. Bei stärkeren entzündlichen
Veränderungen in der Umgebung des Fremdkörpers werden zuweilen Veränderungen an den der inneren Oberfläche der Sklera anliegenden Augenhäuten beobachtet (RAMPOLDI 1891, HORNSTEIN 1905). Ist ein etwas größerer
Fremdkörper bis in die tiefsten Schichten der Membran vorgedrungen, so kann
er, zumal bei Sitz in der Ziliarkörpergegend, auf die darunterliegende Gefäßhaut einen Reiz ausüben und stärkere zyklitische Erscheinungen auslösen.
War er mit größerer Gewalt aufgetroffen und in die Sklera eingedrungen, wie
z. B. Steinsplitter bei Explosionsverletzungen, so können die darunterliegenden
Teile die verschiedenartigen direkten Kontusionsveränderungen erfahren.

Hat der Fremdkörper die Sklera ganz durchschlagen und ragt er mit
einer Spitze in die Gefäßhaut, besonders in den Ziliarkörper oder gar
noch weiter in den Glaskörperraum vor, so können sich sämtliche Folgeerscheinungen, die bei intraokularen Fremdkörpern vorkommen, an die Verletzung anschließen.

Zum Beleg sei hier auf einige Beobachtungen hingewiesen.

ZANDER und GEISSLER (1864) erwähnen eine Mitteilung von SOLOMON über
18 Monate langes Verweilen eines Eisensplitters in einer rostbraunen Gewebsverdickung der Sklera. STRAWBRIDGE (1875) fand einen Eisensplitter 21 Jahre lang

reizlos in der Episklera und Sklera eingebettet. Roulet (1877) berichtete über einen Eisensplitter von 3 mm Länge und $^1/_2$ mm Breite, der 7 Jahre lang in der Sklera 2 mm vom Hornhautrand entfernt steckte. Es hatte sich eine tumorartige Verdickung gebildet und das äußere Ende steckte in einer Art Zyste, die von der Konjunktiva gebildet wurde. Der Tumor samt Fremdkörper wurden entfernt. Praun (1899) berichtete über einen 7 Jahre lang reizlos vertragenen Eisensplitter in der Episklera. In einem von Hoene (1896) mitgeteilten Fall war durch Verletzung mit einer Stahlfeder eine perforierende Rißwunde in dem inneren unteren Quadranten der Kornea mit Irisvorfall hervorgerufen, sowie eine Rißwunde an der oberen Korneoskleralgrenze mit subkonjunktivaler Blutung. Die Stahlfeder erschien abgebrochen. Die beiden Wunden heilten, doch blieb oben die Bindehaut verdickt. 18 Monate später zeigten sich die beiden 13 mm langen Stahlfederspitzen in dem subkonjunktivalen Gewebe und wurden extrahiert. Weitere Mitteilungen über Eisensplitter in der Sklera finden sich bei Schmitz (1887), Hirschberg (1890), Helm (1896), Powers (1905), Spencer (1916).

Zander und Geissler (1864) referieren einen Fall von Pagenstecher, in dem ein Zündhütchenstück gerade durch die Endfasern des Musculus internus in die Sklera eingedrungen war und dort eine ulzerative Entzündung erregt hatte. Sie erwähnen weiter eine Beobachtung von Walton, daß ein neben dem Hornhautrand in die Sklera eingedrungenes Zündhütchenstück sich nach 9 Monaten in einer Granulationsgeschwulst zeigte und entfernt wurde.

Rampoldi (1891) berichtete über eine Verletzung, bei der ein Zündhütchensplitter gegen das Auge geflogen und in der Sklera stecken geblieben war, ohne sichtbar zu sein. Zwei Monate später zeigte sich schmerzhafte Entzündung und Netzhautablösung. Nach zwei Jahren kam es zu einem Skleralabszeß, in dem der Splitter gefunden wurde.

Hornstein (1905) teilte drei Fälle von Kupfer- bzw. Messingsplitter in der Sklera mit; in dem einen Fall steckte ein Stückchen einer Patronenhülse 2 Monate lang in verdicktem Skleralgewebe und im Augenhintergrund fanden sich an der Stelle des Fremdkörpers chorioiditische Herde. Über einen Messingsplitter in der Sklera berichtete Kuthe (1896).

In einem von Silex (1888) mitgeteilten Fall handelte es sich um eine perforierende Verletzung durch Zündhütchensplitter, der noch in der Skleralwunde steckte.

Armaignac (1887) erwähnte das 32jährige Verweilen eines Dornes in einer Verdickung der Sklera. Öller (1882) entfernte einen Holzsplitter aus der Sklera, der 17$^1/_2$ Jahre lang reizlos vertragen war, dann aber schmerzhafte Entzündung vorgerufen hatte. 2 Jahre nach der durch Schuß mit einem Holzpfeil veranlaßten Verletzung hatte Völckers' das Auge untersucht und Myopie, Astigmatismus bei S $^1/_4$ und eine birnförmige Verziehung der Pupille, die er auf die Verletzung des den äußeren Quadranten der Iris innervierenden Ziliarnerven bezog, festgestellt. Am Äquator bulbi in der Gegend des Rectus externus fand sich damals ein der Sklera fest aufsitzender von Bindehaut überzogener Tumor mit einem eingekapselten Holzsplitter im Innern. Allmählich sank das Sehvermögen, und 17$^1/_2$ Jahre nach der Verletzung trat Entzündung mit ausgesprochener Iritis auf. Aus der injizierten Granulationsgeschwulst ragte der Splitter $^1/_2$ mm hervor. Mit der Pinzette wurde ein 8 mm langer, senkrecht auf der Längsachse des Bulbus steckender und 1 mm dicker Holzsplitter entfernt. Es bestand Katarakt. Offenbar hatte der Splitter die Bulbuswand perforiert, wie Öller annahm, erst durch sekundäre Usurierung der Augenwand.

RAYNAUT (1886) entfernte in einem Fall einen größeren Fremdkörper aus der Sklera mit Schere und Pinzette, der 15 Jahre daselbst reizlos verweilt hatte, und in einem zweiten Fall einen Fremdkörper, der 4 Jahre in der Sklera verweilt, Iridozyklitis und Netzhautablösung verursacht hatte.

Bei Kriegsverletzungen können die verschiedenartigsten Fremdkörper in die Sklera eindringen und dort steckenbleiben.

Diagnose. Wenn auch das Erkennen eines in die Sklera eingedrungenen Fremdkörpers durch Blutung und Schwellung des Bindehaut- und des episkleralen Gewebes erschwert oder in den ersten Tagen, besonders bei kleinen Fremdkörpern, geradezu unmöglich gemacht wird, so ist doch bei etwas größeren Partikelchen die Diagnose in der Regel durch die Farbe und Prominenz des Fremdkörpers leicht zu stellen. Besonders wertvoll ist in unsicheren Fällen eine vorsichtige Untersuchung mit der Sonde, die auch dann angezeigt ist, wenn es zweifelhaft erscheint, ob eine in der Sklera sich zeigende blauschwärzliche Verfärbung von einem eingedrungenen Fremdkörper oder von eingeklemmter und vorgefallener Gefäßhaut herrührt.

Die Entscheidung, ob ein in der Sklera steckender Fremdkörper die Augenkapsel ganz durchschlagen hat und in das Augeninnere vorragt, ist bei frischen Fällen durch Herabsetzung des Augendrucks, Vorfall des Glaskörpers und durch genaue Augenspiegeluntersuchung oft sicher zu treffen, kann aber zuweilen große Schwierigkeit bieten. Bei älteren Fällen spricht für Perforation und Vorragen des Fremdkörpers ins Augeninnere, wenn die Schwere der Veränderungen des Auges mit dem Befund eines rein skleral sitzenden Fremdkörpers im offenen Mißverhältnis steht. Um die Natur eines Fremdkörpers in der Sklera festzustellen, ist bei Verdacht auf Eisen die Sideroskopie heranzuziehen.

Die Prognose ist günstig, wenn der Fremdkörper innerhalb der Sklera steckt und den Bulbusraum nicht eröffnet hat.

Die Behandlung hat im allgemeinen die möglichst baldige Entfernung des Fremdkörpers anzustreben, höchtens können bereits reizlos eingeheilte kleine Fremdkörper, wie Pulverkörner usw., im Gewebe ruhig belassen werden. Ragt ein Fremdkörper mit einer Spitze frei nach außen, so versucht man ihn mit einer Pinzette zu fassen und zu extrahieren. In anderen Fällen muß zunächst der Fremdkörper durch Inzision der Bindehaut und Durchtrennung des episkleralen Gewebes mit Schere und Pinzette oder mit dem Linearmesser freigelegt werden. Dann versucht man, ihn entweder mit der Pinzette herauszuziehen oder mit einem Hohlmeißel oder Löffelchen herauszuhebeln. Besonders vorsichtig muß man verfahren, wenn die Bulbuswand ganz durchschlagen ist, damit der Fremdkörper nicht vollends in das Bulbusinnere hineingetrieben wird.

Handelt es sich um Eisensplitter, so ist stets der Elektromagnet, in erster Linie der starke, eventuell der Handmagnet, zu Hilfe zu nehmen.

War die Bindehaut eingeschnitten, so ist nach Entfernung des Fremdkörpers die Wunde derselben durch eine Sutur zu schließen.

Ich selbst habe wiederholt sklerale Fremdkörper der mannigfachsten
Art mit Erfolg extrahiert.

Literatur zu §§ 201—204.

1854. 1. v. Graefe, A., Fall von Blepharospasmus mit hinzugetretenen allgemeinen
Konvulsionen usw. v. Graefes Arch. f. Ophth. I. S. 440.

1855. 2. v. Graefe, A., Zwei Glassplitter im Konjunktivalsack. v. Graefes Arch.
f. Ophth. II, 1. S. 229.

3. Desmarres, Traité des maladies des yeux. II. p. 312.

1858. 4. v. Graefe, A., Fall von Durchschneidung der Supraorbitalnerven usw.
v. Graefes Arch. f. Ophth. IV, 2. S. 184.

1864. 5. Zander und Geißler, Die Verletzungen des Auges. Leipzig und
Heidelberg.

1866. 6. Berlin, Extraktion eines fremden Körpers aus der Sklera in der Gegend
des hinteren Pols. Wiedereinheilung des fast enukleierten Auges. Klin.
Monatsbl. f. Augenheilk. S. 81.

7. Agnew, A method for removing foreign particles from the cornea.
New York med. Record.

1867. 8. Lawson, London Ophth. Hosp. Rep. VI. p. 36.

1872. 9. Simi, Barba di spiga di grano penetrato nel sacco lagrimale senza
lesione delle parti. Lo Sperimentale. Aprile.

1875. 10. v. Arlt, Über die Verletzungen des Auges mit besonderer Rücksicht
auf deren gerichtsärztliche Würdigung. Wien, Braumüller.

11. Strawbridge, Ophthalmic contributions. Transact. Ophth. Soc. p. 302.

1876. 12. Brière, Cyclite et cécité absolue, causées par un corps étranger resté,
pendant un mois, dans le cul-de-sac oculo-palpébral inférieur.
Guérison etc. Gaz. des Hôp. No. 117. p. 931.

1877. 13. Badal, Retino-chorioïdite liée à la présence d'un corps étranger fixé
depuis 4 mois sur la conjonctive palpébrale. Gaz. méd. de Paris.
No. 9. p. 48.

14. Roulet, Les corps étrangers du globe de l'œil. Korrespondenzbl. d.
Schweizer Ärzte. Nr. 3 u. 4.

1878. 15. Öller, Bericht der ophthalmologischen Klinik und Augenheilanstalt von
Prof. v. Rothmund. Ann. d. städt. Krankenh. München. I.

16. Sous, Des corps étrangers de la caroncule lacrymale. Journ. de Méd.
de Bordeaux. VII. No. 10.

1879. 17. Potechin, Artefizielle Entzündung des Auges. (Med. Ges. von Tambow.
Protokoll Nr. 5. 1878.) Jahresbericht d. ophth. Lit. Rußlands. Zentralbl.
f. prakt. Augenheilk. S. 335.

18. Talko, Ein Fall von dauernder Anwesenheit eines fremden Körpers im
Augenlid. Milit. med. Journ. Sept. 1878. Jahresbericht d. ophth. Lit.
Rußlands. Zentralbl. f. prakt. Augenheilk. S. 39.

19. Samelsohn, Ein Fall von Tetanus nach Verweilen eines Fremdkörpers
im Auge. Zentralbl. f. prakt. Augenheilk. III. S. 325.

20. Knapp, Die Entfernung von Fremdkörpern aus dem Innern des Auges.
Arch. f. Augenheilk. VIII. S. 71.

21. Fournet, De quelques cas de blessures de la conjonctive et de la
cornée produites par le crachement du fusil Gras. Recueil d'Opht.
p. 465.

22. Trompetter, Über das Vorkommen von Fremdkörpern in der Kornea.
Klin. Monatsbl. f. Augenheilk. S. 55.

1880. 23. Del Castillo, Corps étrangers de la cornée et de la conjonctive.
       (Congrès internat. de Milano.) Compt. rend. p. 272.
      24. Agnew, Injury of the cornea by a foreign body. Med. Record. New York.
       p. 171.
      25. Webster, Extraction of a splinter of wood from the cornea. Arch. of
       Med. III. No. 2.
      26. v. Hasner, Die Verletzungen des Auges in gerichtsärztlicher Hinsicht.
       Handb. d. gerichtl. Med. von Maschka.
1881. 27. Schachleiter, Inaug.-Diss. Bonn.
      28. Hock, Die kleinen chirurgischen Handgriffe in der Augenheilkunde.
       Wiener Klinik. Nov. 1881. Petersburger med. Wochenschr. Jan. 1882.
      29. Rushmore, The recognition and removal of foreign bodies from the
       cornea. Proc. M. Soc. County Kings. Brooklyn. VI. p. 47.
      30. Kramsztyk, Über die Entfernung der metallischen Niederschläge aus
       den Hornhäuten. Gaz. lek. Jahresbericht über die ophth. Lit. Polens.
       Zentralbl. f. prakt. Augenheilk. S. 386.
      31. Pintaud Desallées, Du meilleur traitement du traumatisme de la
       cornée par l'épi de blé. Recueil d'Opht. p. 422.
1882. 32. Oeller, Ein Holzsplitter. Zentralbl. f. prakt. Augenheilk. S. 18.
      33. Weinberg, Quelques considérations sur les corps étrangers de la surface
       du globe oculaire. Recueil d'Opht. p. 257.
      34. Hickmann, Removal of a large splinter from between the eyelids of
       a child two years age. Atlanta M. Reg. 1881/82. I. p. 397. Michels
       Jahrb. S. 562.
      35. Shaw Bowen, Long-continued presence of spiculum of copper in the
       cornea without exciting apparent irritation. Arch. Ophth. New York.
       XI. p. 333.
      36. Fernandez-Caro, Los cuerpos extrãnos de la cornea. Escuela de
       Med. México 1882/83. IV. p. 46.
      37. Noyes, Entfernung von Fremdkörpern aus der Hornhaut. (Transact. of
       the Amer. Ophth. Soc.) Ref. Zentralbl. f. prakt. Augenheilk. S. 500.
      38. Magnus, Ein 2 Jahr und 3 Monate in der Hornhaut des linken Auges
       getragener Glassplitter. Klin. Monatsbl. f. Augenheilk. S. 396.
      39. Mooren, Fünf Lustren ophthalmologischer Wirksamkeit. Wiesbaden,
       Bergmann.
      40. Mayerhausen, Zur Entfernung von Fremdkörpern aus der Hornhaut.
       Zentralbl. f. prakt. Augenheilk. S. 48.
1883. 41. Ammundsen, Et corp alila i taaresäkken fjoernet med electromagneten.
       Hosp. Tid. 3. R. I. No. 52. Ref. Zentralbl. f. prakt. Augenheilk. S. 398.
      42. Harvie Scott, A rare foreign body in the eye. Brit. med. Journ. II. p. 582.
1884. 43. van Allen, Relative frequency of foreign bodies on cornea or conjunc-
       tiva of right and left eyes. Med. Ann. Albany. V. p. 371.
      44. Boucher, Contribution à l'étude des corps étrangers de la cornée.
       Recueil d'Opht. p. 711'.
      45. Frank, Removal of foreign bodies from the surface of the eye and lids.
       Maryland med. Journ. 12. Jan. p. 625.
      46. Hoffmann, Über traumatische Konjunktivitis bei Bergleuten. Arch. f.
       Hygiene. I. S. 41.
      47. Szili, Über Augenverletzungen. Arch. f. Augenheilk. XIII. S. 33.
1885. 48. Gallenga, Di alcuni casi di corpi stranieri dell' occhio e relazione di
       estrazione coll' elettro-calamita. Gazz. clin. d. Torino. XXI. p. 97.
      49. McGregor, Foreign body in cornea for two months; easily removed
       after the application of cocaine. Med. Times and Gaz. I. p. 145.
      50. Roberts, Cuerpo estrãno en el fondo de saco conjunctival salido
       espontáneamente al décimo dia etc. Rev. méd. guer. Buenos Ayres.
       XXI. p. 383.

1886. 51. The Will's Eye Hosp. Philadelphia. Bericht für 1885.

52. Dumont, Corps étranger du cul-de-sac de la paupière supérieure. Irido-choroïdite consécutive. Bull. de la clin. nat. opht. Quinze-Vingts. p. 137.

53. Harlan, A piece of metal imbedded in the cornea, without producing irritation. Maryland med. Journ. XV. p. 124.

54. Raynaut, Corps étrangers du globe oculaire. Marseille méd. p. 471. Recueil du comité méd. des bouches du Rhône. XXV, 2 et 3.

1887. 55. Armaignac, Epine ayant séjourné trente-deux ans dans l'épaisseur de la sclérotique. Revue clin. d'Ocul. Mai. p. 53.

56. Caudron, Corps étranger de l'œil, épine noire enchassée dans la cornée. Revue gén. d'Opht. p. 120.

57. Czápodi, Fremdkörper innerhalb der Kornea. Szémészet. p. 88.

58. Shaw Bowen, Langes Verweilen eines Kupfersplitters in der Kornea ohne Reizerscheinung zu machen. (Übersetzt von Dr. E. Esmarch in Berlin.) Arch. f. Augenheilk. XVII. S. 406.

59. Großmann, Traumatische Augenverletzungen. Wiener med. Presse. Nr. 46.

60. Schmitz, G., Über Fremdkörper in Hornhaut und Lederhaut und deren Behandlung. Klin. Monatsbl. f. Augenheilk. S. 303.

1888. 61. Silex, Über perforierende Wunden der Kornea und Sklera. Berliner klin. Wochenschr. Nr. 20.

1889. 62. Dessauer, Abänderung an den Instrumenten zur Entfernung von Fremdkörpern der Kornea. Klin. Monatsbl. f. Augenheilk. S. 27.

63. Dessauer, Lupenhalter. Klin. Monatsbl. f. Augenheilk. S. 25.

64. Hirschberg, Zur Entfernung fremder Körper aus dem Auge. Zentralbl. f. prakt. Augenheilk. S. 126.

65. Chevallereau, Corps étrangers (morceau de verre) ayant séjourné dix ans dans la paupière supérieure. Recueil d'Opht. p. 306.

66. Chevallereau, Corps étranger ayant séjourné cinq ans dans le cul-de-sac supérieur de la conjonctive. Recueil d'Opht. p. 308.

67. Swan, Foreign body in the eye for two years. Lancet. II. p. 69.

68. Ritter, Über Fremdkörper der Kornea. Arch. f. Augenheilk. XIX. S. 36.

1890. 69. Auzilhon Des pierres oculistiques. Recueil d'Opht. p. 94.

70. Kessler, Operatieve Verwijdering van een ijzersplinter van de achter-vlakte der cornea. Nederl. Tijdschr. voor Geneesk. 2. Deel.

71. Gasiorowski, Über Eisen- und Stahlsplitter der Kornea und deren Behandlung. Inaug.-Diss. Basel.

72. Stanford Morton, Demonstrationen. (Ophth. Soc. of the Unit. Kingd.) Brit. med. Journ. 12. Juli.

73. Ritter, Über Fremdkörper der Kornea. Arch. f. Augenheilk. XIX. S. 36.

74. Hirschberg, Über die Ergebnisse der Magnetoperation in der Augen-heilkunde. v. Graefes Arch. f. Ophth. XXXVI, 3. S. 37.

75. Malgat, Corps étrangers dans le canal lacrymal droit inférieur. Recueil d'Opht. p. 209.

1891. 76. Bothezat, Corps étrangers de la cornée. Montpellier méd. XVI. No. 9. p. 408.

77. Critchett, Exceptional cases in ophthalmic practice. Brit. med. Journ. 5. Dec. p. 1196.

78. Fraenkel, Holzstückchen, seit 12 Jahren im Bindehautsack. Klin. Monatsbl. f. Augenheilk. XXIX. S. 92.

79. Logetschnikow, Eine Zilie unter der Conjunctiva bulbi. Wjestnik Ottalm. Juli-Oktober.

80. Rampoldi, Le injezioni ipodermiche alle tempia nella terapia oculare. Ann. di Ottalm. XX. p. 538.

81. Valude, Syphilis héréditaire éveillée par un traumatisme. France méd. No. 12. p. 189.

1892. 82. **Gorand**, Deux cas d'iritis traumatique. Ann. de policl. de Bordeaux. No. 9.
 83. **Jackson**, Foreign bodies in the cornea. Maryland med. Journ. Balti-
more. XXVIII. p. 23.
 84. **Cohn**, Lehrbuch der Hygiene des Auges. Wien und Leipzig.
1893. 85. **Deutschmann**, Über Augenverletzungen und Antisepsis. Beiträge zur
Augenheilkunde. I. S. 1.
 86. **Doyne**, Remarks on peculiar foreign bodies on the cornea. (Ophth.
Soc. of the Unit. Kingd. Jan. 26.) Ophth. Review. p. 63.
 87. **Gruber**, Über Rostablagerung in der Hornhaut. Bericht über die 23. Vers.
d. Ophth. Ges. Heidelberg. S. 38.
 88. **Fröhlich**, A propos des corps étrangers de la conjonctive. Revue méd.
de la Suisse romande. XIII. p. 378.
 89. **Hunt**, A foreign body in the conjunctiva. Journ. Ophth. Otol. New York.
V. p. 86.
 90. **Stroschein**, Über die Entfernung von Fremdkörpern der Hornhaut.
Zeitschr. f. ärztl. Landpraxis. Frankfurt a. M. S. 105.
 91. **Wintersteiner**, Kasuistische Beiträge aus der Prof. Stellwagschen
Augenklinik. 2. Multiple Fremdkörper in der Hornhaut eines glaukomatösen Auges. Wiener klin. Wochenschr. Nr. 6. S. 102.
 92. **Uhthoff**, Demonstration der anatomischen Präparate von drei seltenen
Fällen. 2. Geschwulst am Limbus. (Vers. d. Ges. Deutscher Naturf.
u. Ärzte. Nürnberg.) Ref. Zentralbl. f. prakt. Augenheilk. XVIII. 1894.
S. 398.
 93. **Sous**, Corps étrangers des paupières. Journ. de méd. de Bordeaux.
XXIII. p. 445.
1894. 94. **Bourgeois**, Un procédé peu connu d'extraction des corps étrangers
sous-palpébraux. Recueil d'Opht. Février.
 95. **Germann**, Die Entfernung von Fremdkörpern, die tief in die Hornhaut
eingedrungen sind. (Verein Petersburger Ärzte. Sitzung v. 20. Sept.)
Petersburger med. Wochenschr. Nr. 44. Ref. Zentralbl. f. prakt. Augenheilk. S. 400.
 96. **Gradenigo**, Dermatolobia noxiolis dans la paupière d'un nourrison.
(11. internat. med. Kongr. Rom.) Ref. Zentralbl. f. prakt. Augenheilk.
S. 231.
 97. **Hirschberg**, Kupfer im Auge. Deutsche med. Wochenschr. Nr. 14.
 98. **Hillemanns**, Über Verletzungen des Auges. Arch. f. Augenheilk. XXX. S. 29.
 99. **Topolanski**, Die Ätiologie der bandförmigen Hornhauttrübung. Wiener
klin. Wochenschr. Nr. 6. S. 98.
1895. 100. **Baue**, A piece of steel in the cornea removed with electromagnet.
Transact. Colorado med. Soc. Denver. p. 77.
 101. **Harvey**, The dangers in removing foreign bodies from the cornea.
Boston med. and surg. Journ. CXXXII. p. 130.
 102. **Baquis**, Su di una larva di dittero parassita della congiunctiva umana.
Ann. di Ottalm. XXIV. p. 329.
 103. **Danesi**, Casistica. Boll. d'Ocul. XVII. p. 14.
 104. **Hilbert**, Ein Fremdkörper über 1½ Jahre in der Hornhaut steckend.
Klin. Monatsbl. f. Augenheilk. XXXIII. S. 280.
 105. **Randolph**, A clinical and experimental study of the so-called oyster-
shuckers keratitis. Transact. of the Amer. Ophth. Soc. Thirty-first
ann. meet. New London. p. 313.
1896. 106. **Koch, J.**, Über die Verletzungen des Auges durch Schießpulver. Inaug.-
Diss. Straßburg i. E.
 107. **Hillemanns**, Über Verletzungen des Auges. II. Teil. Arch. f. Augenheilk.
XXXIII. S. 198.
 108. **Hoene**, Zur Kasuistik der traumatischen Läsionen des Auges und der
Augenhöhle. Klin. Monatsbl. f. Augenheilk. S. 33.

1896. 109. Armaignac, Traumatisme et kératite diffuse. Ann. d'Ocul. CXVI. p. 382.
Recueil d'Opht. p. 641.

110. Burchardt, Über Entfernung von Fremdkörpern aus der Hornhaut.
(Berliner Ophth. Ges. Sitzung vom 22. Nov. 1894.) Zentralbl. f. prakt.
Augenheilk. S. 313.

111. Asmus, Fremdkörper in der Horn- und Bindehaut. Wiener med. Blätter.
Nr. 32.

112. Kuthe, Messing im Auge. Zentralbl. f. prakt. Augenheilk. Oktober.

113. Helm, Five cases of injury of the eye from chips of steel. Lancet.
7. Mars.

1897. 114. Croskey, Foreign body of unusual size retained under the retrotorsal
fold of the upper lid for a period of eight months. Med. and Surg.
Rep. 6. Nov. Ref. Zentralbl. f. prakt. Augenheilk. S. 646. Ophth. Record.
1898. Jan.

115. Fischer, Eine Hühnerlaus als Fremdkörper in der Kornea. Münchener
med. Wochenschr. S. 112.

116. Jackson, Die Entfernung von eingedrungenen Pulverkörnern aus dem
Auge. Albany med. Annals. Nr. 5. Deutsche med. Ztg. Nr. 87. Ref.
Zentralbl. f. prakt. Augenheilk. S. 634. Ophth. Klinik. 1898. S. 8.

1898. 117. Gayet, Perforation de la cornée par les piquants de châtaignes. (Soc.
de Chir. de Lyon.) Ann. d'Ocul. CXXI. p. 127.

118. Ginsburg, Ophthalmologische Beobachtungen. Westnik Ophth. XV.
S. 32.

119. Jackson, Foreign bodies retained in the cornea. Brit. med. Journ.
January.

120. Saemisch, Ein Fall von Scabies corneae. Klin. Monatsbl. f. Augenheilk. S. 449.

121. Schubert, Fremdkörper im Bindehautsack. Münchener med. Wochenschrift. S. 1135.

122. Thompson, Foreign body retained in the cornea. Brit. med. Journ.
5. February.

123. Truc, Deux cas de corps étrangers péri-orbitaires volumineux, ignorés
des patients et tolérés pendant quatre ans. Clin. Opht. No. 19. Ophth.
Klinik. II. Nr. 3.

124. Großmann, Über Verletzungen der Kornea und ihrer Umgebung.
Therapeut. Wochenschr.

1899. 125. Deschamps, M., Sur les blessures de l'œil par les piquants de châtaigne.
Ann. d'Ocul. CXXI. p. 241.

126. Praun, Die Verletzungen des Auges. Wiesbaden, Bergmann.

127. Mazet, Pénétration d'un poil dans le point lacrymal inférieur. (Soc.
de méd. de Marseille.) Recueil d'Opht. p. 432.

128. Kraemer, Die tierischen Schmarotzer des Auges. Dieses Handbuch.
2. Aufl. II. Teil. X. Bd. XVIII. Kap.

129. de Lantshere, Beitrag zum Studium der Fremdkörper im Bindehautsack des Auges. (Übers. von Wolffberg.) Wochenschr. f. Therapie u.
Hygiene. Nr. 19.

130. Lederer, Zwei Fremdkörper. Ophth. Klinik. Nr. 22. S. 341.

131. Guttmann, E., Die Fremdkörper des Auges in der ärztlichen Praxis.
Die ärztl. Praxis. Nr. 8.

132. Markus, Ein Fall von Konjunktivitis mit Knötchenbildung, hervorgerufen durch eingedrungene Pflanzenhaare. Zeitschr. f. Augenheilk.
II. S. 34.

133. Schmidt-Rimpler, Pseudotrachom durch Pflanzenhärchen veranlaßt.
(Med. Ges. in Göttingen.) Deutsche med. Wochenschr. S. 143.

134. Thilliez, Corps étranger volumineux du cul-de-sac conjonctival. Journ.
des scienc. méd. de Lille. 1898. 17. Dec. Recueil d'Opht. p. 311.

1899. 135. Sidler-Huguenin, Ein Hilfsmittel zur Entfernung von Fremdkörpern aus der Hornhaut. Korrespondenzbl. f. Schweizer Ärzte. Nr. 20.

136. Snell, The prevention of eye accidents occurring in trades. Brit. med. Journ. 12. Aug. II. p. 389.

137. Levinsohn, G., Über Entfernung von Fremdkörpern aus der Hornhaut. Berliner klin. Wochenschr. Nr. 37. S. 813.

1900. 138. Batten, A parasitic crustacean as a foreign body of the cornea. Lancet. 7. April. p. 1002.

139. Gentilini, Drei neue Fälle von Keratitis aspergillina. Deutschmanns Beiträge zur prakt. Augenheilk. Heft 45. S. 115.

140. Wolffberg, Eine Mücke im Tränen-Nasenkanal. Wochenschr. f. Ther. u. Hyg. d. Auges. Nr. 34.

141. Roure, Corps étranger du cul-de-sac conjonctival supérieur. Recueil d'Opht. p. 286.

1901. 142. Colombo, Un caso di vantaggiosa applicazione della cataforesi alla terapia oculare. Arch. di Ottalm. IX. p. 113.

143. Ischreyt, G., Über Hornhaut-Fremdkörper. Vortrag. Petersburger med. Wochenschr. Nr. 40.

144. Wagenmann, Zur Kasuistik der Fremdkörperverletzungen des Auges. Ophth. Klinik. Nr. 9 u. 10. S. 129.

1902. 145. Randall, Some aids in locating and removing foreign bodies of the cornea. Ophth. Record. p. 666.

146. Williams, Foreign bodies in the cornea. Lancet. 27. Sept.

147. Haas, Eine neue Fremdkörpernadel. Wochenschr. f. Ther. u. Hyg. Nr. 12.

1903. 148. Greene, Foreign bodies in the cornea. Brit. med. Journ. 2. May.

149. Royds, Foreign bodies in the cornea. Brit. med. Journ. 10. January.

150. Williams, Foreign bodies in the cornea. Brit. med. Journ. 24. January.

151. Pfalz, Demonstration einer verbesserten Fingerlinse. Bericht über d. 31. Vers. d. Ophth. Ges. Heidelberg. S. 279.

152. Scheube, Die Krankheiten der warmen Länder. 3. Aufl.

153. Lotin, Beitrag zur Frage der Augenerkrankungen, die durch die Larven der Wohlfahrtschen Fliege erzeugt werden. Vortrag in der Ophth. Ges. zu Petersburg. Übers. Zentralbl. f. prakt. Augenheilk. S. 328 u. 357.

154. Rosschewsky, Ophthalmologische Erfahrungen. Wratsch. II. No. 44.

155. Kuwahara, Über lebende Hirudineen im Bindehautsack des menschlichen Auges. Zentralbl. f. prakt. Augenheilk. S. 262.

1904. 156. Bock, Fremdkörper in den Tränenröhrchen. Wiener med. Wochenschr. Nr. 12.

157. Bock, Klümpchen Anilinfarbe als Fremdkörper der Hornhaut. Zentralbl. f. prakt. Augenheilk. April.

158. Herford, Über artefizielle Augenentzündungen. Samml. zwangl. Abhandl. aus d. Geb. d. Augenheilk. V. Heft 8.

159. Fuller, New method of treating foreign bodies in the cornea. Journ. of med. scienc. April. Revue gén. d'Opht. p. 111.

160. Hirsch, Fast zweijähriges Verweilen eines Fremdkörpers im Bindehautsack. Wiener med. Rundschau. Nr. 33.

161. Ollendorf, Über Insektenlarven im Auge. Württ. med. Korrespondenzbl. S. 1015.

162. Meding, Ein Fall von Kastanienschalendornen in der Kornea, teilweise durch Resorption, teilweise durch Entfernung der Dornen geheilt. Arch. of Ophth. XXXI. Heft 6. Übersetzt Arch. f. Augenheilk. LI. 1905. S. 114.

1905. 163. Alvarado, Cuerpos extraños del fondo de saco conjunctival superior. Arch. de Oftalm. hisp.-amer. April.

164. Hornstein, Verletzungen des Auges durch Kupfer- und Messingsplitter. Inaug.-Diss. Gießen.

1905. 165. **Lauber**, Pulverkörner in der Kornea. (Ophth. Gés. zu Wien.) Bericht: Zentralbl. f. prakt. Augenheilk. S. 106.

166. **Powers**, Rostiger Niet in der Sklera. (San Franz. Ges. der Augenärzte.) Bericht: Zentralbl. f. prakt. Augenheilk. S. 395.

167. **Kayser**, Über Fliegenlarvenschädigung des Auges. Klin. Monatsbl. f. Augenheilk. XLIII, 1. S. 205.

168. **Lewin** und **Guillery**, Die Wirkungen von Arzneimitteln und Giften auf das Auge. I. S. 842. Berlin, Hirschwald.

169. **Sexe**, Corps étranger du cul-de-sac conjonctival supérieur toléré pendant vingt-deux ans. (Soc. franç. d'Opht.) Revue gén. p. 206.

170. **Schultz-Zehden**, Zerstörung beider Augen durch Fliegenlarven (Musca vomitoria). (Berliner Ophth. Ges.) Bericht: Zentralbl. f. prakt. Augenheilk. S. 359.

171. **de Micas**, Volumineux corps étranger du cul-de-sac conjonctival inférieur. Clin. Opht. p. 91.

172. **Würdemann**, Ophthalmia nodosa. Ophth. Record. p. 65.

173. **Vail**, Filaria loa. (Amer. Acad. of Ophth.) Ophth. Record. p. 489. Amer. Journ. of Ophth. Dec.

174. **Stevenson**, Die Entfernung von Fremdkörpern vom Augapfel und von der Innenfläche der Lider. Therap. Gaz. Januar. Ref. Zentralbl. f. prakt. Augenheilk. S. 433.

1906. 175. **Conkey**, Foreign bodies in the cornea. Ophth. Record. p. 59.

176. **Todd**, Some new foreign-body instruments. Ophth. Record. p. 208.

177. **Baker**, Foreign bodies in the cornea and conjonctiva. Cleveland med. Journ. Revue gén. d'Opht. 1907. p. 112.

178. **Werncke**, Fremdkörper in der Kornea. (Augenärztl. Ges. zu Odessa.) Bericht: Klin. Monatsbl. f. Augenheilk. XLIV. (N. F. I.) S. 439.

179. **Pier**, Zur Kasuistik der angeborenen und erworbenen pathologischen Pigmentierungen des Bulbus. Inaug.-Diss. Gießen.

180. **Pollack**, Demonstration einer Filaria loa. (Berliner Ophth. Ges.) Bericht: Zentralbl. f. prakt. Augenheilk. S. 181.

1907. 181. **Cramer**, Entfernung eines durch die Augenhöhle in den Augapfel eingedrungenen Eisensplitters. Monatsbl. f. Unfallheilk. XIV. Nr. 11.

182. **Roure**, Quelques remarques sur les corps étrangers superficiels de l'œil. Ann. d'Ocul. CXXXVIII. p. 122.

183. **Gepner**, Ein Bienenstachel durch zwei Monate im Lide. Medycyna. Nr. 31—34.

184. **Niccolini**, Ein ungewöhnlicher Fremdkörper in der oberen äußeren Bindehautfornix. Carpi Tip. Rossi. Ref. Zentralbl. f. prakt. Augenheilk. S. 448.

185. **Fischer**, Über eine entzündliche Neubildung (Granulom) der Konjunktiva. Arch. f. Augenheilk. LVII. S. 101.

186. **Heath**, A case of hysteria in which accidental trauma was simulated by placing pieces of glass into the conjunctival sac. Ophth. Record. p. 174.

1908. 187. **Girandeau**, Etudes sur les corps étrangers de la cornée. Thèse de Paris.

188. **Rademacher**, Über einige seltene Fremdkörperverletzungen im vorderen Augenabschnitt. Inaug.-Diss. Jena.

189. **Rust**, Oxide of copper in the cornea. Arch. of Ophth. XXXVII. p. 174.

190. **Reis Wiktor**, Fliegenlarven in einer durch Karzinom exulzerierten Augenhöhle. Klin. Monatsbl. f. Augenheilk. XLVI. (N. F. VI.) S. 66.

1909. 191. **Dolcet**, Fliegenlarven (Sarcophaga carnaria) im Auge eines Kindes. (11. internat. ophth. Kongr. zu Neapel.) Bericht: Klin. Monatsbl. f. Augenheilk. XLVII. (N. F. VII.) S. 463.

1909. 192. Trantas, Über Marmarokoniasis. (Internat. ophth. Kongr. zu Neapel.) Bericht: Klin. Monatsbl. f. Augenheilk. XLVII. (N. F. VII.) S. 456.

193. Terson, Nichtdiagnostizierte große Fremdkörper in der oberen Übergangsfalte. (Soc. d'Opht. de Paris.) Bericht: Klin. Monatsbl. f. Augenheilk. XLVII. (N. F. VIII.) S. 347.

194. Thorey, Ein Hilfsmittel zur Entfernung von Fremdkörpern. Klin. Monatsbl. f. Augenheilk. XLVII. (N. F. VIII.) S. 319.

1910. 195. Carlini, Die traumatischen Zysten der Konjunktiva. v. Graefes Arch. f. Ophth. LXXIII. S. 288.

196. Haas, Augenveränderungen in der Kaninchenfellindustrie. (Soc. d'Opht. de Paris.) Bericht: Klin. Monatsbl. f. Augenheilk. XLIX. (N. F. XI.) S. 220.

197. Bornancini, Sui granulomi di corpo straniero nella conjuntiva. Ann. di Ottalm. XXXIX. p. 54.

198. Kraft, Gußeisensplitter in die Hornhaut reaktionslos eingeheilt. (Nürnberger med. Ges.) Bericht: Berliner klin. Wochenschr. 1911. S. 48.

199. Wallenberg, Verletzung durch ein 9 mm langes Stück von einem abgebrochenen feinen Glasdraht. Zeitschr. f. Augenheilk. XXIII. S. 266.

200. Tapia, Cuerpo extraño de la region supercilial simulando una sinusitis frontal supuranda. Arch. de Oft. hisp.-amer. X. p. 485.

201. Bartels, 44 mm langer Fadenwurm (Filaria loa), der subkonjunktival entfernt wurde. Münchener med. Wochenschr. S. 1765.

202. Osolin, Zur Kasuistik der Augenverletzungen. Zentralbl. f. prakt. Augenheilk. S. 295.

1911. 203. Schoute, Een griffel in het oog. Nederl. Tijdschr. v. Geneesk. I. p. 492.

204. Lafon, Etude statistique sur les corps étrangers professionels de la cornée. Arch. d'Opht. XXXI. p. 294.

205. Vollert, Über Erosio conjunctivae infolge Eindringens einer Zilie in das obere Tränenröhrchen und über latente Zilien im Tränenröhrchen. Klin. Monatsbl. f. Augenheilk. XLIX. (N. F. XI.) S. 509.

206. v. Speyr, Ein neues Instrument zur Nachstardiszission: Die Verbindung des Knappschen Diszissionsmesserchens mit elektrischer Beleuchtung. Klin. Monatsbl. f. Augenheilk. XLIX. (N. F. XII.) S. 775.

207. Roche, Corps étranger intrapalpébral. Recueil d'Opht. p. 317.

208. Scott Lamb, An unusual case of foreign body in the upper eyelid. Ophth. Record. p. 69.

1912. 209. Bane, Foreign bodies in the cornea; treatment. Colorado Medicine, Denver. Dec. IX. No. 12.

210. Emanuel, Ein einfacher Beleuchtungsapparat für die Entfernung von Fremdkörpern aus der Hornhaut. Klin. Monatsbl. f. Augenheilk. L. (N. F. XIV.) S. 359.

211. Haase, Leuchtstift zum Aufsetzen auf augenärztliche Instrumente. Klin. Monatsbl. f. Augenheilk. L. (N. F. XIII.) S. 568.

212. Haase, Stiletnadel zum Entfernen von Fremdkörpern aus der Hornhaut usw. Klin. Monatsbl. f. Augenheilk. L. (N. F. XIII.) S. 569.

213. Cosmettatos, Kyste de la conjonctive produit par un tiquet de chien. Clin. Opht. p. 572.

214. Wheeler, The treatment of eyes injured by foreign bodies. Ophthalmology. IX. p. 243.

215. May, Removal of foreign body from cornea and conjunctiva. Amer. Journ. of Surg. XXVI. No. 8.

216. Morax, Note sur un corps étranger magnétique de la paupière. (Soc. d'Opht. de Paris.) Clin. Opht. XIX.

217. Callaert, Corps étrangers de la cornée implantés perpendiculairement jusqu'au plan de l'iris et du cristallin. Bull. de la Soc. belge d'Opht. No. 33. p. 80.

1913. 218. May, Removal of foreign bodies from cornea and conjunctiva. Med. Press and Circular. London. March 26. XLV.

219. Oguchi, Augenverletzungen im japanischen Heere während des letzten Krieges. Beiträge zur Augenheilk. IX. Heft 83. S. 75.

220. Wissmann, Über Pilzkonkremente im Tränenkanälchen usw. Klin. Monatsbl. f. Augenheilk. LI. (N. F. XV.) S. 287.

221. Schäfler, Über einige seltenere Fremdkörperverletzungen der Hornhaut. Prager med. Wochenschr. XXXVIII. Nr. 31.

222. Lafon, Les corps étrangers professionels de la cornée. Gaz. méd. de Paris. No. 203.

223. de Mets, Les petits accidents oculaires du travail. Revue internat. d'Hyg. et de Thérap. ocul. p. 53.

224. Kraupa, Verletzung des Auges durch Klettenstacheln. Prager med. Wochenschr. Nr. 47. S. 651.

1915. 225. v. Haselberg, Wimper in die Hornhaut eingeheilt. Wochenschr. f. Therapie u. Hygiene d. Auges. S. 145.

226. Handmann, Über Augenverletzungen durch Bleispritzer von aufschlagenden Infanteriegeschossen. Zeitschr. f. Augenheilk. XXXIV. S. 81.

227. Betti, Sopra l'ophthalmomyiasis. Ann. di Ottalm. XLIV.

228. Collis, Eye injuries caused by occupation; their prevention and first aid treatment. Ophthalmoscope. p. 491.

1916. 229. Uhthoff, Kriegsophthalmologische Erfahrungen und Betrachtungen. Berliner klin. Wochenschr. Nr. 1.

230. Böhm, Über Verletzungen des Auges durch Bleispritzer. Klin. Monatsbl. f. Augenheilk. LVII. S. 82.

231. Brenske, Diskussionsbemerkungen. Bericht über d. 40. Vers. d. Ophth. Ges. Heidelberg. S. 129.

232. Richter, Ein einfaches Werkzeug zur Entfernung von Fremdkörpern aus dem Auge. Münchener med. Wochenschr. Nr. 15. S. 554.

233. Spencer, Foreign body lodged for years in the superficial layers of the eyeball with report of a case. Ophth. Record. July.

234. Loewenstein, Bericht über Augenverletzungen im Gebirgskriege. Bericht über d. 40. Vers. d. Ophth. Ges. Heidelberg. S. 313.

1917. 235. Weigelin, Über Fremdkörperverletzungen des Auges im Kriege. Klin. Monatsbl. f. Augenheilk. LIX. S. 84.

236. Steindorff, Wimpern in der Hornhaut und der vorderen Kammer. Klin. Monatsbl. f. Augenheilk. LIX. S. 636.

237. Krusius, Zur Beurteilung und Behandlung Augenverletzter im Felde. Deutsche med. Wochenschr. S. 775.

1918. 238. Wachtler, Schwere Verletzung des Auges durch die Fruchtbecherstacheln der Edelkastanienfrucht. Klin. Monatsbl. f. Augenheilk. LX. S. 379.

239. Pichler, Die nichtperforierenden Splitterverletzungen des vorderen Augenabschnittes. Zeitschr. f. Augenheilk. XXXIX. S. 37.

240. Greeff, Zur Kenntnis der stenopäischen Kriegsschutzbrillen. Klin. Monatsbl. f. Augenheilk. LXI. S. 677.

241. Terrien et Cousin, Blessures du globe par éclats de grenade. Arch. d'Opht. XXXVI. Mai-Juin. p. 129.

242. Ischreyt, Zur Kasuistik der Augenverletzungen. Zeitschr. f. Augenheilk. XXXIX. S. 77.

243. v. Szily, Atlas der Kriegsaugenheilkunde. Stuttgart, Enke.

1919. 244. Winkler, Weitere Erfahrungen über Bleispritzerverletzungen des Auges, insbesondere über das Dauerschicksal länger beobachteter Fälle. Zeitschrift f. Augenheilk. XLI. S. 60.

Perforierende Verletzungen des Auges mit Zurückbleiben von Fremdkörpern im vorderen Bulbusabschnitt (vorderer Kammer, Iris, hinterer Kammer und Linse).

Fremdkörper in der Vorderkammer, Iris und hinteren Kammer.

§ 205. In die vordere Kammer, auf und in die Iris gelangen Fremdkörper am häufigsten von vorn her durch die Hornhaut oder den Korneoskleralrand, nur seltener durch den vorderen Skleralteil. So können einmal Zündhütchenstücke oder Schrotkörner von rückwärts oder von der Seite her, meist nach Durchbohrung des Lides, durch die Sklera und Linse oder am Linsenäquator vorbei in die vordere Kammer, hintere Kammer und Iris eindringen. Ferner kommt vor, daß ein anfangs noch in der Kornea steckender Fremdkörper nachträglich, sei es von selbst, sei es durch Reiben am Auge, sei es durch einen mißglückten Extraktionsversuch in die vordere Kammer fällt.

Andererseits kann ein anfangs in der Linse steckender Fremdkörper in die vordere oder hintere Kammer gelangen, teils von selbst durch Resorption der Linse (z. B. Topolanski 1895, Cramer 1899), teils bei der Operation der traumatischen Katarakt. Auch aus der Tiefe können Fremdkörper in die vordere Kammer übertreten spontan oder bei Operation, z. B. bei der Vorziehung tiefsitzender Eisensplitter mit dem großen Magneten. Schließlich können Fremdkörper, vor allem Kupferstückchen, durch den Vorgang der Spontanausstoßung aus dem hinteren Bulbusabschnitt ihren Weg durch die hintere Kammer und die Iris bis in die vordere Kammer und Hornhaut nehmen.

Hat sich die Flugkraft des Fremdkörpers nach Überwindung der Hornhaut gerade erschöpft, so bleibt der Fremdkörper frei in der Vorderkammer liegen, meist gerät er dann durch Senkung in den unteren Abschnitt der Kammerbucht, wo er festhaftet oder beweglich bleibt. Außer der Eingangswunde ist nicht die geringste Gewebsläsion nachweisbar. In anderen Fällen markiert sich die Aufschlagsstelle auf der Iris oder der Linse durch eine geringfügige Gewebsläsion, während der Fremdkörper sich gesenkt hat. Bei etwas stärkerer Flugkraft spießen sich die in die Vorderkammer eingedrungenen Fremdkörper in das Irisgewebe ein, haften an der Aufschlagsstelle fest und ragen zum Teil in die vordere Kammer vor. Kleine Fremdkörper können sich mehr oder weniger vollständig in das Irisgewebe eingraben, unter Umständen die Hinterfläche der Iris durchbohren und mit ihrer Spitze in die hintere Kammer vorragen. Bei etwas größeren in die Iris eingedrungenen Splittern besteht die Gefahr, daß die Linsenkapsel verletzt wird und die Spitze selbst verschieden tief in die Linse eindringt.

Kleine, anfangs an oder in der Irisoberfläche festhaftende Fremdkörper können nachträglich frei in die Vorderkammer fallen, zum Teil durch spontane Lockerung des Gewebes. Größere in die Vorderkammer eingedrungene Fremdkörper erscheinen häufig zwischen der Hornhaut und der Iris oder Linse eingekeilt. Je nach der Lage der Eingangspforte und der Größe des Fremdkörpers, seiner Flugkraft und Richtung kommen große Verschiedenheiten in der Lage der Fremdkörper und in der Art ihrer Fixierung vor.

Neben den reinen Fällen von Lage des Fremdkörpers in der Vorderkammer, auf oder in der Iris finden sich vielfach komplizierte Fälle, in denen der Fremdkörper noch in der Hornhaut steckt und nur mit einem Ende mehr oder weniger weit in die Vorderkammer vorragt oder in denen er mit seinem vorderen Ende bereits in der Linse sich befindet, während sein hinteres Ende in der Vorderkammer oder in der Iris haftet, oder in denen der Fremdkörper mit dem hinteren Ende in der Hornhaut steckt, die Vorderkammer durchquert und mit seinem Vorderende in die Iris oder Linse eingedrungen ist.

Zu den Seltenheiten gehört primärer Sitz des Fremdkörpers in der **hinteren Kammer**. Ein Fremdkörper kann dorthin gelangen von vorn her nach Durchbohrung der Iris oder von der Seite her nach Durchquerung des Ziliarkörpers. Zuweilen wird der Fremdkörper in der hinteren Kammer erst nach einer Iridektomie entdeckt. Nachträglich vermag ein Fremdkörper in die hintere Kammer zu gelangen, teils spontan aus der Linse, teils bei Extraktionsversuchen an Fremdkörpern, sei es, daß er aus der vorderen Kammer durch die Pupille entschlüpft oder durch die Iris gestoßen wird oder aus der Linse stammt. Bei Anwendung des großen Magneten werden die Eisensplitter aus dem hinteren Bulbusabschnitt ja absichtlich oft in die hintere Kammer um die Linse herum und dann durch die Pupille in die vordere Kammer gezogen. Dabei kann der Eisensplitter, zumal bei zu starkem und schnellem Angezogenwerden, sich in die Iris von hinten her einbohren und in der hinteren Kammer stecken bleiben.

Schließlich kann durch spontane Wanderung und Spontanausstoßung ein im hinteren Augenabschnitt sitzender Fremdkörper in die hintere Kammer gelangen; ob auch ein auf der Iris befindlicher Fremdkörper durch die Pupille in die hintere Kammer wandern kann, bedarf der Bestätigung.

Auf die Wanderung von Fremdkörpern haben u. a. hingewiesen DE WECKER, DENIG (1896) und GESANG (1905). Ich verweise darüber auf die § 195 und besonders § 197, wo die Versuche DENIGS angeführt sind.

Was die Art der Fremdkörper anlangt, die in der vorderen Augenkammer, auf und in der Iris angetroffen werden, so kommen am häufigsten vor: Metallsplitter, vor allem Eisen- oder Zündhütchensplitter, seltener Bleisplitter, zuweilen Schrotkörner, ferner häufiger Splitter von Stein, Glas, Porzellan, Holzsplitter, Stacheln, Dornen usw. Pulverkörner geraten nicht selten bei Explosionsverletzungen bis in die Iris oder Linse, Granatsplitter bei Schußverletzungen im Kriege. Als Fremdkörper in der vorderen Kammer werden ferner gar nicht selten Zilien angetroffen, die entweder bei einer perforierenden Verletzung oder bei Operationen hineingelangt sind. Über das Vorkommen von Raupenhaaren in der Iris wurde § 199 berichtet.

Auf einige seltenere Vorkommnisse sei noch hingewiesen: ZANDER und GEISSLER (1864) erwähnen, daß DUPUYTREN einmal einen Peitschenknoten, der Eiterung mit Hypopyon verursacht hatte, in der Vorderkammer gesehen hat. In einem von SCHEFFER (1913) mitgeteilten Fall fand sich nach Peitschenschlag ein Stück Roßhaar in der Vorderkammer, das mittels Parazenthese entfernt wurde.

Zwei Stück Eierschalen von etwa 5 mm Länge im äußeren Kammerfalz fand SACHSALBER (1900) an einem 26 Jahre vorher durch zerschlagenes Ei verletzten Auge. Zeitweise war schmerzhafte Entzündung aufgetreten. Es fanden sich diffuse Hornhauttrübung mit Bläschenbildung an der Oberfläche, Cataracta secundaria mit kalkiger Kapselverdickung. Die Extraktion der Fremdkörper gelang leicht mittels Schnitt und Einführung eines Löffelchen, doch trat Iridozyklitis und Drucksteigerung auf.

Über das Vorkommen eines Knochenstückchens in der Iris und Linse bei einem 76jährigen Mann berichtete SPIERER (1891). Die Extraktion wurde anfangs verweigert, es stellten sich Iritis, Katarakt und Sekundärglaukom ein; bei der jetzt vorgenommenen Iridektomie gelang die Extraktion nicht. Der Knochensplitter verkleinerte sich stetig und war nach 2 Jahren verschwunden.

Es beobachteten ein in der Vorkammer frei bewegliches Stückchen Kohle PROKOPENKO (1898), ein in der Iris reizlos eingeheiltes Kohlenstück BOCK (1907), ein Schmirgelkonglomerat HENNICKE (1899), ein Stückchen Strohhalm auf der Iris VOLK (1898), Öltropfen in der Vorderkammer HUDSON (1908, noch nach 4 Monaten frei beweglich im reizlosen Auge vorhanden, BUNGE (1908) und KANZEL (1910) Viskosinöltropfen reizlos nach 4 Jahren in der Vorderkammer verweilend, einen Bienenstachel in der Iris JOACHIM (1904).

HUTCHINSON jun. (1889) berichtete über die Verletzung des Hornhautrandes durch einen Ziegelstein, wobei sich die vordere Kammer zur Hälfte mit Ziegelmehlstaub füllte.

Mehrfach wurden auch Fliegenlarven in der Vorderkammer beobachtet. KRAUTER (1900) fand bei einem 9jährigen Mädchen, das etwa $\frac{1}{2}$ Jahr vorher von einer Fliege gestochen war, einen 12 mm langen, $1\frac{1}{2}$ mm breiten grauweißlichen, durchscheinenden, segmentierten Parasit. Bei der Extraktion in Chloroformnarkose trat Exitus letalis durch Herzlähmung ein. Anatomisch fanden sich Iritis, Zerstörung der DESCEMETschen Membran und Hornhautinfiltration. Der Parasit wurde zoologisch als Larve der Ochsenbremse, Hypoderma bovis, bestimmt. Weitere analoge Fälle, ebenfalls meist bei Kindern, sind mitgeteilt von STÄHLBERG (1901), EWETZKY (1904), THOMAS und PARSONS (1908), die an dem enukleierten Auge Iridozyklitis und Ablatio retinae fanden, von MACKAY (1908) und ELLIOT (1908), der auf das öftere Vorkommen dieser Larven in der Vorderkammer von Pferden in Indien hinwies. Die Extraktion der Larven wurde ausgeführt in den Fällen von STÄHLBERG, EWETZKY und MACKAY. Ohne Zweifel dringen die Larven vom Bindehautsack durch die Augenmembranen ein. Hinsichtlich des Vorkommens von tierischen Schmarotzern in der Vorderkammer (Filaria, Cysticercus) verweise ich auf Bd. X, Kap. XVIII d. Handb. 2. Aufl.

Zusammenstellung der Fälle von Fremdkörpern in der Vorderkammer aus der Literatur finden sich bei ZANDER und GEISSLER (1864), LANDMANN (1882),

FRANKE (1884), BLESSIG (1890), PRAUN (1899), der eine tabellarische Übersicht der Beobachtungen gab.

Aus meinem Beobachtungsmaterial sind Fälle mitgeteilt von WAGENMANN (1894, 1900), KOCH (1901), BACH (1905), RADEMACHER (1908), BINDER (1905) und MENDELSSOHN (1917).

Befund und Verlauf. Bei frischen Verletzungen sind die Erscheinungen in der Regel relativ gering. Die Eingangspforte ist gewöhnlich nur klein, linear und schließt sich schnell, so daß die Kammer bald normale Tiefe erhält. Nur selten tritt eine vordere Synechie oder gar ein Vorfall der Iris ein. Nur stumpfspitze oder etwas größere Fremdkörper, wie Steinsplitter, Holzstückchen, können größere gequetschte Wunden verursachen, das Irisgewebe zerreißen und zum Irisvorfall führen.

War der Fremdkörper nicht in das Irisgewebe eingedrungen, so haftet er bei aufgehobener Kammer zwischen Hornhaut und Iris, in der Regel gelangen dann freie Partikelchen bald durch Senkung auf den Boden der Kammer, wo sie sich fest einkeilen oder beweglich bleiben. Ganz kleine Stückchen sind wegen ihrer Kleinheit durch den Skleralrand verdeckt, während größere Fremdkörper in die vordere Kammer über den Limbus hinaus vorragen. Die in das Irisgewebe eingebohrten Splitter bleiben an der Verletzungsstelle haften, rufen zuweilen eine umschriebene Blutung hervor, die sie anfangs ganz verdecken kann. Die Stärke der Blutung hängt vom Grad der Irisverletzung ab. Meist ist sie nur gering und resorbiert sich schnell, so daß der Fremdkörper ohne weiteres durch seine Prominenz, Farbe und seinen Glanz sichtbar ist. Ist der Fremdkörper in den Kammerwinkel eingedrungen, so erfährt die Pupille in der Regel eine leichte Verziehung nach der betreffenden Stelle hin. Beim Eingedrungensein kleiner Splitter in die Vorderkammer oder auf und in die Iris können die subjektiven Beschwerden so gering und das Sehvermögen bei fehlender Blutung so wenig beeinträchtigt sein, daß die Verletzung anfangs kaum beachtet wird und der anfängliche geringe Reizzustand bald schwindet. Bei größeren Fremdkörpern und bei ausgesprochener Irisquetschung sind die Beschwerden erheblicher und der Reizzustand ein beträchtlicher.

Ferner erscheint der Befund entsprechend kompliziert, wenn der Fremdkörper noch in der Hornhaut steckt oder die Linse mit verletzt hat.

Der weitere Verlauf hängt wie bei allen Fremdkörperverletzungen in erster Linie von etwaiger Infektion und sodann von der chemischen Natur des Fremdkörpers und seiner entzündungerregenden Eigenschaften ab. Fremdkörper, die frei beweglich sind und deshalb die Iris immer wieder treffen, oder solche, die mit einer Spitze oder Kante das Irisgewebe quetschen, können auch zu einer stärkeren mechanischen Reizung der Iris und des Ziliarkörpers führen, während sonst im allgemeinen der Einfluß der mechanischen Reizung gering oder ganz bedeutungslos ist.

Die Infektionsgefahr ist in der Regel keine große. Die in das Auge eindringenden Fremdkörper sind häufig aseptisch und die sekundäre Infektionsgefahr ist um so geringer, je kleiner, spitzer, härter und scharfrandiger der Fremdkörper ist, da derartige Fremdkörper kleine, sich schnell schließende Wunden setzen, während voluminösere oder zackige Fremdkörper mehr gerissene und gequetschte Wunden mit Iriseinklemmung verursachen, wodurch die sekundäre Infektion erleichtert wird.

Da der Befund und Verlauf der Verletzung, abgesehen von der Infektion, ganz wesentlich von der Natur des eingedrungenen Fremdkörpers abhängt, so müssen wir auf die wichtigsten Fremdkörperarten und ihr Verhalten beim Verweilen in der Vorderkammer und Iris gesondert eingehen. Ich verweise zugleich auf die §§ 195—198.

Metallische Fremdkörper. Verletzungen mit Zurückbleiben von Fremdkörpern aus Edelmetallen im vorderen Augenabschnitt kommen außerordentlich selten vor. Bei ihrer ganz geringen entzündungerregenden Eigenschaft werden sie bei aseptischem Eingedrungensein lange Zeit ohne Schaden für das Auge, vielleicht sogar dauernd vertragen.

WARDROP (1826, ref. ZANDER und GEISSLER 1864, S. 133) berichtete über die Verletzung durch Golddraht. 3 Tage nach der Verletzung stellte sich Entzündung ein, die 5 Wochen anhielt, dann nachließ. 14 Wochen nach der Verletzung fand sich ein grauer adhärenter Hornhautfleck, in dem das Ende des Golddrahtes sichtbar war. Mit der Pinzette wurde das 3 mm lange Stück extrahiert, worauf schnelle Heilung eintrat. Die Entzündung war wohl durch Infektion veranlaßt, möglicherweise handelte es sich nicht um chemisch reines Gold, sondern um erhebliche Beimengung von Kupfer.

In einem von STELLWAG (1853) mitgeteilten Fall war ein 3—4 mm langes Stück Golddraht in die Vorderkammer eingedrungen, wobei das eine Ende noch in der Hornhaut steckte und über die äußere Oberfläche hervorragte. 2 Tage nach der Verletzung war die Hornhaut noch vollkommen klar. Nach Extraktion des Fremdkörpers vernarbte die Wunde schnell spurlos.

KIPP (1884) entfernte ein Stück weichen Silbers aus der Iris 16 Stunden nach der Verletzung.

Von Fremdkörpern aus Blei kommen vornehmlich Schrotkörner in Betracht, die in einer Reihe von Fällen in der vorderen Augenkammer angetroffen worden sind. Wir kommen darauf bei den Schußverletzungen zurück. Bei Kriegsverletzungen können Bleispritzer selbst in großer Zahl in die Vorderkammer eindringen und auf der Iris haften bleiben. HANDMANN (1915) wies darauf hin, daß die Perforationsstelle bei der Feinheit der Spritzer oft nicht sichtbar ist. Auch BÖHM (1916) fand auf der Irisvorderfläche massenhaft Bleistaub. WINKLER (1919) berichtete über mehrere längere Zeit bis zu $3^{1}/_{2}$ Jahren beobachtete Fälle von Bleispritzern auf der Iris, in denen die Fremdkörper reaktionslos vertragen wurden.

Eisen- und Stahlsplitter (vgl. § 196) werden von allen Fremdkörpern, wie leicht verständlich, am häufigsten im vorderen Bulbusabschnitt angetroffen. Sie finden sich meistens auf oder in der Iris, etwas weniger häufig im Kammerwinkel eingekeilt oder frei in der Vorderkammer, noch seltener in der Hinterkammer. Ferner kommt vor, daß zumal längliche Eisensplitter mit einem Ende in der Hornhaut stecken und mit dem anderen in die Vorderkammer ragen oder selbst noch bis in die Iris und Linse reichen (z. B. SANDFORD 1893, WEISS 1904). Ebenso können in der Linse steckende Splitter in die Kammer und in die Iris vorragen.

Wie in § 195 und 196 näher angegeben wurde, rufen die Eisensplitter bei aseptischem Eingedrungensein und Wundverlauf keine stärkere exsudative Entzündung und niemals Eiterung hervor.

Wenn auch Eisensplitter in der Vorderkammer des menschlichen Auges etwas stärkere entzündliche Reizung als am Kaninchenauge bewirken, so bleibt die anfängliche Entzündung doch nur gering; eine minimal umschriebene Absonderung von etwas Fibrin und Exsudat besonders bei Sitz auf und in der Iris kann wohl beobachtet werden. Der mechanische Reiz ist je nach Größe und Lage des Eisensplitters verschieden. Kleine, in die Iris eingedrungene Splitter oder die im Limbus an ihrer Durchschlagsstelle festsitzenden Stückchen können so geringe anfängliche Reizerscheinungen hervorrufen, daß ihr Eindringen unbeachtet bleibt. Ist der anfängliche Reiz geschwunden, so können Eisensplitter in der Vorderkammer oder auf und in der Iris wochen-, monate- und selbst jahrelang scheinbar reizlos vertragen werden, doch treten fast durchweg, wenn auch nach verschieden langer Zeit, später schwerere Folgezustände mit Entzündung usw. auf, die ihre Entfernung noch nötig machen.

Aseptische Eisensplitter in der Vorderkammer rufen nie eine stärkere, zur Einkapselung führende, dichtere Gewebswucherung hervor. Jede anfängliche stärkere exsudative oder plastisch eitrige Entzündung ist durch Infektion veranlaßt, die bei gutartigem Charakter zu einer dickeren bindegewebigen Einkapselung führt. Nur in Fällen, in denen die Wunde größer und gequetscht oder die Iris in die Wunde gezogen war, sind die aseptischen Vernarbungsvorgänge mit stärkerer Gewebsproliferation und Reizung verbunden, andererseits ist dabei die sekundäre Infektionsgefahr erhöht. Bei ausgesprochener Infektion kann schnell zunehmende Eiterung auftreten und es selbst zu Panophthalmie kommen. Gelingt es bei beginnender infektiöser Entzündung, den Fremdkörper noch zu extrahieren, so kann die Entzündung zurückgehen und selbst Sehvermögen erhalten werden.

Eisen- und Stahlsplitter halten sich jahrelang in der vorderen Kammer, verlieren allmählich ihren Glanz, überziehen sich mit einer Oxydschicht und können nach und nach stärker oxydiert werden. Wahrscheinlich löst sich nach LEBERS Angaben etwas unter dem Einfluß der Kohlensäure als Bikarbonat und wird als unlösliches Eisenoxydhydrat durch Sauerstoff niedergeschlagen. Da die gelösten Partikelchen im Kammerwasser sich verteilen und weggeführt werden, so erklärt sich, daß bei den in der vorderen Kammer gelegenen Eisensplittern trotz jahrelangen Verweilens die siderotische Verfärbung der Iris ausbleiben kann. War der Fremdkörper bindegewebig eingekapselt, so kommt es ebenfalls nicht zur Siderosis. In anderen Fällen von Eisensplittern in der Vorderkammer macht sich aber nach und nach die Siderosis bulbi bemerkbar.

Bei den in oder auf der Iris liegenden Eisensplittern kommt es später meist zu einer direkten Siderosis in der Umgebung des Splitters und zuweilen zu einer indirekten Siderosis der Iris und der weiteren Umgebung.

Die früher verbreitete Ansicht, daß Fremdkörper aus Eisen und Stahl in kurzer Zeit durch Resorption verschwinden können, hat sich auf Grund sonstiger klinischer Beobachtungen und der experimentellen Untersuchungen LEBERS nicht bestätigt. Wie ZANDER und GEISSLER (1864, S. 169) angaben, wollten LAWRENCE und WARDROP beobachtet haben, daß abgebrochene Spitzen von Haarnadeln und Starmessern sich in den ersten Tagen schwarz färbten und allmählich verschwanden, auch COOPER und WALTON hätten ähnlichen günstigen Ausgang gesehen und CLINE gab an, daß die abgebrochene Spitze einer Haarnadel in der vorderen Augenkammer bereits am nächsten Tage oxydiert und nach 10 Tagen verschwunden war. Jedenfalls hat es sich um Unsichtbarwerden durch Senkung oder Einspießen in den Kammerwinkel gehandelt.

Fast durchweg treten in den Fällen, in denen nach anfänglicher geringfügiger Reizung die Eisensplitter längere Zeit ohne Schaden getragen werden, nach kürzerer oder längerer Zeit doch schwere Erscheinungen auf, die die Folgen der langsam zunehmenden Siderosis sind. Einmalige oder rezidivierende Entzündungen der Iris und des Ciliarkörpers, stark zunehmende subjektive Beschwerden, Sehstörungen, sowie anderweitige Folgezustände, wie Sekundärglaukom, Katarakt, Netzhautablösung usw. treten in Erscheinung. Zuweilen kommt es in der Umgebung des Fremdkörpers zu Bildung von Granulationsgewebe zumal bei Sitz auf der Iris, so daß selbst knötchenbildende Iridozyklitis vorgetäuscht wird. Auch kann sich Spontanausstoßung oder Wanderung des Fremdkörpers bemerkbar machen. Meist steigern sich die Beschwerden so, daß noch zur Extraktion geschritten werden muß. Die Bedingungen für erfolgreiche Operation und Dauerheilung sind dabei vielfach ungünstiger geworden. Bei schweren Komplikationen kann es schließlich zur Enukleation kommen. Selbst wenn der Fremdkörper durch anfänglich stärkere Entzündung bindegewebig eingekapselt war, kann nach langer Ruhepause die Entzündung wieder eintreten. Dabei kann ein in der Iris eingekapselter Splitter sich spontan oder nach einer Erschütterung des Auges loslösen und frei in die Kammer fallen (z. B. MIDDLEMORE 1835).

Kurzum, auch wenn ein Eisensplitter in der Vorderkammer oder Iris längere Zeit reizlos getragen wird, muß man stets befürchten, daß die üblen Zufälle nachfolgen und die Unverträglichkeit sich noch herausstellt.

Auf einige seltenere Komplikationen sei noch hingewiesen. So beobachtete WEISS (1904) nach der Extraktion eines bei unverletzter Linse in der Hornhaut, vorderen Kammer und Iris steckenden Eisensplitters am hinteren Linsenpol eine kleine, aus feinen bräunlichen Punkten bestehende Trübung, die sich bald wieder spontan verlor. Er verlegte die Trübung in die Linse, während v. HIPPEL (Referat in v. MICHELS Jahresbericht, S. 736) eine kleine, nach dem Pol hingewanderte und bald sich resorbierende Blutung vermutete.

AHLSTRÖM (1903) fand zwei kleine Iriszysten dort, wo $2^1/_2$ Jahre zuvor ein Eisensplitter aus der Iris mit dem Magneten entfernt war. Offenbar war von dem Fremdkörper Hornhautepithel in die Iris mitgerissen und hatte die Zystenbildung veranlaßt. Auch HIRSCHBERG (1890) erwähnte Iriszyste nach Entfernung eines Eisensplitters vom innen-unteren Skleralrand. In der Literatur sind zahlreiche Fälle mitgeteilt, in denen Eisensplitter längere Zeit reizlos in Vorderkammer und Iris verweilten, bei denen aber fast durchweg später die Unverträglichkeit doch hervortrat. Ich führe eine Anzahl derartige Fälle an.

Eisensplitter in der Vorderkammer. Über 10 jähriges Verweilen eines kleinen, im Kammerwasser frei schwimmenden rostigen Eisensplitterchens berichtete LANDESBERG (1882). Wiederholte Entzündungsanfälle am Auge waren aufgetreten, es bestanden Beschläge der Descemet und schmutziggraue Irisverfärbung. WINTERSTEINER (1894) beobachtete einen frei beweglichen Eisensplitter am Boden der Vorderkammer bei reizlosem Auge $2^1/_2$ Jahre nach der Verletzung.

In einem von TOPOLANSKI (1895) mitgeteilten Fall, in dem ein durch Verletzung vor 22 Jahren offenbar ursprünglich in die Linse eingedrungener und nach ihrer Resorption in die vordere Augenkammer gefallener Eisensplitter frei beweglich daselbst nachgewiesen wurde, war das Auge zwar reizlos, doch bestand ausgesprochene Siderosis bulbi. Die Iris war olivgrün verfärbt, an der Descemet bestanden gelbe Flecke, die Hornhaut zeigte zarte tiefe Trübung, die Pupille war eng, das Sehvermögen auffallend gering; von der Linse fand sich nur eine zarte Membran.

MELLER (1913) berichtete über 26 jähriges reizloses Verweilen eines Eisensplitters im Kammerfalz bei fehlender Siderosis.

KOBUSEW (1911) fand bei fehlender Siderosis einen Eisensplitter in der Iris stecken und frei in die Vorderkammer hineinragen, der 19 Jahre zuvor eingedrungen war. Die traumatische Katarakt war resorbiert, das Auge aphakisch. Der Fremdkörper ließ sich leicht entfernen.

VAN DER HOEVE (1918) fand in einem Auge, in dem sich $7^1/_2$ Jahre nach der Verletzung schmerzhafte Entzündung einstellte, auf der Iris einen 4 mm großen melanotischen Tumor. In dem extrahierten Tumor steckte ein kleiner Eisensplitter von 2 mg. Die dicke amorphe Umhüllungskruste zeigte starke direkte Siderosis, die indirekte Siderosis war gering. Da das Auge aphakisch war, wurde angenommen, daß der Splitter aus der Linse oder dem Glaskörper erst später in die Vorderkammer übergetreten ist.

Eisensplitter in der Iris. BADER (1859) fand einen Eisensplitter in der Iris seit $1^1/_2$ Jahren und Abnahme des Sehvermögens seit 14 Tagen, die Extraktion gelang.

In einem von OWEN (1873) mitgeteilten Fall wurde ein Stahlsplitter 22 Jahre nach dem Eindringen an der Iris adhärent nachgewiesen, das Auge hatte häufig an Entzündung gelitten und zeigte Katarakt.

MASON (1877) berichtete: 10 Jahre nach dem Eindringen eines Eisensplitters heftige Entzündung, die zurückging: 1 Jahr später Schwinden des guten Sehvermögens, 17 Jahre nach der Verletzung wieder Entzündung mit Reizung des zweiten Auges, deshalb Enukleation; der Eisensplitter fand sich in der Iris, die Netzhaut war abgelöst.

Little (1882) und Griffith (1882) fanden 16 Jahre langes Verweilen eines Splitters in der Iris mit wiederholter Entzündung, weshalb die Entfernung des Splitters vorgenommen wurde. Landesberg (1882) beobachtete bei 3jährigem Verweilen eines Eisensplitters einen gummaähnlichen Knoten in der grauverfärbten Iris; die Entfernung mit Iridektomie wurde ausgeführt. Er (1884) teilte noch zwei hierhergehörende Fälle von 2- bzw. 3jährigem Verweilen und nachfolgender Entzündung und Katarakt mit. Birnbacher (1885) berichtete über 25 Jahre langes Verweilen eines Eisensplitters in der Iris. 16 Jahre nach der Verletzung traten wiederholt Entzündungen auf, 9 Jahre später erneute Entzündung mit heftigen Schmerzen. Die Umgebung des Splitters war ockergelb, die übrige Iris aber wie das andere Auge gefärbt. Der Fremdkörper wurde mit einem Irisstück durch Iridektomie entfernt. Anatomisch fand sich ein verrosteter Eisensplitter in verdünnter und mit Eisenpigment durchsetzter Iris. Die Eisenreaktion mit gelbem Blutlaugensalz ergab Blaufärbung des Gewebes. In einem von Blessig (1890) mitgeteilten Fall traten nach 14jährigem reizlosem Verhalten Entzündung und Verdunklung des Sehens auf, die Iris war verfärbt, die Pupille reagierte träge. Die Extraktion gelang.

Vossius (1896) fand knötchenförmige Iritis um einen 8 Jahre in der Iris steckenden Stahlsplitter. Da die Erkrankung eine tuberkulöse Iritis zu sein schien, wurde das Auge enukleiert.

Hirschberg (1899, S. 114) fand bei wiederholt heftiger Entzündung in der Kammerbucht einen stark verrosteten Eisensplitter. Siderosis des Auges war trotz 14 Jahre langem Verweilen des Splitters ausgeblieben. Der Fremdkörper wurde mit der Pinzette extrahiert.

Ich selbst fand bei einem 48jährigen Schmied, dem 18 Jahre zuvor ein Fremdkörper in das Auge geflogen war, plötzlich aufgetretene Irītis mit Kammerwassertrübung und eine Synechie. In der siderotisch verfärbten Iris fand sich der Fremdkörper, der mit dem Handmagneten entfernt wurde. Rasche Heilung mit S $\frac{5}{7,5-5}$. In einem von Reitsch (1914) mitgeteiltem Falle war der Eisensplitter 27 Jahre reizlos vertragen, dann trat schmerzhafte entzündliche Reizung ein, die die Extraktion des 2,5 mm langen und 1,6 mm breiten Splitters nötig machte. Die Iris war lokal siderotisch verfärbt.

Analoge Fälle sind noch mitgeteilt von Neese (1888) 15jähriges Verweilen, dann Entzündung, Seggel (1890) 12jähriges Verweilen, dann Entzündung, Cant (1883) Verletzung vor 16 Jahren, rezidivierende Entzündung, Katarakt, Glauning (1900) nach 1½ Jahren spontane heftige Entzündung, Hotz (1902) Entzündung nach 12jährigem reizlosem Verweilen, Bergmeister (1907) Entzündung nach 10jährigem reizlosem Verhalten, Bride (1914) Entzündung nach 7jährigem reizlosem Verhalten.

Kasuistik. Die Kasuistik über das Vorkommen von Eisensplitter in der Vorderkammer und Iris ist eine außerordentlich große.

Fälle von Eisensplitter in der Vorderkammer sind mitgeteilt von: Stellwag (1853), Waldhauer (1876), Hassenstein (1879), Ziwinsky (1879), Bull (1881), Schachleiter (1881), Landesberg (1882), Weiss (1883), Homburg (1883), Holmes (1887), Gutmann (1887), Monti (1888), Weidmann (1888), Hirschberg (1890, 1899), Gazis (1890), Leplat (1892), Capei (1893), Sandford (1893),

WINTERSTEINER (1894), BARKAN (1895), TOPOLANSKI (1895), DUJARDIN (1896), VOLK (1898), HENNICKE (1899), KOCH (1901) und BACH (1905) aus der Jenaer Augenklinik, GESANG (1905), CRAMER (1899), HERMJOHANKNECHT (1905), OSOLIN (1910).

Von Eisensplitter in der Iris seien hier angeführt die Fälle von: MIDDLEMORE (1835), BADER (1859), HORNER (1863), LE BRUN (1870), ANDRÉ (1872), BASTIDE (1872), OWEN (1873), WAGNER (1872), HIRSCHBERG (1874), STAWBRIDGE (1875), SCHWARZBACH (1876), MASON (1877), KNAPP (1879), SCHIESS (1880), COATES (1878), COUDRON und DEBIERRE (1880), SCHACHLEITER (1881), MEYER (1881), LANDESBERG (1882), LITTLE (1882), GRIFFITH (1882), SANTOS FERNANDEZ (1882), HIRSCHBERG (1882), WHERRY (1883), SZILY (1883), HOMBURG (1883), CANT (1883), WEISS (1883), LANDESBERG (1884), LEBER (1884), KIPP (1884), BIRNBACHER (1885), GERMANN (1885), FRÖHLICH (1885), NEESE (1888), WEIDMANN (1888), HIRSCHBERG (1890, 1899), SCHREIBER (1885), BLESSIG (1890), SEGGEL (1890), HEATH (1891), JOHN (1891), FERRI (1891), KEIPER (1892), DOYNE (1892), PATTERSON (1892), CAPEI (1893), OLIVER (1893, 1894), GRÜNTHAL (1895), HECKEL (1896), VOSSIUS (1896), CERVERA TORREZ (1896), BAUDRY (1896), VOLK (1898), PRAUN (1899), GLAUNING (1900), KOCH (1901) und BACH (1905) aus der Jenaer Augenklinik, HOTZ (1902), SUCHOW (1902), HERMJOHANKNECHT (1905), BERGMEISTER (1907), KLEIN (1909), REITSCH (1914), BRIDE (1914), VAN DER HOEVE (1918).

Über Eisensplitter in der hinteren Kammer berichteten u. a. PURTSCHER (1895), NATANSON (1902).

Weitere Fälle von Fremdkörpern in der Vorderkammer und Iris, sowie hinteren Kammer finden sich in den Zusammenstellungen über die Magnetoperationen angeführt. Vgl. § 200 mit Literatur.

Kupfer- und Messingsplitter (vgl. § 197). Die in den vorderen Bulbusabschnitt eingedrungenen Kupfersplitter, meist durch Explosion abgesprungene Zündhütchensplitter, werden am häufigsten auf oder in der Iris, weniger häufig frei in der Vorderkammer und ganz selten bei unverletzter Linse in der hinteren Kammer angetroffen. Die Messingsplitter verhalten sich chemisch analog den Kupfersplittern. Da, wie in § 195 und 197 näher ausgeführt wurde, das Kupfer auf gefäßhaltigem Gewebe schnell eitrige Entzündung hervorruft, so beobachtet man bei den im Bereich der Vorderkammer steckenden Kupfersplittern eine bald nach der Verletzung einsetzende und schnell zunehmende heftige Iritis mit fibrinöser und eitriger Exsudation. Der Fremdkörper wird in kurzer Zeit in eitriges Exsudat eingehüllt und damit dem Blick ganz oder größtenteils entzogen. Als Ausnahme erscheint, daß GALEZOWSKI (YVERT 1880, S. 150) ein Kupferstückchen 24 Stunden nach der Verletzung ohne Reizung des Auges der Iris frei aufsitzend fand. Je nach Sitz und Größe des Fremdkörpers tritt ausgesprochene Zyklitis mit Glaskörpertrübungen in Erscheinung, besonders beim Sitz im Kammerwinkel. Ebenso können Fremdkörper in der Kammerbucht in der Hornhaut zu eitriger Infiltration an der Berührungsstelle führen. Bei stärkerer Entzündung kann, falls die Augenspiegeluntersuchung möglich ist, Neuroretinitis und Papillitis nachgewiesen werden (FRANKE 1901).

Die eitrige Exsudation ist am stärksten in der nächsten Umgebung des Fremdkörpers. War der Kupfersplitter, wie es meist der Fall ist, aseptisch, so bleibt die Eiterung umschrieben, nach einiger Zeit nimmt die Heftigkeit der Entzündung ab, das eitrige Exsudat schrumpft, wird durch einen Granulationsknopf ersetzt und, falls der Fremdkörper nicht entfernt wird, kommt es dann in der Regel zu seiner Einkapselung. Der den Fremdkörper umgebende entzündliche Gewebsknoten kann ganz einem Gummiknoten oder Granulom gleichen (WICHERKIEWICZ 1894, BOCCHI 1909, 1910). Das Auge kann sich allmählich beruhigen, doch bleibt die Pupille meist verwachsen und verlegt, auch entstehen Linsentrübungen. Nur selten ist noch ein gewisser Grad von Sehvermögen erhalten, meist ist das Auge für das Sehen verloren, in den schwereren Fällen kann Netzhautablösung auftreten und das Auge selbst phthisisch werden.

In anderen Fällen bleiben aber Empfindlichkeit und Schmerzen zurück oder die Entzündung nimmt einen rezidivierenden Charakter an; manchmal treten nach längerer, oft jahrelanger Ruhepause erneute Anfälle von Entzündung auf, die wieder einen eitrigen umschriebenen Charakter annehmen und zu einer Granulationsgewebsbildung führen, z. B. DIXON (1848), HIRSCHBERG (1880, S. 312) und KNAPP (1880).

In einem von JACOBI (1868) mitgeteilten Fall war ein Zündhütchen 35 Jahre zuvor eingedrungen und hatte unter heftiger Entzündung in wenigen Wochen zur Amaurose geführt. 34 Jahre war das Auge dann frei von Beschwerden, bis sich wieder heftigste Entzündung mit rasenden Schmerzen einstellte, die schließlich nach 4 Monaten zur Enukleation führte. In der Iris fand sich ein eingekapseltes Zündhütchenmantelstück, daneben bestand Netzhautablösung und Aderhautverköcherung. JOQS und FOURGS (1895) berichteten über 40jähriges Verweilen eines Zündhütchenstückes in der Iris und Auftreten von erneuter eitriger Entzündung. Über ungewöhnlich heftige Schmerzanfälle berichtete FUMAGALLI (1889). Durch ein in das Auge eingedrungenes Zündhütchen, das später an der Irishinterfläche gefunden wurde, entstand heftige Ziliarneuralgie und es traten ausgesprochene epileptiforme Anfälle hinzu, die nach der Enukleation des Auges schwanden.

Nur in seltensten Fällen bleibt ein Kupfersplitter längere Jahre ohne stärkere Abkapselung sichtbar und wird reizlos im Auge vertragen. Auch in derartigen Fällen ist die Möglichkeit späterer Zufälle nicht ausgeschlossen.

So fand JÄGER (1854) ein kleines Zündhütchenstück auf der Iris, das 5 Jahre in der vorderen Kammer gelegen und abgesehen von anfänglicher Entzündung keine weiteren Zufälle verursacht hatte. HOTZ (1881) beobachtete bei einem 48jährigen Patienten 25 Jahre nach der Verletzung rechts bei S $^{20}/_{30}$ eine feine lineare Hornhautnarbe nach außen von der Mitte und in der gegenüber liegenden Irispartie eine tiefe Einsenkung, in deren Boden die Spitze eines Kupfersplitterchens hervorragte, dessen hinteres Ende in der Linse steckte, umgeben von einem weißen Gewebsstrang. Die Linse war im übrigen klar und ebenso der Glaskörper und der Fundus normal.

Allein die sofortige Entfernung des Fremdkörpers bietet die nicht ungünstige Chance der Erhaltung des Sehvermögens. Nach erfolgreicher Extraktion geht die Entzündung schnell zurück (Leber 1894).

Bleibt der Kupfersplitter im Auge, so kann es nach mehr oder weniger langer Zeit zur Spontanperforation der Hornhaut und Spontanausstoßung des Fremdkörpers kommen.

Von beginnender oder vollständiger Spontanausstoßung führen bereits Zander und Geissler (1864) mehrere Fälle aus der älteren Literatur an, so einen Fall von Rothmund (S. 167): Ausstoßung nach mehreren Wochen, einen Fall aus der med. Zeitschrift für Heilkunde (S. 184) nach 2 Monaten, einen Fall von Dixon (S. 168) nach 8 Jahren, einen Fall von Stöber (S. 184) nach 2 Jahren. Weitere Fälle finden sich u. a. bei Kipp (1884), Hartley (1883, Messingsplitter nach 10 Jahren). Vgl. § 197.

Ferner können Kupfer- oder Messingsplitter, die anfangs in der Tiefe saßen, bei dem Prozeß der Spontanausstoßung von hinten her in die hintere Kammer und durch die Iris in die vordere Kammer vordringen (z. B. Denig 1896, Lewis 1897, zur Nedden 1903, Gesang 1905, Kümmell 1908).

Kasuistik. Als Beispiele von längerem Verweilen von Zündhütchen seien folgende Fälle erwähnt.

Knapp (1880) fand bei einem 13jährigen Knaben am linken Auge eine lokalisierte Iridozyklitis, am Boden· der Vorderkammer lag ein graubraunes Knötchen, der Glaskörper war rauchig getrübt und in seinem unteren vorderen Abschnitt fädig und membranös. Die Entzündung mit eitrigem Charakter nahm zu. S $^{10}/_{200}$. In der Pustel wurde ein Fremdkörper vermutet. Nachträglich wurde festgestellt, daß das Auge 1 Jahr zuvor durch Zündhütchen verletzt und seitdem rezidivierend entzündet war. Der letzte Rückfall bestand seit 14 Tagen. Der Splitter wurde mittels Linearschnitt und Hohlhäkchen extrahiert, worauf rasch Heilung mit S $^{20}/_{70}$ eintrat.

In einem von Hirschberg (1880) mitgeteilten Fall hatte das Kupferstückchen 9 Jahre im Auge gesessen und seit 12 Wochen starke Entzündung verursacht. Es fand sich ein gummaähnlicher Knoten auf der grünlich verfärbten und stark entzündeten Iris. In der Linse bestand Kortikaltrübung, S = Fingerzählen in 3′. Die Extraktion gelang.

Fälle von Kupfer-, meist Zündhütchensplitter, in der Vorderkammer sind mitgeteilt von:

Butter (1834), Laurent (1840), Rothmund (1863), Solomon (1871), Bernard (1873), Hassenstein (1879), Knapp (1880), Hirschberg (1880), v. Hasner (1880), Hodges (1883), Szili (1883), Socor (1890), Leber (1894), Franke (1901), Brekle (1904), Hornstein (1905), Plitt (1906), Witalinski (1907), Rademacher (1908), van der Hoeve (1910), Genet (1912), Werner (1913).

Über Kupfer- und Messingsplitter auf oder in der Iris berichteten: Cunier (1840), Desmarres (1849), Dixon (1848), nach Zander und Geissler (1864, in der med. Zeitschr. f. Heilk. 1835, und im Wiener Krankenhausbericht 1858, und ein Fall von Tyrrel), Fonck (1860), Middlemore (1835), Jäger (1854), Horner (1863), Waldhauer (1876), Vieson (1877), Jacobi (1868), Mooren (1874), Ströhmberg (1879), Galezowski (Yvert 1881), Jäger (1880), Schiess (1880),

v. Hasner (1880), Hotz (1881), Landesberg (1882), Katzaurow (1883), Korte (1892), Leber (1894), Hirschberg (1894), Wicherkiewicz (1894), Szili (1897), Volk (1898), Bach (1905, aus der Jenaer Augenklinik), Hornstein (1905), Brekle (1904), Hermjohanknecht (1905), Bocchi (1909, 1910), Alexander (1911), Sisson (1912).

Über Kupfer- oder Messingsplitter in der Hinterkammer berichteten: Quardi (Zander und Geissler 1864, S. 184), Zander und Geissler (1864, S. 184, aus der med. Zeitschr.), Stoeber (1859, Zander und Geissler, S. 184), Hartley (1883), Fumagalli (1889), Jäger (1880, Fremdkörper bei der Operation in die hintere Kammer geglitten).

Glassplitter (vgl. § 198). Die in die vordere Kammer oder Iris eingedrungenen Glassplitter können selbst jahrelang, ohne ernstere Entzündung zu veranlassen, vertragen werden. Die meist scharf geschnittene Eingangspforte schließt sich rasch, manchmal mit Zurückbleiben einer vorderen Synechie. Die anfängliche Reizung ist in der Regel gering, doch bei größeren Splittern auch stärker, wie in einem von mir mitgeteilten Fall (1900), in dem ein 4 mm im Quadrat messender Splitter auf der Iris, die Pupille deckend, festsaß. In den meisten Fällen stellen sich aber im Laufe der Zeit doch geringe entzündliche Veränderungen ein, die zum Teil einen vorübergehenden rezidivierenden Charakter haben, zum Teil langsam und stetig zunehmen. Bei einem Teil dieser Veränderungen, zumal mit vorübergehendem Charakter, bei frei beweglichen Fremdkörpern kann die mechanische Läsion als Ursache mit in Frage kommen. So berichtete Critschett (ref. Landmann 1882) über das 16jährige Verweilen eines kleinen, in der Vorderkammer frei beweglichen Glassplitters, der sich beim Kopfneigen nach vorn schob; hier war das Auge vorübergehend empfindlich und leicht entzündet. Scharfe Splitter können die Iris mechanisch reizen und durch Endothelverletzung zur Trübung und Quellung der Hornhaut führen.

Daß aber nicht allein die mechanische Läsion die im Laufe der Zeit auftretenden entzündlichen Veränderungen hervorruft, sondern daß auch chemische Einwirkung stattfindet, beweist ein von mir mitgeteilter Fall (1894).

Bei dem am Boden der Kammer unbeweglich eingekeilten Glassplitter trat nach 5 Monaten eine langsam, aber stetig an Intensität und Extensität zunehmende parenchymatöse Hornhauttrübung auf, die mit ausgesprochenem Reizzustand und Abnahme des Sehens einherging und die ganz analog der Leberschen Beobachtung beim Tier nur durch chemische Wirkung des in Spuren gelösten Glases erklärt werden konnte. Gegen die mechanische Läsion sprach, daß der Fremdkörper festsaß und daß die Hornhautentzündung erst so spät eintrat und dann stetig zunahm. Brandenburg (1903) berichtete über das 9jährige Verweilen eines Glassplitters in der Vorderkammer. 3 Jahre lang war das Auge völlig reizlos bei leidlichem Sehvermögen, dann traten wiederholte Entzündungsanfälle mit Hornhauttrübung auf, nach 9 Jahren war $^3/_5$ der Hornhaut parenchymatös getrübt und das Sehvermögen bis auf Fingerzählen gesunken. Brandenburg bezog die Veränderungen auf mechanische Einwirkung.

Ferner kann es zu geringer Gewebsproliferation kommen, die unter Umständen zu einer Fixierung des Fremdkörpers und selbst zu seiner Einbettung führt.

Diese Vorgänge sind zum Teil auf die Fremdkörperwirkung zu beziehen, wie in dem Fall von Höring (aus der Jägerschen Klinik ref. Landmann 1882), in dem der anfangs bewegliche Splitter auf der Iris fixiert wurde, zum Teil auf andere Momente, wie in einem von Hirschberg (1874) mitgeteilten Fall, bei dem der den Splitter einschließende Bindegewebsstrang anscheinend mit der stärkeren Verletzung der Hornhaut und Iris zusammenhing. Tritt im Anschluß an die Verletzung Iritis mit granulierender Entzündung auf, so kommt als Ursache Verunreinigung des Splitters in Betracht.

So beobachtete Beard (1901) nach Eingedrungensein eines Glassplitters rezidivierende Iritis mit Bildung einer schwammigen Geschwulst der Iris am Kammerboden. Wegen Verdacht auf Fremdkörper wurde Keratotomie ausgeführt und die Geschwulst entfernt. Doch fand sich kein Fremdkörper. Die Heilung erfolgte mit Nachblutung, und nach der Entlassung trat nach stärkerem Bücken wieder Iritis auf. Jetzt fand sich ein Glassplitter in der Vorderkammer, der 6 Wochen nach der Verletzung entfernt wurde und $3 : 1 : {}^3/_5$ mm maß.

Kasuistik. Fälle von Glassplittern in der vorderen Augenkammer und auf der Iris, die zum Teil viele Jahre mit oder ohne Reizung dort verweilt hatten, sind mitgeteilt von: Höring (ref. Landmann 1882) 5 Jahre, Critchett (ref. Landmann 1882) 16 Jahre, Hirschberg (1874, 11 Jahre), Theobald (1882, 10 Jahre), Bickerton (1888, zwei Fälle, 10 bzw. 6 Jahre), Wagenmann (1894, 1900, zwei Fälle nahezu 1 Jahr bzw. $3^1/_2$ Wochen, dieselben Fälle bei Koch 1901), Michel (nach Praun 1899, mehrere Wochen), Fergusson (1885, 10 Monate), Schreiber (1885, 3 Jahre), Beard (1901, 6 Wochen), Cocks (1883, 17 Monate), Brandenburg (1903, 9 Jahre), Thilliez (1904, 7 Jahre), Fisher (1905, 4 Splitter in einem Auge, drei Glassplitter in der Vorderkammer und Iris und ein Glassplitter im Glaskörper), Alexander (1911, $2^1/_2$ Jahre nach Linsenverletzung hinter der Hornhaut in Schwarten eingebettet sichtbar).

In dem Fall von Thilliez (1904) war der Splitter eines zerbrochenen Kneifers in die Vorderkammer eingedrungen, hatte sich allmählich in die Iris geschoben und wurde 7 Jahre reizlos bei $S = {}^1/_2$ vertragen.

In dem Fall Beard (1901) lag der Splitter wahrscheinlich zuerst in der Hinterkammer und fiel in die Vorderkammer vor. Ein Fall, in dem ein anfangs in der Tiefe sitzender Glassplitter erst sekundär in die Vorderkammer vorfiel, ist mitgeteilt von Mitchell (1901).

van der Hoeve (1918) berichtet über einen 7,8 mm langen Glassplitter, der bei $12^1/_2$ jährigem Verweilen wiederholt Entzündungsanfälle und schließlich sympathische Reizung des anderen Auges verursacht hatte und erfolgreich extrahiert wurde.

Rognetta (Zander und Geissler 1864) sah ein erbsengroßes Porzellanstück ohne Reiz 8 Tage nach der Verletzung in der Vorderkammer auf der Iris verweilen.

Steinsplitter (vgl. § 198). Nach dem Eindringen eines Steinsplitters in die vordere Augenkammer oder in die Iris kommt es relativ häufiger als bei Glas- und Eisensplitterverletzungen zu einer an die Verletzung sich anschließenden eitrigen oder chronisch plastischen Entzündung, die ohne weiteres als infektiöse Entzündung anzusprechen ist, da die Steine bei aseptischem Eindringen nur eine äußerst geringe chemische entzündungerregende Wirkung besitzen. Bei Verletzungen durch Eindringen eines Steinsplitters ist die Infektionsgefahr erhöht. Da der verletzende Fremdkörper häufig mit dem Boden in Berührung stand, so können ihm leicht Infektionskeime anhaften, die zur primären Infektion Anlaß geben. Sodann sind die Bedingungen zum Zustandekommen einer sekundären Infektion durch die Art der Wunden erleichtert, Momente, auf die Praun (1899) allein die häufigere Infektion zurückführen möchte. Da die Steinsplitter im Unterschied zu den Glas- und Eisensplittern häufig voluminöser und zackiger sind, so verursachen sie entsprechend weniger glatte, oft deutlich gequetschte und gerissene und etwas größere Wunden, in die die Iris leichter hineingezogen wird. Dadurch ist das Zustandekommen einer sekundären Infektion erleichtert. Wir sehen hier ab von den kleinsten sandförmigen Partikelchen, die z. B. bei Explosionsverletzungen die Hornhaut durchschlagen und bis in die Iris, in die Linse und selbst in den Glaskörper vordringen können und entsprechend kleinste Wunden setzen.

Speciale Cirincione (1907), der in mehreren Fällen nach Eindringen eines Steinsplitters in die Iris anfänglich Iritis selbst mit Hypopyon fand, ohne daß sich Mikroorganismen kulturell nachweisen ließen, nahm als Ursache der Entzündung an, daß der aseptische Splitter die Entzündung auslösen kann, wenn das Gewebe durch eine vorher vorhandene Diathese zur Entzündung prädisponiert ist. Tritt bei einem reizlos eingeheilten Splitter erst nachträglich die Entzündung auf, so soll die Diathese erst später sich entwickelt haben. Die Möglichkeit, daß ein Fremdkörper auslösend wirkt, ist an sich zuzugeben, aber durch die von Speciale Cirincione angestellten klinischen Beobachtungen und Versuche nicht erwiesen. Vgl. § 198, S. 1299.

Aseptisch in das Auge eingedrungene und aseptisch gebliebene Steinsplitter verursachen keine stärkere exsudative Entzündung. Dagegen ist die mechanische Reizung des Auges besonders bei etwas größeren, auf der Iris liegenden Splittern oft erheblich und verursacht lebhafte Beschwerden und Schmerzen, die die baldige Extraktion des Splitters erheischen. Zuweilen entsteht durch Irisquetschung eine Blutung, die den Splitter anfangs verdecken kann, z. B. in einer meiner Beobachtungen (Rademacher 1908). Auch Fibrinausscheidung kann durch Irisquetschung angeregt werden.

Kleine Steinsplitter können nach Ablauf der anfänglichen Reizung vollkommen reizlos einheilen, bei längerem Verweilen wird beobachtet, daß eine Fixierung des Splitters auf der Iris durch zarte Gewebsfasern eintritt. Diese zarte Gewebsproliferation ist als die Folge einer äußerst geringen entzündlichen Wirkung anzusehen. Ob einzelne Steinsorten etwas stärker entzündungerregend wirken, bedarf noch weiterer Feststellung. Einkapselung durch Granulationsgewebe mit Übergang in festes Bindegewebe ist sicher Folge einer umschriebenen infektiösen Entzündung, ebenso chronisch plastische Entzündung mit Verlust des Sehvermögens z. B. in den Fällen von JEAFFRESON (1874), GRÜLLICH (1830). Über Resorption kleinster staubähnlicher Steinpartikelchen aus kohlensaurem Kalk bei Kriegsverletzungen siehe S. 1299.

Mehrere Fälle sind bekannt, in denen Steinsplitter viele Jahre, selbst Jahrzehnte, reizlos vom Auge vertragen wurden.

v. WECKER (1866) entfernte ein Basaltstück, das 14 Jahre am oberen Pupillarrand der Iris reizlos, nicht eingekapselt, fixiert war.

In einem von RIEKE (1890) mitgeteilten Fall war bei einer Patientin mit Myopie an der Iris des rechten Auges ein reizlos eingeheilter Steinsplitter von $^1/_2$ mm Länge und $^3/_4$ mm Breite gefunden, der etwa 32 Jahre zuvor eingedrungen und nach anfänglicher, 3 Tage dauernder Entzündung reizlos vertragen worden ist. Der Fremdkörper war in der Iris eingebettet und zum Teil von dünnem Gewebe bedeckt. Ebenfalls 32 Jahre lang wurde der Fremdkörper in einem Fall von JAY (1899) vertragen. Der Fremdkörper, der beim Hämmern auf Stein abgeflogen war und wahrscheinlich einen Steinsplitter darstellte, war durch ein dünnes Gewebsband fixiert.

Weitere Fälle sind mitgeteilt von KIPP (1884) 2 Jahre, SAWAMURA (1911) 3 Jahre, BICKNELL (1899) 19 Jahre, BERGER (1885) 25 Jahre, KNABE (1895) 20 Jahre.

In einer Reihe anderer Fälle wurde aber nach jahrelangem reizlosem Verhalten Unverträglichkeit mit frischer Entzündung beobachtet.

JACOB (1846) sah ein Steinstückchen in der Vorderkammer, das erst nach 4 Jahren einen erheblichen Reizzustand veranlaßte. SAEMISCH (1865) fand nach 12jährigem reizlosem Verweilen eines Basaltstückes in der Vorderkammer seit 3 Wochen frische entzündliche Reizung, die nach der Extraktion schnell zurückging. In einem von FRIEDINGER (1878) mitgeteilten Fall war ein Steinsplitter in das linke Auge eingedrungen und hatte zeitweilig Entzündung verursacht. Der Splitter lag gewöhnlich am Boden der Kammer. Nach 19 Jahren trat heftige Iritis mit umschriebenem eitrigem Exsudat auf. Der Extraktionsversuch mißlang und die Entzündung ging zurück. YVERT (1881) berichtete über frische Entzündung nach Schlag an einem Auge, das 17 Jahre zuvor durch Explosionsverletzung erblindet, aber reizlos geblieben war. Auf der Iris fand sich ein stecknadelkopfgroßes Steinfragment, das durch zartes Gewebe fixiert war.

TAYLOR (1876) beobachtete nach 3jährigem Verweilen eines Ziegelsteinsplitters auf der Iris Reizzustand des verletzten Auges und sympathische Reizung des anderen Auges.

War nach dem Eindringen eines Steinsplitters infektiöse plastische Entzündung aufgetreten, so kann nach längerer Zeit das Auge meist unter erheblichen Veränderungen an den Augenhäuten zur Ruhe kommen, aber nach längerer Zeit wieder von stärkerer Entzündung befallen werden, so daß eventuell die Enukleation nötig wird, wie z. B. in einem von CUNIER (1840) mitgeteilten Fall. In einem von LINDNER (1889) erwähnten Fall fand sich 14 Jahre nach der Verletzung ein Irisknoten mit Iridozyklitis und Drucksteigerung. Im enukleierten Auge wurde ein Kieselsteinstückchen in dem verkalkten Bindegewebe eingebettet nachgewiesen.

In einer Beobachtung von Zirm (1901) war das Auge nach Eindringen eines Steinsplitters 6 Wochen lang entzündet gewesen und erblindet. Nach 12 Jahren bestand Entzündung, Drucksteigerung und schwartige Verdickung der Iris, in der offenbar der Splitter steckte. Es gelang den in der Schwarte hinter der Iris steckenden Steinsplitter nach Lappenschnitt zu fassen und mit dem umgebenden Gewebe zu exzidieren. Der Splitter maß 6:2 mm und wog 0,012 g.

In einem von mir beobachteten und von Frau Mendelssohn (1917) mitgeteilten Fall war ein Steinsplitter vor vielen Jahren in das rechte Auge eingedrungen und hatte in den ersten Jahren mehrere Entzündungsanfälle veranlaßt. Dann war das Auge 8 Jahre entzündungsfrei, bis plötzlich wieder starke Entzündung mit tiefen Hornhauttrübungen und Herabsetzung des Visus bis auf Fingerzählen in $2^1/_2$ m Entfernung einsetzte. Es fand sich ein Steinsplitter am Kammerboden. Nach der Extraktion schnelle Heilung und Aufhellung der Hornhauttrübung, bei der Entlassung aus der Behandlung nach 3 Wochen $S = {}^2/_3$.

In derartigen Fällen kann auch sympathische Ophthalmie auftreten, wie in einem von Mason (1870) mitgeteilten Fall.

Spontanausstoßung eines Steinstückchens aus der Hornhautwunde 4 Tage nach der Verletzung ohne Hinzutritt von Entzündung beobachtete Jeaffreson (1874).

Erwähnt sei noch, daß in einigen Fällen mehrere Steinsplitter eingedrungen waren; so fand Grüllich (1830) 3 Splitter in der Hinterkammer, Santos Fernandez (1882) 2 Splitter in der Vorderkammer und Knapp (1879) 2 Steinsplitter, je einen in der Vorderkammer und Iris.

Über Steinsplitter in der Vorderkammer berichteten Cunier (1840), v. Ammon (1832), Jacob (1846), Foltz (1847), Saemisch (1865), de Wecker (1866), Mason (1870), Jeaffreson (1874), Friedinger (1878), Hassenstein (1879), Knapp (1879), Schachleitner (1881), Yvert (1881), Santos Fernandez (1882), Kipp (1884), Perles (1894), Werer sen. und jun. (1899 bei Praun), Volk (1898), [Koch (1901), Bach (1905), Rademacher (1908), Fälle aus der Jenaer Augenklinik], Hermjohanknecht (1905), Sawamura (1911).

Bei Kriegsverletzungen, vor allem beim Gebirgskrieg, wurden häufig Steinsplitter in der vorderen Augenkammer angetroffen (Loewenstein 1916).

Pichler (1918) fand in einer Reihe von Fällen Überstreuung der Iris mit Steinstaub, wobei zum Teil die Zerstäubung der Fremdkörpermasse erst im Kammerwasser erfolgte.

Über Steinsplitter in der Hinterkammer berichteten Grüllich (1830), Cooper (Zander und Geissler 1864, S. 182), Lindner (1889), Stephenson (1899).

Fälle von Steinsplitter in der Iris finden sich bei v. Ammon (1832), Tyrrel (ref. Zander und Geissler 1864, S. 179), ebendaselbst ein Fall von Sichel, Townsend (1870), Taylor (1876), Savary (1874), Schiess (1880), Yvert (1881), Hodges (1883), Franke (1884), Kipp (1884), Berger (1885), Vieson (1887), Rieke (1890), Korte (1892), Knabe (1895), Volk (1898), Bicknell (1899), Jay (1899), Zirm (1901), Speciale Cirincione (1907), Lowzow (1914).

Holzsplitter (vgl. § 198), die frei in der Vorderkammer oder auf oder in der Iris stecken, werden nur seltener beobachtet. Häufiger sind die Fälle, in denen längliche Holzsplitter oder Dornen entweder noch in der Hornhaut stecken und mit ihrem vorderen Ende bis in die Kammer und selbst bis in die Iris und Linse vorgedrungen sind oder in denen die in das Auge eingedrungenen Splitter die Linse mit verletzt haben.

Die in aseptischem Zustand in die vordere Kammer oder auf resp. in die Iris eingedrungenen Holzsplitter oder Dornen rufen je nach ihrer Größe und ihrem Sitz manchmal anfangs einen lebhaften Reizzustand des Auges mit heftigen Schmerzen hervor. Folgt unmittelbar auf die Verletzung stärkere plastische oder eitrige Entzündung, so weist sie auf Infektion hin, deren Zustandekommen durch die Beschaffenheit der Wunde — Quetschwunde, Iriseinlagerung — begünstigt wird. Wird bei beginnender Eiterung der Splitter extrahiert, so gelingt es unter Umständen, der Infektion Herr zu werden und einen günstigen Ausgang zu erzielen, z. B. in den Fällen von CLAVELIER (1898) und BACH (1905, Mitteilung eines von mir beobachteten Falles).

Im weiteren Verlaufe verhalten sich die eingedrungenen Holzsplitter verschieden, in manchen Fällen ist die entzündungerregende Wirkung gering, in manchen Fällen aber deutlich ausgesprochen. Die Splitter können, nachdem sich der anfängliche Reiz gelegt und das Auge sich beruhigt hat, einheilen und selbst jahrelang reizlos vertragen werden. In anderen Fällen findet sich als Ausdruck einer umschriebenen geringen entzündungerregenden Wirkung eine Gewebsproliferation, die zur Einhüllung des Splitters in eine bindegewebige Membran führt. Auch wurde bei jahrelangem Verweilen in der Umgebung des Fremdkörpers mehrfach ausgesprochene Irisatrophie beobachtet.

In anderen Fällen bildet sich eine knötchenförmige, mit Iritis einhergehende Granulationsgeschwulst um den Fremdkörper, die schließlich zu bindegewebiger Einkapselung führt. Häufig wurde beobachtet, daß nach kürzerer oder längerer Zeit doch Entzündungsanfälle auftraten.

In einem von VICTOR (1847) mitgeteilten Fall war ein noch in der Hornhaut steckender Holzsplitter beim Extraktionsversuch vollends in die Vorderkammer gestoßen und dann reizlos auf der Iris vertragen. Nach 8 Jahren schien nur die Iris in der Umgebung entfärbt und weniger beweglich. In einem von RICHARDSON (1859) bekannt gegebenen Fall waren 1813 beim Zersplittern eines Baumastes durch eine Kanonenkugel 3 Holzstückchen einem Soldaten in das linke Auge eingedrungen. Nach 4 Tagen war das Sehen wiedergekehrt und das Auge blieb reizlos. 46 Jahre nach der Verletzung waren 3 kleine weißliche Körper sichtbar, mit einer zarten Haut umkleidet und mit einzelnen Pigmentpünktchen bestreut. Die Iris war auf einen schmalen Streif reduziert. Mit Konvexgläsern war das Sehen gut.

LANDMANN (1882) teilte aus der Göttinger Klinik einen Fall mit, in dem ein 1 mm langes Dornstückchen frei auf der Iris ohne umhüllendes Exsudat sichtbar war. Die anfänglich starken Beschwerden verloren sich nach dem 2. Monat, so daß von der Extraktion abgesehen wurde. JUNG (1903) fand einen in der Iris seit 11 Jahren steckenden, in die vordere Kammer vorragenden Dorn. Das Auge war reizlos. Ebenso berichtete BOCK (1907) über ein seit Jahren auf der Iris reizlos eingeheiltes Holzstückchen.

MASLENNIKOW (1900) beobachtete einen seit $17^{1}/_{2}$ Jahren im linken Auge einer 40jährigen Bäuerin liegenden Holzsplitter von 1,5 mm Länge, der durch die Kornea in die hintere Kammer eingedrungen war und totale Linsentrübung verursacht hatte.

Über Dornen, die, noch teilweise in der Hornhaut steckend, ohne Beschwerden vertragen wurden, berichtete Lawson (1867) bei 7 Wochen Beobachtungsdauer, Deschamps (1905) bei einer Dauer von 1 Monat.

Franke (1887) fand einen Holzsplitter nach 1 Monat reizlos in der Vorderkammer. Über schwere Veränderungen am Auge und später wieder auftretende Entzündung berichteten Sigismund (1880) und Massmann (1880). Das Auge war 47 Jahre zuvor durch Stoß an einen Ast erblindet, erst im letzten Jahr waren Schmerzen und Entzündung aufgetreten. Es fanden sich Hornhauttrübung, Drucksteigerung, Injektion, Druckempfindlichkeit, mittelweite, auf Atropin nicht reagierende Pupille, Katarakt und in der Pupille ein 5 mm langes und 2 mm breites Holzsplitterchen.

In einem von Onishi (1912) mitgeteilten Fall hatte ein im Kammerwinkel eingeheiltes Bambusstück nach 13 Jahren frische Entzündung veranlaßt, bei der Extraktion fand sich etwas bakterienfreier Eiter.

Granulome in der Umgebung von Holzsplitterchen in der Iris fanden sich in den Fällen von Volk (1898) und Stock (1901). Auch in einem zweiten, von Volk (1898) mitgeteilten Fall, in dem ein Holzstückchen oder ein Strohhalmsplitter eingedrungen war, fanden sich nach $^{1}/_{2}$ Jahr Beschläge, Synechien und graues Exsudat. $S = {}^{20}/_{100}$. 6 Jahre später war der kleine Fremdkörper nicht mehr sichtbar, an seiner Stelle war ein kleiner brauner Fleck bei $S = 1$. Möglicherweise war der Splitter resorbiert. Ebenso fand sich Entzündung in einem Fall von Horner (1863) bei dem 1 Monat langen Verweilen eines Holzsplitters in der Iris.

Wiener (1906) entfernte einen seit 10 Wochen in der Vorderkammer befindlichen Holzsplitter in einer mit gelblicher Flüssigkeit gefüllten Zyste.

Browne (1886) beobachtete nach Eingedrungensein eines Dornes Entzündung der Hornhaut und Iris mit plastischem Exsudat auf der Iris und in der Pupille und nach der Extraktion am anderen Auge Iritis serosa.

Schließlich berichtete Cooper (Zander und Geissler 1864, S. 166) über beginnende Spontanausstoßung eines Splitters 2 Monate nach der Verletzung, der offenbar in die hintere Kammer eingedrungen war und zu Staphylombildung der Kornea Anlaß gegeben hatte.

Fälle von Holzsplitter in der Vorderkammer finden sich bei Richardson (1859), Lawson (1867), Hassenstein (1879), Adamük (1881), Browne (1886), Franke (1887), Clavelier (1897), Praun (1899), Jung (1903), Deschamps (1905), Hermjohanknecht (1905), Bach (1905, aus der Jenaer Augenklinik), Wiener (1906), Onishi (1912). Verweilen in der hinteren Kammer erwähnen Cooper (ref. Zander und Geissler 1864), Maslennikow (1900). Holzsplitter in der Iris beobachteten Victor (1847), Horner (1863), Sigismund und Massmann (1880), Landmann (1882), Volk (1898), Praun (1899), Stock (1901), Bock (1907).

Nach Kriegsverletzungen sind Holzsplitter häufiger in der Vorderkammer gefunden worden. v. Szily (1918) stieß bei der mikroskopischen Untersuchung eines 10 Tage zuvor durch Handgranate verwundeten Auges auf einen Holzsplitter, der neben der Narbe zwischen Hornhaut und Linse lag.

Zilien in der Vorderkammer und auf der Iris. Bei den in den vorderen Bulbusabschnitt eingedrungenen menschlichen Haaren handelt es sich fast durchweg um Zilien. In einem Falle von komplizierter Verletzung durch Maschinengewalt waren nach den Angaben v. GRAEFES (1864) Haare von den Augenbrauen in dem erblindeten Auge eingeschlossen.

Die Zilien gelangen in die vordere Kammer in der Regel durch perforierende Verletzungen innerhalb der Kornea oder des Skleralbords, meist ohne Zurückbleiben des verletzenden Fremdkörpers. Häufig ist zugleich die Linse verletzt oder die Iris vorgefallen. In den seltenen Fällen, in denen der im Auge steckenbleibende Fremdkörper Cilien mitgerissen hat, kann der Fremdkörper in der Vorderkammer bleiben oder selbst in die Tiefe dringen und die Zilien in der Vorderkammer zurücklassen (SCHWARZ 1899).

In einzelnen Fällen sind Zilien bei Operationen in die Vorderkammer geraten (z. B. LANDMANN 1882, PESCHEL 1887, MÜLLER 1894). In der Mehrzahl der Fälle drang nur eine Zilie ein, in einzelnen Fällen aber mehrere; 6 Zilien z. B. zählten CUNIER (1841), SCHWEIGGER (1871), 5 Cilien VALUDE (1892), 2 Zilien PADERSTEIN (1910).

Die Zilien liegen häufig frei in der Vorderkammer und auf der Iris, zuweilen ragen sie in die Pupille und hintere Kammer hinein, oft sind sie mit einem Ende im Kammerwinkel oder in der Iris fixiert, bei gleichzeitiger Linsenverletzung können sie zum Teil in der Linse liegen und aus der Kapsel in die Kammer vorragen. Nicht selten steckt ein Ende noch in der Hornhautnarbe fest, während der übrige Teil frei in die Kammer ragt oder auf der Iris liegt. Manchmal flottiert das freie Ende oder die ganze Zilie ist beweglich. In seltenen Fällen sind Zilien in der hinteren Kammer beobachtet (MANZ 1868).

Die in die Vorderkammer eingedrungenen Zilien veranlassen meist anfangs keine Reizung und können längere Zeit reizlos vertragen werden. In seltenen Fällen wurden gewisse entoptische Erscheinungen beobachtet, wenn die Zilie im Pupillengebiet lag (PAMARD 1860). Die Objekte erschienen in diesem Falle wie durch eine schwarze Linie in zwei Teile geteilt.

Das anfänglich reizlose Einheilen rührt wahrscheinlich daher, daß, wie MÜLLER (1894) durch eine Anzahl von Kulturversuchen bestätigen konnte, die Zilien doch nicht so häufig die Träger von pathogenen Mikroorganismen sind und aseptisch ins Auge gelangen. LANDMANN (1882) wies ferner auf die Möglichkeit hin, daß sich etwaige Keime in der Vorderkammer weniger leicht ansiedeln können. Ist eine Zilie infiziert, was zweifellos vorkommt, so kann sie eitrige oder plastische Entzündung veranlassen. So war sicher die Zilie der Träger von Infektionskeimen in 2 von HIRSCHBERG (1892, 1909) mitgeteilten Fällen, bei denen umschriebene eitrige Entzündung beobachtet wurde, die nach der Extraktion der Zilien mit Iridektomie zurückging.

In den meisten Fällen allerdings, in denen beim Vorhandensein von Zilien im Auge infektiöse Entzündung beobachtet wurde, betraf die Infektion die perforierende Verletzung und stand sicher nicht im Zusammenhang mit den Zilien. Ebenso kann schwere Entzündung unabhängig von der Zilie durch den gleichzeitig zurückbleibenden Fremdkörper, z. B. einen Kupfersplitter, veranlaßt sein (Schwarz 1899).

In einem von mir beobachteten und von Frau Mendelssohn (1917) mitgeteilten Fall fanden sich nach Stichverletzung eine Zilie in der Vorderkammer und eitrige Iritis mit $2^1/_2$ mm hohem Hypopyon; nach der Extraktion ging die Entzündung zurück.

Sympathische Entzündung nach perforierender Verletzung mit Zurückbleiben von Zilien wurde von Cunier (1841) nach 6 Monaten und von v. Graefe (1864) bereits nach 2 Wochen beobachtet.

In dem Cunierschen Fall lag sicher Infektion der perforierenden Verletzung vor, in dem v. Graefeschen Fall könnte man schon eher annehmen, daß die Zilie der Träger der sympathisierenden Infektionskeime war, weil nach ihrer Entfernung schnelle Heilung am verletzten Auge eintrat und die Entzündung am zweiten Auge ebenfalls bald zurückging.

Bei aseptischem Eindringen können Zilien selbst viele Jahre reizlos im Auge verweilen, in zahlreichen Fällen traten aber doch nach kürzerer oder längerer Zeit schwere, das Auge schädigende und gefährdende Folgezustände auf.

Reizlos wurden die Zilien vertragen in dem Fall Pagenstecher (1860, erwähnt von v. Graefe), Landmann (1882) 2 Jahre, Alexander (1911) $2^1/_4$ Jahre, Friedinger (1878) 4 Jahre, Rübel (1901) 6 Jahre, Schwarz (1896) 8 Jahre, Peschel (1887) 10 Jahre, Roll (1906) 19 Jahre, Königstein (1906) 20 Jahre, Guzmann (1912) 20 Jahre, Robertson (1876) 29 Jahre, Müller (1894) 34 Jahre, Schwarz (1899) 34 Jahre.

In mehreren Fällen stellten sich im Laufe der Zeit durch Reizung des Auges mancherlei Beschwerden und Entzündungsanfälle ein, die allein auf die Anwesenheit der Zilien zu beziehen waren.

In einem von Fehr (1901) mitgeteilten Fall war eine Zilie reizlos eingeheilt, aber es wurde beständig über Druck im Auge geklagt; die Zilie wurde $7^1/_2$ Monate nach der Verletzung entfernt. In einem von Métaxas (1899) mitgeteilten Fall waren durch Stichverletzung mit einer Stahlfeder 2 Zilien in die Vorderkammer mitgerissen. Das Auge wurde reizlos. Nach 10 Monaten bestanden Lichtscheu, Rötung und Schmerzen, die Zilien waren in ein plastisches Exsudat eingeschlossen, nach Extraktion traten schnell Heilung und Resorption des Exsudats ein. In einem Fall von Schwarz (1899) war die Zilie 12 Jahre zuvor bei einer Eisensplitterverletzung mitgerissen. Der Splitter wurde damals entfernt. Das Auge war reizfrei geblieben, doch stellten sich seit einigen Monaten Flimmern und Schmerzen ein.

Meyer (1889) teilte einen Fall mit, in dem nach 13jährigem reizlosem Verweilen mit guter Sehschärfe zunehmende Beschwerden auftraten, anfangs Trübung des Sehens, dann lästige Anfälle mit Stichen und nachweisbaren Bläschen auf der Kornea. Die Anfälle häuften sich. Es bestand ausgesprochene Keratitis bullosa, der Visus betrug nur noch Fingerzählen in 1,5 m Entfernung. Es fanden sich 2 Zilien, die, mit der Kornea in Verbindung stehend, bis in die hintere Kammer reichten. Sie wurden extrahiert, doch heilte die Keratitis bullosa erst nach Kauterisation ab.   Auch in dem von KÖNIGSTEIN (1906) mitgeteilten Fall von 20jährigem Verweilen einer Zilie auf der Iris wurden zeitweilig geringe Reizerscheinungen beobachtet.

Es sind ferner mehrere Fälle von Wanderung und Spontanausstoßung einer Zilie beobachtet.   Der Ausstoßungsvorgang verläuft mit deutlichen entzündlichen Erscheinungen und einem gewissen Reizzustand des Auges.

MÜLLER (1894) teilte einen Fall von Wanderung und Spontanausstoßung einer Zilie $2^1/_2$ Monate nach der Verletzung mit, während das Auge fast dauernd einen gewissen und sich steigernden Reizzustand darbot.   Eine nach Stichverletzung des Auges auf der Vorderkapsel der Linse liegende und nur mit ihrer Spitze der Hornhautnarbe adhärente Zilie fand sich nach wenigen Tagen bis an die hintere Hornhautwand gerückt.   Nach weiteren 2 Monaten ragte sie mit ihrem mittleren Teil über die Hornhautvorderfläche hervor, während die beiden Enden noch fest in der Narbe saßen.   Die Cilie wurde leicht entfernt.

LANG (1907) berichtete über beginnende Spontanausstoßung einer Zilie. Ein durch Holzsplitter verletztes Auge zeigte Irisvorfall, nach dessen Abtragung das Auge innerhalb von 25 Tagen reizlos wurde. $1^1/_2$ Monate später trat neuer Reizzustand auf, und es fand sich an der Hornhautnarbe eine kleine Prominenz, die die Spitze einer in der Vorderkammer befindlichen Zilie darstellte.   Die Hornhaut zeigte umschriebene tiefe Vaskularisation.   Die Zilie wurde extrahiert.

Möglicherweise lag in einem von SAMELSOHN (1885) mitgeteilten Fall ebenfalls Spontanausstoßung vor, da die Zilie innerhalb von 2 Monaten verschwunden war.

VAN DOOREMAAL (1873) beobachtete bei einem Fall von experimenteller Implantation von Zilien in die Vorderkammer des Kaninchens Spontanausstoßung eines Haares.   GESANG (1905) berichtet über Wanderung einer Zilie auf der Iris.

An den Zilien, die monate- oder jahrelang in der Vorderkammer verweilen, treten gewisse Veränderungen ihrer Struktur und ihres Aussehens auf.   Man beobachtet Abblassen und Weißwerden, Aufspaltung und Auffaserung der Kutikula.   Die Ursache dieser Veränderungen ist an der Einwirkung des Kammerwassers auf das Haar zu suchen, und zwar in seiner Alkaleszenz (MEYER 1889, SCHWARZ 1896).   MEYER nahm an, daß die Spuren von kohlensaurem Natron (Soda) im Kammerwasser die Härchen bleiche. MÜLLER (1894) führte die Entfärbung auf das Ausschwemmen des Pigments durch das Kammerwasser zurück.

SAMELSOHN (1885), der nach Messerstichverletzung eine in der Hornhaut haftende Zilie mit ihrem anderen Ende in gequollenen Linsenmassen versteckt fand, nahm vollständige Auflösung der Zilie in der aus Kammerwasser und gequollenen Linsenmassen gemischten alkalischen Flüssigkeit an, weil er 2 Monate nach der Verletzung die Zilie nirgends fand, während die Katarakt resorbiert war. Da die Zilie in der Hornhaut steckte, so hat es sich möglicherweise um Spontanausstoßung der Zilie gehandelt.

Über einen Fall von Resorption einer Zilie berichtete KÖNIGSTEIN (1906), ohne eine Erklärung zu geben.

Ist das verletzte Auge entzündet und ist es zur Bildung von Granulationsgewebe in der Umgebung der Zilie gekommen, so können Fremd-

körperriesenzellen auftreten, unter deren Wirkung das Härchen schwere
Veränderungen seiner Struktur erfährt. Zweifellos kann es durch Riesen-
zellenwirkung schließlich zur Resorption der Zilie kommen.

Schwarz (1899) hat 3 Augen untersucht. in denen schwere entzündliche
Veränderungen vorlagen und in denen in die Vorderkammer eingedrungene
Zilien zur Bildung von Riesenzellen Veranlassung gegeben hatten.

In dem ersten Fall war 5 Monate zuvor ein Zündhütchensplitter eingedrungen.
Wegen Glaskörperabszesses war das Auge enukleiert und der Splitter im Glaskörper gefunden. Die Zilie zeigte Abblassung und Auffaserung und war von
zahlreichen Riesenzellen umgeben. In dem zweiten Fall war das Auge wegen
perforierender Verletzung mit Irisvorfall durch Steinwurf und nachfolgender starker
Entzündung entfernt. In dem von der Narbe aus um die Linse herum in den
Glaskörper sich erstreckenden Granulationsgewebsstrang war eine Zilie mit blasser
Rindensubstanz und aufgeblätterter Kutikula und von Riesenzellen umgeben nachzuweisen. Der dritte Fall betraf einen atrophischen Bulbus nach Verletzung. In
der Hornhautnarbe steckten in einer bindegewebigen Kapsel zwei Zilien mit
aufgeblätterter Kutikula; auch hier fanden sich Riesenzellen.

v. Szily (1918) fand bei einer Kriegsverletzung durch Minenexplosion Zilien
im Narbengewebe hinter der Hornhaut von Riesenzellen umgeben eingeschlossen.

Beim Zurückbleiben von Zilien in der Vorderkammer und auf der Iris
droht dem Auge eine weitere Gefahr dadurch, daß die Zilien zur Bildung
von Iriszysten mit dem Charakter der derberen, festen oder balgartigen
Perlzysten — Epidermoidome, Perlgeschwülste, Cholesteatome, Margaritoid-
tumoren — Anlaß geben können, die durch ihr Wachstum zu Sehstörung,
Entzündung, Drucksteigerung usw. führen. Die Geschwulstbildung geht von
lebensfähigen Epidermiskeimen oder Epithelien, die mit der Haarwurzel in
das Auge gelangen, aus. Wenn die Haarwurzel noch in der Hornhaut steckt
und nur das vordere Ende der Zilie in die Vorderkammer ragt, bleibt die
Tumorbildung aus.

In einer großen Reihe von Fällen ist die Geschwulstbildung nach einigen
Monaten, meist etwa nach Jahresfrist, beobachtet worden.

In § 40, S. 191, wurden die Perlzysten in ihrer klinischen Bedeutung
ausführlich besprochen und auf die experimentellen Untersuchungen über
die Implantation von Zilien, Epithelien usw. hingewiesen.

Das Vorkommen von Zilien im Auge ist nicht allzuhäufig. Müller (1894)
erwähnte, daß unter 30000 Patienten der Wiener Klinik vom 1. Oktober 1891
bis 1. Oktober 1893 nur 5mal Zilien im Auge notiert sind. Ich selbst habe
eine Reihe von Fällen beobachtet. Zusammenstellungen über die älteren Fälle
finden sich bei Zander und Geissler (1864), weitere Zusammenstellungen bei
v. Rothmund (1872), Vieweger (1883), Franke (1884), Wallner (1905), ferner
bei Lang (1907).

Fälle von Zilien in der Vorderkammer sind mitgeteilt von Lerche (1835),
Ruete (1839), Pamard (1841, 1860), Coste (1851), Langenbeck (1857), v. Graefe
(1860, 1864), Pagenstecher (1860), Rau (zitiert von Rothmund 1872), Piringer
(zitiert nach Vieweger 1883), Stoeber (1864), Manz (1868), Schweigger (1871),

v. Rothmund (1871, 1872), Monoyer (1872), Berger (1874), Sattler (1874), Pufahl (1875), Robertson (1876, 1891), Schubert (1877), Fränkel (1878), Friedinger (1878), Delacroix (1878), Masse (1881, 1885), Giraud Teulon (1881), Holmes (1882), Landmann (1882), Williamson (1882), Glascoll (1883), Vieweger (1883), Samelsohn (1885), Dujardin (1887), Eversbusch (1882), Renton (1883), Griffith (1884), Rockliffe (1883), Monti (1888), Helfrich (1890), Peschel (1887), Meyer (1889), Collins (1889, 1892), Lindner (1889), Clarke (1891), Lawford (1891), Korn (1892), Hirschberg (1892), Valude (1892), Wintersteiner (1893, 1900), Blessig (1893), v. Hippel (1894), Müller (1894), Gepner (1894), Leviste (1894), Mc Gillivray (1894), Issekuts (1895), Schwarz (1896), Gross (1896), Ginsburg (1898), Volk (1898), Ketterl (1899), Weber jun. (Praun 1899), Schwarz (1899), Métaxas (1899), Lagrange (1900), Knüpel (1900), Fehr (1901), Rübel (1901), Dunn (1903), Jerusalimsky (1903), Ramsay (1903), Gesang (1905), Bedell (1905), Cassimatis (1905), Silva (1905), Wallner (1905), Hummelsheim (1906), Früchte (1906), Roll (1906), Königstein (1906), Lang (1907), Lauber (1907), Faber (1908), Márquez (1908), Franke (1908), Hirschberg (1909), Paderstein (1910), Tertsch (1910), Rubbrecht (1910), Alexander (1911), Guzmann (1912), Cantonnet (1915), Small (1916), Mendelssohn (1917, aus der Heidelberger Klinik), Steindorff (1917).

Diagnose der Fremdkörper in der Vorderkammer, Iris und hinteren Kammer. In frischen Fällen ist die Perforationsstelle nicht unschwer aufzufinden und Herabsetzung des Augendruckes als Zeichen der perforierenden Verletzung manchmal noch vorhanden, wenn sich auch die meist kleine lineare Wunde bald schließt. Durch stärkere Blutung in der vorderen Kammer kann der Nachweis des Fremdkörpers anfangs unmöglich gemacht werden. Fehlt die Blutung oder ist sie zum Teil resorbiert, wird in der Regel der Fremdkörper durch seine Prominenz und Farbe, bei metallischen Fremdkörpern auch durch seinen Glanz, bei Glassplittern durch Reflex an der Bruchstelle zu erkennen sein, Merkmale, die bei Fehlen von Blutung frei in der Kammer liegende größere Fremdkörper ohne weiteres sichtbar machen. Ganz kleine Fremdkörper, die im Kammerwinkel stecken, können durch den Limbus verdeckt sein, der zudem manchmal durch stärkere Füllung des Randschlingennetzes oder bei etwas längerem Verweilen durch beginnende Vaskularisation und Trübung im Gewebe verbreitert erscheint. Man muß den Kammerwinkel möglichst genau bei fokaler Beleuchtung oder mit der Lupe bei seitlicher Blickrichtung absuchen. Man läßt z. B. bei Verdacht auf Fremdkörper am Boden der Kammer das Auge möglichst nach unten blicken und sieht steil von oben hinein. Oft weist eine leichte Verziehung der Pupille auf den Sitz des Fremdkörpers hin. Stets ist genaue Untersuchung mit dem Augenspiegel auf Linsenverletzung oder Verletzung im Glaskörperraum notwendig. Das Erkennen des Fremdkörpers kann durch Blut, Exsudat oder Hornhauttrübung erschwert werden.

Bei nicht mehr frischer Verletzung kann zirkumskripte Injektion, tiefe Vaskularisation der Hornhautperipherie, sowie Druckempfindung bei Betasten der verdächtigen Stelle den Sitz eines Fremdkörpers andeuten. Ist bereits stärkere exsudative oder ausgesprochen eitrige Entzündung, wie z. B. bei Kupfersplittern, vorhanden, so kann der Fremdkörper sich durch eine stärkere Prominenz der eitrigen Masse, die denselben einhüllt, oder durch eine freigebliebene Spitze abheben. An sich erregt den Verdacht auf Fremdkörper in der Vorderkammer oder Iris der Umstand, daß sich an eine anscheinend nicht schwere Verletzung eine besonders stürmische, dabei umschriebene eitrige Iritis bei fehlender Hornhauteiterung und bei gut erhaltener Lichtempfindung und Projektion, was Glaskörperinfiltration ausschließt, einstellt.

Wenn sich andererseits das Hypopyon bei seitlicher Kopfstellung senkt oder sich bei vorsichtigem Reiben mit dem Lid auf dem Limbus wegstreichen läßt, so spricht das gegen die Anwesenheit eines Fremdkörpers im Kammerwinkel, wie ich z. B. bei einem Fall von Zündhütchenverletzung nachweisen konnte. Der Fremdkörper saß nicht in der Vorderkammer, sondern war durch den Irisansatz in die Tiefe gedrungen und lag vor dem Ziliarkörper.

Kleine Fremdkörper, die in das Irisgewebe eingedrungen sind, werden manchmal anfangs schwer erkannt und durch umschriebene Blutung, Gewebsschwellung oder etwas Exsudat dem Blick entzogen. Kleinste Eisensplitter oder Pulverkörner in der Iris können isolierten Pigmentflecken ähnlich sehen. Durch genaue Untersuchung mit fokaler Beleuchtung oder mit der binokularen Lupe läßt sich die Diagnose sichern. Umgekehrt ist wiederholt vorgekommen, daß kleine Pigmentflecke der Iris für Eisensplitter gehalten wurden. Zeigt die Iris ein Loch, so kann dieses wegen der schwarzen Farbe mit einem Fremdkörper verwechselt werden, doch stellt die Durchleuchtbarkeit der Stelle mit dem Augenspiegel den Befund fest (PIÉCHAUD 1879). Auch ein Exsudat auf der Iris kann Fremdkörper vortäuschen. So hielt HALTENHOFF (1878) nach Verletzung durch Glas ein gelatinöses Exsudat für einen Glassplitter. Der Irrtum wurde erst bei der Operation bemerkt.

Hat ein kleiner Fremdkörper in der Iris in seiner Umgebung Exsudation oder Granulationsgewebsbildung in Knötchenform neben Iritis veranlaßt, so kann der Befund mit knötchenbildender Iritis syphilitischer oder tuberkulöser Natur verwechseit werden (WICHERKIEWICZ 1894, VOSSIUS 1896, STOCK 1901 usw.).

Besteht Verdacht auf Anwesenheit eines kleinen Eisensplitters im Kammerfalz, so muß die Sideroskopie zur Diagnosestellung herangezogen werden. Ferner soll man durch Anlegen der Ansatzspitze des Elektromagneten auf die Hornhaut versuchen, ob sich ein Fremdkörper in die Höhe ziehen und dadurch sichtbar machen läßt. Ebenso ist bei sichtbarem Fremdkörper zur Feststellung seiner Natur und zur Unterscheidung zwischen Eisen und Stein das Sideroskop und eventuell der Magnet anzuwenden.

In fraglichen Fällen ist von der Röntgenaufnahme Gebrauch zu machen, die besonders wertvollen Aufschluß geben kann, wenn der Fremdkörper durch Exsudat verdeckt ist, z. B. bei Zündhütchensplitter (Franke 1901, Plitt 1906), die aber auch bei kleinsten Splittern versagen kann, wie ich erst vor kurzem bei einem kleinen in einem Hyopyon steckenden Eisensplitter feststellen konnte, dessen Anwesenheit der trotzdem zur Sicherheit angelegte Magnet erwies.

Die Prognose hängt in erster Linie davon ab, ob der Fremdkörper infiziert war oder nicht. Bei Infektion ist das Auge oft nicht zu erhalten. Auch wirkt die eitrige Entzündung ungünstig, weil die sofortige Feststellung der Anwesenheit eines Fremdkörpers in der Vorderkammer oder Iris erschwert oder unmöglich gemacht wird.

Gelingt in Fällen von beginnender Eiterung die Extraktion des Splitters, so kann man in einem Teil der Fälle noch Herr der infektiösen Entzündung werden und das Auge selbst mit guter Sehschärfe erhalten. Die Prognose ist unter diesen Umständen relativ günstig.

Bei aseptischem Eingedrungensein eines Fremdkörpers in die Vorderkammer oder Iris ist die Prognose für die Erhaltung des Auges selbst mit gutem Sehvermögen im allgemeinen günstig, wenn die Verletzung frühzeitig in Behandlung kommt und die rechtzeitige Entfernung vorgenommen werden kann. Die Chancen für glückliches Gelingen der Extraktion sind günstig, wenn die Operation auch in vielen Fällen besondere Vorsicht und Geschick erfordert.

Bei längerem Verweilen des Fremdkörpers hängen der Verlauf und Ausgang wesentlich von der Natur des Fremdkörpers, seiner Größe und seinem Sitz ab. Wie aus der vorherigen Ausführung hervorgeht, ist die entzündungerregende Wirkung und damit die Unverträglichkeit des Fremdkörpers eine verschiedene. Bei Kupfersplittern treten die schnellsten und schwersten Erscheinungen auf, und man kann niemals darauf rechnen, daß der Kupfersplitter dauernd ohne Schaden vertragen wird. Die entzündungerregende Wirkung von Fremdkörpern aus Eisen, Stein, Glas, Holz, sowie die von Zilien usw. ist zwar viel geringer und kommt zum Teil erst nach längerer Zeit zur Geltung, so daß nach Ablauf des anfänglichen Reizzustandes wohl ein reizloses Verweilen für einige Zeit möglich ist, aber meist kein dauerndes. In der Regel treten, falls es sich nicht um punktförmige Partikelchen, wie Sandkörner, Pulverkörner, handelt, nach längerer oder kürzerer Zeit doch die schädlichen Folgen für das Auge hervor, die vielfach zur Erhaltung des Auges die Spätoperation notwendig machen, die dann unter viel ungünstigeren Chancen auszuführen ist. In anderen Fällen kommt es zum Verlust des Sehvermögens oder zum Verlust des Auges.

Therapie. Die Entfernung von Fremdkörpern in der Vorderkammer, auf und in der Iris erscheint stets angezeigt, falls es sich nicht um kleinste

reizlos eingeheilte Fremdkörper, wie Pulverkörner, Sandkörnchen usw.
handelt. Bei allen Fremdkörpern in Splitterform und bei Zilien ist dagegen möglichst frühzeitige Extraktion anzuraten. Im einzelnen Fall hängt
die Entscheidung über den Zeitpunkt des Eingriffes wesentlich mit ab von
der Natur des Fremdkörpers, der Zeit des Eingedrungenseins, sowie den
sonstigen Erscheinungen am Auge. Auf besonders baldige Extraktion hat
man bei allen Kupfersplittern oder bei Anzeichen von infektiöser Entzündung Bedacht zu nehmen.

Bei aseptisch eingedrungenen, wenig entzündungerregenden Splittern,
bei denen durch Blutung oder Seichtsein der Vorderkammer die Bedingungen
zur Operation ungünstig liegen, kann man einige Tage warten. In älteren
Fällen mit zurzeit reizlos eingeheilten Splittern, zumal bei allen Eisensplittern, wird man am besten baldige Extraktion vornehmen. Nur ausnahmsweise kann man bei bereits jahrelang reizlos getragenen Zilien, kleinen
Steinstückchen u. dgl., zumal falls volle Sehschärfe besteht, abwarten, da
der operative Eingriff als solcher den Zustand verschlechtern könnte, z. B.
durch postoperativen Hornhautastigmatismus, Iriskolobom usw. Stets wird
man aber in solchen Fällen den Patienten anweisen, bei der geringsten
Veränderung am Auge sich operieren zu lassen.

Im allgemeinen ist die operative Entfernung der Fremdkörper, die in
der Kammerbucht liegen oder daselbst fest eingekeilt sind, viel schwieriger
als die Extraktion der auf oder in der Iris gelegenen Fremdkörper. Stets
hat als Regel zu gelten, wenn irgend möglich die Fremdkörper ohne Iris-
exzision zu entfernen und auf möglichst schonende Art vorzugehen, damit
jede Mitverletzung, besonders der Linse, und der Vorfall von Iris vermieden
wird. Doch läßt sich bei Fremdkörpern in der Iris manchmal die Exzision
von Iris nicht umgehen; in anderen Fällen mit viel Synechien und drohendem Pupillenverschluß oder Infektion am Fremdkörpersitz ist die Iridektomie geboten.

Bei den Fremdkörpern im Kammerwinkel besteht die Gefahr, daß sie
beim Extraktionsversuch abgleiten und nach hinten durch die Iris in die
Tiefe gestoßen werden.

Die Operation kann meist im Kokainanästhesie ausgeführt werden, nur
bei Kindern und unruhigen Individuen empfiehlt sich Narkose.

Am besten wird vor und nach der Operation die Pupille durch Eserin
verengt, um dem Irisvorfall vorzubeugen, die Linse möglichst zu schützen
und ein Übergleiten des Fremdkörpers in die hintere Kammer zu verhüten.
Atropinisierung vor der Operation kann ungünstig wirken und die genannten
Gefahren erhöhen, nur die Magnetoperation bei Splittern in der hinteren
Kammer erfordert Mydriasis, um mittels des starken Magneten den Splitter
durch die Pupille in die vordere Kammer zu führen.

In der Regel ist selbst bei frischen Verletzungen davon Abstand zu nehmen, den Fremdkörper durch die Eingangswunde zu extrahieren, da die Wunde meist ungünstig zum Sitz des Fremdkörpers liegt und selbst bei erheblicher Erweiterung derselben ein schonendes Fassen des Fremdkörpers nicht gestattet. Bei nicht peripherer Lage der Wunde würde vollends die Erweiterung der Wunde später für das Sehvermögen nachteilig sein und die Gefahr der primären Linsenverletzung erhöhen.

In jedem Fall hat man besonders Bedacht zu nehmen auf Lage, Größe und Richtung des Schnittes und sich genau zu überlegen, wie man am sichersten und schonendsten an den Fremdkörper mit Instrumenten herankommen und ihn am leichtesten aus der Wunde gleiten lassen kann. Die Operation ist dadurch schwierig, daß bei aufgehobener Kammer der Fremdkörper durch die vorgedrängte Iris stets fester an die Hornhaut gepreßt wird.

Am günstigsten liegen die Bedingungen für erfolgreiche Operation bei **Eisen- und Stahlsplittern**, da der Elektromagnet als wichtiges Hilfsmittel zu Gebote steht. Ich verweise auf die Magnetoperation § 200.

Bei ganz frischen Eisensplitterverletzungen und peripherer Lage der Wunde kann es gelingen, den Splitter mit dem starken Elektromagneten durch die Eingangswunde herauszuziehen oder nach Erweiterung der Wunde durch Einführung der Ansatzspitze des Handmagneten zu extrahieren. Meist ist aber notwendig oder ratsam, einen peripheren Schnitt anzulegen und den Splitter durch ihn zu extrahieren. Bei den in der Kammerbucht liegenden Splittern gewinnt man durch Aufsetzen der Magnetspitze auf die Hornhaut Aufschluß, ob der Eisensplitter fest eingekeilt sitzt oder beweglich ist. Bewegliche Splitter kann man vor der Operation an eine Stelle bringen, die für die Operation am günstigsten erscheint. Ebenso lassen sich unter Umständen Splitter in und auf der Iris durch den starken Magneten vorher frei in die Kammer ziehen und dann aus ihr extrahieren.

Die Extraktion aus der Vorderkammer wird am schonendsten durch Einführung der Spitze des Handmagneten ausgeführt und der große Magnet eventuell erst herangezogen, wenn der Handmagnet versagt hat. Bei Einführung der Spitze des kleinen Magneten muß der Schnitt hinreichend groß sein, damit bei aufgehobener Kammer ohne jeden Druck auf Iris und Linse die Magnetspitze dem Splitter möglichst bis zur Berührung angenähert werden kann. In § 200 wurde bereits erwähnt, daß HAAB auch bei Extraktion der Eisensplitter aus der Vorderkammer ausschließlich den großen Magneten empfahl, daß die meisten Operateure aber hierfür nach dem Vorschlag von HIRSCHBERG den kleinen Magneten vorziehen. Ebenso wurde daselbst näher ausgeführt, daß die Extraktion von Eisensplittern aus der vorderen und hinteren Kammer als Schlußoperation der Extraktion von Eisensplittern aus der Tiefe mittels des großen Magneten (HAABsches Verfahren) vorgenommen wird. Das von mir in der Regel eingeschlagene Verfahren ist dort erwähnt.

Ist ein Splitter in der Kammerbucht fest eingekeilt oder haftet er fest in oder hinter der Iris, so können die Magnete versagen, auch wenn die Spitze des eingeführten Magneten den Splitter direkt berührt hat. Die Kraft reicht oft nicht aus, den Widerstand der Gewebe zu überwinden. Selbst der große Magnet kann versagen, den Splitter frei zu bekommen. In diesen Fällen muß dann zur Extraktion mit Instrumenten geschritten werden, eventuell nach

Erweiterung des Schnittes mit der Schere. Bei eingekeilten Kammerbuchtsplittern ist deshalb geboten, schon bei der Schnittführung diese Möglichkeit in Rechnung zu ziehen.

Bei kleinen, oberflächlich auf der Iris haftenden Splittern ist mehrfach empfohlen, magnetisch gemachte Lanzen zur Schnittführung zu benutzen und dabei den Splitter gleich zu extrahieren. Doch wird man sicherer durch Einführung einer feinen Ansatzspitze des Handmagneten zum Ziele gelangen.

Über Extraktion von Eisensplittern aus der Hinterkammer verweise ich ebenfalls auf § 200. Bei der Anwendung des großen Magneten wird häufig versucht, Splitter aus der Tiefe um die Linse herum durch die Hinterkammer und Pupille in die Vorderkammer zu ziehen. Hat sich dabei der Fremdkörper in der Hinterkammer von hinten her in die Iris fest eingebohrt, so soll man nicht versuchen, den Splitter durch die Iris zu treiben. Folgt er dem Magneten nicht, so wird entweder die Ansatzspitze des Handmagneten hinter die Iris geschoben oder die Iris exzidiert oder gespalten und dann der Fremdkörper meist mit dem Handmagneten extrahiert. Bei fest verhakten Splittern gelingt es manchmal, den Splitter mit Iris bis in die Wunde vorzuziehen, die Iris zu spalten, den Fremdkörper zu extrahieren und die Iris zu reponieren. Ähnlich verfährt man mit Splittern, die primär in die hintere Kammer gelangt waren.

Abgesehen von den Eisensplittern kommt bei allen übrigen Fremdkörpern in der Vorderkammer, auf und in der Iris zur Entfernung nur die Extraktion mit Instrumenten in Betracht. Wertvolle Vorschläge über das operative Vorgehen und über die zu benutzenden Instrumente hat Knapp (1879) gemacht und beachtenswerte Regeln aufgestellt.

Überaus wichtig ist die Schnittführung. Hinreichende Größe, richtige Lage und Richtung des Hornhautschnittes zum Fremdkörper sind die Vorbedingungen, daß man den Fremdkörper in schonender und sicherer Weise fassen und ohne seine Drehung oder ohne Quetschung der angrenzenden Teile aus der Wunde gleiten lassen kann. Die Benutzung des v. Graefeschen Linearmessers oder des Beerschen keilförmigen Messers ist der Anwendung des Lanzenmessers vorzuziehen. Am besten wird ein lappenförmiger Schnitt, der bis zu $1/4$ oder $1/3$ des Kornealumfanges einnehmen kann, angelegt. Bei zu kleinen Schnitten kann z. B. die eingeführte Pinzette nicht recht geöffnet werden, so daß die Gefahr des Abgleitens und Zurücktretens des Fremdkörpers erhöht wird. Nach Anlegung des Lappenschnittes wird mit Vorteil die Spitze des Lappens mit einer Sonde oder einem Häkchen oder einer feinen Pinzette aufgehoben und umgeklappt, um den Fremdkörper frei zu legen und ohne Druck auf die Umgebung zu entfernen.

Stets hat man darauf zu achten, daß die Richtung der Hornhautwunde, sowie die innere Öffnung des Schnittes zum Fremdkörper richtig orientiert sind. Man muß je nach der Lage des Fremdkörpers die Hornhaut entsprechend schräg durchtrennen. Ist ein Schnitt zu klein ausgefallen, so muß er mit der Schere erweitert werden, in seltenen und besonders schwierigen Fällen kann einmal ein winkeliger Schnitt nötig werden. Besonders schwierig ist die Schnittrichtung bei Fremdkörpern, die tief unten in dem Kammerwinkel sitzen. Im allgemeinen sind dabei periphere Schnitte anzustreben, doch kann auch Schnittführung oberhalb des oberen Endes des Fremdkörpers innerhalb der Kornea nötig werden, der Schnitt muß dann die Kornea so durchsetzen, daß die äußere Wundöffnung höher liegt als die innere.

Zur Entfernung des Fremdkörpers können ja nachdem Pinzetten, Löffel, Küretten oder Häkchen benutzt werden. Bei harten Fremdkörpern aus Metall, Glas, Stein usw. muß man eine glatte oder geriefte Pinzette verwenden, da bei Benutzung einer Hakenpinzette harte Splitter leicht abgleiten und nach hinten getrieben werden. Hakenpinzetten dagegen sind bei weichen Fremdkörpern, wie Holzsplittern mit Vorteil anzuwenden, da sie den Fremdkörper fest zu fassen gestatten. Bei runden Fremdkörpern, wie Schrotkörnern sind Pinzetten mit halbkugelig vertieften Enden empfohlen (HORNER 1863).

Zuweilen ist das beste Verfahren, mit einem gebogenen stumpfen, glatten oder besser gerieften Häkchen oder einer Kürette hinter den Fremdkörper, z. B. bei Sitz im Kammerwinkel, zu gehen, ihn nach der Wunde hin zu ziehen, dann mit einer Pinzette zu fassen und vollends zu extrahieren.

Zur Entfernung von Zilien genügt meist Lanzenschnitt und Fassen mit einer gerieften Pinzette oder Vorziehen mit einem stumpfen Irishäkchen, während zur Entfernung einer um eine Zilie entstandenen Balggeschwulst am besten ein Lappenschnitt angelegt wird. Sitzt der Fremdkörper in der Iris fest, so ist oft nicht zu umgehen, ihn samt der Iris zu fassen, vorzuziehen und die Iris abzuschneiden. Um ein störendes Kolobom zu vermeiden, empfiehlt es sich, wenn irgend möglich, die Extraktion ohne Iridektomie zu versuchen. War beim Fassen und Ausziehen des Fremdkörpers die Iris vorgezogen und in die Wunde eingelagert, so kann man manchmal Reposition der Iris versuchen. Ist die Iris aber stark gequetscht gewesen oder fetzig vorgefallen, so muß zur Vermeidung einer vorderen Synechie die Iris exzidiert werden.

Ein unangenehmer Zufall ist das Auftreten von einer Blutung, die besonders bei eingekeilten Fremdkörpern beim Versuch, den Fremdkörper zu lockern, auftreten kann. Ist der Fremdkörper dadurch nicht mehr sichtbar, so ist die Gefahr, ihn in die Tiefe zu treiben, beträchtlich gesteigert. Unter Umständen erscheint als bestes, die Operation abzubrechen und nach der Resorption des Blutes zu wiederholen.

Ein weiterer schlimmer Zufall ist die Verletzung der Linsenkapsel beim Herausholen des Fremdkörpers. Hinreichend große lappenförmige Schnitte beugen dieser Komplikation am besten vor.

War die Linse bereits vor der Operation bei der Verletzung selbst mit verletzt, so können eventuell, zumal bei jugendlichen Individuen, die Linsenmassen nach der Entfernung des Splitters in derselben Sitzung herausgelassen werden. Nach gelungener Operation tritt gewöhnlich schnelle Heilung ein. Bei großen lappenförmigen Kornealschnitten besteht anfangs erheblicher Astigmatismus, der sich aber nach einigen Wochen und Monaten auszugleichen pflegt.

Fremdkörper in der Hinterkammer wird man wohl meist nach vorheriger breiter Iridektomie extrahieren, abgesehen von den bereits erwähnten Eisensplittern.

JÄGER (1880) teilte einen Fall von erfolgreicher Extraktion eines Zündhütchensplitters aus der hinteren Augenkammer mittels Pinzette, die zwischen Iris und Linse geschoben war, mit. Der Fremdkörper hatte anfangs am Pupillenrand der Iris gesessen und war bei dem Versuch der Extraktion zusammen mit Iridektomie in die hintere Kammer hinter die gegenüberliegende Irispartie gespritzt. Die Linse blieb unverletzt.

Die Extraktion von Fremdkörpern aus Vorderkammer und Iris gehört, abgesehen von der Magnetoperation, zu den atypischen Operationen. In jedem Fall ist die Art des Vorgehens zu bestimmen. Eine Reihe von mir operierter Fälle habe ich mitgeteilt oder mitteilen lassen (WAGENMANN 1894, 1900, KOCH 1901, BACH 1905, RADEMACHER 1908). Andere Fälle finden sich z. B. bei KNAPP 1879, LEBER 1894, WEIDMANN 1888 usw.).

Auch HAAB (1897) empfahl bei der Extraktion von Fremdkörpern, die nicht aus Eisen bestehen, statt des Lanzenschnittes den Lappenschnitt, Aufheben des Lappens, eventuell Zurückhalten der Iris mit einem Spatel und Entfernung des Fremdkörpers.

Literatur zu § 205.

1826. 1. Wardrop, Lancet. X. p. 475.
1853. 2. Stellwag von Carion, Die Ophthalmologie vom naturwissenschaftlichen Standpunkt aus. I. S. 327.
1864. 3. Zander und Geißler, Die Verletzungen des Auges. Leipzig u. Heidelberg.
1872. 4. Kummer, Fall von frei in der vorderen Augenkammer schwimmendem Körper. Korrespondenzbl. f. Schweizer Ärzte. S. 507.
1873. 5. Sous, Des corps étrangers de l'œil. Le Bordeaux médical. No. 34—36.
1874. 6. Berger, Zwei Fälle von Fremdkörpern der Iris. Ophthalm. Mitteilungen aus der Rothmundschen Klinik.
1875. 7. Ayres, Miscellan. cases and observations. Cincinnati Lancet. Jan. p. 8.
1878. 8. Schieß, Jahresbericht der Augenklinik zu Basel für 1877. S. 32.
       9. Haltenhoff, Premier rapport de la clinique pour le traitement des maladies des yeux. Genève.
1879. 10. Bitsch, Intermittierendes Hypopyon. Klin. Monatsbl. f. Augenheilk. S. 56.
      11. Knapp, Die Entfernung von Fremdkörpern aus dem Innern des Auges. Arch. f. Augenheilk. VIII. S. 71.

1879. 12. Piéchaud, Sur une erreur de diagnostic facile à commettre à propos des corps étrangers pénétrants de l'œil. Gaz. des Hôp. p. 103.

1880. 13. Caporali, Sulla estrazione dei corpi estranei della camera anteriore dell'occhio. Il Cesalpino. Ref. Jahresb. f. Ophth. S. 477.

14. Jäger, Ein Fall von erfolgreicher Extraktion eines Zündhütchens aus der hinteren Augenkammer. Arch. f. Augenheilk. IX. S. 80.

1881. 15. Lippincott, Foreign bodies in the anterior chamber of the eye. Pittsburg Med. Journ. 1880—81. I. p. 230.

1882. 16. Mookerjee, Two cases of removal of foreign bodies from the iris and vitreous. Indian Gaz. Calcutta. 1881. XVI. p. 338.

17. Oppenheimer, H. S., A case of foreign body retained in the iris for 19 years. Arch. Ophth. New York. X. p. 450.

18. Thompson, Extraction of foreign bodies from the iris. Arch. Ophth. New York. XI. p. 41.

1883. 19. Fano, Corps étranger ayant pénétré dans la chambre antérieure, éliminé spontanément par une perforation de la cornée au bout de sept semaines. Journ. d'Ocul. et de Chir. p. 101.

20. Hodges, F. H., Cases of foreign body in the cornea and iris. Ophth. Review. II. p. 133.

21. Katzaurow, Pistonsplitter in der Iris. Wratsch. Nr. 25.

1884. 22. Leber, Beobachtungen über die Wirkung ins Auge eingedrungener Metallsplitter. v. Graefes Arch. f. Ophth. XXX, 1. S. 243.

23. Franke, Über Fremdkörper der Vorderkammer und Iris. v. Graefes Arch. f. Ophth. XXX, 1. S. 211.

24. Kipp, Clinical notes of cases of foreign bodies logded in or on the iris, and in the anterior chamber. Amer. Journ. of Ophth. I. p. 103.

25. Landesberg, Foreign body in the anterior of left eye, of three years duration, causing sympathetic ophthalmia etc. New York med. Journ. XL. p. 443.

26. Glascott, Removal of foreign bodies from the eye by the electromagnet. Brit. med. Journ. p. 672.

27. Alt, A., Foreign body in the anterior chamber. St. Louis med. and surg. Journ. XLVII. p. 371.

28. Franke, Über einige Fälle von Verletzungen des Auges. Berliner klin. Wochenschr. Nr. 5. S. 71.

29. Schenkl, Seit 15 Jahren in der Iris verweilender Fremdkörper. Prager med. Wochenschr. S. 413.

1885. 30. Bègue, Corps étranger de l'œil droit occupant la chambre antérieure et intéressant l'iris. Enucléation deux ans après l'accident. Bull. de la clin. nat. opht. No. 1. p. 59.

31. Barraquer, Cuerpos extraños de cámara anterior. Bolet. de la clínica Oftalm. del Hosp. de Santa Cruz. Núm. 4. p. 49.

32. Campart, Corps étranger de l'œil droit occupant la chambre antérieure et intéressant l'iris etc. Bull. de la clin. nat. opht. des Quinze-Vingts. p. 53.

1886. 33. Rolland, Deux corps étrangers dans un œil. Bull. et Mém. de la Soc. franç. d'Opht. p. 314.

34. Schrenkl, Bericht über die operative Tätigkeit der deutschen Augenklinik in Prag in der Zeit vom April 1883 bis Mai 1886. Prager med. Wochenschr. Nr. 17.

1887. 35. Norton, A case of encysted foreign body of the iris. Hahnemann Month Philadelphia. XXII. p. 222.

36. Presas, Un caso mas de cuerpo extraño intraocular alojado en la camara posterior del ojo (cápsula de revolver). Gac. méd. catal. Barcel. X. p. 196.

1888. 37. **Weidmann**, Über die Verletzungen des Auges durch Fremdkörper. Inaug.-Diss. Zürich.

1889. 38. **Hutchinson jun.**, On some unusual cases of injury to the eye and orbit. Royal London Ophth. Hosp. Rep. Part IV. Ref. Zentralbl. f. prakt. Augenheilk. 1890. S. 482.

1890. 39. **Blessig**, Jahrelanges Verweilen eines Stahlsplitters in der Iris usw. Klin. Monatsbl. f. Augenheilk. S. 185.

1891. 40. **Critchett**, Exceptional cases in ophthalmic practice. Brit. med. Journ. II. 5. Dec. p. 1196.

41. **Spierer**, Resorption eines Knochenstückes im Auge. Klin. Monatsbl. f. Augenheilk. Juni. S. 224.

42. **Stewart**, A foreign body in the iris. Journ. Ophth., Otol. and Laryng. New York. III. p. 17.

43. **Strzeminsky**, Die Extraktion eines Fremdkörpers aus der Regenbogenhaut. Sitzungsb. d. kais. med. Ges. zu Wilna. LXXXV. Nr. 7. S. 145.

1892. 44. **Hansen**, Corpus alienum in Camera anterior. Nord. ophth. Tidsskr. V. p. 27.

45. **Ferron**, Inclusion d'une paillette métallique dans l'iris. Journ. de méd. de Bordeaux. p. 132.

46. **Korte**, Ein Beitrag zur Diagnose von Fremdkörpern in der vorderen Augenkammer. Inaug.-Diss. Kiel.

1894. 47. **Wicherkiewicz**, Pseudogumma iridis auf traumatischer Basis. Klin. Monatsbl. f. Augenheilk. S. 277.

48. **Swasey**, An instrument for removing foreign bodies from the iris and anterior chamber of the eye. Med. Record. No. 6.

1895. 49. **Topolanski**, Fremdkörper in der Vorderkammer des Auges. Wiener med. Wochenschr. Nr. 45.

50. **Denig**, Experimentelle Beobachtungen über ein bisher unbekanntes Verhalten von Fremdkörpern in der vorderen Kammer. Sitzungsb. d. Würzburger phys.-med. Ges. 7. Mai.

51. **Denig**, Ortsveränderungen von Fremdkörpern in der vorderen Kammer der Kaninchen. Bericht über d. 25. Vers. d. Ophth. Ges. Heidelberg. S. 305.

52. **Vossius**, Zur Diagnose und Begutachtung usw. Ärztl. Sachv.-Ztg. Nr. 7.

1896. 53. **de Wecker**, Les corps étrangers migrateurs de l'œil et leur extraction. Progrès méd. No. 36.

1897. 54. **Haab**, Diskussion. Bericht über d. 26. Vers. d. Ophth. Ges. Heidelberg. S. 77.

1898. 55. **Volk**, Zur Statistik der Augenverletzungen mit besonderer Berücksichtigung der Fremdkörperverletzungen. Inaug.-Diss. Gießen.

56. **Prokopenko**, Ein Fall von beweglichem Fremdkörper in der Vorderkammer. Westnik Ophth. XV, 4 u. 5. p. 369.

1899. 57. **Bicknell, H.**, Foreign body in the iris. Ophth. Record. p. 337.

58. **Jay**, Foreign body in the iris thirty-two years. Ophth. Record. p. 233.

59. **Hennicke**, Extraktion eines Schmirgelkonglomerats mit darin eingebettetem Stahlsplitter aus der vorderen Kammer. Klin. Monatsbl. f. Augenheilk. S. 29.

1900. 60. **Sachsalber**, Eierschalen in der Vorderkammer des Auges durch 26 Jahre. Zentralbl. f. prakt. Augenheilk. Januar. S. 9.

61. **Wagenmann**, Über einen Fall von Glassplitterverletzung des Auges. Korrespondenzbl. d. Allg. ärztl. Vereins von Thüringen. Nr. 1. v. Michels Jahresb. S. 701.

62. **Krauter**, Eine Dipterenlarve in der vorderen Augenkammer. Zeitschr. f. Augenheilk. IV. S. 269.

1901. 63. **John**, Large foreign body in anterior chambre removed with preservation of perfect vision. Transact. of the Amer. Ophth. Soc. Thirty-seventh annual meeting. p. 345.

1901. 64. **Koch**, Über Fremdkörperverletzungen der vorderen Augenkammer. Inaug.-Diss. Jena.

65. **Bürstenbinder**, Achtjähriges Verweilen eines Schrotkornes in der vorderen Augenkammer. v. Graefes Arch. f. Ophth. LII. S. 476.

66. **Stählberg**, Fliegenlarve in der vorderen Augenkammer. Hygiea. S. 269. Ref. v. Michels Jahresber. f. Ophth. S. 253.

67. **Stock**, Pseudotuberkulose der Iris. Münchner med. Wochenschr. S. 1229.

1902. 68. **Suchow**, Ein Fall von Fremdkörper der Iris. Verh. d. augenärztl. Ges. zu Moskau.

1904. 69. **Chevallereau**, Volumineux corps étranger (de silex) de la chambre antérieure. Revue gén. d'Opht. p. 399.

70. **Maquez**, Un caso de cuerpo extraño metálico enclavado en el iris. Arch. de Oftalm. hisp.-amer. Juli.

71. **de Micas**, Note clinique sur les corps étrangers libres de la chambre antérieure. Recueil d'Opht. p. 1.

72. **Ewetzky**, Eine Fliegenlarve in der vorderen Augenkammer. Zeitschr. f. Augenheilk. XII. S. 337.

72a. **Ewetzky**, Ein Unikum einer Augenerkrankung. Petersburger med. Wochenschr. Nr. 15.

73. **Joachim**, Über perforierende Bienenstachelverletzung der Hornhaut. Inaug.-Diss. München.

1905. 74. **Alvarado**, Cuerpo extraño en el iris. Arch. de Oftalm. Revue gén. d'Opht. p. 304.

75. **Bach**, Über Fremdkörperverletzungen der vorderen Augenkammer und Iris. Inaug.-Diss. Jena.

76. **Binder**, Über die in der Augenklinik zu Jena während der Jahre 1901 bis 1905 vorgenommenen Magnetoperationen. Inaug.-Diss. Jena.

77. **Gesang**, Über Wanderung von Fremdkörpern im Auge und Spontanausstoßung derselben. Wiener klin. Wochenschr. Nr. 5.

1907. 78. **Bock**, Fremdkörper, in der Regenbogenhaut eingeheilt und reizlos vertragen in sonst regelrechtem Auge. Zentralbl. f. prakt. Augenheilk. März. S. 65.

1908. 79. **Bunge**, Öltropfen in der Vorderkammer. (Vereinigung der Augenärzte der Prov. Sachsen usw.) Bericht: Klin. Monatsbl. f. Augenheilk. XLVI. (N. F. V.) S. 643.

80. **Hudson**, Öltropfen in der Vorderkammer. (Ophth. Soc. of the Unit. Kingd. 15. Okt.) Bericht: Klin. Monatsbl. f. Augenheilk. XLVII. (N. F. VII.) S. 194.

81. **Thomas** und H. **Parsons**, Dipteruslarve in der Vorderkammer. (Ophth. Soc. of the Unit. Kingd. Disk. Mackey, Elliot.) Bericht: Klin. Monatsbl. f. Augenheilk. XLVII. (N. F. VII.) S. 194.

1910. 82. **Kanzel**, Ein seit 4 Jahren in der Vorderkammer suspendierter Öltropfen, (Petersburger Ophth. Ges.) Bericht: Klin. Monatsbl. f. Augenheilk. XLVIII. (N. F. IX.) S. 686.

83. **Lezenius**, Ein in der Vorderkammer frei beweglicher Fremdkörper. (Petersburger Ophth. Ges.) Bericht: Klin. Monatsbl. f. Augenheilk. XLVIII. (N. F. IX.) S. 686.

1911. 84. **Rutten**, Corps flottant noir de nature indéterminée de la chambre antérieure, constaté après une blessure de la cornée par un éclat métallique dans l'œil gauche. Bull. de la Soc. belge d'Opht. XXXII. p. 20.

1913. 85. **Scheffer**, Roßhaar in der Vorderkammer nach Peitschenschlag. Westn. Ophth. XXX. p. 808.

86. **van Lint**, Grain de poudre accolé à l'iris. Clin. Opht. p. 564. Policlin. No. 14. p. 217.

1915. 87. Handmann, Über Augenverletzungen durch Bleispritzer von aufschlagenden Infanteriegeschossen. Zeitschr. f. Augenheilk. XXXIV. S. 81.
1916. 88. Böhm, Über Verletzungen des Auges durch Bleispritzer. Klin. Monatsbl.
f. Augenheilk. LVII. S. 82.
1919. 89. Winkler, Weitere Erfahrungen über Bleispritzerverletzungen des Auges,
insbesondere über das Dauerschicksal länger beobachteter Fälle.
Zeitschr. f. Augenheilk. XLI. S. 60.

Eisensplitter in der Vorderkammer, Iris und Hinterkammer.

1835. 1. Middlemore, Treatise on the Diseases of the Eye. I. p. 604. Ref.
Zander u. Geißler. p. 181.
1853. 2. Stellwag, Die Ophthalmologie vom naturwissenschaftlichen Standpunkte. Freiburg.
1859. 3. Bader, Ophth. Hosp. Rep. I. p. 139.
1863. 4. Horner, Fremdkörper in der Iris. Klin. Monatsbl. f. Augenheilk. I. S. 395.
1870. 5. Lebrun, Corps étranger de l'iris, Ann. d'Ocul. LXIV. p. 137.
1872. 6. André, Deux observations rares de blessures de l'œil. Ann. d'Ocul.
LXVIII. p. 184.
       7. Bastide, Corps étranger enkysté dans l'iris. Journ. d'Opht. I. p. 247.
       8. Wagner, Extraktion eines Eisensplitters aus der vorderen Kammer.
Klin. Monatsbl. f. Augenheilk. S. 339.
1873. 9. Owen, Piece of steel for 22 years in the anterior chamber of the eye.
Brit. med. Journ. Dec. 6.
1874. 10. Hirschberg, Über Fremdkörper im Augeninnern und der Vorderkammer.
Berliner klin. Wochenschr. Nr. 5.
1875. 11. Strawbrigde, Foreign bodies in the eyeball. Transact. of the Amer.
Ophth. Soc. p. 303.
1876. 12. Waldhauer, Verletzungen des Auges. Klin. Monatsbl. f. Augenheilk.
S. 96—123 u. 289—298.
      13. Schwarzbach, Über Fremdkörper im Augen-Innern. Arch. f. Augen-
heilk. V. 2. S. 325.
1877. 14. Mason, Cases of foreign body in the eye. Ophth. Hosp. Rep. IX.
p. 158.
1878. 15. Coates, Case of foreign body in posterior chamber of the eye. Lancet.
I. p. 719.
1879. 16. Hassenstein, Zur Kasuistik der fremden Körper in der Vorderkammer
des Auges. Inaug.-Diss. München.
      17. Ziwinsky, Ein Fall von Extraktion eines Eisensplitters aus der vor-
deren Kammer. Ärztl. Blätter Nr. 332. (Russisch.)
      18. Knapp, Die Entfernung von Fremdkörpern aus dem Innern des Auges.
Arch. f. Augenheilk. VIII, 1. S. 71.
1880. 19. Schieß-Gemuseus, Über Fremdkörper in der Iris und vorderen
Kammer. Korrespondenzbl. f. Schweizer Ärzte Nr. 21 u. 22. Jahresber.
d. Augenheilanstalt Basel.
      20. Coudron et Debierre, Fragment d'acier logé dans l'iris; tentations
infructueuses d'extraction à l'aide d'un aimant; iridectomie; guérison.
Revue d'Ocul. du Sud-Ouest. IV. p. 81.
1881. 21. Bull, Über die Entfernung von Fremdkörpern aus dem Augeninnern,
nebst 4 Fällen. Arch. f. Augenheilk. X, 2. S. 215.
      22. Schachleiter, Über Fremdkörper in der vorderen Augenkammer.
Inaug.-Diss. Bonn.
      23. Meyer, Revue méd. franç. et étrangère. 26. Févr.
1882. 24. Hirschberg, Ein Fall von Magnetoperation. Berliner klin. Wochenschrift Nr. 21.
      25. Griffith, Removal of chip of iron from the iris. Ophth. Rev. I. p. 244.

1882. 26. **Little**, Removal of chip of iron from the iris, sixteen years in the eye. Ophth. Rev. July. p. 244.

27. **Landesberg**, Zehnjähriges Verweilen eines Eisensplitters im Humor aqueus. Klin. Monatsbl. f. Augenheilk. S. 320.

28. **Landesberg**, Dreijähriges Verweilen eines Eisensplitters in der Iris. Klin. Monatsbl. f. Augenheilk. S. 324.

29. **Santos Fernandez**, Fremdkörper in der vorderen Augenkammer. Crónica oftalm. Mayo. Ref. Zentralbl. f. prakt. Augenheilk. S. 312.

1883. 30. **Cant**, On two cases of severe injury to the eye. Brit. med. Journ. Jan. 27. p. 152.

31. **Homburg**, Beiträge zur Kasuistik und Statistik der Augenverletzungen. Inaug.-Diss. Berlin.

32. **Hirschberg**, Über die Magnetextraktion von Eisensplittern aus dem Augeninnern. Zentralbl f. prakt. Augenheilk. S. 79. Berliner klin. Wochenschrift Nr. 5.

33. **Szili**, Über Augenverletzungen. Arch. f. Augenheilk. XIII, 1.

34. **Wherry**, A piece of steel removed from the eye by means of the ordinary electro-magnete. Brit. med. Journ. I. January. p. 10.

35. **Weiß**, Extraktion eines etwa 4 mm langen, durch die vordere Kammer ziehenden und im Sphincter iridis feststehenden Eisensplitters mit Hilfe des Elektromagneten. Klin. Monatsbl. f. Augenheilk. XXI. S. 364.

1884. 36. **Landesberg**, Zum Verhalten der Fremdkörper im Innern des Auges. Zentralbl. f. prakt. Augenheilk. S. 325.

37. **Leber**, Beobachtungen über die Wirkung ins Auge eingedrungener Metallsplitter. v. Graefes Arch. f. Ophth. XXX, 1. S. 243.]

38. **Kipp**, Clinical notes of cases of foreign bodies, lodged in or on the iris and in the anterior chamber. Amer. Journ. of Ophth. I. p. 103.

1885. 39. **Burchardt**, Verletzung der Hornhaut, der Iris und des Petitschen Kanals durch Eisensplitter und Ausstreuung von Pigment in den Raum der tellerförmigen Grube. Charité-Ann. X. p. 557.

40. **Birnbacher**, Ein Eisensplitter, der 25 Jahre in der Iris gesessen. Zentralbl. f. prakt. Augenheilk. IX. S. 228.

41. **Schreiber**, Fremdkörper in der vorderen Kammer und der Iris. 3. Jahresb. der Augenheilanstalt Magdeburg.

42. **Froehlich**, Extraktion eines Eisensplitters aus der Iris. Volle Sehschärfe. Klin. Monatsbl. f. Augenheilk. S. 351.

43. **Germann**, Zur Kasuistik der Magnetoperation. Zentralbl. f. prakt. Augenheilk. S. 317.

1887. 44. **Holmes**, Extraktion eines kleinen Eisenfragments der Vorderkammer mittels Pinzette. Chicago med. Journ. March. Ref. Zentralbl. f. prakt. Augenheilk. S. 200.

45. **Gutmann**, Neuritis optica nach infektiöser Verletzung des Bulbus durch einen in die vordere Augenkammer gedrungenen Eisensplitter; Heilung. Deutsche med. Zeitung VIII. S. 913.

1888. 46. **Monti**, Tre casi di traumatismi oculari. Riforma med. Roma IV. p. 1113.

47. **Neese**, Beiträge zur Magnetoperation. Arch. f. Augenheilk. XVIII. S. 1.

48. **Weidmann**, Über die Verletzungen des Auges durch Fremdkörper. Inaug.-Diss. Zürich.

1890. 49. **Blessig**, Jahrelanges Verweilen eines Stahlsplitters in der Iris; Entfernung desselben mittels Iridektomie; gutes Sehvermögen. Klin. Monatsbl. f. Augenheilk. S. 175.

50. **Hirschberg**, Über die Ergebnisse der Magnetoperation in der Augenheilkunde. v. Graefes Arch. f. Ophth. XXXVI. 3. S. 37.

51. **Hirschberg**, Ein Fall von Augenverletzung. Zentralbl. f. prakt. Augenheilk. S. 8.

1890. 52. **Gazis**, Corps étranger enclavé entre l'iris et la cornée, extraction à l'aide d'un aimant, guérison. Recueil d'opht. p. 638.

53. **Seggel**, Noch ein Fall von jahrelangem Verweilen eines Stahlsplitters in der Iris; Entfernung desselben mit Iridektomie; gutes Sehvermögen. Klin. Monatsbl. f. Augenheilk. S. 291.

1891. 54. **Heath**, Steel in the iris for 27 years. Med. News. 10. Oct.

55. **John**, Extraction of foreign bodies from eyeball. Transact. of the Amer. Ophth. Soc. 27. meeting. p. 70.

56. **Ferri**, Estrazioni di cheggia dall' occhio coll' elettro-magneto. Pinza elettrica-magnetica. Ann. di Ottalm. XX. p. 425.

1892. 57. **Doyne**, Fragment of steel embedded in the iris for twelve years. (Ophth. Soc. of the Unit. Kingd.) Ophth. Review Juny. p. 187.

58. **Keiper**, Steel in the iris for twenty-seven years; sympathetic inflammation; operation; recovery. (Transact. Indian med. Soc. Indianop. p. 94.) Amer. Journ. of Ophth. IX. p. 290.

59. **Patterson**, Steel in the iris. Med. News Phil. 1891. XI. p. 363.

60. **Leplat**, Extraction d'un éclat de fer conservé pendant 5 ans dans la chambre antérieure. Ann. Soc. méd.-chir. de Liège. XXX. 1891. p. 399.

1893. 61. **Capei**, Nota clinica sopra due traumi oculari gravi. Boll. d'Ocul. XV. No. 16.

62. **Oliver**, Case of extraction of a piece of streel from a purulent iris. Med. Press and Circ. London p. 187.

1894. 63. **Oliver**, Clinical history of a case of succesful extraction of a piece of steel from an iris in which purulent inflammation had been established etc. Univ. med. Magaz. Philad. VI. p. 520.

64. **Wintersteiner**, Demonstration eines Falles von Verletzung vor $2^1/_2$ Jahren mit Eisensplitter am Boden der Vorderkammer. (K. k. Ges. d. Ärzte in Wien.) Wiener klin. Wochenschr. Nr. 48. S. 911.

1895. 65. **Topolanski**, Fremdkörper in der Vorderkammer des Auges. Wiener med. Wochenschr. Nr. 45. S. 1894.

66. **Grünthal**, Beiträge zur Kasuistik der Fremdkörper im Augeninnern. Berliner klin. Wochenschr. XXXII. S. 78.

67. **Purtscher**, Kasuistische Beiträge zur Beurteilung des Wertes der Magnetoperation. Zentralbl. f. prakt. Augenheilk. S. 97.

68. **Barkan**, Six successive cases where the electro-magnet was used etc. Med. Soc. of the State of California. April.

1896. 69. **Baudry**, Étude médico-légale sur les traumatismes de l'œil. Paris.

70. **Cervera Torrez**, Contribution à l'étude des corps étrangers de l'œil. Arch. d'Opht. XVI. p. 500.

71. **Dujardin**, Extraction avec l'électro-aimant d'un éclat de fer logé dans la chambre antérieure de l'œil. Journ. de scienc. med. de Lille No. 15.

72. **Heckel**, Extraktion eines Stahlsplitters aus einer entzündeten Iris mit Rückgang der Entzündung. Arch. of Ophth. XXIV. p. 354. (Übersetzt: Arch. f. Augenheilk. XXXII. S. 148.)

73. **Vossius**, Zur Diagnose und Begutachtung von veralteten Unfallverletzungen des Auges durch Stahlsplitter. Ärztl. Sachverst.-Ztg. Nr. 7.

74. v. **Schütz-Holzhausen**, Über Extraktion eiserner Fremdkörper aus dem Innern des Auges mittels des Elektromagneten. Inaug.-Diss. Straßburg i. E.

1899. 75. **Hirschberg**, Die Magnetoperation in der Augenheilkunde. Leipzig, Veit. 2. Aufl.

76. **Praun**, Die Verletzungen des Auges. Wiesbaden, Bergmann.

77. **Cramer**, Ein Beitrag zu dem klinischen Verhalten intraokulärer Eisensplitter. Zeitschr. f. Augenheilk. II. S. 96.

78. **Hennicke**, Extraktion eines Schmirgelkonglomerats mit darin eingebettetem Stahlsplitter aus der vorderen Kammer. Klin. Monatbl. f. Augenheilk. II. S. 29.

1900. 79. Glauning, Zwei bemerkenswerte Fälle von Eisensplittern in dem vor-
        deren Teile des Auges. Arch. f. Augenheilk. XLI. S. 225.
1901. 80. Koch, Über Fremdkörperverletzungen der vorderen Augenkammer.
        Inaug.-Diss. Jena.
1902. 81. Hotz, Removal of an iron chip from the iris. Ophth. Record. p. 658.
      82. Suchow, Ein Fall von Fremdkörper in der Iris. Verhandl. d. Moskauer
        augenärztl. Gesellschaft.
      83. Natanson, Zur Extraktion der Eisensplitter aus der hinteren Kammer
        und aus der Linse. (Med. Obosr. No. 5.) Ref. Zeitschr. f. Augenheilk.
        VII. S. 248.
1903. 84. Ahlström, Zur Kenntnis der traumatischen, serösen Iriscysten. Zentralbl.
        f. prakt. Augenheilk. September. S. 257.
1904. 85. Weiß, Ein Beitrag zur Kasuistik der traumatischen hinteren Polar-
        katarakt. Klin. Monatsbl. f. Augenheilk. XLII. (II.) S. 268.
1905. 86. Hermjohanknecht, Über Fremdkörper im Innern des Auges. Inaug.-
        Diss. Gießen.
      87. Gesang, Über Wanderung von Fremdkörpern im Auge und Spontan-
        ausstoßung derselben. Wiener klin. Wochenschr. Nr. 5.
1907. 88. Bergmeister, Stahlsplitter, in der Regenbogenhaut eingeheilt, durch
        10 Jahre reizlos vertragen. Zentralbl. f. prakt. Augenhk. S. 257.
1909. 89. Klein, Mitteilungen aus der Praxis. Wiener med. Blätter Nr. 6.
1910. 90. Osolin, Zur Kasuistik der Augenverletzung. Zentralbl. f. prakt. Augen-
        heilk. S. 295.
1911. 91. Kobusew, Fremdkörper im Auge. (Odess. Ophth. Ges. 8. Jan.) Ref.
        Jahresber. f. Ophth. S. 822.
1913. 92. Meller, Reaktionslos eingeheilter Eisensplitter im Augapfel. (Wiener
        Ophth. Ges.) Bericht: Klin. Monatsbl. f. Augenheilk. LII. S. 288.
1914. 93. Reitsch, Eisensplitter in der Iris 27 Jahre reizlos vertragen. Klin.
        Monatsbl. f. Augenheilk. LIII. S. 545.
      94. Bride, A case of foreign body in the iris of longstanding duration.
        Ophthalmoscope p. 341.
1918. 95. van der Hoeve, Fremdkörper im Auge. Ztschr. f. Augheilk. XXXIX. S. 20.

Kupfer- und Messingsplitter in der Vorderkammer, Iris und Hinterkammer.

1834. 1. John Butter, Lond. med. Gaz. March. 15. Ref. Zander u. Geißler S. 175.
1835. 2. Med. Zeitschr. vom Verein für Heilkunde in Preußen Nr. 49. Ref. Zander
        u. Geißler S. 184.
1840. 3. Laurent, Ann. d'Ocul. I. p. 433. Ref. Zander u. Geißler S. 162.
      4. Cunier, Ann. d'Ocul. I. p. 440. Ref. Zander u. Geißler S. 181,
1848. 5. Dixon, Dublin Quarterly Journ. p. 210. Ref. Zander u. Geißler. S. 168.
1849. 6. Desmarres, Observations pratiques. Ann. d'Ocul. XXIII. p. 15. Ref.
        Zander u. Geißler. S. 180.
1854. 7. Jäger, Star und Staroperation. Wien S. 68.
1858. 8. Wiener Krankenhausberichte. Jahrg. 1858. S. 298. Ref. Zander u. Geißler
        S. 198.
1859. 9. Sengel, Sur les corps étrangers. Inaug.-Diss. Straßburg. (Daselbst
        erwähnt S. 31 Fall Stoeber.) Ref. Zander u. Geißler S. 184.
1863. 10. Horner, Fremdkörper in der Iris. Klin. Monatsbl. f. Augenheilk. I. S. 395.
      11. Rothmund, Bayerisches Intelligenzbl. Nr. 28. Ref. Zander u. Geißler.
        S. 167.
1864. 12. Zander u. Geißler, Die Verletzungen des Auges. Leipzig u. Heidelberg.
1868. 13. Jacobi, Ein abgekapseltes Eisenstück in der Iris. v. Graefes Arch. f.
        Ophth. XIV, 1. S. 142.
      14. Fonck, Iritis syphilitique et corps étranger de l'iris. Presse médicale
        No. 37 u. 38.

1871. 15. Salomon, Fremde Körper in der vorderen Augenkammer. Deutsche
            Klinik Nr. 9.

1873. 16. Bernard, Eclat de capsule dans la chambre antérieure. Gaz. méd.
            de l'Algère. No. 5.

1874. 17. Mooren, Ophthalmol. Mitteilungen.

1876. 18. Waldhauer, Verletzungen des Auges. Klin. Monatsbl. f. Augenheilk.
            S. 96 u. 289.

1877. 19. Vieson, Über Fremdkörper in der Iris. Inaug.-Diss. Würzburg.

1879. 20. Ströhmberg, Günstiger Verlauf einer Ziliarkörperverletzung durch
            einen Fremdkörper. Petersburger med. Wochenschr. IV. S. 330.

       21. Hassenstein, Zur Kasuistik der fremden Körper in der Vorderkammer
            des Auges. Inaug.-Diss. München.

1880. 22. Jäger, Ein Fall von erfolgreicher Extraktion eines Zündhütchenstückes
            aus der hinteren Augenkammer. Arch. f. Augenheilk. IX. S. 80.

       23. Schieß-Gemuseus, Über Fremdkörper in der Iris und vorderen
            Kammer. Korrespondenzbl. f. Schweizer Ärzte Nr. 21 u. 22. (Jahresber.
            der Augenheilanstalt zu Basel.)

       24. Hirschberg u. Vogler, Über Fremdkörper im Augeninnern, nebst ge-
            legentlichen Bemerkungen über Neurotomia optico-ciliaris. Arch. f.
            Augenheilk. IX. S. 309.

       25. v. Hasner, Die Verletzungen des Auges in gerichtsärztlicher Beziehung.
            Handbuch v. Maschka. Prag.

       26. Knapp, Zwei Fälle von Fremdkörpern im Auge. Arch. f. Augenheilk.
            IX. S. 224.

1881. 27. Hotz, Klinische Beobachtungen. Fall VI: Zündhütchenfragment in der
            Iris seit 25 Jahren. Arch. f. Augenheilk. X. S. 32.

       28. Yvert, Traité pratique et clinique des blessures du globe de l'œil. Paris.

1882. 29. Landmann, Über die Wirkung aseptisch in das Auge eingedrungener
            Fremdkörper. v. Graefes Arch. f. Ophth. XXVIII, 2. S. 153.

       30. Landesberg, Siebenjähriges Verweilen eines Zündhütchenfragments
            in der Iris. Klin. Monatsbl. f. Augenheilk. XX. S. 323.

1883. 31. Hartley, Fragment of brass ten years in the eye; removal. Brit. med.
            Journ. II. p. 71.

       32. Katzaurow, Zur Kasuistik der Fremdkörper der Regenbogenhaut.
            (Wratsch. No. 25.) Jahresber. der ophth. Literatur. Zentralbl. f. prakt.
            Augenheilk. S. 390.

       33. Hodges, Cases of foreign body in the cornea and iris. Ophth. Rev.
            II. p. 133.

1884. 34. Franke, Über Fremdkörper der Vorderkammer und Iris. v. Graefes
            Arch. f. Ophth. XXX, 1. S. 211.

       35. Szili, Über Augenverletzungen. Arch. f. Augenheilk. XIII, 1. S. 33.

       36. Leber, Beobachtungen über die Wirkung ins Auge eingedrungener
            Metallsplitter. v. Graefes Arch. f. Ophth. XXX, 1. S. 243.

1886. 37. Rolland, Sur deux corps étrangers dans un œil. (Bull. de la soc. franç.
            d'Opht. p. 314.) Gaz. hebd. d. scienc. méd. d. Bordeaux. VII. p. 415.

1887. 38. Katzaurow, Zur Kasuistik der Augenverletzungen. Wratsch. No. 12.

1888. 39. Weidmann, Über die Verletzungen des Auges durch Fremdkörper.
            Inaug.-Diss. Zürich.

1889. 40. Fumagalli, Corpo straniero dell' occhio sinistro. Accessi epilettiformi.
            Enucleazione. Guarizione perfetta. Ann. di Ottalm. XVIII. p. 544.

1890. 41. Socor, Lésions traumatiques rares de l'œil. Bull. soc. méd. de Jassy. No. 3.

1892. 42. Korte, Ein Beitrag zur Diagnose von Fremdkörpern in der vorderen
            Augenkammer. Inaug.-Diss. Kiel.

1894. 43. Hirschberg, Kupfer im Auge. Deutsche med. Wochenschr. Nr. 14.

       44. Wicherkiewicz, Pseudogumma iridis auf traumatischer Basis. Klin.
            Monatsbl. f. Augenheilk. S. 277.

1894. 45. Leber, On perforating injuries of the eye by morsels of copper, and on their treatment. Transact. of the VII. Intern. Ophth. Congr. Edinburgh. p. 40.

1895. 46. Jocqs et Fourgs, Histoire d'un corps étranger de l'œil. Clin. d'Opht. Janvier. Recueil d'Opht. p. 741.

1897. 47. Lewis, A few interesting eye cases. (Ann. of Ophth. Oct.) Zentralbl. f. prakt. Augenheilk. S. 553.

1901. 48. Franke, Zur Kenntnis der metallischen Fremdkörper im Auge. Zentralbl. f. prakt. Augenheilk. Dez. S. 353.

1901. 49. Franke, Fremdkörper im Auge. Münchener med. Wochenschr. S. 516.

1904. 50. Brekle, Erfolgreiche Extraktion von Kupfersplittern aus dem Auge. Inaug.-Diss. Tübingen.

1905. 51. Hornstein, Verletzungen des Auges durch Kupfer- und Messingsplitter. Inaug.-Diss. Tübingen.

52. Hermjohanknecht, Über Fremdkörper im Innern des Auges. Inaug.-Diss. Gießen.

53. Bach, Über Fremdkörperverletzungen der vorderen Augenkammer und Iris. Inaug.-Diss. Jena.

1906. 54. Plitt, Kupferdrahtfremdkörper in der vorderen Kammer. Münchener med. Wochenschr. S. 1988.

1907. 55. Witalinski, Ein Beitrag zur Kasuistik der Augenverletzungen durch explodierende Körper. Post oculist. No. 1.

1908. 56. Rademacher, Über einige seltene Fremdkörperverletzungen im vorderen Augenabschnitt. Inaug.-Diss. Jena.

57. Kümmell, Über einige bemerkenswerte Fremdkörperverletzungen. Zeitschr. f. Augenheilk. XIX. S. 36.

1909. 58. Bocchi, Traumatisches Granulom der Iris. (XI. Intern. Ophth.-Kongr. Neapel.) Bericht: Klin. Monatsbl. f. Augenheilk. XLVII. (N. F. VII.) S. 463.

1910. 59. Bocchi, Granuloma dell' iride da corpo estraneo. Ann. di Ottalm. XXXIX. p. 465.

60. van der Hoeve, Verscheidene corpora aliena in een oog. Nederl. Tijdschr. v. Geneesk. p. 402. — Een mit het oog verwijderde Kopersplinter. p. 1210.

1911. 61. Alexander, Kupferdrahtsplitter im Auge. (Ärztl. Verein in Nürnberg.) Deutsche med. Wochenschr. S. 96.

1912. 62. Genet, Fil de cuivre extrait de la chambre antérieure. Rev. gén. d'Opht. p. 459.

1913. 63. Werner, Kupfersplitter in der Vorderkammer. (Verein d. Augenärzte von Ost- u. Westpreußen.) Bericht: Zeitschr. f. Augenheilk. XXX. S. 560.

Glassplitter in der Vorderkammer, Iris und Hinterkammer.

1864. 1. Zander u. Geißler, Die Verletzungen des Auges. Leipzig, Heidelberg.

1874. 2. Hirschberg, Über Fremdkörper im Augeninnern. Berliner klin. Wochenschrift Nr. 5. S. 52.

1882. 3. Theobald, Transact. of the amer. Ophth. Soc. p. 375.

4. Landmann, Über die Wirkung aseptisch in das Auge eingedrungener Fremdkörper. Inaug.-Diss. Göttingen. v. Graefes Arch. f. Ophth. XXVIII, 2. S. 153.

1885. 5. Fergusson, Fragment of glass in eye for over ten months without irritative symptome. Ophth. Rev. IV. p. 293.

6. Schreiber, Fremdkörper in der Vorderkammer und Iris. 3. Jahresber. d. Augenheilanstalt in Magdeburg.

1888. 7. Bickerton, Successful extraction of a piece of glass from an eye where it had lodged for more than ten years. Brit. med. Journ. I. p. 896.

1888. 8. Bickerton, A second successful case of extraction of glass from an eye, after a lodgment of seven years and a day. Brit med. Journ. I. p. 1215.

1893. 9. Cocks, Glass lodged in the iris for seventeen months without inflammatory symptom and with vision 15/16. New York Eye and ear infirmary Rep. I. p. 24.

1894. 10. Wagenmann, Mitteilungen über die Extraktion eines Glassplitters aus der vorderen Augenkammer nebst Bemerkungen über die durch den Fremdkörper hervorgerufene Entzündung. v. Graefes Arch. f. Ophth. XL, 5. S. 180.

1899. 11. Praun, Die Verletzungen des Auges. Wiesbaden, Bergmann.

1900. 12. Wagenmann, Über einen Fall von Glassplitterverletzung des Auges. Korrespondenzbl. d. allgem. ärztl. Vereins von Thüringen Nr. 1.

13. Tikanadze, Zur Kasuistik der Verwundungen des Auges. Wojenno-Med. Journ. LXXVIII, 4. S. 979. Ref. Michels Jahresber. S. 701.

1901. 14. Mitchell, Injury to the eye from the explosion of a water glass. Ophth. Record p. 470.

15. Beard, Queer behavior of a bit of glass within the eye. Amer. Journ. of Ophth. p. 129.

16. Koch, Über Fremdkörperverletzungen der vorderen Augenkammer. Inaug.-Diss. Jena.

1903. 17. Brandenburg, Mitteilung eines Falles von neun Jahre langem Verweilen eines Glassplitters in der vorderen Augenkammer. Klin. Monatsbl. f. Augenheilk. XLI. (Bd. II.) S. 142.

1904. 18. Thilliez, Fragment de verre enchantonné sur l'iris depuis sept ans. (Journ. des scienc. méd. de Lille. 7. mai.) Revue génér. d'Opht. 1905. p. 115.

1905. 19. Fisher, Two cases of removal of fragments of glass from the interior of the eye. Ophth. Review p. 120. (Transact. of the Ophth. Soc. of the Unit. Kingd.) XXV. p. 290.

1909. 20. Sweet, Ocular injuries from glass and stone. Ophth.

1911. 21. Alexander, Glassplitter im Auge. Münchener med. Wochenschr. 1912. S. 57.

1918. 22. van der Hoeve, Fremdkörper im Auge. d) Glassplitter 12½ Jahre im Auge. Zeitschr. f. Augenheilk. XXXIX. S. 28.

Steinsplitter in der Vorderkammer, Iris und Hinterkammer.

1830. 1. Grüllich, Beitrag zu den Beobachtungen über das Verweilen fremder Körper in dem Augapfel. v. Ammons Zeitschr. f. Ophth. I. S. 336.

1832. 2. Ammon, v. Graefes Journ. XIII. S. 404. Zander u. Geißler S. 174 u. 180.

1840. 3. Cunier, Ann. d'Ocul. I. p. 440.

1846. 4. Jacob, Dubliner med. Presse. December.

1847. 5. Foltz, Observations pratiques sur les corps étrangers. Ann. d'Ocul. XVIII. p. 14. Ref. Zander u. Geißler S. 193.

1864. 6. Zander und Geißler, Die Verletzuugen des Auges. Leipzig und Heidelberg.

1865. 7. Saemisch, Extraktion eines Fremdkörpers aus der vorderen Kammer. Klin. Monatsbl. f. Augenheilk. III. S. 46.

1866. 8. v. Wecker, Gaz. des Hôp. No. 92.

1870. 9. Mason, A case of exstirpation of the left eyeball. Lancet. I. p. 833. Ref. Nagels Jahresber. f. Ophth. S. 212.

10. Townsend, Fragment of stone impacted in the iris. Lancet. Mai. p. 733.

1874. 11. Jeaffreson, On foreign bodies lodged within the eye. Med. Times and Gaz. March 28. p. 340.

1874. 12. **Savary**, Corps étranger ayant séjourné cinq ans dans un œil etc. Ann. d'Ocul. LXXII. p. 17.

1875. 13. **Taylor**, Two cases of foreign bodies, long retained in the anterior chambre. Med. Times and Gaz. p. 284.

1877. 14. **Vieson**, Über Fremdkörper in der Iris. Inaug.-Diss. Würzburg.

1878. 15. **Friedinger**, Fremde Körper im menschlichen Auge. Wiener med. Wochenschr. S. 352.

1879. 16. **Hassenstein**, Zur Kasuistik der fremden Körper in der Vorderkammer des Auges. Inaug.-Diss. München.

17. **Knapp**, Die Entfernung von Fremdkörpern aus dem Innern des Auges. Arch. f. Augenheilk. VIII, 1. S. 71.

1880. 18. **Schieß-Gemuseus**, Über Fremdkörper in der Iris und vorderen Kammer. Korrespondenzbl. f. Schweizer Ärzte Nr. 21 u. 22. Jahresber. der Augenheilanstalt Basel.

1881. 19. **Yvert**, Traité pratique et clinique des blessures du globe de l'œil. Paris.

20. **Schachleiter**, Über Fremdkörper in der vorderen Augenkammer. Inaug.-Diss. Bonn.

1882. 21. **Santos Fernandez**, Fremdkörper in der vorderen Augenkammer. Cron. oftalmol. Mayo 1883. Ref. Zentralbl. f. prakt. Augenheilk. S. 312.

1883. 22. **Hodges, J. H.**, Cases of foreign body in cornea and iris. The Ophth. Review. II. p. 133.

1884. 23. **Franke**, Über Fremdkörper der Vorderkammer und Iris. v. Graefes Arch. f. Ophth. XXX. S. 211.

24. **Kipp**, Clinical notes of cases of foreign bodies lodged in or on the iris, and in the anterior chamber. Amer. Journ. of. Ophth. I. p. 103.

1885. 25. **Dimmer**, Ein seltener Fall von Einheilung eines Fremdkörpers in der Iris. Wiener med. Bl. Nr. 6.

26. **Berger**, Ein seltener Fall von Einheilung eines Fremdkörpers in der Iris. Wiener med. Bl. Nr. 6. S. 161.

1889. 27. **Lindner**, Drei seltene Augenverletzungen. Wiener med. Wochenschr. Nr. 38 u. 39.

1890. 28. **Rieke**, Zur Kasuistik der Fremdkörper in der Iris. Klin. Monatsbl. f. Augenheilk. S. 375.

1892. 29. **Korte**, Ein Beitrag zur Diagnose von Fremdkörpern in der vorderen Augenkammer. Inaug.-Diss. Kiel 1892.

1894. 30. **Perles**, Zur Kasuistik der Entfernung von Fremdkörpern aus dem Auge. Berliner klin. Wochenschr. Nr. 28.

1895. 31. **Knabe**, Inaug.-Diss. Halle.

1899. 32. **Praun**, Verletzungen des Auges. Persönl. Mitteilung S. 234.

33. **Stephenson**, Piece of granite in posterior chamber fourteen days; intense paine and severe inflammation, with scanty dicharge of pus; enucleation. Ophth. Record. p. 548.

34. **Bicknell**, Foreign body in the iris. Ophth. Record. p. 337.

35. **Jay**, Foreign body in the iris thirty-two years. Ophth. Record. p. 233.

1901. 36. **Koch**, Über Fremdkörperverletzungen der vorderen Augenkammer. Inaug.-Diss. Jena.

37. **Zirm**, Ein Steinsplitter aus dem Auge nach 12 Jahren entfernt. Zentralbl. f. prakt. Augenheilk. S. 86.

1905. 38. **Hermjohanknecht**, Über Fremdkörper im Innern des Auges. Inaug.-Diss. Gießen.

39. **Uribe Troncoso**, Verborgener Fremdkörper in der vorderen Kammer. (Mex. Ophth. Ges.) Klin. Monatsbl. f. Augenheilk. XLIV. (N. F. I.) S. 438.

1907. 40. **Speciale-Cirincione**, Über Steinsplitter der Iris. Zeitschr. f. Augenheilk. XVII. S. 143.

1908. 41. **Ischreyt**, Fremdkörper in der Vorderkammer. St. Petersburger med. Wochenschr. S. 739.

1908. 42. Rademacher, Über einige seltene Fremdkörperverletzungen im vorderen Augenabschnitt. Inaug.-Diss. Jena.

1911. 43. Sawamura, Fremdkörper in der Vorderkammer. Jap. ophth. Zeitschr. Ref. Klin. Monatsbl. f. Augenheilk. L. (N. F. XIII.) S. 261.

1914. 44. Lowzow, Ein Fall von Steinsplitter in der Regenbogenhaut. West. Ophth. XXXI. p. 330.

1916. 45. Schnaudigel, Diskussionsbemerkungen. Ber. über die 40. Vers. der Ophth. Ges. Heidelberg. S. 130.

46. Loewenstein, Bericht über Augenverletzungen im Gebirgskriege. Ber. über die 40. Vers. der ophth. Ges. Heidelberg. S. 313.

1917. 47. Mendelssohn, Frau Elly, Zwei Fälle von Fremdkörperverletzungen in der vorderen Kammer des Auges. Inaug.-Diss. Heidelberg.

48. Pichler, Überstreuung der Regenbogenhaut mit Steinstaub. Klin. Monatsbl. f. Augenheilk. LX. S. 102.

Holzsplitter in der Vorderkammer, Iris und Hinterkammer.

1847. 1. Victor, Chirurg. Zeitschr. II, 2. Ref. Zander u. Geißler. 1864. S. 180.

1859. 2. Richardson, Dubl. quaterly Journ. XXVIII. p. 320. Ref. Zander und Geißler. S. 171.

1863. 3. Horner, Fremdkörper in der Iris. Klin. Monatsbl. f. Augenheilk. I. S. 395.

1864. 4. Zander u. Geißler, Die Verletzungen des Auges. Leipzig, Heidelberg.

1867. 5. Lawson, Ophth. Hosp. Rep. VI. p. 38.

1879. 6. Hassenstein, Zur Kasuistik der fremden Körper in der Vorderkammer des Auges. Inaug.-Diss. München.

1880. 7. Sigismund, Ein Holzsplitterchen 47 Jahre lang im Auge ohne Beschwerde getragen. Berliner klin. Wochensch. Nr. 5.

8. Maßmann, Ein Holzsplitterchen 47 Jahre im Auge ohne Beschwerden getragen. Deutsche med. Wochenschr. S. 105.

1881. 9. Adamück, Ophthalmologische Beobachtungen von 1880. Jahresber. d. ophth. Literatur Rußlands. v. Krükow. Zentralbl. f. prakt. Augenheilk. S. 477.

1882. 10. Landmann, Über die Wirkung aseptisch ins Auge eingedrungener Fremdkörper. Arch. f. Ophth. XXVIII, 2. S. 153.

1886. 11. Browne, Iritis serosa occurring rapidly after wound of opposite eye. Brit. med. Journ. 17. April. (Ophth. Soc. of the Unit. Kingd.)

1887. 12. Franke, Holzsplitter in der vorderen Kammer. Münchener med. Wochenschr. S. 522.

1897. 13. Clavelier, Extraction d'un corps étranger infecté, implanté dans la cornée et l'iris; guérison. Le Languedoc med.-chir. 10 Août.

1898. 14. Volk, Inaug.-Diss. Gießen.

1900. 15. Maslennikow, Zur Kasuistik der Fremdkörper des Auges. (Russisch.) Jeshenedelnik. prakt. Med. VII. p. 345. Ref. Jahresber. f. Ophth. S. 702.

1901. 16. Stock, Pseudotuberkulose der Iris. Münchener med. Wochenschr. S. 1229.

1902. 17. Lagrange, Corps étranger ayant séjourné dans l'œil pendant trente ans. (Soc. de méd. de Bordeaux.) Revue génér. d'Opht. p. 470.

1903. 18. Jung, Ein Fremdkörper im Auge. Münchener med. Wochenschr. S. 2202.

1905. 19. Bach, Über Fremdkörperverletzungen der vorderen Augenkammer und Iris. Inaug.-Diss. Jena.

20. Hermjohanknecht, Inaug.-Diss. Gießen.

21. Deschamps, Sur un cas curieux de corps étranger de la chambre antérieure. Dauphiné méd. p. 7. Revue génér. d'Opht. p. 361.

22. Wiener, Presence of wood splinter ten weeks in the anterior chamber of the eye. Amer. Journ. of. Surgery. April.

1907. 23. Bock, Fremdkörper in der Regenbogenhaut eingeheilt usw. Zentralbl. f. prakt. Augenheilk. S. 65.

1912. 24. Onishi, Ein Fall von alter Verletzung, bei der ein Bambusstück 13 Jahre lang im Kammerwinkel eingeheilt war. Jap. ophth. Zeitschr. Ref. Klin. Monatsbl. f. Augenheilk. LI. (N. F. XV.) S. 742.

1918. 25. v. Szily, Atlas der Kriegsaugenheilkunde 1916—18. Enke, Stuttgart.

Zilien in der Vorderkammer, auf der Iris und in der Hinterkammer.

1835. 1. Lerche, Zilien im Auge. (Med. prakt. Abhandl. von deutschen in Rußland lebénden Ärzten. Hamburg I. S. 236.) Ref. Rothmund, Klin. Monatsbl. f. Augenheilk. X. S. 196.

1839. 2. Ruete, Ammons Monatsschr. f. Medizin u. Augenheilk. II. S. 81. Ref. Zander u. Geißler. S. 177.

1841. 3. Cunier, Ann. d'Ocul. V. p. 165. Ref. Zander u. Geißler. S. 177.

1851. 4. Coste, Des cils enfoncés dans l'œil. Revue thérap. du Midi. 18. Sept.

1857. 5. v. Langenbeck, B., v. Graefes Arch. f. Ophth. III. S. 417.

6. v. Graefe, Über eine haarhaltige Balggeschwulst im Innern des Auges. v. Graefes Arch. f. Ophth. III, 2. S. 412.

1860. 7. v. Graefe, Eindringen von Zilien in die vordere Kammer. v. Graefes Arch. f. Ophth. VII, 2. S. 139. (Daselbst Fall Pagenstecher.).

8. Pamard, Ann. d'Ocul. XLIII. p. 27. Ref. Zander u. Geißler. S. 177.

1864. 9. v. Graefe, Epidermoidalgeschwulst in der vorderen Kammer. v. Graefes Arch. f. Ophth. X, 1. S. 211.

10. Stoeber, Zyste der Iris, eine Zilie enthaltend. Klin. Monatsbl. für Augenheilk. II. S. 362.

11. Zander u. Geißler, Die Verletzungen des Auges. Leipzig, Heidelberg.

1868. 12. Manz, Zilie in der hinteren Augenkammer. Klin. Monatsbl. f. Augenheilk. VI. S. 178.

1871. 13. Rothmund, Zur Pathogenese der Iriszysten. (Sitzungsber. d. Ophth. Gesellsch.) Klin. Monatsbl. f. Augenheilk. IX. S. 397.

14. Schweigger, Diskussion zum Vortrag Rothmund: Zur Pathogenese d. Iriszysten. Klin. Monatsbl. f. Augenheilk. IX. S. 405.

1872. 15. Monoyer, Epithélioma perlé ou margaritoide de l'iris. Gaz. méd. de Strassbourg, Juin. Ann. d'Ocul. LXVII. p. 249.

16. Rothmund, Über Zysten der Regenbogenhaut. Klin. Monatsbl. f. Augenheilk. X. S. 189.

1873. 17. van Dooremaal, Die Entwicklung der in fremden Grund versetzten lebenden Gewebe. v. Graefes Arch. f. Ophth. XIX, 3. S. 359.

1874. 18. Berger, Ophthalmologische Mitteilungen aus d. Rothmundschen Klinik.

19. Sattler, Zur Kenntnis der serösen Iriszysten. Klin. Monatsbl. f. Augenheilk. S. 127. Zilien in Vorderkammer. Anm. S. 148.

1875. 20. Pufahl, Zilien im Augeninnern. Zeitschr. f. prakt. Med.

1876. 21. Robertson, Report of the case of a patient in whom a filamentous body was present in the anterior chambre of the eye. Rep. of the fifth Int. Congr. 1876. p. 256.

1877. 22. Schubert, Über Fremdkörper in der vorderen Augenkammer. Inaug.-Diss. Berlin.

1878. 23. Fränkel, Zilien in der vorderen Kammer. Klin. Monatsbl. f. Augenheilk. S. 127.

24. Friedinger, Fremde Körper im menschlichen Auge. Wiener med. Wochenschr. S. 352.

25. Delacroix, Des corps étrangers libres dans la chambre antérieure. Union méd. du Nord-Est. No. 3.

1884. 26. Giraud Teulon, Des Kystes de l'iris. Bull. de méd. Soc. de chir. de Paris. Le Progrès méd. 12. Mars. VII. p. 185.

27. Masse, Des Tumeurs perlées de l'iris. Recueil d'Opht. p. 394 et 477.

1881. 28. **Masse**, De la formation par greffe des kystes et des tumeurs perlées de l'iris. Gaz. hebd. de Bordeaux I. p. 578 et 611. Compte rend. Ácad. Paris. XCII. p. 797.

1882. 29. **Landmann**, Über die Wirkung aseptisch in das Auge eingedrungener Fremdkörper. v. Graefes Arch. f. Ophth. XXVIII, 2. S. 153. 162.

30. **Williamson**, Eyelashes in the anterior chamber of the eye. Lancet. Sept. 23.

31. **Holmes**, Eine Augenwimper in der vorderen Kammer. (Übersetzt von Schoenemann.) Arch. f. Augenheilk. XII. p. 90.

32. **Eversbusch**, Zur Genese der serösen Iriszysten. Mitteil. a. d. königl. Univ.-Augenklin. zu München. I. S. 1.

1883. 33. **Renton**, Removal of eyelash from anterior chambre four weeks after injury, resulting in good vision. The Lancet. I. p. 819.

34. **Rockliffe**, Case of peculiar growth developing from a cilium in the anterior chamber. Brit. med. Journ. I. p. 113. Transact. of the Ophth. Soc. of the Unit. Kingd. p. 26.

35. **Brailey, Power, Nettleship**. Diskussion. Ebenda.

36. **Makrocki**, Ein Fall von Konjunktivalzyste. Klin. Monatsbl. f. Augenheilk. S. 466.

37. **Glascott**, Three cases of cilia in the anterior chamber. Lancet. I. No. 19. p. 814.

38. **Vieweger**, Über Haare im Innern des Auges. Inaug.-Diss. Bonn 1883.

1884. 39. **Griffith**, Epithelial growth in the anterior chamber. Brit. med. Journ. I. p. 860.

40. **Franke**, Über Fremdkörper der Vorderkammer und Iris. v. Graefes Arch. f. Ophth. XXX, 1. S. 224.

1885. 41. **Samelsohn**, Zu dem Verhalten von Zilien in der Vorderkammer. Zentralbl. f. prakt. Augenheilk. S. 363.

42. **Masse**, Kystes, tumeurs perlées et tumeurs dermoïdes de l'iris. Paris. Masson.

1887. 43. **Dujardin**, Un cil dans la chambre antérieure. Journ. des scienc. méd. de Lille. No. 11. p. 10.

44. **Peschel**, Rapporto sui servizi oculistici etc. Ref. Zentralbl. f. prakt. Augenheilk. S. 112.

1888. 45. **Monti**, Tre casi di traumatismi oculari. Riforma med. Roma. IV. p. 1113.

46. **Peters**, Über Iriszysten.. Tagebl. d. 61. Vers. d. Naturf. Köln. S. 212.

1889. 47. **Meyer, F.**, Keratitis bullosa an einem Auge, in dessen vorderer Kammer zwei Zilien 13 Jahre ohne Reaktion verweilt hatten. Zentralbl. f. prakt. Augenheilk. XIII. S. 1.

48. **Collins**, Penetrating wound of the globe with eyelash in the anterior chamber. (Ophth. Soc. of the Unit. Kingd. June 13th.) Ophth. Rev. p. 222.

49. **Lindner**, Drei seltene Fälle von Augenverletzungen. Wiener med. Wochenschr. Nr. 38 u. 39.

1890. 50. **Helfrich**, Case of a hair in the anterior chamber. Journ. of Ophth. Otol. New York. II. p. 42.

1891. 51. **Argyll Robertson**, Case of wound of the sclerotic with penetration of eyelashes into the anterior chamber. Brit. med. Journ. 29. Aug. p. 473.

52. **Clarke**, Eyelash in the anterior chamber. (Ophth. Soc. of the Unit. Kingd. 7. May.) Ophth. Review. p. 190.

52a. **Lawford**, Eyelashes in the anterior chamber. Ophth. Rev. p. 190.

1892. 53. **Korn**, Über Iriszysten und Zilien in der Vorderkammer. Korrespondenzbl. d. allg. ärztl. Vereins f. Thüringen. XXI. S. 309. Inaug.-Diss. Jena.

1892. 54. Hirschberg, Einführung in die Augenheilkunde. I. S. 60. Leipzig. Thieme.

55. Valude, Introduction des cils dans la chambre antérieure de l'œil. France méd. 2. déc. No. 49.

56. Treacher Collins and Richardson Cross, Two cases of epithelial implantation cyst in the anterior chamber after extraction of cataract. Transact. of the Ophth. Soc. of the Unit. Kingd. XII. p. 175.

1893. 57. Wintersteiner, Vorstellung eines Patienten in der k. k. Ges. d. Ärzte zu Wien.

58. Blessig, Über die Verletzungen des Auges. Mitteil. aus d. Petersburger Augenheilanstalt. Heft 4. S. 28.

1894. 59. v. Hippel, Über Siderosis bulbi und die Beziehungen usw. v. Graefes Arch. f. Ophth. XL, 1. S. 123.

60. Gepner, Zwei Fälle von Iriszysten. Medycyna. No. 1.

61. Leviste, Présence d'un cil dans la chambre antérieure pendant douze ans. Ann. d'Ocul. T. CXII. p. 208.

62. Müller, Über Zilien in der Vorderkammer und spontane Ausstoßung derselben. Wiener klin. Wochenschr. VII. S. 231.

63. McGillivray, Notes on a case of implantation of eyelash in the anterior chamber for eighteen months. Transact. of the eigth Intern. Ophth. Congress. Edinburgh.

1895. 64. Issekuts, Beobachtungen aus der Praxis. Szémészet. No. 6. Zilien in der vorderen Kammer.

1896. 65. Schwarz, E., Ein Fall einer Zilie in der Vorderkammer und deren histologische Veränderung. Beiträge zur Augenheilk. Heft 23. S. 50. (III. Bd. S. 218.)

66. Groß, Kasuistische Mitteilungen. 1. Zilien in der vorderen Kammer. (Sitzungsber. d. königl. Gesellsch. d. Ärzte in Budapest.) Wiener med. Presse. Nr. 49.

1898. 67. Ginsburg, Ophthalmologische Beobachtungen. 1. Einige Wimpern unter der Augapfelbindehaut. 2. Eine Wimper in der Vorderkammer. Westnik Ophth. XV. S. 32.

68. Volk, Inaug.-Diss. Gießen.

1899. 69. Ketterl, Über zwei Fälle von Zilien in der vorderen Augenkammer. Inaug.-Diss. München.

70. Praun, Die Verletzungen des Auges. Wiesbaden. S. 241. Beobachtung von Weber.

71. Schwarz, E., Über Fremdkörperriesenzellen um Zilien im Bulbus. v. Graefes Arch. f. Ophth. XLVII. S. 68.

72. Métaxas, Corps étranger (cils) de la chambre antérieure gauche. Ann. d'Ocul. CXXI. p. 116.

73. Schwarz, E., Ein Fall von Zilie in der Vorderkammer. Wiener klin. Wochenschr. S. 267.

1900. 74. Lagrange, Contribution à l'étude des kystes de l'iris. Arch. d'Opht. XX. p. 272.

75. Kimpel, Ein Fall von zystischer Epithelgeschwulst in der vorderen Kammer. Klin. Monatsbl. f. Augenheilk. XXXVIII. S. 252.

76. Wintersteiner, Über traumatische Iriszysten. Ber. über d. 28. Vers. d. Ophth. Ges. Heidelberg. S. 4 u. 176.

1901. 77. Fehr, Wimpern in der vorderen Augenkammer. (Berliner Ophth. Ges.) Zentralbl. f. prakt. Augenheilk. S. 205.

78. Rübel, Zilie, implantiert an der vorderen Fläche der Iris. Wochenschr. f. Therap. u. Hyg. d. Auges. Nr. 15.

1903. 79. Dunn, Entfernung einer Augenwimper aus der vorderen Kammer. Arch. of Ophth. XXXI. Übersetzt im Arch. f. Augenheilk. XLIX. S. 233.

80. Jerusalimsky, Ophthalmologische Kasuistik. Westnik Ophth. XX, 1.

1903. 81. Ramsay, Penetrating injury of the eye, with three lashes in the anterior chamber. Glasgow med. Journ. March. Revue génér. d'Opht. 1904. p. 37.

1905. 82. Gesang, Über Wanderung von Fremdkörpern im Auge und Spontanausstoßung derselben. Wiener klin. Wochenschr. S. 110.

83. Bedell, Corneal laceration with cilia in the anterior chamber. Pupillary occlusion. Ann. of Ophth. January. Revue génér. d'Opht. p. 357.

84. Cassimatis, Considérations sur les corps étrangers de l'œil. Arch. d'Opht. XXV. p. 162.

85. Wallner, Ein klinisch-pathologisch-anatomischer Beitrag zur Lehre von den Zysten der Regenbogenhaut. Inaug.-Diss. München.

86. Silva Rafael, Zur Histologie der Irisperlen. Klin. Monatsbl. f. Augenheilk. XLIII, 2. S. 430.

1906. 87. Hummelsheim, Zilie in der vorderen Augenkammer. Deutsche med. Wochenschr. S. 284.

88. Früchte, Über Iriszysten, besonders ihre Therapie. Klin. Monatsbl. f. Augenheilk. XLIV. (N. F. II.) S. 42.

89. Roll, Eine Zilie in der Vorderkammer. (Ophth. Soc. of the Unit. Kingd.) Klin. Monatsbl. f. Augenheilk. XLIV. (N. F. I.) S. 270.

90. Königstein, Zilie auf der Iris seit 20 Jahren. (Ophth. Ges. zu Wien.) Ber.: Zentralbl. f. prakt. Augenheilk. S. 231.

1907. 91. Lauber, Zwei Fälle von Zilien in der Vorderkammer. (Ophth. Ges. Wien.) Ber.: Zentralbl. f. prakt. Augenheilk. S. 232.|

92. Lang, Über Zilien im Auge, nebst Mitteilung je eines Falles von Spontanausstoßung einer Zilie aus der vorderen Kammer und aus dem Glaskörper. Inaug.-Diss. Rostock.

1908. 93. Faber, Zilien in der Vorderkammer. (Niederländ. Ophth. Ges.) Ber.: Klin. Monatsbl. f. Augenheilk. 1909. XLVII. (N. F. VII.) S. 336.

94. Márquez, Wimpern in der vorderen Kammer. (Span.-amerik. Ophth. Ges.) Ber.: Klin. Monatsbl. f. Augenheilk. XLVI. (N. F. VI.) S. 329.

95. Franke, Perforierende Hornhautverletzung mit Eindringen einer Zilie in die vordere Kammer. Münchener med. Wochenschr. S. 998.

96. Hirschberg, Traumatische Einpflanzung einer Wimper, umschriebene eitrige Iritis, Heilung durch Ausziehung der Wimper und Irisausschneidung. Zentralbl. f. prakt. Augenheilk. S. 2.

1910. 97. Paderstein, Zilien in der vorderen Augenkammer. Zentralbl. f. prakt. Augenheilk. S. 18.

98. Tertsch, Zilien in der vorderen Augenkammer. (Ophth. Ges. Wien.) Zeitschr. f. Augenheilk. XXIII. S. 473.

99. Rubbrecht, Eindringen von Zilien in die vordere Kammer. (Soc. belg. d'Opht.) Ber.: Klin. Monatsbl. f. Augenheilk. XLIX. (N. F. XI.) S. 114.

1911. 100. Alexander, Zilie in der Vorderkammer. Münchener med. Wochenschr. 1912. S. 57.

101. Schultz-Zehden, Veröffentl. d. Hufeland-Ges. II. S. 13.

1912. 102. Guzmann, Zilie in der Vorderkammer. (Wiener Ophth. Ges.) Ber.: Klin. Monatsbl. f. Augenheilk. L. (N. F. XIV.) S. 375.

1915. 103. Cantonnet, Blessures de guerre. Pénétration de cils dans la chambre antérieure. Arch. d'Opht. XXXIV. p. 693. 695.

1916. 104. v. Szily, Atlas der Kriegsaugenheilkunde. Enke, Stuttgart. S. 392.

105. Small, Cilia in the anterior chamber. Ophth. Record. p. 85.

1917. 106. Mendelssohn, E. Fr., Zwei Fälle von Fremdkörperverletzung in der vorderen Kammer des Auges. Inaug.-Diss. Heidelberg.

107. Steindorff, Wimpern in der Hornhaut und der vorderen Kammer. Klin. Monatsbl. f. Augenheilk. LIX. S. 636.

Fremdkörper in der Linse.

§ 206. Die Fremdkörper nehmen ihren Weg in die Linse meist durch die Hornhaut, seltener durch die Sklera. Beim Eindringen im Bereich der Hornhaut können sie entweder im freien Pupillargebiet oder nach Durchschlagen der Iris in die Linse gelangen. Im letzteren Fall findet sich meist eine Lochwunde der Iris, seltener wird der Pupillarrand eingerissen. Beim Eintritt durch die Sklera wird der Ziliarkörper meist mit verletzt. Kleinste Partikelchen, wie Sand oder Pulverkörner, bleiben oft nur auf der Linsenkapsel haften, ohne in den Linsenkörper einzudringen. Im übrigen dringen die Fremdkörper nach Perforation der Linsenkapsel verschieden tief in die Linse ein. Man muß dabei unterscheiden zwischen den Fremdkörpern, die ganz innerhalb des Linsenkapselsackes stecken und denen, die zum Teil aus der Linse hervorragen, sei es, daß sie nur mit ihrem vorderen Ende in die Linse eingedrungen sind, sei es, daß der in die Linse eingedrungene Fremdkörper die Linsenkapsel zum zweiten Male, meist in ihrem hinteren Abschnitt, durchschlagen hat und mit seinem vorderen Ende wieder aus der Linse ausgetreten ist. Die verschiedensten Möglichkeiten kommen dabei vor. Von vorn kommende Fremdkörper stecken noch zum Teil in der Iris oder ragen in die vordere Kammer vor, längere Fremdkörper können noch in der Hornhaut stecken und mit ihrem vorderen Ende in die Linse eingedrungen sein, sei es im Bereich der Pupille, sei es nach Durchstoßung der Iris. Im Linsenäquator eingedrungene Fremdkörper ragen unter Umständen in den Glaskörper oder in die hintere Kammer vor oder berühren den Ziliarkörper.

Da sich die Linse in bezug auf die chemische Wirkung der Fremdkörper, wie vorher erwähnt, vielfach anders verhält wie die gefäßhaltigen Membranen und der Glaskörper, so hat es auf Befund und Verlauf großen Einfluß, ob der Fremdkörper ganz in der Linse steckt oder teilweise herausragt und mit gefäßhaltigen Teilen und dem Glaskörper in Berührung steht. Hier interessieren uns hauptsächlich die ganz innerhalb der Linsensubstanz steckenden Fremdkörper. Dabei handelt es sich naturgemäß in der Regel um kleine Fremdkörper, da eben alle größeren teilweise aus der Linse hervorragen.

Was die Art der Fremdkörper anlangt, die innerhalb des Linsenkörpers angetroffen werden, so kommen im wesentlichen dieselben Arten in Betracht, die bei den Fremdkörpern der Vorderkammer und Iris erwähnt wurden.

Bei weitem am häufigsten, in mehr als $^2/_3$ sämtlicher Fälle, handelt es sich um Eisensplitter, sodann um Stein- und Kupfersplitter, noch seltener um Glassplitter, Holzsplitter, Dornen usw. Pulverkörner können bei Explosionsverletzungen verschieden tief in die Linse eindringen, manchmal bleiben sie nur oberflächlich auf oder in der Linsenkapsel haften. Einen Zinksplitter in der Linse beobachtete GINESTOUS (1912).

KNABE (1895) berichtete **über** Eindringen eines Kohlepartikelchens in die Linse bei einem Bahnwärter, ebenso ZIMMERMANN (1911) bei einem Bahnarbeiter. Über das Steckenbleiben von Schrotkörnern in der Linse berichteten PAMARD (ZANDER und GEISSLER 1864, S. 186) und GALEZOWSKI (1876). Bleispritzer kommen bei Kriegsverletzungen in der Linse vor, die, ohne Trübung zu verursachen, selbst jahrelang reizlos vertragen werden (z. B. BÖHM 1916, WINKLER 1919). Auch Zilien können bis in die Linse mitgerissen werden und dort liegen bleiben (z. B. SAMELSOHN 1885, LINDNER 1889).

Über eine seltene Verletzung berichtete CHALUPECKY (1895). Beim Bersten eines mit Minium gefüllten Fasses wurde eine Menge farbigen Pulvers gegen das Auge geschleudert; die Kornea und Iris wurden durchtrennt und das Pulver blieb in der vorderen Linsenkapsel haften. Dort fanden sich zwei intensiv rot gefärbte Flecken, sowie rote Färbung in der Linsensubstanz. Die Iris zeigte eine rostfarbene bis grünliche Verfärbung.

Von den nur teilweise in der Linse steckenden Fremdkörpern seien einige seltene erwähnt:

SPIERER (1891) berichtete über einen Knochensplitter, der sich durch die Iris bis in die Linse eingespießt hatte und im Verlauf von 2 Jahren spontan resorbierte. Daß die Stacheln von Kastanien bis in die Linse vordringen, wurde z. B. von ROBERT (ZANDER und GEISSLER 1864), GAYET (1898) erwähnt (vgl. S. 1442).

Das Verweilen von Fremdkörpern in dem Linsenkörper gehört immerhin schon zu den selteneren Fremdkörperverletzungen.

WEIDMANN (1888) führte in seiner Zusammenstellung von Fremdkörpern aus der Züricher Klinik 13 Fälle von Fremdkörpern in der Linse an; 9mal handelte es sich um Eisensplitter, 1mal um einen Holzsplitter und 3mal war die Natur unbekannt. Ich verweise ferner auf die Zusammenstellungen der Fremdkörperverletzungen aus der Gießener Klinik von VOLK (1898) und HERMJOHANKNECHT (1905). BADAL (1904) fand unter 34 Fällen von Cataracta traumatica 7mal einen Fremdkörper in der Linse.

Befund und Verlauf. Der Befund gestaltet sich verschieden je nach der Größe, dem Sitz und der Art des Fremdkörpers, sowie je nach dem Weg, auf dem er in die Linse eindrang. Hinsichtlich der Linsenverletzung und ihrer klinischen und anatomischen Folgen kommt hier alles das in Betracht, was für die traumatische Katarakt nach perforierender Verwundung der Linse zutrifft und in § 183 S. 1077 ff. näher erörtert ist, nur daß als weitere Komplikation der Fremdkörper in der Linse haftet.

Handelt es sich um die Verletzung durch kleine Fremdkörper, die die Hornhaut glatt durchschlagen haben, so schließt sich die Hornhautwunde oft unmittelbar, ohne daß selbst das Kammerwasser abfließt. Bei etwas größeren oder zackigen Splittern dagegen fließt das Kammerwasser ab, und man erhält in frischen Fällen den charakteristischen Befund einer perforierenden Verletzung. Beim Eingedrungensein großer, zackiger Splitter kann die Hornhautwunde klaffen, die Iris vorn mit der Hornhaut und hinten mit der Linse verkleben und die Linsenverletzung mit ihren Folgen sich unmittelbar bemerkbar machen. Während auch bei kleinsten, im Pupillarbereich in die Linse eintretenden Fremdkörper sofort eine gewisse Sehstörung auftritt, können kleine peripher, durch Hornhaut und Iris eindringende Fremdkörper das Sehvermögen anfangs nicht schädigen und sonst so geringe Erscheinungen machen, daß sich die Verletzten der Verletzung kaum bewußt werden und manchmal erst später durch Zunahme der Linsentrübung und auftretende Sehstörung oder durch Entzündung auf ihr Augenleiden aufmerksam werden.

War die Iris durchschlagen, so findet sich anfangs an der Iriswunde eine kleine Blutung, später erkennt man die kleine Irisgewebsdurchtrennung und eine Verwachsung dieser Stelle mit der Linsenkapselwunde.

Von dem Grade der anfänglichen Linsentrübung und dem Sitz des Splitters hängt ab, ob er anfangs sichtbar ist oder nicht. Kleine oberflächlich sitzende und nur von umschriebener, wenig dichter Linsentrübung umgebene Fremdkörper können ohne weiteres erkannt werden, beim Eingedrungensein durch die Iris und peripherem Sitz manchmal erst nach Erweiterung der Pupille. Bei vorhandener stärkerer Synechie und ganz peripherem Sitz kann der Nachweis kleiner Fremdkörper unmöglich sein. Durch rasch zunehmende Linsentrübungen können Fremdkörper, zumal bei tieferem Sitz, bald dem Blick entzogen werden, in anderen Fällen gelingt es trotz diffusser Trübung ihn durch seine Eigenfarbe oder metallischen Glanz abzugrenzen und noch zu erkennen. Bei peripherem saturiertem Wundkanal kann aber ein starker Reflex der Linsentrübung einen Fremdkörper vortäuschen.

Verhalten der Linse. Die unmittelbare Folge des Eindringens eines Fremdkörpers in die Linse ist eine umschriebene Verletzung der Linsenkapsel, der Linsenfasern und eine anfangs umschriebene Linsentrübung, eine traumatische Katarakt. War der Fremdkörper aseptisch, so hängt das weitere Verhalten der Linse zunächst ab von der Größe und Lage der Linsenkapselwunde, der Größe und dem Sitz des eingedrungenen Fremdkörpers. Ist der Fremdkörper klein und schließt sich die Kapselwunde schnell, so entsteht nur eine umschriebene Trübung im Wundkanal und in der Umgebung des Fremdkörpers. Am günstigsten verhalten sich kleine periphere, durch die Iris eingedrungene Fremdkörper, da sich dabei die Linsenkapselwunde durch Verkleben mit der Iris schnell schließt und das Eindringen von Kammerwasser verhütet wird. Der Befund und das Verhalten der Linsentrübung gleichen ganz denen bei einfachen Stichverletzungen. Weiterhin kann in diesen Fällen die Linsentrübung umschrieben bleiben, auch kann sich die anfängliche Trübung aufhellen, teilweise oder fast ganz zurückgehen.

Beim Verweilen eines Fremdkörpers innerhalb der Linse nimmt meistens die anfangs partielle Katarakt doch nach und nach zu und führt zu Totalkatarakt, manchmal erst nach Monaten, manchmal erst nach Jahren. In den Fällen, in denen die Linsentrübung partiell und stationär

bleibt, handelt es sich um kleine Fremdkörper und peripheren oder oberflächlichen Sitz. Auch das Lebensalter spielt, wie v. ARLT (1875) hervorhob, eine Rolle, da jugendliche Individuen die Verletzung besser vertragen.
Ebenso hat die chemische Natur eine Bedeutung, worauf wir zurückkommen. Werden kleine Fremdkörper aus der Linie extrahiert, so kommt
es meist auch zu Totalkatarakt, doch bei geringer Größe des Splitters und
baldigem Kapselschluß kann die Linsentrübung stationär bleiben und sich
sogar merklich aufhellen, selbst fast verschwinden, dementsprechend das Sehvermögen wieder zunehmen. Aber es kommt auch vor, daß nach längerer
Zeit des Stillstandes und der Rückbildung diese Linsen doch noch katarak-
tös werden. Diese Fälle haben große Bedeutung für die Begutachtung, da
sie eine Spätfolge des Unfalles darstellen.

Bei größeren, zumal im Bereich des Pupillargebietes eingedrungenen
Fremdkörpern und entsprechend großen, sich nicht bald schließenden
Kapselwunden kommt es stets zum schnellen Eintritt des Kammerwassers
und rasch zunehmender Linsentrübung. Der Befund gleicht ganz dem der
analogen traumatischen Katarakt nach Stich- oder Schnittverletzung. Die
Linsenfasern quellen rasch auf und treten aus der Kapsel vor. Innerhalb
weniger Tage kommt es zu Totalkatarakt, die vorgefallenen Massen resorbieren sich. Bei stark quellender Linse kann der Fremdkörper aus dem
Kapselsack herausgeschoben werden und in die vordere oder hintere
Kammer geraten, ein Vorkommnis, über das schon v. GRAEFE (1855) und
SICHEL (Ann. d'ocul. XIII. S. 193, ref. ZANDER u. GEISSLER 1864, S. 189)
berichteten. Je nach der chemischen Natur kann zumal bei Zündhütchensplittern dadurch komplizierende Entzündung veranlaßt werden.

Sind große Teile der Linse resorbiert, so kann der Fremdkörper in
der verkleinerten Linse in Star- und Linsenkapselresten eingeschlossen
bleiben. Kommt es zu vollständiger Resorption der Katarakt, so kann
der Splitter in die vordere oder hintere Kammer übertreten (z. B. TOPO-
LANSKI 1895) oder in den Glaskörper gelangen (WADSWORTH [ZANDER und
GEISSLER 1864, S. 175]).

Fälle von teilweiser Aufhellung der Linsentrübung bei verweilendem Fremdkörper sind vielfach beobachtet worden. Schon ZANDER und GEISSLER (1864)
führten entsprechende Beobachtungen an von DESMARRES bei Eisensplitter in der
Linse und von PAGENSTECHER bei einem Fall von Zündhütchen in der Linse.

VOSSIUS (1880) fand bei einem Hufschmied einen punktförmigen metallischen Fremdkörper am hinteren Pol mit etwas dichterer Trübung in seiner
Umgebung und diffuser Trübung in der hinteren Kortikalis. Die Linsentrübungen
hellten sich stetig auf, das Sehvermögen stieg auf Fingerzählen in 20 Fuß und
nach 1 Monat auf $^{20}/_{50}$.

ISCHREYT (1907) beobachtete zwei kleine Kupfersplitter in der Linse und
Aufhellung der Linsentrübung nach 14 Tagen.

Weitere Fälle sind u. a. mitgeteilt von MILLIKIN (1892), MILLS (1903),
BLAGOWESCHTSCHENSKY (1910), BIRKHÄUSER (1918). BACHSTEZ (1916) fand mehrere

kleine Fremdkörper unbekannter Natur in der ungetrübten Linse bei $S = {}^6/_{18}$, die 7 Jahre zuvor nach Zerspringen eines Jagdgewehrs eingedrungen waren.

Fälle von Wiederaufhellung der Linsentrübung nach Durchquerung der Linse durch kleine Fremdkörper sind ebenso wie die nach Stichverletzung der Linse in § 183 S. 1082 und 1083 erwähnt. Vgl. § 207 S. 1539.

Fälle, in denen nach der Extraktion kleiner Splitter aus der Linse die Trübung umschrieben blieb, sich wieder aufhellte und das Sehvermögen. entsprechend sich besserte oder gut blieb, sind u. a. mitgeteilt von Vossius (1880), Sergiewsky (1902), Feilke (1903), Sacher (1901), Elschnig (1910, 1911, 1913), Vossius (1909), Marx (1909), Machek (1911) und Wibaut (1913, Aufhellung mit Refraktionsänderung bei einem 41jährigen Mann).

In dem Sacherschen Fall war ein 2 mm langer Eisensplitter bis in die Nähe der hinteren Kapsel eingedrungen und hatte nach 18 Tagen keine Katarakt verursacht. Die Extraktion erfolgte auf demselben Wege durch den Riesenmagneten, kombiniert mit Einführung des Handmagneten. Es bestand umschriebene Linsentrübung, nach 2 Jahren erwies sich die Linse bei S $^2/_3$ klar bis auf eine äußere Kapselkatarakt und eine zarte vordere und hintere Kortikaltrübung.

Krämer (1914) berichtete über typischen Perinuklearstar bei einem Mann, dem 22 Jahre zuvor ein Metallsplitter extrahiert war.

In dem Feilkeschen Fall aus der Eversbuschschen Klinik (1903) war ein mohnkorngroßer Eisensplitter durch die Hornhautmitte in den Linsenpol eingedrungen und 3 Stunden nach der Verletzung vermittels der kombinierten Magnetextraktion entfernt. Das anfangs auf Fingerzählen in 2 m herabgesetzte Sehvermögen hob sich. Linsenfasern quollen nicht vor. Nach 8 Monaten bestand nur eine ganz kleine umschriebene Linsentrübung mit S $^2/_3$ und nahezu 1 unter Benutzung eines stenopäischen Spaltes. Zur Beförderung der glatten Heilung ohne Linsentrübung war 8 Tage lang Binokulus zur Ausschaltung jeder akkommodativen Gestaltsveränderung der Linse ausgeführt.

Daß bei einem derartigen günstig verlaufenen Fall später doch noch Totalkatarakt auftreten kann, beobachtete ich bei einem Schlosser, der nach Extraktion eines kleinen Eisensplitters nur eine umschriebene Trübung mit Kapselnarbe und so gutem Visus zurückbehalten hatte, daß die anfängliche Rente in Wegfall kam. Etwa 12 Jahre später trat an diesem Auge Totalkatarakt auf, während das andere Auge intakt geblieben war. Dem Manne wurde wegen dieser Spätfolge wieder Rente zugesprochen.

War der Fremdkörper infiziert, und davon hängt, wie bei allen perforierenden Verletzungen, in erster Linie der weitere Verlauf der Verletzung ab, so können alle möglichen Formen der infektiösen Entzündung entstehen (vgl. § 19 und 20). Bei milderer Infektion und günstig verlaufender Entzündung können alle die Folgezustände der Cataracta traumatica accreta complicata auftreten, wie sie bei der traumatischen Katarakt durch Verwundung näher angeführt sind (§ 183). Daselbst wurde ferner bereits auf die besonders interessanten Fälle von primärer Linseninfektion, bei der die Mikroorganismen bei der Verletzung in die Linse hineingebracht werden, ohne die Hornhautwunde zu infizieren, hingewiesen (S. 1085). Mehrere der dort erwähnten Fälle waren durch infizierte Fremdkörper veranlaßt (Samelsohn 1892, Diehl 1899 aus der Jenaer Augenklinik).

Für den weiteren Verlauf der Verletzung ist sodann von Bedeutung die chemische entzündungerregende Eigenschaft der Fremdkörper. Wie bereits in früheren Paragraphen erwähnt, erweist sich das gefäßlose Linsengewebe gegen die in ihm eingebetteten Fremdkörper bei weitem toleranter als die gefäßhaltigen Gewebe und erschwert das Zustandekommen der chemischen schädlichen Wirkung, wie vor allem das Verhalten der Kupfersplitter in der Linse beweist. Aber die chemische schädliche Wirkung bleibt nicht aus und das gilt besonders für die am häufigsten vorkommenden Eisensplitter in der Linse, die allmählich zu einer anfangs auf die Linse beschränkten, dann aber allgemeiner werdenden Siderosis führen. Das Wesentlichste über das Verhalten der wichtigsten Fremdkörpergruppen beim Verweilen in der Linse wurde bereits in §§ 195—198 angeführt.

Eisensplitter in der Linse. Ist ein Eisensplitter in der Linse stecken geblieben, so kommt es im weiteren Verlauf fast ausnahmslos nach kürzerer oder etwas längerer Zeit, meist im Verlauf von einigen Monaten, zur Totalkatarakt. Nur wenn kleinste Körnchen oberflächlich sitzen oder in der Kapselnarbe eingeschlossen sind, kann die Linse klar bleiben (z. B. ELSCHNIG 1910, BLAGOWESCHTSCHENSKY 1910). MARX (1909) berichtete über Eingedrungensein eines Eisensplitters in die Linse, Extraktion mittels Riesenmagneten und völliges Klarbleiben der Linse. Das Ausbleiben einer Katarakt hing hier zusammen mit Fibringehalt des Kammerwassers durch Entzündung. SHAHAN (1916) beobachtete ebenfalls volle Sehschärfe nach Extraktion eines Splitters aus der Linse.

Beim Verweilen eines Eisensplitters in der Linse kommt es sodann weiterhin zu charakteristischen siderotischen Veränderungen, die bereits in § 196 ausführlich geschildert wurden und worauf ich hier verweise. Die Siderosis bleibt nicht auf die Linse beschränkt, sondern erstreckt sich auch auf die Umgebung, vor allem frühzeitig auf die Iris, aber auch auf die Tiefe. Bei Eisen in der Linse kommt es zur gelblichen Verfärbung der Linse, am intensivsten in der Umgebung des Splitters, zu diffuser Eisenimprägnierung des kataraktösen Linsenkörpers und oft zum Auftreten des Rostkranzes. Wichtig ist aber, daß analoge Linsensiderosis ebenso ohne Verletzung der Linse bei Fremdkörpern in der Umgebung derselben vorkommt.

Nach SATTLER (1899) werden die Linsen (Eisenkatarakte), die längere Zeit ($^1/_2$ Jahr lang oder länger) einen Eisensplitter beherbergen, dichter und fester, so daß sie selbst bei jugendlichen Individuen mit großem Schnitt operiert werden müssen.

ELSCHNIG (1910) konnte auf Grund von vier Eisenstaren, die er operiert hatte, diese harte Konsistenz der Eisenkatarakte nicht bestätigen. Vielmehr können Eisenstare selbst bei mehr als halbjährigem Bestehen eine beträchtliche Erweichung der ganzen Linse, ja partielle Verflüssigung der Rinde aufweisen. ELSCHNIG hielt deshalb bis zum 40. Jahre die Extraktion durch eine Lanzenwunde indiziert.

Fälle von Verrostung der Linse bei Eisensplittern in ihr sind in größerer Zahl mitgeteilt (vgl. § 196, S. 1235).

Nur ausnahmsweise bleibt bei Eisensplittern in der Linse die Trübung partiell. In einem von NOTTAGE (1899) mitgeteilten Fall wurde ein Stahlstückchen in der Linse zufällig gefunden bei partieller peripherer Linsentrübung und $S = {}^6/_{18}$; der Splitter war wahrscheinlich 32 Jahre zuvor eingedrungen.

BERGER (1887) fand einen durch Hornhaut und Iris eingedrungenen, 1 mm langen Fremdkörper, wahrscheinlich einen Eisensplitter, der seit 20 Jahren in der vorderen Kortikalis bei umschriebener Linsentrübung und $S = 1$ steckte. DE SCHWEINITZ (1899) beobachtete einen Eisensplitter nach 14 Monaten in der teilweise kataraktösen Linse und konnte ihn nach der SWEETschen Methode lokalisieren.

Ferner sind zu erwähnen die Fälle von FEILKE (1903), ISAKOWITZ (1906), LEWIS (1904) 6 Jahre lang, PADERSTEIN (1910) 6 Jahre, dann Entzündung.

Daß bei anfangs partieller Trübung die Totalkatarakt nachfolgt, zeigt u. a. ein von HARLAN (1899) mitgeteilter Fall, wie auch eine von mir bereits erwähnte Beobachtung von kleinem Eisensplitter in der Linse eines allein sehfähigen Auges (S. 1253).

MELLINGHOFF (1913) beobachtete, daß nach sofortiger Extraktion eines kleinsten Splitters die Linse fast $^1/_2$ Jahr klar blieb, sich dann aber schnell trübte.

Als Beispiel, daß bei langjährigem Verweilen eines Eisensplitters in der Linse Netzhautdegeneration ausbleiben kann, sei ein Fall von TACKE (1905) angeführt, der eine Linse mit Eisensplitter, welcher 35 Jahre darin enthalten war, extrahierte und $S = {}^1/_2$ erzielte. Umgekehrt zeigt ein von CRAMER (1902) mitgeteilter Fall, daß schon bald eine gewisse Schädigung der Tiefe auftreten kann. Ein Eisensplitter, der $^3/_4$ Jahr in der Linse geweilt und bereits Siderosis der Iris veranlaßt hatte, wurde extrahiert; anfangs verlief der Fall günstig, selbst die Siderosis der Iris ging zurück, doch folgte später Ablatio retinae nach.

Die Kasuistik der Fälle von Eisensplitter in der Linse ist groß, meist handelt es sich um kurze Zeit beobachtete und mit dem Magneten extrahierte Fälle. Ich verweise auf das Literaturverzeichnis am Schluß des Paragraphen, sowie auf die Literatur über Magnetoperation (§ 200).

Kupfersplitter in der Linse. Das Verhalten der Kupfersplitter in der Linse wurde bereits in § 197, S. 1266, 1279, näher erörtert. Kleine in die Linsensubstanz eingedrungene Kupfersplitter können Monate und selbst viele Jahre lang gut vertragen werden. Die Linsentrübung bleibt vielfach umschrieben, in anderen Fällen kommt es früher oder später doch zur Totalkatarakt. Daß aber die Fernwirkung nicht ausbleibt, zeigt z. B. ein von mir mitgeteilter und S. 1266 referierter Fall, in dem ein Kupfersplitter 27 Jahre reizlos im Auge vertragen war und erst nach 25jährigem Verweilen zu Totalkatarakt geführt hatte (vgl. Abb. 110a und b, S. 1265).

DOYNE (1894) erwähnte kurz einen Fall, in dem ein Zündhütchen 30 Jahre in der Linse steckte und bei dem seit 2 Jahren eine Netzhautablösung aufgetreten war.

Kasuistik. ZANDER und GEISSLER (1864) haben zahlreiche Fälle von Zündhütchensplitter in der Linse aus der Literatur zusammengestellt (PAGENSTECHER, STOEBER, STREBER, STIEVENART, JACOBS, SICHEL, CUNIER, WALTON). Eine Reihe von Fällen mit kürzerem oder längerem reizlosem Verweilen von Kupfersplittern in der Linse habe ich § 197, S. 1279 zusammengestellt. Ich verweise ferner auf einen bereits bei den Irisfremdkörpern erwähnten Fall von HOTZ (1881), bei dem ein Zündhütchenfragment 25 Jahre reizlos in der Iris und anscheinend mit seinem hinteren Ende in der Linse steckte.

Glassplitter im Innern der Linse können lange Zeit ohne jeden Schaden vertragen werden, aber doch nach längerer Zeit, selbst nach Jahren zu Totalkatarakt führen.

Laqueur (1905) teilte 2 Fälle von langem reizlosem Verweilen von Glassplittern im Auge mit. In dem ersten Fall fand er bei einem Studenten, der 5 Monate zuvor durch Explosion im chemischen Laboratorium an beiden Augen verletzt war und dessen rechtes Auge sofort enukleiert war, im linken Auge einen kleinen, durch Hornhaut und Iris eingedrungenen Glassplitter, im untersten Teil der sonst durchsichtigen Linse bei S = 1. Der Zustand hielt sich weitere $3^1/_4$ Jahre gut, dann trat langsam zunehmende Linsentrübung um den Fremdkörper auf, die zur Staroperation führte, bei der der Splitter mit entfernt wurde. Volle Sehschärfe wurde wiedergewonnen.

In dem zweiten Fall war durch Zertrümmern einer Fensterscheibe einem 21jährigen Dienstmädchen ein Glassplitter durch die Sklera in den hinteren Linsenabschnitt eingetreten und hatte nur eine feine Trübung veranlaßt bei voller Sehschärfe. Einige Monate später Zunahme der Hypermetropie und Polyopie, sowie geringe Zunahme der Linsentrübung. Nach Bericht des Arztes war das Auge nach $3^1/_2$ Jahren noch gebrauchsfähig, doch nahm Laqueur an, daß es noch zu Totalkatarakt kommen werde.

Post (1896) berichtete über einen Glassplitter in der Linse, der, mit dem Augenspiegel sichtbar, weit in den Glaskörper vorragte. Die Extraktion gelang durch Schnitt am Limbus, Iridektomie und Einführung eines Critchettschen Starlöffels durch die Zonula, wobei von hinten her der Splitter gefaßt und extrahiert wurde. Nach Resorption der Katarakt S = $^{20}/_{50}$. Claiborne (1912) fand einen 4 mm langen Glassplitter $3^1/_2$ Jahre nach der Verletzung reizlos in der nur umschrieben getrübten Linse bei S = $^{20}/_{30}$ eingeheilt.

Steinsplitter in der Linse. Aseptische Steinsplitter werden von der Linse reizlos vertragen, je nach der Größe des Splitters nimmt die anfangs partielle Katarakt doch langsam zu und führt zu Totalkatarakt, in anderen Fällen aber ist Stationärbleiben und Aufhellen der partiellen Katarakt möglich. Bei kleinsten Partikelchen, wie Sandkörnerchen, können die Linsen dauernd klar bleiben bis auf die Fremdkörperstelle.

Wirtz (1914) fand, daß nach Verletzung durch ein Stück Ziegelstein vier ziegelrote, rundliche Fremdkörper im Wundkanal der Linse haften geblieben waren, die nach Trübung der ganzen Linse langsam kleiner und dunkler wurden und schließlich ganz verschwanden. Gleichzeitig wurde die vorher hellblaue Iris grünlich und schließlich grünlichbraun wie bei Siderosis. Angenommen wurde echte Siderosis durch Verunreinigung des Tons mit Eisenoxyd, das die rote Farbe gab.

In einem aus meinem Beobachtungsmaterial von Rademacher (1908) mitgeteilten Fall steckte der Steinsplitter etwa $^1/_2$ Jahr in der partiell getrübten Linse. Das Auge war völlig reizfrei, Visus = Fingerzählen in 3 m. Es wurde abgewartet. Weitere Fälle sind u. a. mitgeteilt von Vossius (1880), Ottava (1884), Volk (1898), Hermjohanknecht (1905).

Bei Kriegsverletzungen, besonders im Gebirgskriege, wurden vielfach Steinsplitter in der Linse bei reaktionslosem Verweilen beobachtet (Loewenstein 1916).

Ebenso können Pulverkörner, die teils auf der Linsenkapsel, teils oberflächlich in der Kortikalis, seltener tiefer in der Linse vorkommen, dauernd reizlos vertragen werden. Sie veranlassen meist nur kleine umschriebene stationäre Trübungen, die teilweise zurückgehen.

Terson (1892) erwähnte z. B. 4jähriges reizloses Verweilen von Pulverkörnern in der Linse. Sodann verweise ich auf Fälle von Pooley (1871), Oliver (1892), Millikin (1892).

Erinnert sei an Versuche, die Magnus (1893) angestellt hatte. Er injizierte Ruß in Leinöl suspendiert in die Linse und beobachtete, daß die Rußpartikelchen als unlösliche Fremdkörper in der Linse liegen blieben, die Linsensubstanz in der Umgebung konnte dauernd transparent erhalten bleiben.

Holzsplitter in der Linse kommen nur selten vor, meist ragen sie bis in die Iris, wie z. B. auch der aus meinem Beobachtungsmaterial von Diehl (1899) mitgeteilte Fall, bei dem aber offenbar primäre Linseninfektion mit später auftretender, langsam zunehmender Steigerung der Entzündung vorlag, zeigt. Forlanini (1871) fand experimentell, daß Holzsplitter, die durch die Hornhaut in die Linse eingestoßen wurden, eine kürzere Zeit reizlos vertragen wurden; doch haben diese älteren Experimente aus der vorbakteriologischen Zeit keinen großen Wert.

Komplikationen. Die Komplikation mit infektiöser Entzündung wurde bereits erwähnt. Eine weitere wichtige Komplikation ist das Auftreten von Drucksteigerung (Sekundärglaukom), die in den verschiedensten Stadien des Verlaufs sich ausbilden kann, ähnlich wie bei einfacher Verwundung der Linse. Bleibt der Fremdkörper im Auge, so ist die Gefahr der Drucksteigerung erhöht, wenn durch ihn entzündliche Reizung mit abnormen Verwachsungen, Behinderung der Resorption usw. veranlaßt sind. Zumal bei Eisensplittern bewahrt die rechtzeitige Magnetoperation das Auge vor dieser Komplikation (Hirschberg 1905).

Diagnose. Die Diagnose bietet keine Schwierigkeit, wenn der Fremdkörper direkt sichtbar ist. Sein Nachweis gelingt besonders dann, wenn der Fremdkörper im Bereich der Pupille eingedrungen ist und nicht sehr tief sitzt. Die Diagnose wird erheblich erschwert, wenn der Fremdkörper hinter der Iris steckt und wenn die Linse bereits stärker getrübt ist. Beim Vorhandensein einer kleinen Hornhautwunde oder -narbe, bei entsprechendem Loch in der Iris oder Nachweis einer Kapselwunde oder -narbe, muß man stets die entsprechende Stelle am besten bei künstlicher Erweiterung der Pupille, unter Zuhilfenahme der fokalen Beleuchtung und der Lupe, absuchen und auf einen Fremdkörper fahnden, sowie sich ein dem Weg des Fremdkörpers entsprechender Trübungstreif oder Wundkanal in der Linse findet. Von dem Sitz und der Farbe des Fremdkörpers hängt es ab, ob er gesehen werden kann. Bei Vorhandensein eines getrübten Wundkanals in der Linse kann ein stärker glänzender Reflex der Linsentrübung einen Fremdkörper vortäuschen. Der Nachweis eines im Linsenkörper steckenden Fremdkörpers wird um so schwieriger, je mehr sich die Linse getrübt hat. Zuweilen gelingt es noch bei bereits diffuser Trübung ihn abzugrenzen, zumal wenn er sich durch seine Eigenfarbe abhebt. In anderen Fällen ist dagegen durch Totalkatarakt der Nachweis unmöglich gemacht, ebenso in Fällen von Pupillarverschluß.

Badal (1904) empfahl zur Diagnose bei Totalkatarakt nach Pupillenerweiterung die Durchleuchtungsapparate zu benutzen.

Bei tiefsitzenden Splittern drängt sich oft die Frage auf, ob der Fremdkörper noch vollkommen innerhalb der Linse steckt oder bereits aus der hinteren Kapsel in den Glaskörper hineinragt oder gar dicht hinter der Linse im Glaskörper gelegen ist. Flottierende Bewegungen des Fremdkörpers bei Bewegungen des Auges sprechen für Lagerung im Glaskörper, während die Splitter in der Linse unbeweglich sind. Der Nachweis von flottierenden Trübungen im Glaskörper ist von Bedeutung und weist auf Glaskörperverletzung.

Bei total getrübter Linse ist die Feststellung, ob ein Fremdkörper ins Augeninnere eingedrungen ist, ob er in der Linse steckt oder durch die Linse in die Tiefe gedrungen ist, mit allen zu Gebote stehenden diagnostischen Maßnahmen vorzunehmen. Genaue Untersuchung, Prüfung der Funktion und des Gesichtsfeldes, bei Verdacht auf Eisensplitter die Sideroskopie, ferner die Röntgenaufnahme sind notwendig. Dabei kann die Entscheidung, ob der Fremdkörper noch in der Linse steckt oder tief sitzt, besonders schwierig oder selbst unmöglich sein. Unter Umständen gibt die Röntgenaufnahme Aufschluß. So lokalisierte DE SCHWEINITZ (1899) einen seit 14 Monaten in der partiell kataraktösen Linse steckenden Stahlsplitter durch X-Strahlen nach der SWEETschen Methode, der Fremdkörper war bei normal weiter Pupille nicht sichtbar. Die Feststellung der Größe der Hornhautnarbe, der Kapsel- oder Irisnarbe gestattet einen Schluß auf die Größe des eingedrungenen Splitters zu ziehen. Nur kleinere Splitter können unsichtbar in einer Katarakt stecken.

Liegt die Verletzung längere Zeit zurück und finden sich charakteristische siderotische Veränderungen, vor allem Irisverfärbung, gelbliche oder opakbraune Verfärbung der Linsensubstanz und Rostring unter der vorderen Linsenkapsel, so läßt das mit Sicherheit die Anwesenheit eines Eisensplitters im Auge annehmen, beweist aber nicht Sitz desselben in der Linse, da dieselben siderotischen Veränderungen auch bei Eisensplittern, die außerhalb der Linse sitzen, vorkommen. Da aber die in der Linse steckenden Eisensplitter meist neben der indirekten Siderosis der Linse und Iris eine besonders starke direkte Siderosis in ihrer Umgebung veranlassen, so wird man daraufhin achten müssen und vielfach den Splitter in der Linse dadurch erkennen können, falls nicht der Splitter zu peripher steckt und die Pupille sich nicht erweitern läßt. Erwähnt sei, daß grünliche Verfärbung der Iris und gelbliche Verfärbung der Linse auch durch Hämorrhagien als hämatogene Siderosis, dagegen der charakteristische Rostkranz nur bei xenogener Siderosis vorkommen.

Zu betonen ist ferner, daß bei intraokularem Eisensplitter und Totalkatarakt die genaue Entscheidung, ob der Splitter in der Linse oder dahinter sitzt, nicht mehr so große Bedeutung hat, da der starke Magnet mit seiner Fernwirkung in diesen Fällen in erster Linie zur Entfernung zu verwenden ist.

Zündhütchensplitter in der kataraktösen Linse geben sich zuweilen durch rötlichen Glanz und rötlichgelbe Verfärbung der Katarakt zu erkennen.

Prognose. Bei aseptischen Fremdkörpern ist die Prognose relativ günstig und hängt im einzelnen Falle vor allem ab von der Größe, dem Sitz und der Art des Fremdkörpers und dem durch ihn veranlaßten Grad der mechanischen Verletzung der Linse, vor allem der Größe und dem Sitz der Linsenkapselwunde. Insofern ist allerdings die Verletzung meist eine schwere, als in der überwiegenden Mehrzahl der Fälle Katarakt, Schädigung des Sehvermögens und selbst bei glatter Extraktion des Fremdkörpers und der durch ihn veranlaßten Totalkatarakt Aphakie mit ihren Nachteilen zurückbleibt. Nur in den Fällen, in denen kleinste Pünktchen oberflächlich eintreten, oder in den Fällen, in denen Splitterchen seitlich durch die Iris eindrangen und bei denen es durch schnellen Kapselschluß nur zu umschriebener Linsentrübung kommt, kann· das Sehvermögen gut oder leidlich gut bleiben. Meist kommt es aber beim Verweilen eines Fremdkörpers in der Linse nach kürzerer oder längerer Zeit zu Totalkatarakt.

Bei längerem Verweilen von Eisensplittern besteht die Gefahr der Siderosis lentis et bulbi. Man kann deshalb auf dauerndes schadloses Verhalten nicht rechnen. Ihre Entfernung mit dem Magneten läßt sich sicher bewerkstelligen, wenn auch Totalkatarakt meist zu befürchten ist. Nur in seltenen Fällen kann nach Extraktion kleinster oberflächlicher Splitter die Linsentrübung nach der Extraktion stationär bleiben oder sich selbst aufhellen und abnehmen. Bei Eisensplittern mit anfangs partieller Katarakt und geringer Herabsetzung des Visus kann man unter Umständen zunächst einige Zeit abwarten.

Ebenso wird man bei dem Eingedrungensein kleiner Kupfer-, Stein- und Holzsplitter, Pulverkörner usw., sofern die Linsentrübung partiell und der Visus leidlich gut ist, stets abwarten; kommt es zu Totalkatarakt, so ist die Kataraktoperation mit Entfernung des Splitters auszuführen und die Prognose relativ günstig. Hinsichtlich der Komplikationen kommt prognostisch das in Betracht, was bereits bei der traumatischen Katarakt nach perforierender Verwundung in § 183, S. 1077 erwähnt wurde.

Therapie. Da die Linse gegen die chemische Wirkung mancher Fremdkörper toleranter ist, da andererseits die Fremdkörperextraktion bei partieller Linsentrübung oft rasche Zunahme der Trübung und damit rapide an die Operation sich anschließende Herabsetzung des Sehvermögens im Gefolge hat, da zudem die etwaige gleichzeitige Extraktion der partiellen Katarakt andere Gefahren, wie Drucksteigerung usw., mit sich bringt, so muß man sich vielfach zurückhaltender mit operativen Eingriffen verhalten und ganz nach Lage des Falles sich über die zweckmäßigsten Maßnahmen entscheiden, zumal wenn man den Verletzten unter Beobachtung behalten kann. Vielfach wird man operatives Vorgehen in Aussicht nehmen müssen, aber abzuwägen haben, welches der beste Zeitpunkt für die Operation ist. Die Art des Fremdkörpers, sein Sitz, der Grad der Linsentrübung und der Sehstörung, der Grad der etwaigen Irisverwachsung, Linsenquellung usw. sprechen wesentlich mit.

Da das Verweilen von Eisensplittern Gefahr der Siderosis bringt und selbst die Schädigung der Tiefe nicht ausgeschlossen, wenn auch verlangsamt ist, so wird man im allgemeinen stets die Entfernung des Splitters dringend anraten, höchstens bei der Wahl des Zeitpunktes je nach der Lage des Falles etwas abwarten können, zumal wenn die Linsentrübung umschrieben, das Sehvermögen wenig gestört ist und es sich um das einzige oder bessere Auge handelt. In den meisten Fällen ist aber möglichst baldige Extraktion mit dem Magneten das beste. So habe ich S. 1253 einen Fall mitgeteilt, bei dem einem Schlosser in sein einziges sehtüchtiges Auge ein kleiner Eisensplitter eindrang, der anfangs das Sehvermögen nur wenig herabsetzte, so daß der Mann weiter arbeiten und hohen Verdienst behalten konnte. In diesem Falle wartete ich ab, bis sich nach einigen Monaten die Katarakt komplettierte. Bei totaler oder nahezu totaler Katarakt hat man ferner je nach der Lage des Falles zu entscheiden, ob man in einer Sitzung Fremdkörperentfernung und Kataraktoperation vornimmt, oder ob man zunächst in einer Sitzung den Fremdkörper entfernt und in einer zweiten die Staroperation ausführt. Je nach dem Grad der Linsenquellung und dem Grad der Trübung, dem Sitz und der Größe des Fremdkörpers, der Wahl der Operationsmethode usw. kann man verschieden vorgehen. Die Extraktion der Eisensplitter wird in der Regel nur noch mit dem Elektromagneten ausgeführt, selten wird die Pinzette vorgezogen. Auch die Benutzung magnetisierter Instrumente ist wiederholt empfohlen, z. B. COFLER (1902).

Ich verweise im übrigen wegen der Extraktion der Eisensplitter mittels des Magneten auf § 200, S. 1382, wo die einzelnen Maßnahmen und die Wahl der Methode (starker Magnet, Handmagnet, kombiniertes Verfahren) angegeben sind. Das Vorgehen ist verschieden, je nachdem es sich um frische oder ältere Verletzungen handelt und je nach der Art und Ausdehnung der Linsentrübung usw.

ELSCHNIG (1910) hat in einem Fall von Eisensplitter in der durchsichtigen Linse, bei dem die Kapselwunde sich bereits geschlossen hatte, die operative Eröffnung der Linsenkapsel und Extraktion des Fremdkörpers mit Erhaltung der Durchsichtigkeit der Linse ausgeführt.

ELSCHNIG (1911, 1913) trat weiterhin für sofortige Extraktion von Eisensplittern in der Linse ein und stellte folgende Indikation auf, daß bei noch offener Kapselwunde jeder Eisensplitter sofort durch die Eingangspforte zu entfernen ist, daß bei schon geschlossener Kapselwunde, solange die Linsentrübung nicht zu weit vorgeschritten ist, der Versuch zu machen ist, durch das von ihm angegebene Verfahren der operativen Kapseleröffnung den Fremdkörper zu entfernen. PADERSTEIN (1913) hält die Forderung der unbedingten sofortigen Extraktion für zu weitgehend und berichtet über einen Fall, bei dem sich an sofortige Extraktion Zunahme der Linsentrübung anschloß.

AMMANN (1913) stimmte dem Vorschlag ELSCHNIGS zu. LACOMPTE (1914) empfahl in jedem Fall Versuch mit Riesenmagneten und nur beim Versagen das ELSCHNIGsche Verfahren.

Bei kleinen reizlos verweilenden Kupfer-, Stein-, Glas- und Holzsplittern in der Linse mit partieller Katarakt wird man vorläufig abwarten, bei Totalkatarakt die Entfernung des Fremdkörpers mit der Staroperation zusammen ausführen. Man operiert am besten mit einem möglichst großen Hornhautlappenschnitt an der dem Fremdkörpersitz benachbarten Stelle und mit Iridektomie, damit die Katarakt ohne jede Quetschung herauskommt und ein Zurückbleiben oder Abstreifen des Fremdkörpers vermieden wird. Bei oberflächlicher freier Lage klappt man den Lappen um und holt zunächst den Fremdkörper mit einer Pinzette heraus und läßt dann erst die Linse austreten. Je nach der Lage des Falles kommen verschiedene Möglichkeiten in Betracht, wie man am besten vorgeht.

Bei Komplikationen, vor allem bei Drucksteigerung, ist nach den in § 183, S. 1089 erörterten Grundsätzen zu verfahren.

Mit der Indikation zur Operation von Fremdkörpern in der Linse hat sich TERSON (1892) näher befaßt und einige Regeln über die Art des Vorgehens aufgestellt.

Literatur zu § 206.

1855. 1. v. Graefe, Einige außergewöhnliche Verletzungen. Fall 3. v. Graefes Arch. f. Ophth. II, 1. S. 229.
1864. 2. Zander und Geißler, Die Verletzungen des Auges. Leipzig und Heidelberg.
1871. 3. Forlanini, Studio sperimentale sulla inflammatione del cristallo. Ann. di Ottalm. I. p. 145.
       4. Pooley, Injuries of the Eye from gun-powder. New York med. Journ. September.
1875. 5. v. Arlt, Über die Verletzungen des Auges mit besonderer Rücksicht auf deren gerichtsärztliche Würdigung. Wien, Braumüller.
1876. 6. Galezowski, Sur les blessures de l'œil reçues à la chasse, etc. Bull. de l'Acad. de Méd. No. 93. p. 1015.
1879. 7. Hassenstein, Zur Kasuistik der fremden Körper in der Vorderkammer des Auges. Inaug.-Diss. München.
1880. 8. Oglesby, Cases of injury to the eye. Lancet. II. p. 131.
       9. Wolfe, Clinical lecture on traumatic cataracte and other injuries of the eye. Brit. med. Journ. I. p. 233.
      10. Vossius, Kasuistische Mitteilungen usw. Klin. Monatsbl. f. Augenheilk. S. 261.
      11. Samelsohn, Entfernung eines Eisensplitters aus der Linse durch den Elektromagneten. Berliner klin. Wochenschr. Nr. 44.

1881. 12. Carreras Aragó, Läsion der Kornea mit Cataracta traumatica und Vorhandensein eines Zündhütchensplitters in der Linse usw. Ref. Zentralbl. f. prakt. Augenheilk. S. 343.

13. Hotz, Klinische Beobachtungen. Arch. f. Augenheilk. X. S. 32.

1884. 14. Craniceanu, Cataracta traumatica partialis. Szemészet. III. Ref. Zentralbl. f. prakt. Augenheilk. S. 423.

15. Ottava, Steinsplitter in der Linse. Szemészet. III.

1885. 16. Campart, Corps étranger du crystallin. Irido-choroïdite consécutive. Enucléation. Bull. de la clin. nat des Quinze-Vingts. p. 53.

17. Hock, Fremdkörper in der kataraktösen Linse, Extraktion desselben mit einem Teile der Katarakt, Heilung mit sehr guter Sehschärfe. Wiener med. Blätter Nr. 39.

18. Minor, The removal of a bit of steel from the lens with the electric-magnet. Amer. Journ. of Ophth. II. p. 153.

19. Sédan, Note sur un corps étranger du crystallin. Recueil d'Opht. p. 734.

20. Samelsohn, Zu dem Verhalten von Zilien in der Vorderkammer. Zentralbl. f. prakt. Augenheilk. S. 363.

1886. 21. Coomes, Clinical notes of cases. Amer. Journ. of Ophth. III. p. 111.

22. Snell, Splinter of steel removed from lens capsule by electro-magnet. Med. Press and Circ. N. S. XIII. p. 452.

23. Webster, Removal of a piece of steel from the crystalline lens. Amer. Journ. of Ophth. p. 227.

1887. 24. Berger, Ein Fremdkörper durch 20 Jahre in der Linse ohne Kataraktentwicklung. Arch. f. Augenheilk. XVI. S. 287.

25. Holmes, Extraktion eines kleinen Eisenfragments aus der Vorderkammer mittels Pinzette. (Chicago Med. Soc.) Chicago med. Journ. March. Ref. Zentralbl. f. prakt. Augenheilk. S. 200.

1888. 26. Weidmann, Über die Verletzungen des Auges durch Fremdkörper. Inaug.-Diss. Zürich.

27. Dujardin, Fragment d'aiguille dans le cristallin. Journ. de sc. med. de Lille. S. 372.

1889. 28. Lindner, Drei seltene Fälle von Augenverletzungen. Wiener med. Wochenschr. Nr. 38 u. 39.

29. Eales, Foreign bodies in lens. Brit. med. Journ. S. 926.

1891. 30. Spierer, Resorption eines Knochenstückes im Auge. Klin. Monatsbl. f. Augenheilk. S. 224.

1892. 31. Millikin, Injury of the lens, with cases. Ophth. Review. p. 285.

32. Oliver, History of a case of gun-powder injuries to both corneae, irides and lenses etc. Transact. of the Amer. Ophth. Soc. Twenty-eigth meeting. p. 323.

33. Terson, Des corps étrangers du cristallin; indications de l'intervention opératoire. Arch. d'Opht. XII. p. 156.

1893. 34. Magnus, Über das Verhalten von Fremdkörpern in der Linse. Zentralbl. f. prakt. Augenheilk. S. 327.

1894. 35. Doyne, Foreign body in lens for thirty years; recent detachement of retina about two years. Transact. Ophth. Soc. XIV. p. 219.

36. Barrett, Foreign body in lens; traumatic cataract; extraction of foreign body and lens in globe. Austral. med. Journ. Melbourne. XVI. p. 157.

37. Heflebower, Foreign bodies in the crystalline lens. Cincin. Lancet-Clinic. 10. February.

1895. 38. Chalupecky, Über einen seltenen Fremdkörper in der Linse. Wiener klin. Rundschau Nr. 28—30.

39. Rivers, Report of two cases of removal of cataract and of a piece of steel of the same operation. Transact. Colorado Med. Soc. Denver. p. 64.

40. Topolanski, Fremdkörper in der Vorderkammer des Auges. Wiener med. Wochenschr. Nr. 45.

1895. 41. **Knabe**, Beiträge zur Statistik und Kasuistik der Augenverletzungen. Inaug.-Diss. Halle a. S.

42. **Rothschild**, Observations cliniques. II. Cataracte traumatique partielle à la suite de la pénétration d'un éclat de fer visible dans la partie du cristallin restée transparente. Revue gén. d'Opht. p. 102.

43. **Spencer Watson**, Case of traumatic cataract with a foreign body embedded in the lens. (Ophth. Soc.) Ophth. Review. p. 94.

1896. 44. **Bistis**, Cataracte traumatique avec corps étranger dans le cristallin opacifié. Intoxication grave par l'atropine. Clin. Opht. No. 8.

45. **Post**, Removal of a spiculum of glass from the vitreous with preservation of normal vision. Ophth. Review. p. 311.

1897. 46. **Archer**, Foreign body in the lens for 16 years, the lens remaining clear. Lancet. March. p. 803.

47. **Wagenmann**, Beitrag zur Kenntnis der Zündhütchenverletzungen des Auges. v. Graefes Arch. f. Ophth. XLIV, 1. S. 272.

1898. 48. **Mitchell**, Fragments of steel in the crystalline lens. Ophth. Record. November.

49. **Volk**, Zur Statistik der Augenverletzungen mit besonderer Berücksichtigung der Fremdkörperverletzungen. Inaug.-Diss. Gießen.

50. **Gayet**, Perforation de la cornée par les piquants de châtaignes. Ann. d'Ocul. CXXI. p. 127.

51. **Bondi**, Vollständige Linsendurchschlagung ohne folgende Katarakta, Einheilung eines Fremdkörpers bei Erhaltung der Funktion des Auges. Wiener klin. Wochenschr. Nr. 13. S. 318.

52. **Wicherkiewicz**, Zur Kasuistik der Fremdkörper in der Linse. Zentralbl. f. prakt. Augenheilk. Mai. S. 146.

1899. 53. **Nottage**, Foreign body in lens thirty-two years. Ophth. Record. p. 78.

54. **Sattler**, Über Eisenkatarakte. (Bericht über die Verh. d. IX. intern. Ophth.-Kongr. in Utrecht.) Zeitschr. f. Augenheilk. II. S. 46. Compte-Rendu. p. 433.

55. **Diehl**, Über einen Fall von Fremdkörperverletzung des Auges. Inaug.-Diss. Jena.

56. **Johnson**, Report of a case of removal of steel etc. Ophth. Record. p. 558.

57. **Harlan**, Stahlsplitter in der Linse, ohne geringste Trübung derselben. Journ. of Eye, Ear and Throat Diseases. January. Ref. Zentralbl. f. prakt. Augenheilk. S. 283.

58. **Harlan**, Nachträgliche Krankengeschichte des Falles von Stahlsplitter in der Linse ohne Linsentrübung. Journ. of Eye, Ear and Throat Diseases. October. Ref. Zentralbl. f. prakt. Augenheilk. S. 459.

59. **de Schweinitz**, Foreign body in the lens located with Röntgen rays. Ophth. Record. p. 144.

60. **Cramer**, Beitrag zu dem klinischen Verhalten intraokulärer Eisensplitter. Zeitschr. f. Augenheilk. II. S. 96.

61. **Harlan**, Splinter of iron in the eye ball. Ophth. Record. p. 143.

1900. 62. **Frank Allport**, A case of foreign body in the lens, cataract, iridectomie, removal of steel with magnet, removal of lens, intraocular hemorrhages, evacuation of hemorrhages, good results. Amer. Journ. of Ophth. p. 282.

1901. 63. **Bednarski**, Zur Kasuistik der Eisenkatarakt. Postemp. okulist.

64. **Black-Melville**, A piece of steel in the lens. Ophth. Record. p. 43.

65. **Czermak**, Fremdkörper in der Linse. Münchener med. Wochenschr. S. 612.

66. **Leplat**, Eclat de fer dans le cristallin. Sidéroscope. Revue génér. d'Opht. p. 431.

67. **Schwenk**, Successful extraction of manganese steel from the cristalline lens. Ophth. Record. p. 263.

1901. 68. **Natanson**, Extraktion eines Eisensplitters aus der Linse. (Mosk. augenärztl. Ges.) Wratsch. XXII. S. 955.

69. **Natanson**, Zur Extraktion von Eisensplittern aus der Hinterkammer
des Auges und der Linse. (Russisch.) Obospenije. LV. S. 672.

70. **Sacher**, Magnetextraktion eines Eisensplitters aus der Linse ohne
Kataraktbildung. Zeitschr. f. Augenheilk. VI. S. 292.

71. **Wagenmann**, Zur Kasuistik der Fremdkörperverletzungen des Auges.
Ophth. Klinik. Nr. 9 u. 10.

1902. 72. **Cohn**, Über Rückbildung von Cataracta traumatica. Inaug.-Diss. Freiburg i. B.

73. **Cramer**, Ein Fall von völliger Heilung der Verrostung des Augapfels.
Klin. Monatsbl. f. Augenheilk. XLII. S. 48.

74. **Sergiewsky**, Ein Fall von Durchsichtigbleiben der Linse nach Extraktion
eines Eisensplitters. (Demonstr.) Verh. d. Moskauer augenärztl. Ges.

75. **Strachow**, Ein Fremdkörper der Linse. (Demonstr.) Vers. d. Moskauer
augenärztl. Ges.

76. **Willemer**, Zur Kasuistik der Magnetextraktionen. Ophth. Klinik. Nr. 11.

77. **Natanson**, Zur Extraktion der Eisensplitter aus der hinteren Kammer
und der Linse. Zeitschr. f. Augenheilk. VII. S. 248.

78. **Hotz**, Removal of an iron chip from the iris. Ophth. Record. p. 658.

79. **Natanson**, Ein Fremdkörper in der Linse. (Demonstr.) Klin. Monatsbl.
f. Augenheilk. XL, 1. S. 513.

80. **Mazet**, Perforation de l'iris, corps étranger de la crystalloïde antérieure.
Ann. d'Ocul. CXXVII. p. 432.

81. **Cofler**, Dell' estrazione di frammenti di ferro delle parti anteriori dell'
occhio con la lancia resa calamita. Ann. di Ottalm. e Lavori della
Clinica Ocul. di Napoli. XXXI. p. 109.

82. **Bondi**, Spontane Aufhellung einer durch das Eindringen eines Fremdkörpers in den Glaskörperraum erzeugten Cataracta traumatica (Cataracta fugax). Wochenschr. f. Ther. u. Hyg. d. Auges. Nr. 29.

83. **Cramer**, Weiterer Beitrag zum klinischen Verhalten intraokularer Eisensplitter. Zeitschr. f. Augenheilk. VII. S. 144.

1903. 84. **Feilke**, Ein Fall von Entfernung eines Eisensplitters in der Linse mit
Erhaltung ihrer Durchsichtigkeit. Arch. f. Augenheilk. XLVIII. S. 242.

85. **Mills**, Aufklärung einer traumatischen Katarakt. Arch. of Ophth. XXXI.
Ref.: Arch. f. Augenheilk. XLIX. S. 234.

1904. 86. **Badal**, Diagnostic des corps étrangers du cristallin. Clin. Opht. de
Bordeaux 1903. Recueil d'Opht. p. 317.

87. **Coover**, Traumatic cataract. Ophth. Record. p. 227.

88. **Warschawsky**, Zur Kasuistik der Linsenverletzung durch Kupfersplitter.
Ophth. Klinik. Nr. 2.

89. **Lewis**, A case of foreign body remaining in the lens of the eye for
six years with the lens otherwise clear. Med. Record. p. 214.

1905. 90. **Hirschberg**, Eisensplitter in der Linse. Erblindung durch Drucksteigerung. Zentralbl. f. prakt. Augenheilk. S. 41.

91. **Cramer**, Zur Heilung der Verrostung des Auges. Klin. Monatsbl. f.
Augenheilk. XLIII. (N. F. Bd. I.) S. 757.

92. **Tacke**, Diskussion zum Vortrag Rogman über Heilung der Siderosis
bulbi. (Soc. belge d'Opht.) Zeitschr. f. Augenheilk. S. 389.

93. **Heß**, Dieses Handbuch. 2. Aufl. Bd. VI. Abt. 2.

94. **Laqueur**, Glasstückchen als Fremdkörper in der Linse. Arch. f. Augenheilk. LIII. S. 97.

95. **Hermjohanknecht**, Über Fremdkörper im Innern des Auges. Inaug.-
Diss. Gießen.

96. **Morax**, Corps étranger métallique du cristallin. Extraction avec l'électro-
aimant. Guérison sans cataracte. Ann. d'Ocul. CXXXIII. p. 122.

1905. 97. Wickert, Fremdkörper in der Linse. Szémeszet. Nr. 2.

1906. 98. Isakowitz, Die Magnetoperation am Auge. Nürnberger Ärzteverein. Erwähnt von Paderstein: Klin. Monatsbl. f. Augenheilk. XLVIII. (N. F. X.) S. 105 und LI. (N. F. XVI.) S. 693.

1907. 99. Ischreyt, Fremdkörperverletzung der Linse. Petersburger med. Wochenschrift. S. 175.

1908. 100. Rademacher, Über einige seltene Fremdkörperverletzungen im vorderen Augenabschnitt. Inaug.-Diss. Jena.

1909. 101. Marx, Eisensplitterverletzung der Linse ohne Cataracta traumatica. Klin. Monatsbl. f. Augenheilk. XLVII. (N. F. VIII.) S. 178.

102. Vossius, Ein Fall von minimalem Eisensplitter in der Linse usw. Deutsche med. Wochenschr. Nr. 1.

1910. 103. Elschnig, Zur Therapie der Eisensplitterverletzungen der Linse. Münchener med. Wochenschr. Nr. 15.

104. Blagoweschtschensky, Ein Fremdkörper in der Linse. (Moskauer Ophth. Ges.) Westnik Ophth. S. 641.

105. Paderstein, Eisensplitter in der Linse ohne Starbildung und ihre Behandlung. Klin. Monatsbl. f. Augenheilk. XLVIII. (N. F. X.) S. 105.

106. Wolff, Eisensplitterverletzung mit Cataracta traumatica. (24. Vers. d. rhein.-westf. Augenärzte.) Berliner klin. Wochenschr. S. 464.

107. Perlmann, Eisensplitterverletzung und Cataracta traumatica. (24. Vers. d. rhein.-westf. Augenärzte.) Bericht: Berliner klin. Wochenschr. S. 464.

1911. 108. Elschnig, Zur Therapie der Eisensplitter in der Linse. Klin. Monatsbl. f. Augenheilk. XLIX. (N. F. XI.) S. 35.

109. Zimmermann, Fremdkörper in der Linse. Klin. Monatsbl. f. Augenheilk. XLIX. (N. F. XII.) S. 30.

110. de Saint-Martin, Un cas de résorption totale, spontanée, d'une cataracte traumatique par corps étranger du cristallin. Ann. d'Ocul. CXLIV. p. 335.

111. Machek, Ein Fremdkörper in der Linse. Bericht über die wissensch. Sitz. d. Lemberger Ärzteges. 32. Sitzung.

112. Jackson, Foreign body in the lens. (Sect. of Ophth. Amer. Med. Assoc.) Ophth. Record. 1912. p. 35.

1912. 113. Lange, Einheilung eines Kupfersplitters in der klaren Linse. Klin. Monatsbl. f. Augenheilk. L. (N. F. XIV.) S. 554.

114. Ginestous, Corps étrangers de l'iris et du cristallin. Opht. Provinc. IX. p. 149.

115. Claiborne, A piece of glass in the crystalline lens, with description of the eye three years and a half after the accident. (Amer. Ophth. Soc. Disc.: Theobald, Ziegler, Lambert, Sweet, Beard.) Ophth. Record. p. 491. Transact. of the Amer. Ophth. Soc. XIII. p. 89.

1913. 116. Elschnig, Eisensplitter in der Linse. Klin. Monatsbl. f. Augenheilk. LI. (N. F. XV.) S. 787.

117. Ammann, Zur Frage der Behandlung der Eisensplitter in der Linse. Klin. Monatsbl. f. Augenheilk. LI. (N. F. XV.) S. 210.

118. Paderstein, Zur Literatur der Eisensplitter in durchsichtiger Linse. Klin. Monatsbl. f. Augenheilk. LI. (N. F. XVI.) S. 692.

119. Mellinghoff, Ein weiterer Beitrag zum Verhalten der Linse nach Eisensplitterverletzung. Klin. Monatsbl. f. Augenheilk. LI. (N. F. XVI.) S. 687.

1914. 120. Wibaut, Cataracta traumatica met refractie verandering tijdens de opheldaring. Nederl. Tijdschr. voor Geneesk. II. p. 1300.

121. Kraemer, Cataracta perinuclearis traumatica. (Wiener Ophth. Ges.) Bericht: Klin. Monatsbl. f. Augenheilk. LII. S. 535.

122. Wirtz, Eigentümliche Verfärbung (Siderosis?) eines Auges nach Resorption eingedrungener Ziegelsteinpartikelchen. (34. Vers. d. rhein.-westf. Augenärzte.) Bericht: Klin. Monatsbl. f. Augenheilk. LIII. S. 217.

1914. 123. Lacompte, Contribution à l'étude et au traitement des éclats de fer intracristalliniens. Ann. d'Ocul. CLII. p. 171.
1915. 124. Alter, Report of a case with a foreign body located in the lens. Ophth. Record. p. 447.
1916. 125. Böhm, Über Verletzungen des Auges durch Bleispritzer. Klin. Monatsbl. f. Augenheilk. LVII. S. 82.
126. Shahan, Removal of steel from lens; nonformation of cataract. Amer. Journ. of Ophth. p. 138.
127. Bachstez, Einheilung von mehreren Fremdkörpern in der Linse. Klin. Monatsbl. f. Augenheilk. LVI. S. 492.
128. Loewenstein, Bericht über Augenverletzungen im Gebirgskriege. Bericht über d. 40. Vers. d. Ophth. Ges. Heidelberg. S. 313.
1918. 129. Birkhäuser, Zwei bemerkenswerte Fälle von intraokularen Eisensplittern. Klin. Monatsbl. f. Augenheilk. LXI. S. 593.
1919. 130. Winkler, Weitere Erfahrungen über Bleispritzerverletzungen des Auges, insbesondere über das Dauerschicksal länger beobachteter Fälle. Zeitschrift f. Augenheilk. XLI. S. 60.

Fremdkörper im hinteren Bulbusabschnitt (im Glaskörperraum, im Ziliarkörper, in der Aderhaut, in der Netzhaut, im Optikus).

§ 207. **Vorkommen und Art der Fremdkörper.** Von Fremdkörpern, die in die Tiefe des Auges eindringen und im Glaskörperraum oder in der Augenwandung des hinteren Augenabschnittes haften bleiben, kommen in erster Linie Eisen- und Stahlsplitter in Betracht, sodann Kupferstückchen, Schrotkörner, Splitter von Glas, von Stein, seltener von Holz, Pulverkörner, Sandkörner usw. Zu den selteneren Vorkommnissen gehört, daß mitgerissene Zilien im Glaskörperraum angetroffen werden.

Bei weitem am häufigsten handelt es sich um **Eisen- oder Stahlsplitter.** In der Zusammenstellung von WEIDMANN (1888) waren unter 106 Fällen von Fremdkörpern im Glaskörperraum etwa 75 % der Fälle durch Eisensplitter und etwa 25 % durch andere Fremdkörper hervorgerufen. Die Eisensplitterverletzungen kommen vornehmlich bei männlichen Arbeitern der Eisenindustrie, sowie bei Schmieden, Schlossern und anderen Handwerkern vor, nur die sogenannten Hackensplitterverletzungen, d. h. Verletzungen durch Splitter, die beim Bearbeiten steinigen und harten Bodens, wie in Weinbergen usw., von der Hacke abspritzen, werden vorwiegend bei landwirtschaftlichen Arbeitern und Arbeiterinnen beobachtet (HORNER 1876, WEIDMANN 1888, HAAB 1894). Bei Kindern sind Eisensplitterverletzungen selten und werden beim Spielen, beim Zuschauen von gewerblichen Arbeiten usw. erworben (z. B. FISHER 1896, HIRSCHBERG 1905, 1909, BINDER 1905, aus der Jenaer Augenklinik, HÜTTEMANN 1913).

Bei den **Kupferstückchen** handelt es sich meist um Zündhütchensplitter, seltener um Drahtstücke (JESS 1918). Hauptsächlich sind Kinder betroffen. Durch Explosion von Patronenhülsen oder von Zündern gelangen auch Messingsplitter ins Auge. Während des Weltkrieges sind vielfach Verletzungen durch Kupfer- oder Messingsplitter bei Kindern und Erwachsenen durch unvorsichtiges Umgehen mit aufgefundenen oder verschenkten Zündern oder Sprengkapseln beobachtet (z. B. BIRCH-HIRSCHFELD 1915). Ich selbst habe eine Reihe derartiger Verletzungen gesehen, vielfach mit gleichzeitiger Verstümmelung der Hände.

Die Verletzungen durch Schrotkörner werden bei den Schußverletzungen abgehandelt. Durch Zerspringen von Kugeln an harten Gegenständen können abgespritzte Bleistückchen ins Auge eindringen (Schneider 1877).

Zu erwähnen sind noch einige seltenere Befunde, die meist erst nach der Enukleation erhoben wurden:

Bader (nach Zander und Geissler 1864, S. 203) fand auf der Aderhaut ein von einem Patronenverschluß herrührendes Stück Wachs, das durch Explosion eingedrungen war. Rémy (1874) berichtete über ein Knochenfragment, das mehrere Monate im durchsichtigen Glaskörper verweilt hatte, Hoering (1871) über einen in der Ziliarkörpergegend eingeschlossenen Granatsplitter. Einen Peitschenknoten fand Hutchinson jun. (1889) im Glaskörper eines enukleierten Auges, ebenso Bryant (1895), Nöldecke (1904); in einem von Vigier (1907) mitgeteilten Fall, in dem nach Peitschenhieb stürmische Panophthalmie eingetreten war, fand sich im Glaskörper ein 4 cm langes Stück Peitschenschnur; erinnert sei an eine analoge Beobachtung von Salzer (1904), bei der ein offenbar gefrorenes Stück Peitschenschnur in die Orbita eingedrungen war.

Ein 4 mm langes und 2 mm breites Stück einer Nußschale wurde von Dodd (1902) in einem Auge, das 30 Jahre zuvor beim Aufhämmern einer Nuß verletzt und wegen erneuter Entzündung enukleiert war, aufgefunden.

Steward (1894) fand ein 6 mm langes Kohlenstück in einem wegen rezidivierender Entzündung 6 Jahre nach der Verletzung enukleierten Auge. Als seltene in den hinteren Augenabschnitt eingedrungene Fremdkörper wurden nachgewiesen Stückchen von Zink (Vollert 1898, vgl. S. 1295), von Bronze (Lagrange 1894), von Glockenspeise (Priestley Smith 1892), von einer Tonpfeife (Volk 1898), von Strohhalm (Franke 1884), von Weißmetall — Legierung von Zink, Blei und Kupfer — (Hirschberg 1909).

Ich selbst (1907) habe nach Verletzung durch Explosion einer Radfahrer-Knallerbse eine zinnoberrote Masse im Glaskörper nachgewiesen und eine Abbildung dieses Befundes in Fig. 112, S. 1296 gebracht.

Mehrfach wurden Zilien im Glaskörperraum gefunden, worauf ich später zurückkomme (S. 1558). Über das Eindringen von Raupenhaaren in den hinteren Bulbusabschnitt verweise ich auf § 199, S. 1303. Über das Vorkommen einer Fliegenlarve (Rinderdasselfliege, Hypoderma bovis) im hinteren Augenabschnitt, die zu schwerer eiteriger Chorioretinitis mit Netzhautablösung geführt hatte, berichtete v. Hess (1913).

Bei den Kriegsverletzungen handelt es sich in erster Linie um Granatsplitter aus Stahl, zum Teil aus schwach magnetischem Manganstahl, sodann um Fremdkörper aus Kupfer, Messing, Aluminium, Stein, Glas, Stroh, Holz, um Pulverkörner, Bleispritzer, mitgerissene Knochenstückchen u. a.

Über Knochenstückchen im Bulbus berichtete Hertel (1916). Häufig sind Holzsplitter eingedrungen (Hertel 1916, v. Szily 1918). v. Szily (1918) fand anatomisch in einem Auge, das $1\frac{1}{2}$ Monat nach Fliegerbombenverletzung enukleiert war, einen auf der Netzhaut eingebetteten Knochensplitter. Dor (1916) erwähnte zwei Verletzungen durch Knochensplitter, die von Fingerverletzungen während des Schießens herrührten; ähnlich ist ein Fall von v. Herrenschwand (1916).

Die Größe der eingedrungenen Fremdkörper schwankt erheblich. Zumeist handelt es sich um kleine oder mittelgroße Splitter, die den Bestand des Auges durch die Schwere der mechanischen Gewebsverletzung nicht von vornherein gefährden. Diese Fälle haben klinisch und therapeutisch das größte Interesse. Seltener kommen Verletzungen durch das Eindringen ganz großer Fremdkörper vor, die dann zuweilen noch in der Wunde stecken oder zum Teil aus dem Auge hervorragen oder mit ihrem vorderen Ende bereits die hintere Bulbuswand zum zweitenmal perforiert haben und hinten zum Teil aus dem Auge herausragen. Bei diesen Verletzungen durch ungewöhnlich große Fremdkörper ist meist das Auge sofort durch die Schwere der Gewebszertrümmerung für das Sehen verloren und selbst der Form nach nicht zu erhalten. Hierher gehören Verletzungen durch große Eisen- oder Glassplitter, durch Messerklingen, Nägel, gefiederte Pfeile u. dgl. Anderseits können auch kleinste Metall- oder Steinpartikelchen durch Explosion in die Tiefe dringen.

Die Form der Eisensplitter bei Friedens- und Kriegsverletzungen zeigt wichtige Unterschiede, worauf zuerst HERTEL (1916) hinwies. Eine Nebeneinander-Abbildung von je 50 Splittern aus der Friedens- und Kriegszeit ließ leicht erkennen, daß die Friedenssplitter meist längliche Form und glatten Rand haben, während die Kriegssplitter unregelmäßig geformt, vielfach rundlich und am Rand gezackt sind, sowie Ausläufer und umgebogene Enden besitzen. Es hängt das mit der Zusammensetzung des Granatstahls und dem Zerrissenwerden der Granate durch die Sprengstoffe zusammen.

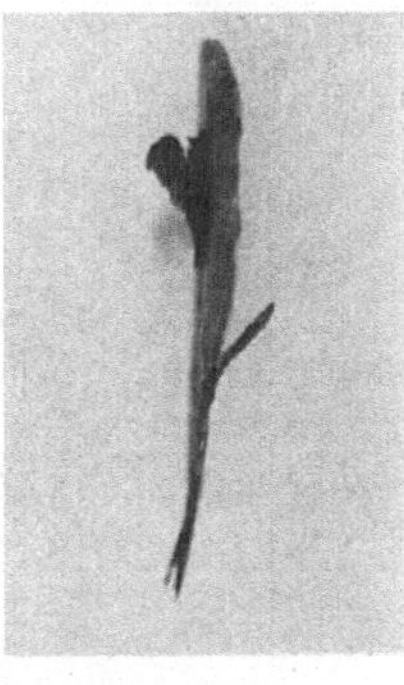

Fig. 132.

Eisensplitter mit seitlicher Aufblätterung aus dem Bulbus extrahiert. Maße 15:10 mm.

Bei den intraokularen Eisensplittern unterschied HIRSCHBERG (1899, vgl. S. 1338) kleine Splitter bis zum Gewicht von 20—30 mg, mittelgroße Splitter bis zu einem Gewicht von 150—180 mg und übergroße Splitter bei einem Gewicht von 200—500 mg und mehr.

Als Beispiele vom Eindringen übergroßer Eisensplitter seien folgende Fälle angeführt. BUSSE (1873) fand bei der Enukleation in einem Auge einen 20 mm langen und 2,5 g schweren Eisensplitter. KEYSER (1874) extrahierte mit der Pinzette einen Eisensplitter von 21 mm Länge, $10^{1}/_{2}$ mm Breite, $3^{1}/_{2}$ mm Dicke und 20 g Gewicht, HIRSCHLER (1874) erwähnte das Eindringen eines lanzenförmigen Splitters von 19 mm Länge und 3—7 mm Breite. HIRSCHBERG und VOGLER (1880) fanden einen übergroßen Splitter von 23 mm Länge und 10 mm Breite in das Auge eingedrungen, hinten war die Sklera und der Optikus verletzt und zwei Zacken ragten aus dem Auge hervor. Das Innere des am 16. Tage enukleierten Auges bestand im wesentlichen aus Blut. Weitere Fälle finden sich u. a. bei CHODIN (1880), STRZEMINSKI (1888), CASTELNAU (ref. LANDMANN 1882, S. 223).

Ich habe S. 1244, Fig. 103 ein Auge abgebildet, in dem sich ein 18 mm langer und 10 mm breiter Eisensplitter fand. Einen anderen Fall aus der Jenaer Augenklinik habe ich durch BINDER (1905, Fall XVII) mitteilen lassen, der Splitter war 15 mm lang, 10 mm breit und besaß mehrere seitliche Absplitterungen (Fig. 132).

In einem von VELANDER (1891) mitgeteilten Fall sah man bei der Vorstellung am vierten Tage nach der Verletzung durch Messerstich ophthalmoskopisch einen Teil der abgebrochenen Messerklinge im Glaskörper. Nach Dilatation der Skleralwunde wurde ein 1,5 cm langes Messerstückchen extrahiert, das Auge wurde phthisisch.

Mehrfach wurden gefiederte Pfeile, die aus Blasrohr oder Windbüchse entsandt waren, im Auge angetroffen, ebenso Pfeilspitzen von den mit Bogen abgeschossenen Pfeilen. HIRSCHBERG (1874) extrahierte aus einem vereiterten Auge eine befiederte Pfeilspitze von 32 mm Länge. Weitere Fälle sind erwähnt von MULES (1887) und CRITCHETT (1887, 1891), der 9 Monate nach der Verletzung den Blasrohrpfeil bei der Enukleation teils im Bulbus steckend, teils in die Orbita vorragend angetroffen hatte. Der Befund des Bulbusquerschnitts mit Fremdkörper wurde abgebildet (1891).

Einen relativ günstig verlaufenden Fall teilte STEINDORFF (1900) aus der HIRSCHBERGschen Klinik mit. Nach Pfeilschuß aus einer Windbüchse fanden sich bei dem 10jährigen Knaben 2 Stunden nach der Verletzung am äußeren oberen Skleralrand ein gefetzter Irisvorfall und Hämophthalmus. Aus dem Glaskörper wurde mit einer Kapselpinzette ein Pfeil in Gestalt eines Nagels mit Puschel entfernt. Der Pfeil war 25 mm lang (die Metallspitze 16 mm, der Puschel 9 mm) und wog fast 1 g. Es erfolgte Heilung mit Erhaltung von Lichtschein. Weitere Fälle sind mitgeteilt von COHN (1911), VAN DEN BOSCH (1911), BIRCH-HIRSCHFELD (1915). Ich selbst habe auch eine derartige Verletzung gesehen.

Ungewöhnlich günstig verlief eine von KRÜCKOW (1884) mitgeteilte Verletzung des linken Auges bei einem 12jährigen Knaben durch einen mit Bogen abgeschossenen Pfeil, an dessen Ende eine Stahlnadel befestigt war. Die 24 mm lange Nadel war am unteren Hornhautrand durch Iris und Zonula ohne Linsenverletzung bis zur gegenüberliegenden Skleralseite eingedrungen. Nach der Extraktion stieg die Sehschärfe bald auf $^{12}/_{15}$ mit einem dem Netzhautriß entsprechenden Gesichtselddefekt.

Ich verweise ferner auf den S. 1027 referierten Fall von FEILKE (1905) mit doppelter Perforation des Bulbus durch eine Häkelnadel, in dem sich das Kind mit der Nadel im Auge vorstellte und bei dem nach Extraktion Heilung mit voller Sehschärfe eintrat.

Zahl der eingedrungenen Fremdkörper. Meist ist nur ein Fremdkörper im Auge vorhanden, doch können in seltenen Fällen mehrere eingedrungen sein, häufiger ist dies der Fall bei Explosionsverletzungen, bei Zertrümmerung von Glas, Schrotschußverletzungen, Kriegsverletzungen u. a. Eindringende Fremdkörper können Zilien mitreißen, die beim Weg des Splitters durch die Hornhaut freilich meist dann in der Vorderkammer oder Linse liegen bleiben, aber bei Skleralverletzungen auch in den Glaskörper gelangen. In einem von mir beobachteten Fall haftete eine Zilie dem glücklich aus dem Glaskörperraum extrahierten Kupfersplitter innigst an, ebenso fand ich eine Zilie an einem eingedrungenen Schrotkorn festhaften. Eine analoge Beobachtung stammt von KRAISKEY (1902). Nur selten dagegen werden 2 metallische Splitter, zumal Eisensplitter, im Auge angetroffen. Bei den Kriegsverletzungen werden häufig mehrere zum Teil verschiedenartige Fremdkörper in ein und demselben Auge gefunden.

Schneider (1877) fand in einem Auge 4 Bleisplitter, die von einer an einem harten Gegenstand zersplitterten Kugel herstammten. Ähnlich ist ein Befund von Sichel und Gayat (Yvert 1881, S. 651). Das Vorkommen von mehreren Metallsplittern, vor allem Eisensplittern, findet sich erwähnt von: Rolland (1886), Woods (1886), Hürzeler (1895), v. Hippel jun. (1896), Bajardi (1900), Gillman (1903), Davids (1903), Takamura (1911), van der Hoeve (1913, 4 Kupfersplitter. Zuweilen war der Befund nicht ganz klar, ob mehrere Splitter isoliert bei derselben Eisensplitterverletzung eingedrungen waren. In dem Fall von v. Hippel z. B., bei dem sich 3 Eisensplitter fanden, war der Splitter vielleicht im Auge zerbröckelt. Ein von mir extrahierter Eisensplitter zeigte seitliche Abblätterungen, bei der Extraktion hätten leicht die seitlichen Blätter abstreifen können, so daß Splitter zurückblieben (s. Fig. 132). Allport (1913) fand in einem enukleierten Auge sechs Stahlstückchen, obwohl nur eine Wunde vorhanden war und das Röntgenbild nur einen großen Schatten zeigte.

Noyon (1904) fand in einem enukleierten Auge einen Eisensplitter und an einer anderen Stelle ein Stück Kesselstein.

Über das Eingedrungensein mehrerer Fremdkörper in ein Auge bei Kriegsverletzungen liegen zahlreiche Mitteilungen vor. Von Granatsplittern beobachtete Hertel (1916) als Höchstzahl 7 in ein und demselben Auge. Schnaudigel (1916) berichtete über Komplikation einer Magnetoperation dadurch, daß 3 Splitter im Auge verweilten, die 3 maligen Eingriff nötig machten. Ich selbst extrahierte in mehreren Fällen 2 Granatsplitter aus demselben Auge (vgl. Schmitt 1919).

Bahn und Sitz des Fremdkörpers. Lageveränderung und Spontanausstoßung. Doppelte Perforation der Augenwand. Die Fremdkörper nehmen ihren Weg in den hinteren Bulbusraum je nach der Lage der Eingangswunde und der Flugrichtung entweder durch Kornea, Pupille und Linse oder durch Kornea, Iris und Linse oder durch Kornea bzw. Limbus, Iris und Zonula zwischen Ziliarkörper und Linsenäquator oder durch Sklera und Ziliarkörper oder durch Sklera, Aderhaut und Netzhaut. Die Fremdkörper gelangen meist durch die freie Lidspalte ins Auge, manchmal unter Streifung und Einkerbung des Lidrands, seltener nach Durchbohrung des Lids. In vereinzelten Fällen gelangen die Fremdkörper durch Lid und Sklera in den Glaskörperraum ohne den Konjunktivalsack zu eröffnen, z. B. Harms (1906), oder von der Orbita aus (Cramer 1907). Bei Kriegsverletzungen kommt häufiger vor, daß Splitter durch die Lider oder durch die Orbitalknochen hindurch in den hinteren Bulbusraum eindringen, es können dabei selbst mitgerissene Knochenstückchen bis in den Bulbus eindringen (Hertel 1916). Die Einbruchspforte der in den hinteren Bulbusraum eingedrungenen Fremdkörper liegt häufiger in der Kornea als in der Sklera und unter den verschiedenen Wegen ist der häufigste der durch Hornhaut, Iris und Linse. Bei Kriegsverletzungen, besonders bei Granatsplitterverletzungen, wird viel häufiger als bei Friedensverletzungen Eintritt des Fremdkörpers durch die Sklera beobachtet. Hat der Fremdkörper den Glaskörperraum eröffnet, so tritt er meist frei in den Glaskörper ein, nur zuweilen bleibt er noch in der Eingangspforte stecken und ragt verschieden weit in den Glaskörperraum vor.

Die weitere Bahn und die schließliche Lage des frei in den Glaskörper eingedrungenen Fremdkörpers kann sich ganz verschieden gestalten, wie BERLIN (1867, 1868) näher ausführte.

1. Der Fremdkörper bleibt in der Nähe der Einbruchspforte im Glaskörper haften oder dringt eine Strecke weit in den Glaskörperraum vor. Schwerere Fremdkörper senken sich dann meist und gelangen auf den Glaskörperboden. Kleinere und leichte Fremdkörper können längere Zeit im Glaskörper schweben und bei Bewegungen des Auges flottieren, nur ausnahmsweise werden selbst größere Fremdkörper in der oberen Bulbushälfte im Glaskörper fixiert angetroffen. Dieses Verhalten bildet durchaus nicht die Regel, da die Flugkraft nach Durchschlagen der Bulbuswand und nach Eröffnung des Glaskörpers meist hinreicht, den geringen Glaskörperwiderstand zu überwinden und die Glaskörpersubstanz vollständig zu durchqueren.

2. Der Fremdkörper durchsetzt den Glaskörperraum, gelangt an die gegenüberliegende, meist hintere Bulbuswand und bleibt an der Aufschlagsstelle in der Bulbuswand stecken, wobei er sich verschieden tief in die Augenmembranen einbohren kann. Meist handelt es sich um Netzhaut, Aderhaut und Sklera, seltener um den Sehnervenkopf oder bei frontaler Flugrichtung um den Ziliarkörper. Schräg auftretende Splitter können selbst unter die Netzhaut gelangen und subretinal liegen bleiben.

3. Der Fremdkörper erreicht die gegenüberliegende Bulbuswand, prallt daselbst ab, wird eine kleinere oder größere Strecke zurückgeworfen und bleibt nun entweder im freien Glaskörperraum liegen, wo er durch Senkung meist bald auf den Glaskörperboden gelangt oder erreicht wieder die Bulbuswand und bleibt an seiner zweiten Aufschlagsstelle auf oder in den Membranen stecken.

Wie BERLIN (1868) gezeigt hat, bleiben die durch Senkung auf den Glaskörperboden gelangten Fremdkörper etwas nach vorn vom Äquator liegen und werden oft dort fixiert. Durch die gewöhnliche Senkung der Visierebene fällt die physiologisch tiefste Stelle im Auge nicht mit der anatomisch tiefsten Stelle zusammen. An der ersten Aufschlagsstelle des Fremdkörpers erfolgt meist eine umschriebene mehr oder weniger tiefe Verletzung. In der Regel ist die Retina oder Retina und Aderhaut betroffen. Bei hinreichend klaren Medien kann man die ursprüngliche Aufschlagsstelle als kleine Netzhautblutung oder Netzhaut-Aderhautruptur erkennen. Ist aus dem Befund der Eingangswunde die Flugrichtung des Fremdkörpers zu bestimmen, so wird man die Aufschlagsstelle in der Verlängerung der anfänglichen Flugbahn vermuten können.

4. Der Fremdkörper erreicht die gegenüberliegende Bulbuswand, durchschlägt sie zum zweitenmal und verläßt das Augeninnere unter doppelter

Perforation der Augenwand. In der Regel liegt die zweite Perforationsstelle nach hinten vom Bulbusäquator und der Fremdkörper tritt in die Orbita ein, nur ausnahmsweise liegen bei. frontaler Richtung beide Perforationsöffnungen nach vorn vom Bulbusäquator, wie es z. B. bei Schrotschußverletzungen einige Male, auch von mir selbst, beobachtet worden ist. Fremdkörper, die das Auge durchquert haben, bleiben meist im Bereich des Orbitalgewebes mehr oder weniger nahe am Bulbus liegen, in seltenen Fällen können sie aber, wenn man von den Schrotschußverletzungen absieht, tiefer und selbst in das Gehirn eindringen, z. B. in Leitners (1905) Fall war ein Griffelstück nach doppelter Durchbohrung des Auges durch das obere Orbitaldach in die Schädelhöhle eingedrungen.

Fälle, in denen der Fremdkörper die hintere Bulbuswand wohl durchschlagen, aber das Auge nur zum Teil verlassen hat und mit seinem hinteren Ende noch in den Glaskörperraum hineinragt, unterscheiden sich wesentlich von denen der doppelten Perforation mit völligem Austritt des Fremdkörpers aus dem Auge. Sie stehen in ihrem Verlauf vielmehr den intraokularen Fremdkörperverletzungen gleich; hierher gehören u. a. Fälle von Berlin (1866), Oliver (1899), Natanson (1902, 1903), v. Hippel (1902, im Ref. des Jahresber. S. 712), Kraus (1904), Sweet (1903, 1907), Jennings (1914).

Für die Bahn und den Sitz des Fremdkörpers sind bestimmend seine Größe, Form, Härte, Flugkraft und Flugrichtung. Im allgemeinen erreichen die Fremdkörper meist die hintere Bulbuswand, bohren sich dort ein oder prallen ab. Am häufigsten werden Fremdkörper im Glaskörperraum angetroffen. Bei den verschiedenen Möglichkeiten, die für die Bahn des Fremdkörpers in Betracht kommen, läßt sich bei Feststellung der Eingangspforte und der anfänglichen Flugrichtung nie sicher sagen, wo der Fremdkörper im Auge steckt.

Bei 19 hintereinander von Berlin (1868) beobachteten und anatomisch untersuchten Augen, in denen ein Fremdkörper im Glaskörper gefunden wurde, hatte der Fremdkörper jedesmal die hintere Bulbuswand erreicht. 14 mal war er von der hinteren Wand zurückgeprallt, 4 mal war er stecken geblieben und 1 mal hatte er die gegenüberliegende Wand zum zweitenmal durchbohrt. Man kann das von Berlin gefundene Zahlenverhältnis keinesfalls verallgemeinern, da doch nicht so selten Fremdkörper im Glaskörper haften bleiben, ohne die hintere Bulbuswand berührt zu haben. So fand Krebs (1880) unter 43 Fällen, in denen nach der Enukleation die Lage des Fremdkörpers festgestellt werden konnte, 13 mal das Corpus alienum dicht an der Eingangspforte. Lawford (1886) berichtete über 27 Augen, die zur Zeit der Enukleation Fremdkörper beherbergten. Der Sitz war meist der Glaskörper, einige Male auf oder in der Bulbuswand, die Eintrittstelle war 15 mal die Kornea, 8 mal die Sklera, 3 mal der Limbus und 1 mal unbekannt.

Im weiteren Verlauf kommt es zuweilen zur Ortsveränderung der Fremdkörper. Die in den Glaskörper gelangten Fremdkörper senken sich meist freilich sofort bei der Verletzung, manchmal aber erst einige Zeit später. Abgesehen vom Gewicht des Splitters können Glaskörperveränderungen, Bewegungen des Auges, Erschütterungen usw. eine Rolle spielen. Auch durch nachträgliche Gewebsschrumpfung oder Netzhautablösung können Fremdkörper eine Lageveränderung erfahren. Selbst die an einer Stelle der Bulbuswand fixierten und eingebetteten Fremdkörper können zuweilen erst nach Jahren nach Lockerung des Fremdkörperbettes und oft unter Mitwirkung mechanischer Momente ihren Ort ändern und in den Glaskörperraum fallen. Diese Ortsveränderung führt dann gern zu stärkerer Reizung des Auges.

Ferner kommt es zuweilen zu einer ausgesprochenen Wanderung des Fremdkörpers infolge von entzündlichen Vorgängen in seiner Umgebung, die bei aseptischem Eindringen durch die entzündungerregende Wirkung des Fremdkörpers veranlaßt werden. Deshalb wird die Wanderung und Ortsverschiebung vor allem bei den Fremdkörpern mit ausgesprochen entzündungerregenden Eigenschaften, wie Kupfersplittern, beobachtet. Diese Prozesse führen nicht selten zu Spontanausstoßung, entweder durch die ursprüngliche Eingangspforte oder an einer anderen Stelle nach Erweichung und Spontanperforation der Bulbuswand. Diese Folge der Fremdkörperverletzung wurde bereits früher erwähnt, ich verweise auf S. 1247, 1268—1270, 1298. Zu erwähnen sind noch die Mitteilungen von Wicherkiewicz (1904), Scalinci (1905), Kauders (1909).

Schließlich können Fremdkörper im Auge bei nicht erfolgreichen operativen Extraktionsversuchen Lageveränderungen erfahren.

Der definitive Sitz des Fremdkörpers und die Art, wie er dorthin gelangt ist, kann sich im Einzelfall ganz verschieden gestalten, ebenso die Art seiner Fixierung.

Fremdkörper, die frei im Glaskörperraum liegen, können dorthin gelangt sein entweder nach Durchschlagung der Hornhaut und Durchquerung des vorderen Bulbusabschnittes auf einem der vorhergenannten Wege oder nach Durchschlagung der Sklera. Ihr Sitz entspricht in der Regel nicht der Gegend ihrer ursprünglichen Einbruchsstelle in den Glaskörper, sondern sie dringen weiter in den Glaskörper vor und senken sich oder gelangen nach Durchquerung und Abprallen an der Bulbuswand in den Glaskörper zurück.

In den Ziliarkörper gelangen Fremdkörper am häufigsten dadurch, daß sie nach Perforation der Sklera in der Ziliarkörpergegend direkt in dem darunterliegenden Ziliarkörper haften bleiben oder dadurch, daß sie bei schräger Flugrichtung durch die Hornhaut und Iris in den Ziliarkörper sich einbohren, nur seltener dadurch, daß sie nach Perforation der Sklera der gegenüberliegenden Seite und nach Durchquerung des Glaskörpers eindringen. Ferner können Fremdkörper durch Abprallen an der hinteren Bulbuswand ihren Weg von innen her nach dem Ziliarkörper nehmen und dort sich oberflächlich oder tiefer einspießen. Schließlich können die anfangs frei im Glaskörper suspendierten Fremdkörper durch Senkung nach vorn und unten in die Ziliarkörpergegend gelangen und daselbst fixiert werden.

Fremdkörper, die auf oder in der Bulbuswand — Retina, Aderhaut und Sklera — angetroffen werden, sind meistens nach Durchquerung des Glaskörpers an ihrer Aufschlagsstelle in die Wand eingedrungen, doch können sie sich nach Abprallung von der Bulbuswand und nochmaliger Durchsetzung des Glaskörpers an ihrer zweiten Aufschlagsstelle eingebohrt haben. Schließlich kann ihr Sitz ihrer skleralen Einbruchsstelle entsprechen.

Die auf oder in der Papille und im Optikus steckenden Fremdkörper sind wohl sämtlich nach einmaliger Durchquerung des Glaskörperraumes dort eingedrungen; möglich wäre, daß sie nach Abprallen von der hinteren Bulbuswand dorthin gelangten.

Die Zahl der Fälle, in denen Fremdkörper, die vom Bulbus aus mehr oder weniger weit in den Optikus eingedrungen waren, nachgewiesen wurden, ist keine große. In einem Teil der Fälle war der Fremdkörper in der Papille mit dem Augenspiegel sichtbar, in einem Teil wurde der Befund erst nach der Enukleation erhoben. Bei den ophthalmoskopisch sichtbaren Fremdkörpern in der Papille handelte es sich durchweg um Eisensplitter (Fälle von Noyes 1886, Krüger 1887, v. Hoffmann 1887, Adler 1895, derselbe Fall bei Hirsch 1905, Riegel 1897, Öller 1896, [Atlas T. B XIV], Bernarts 1904, Hirschberg 1904, Lange 1912).

In dem Fall von Hirschberg (1904) gelang die Extraktion mit dem Magneten (kombiniert Riesenmagnet und Handmagnet) mit Heilung und S = $^5/_7$.

Bei den Fällen, in denen erst bei oder nach der Enukleation das verschieden tiefe Eingedrungensein eines Fremdkörpers in den Optikus nachgewiesen wurde, handelte es sich um Eisensplitter in den Fällen von Power (1892), Eschenauer (1891), Oliver (1899), de Schweinitz (1899), Wagenmann (1900), Gradle (1908), Buhler (1909), um Zündhütchen in den Fällen von Ravá (1881), Webster (1886), um einen Metallsplitter im Fall Bowen (ref. Hillemanns 1896), um einen Steinsplitter im Fall Hillemanns (1896) und um Schrotkörner in den Fällen von Butter (1834 ref. Zander und Geissler 1864, S. 226) und von v. Graefe-Leber (d. Handb. 1. Aufl. V. S. 916).

Der doppelten Perforation des Bulbus durch Fremdkörper hat man lange Zeit keine besondere Beachtung geschenkt und sie für recht selten gehalten. Man hielt die Flugkraft der unter gewöhnlichen Umständen eindringenden Fremdkörper nicht für hinreichend groß, die Wand zweimal zu durchschlagen und erwartete sie nur bei Explosionen oder bei Schußverletzungen. Zudem handelte es sich in den zuerst bekannt gewordenen Fällen um Verletzungen, bei denen der große Fremdkörper noch zum Teil im Auge steckte. So führten Zander und Geissler (1864, S. 208) 2 Fälle an, in denen die Fremdkörper hinten aus dem Auge hervorragten; in dem Fall aus der Wiener Klinik handelte es sich um ein großes Zündhütchenstückchen, das die Makulagegend durchbohrt hatte und in dem anderen von Cooper mitgeteilten Fall um einen großen Glassplitter, der zur Hälfte noch im Auge lag und 20 Jahre lang in dem atrophischen Bulbus verweilt hatte. Cooper stach sich bei der Enukleation an dem Fremdkörper in den Finger. Auch bei dem von Berlin (1866) mitgeteilten ersten Fall einer doppelten Perforation durch einen Eisensplitter haftete der Splitter zum Teil noch im Bulbus.

Zumal für die am meisten interessierenden Eisensplitterverletzungen wurde die doppelte Perforation lange Zeit als große Seltenheit angesehen. Hirschberg (1899) äußerte sich noch in der zweiten Auflage seiner Magnetoperation, daß ein Splitter, der bei gewöhnlicher Eisenarbeit in den Glaskörper eingedrungen ist, nur ganz ausnahmsweise bei ungewöhnlicher Gewalt es vermag, hinten die Umhüllungshäute zum zweitenmal zu durchbrechen und das Innere des Auges wieder zu verlassen. Er hatte selbst (1890) nur einen Fall von doppelter Perforation bis dahin beobachtet. Nur ganz vereinzelte Beobachtungen waren damals bekannt gegeben, so der bereits erwähnte Fall von Berlin (1866), sowie Fälle von Hotz (1881), Egbert (1894), Hirschberg (1890), Hildebrand (1891). Oliver (1899) hatte eine Beobachtung mitgeteilt, daß ein Eisensplitter größtenteils in den Optikus eingedrungen war,

während sein hinteres Ende noch in den Glaskörper vorragte; eine ähnliche Beobachtung hatte de Schweinitz (1899) bekannt gegeben. Ich habe dann (1900) 3 Fälle von doppelter Perforation des Auges durch Eisensplitter, die bei gewöhnlicher Eisenarbeit abgesprungen waren, mitgeteilt, zweimal war die doppelte Perforation bei der Enukleation nachgewiesen und einmal durch den Augenspiegelbefund und das Ausbleiben von Siderosis. Ich wies darauf hin, daß die doppelte Perforation durch Eisensplitter doch nicht allzu selten vorkommt. Diese meine Annahme hat sich durchaus bestätigt. Zahlreiche Fälle von Doppelperforation durch Eisensplitter sind bekannt gegeben, vor allem aber hat die klinische Diagnose der Doppelperforation wesentliche Fortschritte gemacht, zumal durch die Röntgenaufnahme.

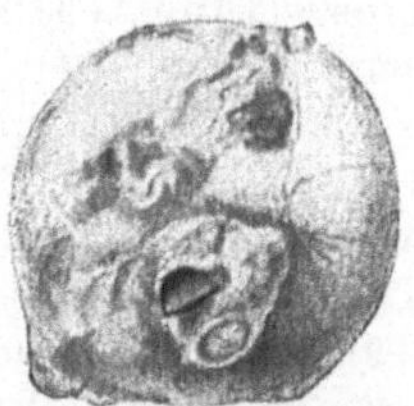

Fig. 133.

Doppelte Perforation des Bulbus durch Eisensplitter Verletzung beim Hämmern, Hornhaut-Iris-Linsenwunde, absolute Amaurose, deshalb Verdacht auf Sitz des Fremdkörpers im Optikus. Sideroskop positiv. Riesenmagnet negativ, ebenso Einführung der Spitze des Handmagneten durch die Hornhautwunde. Röntgen aus äußeren Gründen nicht möglich. Bei der Enukleation stieß die Schere auf den oberhalb des Optikus sitzenden großen Eisensplitter, der das Auge in der Opticusgegend verlassen hatte und noch zum Teil in der Opticusscheide steckte.

Wir kommen darauf bei der Besprechung der Diagnose zurück. Für den weiteren Verlauf, die Prognose und Therapie ist von größter Bedeutung, ob eine vollständige Doppelperforation mit Austritt des Eisensplitters aus dem Auge vorliegt oder ob der Fremdkörper noch zum Teil im Auge steckt und in den Glaskörper hineinragt, wie in den S. 1534 genannten Fällen. Der Eisensplitter kann nach Austritt aus dem Auge verschieden tief in die Orbita eindringen, häufig bleibt er aber dicht hinter dem Auge liegen, wo er dann eingebettet wird. Ich habe in meiner erwähnten Mitteilung (1900) zuerst eine Abbildung über den extrabulbär neben dem Optikus sitzenden Splitter gebracht (s. Fig. 133). Bald darauf habe ich in einer Dissertation von Kessel (1903) die genaue histologische Untersuchung eines weiteren von mir beobachteten Falles mitteilen lassen, bei dem der Splitter hinter der Sklera in einer dichten bindegewebigen Kapsel eingebettet war und bei dem eine extraokulare starke xenogene Siderosis, sowie im Auge infolge der Blutungen eine hämatogene Siderosis nachweisbar waren. Den anatomischen Befund einer unvollständigen Perforation eines Auges durch einen teilweise noch im Bulbus steckenden Fremdkörper mit xenogener Siderosis brachte Natanson (1903). Eine gute Abbildung der vernarbten hinteren Austrittsstelle findet sich bei Genth (1903).

Einen weiteren von mir beobachteten Fall habe ich durch Thoma (1919) mitteilen lassen. 1903 war die Verletzung erfolgt. Ich selbst sah den Mann zum erstenmal zwecks einer vom Militär angeordneten Sehschärfenbestimmung 1916 und fand links grünliche Irisverfärbung, Cataracta complicata mit Amaurose. 1918 kam der Mann zur Aufnahme wegen schmerzhafter Entzündung des verletzten Auges, dessen Iris jetzt gelbbraun verfärbt erschien. Die Röntgenaufnahme ergab einen Splitter, der anscheinend ganz hinten im Bulbus steckte. Bei der Enukleation des siderotischen Auges fand sich ein Eisensplitter auf der Sklera eingebettet. Die anatomische Untersuchung ergab Doppelperforation, totale Netzhautablösung, intraokulare Hämorrhagien und bei der Eisenreaktion Siderosis des Bulbus und direkte Siderosis in dem extrabulbären Fremdkörperbett auf der Sklera. Die Siderosis bulbi war also hämatogenen Ursprungs.

Weitere Fälle von Doppelperforation durch Eisensplitter sind mitgeteilt von Frank Allport (1900, 1912), Kastalsky (1900), Bourgeois (1901), Hellgren (1901), Peltesohn (1901), Natanson (1901, 1902, 1903), Krückow (1901), Braunstein (1901), Fromaget (1901), Hirschberg (1901, 1903, 1906), Lehmann und Cowl (1902, derselbe Fall schon von Hirschberg mitgeteilt), Franke (1902, 1903), Mayweg (1902), Cervicék (1903), Genth (1903), Seggel (1903), Keiper (1903), Kessel (1903, aus meinem Beobachtungsmaterial), Fruginele (1904), v. Heuss (1906), Sweet (1907, 22 Fälle), Lambert (1907), Amberg (1907), Böhm (1907), Forsmark (1908), Shumway (1908), Hennicke (1909), Brückmann (1910), Rübel (1910), Holmstroem (1911), Black (1911), Takamura (1911), Pincus (1912), Krider (1912), Stuart (1912), Chance (1912), McKeown (1913), Kraus (1913) mit späterer Magnetextraktion des Splitters aus der Nähe des M. rectus externus, Thoma (1919).

Doppelte Perforation durch Kupfersplitter sind bekannt gegeben von Berlin (1868), Hirschberg (1901), Berendes (1907, aus meinem Beobachtungsmaterial), Friedenwald (1911), Sandmann (1913), durch Steinsplitter z. B. Samelsohn (1888, VII. internat. ophth. Kongreß Heidelberg S. 397, Diskussion). Über Doppelperforation des Auges durch ein Stück Griffel, das durch das Orbitaldach weiter ins Gehirn eindrang, berichtete Leitner (1905). In dem Fall von Friedenwald (1911) war das Zündhütchenstück durch das Oberlid in die temporale Ziliarkörpergegend eingedrungen und in der nasalen Ziliarkörpergegend ausgetreten, wo es unter der Bindehaut lag.

Die Doppelperforation kommt bei Kriegsverletzungen wegen der hohen Flugkraft der Splitter viel häufiger vor, meist handelt es sich dabei um Granatsplitter. Oleynick (1915), Hertel (1916). v. Szily (1918) teilte den mikroskopischen Befund von 4 Fällen von Doppelperforation des Auges durch Granatsplitter mit. Weigelin (1917) fand bei 150 Fällen von Fremdkörperverletzungen im Kriege 23 mal Doppelperforation, teils durch Röntgenaufnahme, teils durch die anatomische Untersuchung festgestellt.

Befund: Je nach dem Weg, den der Fremdkörper genommen hat, sowie je nach der Größe des Fremdkörpers gestaltet sich der äußere Verletzungsbefund verschieden. Bei kleinen Fremdkörpern und Eintritt durch die Hornhaut findet sich eine kleine lineare, meist schnell sich schließende Wunde oder in nicht ganz frischen Fällen eine feine, oft schwer erkennbare Narbe. Bei Mitverletzung der Iris sieht man entweder eine feine Lochwunde oder eine Einkerbung am Pupillarrand. Dagegen kommt es bei kleineren Wunden fast nie zum Irisprolaps oder zur vorderen Synechie. Durch eine Blutung kann anfangs die Feststellung der Iriswunde und des übrigen Befundes erschwert oder unmöglich gemacht werden. Falls nicht der Fremdkörper durch den Irisansatz und die Zonula seinen Weg in die Tiefe genommen hat, zeigt sich die Linse mitverletzt. Der Wundkanal der Linse stellt sich als umschriebene streifenförmige oder trichterförmige Trübung oft mit deutlich erkennbarer hinterer Kapselperforation dar. Bei peripherer Durchquerung der Linse wird die Linsenverletzung von der Iris verdeckt, und das Sehvermögen kann in solchen Fällen nur wenig oder gar nicht beeinträchtigt sein. In vielen Fällen kommt es neben der streifenförmigen Trübung des Wundkanals bald zu sternförmiger Trübung in der hinteren und vorderen Kortikalis, die bei schnellem Schluß der Kapselwunde nicht selten innerhalb kurzer Zeit sich beträchtlich aufhellen oder ganz zurückgehen können. Das weitere Verhalten der Katarakt hängt vor allem von der Größe, der Lage und dem baldigen Schluß der Kapselwunde ab. Kleine Kapselwunden schließen sich bald. Besonders dann, wenn die Peripherie der Linse durchsetzt war, kann die vordere Kapselwunde durch Verkleben mit der Iris sich schnell schließen und Schutz vor dem Eindringen des Kammerwassers finden. Häufig bleibt dann die Katarakt partiell und stationär oder geht zum Teil zurück. War die Linse durch ganz kleine Fremdkörper durchschlagen, so kann sich der Wundkanal weiterhin beträchtlich aufhellen. Wie ich selbst in einem Fall von Pulverkornverletzung beschrieben habe (1901), erkennt man schließlich nur eine vordere und hintere Kapselnarbe und vom Wundkanal so gut wie gar nichts, höchstens einen zarten Hauch.

Fälle von Wiederaufhellung der Katarakt nach Fremdkörperverletzung sind u. a. mitgeteilt von PURTSCHER (1881), PFALZ (1887), FUCHS (1888), MILLIKIN (1892), SALZMANN (bei PRAUN 1899, S. 306), BONDI (1898, 1902), MILLS (1903), VIGNES (1901), ERB (1910), v. BOGUSZ (1910).

In anderen Fällen nimmt die Linsentrübung zu, auch kommt es vor, daß eine anfänglich stationär gewordene Katarakt selbst nach erfolgreicher Entfernung des Fremdkörpers später spontan zunimmt und daß als Spätfolge der Verletzung selbst nach Jahren Totalkatarakt auftritt.

Beim Eindringen größerer Fremdkörper durch die Kornea sind die Wundränder oft nicht ganz glatt und schließen sich weniger schnell, auch findet sich häufig die Iris stärker zerrissen und in die Wunde eingeklemmt. Die Linsenverletzung ist entsprechend schwerer. Bei dem größeren Kapselriß kommt es meist zu einer schnell sich ausbreitenden und bald vollständigen Trübung der Linse, wodurch der Einblick in die Tiefe unmöglich gemacht wird. Bei klaffender Kapselwunde quellen bald getrübte Linsenmassen vor und der Befund und die Folgezustände der traumatischen Katarakt beherrschen anfangs das Krankheitsbild.

Beim Eintritt des Fremdkörpers durch die Sklera sieht man bei frischen Verletzungen eine kleine Ekchymose der Bindehaut in der Umgebung der Wunde. Kleine Skleralwunden schließen sich schnell; man ist oft im Zweifel, ob eine Skleralperforation vorliegt, besonders wenn der Wundkanal schräg verläuft und die Bindehaut die Skleralwunde deckt. Manchmal ist ein Glaskörperfaden in die Wunde eingelagert oder hängt daraus hervor; pigmentiertes Gewebe der Uvea, zumal bei Verletzungen des Ziliarkörpers, kann in der Wunde zutage treten. Bei nicht ganz frischen Verletzungen können kleine Skleralnarben schwer oder gar nicht auffindbar sein. War der Fremdkörper größer, so ist durch den anfänglichen stärkeren Anprall die Ekchymose größer und die Skleralwunde deutlich nachweisbar, sei es, daß sie bereits verklebt ist, sei es, daß sie noch klafft. Größere ältere Narben markieren sich manchmal durch deutliche Einziehung des Gewebes. Längere, spießförmige Fremdkörper, z. B. Drahtstücke oder Granatsplitter, haften noch in der Sklera und ragen außen noch etwas hervor.

HOLLOWAY (1915) beobachtete nach Eindringen eines kleinen Eisensplitters in den Glaskürper eine ringförmige Trübung in der Linse, wie sie nach Contusio bulbi beobachtet wird, ebenso KLAUBER (1918 in 4 Fällen).

Im Glaskörper kann sich der Wundkanal als getrübter Streif oder Strang abheben, beim Eintritt kleiner Fremdkörper durch die Linse ist aber der Weg oft nicht nachweisbar. Überaus häufig, zumal bei Durchbohrung der Sklera oder der Korneoskleralgrenze, findet sich der Wundkanal durch streifige Blutungen gezeichnet. In zahlreichen Fällen sind die Blutungen stärker und der Fremdkörper ist durch sie dicht eingehüllt und dem Blick entzogen. Das Blut stammt aus den verletzten Gefäßen der Eingangspforte oder bei Rückprall aus den dabei verletzten Gefäßen der Bulbuswand. Flockige und streifige Glaskörpertrübungen sind ein fast konstanter Befund in frischen Fällen. Glaskörperverdichtung mit fädigen und membranösen Trübungen können selbst nach erfolgreicher Entfernung des Fremdkörpers dauernd zurückbleiben. Verbleibt der Fremdkörper im Auge, so werden Glaskörpertrübungen fast nie vermißt, und oft sieht man fädige und strangförmige Trübungen zum Fremdkörper ziehen. Der Befund ändert sich entsprechend, sobald der eingedrungene Fremdkörper zu stärkerer Exsudation Anlaß gibt, sei es durch infektiöse Entzündung, sei es durch chemische Wirkung, wie bei Kupfersplittern.

Bei der bald nach der Verletzung vorgenommenen Augenspiegeluntersuchung werden nicht selten eine oder mehrere Luftblasen im Glaskörper angetroffen. Wenn sie auch bei einfach perforierenden Verletzungen durch Stich und Schnitt vorkommen, so treten sie ganz besonders gern mit einem in das Auge eindringenden und dort verbleibenden Fremdkörper ein. Bei der Augenspiegeluntersuchung erscheinen sie wie unter dem Mikroskop mit einem schwarzen ringförmigen Rand und einem hellen, stark reflektierenden Zentrum und sind meist innerhalb von 24—36 Stunden verschwunden. Bei den durch die Hornhaut eintretenden Splittern kann es zum Lufteintritt in die Vorderkammer und selbst in die Linse kommen. Auch können Luftblasen mit unter die Netzhaut gerissen werden, wie ich selbst beobachtet habe.

HIRSCHBERG (1894) fand bei einem in die Linse eingedrungenen Kupfersplitter Luftblasen in der Vorderkammer. LEVY (1900) beobachtete bei einem durch Hornhaut und Linse in die Tiefe eingedrungenen Eisensplitter eine Luftblase in der Linse, die erst nach 6 Tagen verschwunden war.

Den Befund von Luftblasen im Glaskörper hat zuerst JACOBI (1868) beschrieben, aber sie für eine Blutung gehalten, »deren optische Erscheinung mich zuerst sehr frappierte, da sie sich ausnahm wie ein Konglomerat stark reflektierender, kleiner, schwarzer Glasperlen«. Als Luftblasen wurden die Gebilde zuerst richtig gedeutet von MORTON (1876), der den Befund in 2 Fällen von Stahlsplitterverletzung erhoben und den glänzenden Körper anfangs für das Metallstück gehalten hatte. HERTER (1877) beschrieb eine Luftblase im Glaskörper nach Steinsplitterverletzung.

Weitere Mitteilungen finden sich unter anderem bei HIRSCHBERG (1885, Elektromagnet S. 80), PFALZ (1887), MITTENDORF (Schmidts Jahrb. 1886, 1894 erwähnt bei VIEFHAUS, MEESMANN (1893), VIEFHAUS (1894), GRÜNTHAL (1895), ROHMER (1896), SCHMEISSER (1900) u. a. Der Befund wird gar nicht so selten erhoben, wenn man ganz frische Verletzungen zu untersuchen Gelegenheit hat. Ich selbst habe Luftblasen häufiger gesehen, darunter auch bei doppelter Perforation eines Eisensplitters (1900).

PRAUN (1899, S. 352) wendet sich mit Recht gegen die von VIEFHAUS gegebene Erklärung der Mechanik des Lufteintrittes, daß die kleine Luftsäule, die der Fremdkörper vor sich hertreibt, mechanisch in das Auge gepreßt werde und weist auf die analoge Entstehung hin, wie die Luftblasen im Wasser aufsteigen, wenn man einen Stein ins Wasser wirft.

Augenspiegelbefund bei sichtbarem Fremdkörper. Sind die Medien hinreichend klar und liegt der Fremdkörper nicht zu weit nach vorn, so kann er bei der Augenspiegeluntersuchung im Glaskörper oder im Augenhintergrund sichtbar sein. Manchmal wird er erst nach Verschwinden oder nach Beseitigung der Medientrübungen — nach Resorption oder operativer Entfernung der Katarakt, nach Resorption von Blutungen u. dgl. — erkennbar. Liegt der Fremdkörper unbedeckt zutage, so sieht man ihn in seiner Form und Eigenfarbe und erhält bei metallischen Fremdkörpern einen metallischen Glanz. Freiliegende Fremdkörper im Glaskörper oder im Augenhintergrund geben einen überaus markanten und eigenartigen Augenspiegelbefund, wie er von JÄGER (1857), A. v. GRAEFE (1857) und von JACOBI (1868) zuerst beschrieben, seitdem oft erhoben und vielfach abgebildet wurde. Ich verweise z. B. auf die ophthalmoskopischen Atlanten von HAAB und ÖLLER.

Die im Glaskörper liegenden Fremdkörper sieht man entweder frei schwebend oder durch fädige Stränge fixiert und pendelnd. Oft tauchen sie nur bei bestimmten Bewegungen des Auges auf und schweben durchs Gesichtsfeld. Durch Annähern des Magneten ans Auge kann man feststellen, ob sie magnetisch sind. Schwerere Fremdkörper liegen nach unten gesenkt und werden oft dort bald fixiert, meist nach vorn vom Bulbusäquator. Ein eigenartiges Bild geben die bei Kriegsverletzungen im Glaskörper vorkommenden Bleispritzer mit staubartiger Verteilung. Man erkennt zahllose feinste glitzernde Körperchen ganz ähnlich dem Bild der Synchysis scintillans (HANDMANN 1915, BÖHM 1916).

Die auf der Retina steckenden Fremdkörper können anfangs von einem hämorrhagischen Hof umgeben sein, oft verdecken sie deutlich ein Netzhautgefäß. Manchmal liegen sie nur zum Teil frei und sind zum Teil mit Blut oder zarter Exsudatschicht oder faserigem Gewebe bedeckt. Andere Fremdkörper stecken deutlich in der Retina oder in der Aderhaut oder noch in der Sklera und ragen mehr oder weniger weit in den Glaskörperraum vor. Der Spiegelbefund kann sich vielseitig gestalten durch Blutungen, Netzhautriß oder umschriebene Netzhautablösung, Netzhauttrübung usw.

Einen eigenartigen Befund geben die Fremdkörper, die in die Papille eingedrungen sind, wie er in seltenen Fällen erhoben werden konnte von KRÜGER (1887), v. HOFFMANN (1887), ADLER-HIRSCH (1895, 1905), ÖLLER (1896, Atlas T. B. XIV), RIEGEL (1897), HIRSCHBERG (1904), BERNARTS (1904), v. SZILY (1916, T. XXXVI), BÖHM (1916), LAUBER (1914).

Ist schon einige Zeit nach der Verletzung vergangen, so kann der Fremdkörper von einer Gewebsverdickung fixiert und zum Teil oder ganz verdeckt sein. In anderen Fällen wird der Fremdkörper von einem atrophischen Herd umgeben. Je nach der Natur des Fremdkörpers machen sich früher oder später in seiner Umgebung feine oder stärkere entzündliche oder degenerative Veränderungen bemerkbar, manchmal in der Gestalt von chorio-retinitischen Herden, bei Eisensplittern z. B. kann sich das Bild einer Chorioretinitis pigmentosa entwickeln. War der Fremdkörper durch organisiertes Exsudat eingekapselt, so sieht man umschriebene weißglänzende Bindegewebsmassen oft mit Pigmentierung, die zuweilen den Fremdkörper noch durchschimmern lassen oder durch ihre umschriebene Prominenz den Sitz des Fremdkörpers andeuten.

In anderen Fällen sieht man den Fremdkörper wegen dichterer Medientrübungen, vor allem Linsentrübungen, Blut und Exsudat, nur soeben angedeutet, erhält vielleicht hier und da einen Metallglanz oder die Andeutung eines voluminösen Fremdkörpers, muß sich dabei aber vor Täuschung hüten.

War der Fremdkörper von der hinteren Bulbuswand zurückgeprallt, so ist es bei hinreichend klaren Medien zuweilen möglich, die Anprallstelle mit dem Augenspiegel zu sehen. Die Stelle markiert sich entweder als umschriebene Netzhautblutung oder als Netzhaut oder als Netzhaut-Aderhautriß.

Rosenmeyer (1895) z. B. konnte einen Eisensplitter in der Mitte des Glaskörpers schwebend nachweisen und die Anprallstelle in der Verlängerung der durch die Kornea-, Iris- und Zonulawunde festzustellenden Flugrichtung als kleine Netzhautblutung sehen. In einem von Birch-Hirschfeld (1915) mitgeteilten Fall war der Fremdkörper zweifellos auf der temporalen Papillenhälfte abgeprallt, hatte dort sichtbare Spuren hinterlassen und zu einer Kontusion des papillo-makulären Bündels mit Zentralskotom geführt.

War der Fremdkörper unter zweimaliger Perforation der Augenwand nach außen getreten, so kann man zuweilen, wie ich es z. B. (1900) beschrieben habe, die hintere Perforationsstelle mit dem Augenspiegel erkennen und damit die Diagnose der Doppelperforation sichern. Die hintere Perforationsstelle unterscheidet sich von einer Anprallstelle meist deutlich durch die Größe und Schwere der Veränderungen. Da man die Stelle meist erst nach Resorption der Blutungen im Vernarbungsstadium erkennt, so erscheint sie als ein etwas größerer spindelförmiger oder rundlicher, oft deutlich dellenförmiger, weißgelber Herd mit Pigmentumsäumung und zuweilen mit Bindegewebswucherung im Grunde des Spaltes. Genth (1903) hat den Befund in einer guten Abbildung wiedergegeben. Lag die Eintrittsstelle ebenfalls skleral, wie z. B. im Fall Krückow (1901), so kann man Eintritts- und Austrittsstelle mit dem Augenspiegel nachweisen. Vgl. auch Oleynick (1915).

Flottiert der Fremdkörper frei oder in Exsudat gehüllt im Glaskörper, so kann man bei weiter Pupille schon bei Tageslicht oder bei fokaler Beleuchtung einen entsprechenden beweglichen Körper erkennen und eventuell deutlichen Metallglanz erhalten oder die einhüllenden Massen durch weißlichen, grauen oder gelblichen Reflex wahrnehmen.

Im Gegensatz zu den Friedensverletzungen sind bei Kriegsverletzungen die Fremdkörper relativ seltener ophthalmoskopisch sichtbar, da wegen der höheren Flugkraft und der unregelmäßigen Form selbst kleinere Splitter größere Gewebsschädigungen mit starken Blutungen veranlassen.

Subjektive Symptome und Sehstörung. In der Regel empfinden die Patienten im Moment der Verletzung Schmerz, Funkensehen und sofortige Sehstörung, zuweilen in Gestalt einer dunklen Wolke, die entweder dem entoptisch wahrgenommenen Fremdkörper oder einem Bluterguß entspricht. In seltenen Fällen kann bei peripher eingedrungenen kleinen Fremdkörpern die Verletzung anfangs ganz entgehen oder in ihrer Bedeutung bei der Geringfügigkeit der Erscheinungen verkannt werden. In der Regel ruft der eingedrungene Fremdkörper eine erhebliche Störung der zentralen Sehschärfe und überaus häufig des Gesichtsfeldes hervor, die ihren Grund hat einmal in der direkten Verletzung der Netzhaut, sodann in den Komplikationen, anfangs mit Blutungen und Linsentrübungen, später vor allem mit entzündlichen Veränderungen und mit den sonstigen Folgen des Verweilens des Fremdkörpers im Auge, die ja auch bei aseptischem Eingedrungensein ganz verschiedenartig sind je nach der Natur und der entzündungerregenden Eigenschaft desselben.

Bleibt der Fremdkörper im Glaskörper liegen, so kann er als dunkler Fleck, der bei Bewegungen des Auges seine Stelle wechselt, entoptisch wahrgenommen werden. Sehr häufig handelt es sich aber als Ursache beweglicher Wolken um Blutungen im Glaskörper, nicht um den Fremdkörper selbst. Die unmittelbare Verletzung der Netzhaut kann erhebliche Sehstörung veranlassen, sei es, daß der Fremdkörper von der Aufschlagsstelle der hinteren Bulbuswand zurückgeprallt ist, sei es, daß er dort in die Bulbuswand unter Netzhaut-Aderhautverletzung eingedrungen ist.

Da die Umgebung der Papille und der hintere Pol mit der Makulagegend durch die eindringenden Fremdkörper oft getroffen werden, so ist allein dadurch das zentrale Sehen vielfach erheblich herabgesetzt, häufig verbunden mit Skotomen und Gesichtsfeldeinengung, die zuweilen bei Verletzung der Papillengegend den durchtrennten Nervenfasern entsprechend sektorenförmig gestaltet ist. Der Grad und die Art der Sehstörung hängen ab vom Sitz der Verletzung und dem Grad und der Art der Schädigung. Der Befund des Sehvermögens gestaltet sich deshalb höchst wechselvoll.

Dringt, wie es in seltenen Fällen beobachtet ist, der Fremdkörper in die Papille und in den Optikus ein, so ist das Sehvermögen sofort besonders hochgradig gestört, ja manchmal völlig aufgehoben, wie in den Fällen von OLIVER (1899), WAGENMANN (1900). Da ich in dem von mir beobachteten Fall von Eisensplitterverletzung schon bei der ersten Untersuchung wenige Stunden nach der Verletzung absolute Amaurose feststellen konnte, so nahm ich deshalb sofort an, daß der Splitter in den Optikus eingedrungen sein müsse, was sich später bestätigte. Doch kann beim oberflächlichen Eindringen kleiner Splitter in die Papille das Sehvermögen relativ gut sein, wie in den Fällen von KRÜGER (1887, $S = {}^1/_{10}$), v. HOFFMANN (1887, $S = {}^1/_3$), ÖLLER (1896, $S = {}^3/_{15}$), RIEGEL (1897, $S = {}^3/_{35}$), HIRSCHBERG (1904, $S = {}^5/_{10}$), LAUBER (1914, $S = {}^7/_{10}$, nach Magnetextraktion $S = {}^9/_{10}$ bei parazentralem Skotom).

Im weiteren Verlauf der Verletzung kann sich zuweilen vorübergehend das Sehvermögen anfangs bessern, hauptsächlich durch Resorption von Blutungen, Aufhellung der Medien, Abnahme der Linsentrübungen oder Resorption der Katarakt. Selbst durch Staroperation ist zuweilen Besserung erzielt, manchmal ist erst dann der Fremdkörper sichtbar geworden und nachgewiesen. Meist tritt aber weiterhin Abnahme des Sehvermögens ein, wenn der Fremdkörper im Auge verbleibt, sei es durch Zunahme der

Medientrübungen, sei es durch früher oder später einsetzende deletäre Folgen des Fremdkörpers, Entzündung, Netzhautablösung, Netzhautdegeneration, Glaukom usw., Folgen, die meist früher oder später zur Amaurose führen.

Überaus häufig findet sich neben Herabsetzung der zentralen Sehschärfe ein Gesichtsfelddefekt, je nachdem als Skotom oder als periphere Einengung oder als beides zusammen. Die Ursache der Gesichtsfeldstörung kann eine verschiedene sein. Der unmittelbar nach der Verletzung nachgewiesene Gesichtsfeldausfall kann veranlaßt sein durch eine Blutung vor der Retina bei Sitz des Fremdkörpers im Glaskörper oder auf der Bulbuswand, ferner durch Verletzung der Netzhaut, sei es an der skleralen Eingangspforte, sei es an der Aufschlagsstelle des Fremdkörpers im Augenhintergrund, sei es nach Rückprall am definitiven Sitz des Fremdkörpers. Die zu Gesichtsfeldveränderung führende Verletzung kann bestehen in Zerreißung der Netzhaut, in Blutungen in und auf der Netzhaut und in Ablösung der Netzhaut.

Ist der Fremdkörper durch Senkung auf den Glaskörperboden gelangt und hier von dichten Hämorrhagien umgeben, so findet sich eine charakteristische Gesichtsfeldeinengung nach oben. War der Fremdkörper in der Nähe der Papille in die Netzhaut eingedrungen, so kann durch Verletzung der Nervenfaserschicht sektorenförmiger Gesichtsfelddefekt auftreten. Je nach dem Sitz des Fremdkörpers kann gleichzeitig ein Skotom bestehen. Durch Wanderung des Fremdkörpers können einmal zwei Skotome auftreten (PRIESTLEY SMITH 1892). Ferner tritt Gesichtsfeldeinengung überaus häufig als Folgezustand des Verweilens eines Fremdkörpers im Auge auf, sei es durch entzündliche Vorgänge in der Umgebung des Fremdkörpers, sei es durch Degeneration der Retina als Fremdkörperwirkung, sei es durch die so häufige sekundäre Netzhautablösung, sei es durch Sekundärglaukom.

Verlauf und Ausgang. Der weitere Verlauf und Ausgang der Verletzung hängen in erster Linie von dem Auftreten oder Ausbleiben infektiöser Entzündung und sodann von der chemischen Wirkung des zurückgebliebenen Fremdkörpers ab.

Die Eisensplitter (vgl. §§ 195, 196) rufen, falls sie aseptisch eingedrungen sind, anfangs keine stärkere Entzündung hervor. Sind sie aber infiziert, tritt exsudative Entzündung in Erscheinung, die je nach der Schwere der Infektion, der Virulenz der Mikroorganismen und der Widerstandsfähigkeit der Gewebe verschieden heftig einsetzt und verläuft, die zu der verschiedenen Form der infektiösen Entzündung, wie sie § 20, S. 82 beschrieben wurden, führen kann. Die Infektionskeime sind in der Regel mit dem Fremdkörper hineingebracht, seltener kommt eine nachträgliche Infektion von der Wunde aus zustande. Die sofortige Extraktion eines

infizierten Eisensplitters kann schon beginnende infektiöse Entzündung zum
Stillstand und Rückgang mit Erhaltung des Auges und selbst von Sehvermögen bringen. Vielfach geht aber die infektiöse Entzündung trotz erfolgreicher Entfernung des Splitters weiter und die nachträgliche Entfernung
des Auges wird notwendig. Auch bildet nicht selten beginnende Exsudation
in der Umgebung des Eisensplitters die Ursache, daß er dem Magneten nicht
folgt und daß die Extraktion mißlingt.

Ganz besonders häufig wird schwere Infektion mit Glaskörpereiterung und
Ausgang in Panophthalmie bei den Verletzungen durch Hackensplitter beobachtet,
d. h. durch Splitter, die bei Bearbeitung des Bodens besonders in Weinbergen
durch Abspringen von der Hacke ins Auge eindringen. Auf ihr häufiges Vorkommen in der Nord- und Nordostschweiz hat zuerst HORNER (1876) hingewiesen. WEIDMANN (1888) berichtete aus der HAABschen Klinik über eine
ungewöhnlich hohe Verlustziffer bei diesen Hackensplitterverletzungen, bei 28
derartigen Verletzungen kam es 24mal = 85,7% zu Verlust des Auges. Nach
WEIDMANNS Angaben hatte HAAB 1mal Kokken und 1mal Bazillen im Glaskörper
anatomisch nachgewiesen und HAABS Schülerin, Frau POPLAWSKA (1891), stellte
anatomisch in 4 Fällen von Panophthalmie nach Hackensplitterverletzung Bazillen
als Ursache der Eiterung fest.

BÄNZIGER und SILBERSCHMIDT (1902) züchteten dann aus dem Glaskörper-
eiter nach Hackensplitterverletzung in Zürich einen saprophytischen Bazillus, der
der Gruppe der Heubazillen (Bac. subtilis) angehörte, und erwiesen seine pathogene Wirkung durch Impfung am Kaninchenauge. Aus der dem betreffenden
Acker entnommenen Erde wurde ein ähnlicher eitererregender Bazillus gezüchtet.
Nach BÄNZIGER könnte die große Gefährlichkeit der Hackensplitter in der Nord-
schweiz und in Baden damit zusammenhängen, daß die Bazillen hier im Boden
bessere Lebensbedingungen finden. HAAB (1903) meinte ebenfalls, daß diese
Bazillen besonders im Jurakalk vorkommen, andererseits wies er auf die schlechte
Beschaffenheit der Hacken hin, von denen leicht Splitter abspringen, die dann
nicht erhitzt Infektionskeime mitschleppen. Wie HARTWIG (1903) in einer Dissertation aus Jena mitteilte, konnten wir in Thüringen in einem Fall von Eisensplitterverletzung nach Hämmern auf Stein mit nachfolgender Eiterung ebenfalls
einen zur Gruppe der Heubazillen gehörenden Bazillus züchten. Ebenso wurden
aus anderen Gegenden Infektionen mit Bac. subtilis nachgewiesen; ich verweise
auf S. 112.

Über Subtilisinfektion nach Hackensplitterverletzungen berichteten weiter
KODAMA (1910) aus Japan, der auch einen in Japan beobachteten Fall von
KOMOTZU anführte, ferner LUTZ (1910).

In anderen Fällen von Eiterung durch Eisensplitter sind die gewöhnlichen
Eitererreger als Ursache nachgewiesen und SATTLER (1902) hat auch bei Hackensplitterverletzung mit Eiterung nach Bearbeiten von Kartoffelfeldern Kokken gefunden (vgl. § 27, S. 110).

Bei den geringsten Graden der infektiösen Entzündung kommt es zu einer
umschriebenen Exsudation in der Umgebung des Fremdkörpers. Die Entzündung
kann zurückgehen und der Eisensplitter bleibt, falls er nicht extrahiert ist, in
organisiertem Exsudat eingekapselt liegen, wobei das Auge manchmal noch ein
gewisses Sehvermögen besitzt. Der auf diese Weise eingekapselte Fremdkörper
kann dann lange Zeit oder selbst dauernd reizlos vertragen werden, da die

Kapsel dem Zustandekommen der chemischen Wirkung des Splitters, der Siderosis durch Erschwerung der Lösung und der Diffusion des Eisens hinderlich ist.

Fixierung des Eisensplitters durch Exsudat oder Einkapselung durch Bindegewebe können die Magnetextraktion des Splitters erschweren oder unmöglich machen.

Der Prozentsatz, in dem bei Eisensplitterverletzungen Infektion vorkommt, schwankt erheblich. Die Infektionsgefahr ist je nach der Art der Verletzung verschieden groß; die bei industriellen Arbeiten abspringenden Splitter sind weniger häufig infiziert als die bei Bearbeitung des Bodens, beim Steinbehauen, bei Hufbeschlagen usw. abspringenden Splitter.

Ich verweise als Beispiel auf die Zusammenstellungen der Magnetoperationen von Haab (1902) vgl. S. 1379, von Binder (1905) und Herberger (1914), aus meinem Beobachtungsmaterial, vgl. S. 1387.

Bei Kriegsverletzungen ist im allgemeinen aus naheliegenden Gründen die Infektionsgefahr erhöht. Zum Teil kommen als Erreger dieselben Mikroorganismen in Betracht wie bei Friedensverletzungen, zum Teil aber auch andere, besonders anaerobe Erdbakterien. Ich verweise auf die Ausführungen von v. Szily (1918, S. 369). Morax (1918) fand nach Verletzung mit intraokularem Steinsplitter im anatomischen Präparat Pilzfäden.

Bei aseptischen Eisensplittern kann sich das Auge bald von den ersten Verletzungsfolgen erholen und der Fremdkörper dann reizlos vertragen werden. Die anfängliche Reizung ist um so geringer und geht um so schneller zurück, je kleiner der Splitter war und je geringere Gewebsläsionen er veranlaßt hat. Die Sehstörung des Auges hängt anfangs allein ab von den mechanischen Verletzungsfolgen, Medientrübungen, Netzhautoder Optikusverletzung.

Die anfängliche Läsion ist am geringsten bei den kleinen Eisensplittern bis zu 20—30 mg, die durch die Sklera oder durch die Hornhautperipherie ohne erhebliche Medientrübung — Linsentrübung und Glaskörperblutung — in die Tiefe gedrungen sind und entweder im Glaskörper oder in der Peripherie des Augenhintergrundes stecken. Die Sehschärfe kann in derartigen Fällen anfangs normal sein oder bald werden, nachdem sich z. B. eine anfängliche kleine Medientrübung resorbiert hat. Erhebliche Sehstörung und Gesichtsfelddefekt kann auch ein kleinerer Eisensplitter veranlassen, wenn er in der Nähe der Papille, in der Makulagegend oder im Optikus aufgeschlagen oder daselbst eingedrungen war. Gerade in diesen Fällen ist der kleine Splitter oft mit dem Augenspiegel nachweisbar und gibt den vorher beschriebenen ausgesprochenen Augenspiegelbefund. In diesen Fällen kann einige Zeit das Sehvermögen gut bleiben, zumal bei Sitz in der Bulbuswand und bei mehr oder weniger vollständiger Bedeckung des Fremdkörpers durch Gewebe. Die frei im Glaskörper beweglichen Eisensplitter werden schlechter vertragen, teils wegen der andauernden mechanischen Läsion des Glaskörpergewebes, teils wegen schneller einsetzender Siderosis.

Bei mittelgroßen Eisensplittern von 50—150 mg sind die Verletzungsfolgen fast stets erheblicher und damit die Reizung des Auges anfangs stärker und hartnäckiger. Das Sehvermögen hat meist sofort erheblich gelitten durch starke Medientrübungen, bei kornealer Eintrittstelle durch Linsentrübungen, bei skleraler durch erhebliche Glaskörperblutungen oder durch unmittelbare Netzhautverletzung.

Bleibt der Fremdkörper im Auge, so kann sich das Auge für einige Zeit beruhigen, doch treten schon bald die üblen Folgen, vor allem Netzhautablösung, Siderosis, auf und vernichten das Sehvermögen und führen zu neuem Reizzustand des Auges.

Sind übergroße Eisensplitter eingedrungen, so ist die Gewebszertrümmerung mit Blutungen im Auge meist so erheblich, daß damit Verlust des Sehvermögens verbunden ist und die Erhaltung des Auges nur der Form nach in Frage gestellt ist. Der Reizzustand des Auges ist der Schwere der Verletzung entsprechend erheblich, die Schädigung des Auges so stark, daß selbst nach baldiger erfolgreicher Entfernung des Eisensplitters das Auge phthisisch wird. Nur in seltenen Fällen behält das Auge seine Form oder selbst etwas Sehvermögen, wie in einem von STRZEMINSKY (1888) mitgeteilten Fall, bei dem am Verletzungstage mit der Pinzette ein durch Lid und Sklera eingedrungenes Eisenstück von 25 mm Länge und 2 mm Dicke extrahiert wurde. Bleibt der übergroße Splitter im Auge, so kann sich das erblindete Auge nach längerer Zeit beruhigen und der Splitter eine Zeitlang eingekapselt reizlos vertragen werden, doch folgt die Unverträglichkeit bald nach, und es kommt zu rezidivierenden Entzündungsanfällen, die meist die Entfernung des Auges nötig machen.

In einem von LANDMANN (1882) z. B. referierten Fall von CASTELNAU wurde 3 1/2 Jahre nach der Verletzung ein 30 mm langes und 5 mm breites Eisenstück extrahiert, nachdem bereits 2 Jahre nach der Verletzung Entzündungsattacken aufgetreten waren und der Fremdkörper mit einer Ecke aus dem Auge hervorragte. In einem von CHODIN (1880) mitgeteilten Fall hatte ein 13,5 mm langer und 9,5 mm breiter Eisensplitter 11 Jahre im atrophischen Auge verweilt und wiederholt heftige Reizerscheinungen veranlaßt (vgl. auch Fig. 103, S. 1244). In einem von POSEY (1912) mitgeteilten Fall barg ein kaum gereiztes phthisisches Auge einen 5 Jahre zuvor eingedrungenen Stahlsplitter von 142 g Gewicht und von 28 × 16 mm Größe.

Wie in § 196, S. 1223 näher ausgeführt ist, sind alle Augen mit einem Eisensplitter im hinteren Bulbusraum von einer Reihe von Folgezuständen bedroht, die in der Regel nach kürzerer oder längerer Zeit den Verlust des Sehvermögens nach sich ziehen und oft die Erhaltung des Auges der Form nach unmöglich machen. Nur ausnahmsweise und meist unter besonders günstigen Umständen wird ein kleiner Eisensplitter viele Jahre mit Erhaltung des Sehvermögens vertragen, aber selbst dann können noch üble Zufälle auftreten.

Unter den schädlichen Folgen ist in erster Linie die allmähliche Verrostung des Auges, die Siderosis bulbi, zu nennen, die an den verschiedensten Teilen des Auges charakteristische und deletäre Veränderungen hervorzurufen vermag, die in § 196, S. 1224 ausführlich besprochen sind. Beim Verweilen eines Eisensplitters im hinteren Augenabschnitt bleibt die Siderosis nicht auf die Tiefe beschränkt, sondern führt auch im vorderen Augenabschnitt oft und zuerst zu den charakteristischen Veränderungen an der Iris und Linse. In zahlreichen Fällen, besonders wenn der Fremdkörper im Glaskörper liegt oder frei in ihn hinein vorragt, kommt es zu siderotischer Glaskörperveränderung mit sekundärer Netzhautablösung. In anderen Fällen verfällt das Sehvermögen allmählich aber stetig bis zur Amaurose durch die siderotische Netzhautdegeneration, deren genaue Charakterisierung wir vor allem v. HIPPEL (1894, 1896) verdanken. Klinisch charakteristisch ist der stetige Zerfall des zentralen Sehens, meist mit hochgradiger konzentrischer Gesichtsfeldeinengung und mit Hemeralopie als Frühsymptom; auch Farbensinnstörungen sind dabei beobachtet. Hinsichtlich des klinischen und anatomischen Befundes verweise ich auf S. 1238 und T. I.

Ferner kann beim Verweilen eines Eisensplitters im Glaskörperraum an der Netzhaut eine isolierte Makulaerkrankung auftreten, auf die zuerst HAAB (1888) hingewiesen hat und die auf S. 1242 näher besprochen ist.

Weiter sind die Augen mit Eisensplitter in der Tiefe bedroht von Netzhautablösung (vgl. S. 1243), die teils als Folge der Glaskörperdegeneration und -schrumpfung, teils als Folge von Schrumpfungsvorgängen an der Eingangspforte in der Sklera und vor allem in der Umgebung des Fremdkörpers auftritt, zumal wenn leichte Gewebsverdichtung, Proliferation oder besonders exsudative Prozesse mit Einkapselung stattgefunden hatten.

Sodann können die Augen mit reizlosem Verweilen eines Eisensplitters in der Tiefe oft erst nach Jahren von Entzündung mit heftiger zyklitischer Reizung befallen werden, die schließlich zur Enukleation führt (vgl. S. 1246). Vielfach handelt es sich um bereits erblindete Augen, die den Splitter ohne Beschwerden vertrugen. Die Entzündung kann veranlaßt werden durch die zunehmende Verrostung des Auges und die Schädigung der Gewebe infolge der Überschwemmung mit Eisen. So wurde oft beobachtet: nach der Verletzung leidliches oder gutes Sehvermögen, allmähliche Erblindung durch Siderosis, dann nach längerem reizlosem Verweilen sich häufende Entzündungsattacken. Jüngst hat RUBERT (1911) einen weiteren derartigen Fall nach langjährigem (12jährigem) Verweilen eines Eisensplitters im Auge genau mitgeteilt, bei dem die Entzündung unter dem Bilde einer Iridochorioiditis serosa verlief und bei dem die histologische Untersuchung ausgeführt wurde.

Die Entzündung kann sich auch an die Netzhautablösung anschließen und zuweilen mit Ortsveränderung des Splitters zusammenhängen, unter anderen in den Fällen von Jeaffreson (1874), Sigel (1876), Burgl (1880), Knapp (1880), Szily (1883), Wingenroth (1898), Hirschberg (1899), Vossius (1902), Schmeisser (1900), Gesang (1905).

Schließlich wäre möglich, daß frühere infektiöse Prozesse z. B. durch Lageveränderung des Splitters wieder angeregt würden.

Über die Beziehung der Entzündung nach Eisensplitterverletzung zur sympathischen Ophthalmie verweise ich auf S. 1248.

Zuweilen sieht man an Augen mit Eisensplittern im Innern als schädliche Spätfolge rezidivierende Blutungen und manchmal Glaukom (vgl. S. 1245) auftreten, wie in den Fällen von Hirschberg (1896), Cramer (1902), Coppez (1899), Gilbert (1908), Erdmann (1908), Rubert (1911), Morax (1917).

Die Frage, ob ein intraokularer Splitter vollkommen verrosten und spontan resorbiert werden kann, wurde bereits S. 1226 erörtert.

Nur seltener wurde die beginnende Spontanausstoßung eines Eisensplitters beobachtet, meist kam bei größeren Splittern eine Ecke in der Narbe oder in den Augenhäuten zum Vorschein.

Hierher gehören u. a. Fälle von Castelnau (1842, nach $3^1/_2$ Jahren, ref. Landmann 1882), Landmann (1882 nach 1 Monat), Mandelstamm (1881 nach 4 Jahren), Clizbe (1884 nach fast 24 Jahren), Meighan und Hunter (1879 nach 6 Tagen), Ulry et Aubaret (1899 nach $5^1/_2$ Monaten), Woods (1886 nach 3 Monaten), Bügge (1893 nach 6 Tagen), Bull (1880 nach 1 Monat), Hubbel (1901 nach 18 Jahren), Gillmann (1903 nach 7 Monaten), Dodd (1901 nach $2^1/_2$ Jahren), Oliver (1901 nach 2 Jahren), Gesang (1905 nach 20 Jahren), Scalini (1905 nach 30 Jahren).

Der Sitz des Eisensplitters und die Art seiner Fixierung haben einen gewissen Einfluß auf das Zustandekommen der genannten deletären Folgezustände. Im allgemeinen befördert freie Lage im Glaskörper die Lösung und Diffusion des gelösten Eisens, während sie erschwert werden, wenn der Fremdkörper zum größten Teil in der Bulbuswand und Sklera steckt oder durch Bindegewebe eingekapselt ist. Die frei im Glaskörper liegenden Eisensplitter werden deshalb am schlechtesten vertragen. Die chemische Wirkung entfaltet sich schnell, die Veränderungen im Glaskörper führen bald zur Netzhautablösung und weiterhin zur allgemeinen Siderosis. Bei beweglichen Glaskörpersplittern kommt noch die mechanische Glaskörperverletzung als schädigendes Moment hinzu. Schon besser werden die Fremdkörper vertragen, die der Bulbuswand fest aufliegen oder durch etwas Gewebsproliferation fixiert sind. Doch droht hier stets nach einiger Zeit Siderosis und Netzhautablösung. Relativ am besten werden kleinste Fremdkörper vertragen, die in der Bulbuswand, Netzhaut, Aderhaut, Sklera stecken, und um so besser, je mehr sie vom Gewebe verdeckt sind. Diese Splitter haften oft großenteils in der Sklera, Aderhaut und Netzhaut, bei schräger Flugrichtung können sie unter der Netzhaut sitzen. In manchen

Fällen wird das freie Ende bald von einem zarten Gewebe eingehüllt. Jede Einkapselung schützt gegen Lösung des Eisens und erschwert die Diffusion. In derartigen Fällen kommt die Siderosis nur langsam zustande, doch treten die Folgen meist, wenn auch erst nach Jahren, doch ein und dann besonders gern zuerst als Netzhautdegeneration. Bei manchen der früher als reizlos vertragenen Splitter, bei denen Siderosis ausblieb, handelte es sich wahrscheinlich um doppelte Perforation, die man früher als größte Seltenheit ansprach, die aber, wie wir jetzt wissen, nicht allzu selten ist.

Die Kasuistik der Fälle von Eisensplittern im hinteren Bulbusabschnitt ist ganz ungemein groß. Ich verweise nur auf die umfängliche Literatur der Magnetoperationen. Von besonderem Interesse sind die Fälle, in denen die Splitter im hinteren Augenabschnitt längere Zeit mit Erhaltung des Sehvermögens verweilt haben, sowie die Fälle, in denen nach anfangs reizlosem Verweilen später doch die üblen Folgen auftraten.

Zusammenstellungen über Fälle mit längerem reizlosem Verweilen von Eisen- oder Stahlsplittern im hinteren Augenabschnitt finden sich u. a. bei LANDMANN (1882), KNAPP (1883), MEESMANN (1893), v. HIPPEL (1896), WIRTZ (1904). Die sorgfältige Zusammenstellung von v. HIPPEL (1896) wurde bereits S. 1247 referiert und daselbst wurden noch einige weitere Fälle von längerem reizlosem Verweilen angeführt. Zu nennen sind außerdem noch Fälle von v. HOFFMANN (1887) Splitter in der Papille 5 Jahre mit $S = \frac{1}{3}$, DELANY (1902) 3 Jahre, BONDI (1898), HIRSCH (1905, S. 50 21 Jahre mit $S = 0{,}7{.}$)

In einem von WALLENBERG (1910) mitgeteilten Fall von 9 Jahre langem reizlosem Verweilen eines Eisensplitters in der hinteren Bulbuswand scheint es mir fraglich, ob nicht doppelte Perforation vorliegt.

Die Zahl der Fälle, in denen nach langjährigen Beobachtungen ein sicher im Auge nachgewiesener Eisensplitter ohne jede spätere Schädigung reizlos vertragen wird, ist eine äußerst geringe. Auf die Unzulänglichkeit der Zusammenstellung von WIRTZ (1904), aus ihr eine günstigere Prognose über die Toleranz des Auges gegen Eisensplitter abzuleiten, wurde bereits S. 1252 hingewiesen.

Zahlreich sind die Fälle, in denen nach anfänglichem reizlosem Verweilen später üble Folgen auftreten. Ich verweise auf die Kasuistik über die Siderosis bulbi in § 196, S. 1223.

Fälle, in denen später Netzhautablösung oder Entzündung auftraten, finden sich, wie S. 1247 erwähnt, in der Zusammenstellung von v. HIPPEL (1896). Auch habe ich dort auf weitere Fälle hingewiesen, darunter auf die Fälle von HIRSCH- BERG (1903) und HOSCH (1903), die früher als Beispiele reizloser Einheilung von Eisensplittern mitgeteilt waren.

Ist das Auge infolge des Verweilens des Eisensplitters erblindet, so kann es lange Zeit reizlos bleiben. Zahlreiche Fälle sind aber bekannt, in denen, wenn auch nach Jahren, doch noch Entzündung auftrat, die oft zur Enukleation führte. Zu nennen sind die Fälle von: JEAFFRESON (1874) nach 12 Jahren, SMITH (1877) nach 4 Jahren, GROSSMANN (1877) nach 5 Jahren, LANDMANN (1882, S. 216) nach 7 Jahren, SNELL (Ophth. Hosp. Rep. IX, S. 372) nach 29 Jahren, KNAPP (1880) nach 6 Jahren, COPPEZ (1893) nach 15 Jahren, FISHER (1896) nach 14 Jahren, HIRSCHBERG (1890) nach 16 Jahren, ARMAIGNAC (1899) nach 16 Jahren, COPPEZ (1899) nach 32 Jahren, DE SCHWEINITZ (1900) nach 18 Jahren,

Burton Chance (1902) nach 26 Jahren, Hirschberg (1903) nach 26½ Jahren, Gradle (1908) nach 19 Jahren, Rubert (1911) nach 12 Jahren.

Ich selbst beobachtete in einem von Lincke (1903) in einer Dissertation mitgeteilten Fall Entzündung 30 Jahre nach der Verletzung.

Splitter aus Kupfer und Messing (vgl. § 197, S. 1261), die nächst den Eisensplittern am häufigsten im hinteren Augenabschnitt angetroffen werden, führen fast durchweg sehr bald zu umschriebener eitriger Entzündung, mögen sie frei im Glaskörper, mögen sie auf oder in der Bulbuswand haften. Bei Lage des Kupfersplitters im Glaskörper kommt es schnell zu fibrinös-eitriger Entzündung in der Umgebung des Splitters und eitriger Infiltration in den benachbarten Augenhäuten. Der Fremdkörper wird dadurch in kurzer Zeit von Exsudat eingehüllt und verdeckt, doch weist die umschriebene eitrige Entzündung oft sofort auf seine Lage hin. Die Gefahr der baldigen Netzhautablösung durch Schrumpfung des mit Fibrin durchsetzten Glaskörpers ist stets eine große.

Bei Lage des Splitters auf und in der Bulbuswand entsteht meist bald eine umschriebene eitrige Infiltration der Netzhaut und Aderhaut und beim Hineinragen in die Sklera auch dieser Membran. Der eitrigen Entzündung in der Tiefe entsprechend zeigen die Augen bald nach der Verletzung starke entzündliche Erscheinungen, starke Ziliarinjektion, Kammerwassertrübung, Zeichen der Iridozyklitis und des Glaskörperabszesses. Meist kommt es, falls der Splitter nicht entfernt wird, zu Verlust des Sehvermögens, und überaus häufig wird die Enukleation nötig. Selbst wenn die Entzündung nach Einkapselung des Fremdkörpers nach einiger Zeit zurückgeht, ist das Auge in der Regel erblindet, zuweilen der Form nach zu erhalten, manchmal tritt Phthisis bulbi ein. An den zur Ruhe gekommenen Augen kann aber später neue Entzündung auftreten, so daß es zur Enukleation kommt. Fälle dieser Art sind in § 197 mitgeteilt.

Beim Verweilen von Kupfersplittern im Auge wird gar nicht so selten Wanderung und Spontanausstoßung beobachtet, wie auf S. 1268—1270 näher ausgeführt wurde.

Nur in seltenen Fällen wird ein in den hinteren Bulbusabschnitt eingedrungenes Kupferstückchen lange Zeit und selbst jahrelang mit Erhaltung von Sehvermögen vertragen. Doch machte sich in den wenigen günstig verlaufenden Fällen meist allmählich die abgeschwächte chemische Wirkung bemerkbar. Es kommt dabei zu chorioretinitischen Veränderungen, Neuritis optica, ausgesprochener Netzhautdegeneration unter dem Bilde der Retinitis pigmentosa, wie z. B. die Fälle von Siegfried (1896) und Adamük (1897) zeigen. Das klinische Bild erinnert an die Degeneration der Netzhaut durch Eisensplitter. Ich verweise auf S. 1273 ff., wo diese Veränderungen ausführlich besprochen sind und wo die von Goldzieher (1895) zuerst beschriebene eigenartige Netzhautveränderung unter dem Bilde von goldstreusandähnlichen Pünktchen und Flecken erwähnt ist.

Schließlich wird bei Kupfersplitter im Glaskörperraum eine isolierte Makulaveränderung beobachtet (Haab 1888), die ebenfalls auf S. 1275 ausführlicher behandelt ist. Als Zeichen der Fernwirkung sind in einzelnen Fällen Verfärbungen der Iris, der Linse und des Glaskörpers, sowie eigenartige Reflexe an der Linse beobachtet (vgl. S. 1276). Meist sind die Kupferstückchen aseptisch, was zum Teil mit der Erhitzung des Metalles im Moment der Verletzung — wenigstens bei den Zündhütchensplittern — zusammenhängt. Vielleicht hat auch die chemische Wirkung des sich lösenden Kupfers einen das Wachstum von Mikroorganismen hindernden Einfluß. Bei aseptischem Verhalten der Verletzung bleibt die eitrige Entzündung auf die nächste Umgebung des Kupfersplitters beschränkt und nimmt mit der Entfernung vom Sitz des Fremdkörpers ab. Ist die Verletzung infiziert, so entsteht das Bild der progressiven Eiterung in der Tiefe, und es kommt oft bald zur Panophthalmie.

Immerhin muß man bei konservativer Behandlung nach dem klinischen Befunde beurteilen, ob die Eiterung eine aseptische oder durch Mikroorganismen hervorgerufene ist.

Nach gelungener Extraktion des Zündhütchensplitters geht die aseptische Eiterung schnell und stetig zurück. Über die Gefahr der sympathischen Ophthalmie verweise ich auf S. 1283.

Die Kasuistik siehe § 197, S. 1261 ff.

Einige dort nicht erwähnte Fälle seien hier angeführt. In einem wegen schmerzhafter Entzündung nach Zündhütchenverletzung enukleierten Auge fand Ravá (1881) den Splitter im Sehnerven unmittelbar hinter der Lamina cribrosa.

Beginnende Spontanausstoßung fanden Millikin (1890) nach 20 Jahren durch die Sklera und Bourgeois (1900) nach 7 Jahren am Limbus.

Bei den Fremdkörpern aus Blei handelt es sich meist um Schrotkörner. Die Schrotschußverletzungen werden bei den Schußverletzungen Abschnitt VI abgehandelt.

In einzelnen Fällen sind Bleistückchen, die von Kugeln abgespritzt waren, in die Augentiefe eingedrungen und zum Teil längere Zeit reizlos vertragen. Bei Kriegsverletzungen sind häufig selbst zahlreiche, zum Teil staubartige Bleispritzer im hinteren Augenabschnitt beobachtet, die von aufschlagenden bleihaltigen Geschossen, meist zerplatzten Infanteriegeschossen, herstammen und teils durch die Hornhaut, teils durch die Lederhaut ihren Weg in den Glaskörper und in die Tiefe des Auges genommen haben. Sie werden, falls nicht Komplikationen vorliegen, reizlos, selbst bei guter Sehschärfe vertragen.

Schneider (1877) fand bei einem Soldaten, dessen linkes Auge 2 Jahre zuvor von den Spritzern einer an einer eisernen Scheibenstange anschlagenden Kugel getroffen war, zwei glänzende Fremdkörper frei im Glaskörper und zwei glänzende Körperchen in der Retina eingebettet. Die vier Fremdkörper wurden reizlos vertragen bei S = $^{20}/_{50}$ und Gesichtsfelddefekt nach oben außen.

Nach Sichel und Gayat (Yvert 1881, S. 651) konnte man in einem durch Verletzung erblindeten Auge den Augenhintergrund sehen und vier Bleikörnchen, welche von einer grünlichen Membran umhüllt und an der vorderen Partie in der Sklera durch weißliche Fäden fixiert waren, feststellen.

Kipp (1901 Diskussion Hubbel) erwähnte einen Fall, in dem seit 30 Jahren (1870) ein Kugelfragment reizlos in der Retina eingebettet lag.

Kauders (1909) berichtete über Wanderung eines Bleikügelchens aus der Tiefe des Auges nach der vorderen Kammer, wo es Iritis hervorrief. Der Fremdkörper hatte 25 Jahre im Auge verweilt. Das Vorkommen von Bleisplittern bei den Verletzungen im japanisch-russischen Kriege hat Oguchi (1913) mehrfach erwähnt und über den anatomischen Befund mehrerer Fälle berichtet. Aus dem letzten Weltkrieg sind zahlreiche derartige Fälle mitgeteilt von Handmann (1915) Uthoff (1916), Brenske (1916), Böhm (1916), der auch den Befund von 5 pathologisch-anatomisch untersuchten Fällen mitteilen konnte, Weigelin (1917), Winkler (1919), der über mehrere Fälle mit längerer Beobachtungszeit bis zu $3^1/_2$ Jahren berichtete. v. Szily (1918) fand anatomisch in einem Auge mit beginnender Panophthalmie, das durch ein neben dem Patienten aufschlagendes Infanteriegeschoß verwundet war, als einzigen Fremdkörper einen Bleispritzer in der Papille noch innerhalb der Lamina cribrosa in Exsudat eingebettet, sowie mehrfach kleine Bleispritzer in Augen mit infizierten Fremdkörperverletzungen. Ich selbst habe mehrere Fälle beobachtet und Bleispritzer in anatomisch untersuchten Augen gefunden.

Glassplitter (vgl. § 198, S. 1296), die nicht häufig als Fremdkörper im hinteren Augenabschnitt beobachtet werden, gelangen meist aseptisch ins Auge. Bei ihrer geringen und erst nach langer Zeit hervortretenden entzündungerregenden Wirkung werden die Splitter von dem Auge lange Zeit reizlos vertragen. Für die Verletzungsfolgen und den Verlauf sind deshalb zunächst die mechanischen Verletzungsfolgen, die von der Größe und Zahl der Glassplitter sowie von der Einbruchspforte und dem Sitz abhängen, ausschlaggebend. Bei klaren Medien erkennt man Glassplitter mit dem Augenspiegel als hellglänzende und stark das Licht reflektierende Fremdkörper. War der Splitter durch die Linse eingedrungen, so kann er unter Umständen erst nach der Resorption der Katarakt sichtbar werden. Beim Eindringen ungewöhnlich großer Glassplitter wird das Auge unter Umständen durch die Schwere der Verletzung phthisisch werden. Der eingeschlossene Glassplitter kann lange Zeit reizlos eingeschlossen bleiben.

Doch sind Fälle bekannt, in denen beim Verweilen von großen Glassplittern im Auge später entzündliche Reizung auftrat, so daß die Entfernung des Auges nötig wurde. Ich selbst habe einen derartigen Fall beobachtet, in dem etwa 3 Monate nach der Verletzung das Auge wegen Zyklitis enukleiert werden mußte. In Fig. 113, S. 1297 ist der Augendurchschnitt abgebildet.

Einen analogen Fall hat WEINSTEIN (1907) mitgeteilt. Nach perforierender Skleralverletzung durch einen Glassplitter fand sich am Tage nach der Verletzung eine Luftblase im Glaskörper und eine dunkelschwarz erscheinende Linie im durchfallenden Licht sowie längs derselben bei Bewegungen mit dem Spiegel ein heller Reflex. Nach 2 Wochen anscheinend reizlose Heilung mit S = 0,8, aber nach 2 Monaten Verfall des Sehvermögens und unter zunehmender Glaskörpertrübung und Reizung des Auges entwickelte sich chronische Iridozyklitis, die die Enukleation nötig machte. Der 1 cm lange und 1 mm breite Glassplitter steckte mit einem Ende in der Eingangsstelle in der Ziliarkörpergegend fest und hatte hier zu Granulationsgewebsbildung in seiner Umgebung geführt. Sein anderes Ende ragte in den Glaskörper vor.

GRÜNTHAL (1895) berichtete über einen Glassplitter, der bereits 10 Jahre bei relativ guter $S = {}^{20}/_{100}$ im Glaskörper saß, ohne irgendwelche Reizerscheinungen zu veranlassen. An der Hornhaut fand sich eine 2 mm lange Narbe, an der Linse eine vordere und hintere Kapselnarbe und eine umschriebene Trübung; der im Glaskörper frei bewegliche und von dem Auge oft als Schatten empfundene Splitter war mit dem Augenspiegel als stark reflektierender Fremdkörper sichtbar. Einzelne Glaskörpertrübungen waren nachweisbar, das Gesichtsfeld nach oben defekt.

In einem von ZIRM (1890) mitgeteilten Fall fand sich nach Zerspringen eines Thermometerrohres eine 7 mm lange Kornealwunde mit Iris- und Linsenverletzung. Das Auge wurde reizlos, hatte aber keine Lichtempfindung mehr und blieb fast ganz frei von Entzündung. Doch zeigte sich nach unten eine Irisprominenz mit etwas Exsudat wie durch einen Fremdkörper. Deshalb wurde $4^1/_2$ Monate nach der Verletzung operiert und ein 18 mm langer und 7 mm breiter Glassplitter extrahiert.

In einem analogen Fall von SWEET (1900) war die Katarakt nach 3 Monaten spontan resorbiert und es gelang mit Röntgenstrahlen, den Splitter unten außen zu lokalisieren. Nach Iridektomie gelang es mittels einer Pinzette, den von etwas Exsudat umgebenen 5 mm langen und 1,5 mm dicken Splitter zu entfernen.

Zahlreiche Glassplitter waren in dem von TWEEDY (1896) mitgeteilten Fall nach Explosion einer Glasflasche eingedrungen. Das linke Auge mußte enukleiert werden, das rechte Auge erlangte volle Sehschärfe wieder trotz des Verweilens mehrerer kleiner Splitter im Auge.

Weitere Fälle sind mitgeteilt von A. v. GRAEFE (1854), POST (1886), KATZAUROW (1887), REECE (1899), FISHER (1905), ESKENAZI (1905), ZIEGLER (1912), SWEET (1912, darunter ein Fall mit Entzündung am zweiten Auge bei Eingedrungensein eines Glassplitters in den Ziliarkörper.

SCHOELER (1902) stellte einen Kranken vor mit Augenverletzung durch Glassplitter, bei dem 6 Monate nach der Verletzung der Splitter spontan ausgestoßen wurde. Ob der Splitter im Glaskörper saß, ist in dem kurzen Bericht nicht gesagt.

Schließlich sei noch ein Fall von COOPER (ref. ZANDER und GEISSLER 1864, S. 208) angeführt, bei dem ein Glassplitter hinten die Sklera perforiert hatte und zur Hälfte dicht am Optikus zum Auge hervorragte. Bei der Enukleation des atrophischen Auges, in dem der Fremdkörper 26 Jahre verweilt hatte, stach sich COOPER in den Finger.

Bei Steinsplittern (vgl. § 198, S. 1298) ist die Infektionsgefahr entschieden größer als bei Glassplittern. Man sieht deshalb häufiger nach

Eindringen von Steinsplittern in die Tiefe des Auges starke Eiterung, stürmische Panophthalmie oder umschriebene plastische Entzündung in der Umgebung des Splitters mit Schrumpfung und Netzhautablösung und Ausgang in Phthisis bulbi. Ich habe einen Fall, in dem ein Steinsplitter durch die Linse in den vordersten Teil des Glaskörpers eingedrungen war und Eiterung einsetzte, auf S. 1298 erwähnt und abgebildet (Fig. 114).

Aseptisch eingedrungene kleine Steinsplitter können selbst lange Zeit reizlos vertragen werden, bei etwas größeren Splittern beobachtet man geringe proliferierende Entzündung und Einkapselung. Die frei im Glaskörper schwebenden Splitter schädigen durch ihre Beweglichkeit die Glaskörpersubstanz und bringen Gefahr der Netzhautablösung. Zuweilen geraten, zumal nach Explosionsverletzungen, kleinste Steinpartikelchen oder Sandkörner in die Tiefe, bleiben im Glaskörper schweben oder gelangen auf oder in den Augenhintergrund und können dort einheilen. Geringe Gewebsveränderungen in ihrer Umgebung machen sich meist bemerkbar. Bei Steinsplittern ist auch Spontanausstoßung beobachtet, ebenso kommen Lageveränderungen vor, die neue Reizung veranlassen können.

Kasuistik. Steinsplitter im Glaskörperraum sind nicht allzuhäufig beobachtet.

Zander und Geissler (1864, S. 212) referieren einen Fall von Desmarres, offenbar mit Infektion und Ausgang in Phthisis bulbi, sowie eine Beobachtung von Cooper, in der nach 16jähriger Ruhe Spontanausstoßung erfolgte. Einige bemerkenswerte Fälle seien noch angeführt.

Jacobson (1865) beschrieb einen Steinsplitter im Augenhintergrund, der einige Wochen nach der Verletzung, nachdem die Katarakt entfernt war, als kleiner dunkler Körper im Augenhintergrund innerhalb einer Chorioretinalruptur mit dem Augenspiegel sichtbar geworden war bei $S = {}^1/_8$ und umschriebenem Skotom. Landmann (1882) äußerte Zweifel, ob es sich um einen Steinsplitter handelte, da die Verletzung beim Mühlsteinschleifen entstanden war.

In einem von Mengin (1882) mitgeteilten Fall war ebenfalls nach Resorption der Katarakt durch Diszission der Fremdkörper in der Aderhaut eingebettet sichtbar geworden. Man erkannte einen roten Steinsplitter von der Farbe des bearbeiteten Steins. Mit $+ 13$ D betrug $S = {}^3/_{10}$, entzündliche Erscheinungen fehlten. Einen analogen Fall hat Burchardt (1895) mitgeteilt. Fick (1893) berichtete über eine Steinsplitterverletzung, bei der nach Herauslassen der Linse die Enukleation wegen Reizung nötig wurde. Der 1,8 mm lange und 0,5 mm dicke Steinsplitter saß im Orbiculus ciliaris. Daselbst fand sich ein Loch in der Retina und eine zellige Infiltration in der Aderhaut.

Einen Fall von Spontanausstoßung eines Steinsplitters aus dem Glaskörperraum, offenbar infolge einer infektiösen Entzündung, erwähnt Kümmell (1908).

Über einen Steinsplitter im Sehnerven, auf den die Schere bei der Enukleation stieß, berichtete Hillemanns (1896). Der Fremdkörper war durch den Limbus eingedrungen, das Auge war bis auf unsichere Lichtempfindung erblindet. Am zwölften Tage wurde wegen Reizung des anderen Auges enukleiert und der Steinsplitter mitten im Sehnerven steckend gefunden.

Über das Eindringen von Steinsplittern im Glaskörperraum bei Explosionsverletzungen verweise ich z. B. auf die Dissertation von CLAUSEN (1903) aus meinem Jenaer Beobachtungsmaterial.

Bei Kriegsverletzungen sind Steinsplitter häufig in der Augentiefe nachgewiesen zumal im Gebirgskrieg (LOEWENSTEIN 1916).

v. SZILY (1918) fand bei der mikroskopischen Untersuchung eines 7 Wochen nach Verletzung durch Handgranate enukleierten Auges einen Steinsplitter im vorderen Glaskörperraum in Granulationsgewebe eingebettet. Die Netzhaut war total abgelöst, von der Papille vollständig abgerissen, der subretinale Raum voll Blut. In 2 Fällen von Glaskörperabszeß fand er anatomisch Erde und Steinsplitter im Abszeß.

Die im hinteren Bulbusabschnitt nur selten angetroffenen Holzsplitter (vgl. § 198, S. 1300) veranlassen in der Regel Entzündung und können nach Einkapselung im meist erblindeten Auge sich jahrelang ruhig verhalten, aber auch neue Entzündungen veranlassen.

In einem von DODD (1902) mitgeteilten Fall war ein Stückchen Nußschale in das Auge eingedrungen, hatte zu Erblindung und 7 Monate anhaltender Entzündung geführt. Dann war das Auge ruhig, bis sich 30 Jahre nach der Verletzung neue Entzündung mit sympathischer Reizung am anderen Auge einstellte. In Bindegewebe eingeschlossen fand sich zwischen Iris und Aequator bulbi ein 4 mm langes und 2 mm breites Nußschalenstück.

Über ein $^1/_2$ cm langes und zündholzdickes Holzstückchen, das mehrfach zu Entzündung Anlaß gegeben, aber schließlich 30 Jahre lang im Auge geweilt hatte und bei frischer Entzündung entfernt wurde, hat LAGRANGE (1902) berichtet.

RÉMY (1893) beobachtete einen Fall von Pseudogliom mit Entzündung, bei dem sich nach der Enukleation ein in bindegewebige Massen eingeschlossener Holzsplitter fand. BADAL und FROMAGET (1896) berichteten über Erscheinungen von Iridochorioiditis, Netzhautablösung, Glaukom bei einem 10jährigen Mädchen, so daß an malignen Tumor gedacht wurde. Nach der Enukleation fand sich ein Dorn in der Gegend des Corpus ciliare.

RAAB (1875) fand im Trichter der abgelösten Netzhaut in Exsudat eingebettet einen Holzsplitter von 4 mm Länge. Die Verletzung war 1 Jahr zuvor erfolgt.

Ich selbst (1892) habe einen Fall mitgeteilt, bei dem ein Holzsplitter 3 Wochen zuvor in den Glaskörper eingedrungen war und noch in der Skleralwunde steckte. Der Fremdkörper war von Exsudat eingehüllt und glücklich extrahiert, wonach Heilung mit voller Sehschärfe eintrat. Auf der Kultur wuchs ein gelber, die Gelatine verflüssigender Bazillus.

In einem von ADDARIO (1910) mitgeteilten Fall war ein Holzspan seit 1 Jahr zwischen Aderhaut und Netzhaut eingekapselt und gut vertragen. Es fanden sich ein umschriebener chorioretinitischer Herd, eine scharf begrenzte Netzhautabhebung mit entsprechendem Skotom im Gesichtsfeld bei normaler zentraler Sehschärfe.

Bei den Kriegsverletzungen finden sich häufig Holzsplitter in der Tiefe des Auges, manchmal zusammen mit anderen Fremdkörpern. Die Augen gehen meist zugrunde (HERTEL 1916). v. SZILY (1918) fand einen Holzsplitter bei der anatomischen Untersuchung des $4^1/_2$ Wochen zuvor verwundeten Auges in der Ziliarkörpergegend eingebettet.

Pulverkörner, die aseptisch in die Tiefe eingedrungen sind, können viele Jahre reizlos eingeheilt vertragen werden, doch werden die Zeichen einer gewissen chemischen Einwirkung auf die Umgebung nicht vermißt.

Über Fälle von Pulverkörnern in der Tiefe des·Auges haben berichtet: Ballias (1865), Pooley (1871), Bergeret (ref. bei Landmann 1882), der ein Pulverkorn nahe neben der Papille sitzen sah, das durch Kornea, Iris und Linse eingedrungen, ohne die geringste Störung herbeizuführen, dort steckte. In dem von mir (1901) mitgeteilten Fall saß das durch Hornhaut und Linse bei einer Verletzung vor 36 Jahren eingedrungene Korn im Augenhintergrund in der Mitte eines Entfärbungsherdes, in dessen Umgebung einige chorioretinitische Flecke lagen. Einzelne Glaskörpertrübungen waren vorhanden, die Sehschärfe betrug $^5/_5$.

Auf Infektion ist der üble Ausgang in einer Beobachtung von Hirschberg (1890) zurückzuführen. Ein Korn rauchlosen Pulvers war durch Kornea, Iris und Linse eingedrungen, das Auge mußte wegen zunehmender Iridochorioiditis mit Glaskörperabszeß enukleiert werden. Anatomisch fand sich eine Anprallstelle in der Retina, von der der Fremdkörper zurückgeprallt war. Im Glaskörperabszeß fanden sich ein Pulverkorn und daneben gelbe Körnchen, die Pflanzenteile enthielten.

Zuweilen sind Zilien im hinteren Bulbusabschnitt beobachtet. Sie gelangen in den Glaskörper entweder bei perforierenden Stich- oder Schnittverletzungen oder werden von kleinen Fremdkörpern, besonders Schrotkörnern und Zündhütchenstückchen, mitgerissen. Sie streifen sich meist vom Fremdkörper ab oder bleiben zuweilen an ihm im Auge haften. So fand ich an einem aus dem Glaskörper extrahierten Zündhütchensplitter eine Zilie an dem Fremdkörper fest haften, denselben Befund erhob ich an einem Schrotkorn, ebenso sah Webster (1891) zwei Zilien an einem Schrotkorn hängen.

Vielfach sind die Zilien nur als zufälliger Befund bei der anatomischen Untersuchung nachgewiesen, sei es im Bindegewebe, sei es in einer zelligen Infiltration. Auch Riesenzellen werden in der Umgebung der Zilien gefunden.

Deutschmann (1890) fand in einem Auge mit Eisensplitter im Glaskörper zufällig anatomisch eine Zilie in Riesenzellen eingebettet, denen sich ein feinfaseriges von Rundzellen durchsetztes Spindelzellengewebe als Kapsel anschloß. In einem Auge mit Aniridie nach Schrotschußverletzung am Limbus fand Wintersteiner (1894) an der Stelle des zerstörten Ziliarkörpers eine aus Glaskörper, Fibrin und Blutkörperchen bestehende Masse und darin einen Leukozytenherd mit einer Zilie in der Mitte. Riesenzellen fehlten. Treacher Collins (1893) beschrieb ein Auge, in dessen Glaskörper drei Zilien bei einer Messerstichverletzung eingedrungen waren. In einem Auge, das doppelte Perforation durch. Schrotschuß 25 Jahre zuvor erlitten hatte, fanden de Lapersonne und Vassaux (1884) in dem bindegewebigen Narbenstrang zwischen Ein- und Austrittsstelle Zilien eingeschlossen.

Weitere Mitteilungen über das Vorkommen von Zilien im Glaskörper finden sich bei Manz (1868), Sattler (1874), Mackrocki (1883), Kraisky (1902). Besonders beachtenswert ist ein von Quint (1901) mitgeteilter Fall, in dem nach Verletzung der Augenbrauen durch einen krummen Nagel eine perforierende Skleralverletzung 3 P nach außen von der Makula veranlaßt war. Aus dem Wundspalt ragten zwei Härchen in den Glaskörper vor, die bei $S = {}^5/_{10}$ unverändert sichtbar blieben. Die Haare machten sich durch leichte Verschleierung der Objekte bemerkbar und ließen sich zur entoptischen Wahrnehmung bringen. Durch Ablenkung einzelner Strahlenbündel wurde der obere Rand der Gegenstände doppelt gesehen. Über einen Fall von doppelter Durchbohrung des Augapfels mit einem Taschenmesser und Implantation einer Zilie und eines Epithelkeimes in der hinteren Augenwand berichtete Warnecke (1908). Lange (1907) teilte einen Fall von Spontanausstoßung einer Zilie aus dem Glaskörper, die etwa 8 Wochen nach einer Stichverletzung der Sklera durch einen Federhalter erfolgte, mit.

Diagnose. Die Diagnose hat in erster Linie festzustellen, ob ein Fremdkörper in den hinteren Augenabschnitt eingedrungen und dort haften geblieben ist. In vielen Fällen ist die Diagnose völlig sicher zu stellen, in anderen Fällen kann die Anwesenheit des Fremdkörpers im Augeninnern nur mit mehr oder weniger Wahrscheinlichkeit angenommen werden. Sodann hat die Diagnose über den Sitz des Fremdkörpers und seine Natur Aufklärung zu geben, und es ist zu entscheiden, ob Infektion im Spiel ist oder nicht.

Häufig legt die Erhebung über den Vorgang der Verletzung und über die Art der Beschäftigung die Vermutung nahe, daß ein Fremdkörper eingedrungen ist.

Erforderlich ist zunächst die genaue Feststellung der Eingangspforte in der Kornea oder Sklera sowie des in die Tiefe führenden Weges. Ist der Fremdkörper durch die Hornhaut eingedrungen, so läßt oft schon die Beschaffenheit der Eingangsstelle zusammen mit den übrigen sichtbaren Veränderungen kaum einen Zweifel über das Eingedrungensein eines Fremdkörpers aufkommen. Eine kleine Hornhautwunde oder -narbe, entsprechend gelagerte Irislücke, partielle strangartige oder trichterförmige die Linse von vorn nach hinten durchsetzende Trübung, Nachweis einer hinteren Kapselöffnung zuweilen mit glaskörperwärts herausgedrängtem Trübungsschlauch, sowie streifenförmige Trübungen im Glaskörper lassen sofort an einen Fremdkörper im Auge denken, falls nach dem ganzen Vorgang der Verletzung eine Stichverletzung auszuschließen ist. Aus der Lage der Hornhaut- und Linsenwunde oder Hornhaut-Iris-Linsenwunde kann man die Flugrichtung des Fremdkörpers bestimmen. Charakteristisch ist ferner, daß die kleinen Hornhautwunden sich schnell schließen und meist nicht zum Irisvorfall führen. Nur größere Wunden klaffen und zeigen häufiger Iriseinklemmung.

Etwas schwieriger ist der Nachweis der Skleralperforation. Bei frischen Wunden deuten eine Bindehautekchymose und kleine Bindehautwunde auf die Verletzungsstelle hin, doch kann eine kleine Skleralwunde rasch verkleben und von Bindehaut bedeckt sein. Für Perforation spricht ohne weiteres Einlagerung von Glaskörper oder von pigmentiertem Uvealgewebe. Leichter erkennbar sind etwas größere perforierende Skleralwunden. In zweifelhaften Fällen kann bei frischeren Verletzungen zur Feststellung, ob Skleralperforation vorliegt, eine vorsichtige Sondierung der Wunde erforderlich sein. Beim Hineinleuchten mit dem Augenspiegel in das Auge markiert sich häufig der Wundkanal durch lange fädige Blutstreifen oder dichtere Blutungen. In älteren Fällen erscheint der Wundkanal zuweilen als grauer Trübungsstreif. Manchmal nehmen die Blutungen an einer Stelle in der Tiefe erheblich zu und deuten dadurch den Sitz des Fremdkörpers an. Das Mißverhältnis zwischen Kleinheit der Eingangswunde und der Ausdehnung der Hämorrhagie im Auge spricht vielfach für das Eingedrungensein eines Fremdkörpers. Zuweilen erscheint beim Absuchen des Glaskörpers ein tiefliegendes Exsudat, das den Fremdkörper einhüllt.

Sucht man in der Richtung der durch die äußeren Verletzungen festgestellten Flugbahn des Fremdkörpers den Augenhintergrund ab, so kann man zuweilen die Aufschlagstelle desselben an der hinteren Augenwand nachweisen, die sich als Netzhautblutung, Netzhautzerreißung oder Netzhaut-Aderhautruptur mit freiliegender Sklera darstellt. Im letzten Fall kann es schwierig sein, ophthalmoskopisch eine sichere Entscheidung zwischen Anprallstelle und zweiter Perforation der Augenwand zu treffen. Die Rückprallstellen sind meist kleiner, die hinteren Austrittsstellen von Fremdkörpern größer, oft deutlich dellenförmig eingesunken und in älteren Fällen mit Pigment umsäumt. Gegen doppelte Perforation und für Rückprall spricht, wenn weiter ab von der Anschlagstelle dicke kompakte Blutungen sich finden, da sie auf die Lage des zurückgeprallten Fremdkörpers hindeuten.

Stets hat man bei vorher erweiterter Pupille den Glaskörperraum und die Bulbuswand mit dem Augenspiegel abzusuchen, ob man nicht den Fremdkörper selbst entdeckt.

Kann bei hinreichend klaren Medien und günstigem Sitz der Fremdkörper direkt mit dem Augenspiegel wahrgenommen werden, so ist die Diagnose gesichert. Aus der Farbe und der Art des Reflexes läßt sich ein Schluß auf seine Natur ziehen. Manchmal sieht man den Fremdkörper unsicher aus der Medientrübung durchschimmern. Zuweilen hebt er sich nur undeutlich zwischen Blutungen ab, auch muß man sich davor hüten, ein kompaktes Blutgerinnsel für den Fremdkörper zu halten. In anderen Fällen kann der Nachweis eines umschriebenen Exsudates einen wichtigen Fingerzeig für die Anwesenheit eines Fremdkörpers geben, z. B. bei Zündhütchenverletzungen. Bei Eisensplitterverletzungen dagegen würde zugleich das eitrige Exsudat für erfolgte Infektion sprechen. Ist der Fremdkörper vom Exsudat eingeschlossen, so erregt der Nachweis einer umschriebenen knötchenartigen Prominenz wohl den Verdacht, doch sind Irrtümer leichter möglich, da auch Stichverletzungen zu umschriebener Glaskörperinfiltration führen können. Andererseits kann der Befund unter Umständen den Verdacht einer Neubildung erregen, wie in den auf S. 1557 erwähnten Fällen von Rémy (1893) und Badal-Fromaget (1896), in denen es sich beide Male um entzündliches Exsudat in der Umgebung eines Holzsplitters handelte.

Ist in älteren Fällen der Fremdkörper durch umschriebene Bindegewebswucherung eingekapselt, so erkennt man mit dem Augenspiegel nicht selten eine hügelige Prominenz, in der man den Fremdkörper vermuten kann.

Der Nachweis von Luftblasen legt den Verdacht nahe, daß ein Fremdkörper in das Auge eingedrungen ist. Für seine Anwesenheit im Auge sind sie aber nicht beweisend, da sie bei perforierender Stichverletzung vorkommen und da andererseits der Fremdkörper das Auge hinten verlassen haben kann. So fand ich (1901) Luftblasen im Glaskörper in einem Fall von Eisensplitterverletzung, in dem sich später doppelte Perforation des Auges durch den Splitter herausstellte. Ferner kann man aus der Lage der Luftblasen keinen Schluß auf den Sitz des Fremdkörpers im Auge ziehen, da die Luftblasen vermöge ihrer Leichtigkeit im Glaskörper nach oben steigen und je nach der Stellung des Auges ihren Platz verändern können (Hildebrand 1891). Zuweilen halten sie sich anfangs in der Bahn des Fremdkörpers und sind in die Tiefe mitgerissen, wo sie unter Blut oder selbst an und unter der Netzhaut festgehalten werden. Schließlich muß man sich hüten, eine Luftblase mit ihrem hellen Reflex für den Fremdkörper zu halten.

Ist der Fremdkörper mit dem Augenspiegel nicht sichtbar, sei es, daß er durch Medientrübungen verdeckt ist, sei es, daß er zu weit nach vorn sitzt, sprechen aber die Veränderungen in der Tiefe zusammen mit den der äußeren Verletzungsfolgen an der Hornhaut, Iris, Linse oder Sklera mit Wahrscheinlichkeit für das Eingedrungensein eines Fremdkörpers, so muß man zur Stellung der Diagnose die weiteren diagnostischen Hilfsmittel heranziehen.

Genaue Prüfung der zentralen Sehschärfe und des Gesichtsfeldes kann wichtige Anhaltspunkte geben. Der Nachweis eines Skotoms oder einer Gesichtsfeldbeschränkung ist, worauf Berlin (1868, 1887) wiederholt hinwies, von Wert für die Bestimmung der Anwesenheit und des Sitzes eines Fremdkörpers im Auge. Bei der so häufigen Senkung des Fremdkörpers im Glaskörperraum findet sich Gesichtsfeldeinengung nach oben. Bei ganz frischen Verletzungen wird die Gesichtsfeldstörung durch den Fremdkörper und Blutungen vor der Netzhaut oder durch Verletzung der Netzhaut hervorgerufen. Sofortige Amaurose bei frischer Verletzung durch einen kleinen Fremdkörper erweckt den Verdacht der Optikusverletzung (Wagenmann 1901).

Haase (1918) schlug vor, aus der Lage von Gesichtsfelddefekten und Skotom am Kampimeter die Lage des Fremdkörpers rechnerisch zu bestimmen.

Von dem allergrößten Wert für die Diagnose von Fremdkörpern im hinteren Bulbusabschnitt sind die bereits in § 193 und 194 genau besprochenen besonderen Hilfsmittel, die uns zum Nachweis von Fremdkörpern, zur Bestimmung ihrer Lage, Größe und Art zu Gebote stehen und unter denen vor allem die Sideroskopie, die diagnostische Verwendung des Elektromagneten und die Untersuchung mit Röntgenstrahlen zu nennen sind.

Die Sideroskopie (vgl. § 193, S. 1172) in ihrer vervollkommneten Form gestattet fast ausnahmslos die Anwesenheit von magnetischem Eisen oder Stahl mit Sicherheit nachzuweisen oder auszuschließen. Aus der Bestimmung des stärksten Ausschlages kann man zugleich den Sitz des Splitters annähernd bestimmen. Unmagnetische Fremdkörper geben keinen Ausschlag der Magnetnadel, schwach magnetische Fremdkörper wie die Eisenerze geben am Sideroskop einen Ausschlag, folgen aber unter Umständen nicht dem Magneten (vgl. § 200). Einen positiven Ausschlag geben auch eisenhaltiges Kupfer oder seine Legierung, die wohl auf die Nadel einwirken, aber nicht vom Elektromagneten angezogen werden. Ein positiver Ausschlag gestattet nicht unter allen Umständen die Annahme, daß der Fremdkörper im Bulbus steckt; denn Eisensplitter in der Umgebung des Auges, vor allem Eisensplitter, die nach doppelter Perforation des Auges hinten wieder ausgetreten sind, können ebenfalls positiven Ausschlag geben. Hinsichtlich der Indikation der Sideroskopie verweise ich auf S. 1180.

Die diagnostische Bedeutung des Elektromagneten, die Indikation zu seiner diagnostischen Anwendung sowie die Grenzen seiner Leistungsfähigkeit in diagnostischer Hinsicht wurden bereits in § 193, S. 1184 ausführlicher behandelt, so daß ich darauf verweise.

Die Untersuchung mittels Röntgenstrahlen hat sich als wertvolles Hilfsmittel zum Nachweis und zur Lokalisation von Fremdkörpern im hinteren Bulbusabschnitt erwiesen. Durch die technische Vervollkommnung des Verfahrens gelingt es, selbst kleine metallische Fremdkörper im Auge nachzuweisen. In den Figg. 134—139 sind einige Aufnahmen wiedergegeben, in denen es gelang, kleine Splitter aufzufinden und ihre Form und Größe sowie ihre Lage zu bestimmen. Die Röntgenaufnahmen sind besonders dann heranzuziehen, wenn die anderen leicht anwendbaren Untersuchungsmethoden versagten oder ungenügenden Aufschluß gaben, oder wenn es darauf ankommt, den Sitz, die Form und die Größe des Fremdkörpers näher zu bestimmen. Zumal wenn bei positivem Sideroskopausschlag die Anwendung des großen Magneten negativ ausfiel, ist die Röntgenaufnahme heranzuziehen, ebenso stets dann, wenn Verdacht auf doppelte Perforation des Auges durch den Fremdkörper besteht. Sie vermag dann unter Umständen volle Klarheit zu schaffen, manchmal ist aber bei positivem Befund der Röntgenaufnahme nicht sicher zu entscheiden, ob der Fremdkörper noch im Auge oder in oder dicht hinter der Sklera steckt.

Fig. 140 gibt den Befund einer Schrotkornverletzung des Auges wieder, in dem eindeutig die doppelte Perforation des Auges erwiesen war.

Die Röntgenaufnahme empfiehlt sich stets, ehe man sich bei völliger Unsicherheit der Verhältnisse zu eingreifenden Operationen mit skleraler Bulbuseröffnung entschließt. Die Leistungsfähigkeit der Röntgenaufnahme

Fig. 134.

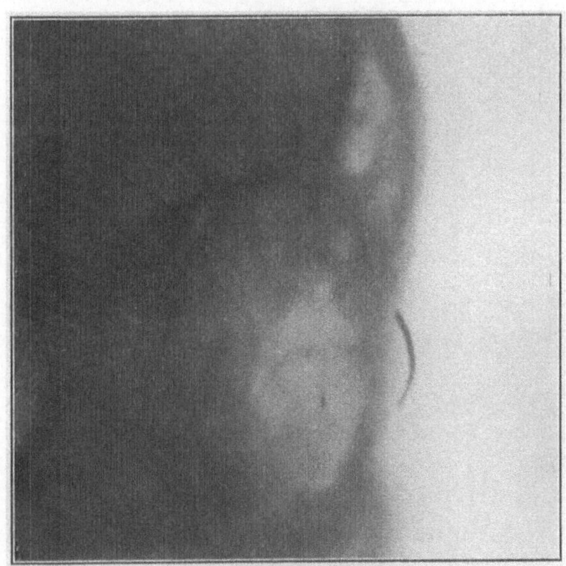

18 jähriger Büchsenmacher. Traumatische Katarakt nach Eisensplitterverletzung vor 1 1/4 Jahren. Außen unten periphere Hornhautnarbe, Loch in der Iris. Sideroskop positiv. Röntgenaufnahme (bitemporale und frontale) zeigt deutlich den Fremdkörper.

findet ihre natürliche Grenze einmal in der Kleinheit der Fremdkörper, sodann in dem Grade der Durchgängigkeit der Fremdkörper für Röntgenstrahlen. So sind Glassplitter nur schwer und Holzsplitter gar nicht mittels der Röntgenstrahlen nachweisbar. Ich verweise im übrigen hinsichtlich der Ausführung der Methode, ihrer Indikation und Leistungsfähigkeit auf § 194, S. 1191.

Die Wundsondierung mit Stilet ist bei frischen Verletzungen nur in Ausnahmsfällen und mit größter Vorsicht noch in Anwendung zu ziehen. Sideroskop, Magnet und Röntgenaufnahmen haben der in bezug auf Infektion nicht ungefährlichen Wundsondierung noch mehr Boden entzogen. Die Sondierung kann einmal erwünscht sein zur Feststellung, ob eine Skleralwunde perforierend ist. In Fällen, in denen Verdacht besteht, daß die Spitze des Fremdkörpers noch in der Wunde steckt, kann vorsichtige Sondierung in Frage kommen, falls es sich den Umständen nach nicht um Eisensplitter, sondern z. B. um Glassplitter oder Holzsplitter handelt. Ebenso kann bei alten Verletzungen mit Verdacht auf Spontanausstoßung die Sondierung die Anwesenheit eines Fremdkörpers ergeben.

Ist die Verletzung nicht frisch, so können bei längerem Verweilen eines Eisensplitters die siderotischen Veränderungen an der Iris und Linse oder

Fig. 135.

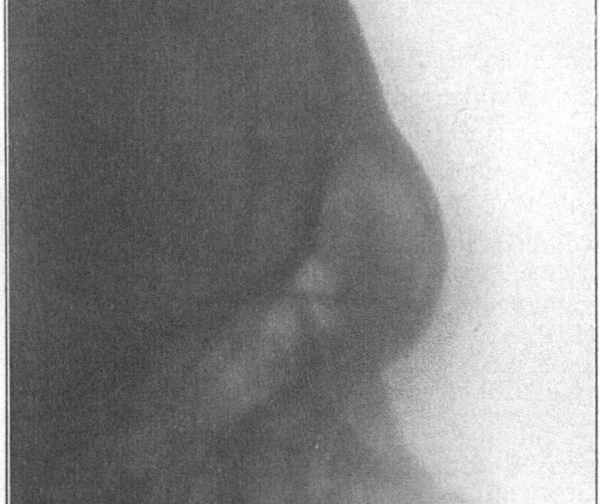

Eisensplitter im hinteren Augenabschnitt.

etwaige subjektive oder objektive Zeichen der Netzhautdegeneration die Anwesenheit eines Eisensplitters nahelegen oder sicher vermuten lassen und dazu führen, die übrigen Hilfsmittel der Diagnose heranzuziehen. In anderen Fällen von chronischer Entzündung nach Verletzung spricht, worauf BERLIN (1867) hinwies, das Mißverhältnis der äußerlich sichtbaren Verletzungsspuren zu der Intensität und der Dauer der Entzündung sowie zur Neigung zu Rückfällen für die Anwesenheit eines Fremdkörpers im Auge.

Bei der Schwierigkeit der Diagnose auf Fremdkörper im hinteren Augenabschnitt bleiben unvorhergesehene Überraschungen nicht ganz aus. Immer noch kommen Fälle vor, in denen man nach dem ganzen Befund das Vorhandensein eines Fremdkörpers im hinteren Augenabschnitt annehmen sollte und bei denen sich kein Fremdkörper im Auge findet und bei denen z. B. erst durch die Enukleation eventuell nach vergeblichem Extraktionsversuch die Verhältnisse klargestellt werden. Auf der anderen Seite gibt es Fälle, in denen man Fremdkörper im Auge ausschließen möchte und bei denen doch ein solcher vorhanden ist.

Eine der Ursachen eines unvermuteten Ergebnisses kann z. B. durch doppelte Perforation des Auges mit Wiederaustritt des Fremdkörpers gegeben sein.

Fig. 136.

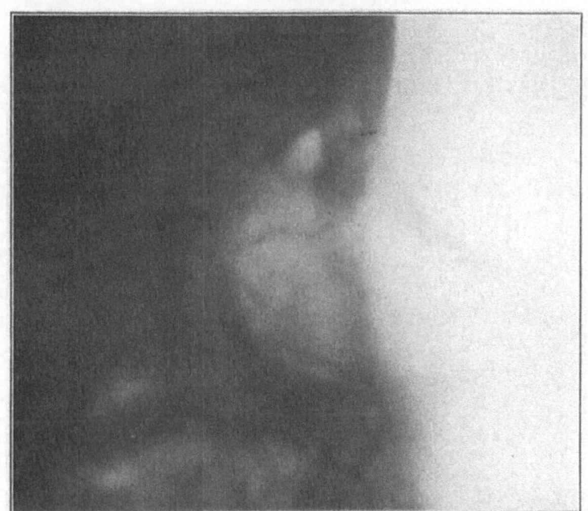

Links Eisensplitter in der Netzhaut. Extraktion mit Riesenmagnet.

Überaus wichtig erscheint es, die Diagnose der doppelten Perforation des Auges und der extrabulbären Lage des Fremdkörpers schon durch die klinische Untersuchung möglichst frühzeitig zu stellen. Mit den klinischen Merkmalen, aus denen die Doppelperforation erkannt werden kann, haben sich u. a. befaßt WAGENMANN (1901), NATANSON (1902), HIRSCHBERG (1903), SWEET (1907), FORSMARK (1908), RÜBEL (1910). Auf die Symptome einer Doppelperforation durch Schußverletzung habe ich in der Dissertation von STICKEL (1901) hinweisen lassen; doch scheidet hier diese Form aus und wird bei der Schußverletzung erörtert.

Bei Berücksichtigung aller klinischen Merkmale kann es gelingen, in vielen Fällen die Diagnose der doppelten Perforation völlig sicher zu stellen, in anderen Fällen sie mit mehr oder weniger Wahrscheinlichkeit zu vermuten, während in einer Reihe von Fällen das Erkennen unmöglich ist.

Liegt die Verletzung lange Zeit zurück, so kann wie in den von mir beobachteten und S. 1537 und 1538 erwähnten Fällen hämatogene Siderosis den Befund komplizieren und die Diagnose erschweren.

Bei der Stellung der Diagnose kommt folgendes in Betracht:

1. Der Nachweis der zweiten Perforationsstelle mittels des Augenspiegels, der aber nur bei hinreichend klaren Medien möglich ist, vgl. z. B. die Fälle von Wagenmann (1901), Genth (1903), Oleynick (1915). Forsmark wies darauf hin, daß die Anschlagstelle dann für Doppelperforation spricht, wenn das Sideroskop den Splitter nach derselben Gegend verlegt, während dort ein Splitter nicht sichtbar ist. Wird in älteren Fällen von Eisensplitterverletzungen eine Narbe gefunden und fehlt die Siderosis, so spricht das für Doppelperforation.

2. Der Nachweis von Exophthalmus durch retrobulbären Bluterguß. Während dieses Symptom bei Doppelperforation durch Schrotschuß oder durch größere Gegenstände häufig eintritt, erlangt es bei der Doppelperforation durch gewöhnliche Eisensplitter nur selten Bedeutung, da diese Splitter klein sind und oft nicht tiefer in die Orbita eindringen.

3. Das Auftreten einer von der Eingangspforte unabhängigen subkonjunktivalen Hämorrhagie oder einer Sugillation des Unterlids bei Splitterverletzungen der Hornhaut, falls eine gleichzeitige Kontusion auszuschließen ist. Auf dieses wichtige klinische Symptom, das bei frischen Verletzungen sofort auf Doppelperforation hinweist, haben vor allem Forsmark (1908) und Rübel (1910) hingewiesen. Rübel teilte 2 Fälle mit, in denen das Symptom ausgesprochen war.

4. Erscheinungen von Verletzungen der Weichteile der Orbita, besonders der Nerven und Muskel. Während bei Doppelperforation nach Schrotschußverletzungen derartige Erscheinungen häufiger vorkommen, finden sie sich bei der durch Eisensplitter nur selten. Seggel (1903) vermutete Doppelperforation nach perforierender Eisensplitterverletzung, da danach Erscheinungen von seiten der Nerven (Reizung im I. Trigeminusast

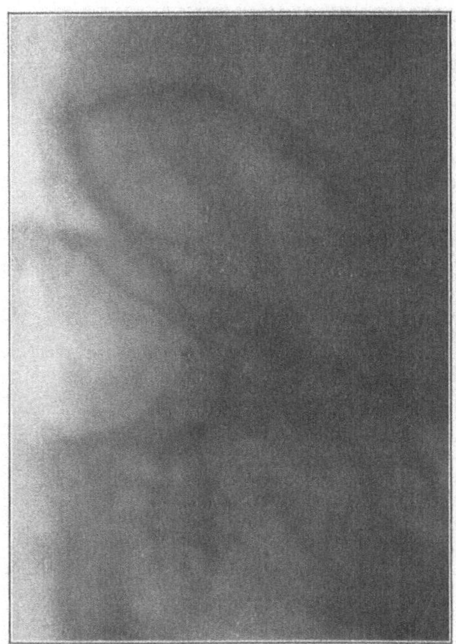

Fig. 137.

Eisensplitter in der hinteren Bulbuswand.

und Doppelbilder, anscheinend nach Reiz des Trochlearis) auftraten. FRANKE (1902) fand bei einem Mann nach Doppelperforation durch Eisensplitter heftige Schmerzen, die zum Versuch der Extraktion des orbitalen Splitters mittels der KRÖNLEINschen Operation Anlaß gaben. Hierher gehören ferner die Erscheinungen, die auf Verletzung der Orbitalknochen oder Hirnverletzung hinweisen; wir kommen auf derartige Fälle, in denen meist größere

Fig. 138.

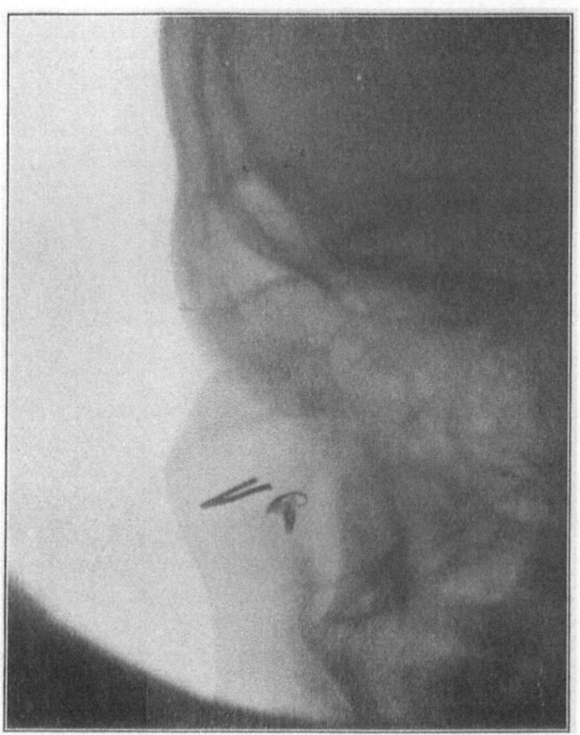

Unregelmäßiges Kupfersplitterchen nach Zündhütchenexplosion im Glaskörper. Durch Bleidraht Bulbusoberfläche markiert. Fronto-occipitale Aufnahme.

Fremdkörper ihren Weg durch das Auge genommen haben, bei den Orbitalfremdkörpern zurück.

5. Das Auftreten von retrobulbären entzündlichen Erscheinungen kann z. B. bei Doppelperforation durch Kupfersplitter wichtig sein, ebenso bei infizierten anderen Splittern. Ich selbst beobachtete bei nur mäßiger Glaskörperinfiltration bereits stärkere retrobulbäre Entzündung und fand nach der Exenteration des Auges eine zweite Perforation und in einer retrobulbären Eiterung den Fremdkörper.

6. Vertiefung der Vorderkammer, wenn ein Glaskörperverlust durch die primäre Perforationsöffnung weniger wahrscheinlich ist. Dieses von FORSMARK angeführte Symptom wird nur bei Doppelperforation durch größere Fremdkörper von Bedeutung sein können.

7. Das Resultat der Sideroskopie kann unter Umständen an Doppelperforation denken lassen, wenn bei den sonstigen sicheren Zeichen des Eingedrungenseins eines Eisensplitters der Ausschlag negativ oder ganz schwach im Verhältnis zur Größe der Eingangspforte ist. Freilich könnte

Fig. 139.

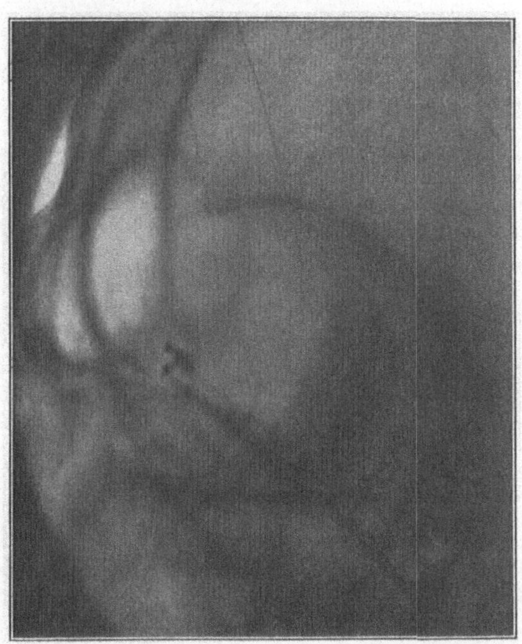

Derselbe Fall wie bei Fig. 138. Schräg von unten-außen aufgenommen.

ein unmagnetischer Stahlsplitter im Auge dasselbe Ergebnis haben. Bleibt der Ausschlag bei der Annäherung verschiedener Bulbusteile bei entsprechenden maximalen Augenbewegungen stets gleich, so spricht das für Sitz am hinteren Pol oder hinter dem Auge. Sitzen die Splitter extrabulbär der Sklera fest auf, so verursachen sie ebenso wie die daselbst in der Augenwand steckenden Splitter bei der jeweiligen Annäherung des entsprechenden Quadranten den stärksten Ausschlag. Die Annahme von FORSMARK, daß auf Grund des stärksten Magnetnadelausschlages nach unten die Annahme einer Doppelperforation unwahrscheinlich wird, trifft, wie RÜBEL (1910) nachweisen konnte, nicht zu.

8. Von Bedeutung ist das Ergebnis der Magnetanwendung, wobei negatives und positives Verhalten in Betracht kommt. Bleibt bei positivem Sideroskopausschlag die Anwendung des Riesenmagneten negativ, so spricht das entweder für Fixierung des Splitters im Auge oder für Doppelperforation. War das Sideroskop negativ oder unbestimmt und bleibt die Magnet-

Fig. 140.

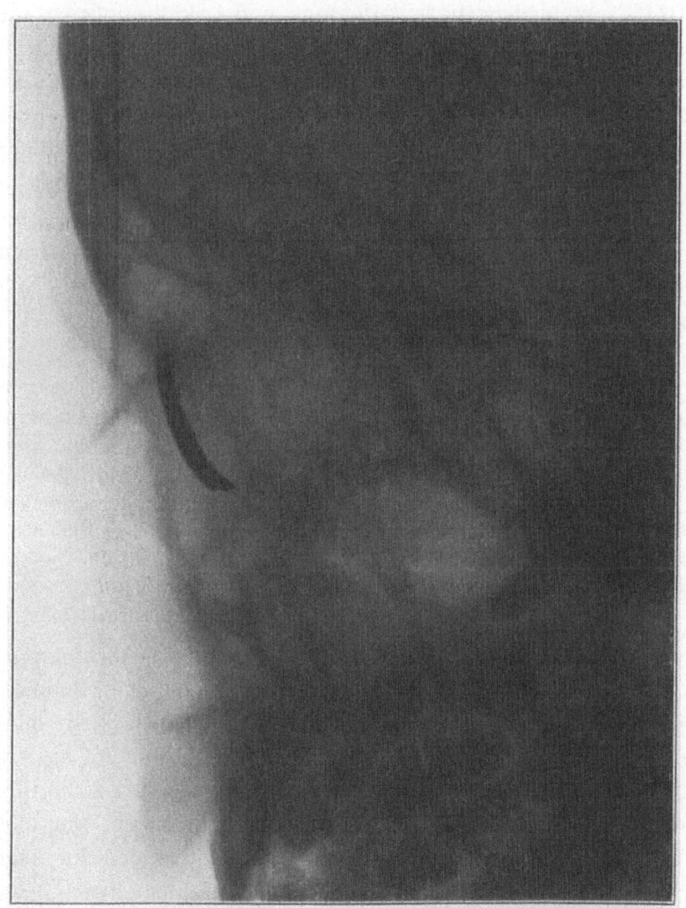

Links Schrotschußverletzung. Einschuß nach außen von der Hornhautmitte. Iriszerreißung. Katarakt. Exophthalmus, deshalb doppelte Perforation vermutet, durch Röntgenaufnahme bestätigt. Schrotkorn sitzt im Keilbeinkörper.

anwendung negativ, so läßt das an doppelte Perforation denken, falls alle sonstigen Erscheinungen für das Eingedrungensein eines Splitters sprechen und wenn unmagnetische Stahlsplitter ausscheiden. Wird die Spitze des Riesenmagneten ganz peripher in der Übergangsfalte aufgesetzt, so kann, wie MAYWEG (1902) beobachtete, der extrabulbär sitzende Eisensplitter unter der Konjunktiva erscheinen oder sich, wie Rübel (1910) mitteilte, durch Bewegungen des orbitalen Gewebes sowie durch eine Schmerzreaktion bemerkbar machen. Doch kann die Magnetanwendung bei postskleralem Sitz negativ bleiben, z. B. Allport (1912), Black (1911).

9. Überaus wichtig und stets bei Verdacht auf Doppelperforation heranzuziehen ist die Röntgenaufnahme. Ihr Ergebnis kann, falls der Splitter in einiger Entfernung vom Auge sitzt, vielfach beweisend sein. Vielfach ist aber trotz verschiedenartiger Aufnahme und Lokalisationsverfahren (vgl. § 194, S. 1191) die Entscheidung nicht möglich, ob der Splitter dicht vor der Sklera im Auge oder in oder hinter der Sklera steckt, zumal die Durchmesser der Augen nach der Refraktion schwanken. Da die Eisensplitter gar nicht selten, wie anatomische Befunde z. B. in zwei von mir (1901) mitgeteilten Fällen und in den weiteren von mir beobachteten und von Kessel (1903) und Thoma (1919) mitgeteilten Fällen beweisen, dicht hinter oder auf der Sklera eingebettet fest haften, so geben Aufnahmen unter verschiedenen Blickrichtungen keinen sicheren Aufschluß, da die Splitter die Bewegungen des Bulbus mitmachen.

Trotz Röntgenaufnahme wurde z. B. Doppelperforation in einem von Fromaget (1901) mitgeteilten Fall nicht erkannt. Sweet (1907) verlegte nach dem Resultat der Röntgenaufnahme den Eisensplitter in einem Fall intrabulbär, während die Enukleation orbitalen Sitz ergab; umgekehrt nahm er in einem Fall Doppelperforation an, während der Splitter intraokular saß. Zahlreiche Fälle sind mitgeteilt, in denen die Röntgenaufnahme bei Feststellung der Doppelperforation des Auges gute Dienste leistete, so von Bourgeois (1901), Hirchberg (1901, 1903, einer der Fälle auch bei Lehmann und Cowl [1902]), Braunstein (1901), Genth (1903), Franke (1903), Amberg (1907), Lambert (1907), Sweet (1907), Forsmark (1908), Brückmann (1909), Rübel (1910), Allport (1912).

Die diagnostische Beurteilung, ob ein Fremdkörper im hinteren Bulbusabschnitt zur Infektion geführt hat, läßt sich nach dem Befund vielfach ohne weiteres entscheiden, vielfach aber, zumal bei stark entzündungerregenden Splittern, wie Kupfer-Messingsplittern, erscheint sie erschwert. Bei Kupfersplittern wird man eine umschriebene Exsudation auf die Fremdkörperwirkung beziehen, während progressive Eiterungen, vor allem Panophthalmie, stets auf Infektion hinweisen. Handelt es sich um andere nicht stark entzündungerregende Fremdkörper, wie vor allem Eisen-, Glassplitter usw., so spricht jede anfänglich ausgesprochene exsudative oder gar eitrige Entzündung ohne weiteres für Infektion. Hält sich dagegen die entzündliche Reizung ohne stark plastische Exsudation auf einer mäßigen Stufe, so kann es schwer oder unmöglich sein zu entscheiden, ob Infektion im Spiel ist. Holzsplitter können stärkere Entzündung veranlassen. Wenn nach glücklicher Extraktion des Fremdkörpers stärkere entzündliche Reizung des Auges mit Druckverminderung fortbesteht, wird man infektiöse Entzündung mit in Rechnung ziehen müssen.

Ebenso kann die Deutung einer erst später einsetzenden Entzündung schwierig sein.

Hand in Hand mit der Frage, inwieweit Infektion, inwieweit aseptische Fremdkörperentzündung durch chemische Wirkung vorliegt, geht die Frage nach der Gefahr der sympathischen Entzündung für das zweite Auge.

Prognose. Die Prognose für das Sehvermögen und für die Erhaltung des Auges hängt in erster Linie von dem aseptischen Eindringen des Fremdkörpers ab. Falls Infektion erfolgt und eitrige Entzündung eingetreten ist, kann innerhalb weniger Tage das ungünstige Schicksal des Auges besiegelt sein. Meist kommt es zu eitrigem Glaskörperabszeß, oft zu stürmischer Panophthalmie und damit zu schnellem Verlust des Auges.

Bei Beginn der infektiösen Entzündung gelingt es in einzelnen Fällen nach schleunigster erfolgreicher Extraktion des Fremdkörpers und unter Anwendung energischer lokaler und allgemeiner Behandlung (vgl. S. 1006) das Auge der Form nach und selbst mit einem gewissen Sehvermögen zu erhalten z. B. PFLÜGER (1885), HIRSCHBERG (1885), SCHIRMER (1901, 1906), BINDER (1905), ILKA (1905), VAN DER HOEVE (1918).

Bei aseptisch in den hinteren Augenabschnitt eingedrungenen Fremdkörpern hängt die Prognose für dauernde Erhaltung von Sehvermögen ab einmal von der Schwere der unmittelbaren Verletzungsfolgen, die vornehmlich von der Größe des Fremdkörpers, seiner Flugbahn und seinem Sitz bestimmt wird, und sodann von der Natur des Fremdkörpers und seiner chemischen Wirkung. Sehen wir ab von den Verletzungen durch kleinste sandkorngroße Partikelchen, die an sich nur selten in die Tiefe eindringen, dann aber reizlos einheilen und vertragen werden können und sehen wir ab von den Verletzungen durch übergroße Fremdkörper, bei denen wegen der Schwere der unmittelbaren Gewebszertrümmerung von vornherein Erblindung vorliegt und das Unvermögen, das Auge nur der Form nach zu erhalten, zu gewärtigen ist, so hängt bei den sämtlichen anderen Verletzungen durch meist splitterförmige Fremdkörper die Aussicht für dauernde Erhaltung von Sehvermögen im allgemeinen von der rechtzeitigen und erfolgreichen Entfernung des Fremdkörpers ab.

Verbleiben aseptische Fremdkörper von einer gewissen Größe im hinteren Augenabschnitt, so tritt meist früher oder später durch die Fremdkörperwirkung Erblindung ein und oft muß das Auge entfernt werden. Die Aussichten der erfolgreichen operativen Entfernung des Fremdkörpers haben sich, dank der Einführung wichtiger diagnostischer und operativer Hilfsmittel, dank der Ausbildung der operativen Technik und Methode, für die am häufigsten vorkommenden Eisensplitterverletzungen vor allem dank der Magnetoperation, sowie dank der aseptischen Wundbehandlung wesentlich gebessert. Aber auch jetzt noch ist die Zahl der Verluste und Erblindungen

bei Verletzungen mit Fremdkörpern im hinteren Bulbusabschnitt eine erhebliche und die Prognose der Verletzungen mit tiefen intraokularen Fremdkörpern weit ungünstiger als die der Verletzungen mit Zurückbleiben von
Fremdkörpern im vorderen Augenabschnitt.

Die Prognose der Eisensplitterverletzungen mit Zurückbleiben
eines Splitters im hinteren Augenabschnitt wurde bereits S. 1251
eingehender besprochen, so daß ich darauf verweisen möchte. Hinsichtlich der Prognose der Verletzungen mit Zurückbleiben eines Kupfersplitters im hinteren Bulbusabschnitt verweise ich auf die näheren
Ausführungen auf S. 1282.

Für die übrigen Fremdkörper sind die Aussichten für erfolgreiche Entfernung nur gering. Bei aseptischen Glas- und Steinsplittern beruhigen
sich die Augen und können den im Innern eingeheilten Fremdkörper mehr
oder weniger lange Zeit reizlos vertragen, je nachdem, mit oder ohne Sehvermögen. In anderen Fällen kommt es früher oder später zu Entzündung,
so daß das Auge nicht zu erhalten ist. Holzsplitter geben im allgemeinen
schlechte Prognose.

Je nach Lage des Falles kann versucht werden, durch frühzeitige Extraktion der Fremdkörper die üblen Folgen abzuwehren. Das zweite Auge
ist mit Ausbruch sympathischer Entzündung nur bedroht, wenn das verletzte Auge Sitz infektiöser sympathisierender Entzündung ist. Aseptisch
eingeheilte Fremdkörper bedrohen nicht das zweite Auge mit sympathischer
Entzündung. Kommt es später zu chemischer Fremdkörperentzündung, so
findet sich nicht selten eine sympathische Reizung am zweiten Auge. Man
soll die Gefahr der sympathischen Ophthalmie bei Fremdkörpern im tiefen
Auge nicht überschätzen, aber freilich nicht unterschätzen. Deshalb wird
man in zweifelhaften Fällen tiefentzündete und blinde Augen nicht erhalten.
Vgl. Sympathische Entzündung nach Siderosis bulbi S. 1247; außer auf
den dort angeführten Fall Pihl (1905) verweise ich auf eine Mitteilung
von Vennemann (1900). Über sympathische Ophthalmie nach Kupfersplitterverletzungen s. S. 1283. Bei Erblindung des zweiten Auges durch sympathische Ophthalmie wurde Suizid beobachtet [Mc. Cassy (1914)].

Bei Kriegsverletzungen ist im allgemeinen die Prognose der Fremdkörperverletzungen weniger günstig als bei Friedensverletzungen. Während
bei Friedensverletzungen meist nur ein Fremdkörper eingedrungen ist, finden
sich bei Kriegsverletzungen öfters mehrere und selbst verschiedenartige
Fremdkörper in demselben Auge. Auch die Form der Fremdkörper ist dabei häufig ungünstiger, die Flugkraft eine stärkere, die Infektionsgefahr erhöht und die möglichst schnelle Überführung der Verletzten in augenärztliche Behandlung erschwert.

Therapie. Im allgemeinen ist möglichst baldige Extraktion eines
im hinteren Bulbusabschnitt haftenden Fremdkörpers anzustreben. Man

wird zur Operation schreiten, sowie Aussicht auf erfolgreiche Entfernung besteht.

Bei Eisen- und Stahlsplittern ist die Entfernung mittels des Elektromagneten vorzunehmen, falls nicht der Fremdkörper, wie es selten vorkommt, noch in der Einbruchspforte steckt und mit der Pinzette gefaßt und entfernt werden kann, z. B. DAMBROWSKI (1913). Die Indikation zur Operation, zumal die Frage, wie man sich verhalten soll bei ganz frischen Eisensplitterverletzungen, bei aseptischen nicht ganz frischen Verletzungen, bei älteren Fällen mit bereits längerem reizlosem Verweilen kleiner Splitter und mit guter Sehschärfe und fehlender Siderosis, schließlich bei älteren Fällen mit bereits beginnender Siderosis, wurde auf S. 1252 ff. näher besprochen. Über die Magnetoperation, die Wahl der Methode und die Ausführung der in Betracht kommenden Operation sowie über die Erfolge und die Grenzen ihrer Leistungsfähigkeit usw., verweise ich auf § 200, S. 1333 ff.

Auf S. 1381—1384 bin ich näher auf die Wahl der Methode und die Indikation für die intraokulare und extraokulare Magnetanwendung (HIRSCHBERGsches und HAABsches Verfahren) bei Sitz des Splitters im hinteren Bulbusabschnitt eingegangen.

Trotz erfolgreicher Extraktion des Eisensplitters ist in einer Reihe von Fällen, wenn Infektion im Spiele ist, das Auge nicht zu erhalten. Andererseits kann, wenn bei beginnender Eiterung die Magnetextraktion gelingt, die Entzündung zurückgehen und selbst gutes Sehvermögen wieder gewonnen werden.

Die Ursachen für das Mißlingen der Magnetoperation wurden bereits in § 200 erwähnt. Blieb bei nicht sichtbaren Splittern der große Magnet negativ, so ist die Frage der Doppelperforation in Erwägung zu ziehen.

Bei den anderen nicht magnetischen Fremdkörpern schreitet man zur Extraktion nur dann, wenn man über die Lage des Fremdkörpers einigermaßen im klaren ist. Möglichst genaue Lokalisation durch Röntgenaufnahmen ist in allen zweifelhaften Fällen dringend anzuraten. Stets bleibt selbst bei genauer Kenntnis seiner Lage im hinteren Bulbusabschnitt der Extraktionsversuch ein Eingriff von unsicherem Erfolg. Die Aussicht auf glückliches Gelingen der Extraktion erscheint vollends äußerst gering, wenn man über die Lage des Fremdkörpers im unklaren ist. Bei den Kupfersplittern, bei denen die möglichst baldige Entfernung von allergrößter Bedeutung ist, markiert sich der Fremdkörper unter Umständen dadurch, daß in seiner Umgebung stärkere Exsudation auftritt.

Bei der Operation wird man nur selten in frischen Fällen durch die erweiterte Wunde eingehen können. Meist empfiehlt es sich, nach Eröffnung des Auges mittels eines skleralen Meridionalschnittes die Extraktion durch Einführung geeigneter Instrumente vorzunehmen. Benutzt wird am besten eine Pinzette mit Riefung, mit der der Fremdkörper gefaßt wird. Doch können Kuretten, geriefte Hohlhaken oder breitere Haken zur Extraktion verwendet werden. Die Extraktion durch Meridionalschnitt ist der früher empfohlenen Methode, von vorn her durch einen peripheren Limbusschnitt eventuell nach Linsenextraktion in den Glaskörper vorzugehen, bei weitem vorzuziehen. Konzentrierte Beleuchtung des Operationsfeldes durch elektrisches Licht erleichtert die Extraktion. Nach der von SACHS angegebenen Methode wird ein meridionaler Skleralschnitt möglichst nahe dem vermuteten Fremdkörpersitz angelegt, die Wundränder werden mit kleinen Häkchen auseinandergezogen und eine Durchleuchtungslampe auf die Sklera oder Kornea aufgesetzt. Durch Erleuchtung des Augeninnern kann der Fremdkörper durch die Wunde hindurch gesehen und unter unmittelbarer Leitung des Auges extrahiert werden. LAUBER (1913) empfahl die SACHSsche Methode.

Über die Extraktion nichtmagnetischer Fremdkörper äußerten sich noch: AUDOUARD (1912), v. HIPPEL (1912), VAN DER HOEVE (1913), ROLLET (1913).

v. GRAEFE (1863) hat zur Extraktion von Zündhütchen aus dem Glaskörper zuerst den äquatorialen Skleralschnitt ausgeführt und ARLT empfahl zuerst den mit Vorteil bei Zystizerkusoperationen geübten skleralen Meridionalschnitt.

Ist der Fremdkörper mit dem Augenspiegel sichtbar, so kann die Extraktion unter Führung der Pinzette mit dem Augenspiegel vorgenommen werden.

Beim Fassen mit der Pinzette kann zuweilen das Instrument vom Fremdkörper abgleiten und dieser ausweichen. Ist der Fremdkörper bereits von Exsudat umgeben, so kann dadurch das Fassen erleichtert werden.

Um bei sichtbarem Fremdkörper die Lage des Meridionalschnittes außen richtig zu bestimmen, ist empfohlen worden, vorher eine Nadel in den Bulbus an der in Aussicht genommenen Stelle zu stoßen und dann mit dem Augenspiegel zu kontrollieren, ob die Stelle richtig gewählt ist.

Bei dem Extraktionsversuch mittels skleralen Meridionalschnittes muß man auf möglichst geringen Glaskörperverlust bedacht sein. Gelingt es aber nicht den Fremdkörper zu fassen, muß man die Wunde lüften und wiederholt mit den Traktionsinstrumenten eingehen, so läßt sich stärkerer Glaskörperverlust kaum vermeiden.

Bei jugendlichen und ängstlichen älteren Personen ist tiefe Narkose zur Operation notwendig. Im übrigen kommt man mit Lokalanästhesie aus, die auch dann Vorteil hat, wenn man die Extraktion unter Führung des Augenspiegels beim sitzenden Patienten vornimmt.

Bei Kupfersplittern wird man möglichst bald die Extraktion ausführen. Gelang sie, so geht die Entzündung bei aseptischem Fremdkörper rasch zurück. Zur Entscheidung, ob der Fremdkörper aseptisch war, empfiehlt sich, sofort mit dem extrahierten Splitter Kulturversuche anzustellen.

Geht die eitrige Entzündung nach der Extraktion nicht zurück oder nimmt sie gar zu, so muß die Enukleation des Auges vorgenommen werden.

Bei Fremdkörpern ohne stark entzündungerregende Wirkung, wie Schrotkörnern, Glas-, Steinsplittern usw., wird man, falls die Lage des Fremdkörpers nicht sicher zu bestimmen ist, am besten anfangs abwarten. Möglich, daß unter Aufhellung der Medien der Fremdkörper noch sichtbar wird. Man wird sich zum Abwarten um so mehr entschließen, wenn das Auge nicht gereizt erscheint und der Fremdkörper offenbar aseptisch eingedrungen war. Zeigt das Auge dagegen Reizung, so wird die Aussicht auf Erhaltung des Auges täglich schlechter. Als die letzte Möglichkeit zur Rettung des Auges kann der Extraktionsversuch in Frage kommen. Schlägt er fehl, so wird die Enukleation nachgeschickt.

Hat man von der Operation, zumal nicht lokalisierbarer Fremdkörper, abgesehen, so wird man abwarten, falls sie reizlos im Auge verweilen. Stellt sich Entzündung ein und ist das Auge erblindet, so wird am besten sofort die Enukleation vorgeschlagen. Ist Sehvermögen vorhanden, so kann ein Extraktionsversuch in Frage kommen.

KNAPP (1879) hat aus der Literatur die Fälle von Extraktion eines Fremdkörpers aus dem Glaskörperraum zusammengestellt und 3 Fälle von Fremdkörperausziehung bekannt gegeben. Unter den damaligen gesamten 20 Fällen steckte 3 mal der Fremdkörper nahe der Skleraleingangspforte und ließ sich leicht herausziehen. Von den 17 anderen Fällen lag der Fremdkörper 14 mal im Glaskörperraum, 1 mal haftete er in der Retina und 2 mal lag doppelte Perforation vor.

LAUBER (1913) berichtete über 26 nach der Methode von SACHS operierte Fälle, von denen 4 von SACHS und 2 von ELSCHNIG bereits publiziert waren. In den 26 Fällen handelte es sich 2 mal um Schrotkörner, 2 mal um Eisen-, 20 mal um Kupfersplitter. 18 mal (69,2 %) gelang die Extraktion, 8 mal (30,8 %) nicht. Über die Entfernung nicht magnetischer Fremdkörper aus der Tiefe des Auges berichtete ferner ROLLET (1913).

Mitteilungen über erfolgreiche Extraktion von Kupfersplittern aus dem Glaskörperraum liegen in größerer Zahl vor und sind auf S. 1286 angeführt.

Erfolgreiche Extraktionen von Glassplittern aus dem Bulbusraum sind mitgeteilt von POST (1886), ZIRM (1890), SWEET (1900), FISHER (1905), ESKENAZI (1905), HENDERSON (1912), BELLOT (1910).

Ein Pistonstück aus dem Glaskörper durch Skleralschnitt mit $S = {}^{20}/_{70}$ extrahierte CHODIN (1882).

Über erfolgreiche Entfernung eines Steinsplitters im Glaskörperraum unter Führung des Augenspiegels mit einer Pinzette berichtete VAN DER HOEVE (1918).

CORDS (1917) berichtete über Fremdkörperextraktionen aus dem Augapfel unter Leitung des Röntgenschirms und teilte 3 glücklich operierte Fälle mit, in dem ersten Fall handelte es sich um einen Messingsplitter, in den beiden anderen Fällen um Kupfersplitter.

Über die Extraktionen verschiedenartiger nicht nichtmagnetischer Fremdkörper aus dem Augeninnern bei Kriegsverletzungen berichteten u. a. HERTEL
(1916), ENGELBRECHT (1917, Operation 16mal erfolgreich, 16mal erfolglos).

Ist die Extraktion gelungen, so erfolgt die Nachbehandlung in der gewöhnlichen Weise wie bei perforierenden Verletzungen.

Über günstige Wirkung zur Aufhellung von Glaskörpertrübungen durch
subkutane Fibrolysininjektionen nach Eisensplitterverletzung und erfolgreicher Magnetoperation berichtete ERB (1910).

<hr>

Literatur zu § 207.

1842.   1. Castelnau, Arch. gén. de méd. XV. p.210. Ref. Landmann, v. Graefes
             Arch. f. Ophth. 1882. XXVIII, 2. S. 223.
1854.   2. v. Graefe, Heilungen bei wichtigen Verletzungen des Auges. v. Graefes
             Arch. f. Ophth. I, 1. S. 405.
1857.   3. v. Graefe, Notiz über fremde Körper im Innern des Auges. v. Graefes
             Arch. f. Ophth. III, 2. S. 337.
         4. Jaeger, E., Des corps étrangers enkystés dans l'humeur vitré de
             l'homme. Ann. d'Ocul. XXXIII. p. 151 u. Österr. Zeitschr. f. prakt.
             Heilk. Nr. 2.
1859.   5. Dixon, Extraction of foreign body from the vitreous chamber. Ophth.
             Hosp. Rep. No. 6. p. 280.
1863.   6. v. Graefe, Exstirpation fremder Körper, reklinierter Linsen und Ento-
             zoen aus dem Glaskörperraum. v. Graefes Arch. f. Ophth. IX, 2. S. 79.
         7. Soelberg, Wells, Diskussionsbemerkung. (Bericht über d. 1. Vers. d.
             Ophth. Ges.) Klin. Monatsbl. f. Augenheilk. I. S. 449.
1864.   8. Schieß-Gemuseus, Beiträge zur pathologischen Anatomie des Auges.
             Virchows Arch. XXIX. S. 321.
         9. Zander u. Geißler, Die Verletzungen des Auges. Leipzig u. Heidelberg.
1865.   10. Ballias, Des corps étrangers du corps vitré. Thèse de Paris.
        11. Jacobson, Verletzung des Auges durch einen bis in die Nähe des
             Sehnerven durchdringenden fremden Körper. Eigentümliches Ver-
             halten der Linse und des Glaskörpers. v. Graefes Arch. f. Ophth.
             XI, 1. S. 129.
1866.   12. Berlin, Extraktion eines fremden Körpers aus der Sklera in der Gegend
             des hinteren Pols. Wiederanheilung des fast enukleierten Bulbus.
             Klin. Monatsbl. f. Augenheilk. IV. S. 81.
1867.   13. Berlin, Über den Gang der in den Glaskörperraum eingedrungenen
             fremden Körper. v. Graefes Arch. f. Ophth. XIII, 2. S. 275.
1868.   14. Berlin, Beobachtungen über fremde Körper im Glaskörperraum.
             v. Graefes Arch. f. Ophth. XIV, 2. S. 275.
        15. Jacobi, Kasuistische Beiträge. Ein Eisensplitter im Augenhintergrunde.
             v. Graefes Arch. f. Ophth. XIV, 1. S. 138.
        16. Manz, Zilie in der hinteren Augenkammer. Klin. Monatsbl. f. Augen-
             heilk. VI. S. 178.
1869.   17. Berlin, Zwei Fälle von Extraktion von Fremdkörpern aus dem Glas-
             körperraum. Arch. f. Augenheilk. I. S. 150.
1870.   18. Noyes, Case of foreign bodies in the vitreous humour. Transact. Amer.
             Ophth. Soc. p. 104.
        19. Terson, Corps étrangers ayant séjourné quarante-troix ans dans l'œil.
             Excision et autopsie de cet organe. Revue méd. de Toulouse. p. 12.

1870. 20. Coccius, De vulneribus oculi in nosocomio ophthalmiatrico a. 1868 et 1869 observatis et de oculi vulnerati curandi modo. Lipsiae.

21. Pooley, Foreign body in the eye diagnosticated by limitation of the visual field. Transact. Amer. Ophth. Soc. p. 108.

22. Mason, A case of exstirpation of the left eyeball. Lancet. I. p. 833.

1871. 23. Hoering, Okulistische Kriegskasuistik aus der Augenklinik in Ludwigsburg. 4. Iridocyclitis traumatica, Ophthalmia sympathica, Enucleatio bulbi. Klin. Monatsbl. f. Augenheilk. IX. S. 262.

24. Pooley, Injuries of the eye from gunpowder. New York med. Journ. September.

1872. 25. Power, Cases of injury of the eye. St. Barthol. Hosp. Rep. p. 172.

26. Pufahl, Über eine seltene Verletzung im Innern des Auges. Inaug.-Diss. Berlin.

1873. 27. Busse, Über einen intrabulbären Fremdkörper von ungewöhnlicher Größe. Klin. Monatsbl. f. Augenheilk. p. 84.

28. Hogg, Injuries of the eye. Med. Press and Circ. 5. u. 12. Nov.

29. Dufour, Corps étrangers dans le corps vitré. Bull. de la Soc. méd. de la Suisse Romande. No. 9.

30. Knapp, Demonstration of some new instruments. Hook for extraction of foreign bodies from the interior of the eye. Transact. of the Amer. Ophth. Soc. p. 107.

1874. 31. Bergmeister, Einheilung eines Stahlsplitters im Glaskörper mit Erhaltung des Sehvermögens, beobachtet auf der Augenklinik des Prof. v. Arlt in Wien. Klin. Monatsbl. f. Augenheilk. S. 59.

32. Hirschberg, Corpus alienum in vitrina. Klin. Beobachtungen. p. 101.

33. Rémy, Corps étrangers intraoculaires, énucléation de l'œil. Bull. de la Soc. anat. de Paris. p. 127. Ref. Jahresb. f. Ophth. S. 501.

34. Hirschberg, Über Fremdkörper im Augeninnern. (Berliner med. Ges.) Berliner klin. Wochenschr. Nr. 5. S. 52.

35. Hirschberg, Klinische Beobachtungen aus der Augenheilanstalt. Wien, Braumüller.

36. Ayres, Miscellaneous cases and observations. Cincinnati Lancet and observer. January. p. 8.

37. Keyser, Removal of large foreign bodies from the eyeball. Philadelphia med. and surg. Rep. 10. Jan.

38. Hirschler, Ungewöhnlich großes Stück Eisen im Augapfel. Szémészet. No. 3.

39. Jeaffreson, On foreign bodies lodged within the eye. Med. Times and Gaz. 28. March. p. 342.

40. Jeffries, Joy, A foreign body in the globe only producing sympathetic trouble after thirteen years. Transact. of the Amer. Ophth. Soc. p. 203.

41. Sattler, Zur Kenntnis der serösen Iriszysten. Klin. Monatsbl. f. Augenheilk. XII. S. 148.

42. Savary, Corps étranger ayant séjourné cinq ans dans un œil, sans réaction sympathique sur l'autre. Ann. d'Ocul. LXXII. p. 17.

43. Power, Treatment of foreign bodies in the vitreous. St. Barthol. Hosp. Rep. X and Amer. Journ. of med. Sc. Oct. 1875. p. 484.

44. McKeown, Extraction of a piece of steel from the vitreous humour by the magnet; recovery of almost perfect vision. Brit. med. Journ. 20. June.

45. Desmarres, A., Leçons cliniques sur la chirurgie oculaire. Paris, Asselin.

1875. 46. Graeve, Inaug.-Diss. Bonn.

47. Hirschberg, Über Verletzungen des Auges. Berliner klin. Wochenschr. S. 299 u. 409.

48. Strawbridge, Foreign bodies in the eyeball. Transact. of the Amer. Ophth. Soc. p. 303.

1875. 49. Simon, Fremdkörper im hinteren Abschnitte des Auges. Inaug.-Diss.
        Greifswald.
      50. Rémy, Corps étranger implanté dans les membranes de l'œil. Bull. de
        la soc. anat. p. 468.
      51. Power, Selected cases of injury of the eyes. St. Barthol. Hosp. Rep.
        XI. p. 181.
      52. Raab, Beiträge zur pathologischen Anatomie des Auges. Klin. Monatsbl.
        f. Augenheilk. S. 239.
      53. Hache, Corps étranger intra-oculaire, décollement de la rétine; irido-
        choroidite. Recueil d'Opht. p. 251.
      54. Stevens, Successful extraction of a foreign body from the retina by
        the aid of the ophthalmoscope. Transact. Amer. Ophth. Soc. p. 308.
      55. Lawson, Foreign bodies within the eye. With three illustrative cases.
        Lancet. 27. March. p. 436.
1876. 56. Waldhauer, Verletzungen des Auges und der Augenhöhle. Klin. Mo-
        natsbl. f. Augenheilk. S. 96 u. 289.
      57. Brailey, Curator's pathol. report. Ophth. Hosp. Rep. VIII. p. 521.
      58. Yvert, Du traumatisme des blessures et des corps étrangers du globe
        de l'œil. Recueil d'Opht. p. 285.
      59. Zehender, Nachschrift zu einem Referat: Das 7 Jahre lang unschäd-
        liche Verweilen eines Zündhütchenfragments im Glaskörper betreffend.
        Klin. Monatsbl. f. Augenheilk. p. 166.
      60. Sigel, Über fremde Körper im hinteren Augenabschnitt, insbesondere
        in der hinteren Bulbuswand. Inaug.-Diss. Tübingen.
      61. Horner, Eine häufige Verletzung des Auges. Mitt. aus d. ophth. Klinik
        im amtl. Bericht über die Verwaltung des Medizinalwesens des Kanton
        Zürich. Ref. Jahresbericht f. Opht. p. 551.
      62. Morton, Two cases of air-bubbles in the vitreous following perforating
        wounds. Ophth. Hosp. Rep. IX. p. 38.
      63. Schwarzbach, Über Fremdkörper im Augeninnern. Arch. f. Augen-
        heilk. V. S. 325.
      64. v. Wecker, Die Erkrankungen des Uvealtractus und des Glaskörpers.
        Dieses Handb. 1. Aufl. IV. S. 703.
1877. 65. Brière, Large copeau de cuivre resté pendant cinq ans dans l'œil, à
        l'insu du malade et sans déterminer d'accidents sympathiques. Ann.
        d'Ocul. LXXVIII. p. 41.
      66. Meyhöfer, Verletzungen des Auges (4 Fälle). 4. Zündhütchenfragment
        im Innern des Auges seit 24 Jahren. Iridocyklitis. Sympathische
        Affektion des gesunden Auges. Klin. Monatsbl. f. Augenheilk. XV. S. 66.
      67. Brière, Blessure de l'œil. Enkystement du corps étranger dans la
        rétine. Myopie acquise. Ann. d'Ocul. LXXVIII. p. 42.
      68. Großmann, Über Augenverletzungen. Allg. Wiener med. Ztg. Nr. 13.
        Ref. Zentralbl. f. prakt. Augenheilk. p. 191.
      69. Herter, Verletzung des linken Auges durch einen eingedrungenen
        Fremdkörper. Luftblasen im Glaskörper. Char.-Ann. p. 512.
      70. Mason, Foreign body in one eye for four years before sympathetic
        irritation of the other. Ophth. Hosp. Rep. IX. p. 160.
      71. Roulet, Les corps étrangers du globe de l'œil. Korrespondenzbl. d.
        Schweizer Ärzte. Nr. 3 u. 4.
      72. Schneider, Zurückbleiben zahlreicher Bleipartikelchen nach einer
        Schußverletzung des Auges ohne entzündliche Reizerscheinungen.
        Klin. Monatsbl. f. Augenheilk. XV. S. 292.
      73. Smith, Detroit med. Journ. Dec. Ref. Zentralbl. f. prakt. Augenheilk.
        1878. S. 47.
1878. 74. Hirschberg, Beiträge zur praktischen Augenheilkunde. 3. Heft. Leipzig,
        Veit & Comp.

1878. 75. Mouilleron, Contribution à l'étude des corps étrangers de la cavité oculaire. Thèse de Paris.

76. Carré, Paillette d'acier ayant séjournée neuf ans dans l'œil. Accidents consécutifs. Enucléation. Gaz. des Hôp. No. 125.

77. Horner, Mitteilungen aus der ophthalmologischen Klinik. Amtl. Bericht über die Verwaltung des Medizinalwesens im Kanton Zürich für das Jahr 1876.

78. Krause, Drei Fälle von Fremdkörpern im Auge. Inaug.-Diss. Greifswald.

79. Snell, Simeon, Foreign body (piece of steel) embedded close to optic disc, with retention of perfect sight. Ophth. Hosp. Rep. IX, 3. p. 370.

80. Strawbridge, Transact. Amer. Ophth. Soc. p. 303.

1879. 81. Crespi, Delle lesioni violente dell'occhio ecc. Ann. di Ottalm. VIII. p. 20.

82. Lafitte, Extraction d'un corps étranger (paillette de fer). Journ. de med. de Bordeaux. I. p. 452.

83. Knapp, A chip of crass in the ciliary body. Med. Record. XV. p. 590.

84. Knapp, Die Entfernung von Fremdkörpern aus dem Innern des Auges. Arch. f. Augenheilk. VIII. S. 71.

85. Fano, Pénétration d'un fragment d'acier dans l'œil droit; iridochoroidite consécutive; énucléation de l'œil; dissection du bulbe; corps étranger accolé au cercle ciliaire. Journ. d'Ocul. et de Chir. VII. p. 86.

86. Yvert, Du traumatisme des blessures et des corps étrangers du globe de l'œil. Recueil d'Opht. p. 33.

87. Meighan u. Hunter, G., Fall von sympathischer Iridocyklitis. Glasgow med. Journ. Juli. Ref. Zentralbl. f. prakt. Augenheilk. S. 384.

88. Hirschberg, Ein seltener Operationsfall. Berliner klin. Wochenschr. S. 631.

89. Ströhmberg, Günstiger Verlauf einer Ziliarkörperverletzung durch einen Fremdkörper. Petersburger med. Wochenschr. IV. S. 330.

1880. 90. Burgl, Entfernung eines Stahlsplitters aus dem Glaskörperraum durch einen Elektromagneten. Heilung ohne alle Reaktion. Berliner klin. Wochenschr. Nr. 44.

91. Chisolm, A piece of metal twenty-three years in the eye without causing sympathetic ophthalmia. Boston med. and surg. Journ. CII. p. 248.

92. Dehenne, Corps étrangers de l'œil. Franç. méd. XXVII. p. 306.

93. Bull, On the removal of foreign bodies from the eye; with four cases. Arch. of Ophth. IX. No. 1. March.

94. Swanzy, Piece of metal in eye. Brit. med. Journ. I. p. 700.

95. Fränkel, Entfernung eines Eisensplitters aus dem Glaskörperraum mittels Skleralschnittes und Anwendung des Magneten. Zentralbl. f. prakt. Augenheilk. S. 37.

96. Henrot, Pénétration d'une douille de cartouche dans le globe oculaire. Un. méd. et scient. du nord-est. Reims. IV. p. 131.

97. Snell, Lodgment of foreign bodies in the interior of the eye. Lancet. I. p. 749.

98. v. Hasner, Die Verletzungen des Auges in gerichtsärztlicher Beziehung. Maschkas Handb. d. gerichtl. Med. Tübingen.

99. Yvert, Traité pratique et clinique des blessures du globe de l'œil. Paris.

100. Bergmeister, Die Verletzungen des Auges und seiner Adnexe, mit besonderer Rücksicht auf die Bedürfnisse des Gerichtsarztes. Wiener Klinik. VI. S. 1.

101. Krebs, Fremede Legemer i Oeit. Diss. Kopenhagen. Ref. Jahresbericht über Ophth. S. 476.

102. Hirschberg und Vogler, Über Fremdkörper im Augeninnern, nebst gelegentlichen Bemerkungen über Neurotomia optico-ciliaris. Arch. f. Augenheilk. IX. S. 309.

1880. 103. **Knapp**, Extraction of foreign body from the eye through a flap-section of the sclerotic. New York med. Journ. XXXI. p. 390.

103a. **Knapp**, Steel-splinter lodged in the eye; removal by incision. New York med. Record. XXVII. p. 493.

104. **Knapp**, Zwei Fälle von Fremdkörpern im Auge. Arch. f. Augenheilk. IX, 2. S. 224.

105. **Vossius**, Kasuistische Mitteilungen aus der akademischen Augenklinik des Herrn Prof. v. Hippel in Gießen. Klin. Monatsbl. f. Augenheilk. S. 261.

106. **Oppenheimer**, A case of extraction of a foreign body from the vitreous chamber, with retention of a usefull vision in the injured eye. New York med. Record. No. 20. Ref. Klin. Monatsbl. f. Augenheilk. 1881. S. 39.

107. **Schieß-Gemuseus**, Eisensplitter durch Cornea und Linse eingefahren, frei auf der Retina sitzend bei transparenten Medien und gut erhaltenem Sehvermögen. Klin. Monatsbl. f. Augenheilk. S. 383.

108. **Vogler**, Ein Fall von einem Fremdkörper (Eisensplitter) im Augeninnern. Zentralbl. f. prakt. Augenheilk. S. 72.

109. **Jacob**, Prolonged lodgment of a foreign body in the eye. Lancet. I. p. 667.

110. **Chodin**, Ein seltener Fall von Fremdkörper im Auge. Der Arzt. Nr. 24. Jahresbericht d. ophth. Litt. Rußlands für 1880. Zentralbl. f. prakt. Augenheilk. S. 539.

1881. 111. **Knapp**, Zwei Fälle von Extraktion von Eisenstückchen aus dem Glaskörper, in dem einen Fall durch einen skleralen Lappenschnitt, in dem anderen mit einem Magneten. Arch. f. Augenheilk. X. S. 1.

112. **Hotz**, Klinische Beobachtungen. Ein Stahlsplitter dringt durch die Hornhaut ins Auge ein und in der Nähe des Sehnerven durch die Sklerotica wieder hinaus. Arch. f. Augenheilk. X. S. 32.

113. **Krause**, Zur Kasuistik der im Augengrunde festhaftenden Fremdkörper. Zentralbl. f. prakt. Augenheilk. S. 105.

114. **Ravá**, Scheggia di capsul fulminante penetrata nel bulbo oculare ed infittasi nella papilla ottica. Ann. di Ottalm. X. p. 298.

115. **Leber**, Über die Wirkung von Fremdkörpern im Innern des Auges. Internat. med. Kongr. London.

116. **Mandelstamm**, Ein Eisensplitter im Auge nach vierjährigem Verweilen, eliminiert ohne sympathische Affektion des anderen Auges. Klin. Monatsbl. f. Augenheilk. S. 284.

117. **Prout**, Entfernung eines Eisenstückes aus dem Glaskörper mit Erhaltung des Bulbus und der Lichtperzeption. Arch. f. Augenheilk. X. S. 329.

118. **Bull**, Über die Entfernung von Fremdkörpern aus dem Augeninnern, nebst 4 Fällen. Arch. f. Augenheilk. X. S. 215.

119. **Ravá**, Pallino da caccia perduto nell' orbita dopo avere traforato da parte a parte il bulbo oculare. Ann. di Ottalm. X. p. 435.

120. **Purtscher**, Ein Fall von Linsenverletzung ohne folgende Katarakta. Zentralbl. f. prakt. Augenheilk. S. 161.

121. **Samelsohn**, Zur Flüssigkeitsströmung in der Linse. Klin. Monatsbl. f. Augenheilk. S. 265.

122. **Wilson**, A brief consideration of 20 cases of foreign bodies in the eyes. Canada Lancet. 2. May.

123. **Fonseca**, Corps étranger existant pendant deux ans dans le corps vitré. Point d'inflammation d'irritation. Arch. ophth. de Lisboa. No. 4.

124. **Williams**, Continued toleration of foreign bodies within the eyeball for fifteen and twenty-two years. Boston med. and surg. Journ.

125. **Parker**, A piece of iron half an inch long by one fifth of an inch wide embedded in the vitreous chamber for seven years, extracted with relief of urgent symptoms; integrity of globe preserved. Transact. South. Car. M. Assoc. Charleston. XXXI. p. 126.

1882. 126. Chodin, Ein Fall von Extraktion eines Pistonstückes aus dem Glaskörper. Med. Wiestnik. Nr. 36. Ref. Jahresbericht d. ophth. Literatur Rußlands. Zentralbl. f. prakt. Augenheilk. S. 389.

127. Oppenheimer, Foreign body carried in the eye without discomfort. Med. Record. No. 9. p. 583.

128. Wood-White, Foreign body in eye. Brit. med. Journ. 8. April. p. 502.

129. Sédan, Sur la tolérance de l'œil pour les corps étrangers. Revue clinique. p. 274.

130. v. Arlt, Ein Fremdkörper im Auge durch 18 Jahre. Allg. Wiener med. Ztg. S. 542.

131. Kaarsberg, Et Tilfälde af fremmed legeme i corpus vitreum. Hosp. tid. R. I. No. 12.

132. Czapodi, Exzessiv großer Fremdkörper im Auge. Szemészet. No. 6.

133. Denti, Ferita penetrante nel bulbo oculare ecc. Ann. di Ottalm. XII. p. 555.

134. Scellingo, Iridocorioidite traumatica con permanenza dell corpo estraneo nell' interno dell' occhio. Boll. d'Ocul. V. p. 134.

135. Snell, »Iritis(?) sympathetic« occurring thirty-two days after enucleation of eye for accident. Transact. of the ophth. Soc. of the Unit. Kingd. II. p. 19.

136. Landesberg, Zur Kenntnis des Verhaltens fremder Körper im Augeninnern. Zentralbl. f. prakt. Augenheilk. S. 257.

137. Mengin, Corps étranger de la choroide; cataracte traumatique; guérison. Recueil d'Opht. p. 4.

138. Landmann, Über die Wirkung aseptisch in das Auge eingedrungener Fremdkörper. Inaug.-Diss. Göttingen und v. Graefes Arch. f. Ophth. XXVIII, 2. S. 153.

139. Leber, Notiz über die Wirkung metallischer Fremdkörper im Innern des Auges. v. Graefes Arch. f. Ophth. XXVIII, 2. S. 237.

1883. 140. Adams, Frost. Foreign body (a piece of steel) embedded at the fundus near the macula with preservation of almost perfect vision. Transact. of the ophth. Soc. Disc.: Snell. III. p. 115.

141. Bournonville, Ein Fall von Kupferhutsplitterextraktion. Zentralbl. f. prakt. Augenheilk. S. 132.

142. Homburg, Inaug.-Diss. Berlin.

143. Knapp, Fremde Körper im Hintergrunde des Auges eingeheilt, mit Erhaltung von gutem Sehvermögen. Arch. f. Augenheilk. XII. S. 303.

144. Makrocki, Ein Fall von Konjunktivalzyste. XXI. S. 466. (Zilie im Glaskörper. S. 475.)

145. Nicati, Deux blessures de l'œil par des fusées d'artifice. Bull. de la soc. de chir. Séance du premier août.

146. Szili, Über Augenverletzungen. Arch. f. Augenheilk. XIII. S. 33.

1884. 147. Franke, Über einige Fälle von Verletzungen des Auges. Berliner klin. Wochenschr. Nr. 5. S. 71.

148. Hotz, Piece of steel in vitreous. Chicago med. Journ. XLIX. p. 376.

149. Rider, An unusual tolerance of a foreign body in the fundus of the eye. Arch. Ophth. New York. XIII. p. 264.

150. Santos Fernandez, Scharfes Stahlblättchen, welches 11 Jahre lang im Auge verblieben, wo es die Lederhaut in der Nähe des Sehnerven durchbohrt hatte. Jahresbericht d. ophth. Litt. Spaniens. Zentralbl. f. prakt. Augenheilk. S. 419.

151. Krückow, Ein Fall von Extraktion einer Nadel aus dem Auge vermittelst eines Elektromagneten. Russ. Zeitschr. f. Ophth. Nov.-Dez. Literaturbericht. Zentralbl. f. prakt. Augenheilk. S. 392.

152. Lapersonne et Vassaux, Clinique ophtalmologique de la faculté: Des altérations pigmentaires de la rétine consécutives à un traumatisme de l'œil. Arch. d'Opht. IV. p. 86.

1884. 153. Leber, Beobachtungen über die Wirkung ins Auge eingedrungener Metallsplitter. v. Graefes Arch. f. Ophth. XXIX, 1. S. 243.

154. Lundy, Two cases of sympathetic disturbance from foreign bodies in the eye. Amer. Journ. of Ophth. I. p. 143.

155. Dujardin, Trois blessures avec corps étrangers de l'œil ou de ses annexes. Journ. des scienc. méd. de Lille. VI. p. 201.

156. Drake-Brockmann, Cases of foreign bodies in the eyeball. Ophth. Review. III. p. 202.

157. Santos Fernandez, 11 Jahre Stahlsplitter im erblindeten Auge. Entzündung. Enukleation.

158. Augenheilanstalt in Basel. 20. Bericht vom 1. Jan. 1883 bis 1. Jan. 1884. Veröffentlicht von Prof. Schieß-Gemuseus. Basel.

159. Issigonis, Extraktion eines ziemlich großen Zündhütchenstückes aus dem Glaskörper. Zentralbl. f. prakt. Augenheilk. S. 80.

160. Reynolds, Foreign body in the eye, causing disorganisation, and requiring enucleation of globe. Philadelphia med. Times. p. 903.

161. Priestley (Snell), Cases of injuries to, and foreign bodies, in the eye. Ophth. Review. III. p. 73.

162. Agnew, Certain foreign bodies in the eye, and how to remove them. Amer. Pract. XXIX. p. 262.

163. Mules, Large steel chip in the vitreous body; etc. Brit. med. Journ II. p. 361.

164. Clizbe, Spontaneous expulsion of a foreign body from the eye. Amer Journ. of Ophth. I. p. 220.

1885. 165. Gepner, Über eine seltene Form von sympathischen Augenleiden Hoyers Denkschrift. Warschau. Ref. Jahrb. f. Ophth. S. 568.

166. Burchardt, Verletzung der Hornhaut, der Iris und des Petitscher Kanals durch Eisensplitter und Ausstreuung von Pigment in den Raum der tellerförmigen Grube. Char.-Ann. X. p. 557.

167. Hirschberg, Der Elektromagnet in der Augenheilkunde. 1. Auflage Leipzig.

168. Snell, Deep-seated foreign bodies, with preservation of sight. (Ophth Soc. of the Unit. Kingd.) Ophth. Review. p. 372.

169. Landesberg, Foreign body in the interior of the left eye etc. Med Bull. VII, 3.

1886. 170. Baumerth, Durchgang eines Fremdkörpers durch das Auge. Szemészet Nr. 2. Ref. Zentralbl. f. prakt. Augenheilk. S. 351.

171. Kalkschmidt, Kasuistische Beiträge zu perforierenden Augen verletzungen. Inaug.-Diss. Greifswald.

172. Webster, A case in which vision was totally obliterated by a guncap in the eye. New York med. Record. p. 94.

173. Coomes, Clinical notes of cases. Amer. Journ. of Ophth. p. 111.

174. Lawford, Curator's pathological report. Part. I. On eyes containing foreign bodies at the time of excision. Ophth. Hosp. Rep. XI, 2. p. 196

175. Ledbetter, A piece of percussion cap, after lying quietly in an eye for more than ten years, sets upon irritation which necessitates enucleation. Alabama med. Journ. Birmingham. I. p. 102.

176. Lübinsky, Vollständiger Durchgang eines Fremdkörpers durch der Augapfel. Protokoll d. Ges. d. Marineärzte in Kronstadt.

177. Post, Removal of a spiculum of glass from the vitreous with preservation of normal vision. Ophth. Review. p. 311.

178. Rolland, Deux corps étrangers dans l'iris et dans l'humeur vitrée guérison. Gaz. hebd. Bordeaux. VII. p. 415.

179. Rolland, Deux corps étrangers dans un œil. Bull. et mém. de la soc franç. d'opht. p. 314.

1886. 180. Raynaud, Corps étrangers du globe oculaire. Marseille méd. p. 471.

181. Hirschberg, Der Elektromagnet in der Augenheilkunde. Deutsche Medizinal-Zeitung. Nr. 22.

182. Murrell, A remarkable case of foreign body carried ten years in the eye. Journ. amer. med. Assoc. VII. p. 453.

183. Robert, Quelques considérations de blessures de l'œil produites par des éclats métalliques. Thèse de Montpellier.

184. Rudroff, Ein Fall von Fremdkörper im Auge. Mitt. d. Vereins d. Ärzte in Nieder-Österreich. XII. p. 229.

185. Meierhof, Foreign bodies in the vitreous. Philadelphia med. Times. XVI. p. 336.

186. Bruns, Remarkable toleration of foreign body by the eye. New Orleans med. and surg. Journ. Febr.

187. Beck, Foreign bodies in the vitreous humour. Cincinnati Lancet-Clin. XVII. p. 239.

188. Brudenell Carter, Fragment of the edge of a steel chip, which has been harmlessly embedded in the sclera of the right eye for fifty weeks. Transact. of the ophth. Soc. of the Unit. Kingd. VI. p. 428 and Ophth. Review. p. 178.

189. Woods, Notes on the localisation of foreign bodies which have entered the vitreous chamber, and the subsequent treatment; case of piece of steel appearing in original wound after remaining quiescent in the eye for nearly three months. Med. News. XLVIII. p. 453.

190. Crenicean, Das Verhalten des Ziliarkörpers gegen Wunden. Klin. Monatsbl. f. Augenheilk. XXIV. S. 313.

191. Noyes, Foreign bodies in the globe. (Amer. ophth. Soc. Twenty-second annual session. New London.) Ophth. Review. p. 274.

192. Woods, Foreign bodies in the vitreous. Clin. Soc. of Maryland. 22. Jan.

1887. 193. Großmann, Traumatische Augenverletzungen. Wiener med. Presse. Nr. 46 u. f.

194. Katzaurow, Zur Kasuistik der Augenverletzungen. Wratsch. Nr. 12.

195. Ramorino, Nota di un caso di traumatismo dell' occhio destro o corpo estraneo nel naso. Boll. d'Ocul. Firenze IX. p. 9.

196. Schmitz, Über Fremdkörper in Hornhaut und Lederhaut und deren Behandlung. Klin. Monatsbl. f. Augenheilk. S. 303.

197. Debierre, Expulsion spontanée d'un corps étranger ayant séjournée dans l'œil pendant quinze mois. Guérison et restitution de la vue. Revue gén. d'Opht. p. 271.

198. Debierre, Corps étranger intra-oculaire. Soc. franç. d'Opht. p. 254.

199. Krüger, Krankenvorstellung. Eingeheilter Fremdkörper in der Papille. Bericht über d. 19. Vers. d. ophth. Ges. Heidelberg. S. 180. Disk. v. Hoffmann. S. 182.

200. Mules, Foreign body retained in globe. (Ophth. Soc. of the Unit. Kingd. Disc. Critchett.) Ophth. Review. p. 57.

201. Scimeni, Sull' azione dei corpi estranei nell' occhio. Rev. internaz. di med. Napoli. IV. p. 10.

202. Tangeman, A foreign body in the eye for seven years and then removed. Cincinnati Lancet-Clin. XIX. p. 5.

203. Bournonville, Extraktion eines Zündhutsplitters. Zentralbl. f. prakt. Augenheilk. S. 136.

204. Pfalz, Beiträge zur Kasuistik der Verletzungen. 2. Luftblase im Glaskörper, Perforation der Linse ohne Kataraktbildung bei Verletzung durch einen Eisensplitter. Klin. Monatsbl. f. Augenheilk. S. 233.

1888. 205. Aguilar, Blanch, Cuerpo extraño en la retina; extracción; curación. Crón. méd. Valencia. XI. p. 705.

1888. 206. Drosdow, Kasuistische Mitteilung über Fremdkörper im Auge. Woenno-Sanitarnoje Djelv. VIII. No. 28. p. 349.

207. Lee, A piece of granite suspended in vitreous. Liverpool med. Journ. VIII. p. 250.

208. Meighan, Case of impaction of a piece of metal in the left eye for ten years. Glasgow med. Journ. XXIX. p. 35.

209. Strzeminsky, Fall von bedeutender Verletzung des Auges mit Erhaltung des Gesichts. Westnik Ophth. No. 6. p. 500.

210. Haab, Über die Erkrankung der Macula lutea. Bericht über d. 7. period. internat. ophth. Kongr. in Heidelberg.

211. Fuchs, Über traumatische Linsentrübung. Wiener klin. Wochenschr. S. 53.

212. Pflüger, Zur Indikation der Magnetoperation. Klin. Monatsbl. f. Augenheilk. XXVI. S. 287.

213. Wainewright, Perforating wound of the cornea and iris, with a foreign body impacted in the retina. Transact. of the ophth. Soc. of the Un. Kingd. p. 289.

214. Weidmann, Über die Verletzungen des Auges durch Fremdkörper. Inaug.-Diss. Zürich.

215. Reid, Case of injury in the ciliary region by a foreign body which was embedded for three years. Glasgow med. Journ. p. 333.

1889. 216. Collins, Treacher, Cases in which a foreign body after entering the eye rebounded from the back of the globe. Ophth. Hosp. Rep. XII, 3. p. 334.

217. Fumagalli, Corpo straniero nell' occhio sinistro. Ann. di Ottalm. XVIII. p. 544.

218. Wolfner, Two cases of foreign body in the eyeball. Amer. Journ. of Ophth. p. 223.

219. Pansier, Corps étrangers de l'œil. Montpellier méd. XIII. p. 353.

220. Hosch, In die Netzhaut eingeheilter Fremdkörper, mit Erhaltung von Sehvermögen. Arch. f. Augenheilk. XX. S. 265.

221. Lindner, Drei seltene Fälle von Augenverletzungen. Wiener med. Wochenschr. Nr. 38.

222. v. Forster, Fremdkörper im Auge. Münchener med. Wochenschr. S. 889.

223. Changarnier, Cyclite suppurative de l'œil droit consécutive à la pénétration d'un éclat d'acier) enucléation; guérison. Rev. mens. des malad. des yeux. Marseille. p. 64.

224. Pantinsky, Ein Eisensplitter im linken Bulbus. Ges. f. Natur- u. Heilk. in Dresden. S. 73.

225. Reece, A case of a piece of glass in eyeball for seven years and ninety-four days. St. Barth. Hosp. Rep. London. XXIV. p. 201.

226. Hutchinson jun., On some unusual cases of injury to the eye and orbit. Royal London Ophth. Hosp. Rep. IV.

1890. 227. Deutschmann, Über Augenverletzungen und Antisepsis. Beiträge z. Augenheilk. I. S. 1. Zilie im Glaskörper. S. 8.

228. Elschnig, Zur Kasuistik der Fremdkörperverletzungen des Auges. Arch. f. Augenheilk. XXII. S. 113.

229. Millikin, Case of foreign body remaining in the eye about 20 years. Transact. of the amer. ophth. Soc. Twenty-sixth annual meeting. p. 565.

230. Kunze, Über Fremdkörper in der Netzhaut. Allg. med. Zentralztg. Berlin. S. 361.

231. Poplawska, Frau Stanislawa. Zur Ätiologie der Entzündung des Auges nach Verletzung durch Fremdkörper. Arch. f. Augenheilk. XXII. S. 337.

232. Webster, Foreign bodies in the eye. New York med. Record. Nov.

233. Webster, A flake of steel lodged in the ciliary region of an eye; etc. Virginia med. Month. Richmond. XVIII. p. 280.

1890. 234. Hirschberg, Über die Ergebnisse der Magnetoperation in der Augenheilkunde. v. Graefes Arch. f. Ophth. XXXVI, 3. S. 37—98.

235. Hirschberg, Ein Fall von Augenverletzung. Zentralbl. f. prakt. Augenheilk. S. 8.

236. Webster, Contributions to ophthalmic surgery. II. Piece of guncap
in vitreous for 15 years. Eyeball enucleated for chronic, inflammatory
glaucoma etc. Amer. Journ. of Ophth. VII. p. 172.

237. Fischer, Extraktion von Eisensplittern aus dem Glaskörper. Arch. f.
Augenheilk. XXII. S. 18.

238. Hirschberg, Zwei Fälle von Schußverletzung des Auges. Zentralbl.
f. prakt. Augenheilk. S. 108.

239. Zirm, Ein Fall von Einheilung eines großen Fremdkörpers im Augapfel. Klin. Monatsbl. f. Augenheilk. S. 331.

240. Lewis, Remarkable tolerance of an eye to a foreign body. Journ. of
Ophth., Otol. and Laryng. New York. II. p. 26.

241. Barret, The treatment of foreign bodies in the eye. Austral. med.
Journ. Melbourne. XII. p. 305.

242. Tangeman, Foreign bodies in the eyeball. Journ. med. Call. Ohio,
Cincinnati. I. p. 38.

243. Rossander, Corpus alienum oculi. Hygiea. LII. p. 507.

244. Sattler, Über Augenverletzungen. Prager med. Wochenschr. Nr. 1.

1891. 245. Hildebrand, 66 Magnetoperationen mit erfolgreicher Extraktion von
53 Eisensplittern aus dem Augeninnern. Arch. f. Augenheilk. XXIII. S. 278.

246. Critchett, Exceptional cases in ophthalmic practise. Brit. med. Journ.
II. p. 1196.

247. Milbradt, Zur Kasuistik der Verletzungen des Augapfels. Inaug.-Diss.
Greifswald.

248. Fromm, Verletzung des Auges. Deutsche med. Ztg. S. 1066.

249. Lagrange, Corps étranger métallique de l'œil, exentération du globe;
guérison. Journ. méd. de Bordeaux. p. 315.

250. Meighan, Case of removal of a piece of metal from fundus of eye
after being embedded for eight months. Glasgow med. Journ. XXXV.
p. 467.

251. Thomson, A case of foreign body in the fundus oculi. Northwest
Lancet. St. Paul. X. p. 60.

252. Rampoldi, Le injezioni ipodermiche alle tempia nella terapia oculare.
Ann. di Ottalm. XX. p. 538.

253. Badal, Arrachement du nasal externe dans les cas de corps étrangers
de l'œil. Journ. de méd. de Bordeaux. p. 380.

254. Williams, Piece of guncap in vitreous. St. Louis med. Journ. LX.
p. 223.

255. Velander, Eigentümliche Augenverletzung. Nord ophth. Tijdsskr.
IV. p. 79.

256. Eschenauer, Ein Fremdkörper im Sehnerven. Inaug.-Diss. München.

257. Webster, Loss of an eye from purulent iridocyclitis set up by a bird-
shot. New York med. Record.

1892. 258. Cramer, Eigentümliche Schwankungen der Sehschärfe infolge eines
intraokularen Fremdkörpers. Klin. Monatsbl. f. Augenheilk. S. 317.

259. Wagenmann, Bericht über d. 22. Vers. d. ophth. Ges. Heidelberg.
Disk. S. 158.

260. Millikin, Injury of the lens, with cases. Ophth. Review. p. 285.

261. Roy, Report of a case of foreign body in the choroid and retina with
retention of good vision. Ophth. Record. II. p. 228.

262. Barrett and Webster, Retention of a foreign body in the eye for
eleven years; continued irritation in injured eye; no sympathetic
ophthalm. Austral. med. Journ. Melbourne. XIII. p. 577.

1892. 263. Priestley Smith, Changes in the retina, due to long-continued lodgment of a metallic chip on its surface. (Ophth. Soc. of the Unit. Kingd. Disk.: Power, Tweedy, Critchett.) Ophth. Review. p. 216 and Transact. of the ophth. Soc. XII. p. 191.

264. Rouquette, Contribution à l'étude clinique des blessures de l'œil par corps étrangers. Thèse de Lyon.

265. v. Gonzenbach, Einfahren eines Zündhütchenstückes ins Auge mit Einkapselung und Erhaltung eines vollen Sehvermögens. Klin. Monatsbl. f. Augenheilk. S. 197.

266. Buller, A foreign body in the retina. Transact. of the amer. ophth. Soc. p. 332.

267. Forlanini, Ferita penetrante della sclerotica nella regione cigliare con presenza del corpo feritore; ecc. Gaz. med.-lomb. Milano. p. 490.

268. Treacher Collins, Report on the examination of nine eyes in which a foreign body had remained embedded for an unusually long time. Ophth. Review. p. 135.

1893. 269. Bügge, Spontane Ausstoßung eines Corpus alienum bulbi. Norsk Magazin f. Lägevid. p. 273.

270. Roy, Report of a case of foreign body in the choroid and retina with retention of good vision. Ophth. Record. Nashville. p. 228.

271. Legros, A propos de deux cas de corps étrangers intraoculaires. Presse méd. belge. 1892. p. 401.

272. Roosa, Foreign body in the ciliary region of the eye for 24 years. No sympathetic ophthalmia. Iridochorioiditis of the injured eye. Boston med. and surg. Journ. 30. March.

273. Rémy, Pseudo-Gliome. Recueil d'Opht. p. 703.

274. Coppez, Corps étranger dans l'œil gauche depuis quinze ans. Névrorétinite dans l'œil droit. Bull. et mém. de la soc. franç. d'opht. Paris. p. 249.

275. Fick, Zwei Fälle von Augenverletzungen. Korrespondenzbl. f. Schweizer Ärzte. XXIII.

276. Hotz, Two cases of steel in the eyeball. Chicago Clin. Review. 1892/93. p. 186.

277. Vigier, Corps étranger de l'œil. Journ. de méd. de Bordeaux. No. 20.

278. Valude, De la conduite à tenir dans les cas de lésion oculaire par la présence des corps étrangers. Gaz. des Hôp. No. 3.

279. Santos Fernandez, Expulsión espontánea de un cuerpo extraño intraocular. Crón. méd. de la Habana. XIX. p. 339.

280. Hürzeler, Über die Anwendung von Elektromagneten bei den Eisensplitterverletzungen des Auges. Inaug.-Diss. Zürich.

281. Blessig, Über Verletzungen des Auges. Mitteil. aus d. Petersburger Augenheilanstalt. Heft 4. S. 18.

282. Blessig, Quiescent foreign bodies within the eyeball with a report of cases. Journ. amer. med. Assoc. Chicago. XXI. p. 666.

283. Holmes, Case of foreign body in the eye; enucleation. Cincinnati Lancet-Clin. XXX. p. 75.

284. Johnson, Quiescent foreign bodies within the eyeball. Amer. med. Assoc. Milwaukee. Juni.

285. Meesmann, Über das reaktionslose Einheilen von Fremdkörpern im Augenhintergrunde. Inaug.-Diss. Berlin.

286. Treacher Collins, Specimen showing the eyelashes carried with the vitreous chamber by a woman with a knife. (Ophth. Soc. of the Unit. Kingd.) Brit. med. Journ. II. 28. Oct. p. 947.

1894. 287. Hillemanns, Über Verletzungen des Auges. Arch. f. Augenheilk. XXX. S. 29.

288. Hirschberg, Kupfer im Auge. Deutsche med. Wochenschr. Nr. 14.

1894. 289. **Leber**, On perforating injuries of the eye by morsels of copper, and on their treatment. Transact. of the 7. internat. ophth. Congress. Edinburgh. p. 40.

290. **Perles**, Zur Kasuistik der Entfernung von Fremdkörpern aus dem Auge. Berliner klin. Wochenschr. Nr. 28.

291. **Elschnig**, Foreign body tolerated in the back ground of the eye. Arch. of Ophth. XXIII. p. 165.

292. **v. Hippel jun.**, Über Siderosis bulbi und die Beziehungen zwischen siderotischer und hämatogener Pigmentierung. v. Graefes Arch. f. Ophth. XL, 1. S. 123.

293. **Knapp, H.**, Einiges über die Toleranz von Fremdkörpern im Augengrunde. Arch. f. Augenheilk. XXIX. S. 370.

294. **Hürzeler**, Über die Anwendung von Elektromagneten bei den Eisensplitterverletzungen des Auges. Beiträge zur Augenheilk. II. S. 242. Heft 13. S. 20.

295. **Haab**, Ein neuer Elektromagnet zur Entfernung von Eisensplittern aus dem Auge. Beiträge z. Augenheilk. II. S. 290. Heft 13. S. 68.

296. **Egbert**, Foreign bodies in the eyeball, with report of clinical cases. Med. and surg. Rep. Philadelphia. p. 853. Ref.: Zentralbl. f. prakt. Augenheilk. 1895. S. 503.

297. **Jeulin**, Etude sur les corps étrangers intraoculaires et sur l'ophtalmie sympathique consécutive. Paris.

298. **Hosch**, Foreign body encapsuled in the retina, with preservation of vision. Arch. of Ophth. XXXIII. p. 166.

299. **Baudry**, Etude méd.-légale sur les traumatismes de l'œil et de ses annexes. Paris.

300. **Lagrange**, Corps étranger de l'œil ayant séjourné pendant sept ans dans la region ciliaire sans entraîner des phénomènes sympathiques. Ann. de la Policlin. de Bordeaux. No. 23. Ref.: Zentralbl. f. prakt. Augenheilk. 1896. S. 715.

301. **Knapp, H.**, Einiges über die Toleranz von Fremdkörpern im Augengrunde. Arch. f. Augenheilk. XXIX. S. 370.

302. **Rosenmeyer**, Über Atrophia nervi optici sympathica. Arch. f. Augenheilk. XXVIII. S. 71.

303. **Spechtenhauser**, Beitrag zur Kasuistik der Fremdkörper im Auge. I. Spontane Ausstoßung eines Zündhütchensplitters durch die Sklera nach 7jährigem reizlosem Verweilen. II. Ein Eisensplitter im Fundus seit 28 Jahren. Wiener klin. Wochenschr. Nr. 43. S. 810.

304. **Viefhaus**, Über Lufteintritt bei Bulbusverletzungen. Inaug.-Diss. Kiel.

305. **Webster**, Two cases of destruction of vision by foreign bodies; etc. New York med. Journ. p. 498.

306. **Steward, Thomas M.**, A foreign body in the eye for six years. Med. Record. 22. Sept. p. 380.

307. **Hirschberg**, Über die Entfernung von Eisensplittern aus der Netzhaut. Deutsche med. Wochenschr. Nr. 23 u. 25 u. Zentralbl. f. prakt. Augenheilk. S. 204, 236 u. 373.

308. **Wintersteiner**, Beiträge zur pathologischen Anatomie der traumatischen Aniridie und Iridodialyse. v. Graefes Arch. f. Ophth. XL, 2. S. 1.

1895. 309. **Armaignac**, Corps étranger volumineux de l'œil passé inaperçu pendant trois mois et sorti spontanément. Ann. d'Ocul. CXIV. p. 462.

310. **Grünthal**, Beiträge zur Kasuistik der Fremdkörper im Augeninnern. Berliner klin. Wochenschr. XXXII. S. 78.

311. **Adler**, Ein Fall von Fremdkörper in der Sehnervenpapille. (Verein Deutscher Ärzte in Prag.) Prager med. Wochenschr. Nr. 50.

312. **Rosenmeyer**, Stahlsplitter im Glaskörper. Zentralbl. f. prakt. Augenheilk. S. 225.

1895. 313. Goldzieher, Über den Fall eines seit 10 Jahren in der Netzhaut verweilenden Kupfersplitters, nebst Bemerkungen über Imprägnation der
Netzhaut mit Kupfer. Zentralbl. f. prakt. Augenheilk. S. 1.

314. Baer, Über Eisensplitter im Auge. Monatsschr. f. Unfallk. S. 65.

315. Burchardt, Einheilen eines Steinsplitters in die Netzhaut; Schwinden
der von dem Splitter getroffenen Linse in gleicher Vollkommenheit,
wie nach gut ausgeführter Starausziehung. Char.-Ann. 1894. XIX. S. 244.

316. Conkey, Foreign bodies in the eyeball. Northwest Lancet. St. Paul.
XIV. p. 472.

317. Hoesch, Über einen Fall von reaktionslosem mehrjährigem Verweilen
eines ungewöhnlich großen Messingstückes im Auge. Inaug.-Diss.
Würzburg.

318. Banister, Case of retention of a metallic splinter in a blind eye for
17 years etc. Ann. of Ophth. and Otol. IV, 3. p. 353.

319. Moauro, Contributo all' anatomia patologica di occhi con penetrazione
di corpi stranieri. (Congresso XIV dell A. oft.) Ann. di Ottalm.
XXIV. p. 23.

320. Bryant, Remarkable case of perforation of eyeball. Lancet. 20. Aug.

1896. 321. v. Hippel, Über Netzhautdegeneration durch Eisensplitter. Bericht
über d. 25. Vers. d. Ophth. Ges. Heidelberg. S. 64 u. 315.

322. v. Hippel jun., Über Netzhautdegeneration durch Eisensplitter nebst
Bemerkungen über Magnetextraktion. v. Graefes Arch. f. Ophth. XLII, 4.
S. 151.

323. Kuthe, Messing im Auge. Zentralbl. f. prakt. Augenheilk. Okt. S. 307.

324. Rohmer, Extraction des corps étrangers métalliques du segment
postérieur de l'œil à l'aide de l'électro-aimant. Ann. d'Ocul. CXV.
p. 161.

325. Ardoin, Effet des éclats de capsules de cuivre sur l'œil. Thèse de Lyon.

326. Fromaget, Corps étranger de l'œil simulant tumeur maligne. Gaz.
hebd. des scienc. méd. de Bordeaux. 2. Février.

327. Badal, Iridochoroidite glaucomateuse simulant une tumeur interne de
l'œil et provoquée par un corps étranger. Gaz. hebd. de Bordeaux. No. 5.

328. Siegfried, Die traumatischen Erkrankungen der Macula lutea der
Netzhaut. Inaug.-Diss. Zürich u. Beiträge z. prakt. Augenheilk. III. S. 45.
Heft 22. S. 1.

329. Hillemanns, Über Verletzungen des Auges. II. Teil. Arch. f. Augenheilk. XXXII. S. 198.

330. Denig, Ortsveränderungen von Fremdkörpern in der vorderen Kammer
der Kaninchen. Bericht über d. 25. Vers. d. Ophth. Ges. Heidelberg. S. 305.

330a. Denig, Experimentelle Beobachtungen über ein bisher unbekanntes
Verhalten von Fremdkörpern in der vorderen Kammer. Sitzungsbericht
d. Würzburger phys.-med. Ges. 7. Mai.

331. v. Schütz-Holzhausen, Über Extraktion eiserner Fremdkörper aus
dem Innern des Auges mittels des Elektromagneten. Inaug.-Diss.
Straßburg i. E.

332. Vossius, Zur Diagnose und Begutachtung von veralteten Unfallverletzungen des Auges durch Stahlsplitter. Ärztl. Sachverständigen-
zeitung. Nr. 7.

333. Öller, Ophthalmoskopischer Atlas.

334. Tweedy, Numerous foreign bodies embedded in an eye retaining
normal vision. Transact. of the Ophth. Soc. of the Unit. Kingd. Disc.
Power. XVI. p. 360.

335. Cervera Torrez, Contribution à l'étude des corps étrangers de l'œil.
Ann. d'Ocul. CXVI. Oct. p. 279 et Arch. d'Opht. p. 500.

336. Burchardt, Fremdkörper in der Netzhaut eingeheilt. (Berliner Ophth.
Ges.) Zentralbl. f. prakt. Augenheilk. S. 312.

1896. 337. **D a s e n i**, Extraktion eines Eisensplitters. Boll. d'Ocul. XVII. Ref.
  Zentralbl. f. prakt. Augenheilk. S. 693.

338. **F i s h e r**, Foreign bodies in the interior of the eye. Med. Record.
  22. August.

339. **H a a s**, Ein Fall von Enukleation wegen Atrophia bulbi nach Trauma.
  (Wissensch. Verein d. Militärärzte Wiens.) Wiener med. Wochenschr. Nr. 17.

340. **H e l m**, Five cases of injury of the eye from chips of steel. Lancet.
  7. Mars.

1897. 341. **K a s t a l s k a j a**, Stahlsplitter im linken Auge. Krankenvorstellung.
  (Moskauer Ophth. Verein. Sitzungsber.) Westnik Ophth. XV, 4 u. 5. S. 463.
  Ref. Zentralbl. f. prakt. Augenheilk. 1898. S. 444.

342. **L a w s**, Chip of steel in the vitreous for eighteen months. Ophth. Review.
  p. 398.

343. **R i e g e l**, Fremdkörper im Auge. (Nürnberger med. Ges. u. Poliklinik.)
  Münchener med. Wochenschr. S. 322.

344. **V o s s i u s**, Zwei Magnetoperationen. (Med. Ges. in Gießen.) Deutsche
  med. Wochenschr. Vereinsbeilage.

345. **A d a m ü k**, Über traumatische Netzhautdegeneration. Arch. f. Augenheilk.
  XXXVI. S. 114.

346. **H i r s c h b e r g**, Über Kupfersplitter im Auge. (Berliner med. Ges.)
  Münchener med. Wochenschr. S. 316.

347. **O t t o**, Über perforierende Fremdkörperverletzungen des Augapfels. (Med.
  Ges. in Magdeburg.) Münchener med. Wochenschr. S. 521.

348. **R a u l i n**, Corps étranger de l'œil. Ann. d'Ocul. CXVII. p. 287.

349. **T h i l l i e z**, Corps étranger du corps ciliaire, ayant amené la perte fonctionelle de l'œil sans phénomènes réactionels aigus. Journ. des sc.
  méd. de Lille. Janvier.

1898. 350. **V o l l e r t**, Über einen Fall von Fremdkörperverletzung durch Zink, nebst
  pathologisch - anatomischen Untersuchungen über die Wirkung des
  Zinks im Glaskörper des Kaninchenauges. v. Graefes Arch. f. Ophth.
  XLVI. S. 656.

351. **P u r t s c h e r**, Ausziehung von Kupfersplittern aus dem Glaskörper.
  Zentralbl. f. prakt. Augenheilk. Mai. S. 129.

352. **S c h m i d t**, Über den Nachweis von Kupfer in den Geweben des Auges
  nach Verweilen von Kupfersplittern im Innern desselben. v. Graefes
  Arch. f. Ophth. XLVI. S. 665.

353. **B o n d i**, Vollständige Linsendurchschlagung ohne folgende Cataracta,
  Einheilung eines Fremdkörpers bei Erhaltung der Funktion des Auges.
  Wiener klin. Wochenschr. Nr. 13. S. 318.

354. **W i n g e n r o t h**, Über Eisensplitter in der Netzhaut. Inaug.-Diss. Freiburg i. Br.

355. **V o l k**, Zur Statistik der Augenverletzungen, mit besonderer Berücksichtigung der Fremdkörperverletzungen. Inaug.-Diss. Gießen.

1899. 356. **B a e r**, Über Splitterverletzungen des Auges. Inaug.-Diss. Freiburg i. Br.

357. **S n e l l**, The prevention of eye accidents occuring in trades. Brit. med.
  Journ. II. p. 389.

358. **B e l t**, A case of injury to the eyeball, caused by the explosion of a
  shell or cartridge. Ophth. Record. p. 248.

359. **E r b**, Ein Fall von Spontanausstoßung eines Zündhütchenstückes aus
  dem Auge 5 Jahre nach der Verletzung. Zeitschr. f. Augenheilk. II.
  S. 440.

360. **H i r s c h b e r g**, Verletzung durch explodierte Dynamitpatrone. (Berliner
  Ophth. Ges.) Zentralbl. f. prakt. Augenheilk. S. 241.

361. **A r m a i g n a c**, Un cas de tolérance excessive de l'œil pour un corps
  étranger enkysté dans le corps ciliaire pendant seize ans. (Soc. de
  méd. et chir. de Bordeaux.) Ann. d'Ocul. CXXII. p. 69.

1899. 362. Coppez, Corps étranger métallique ayant séjourné trente-deux ans dans l'œil sans provoquer des phénomènes sympathiques. Clin. Opht. No. 13.

363. Cramer, Beitrag zu dem klinischen Verhalten intraokulärer Eisensplitter. Zeitschr. f. Augenheilk. II. S. 96.

364. Mackay, Eyeball with fragment of steel lodged in its coats. (Ophth. Soc. of the Unit. Kingd.) Ophth. Review. p. 177.

365. Praun, Die Verletzungen des Auges. Wiesbaden.

366. Schwarz, E., Über Fremdkörperriesenzellen um Zilien im Bulbus. v. Graefes Arch. f. Ophth. XLVII. S. 68.

367. Ulry et Aubaret, Deux cas de corps étrangers métalliques ayant déterminé des plaies perforantes du globe. (Soc. d'anat. et de phys. de Bordeaux.) Ann. d'Ocul. CXXII. p. 373 et Recueil d'Opht. p. 485.

368. Scholtz, Fremdkörper im Augenhintergrunde. (Ungarisch.) Orvosi Hetilap. Szemészet. No. 3.

369. Oliver, Passage of a piece of steel completely through the eyeball and the optic disk. (College of Physic. of Philadelphia. Disc.: de Schweinitz, Harlan.) Ophth. Record. p. 142.

370. Fehr, Eisenverletzungen. (Berliner Ophth. Ges.) Zentralbl. f. prakt. Augenheilk. 1900. S. 10.

371. Hirschberg, Die Magnetoperation in der Augenheilkunde. 2. Aufl. Leipzig, Veit & Comp.

372. Snell, On the removal of a fragment of steel from the retina with the electromagnet. Brit. med. Journ. 11. Febr. p. 335.

1900. 373. Fehr, Eisensplitter im Auge. Verrostung. (Berliner Ophth. Ges.) Zentralbl. f. prakt. Augenheilk. S. 238.

374. Frank Allport, A case of foreign body passing directly through the eye and lodging in the fatty tissue in the posterior portion of the orbit: dislocation of lens; recovery. Ophth. Record p. 282.

375. Hotz, Injury to the left eye from a piece of iron. (Chicago Ophth. Soc.) Ophth. Record. 1901. p. 94.

376. Lukens, 18 cases of foreign body in the eyeball. Ophth. Record. p. 197.

377. Schmeißer, Über Fremdkörper im Augeninnern und zwei Fälle von aseptischer Einheilung von Eisensplittern in die hintere Bulbuswand. Inaug.-Diss. Kiel.

378. de Schweinitz, A foreign body, which had remained quiescent in the choroid of a practically blind eye for eigtheen years. (College of Phys. of Philadelphia.) Ophth. Record. p. 197.

379. Wagenmann, Über zweimalige Durchbohrung der Augenhäute durch Eisensplitterverletzung. Bericht über d. 28. Vers. d. Ophth. Ges. Heidelberg. S. 170.

380. Sweet, A piece of glass in the ciliary body located by the Roentgen rays and its removal with forceps. (Sect. of Ophth. Coll. of Physic. of Philadelphia.) Ophth. Record. p. 627.

381. Bourgeois, Quatre traumatismes intéressants. I. Eclat de capsule toléré sept ans. Ann. d'Ocul. CXXIV. p. 125.

382. Steindorff, Pfeilschußverletzungen des Augapfels. Zentralbl. f. prakt. Augenheilk. S. 165.

383. Kastalsky, Katarina, Gesammelte Abhandlungen. Nach dem Tode der Verfasserin herausgegeben. Moskau.

384. Bajardi, Osservazione cliniche di estrazione di scheggia di ferro. Giorn. d. R. Acc. di med. d. Torino. p. 309.

385. Hirschberg, Über Augenmagnete. Zentralbl. f. prakt. Augenheilk. S. 339.

386. Levy, Ein Beitrag zu den Verletzungen des Auges. A. Luftblase in der Linse. Klin. Monatsbl. f. Augenheilk. XXXVIII. S. 837.

387. Vennemann, Ophtalmie sympathique. (Soc. belge d'Opht.) Klin. Monatsbl. f. Augenheilk. S. 489.

1901. 388. **Bourgeois**, Quelques expertises radiographiques à propos de corps étrangers de l'œil et de l'orbite. ' Ann. d'Ocul. CXXVI. p. 360.

389. **Ellet**, 4 Fälle metallischer Fremdkörper im Auge. Journ. of Eye, Ear and Throat Diseases. Ref. Zentralbl. f. prakt. Augenheilk. S. 446.

390. **Sloan Dixon**, Verletzung mit besonderer Knochenbildung in der Ziliarregion. New York Eye and Ear Infirmary Rep. IX. Ref. Zentralbl. f. prakt. Augenheilk. S. 446.

391. **Fromaget**, Corps étrangers de l'orbite. (Soc. de méd. de Bordeaux.) Revue gén. d'Opht. p. 520.

392. **Dodd**, A case of staining of the cornea following on injury by fragment of metal. Ophth. Record. p. 256.

393. **Hubbell**, Case of foreign body lodged within the eyeball and removed eighteen years after the injury; sympathetic inflammation three times without loss of vision. Ophth. Record. p. 503 and Transact. of the Amer. Ophth. Soc. Thirty-seventh annual meeting. Disc.: Kipp. p. 347.

394. **Krückow**, Wratsch. XXII. S. 1600.

395. **Peltesohn**, Deutsche med. Wochenschr. Nr. 9.

396. **Hellgren**, Über die Bestimmung der Lage von Eisensplittern im Auge usw. Inaug.-Diss. Stockholm.

397. **Quint**, Eine seltene Augenverletzung. Zentralbl. f. prakt. Augenheilk. Oktober.

398. **Schirmer**, Zur Diagnose, Prognose und Therapie der perforierenden, infizierten Augapfelverletzungen. v. Graefes Arch. f. Ophth. LIII. S. 1.

399. **Schanz**, Extraktion eines Eisenstückes aus dem Augeninnern. (Ges. f. Natur- u. Heilkunde zu Dresden.) Münchener med. Wochenschr. S. 1506.

400. **Vossius**, Über die Siderosis bulbi. Bericht über d. 29. Vers. d. Ophth. Ges. Heidelberg. S. 170.

401. **de Schweinitz**, Two cases of intraocular metallic foreign bodies. Ophth. Record. p. 40.

402. **Eisenberg**, Beiträge zur Kenntnis der Siderosis bulbi. Inaug.-Diss. Gießen.

403. **Czermak**, Eisensplitter in der Netzhaut. (Verein Deutscher Ärzte in Prag.) Münchener med. Wochenschr. S. 612.

404. **Hirschberg**, Doppelte Durchbohrung des Auges durch einen Eisensplitter, der in die Orbita drang. Zentralbl. f. prakt. Augenheilk. S. 209.

405. **Wagenmann**, Zur Kasuistik der Fremdkörperverletzungen des Auges. Ophth. Klinik. Nr. 9 u. 10.

406. **Vignes**, Corps étranger du globe oculaire. (Soc. d'opht. de Paris.) Ann. d'Ocul. CXXV. p. 131 u. Ophth. Klinik. S. 62.

407. **Leitner**, Zwei seltene Fälle von Augenverletzungen. (Ungarisch.) Orvosi Hetilap. Gyermekgyógyászat. p. 28.

408. **Franke**, Zur Kenntnis der metallischen Fremdkörper im Auge. Zentralbl. f. prakt. Augenheilk. S. 353.

409. **Franke**, Fremdkörper im Auge. (Ärztl. Verein in Hamburg.) Münchener med. Wochenschr. S. 516.

410. **Meyer**, Zur pathologischen Anatomie der Eisensplitterverletzungen. Inaug.-Diss. Jena.

1902. 411. **Bänziger und Silberschmidt**, Zur Ätiologie der Panophthalmie nach Hackensplitterverletzungen. Bericht über d. 30. Vers. d. Ophth. Ges. Heidelberg. S. 217. Demonstration zu dem Vortrag. S. 350. Disk.: Sattler. S. 224.

412. **Bondi**, Spontane Aufhellung einer durch das Eindringen eines Fremdkörpers in den Glaskörperraum erzeugten Cataracta traumatica (Cataracta fugax). Wochenschr. f. Therapie u. Hygiene. V. Nr. 29.

413. **Natanson**, Doppelte Durchbohrung der Augapfelwände durch einen Eisensplitter. Klin. Monatsbl. f. Augenheilk. XL. (Bd. I.) S. 513.

1902. 414. Natanson, Ein Eisensplitter in der Netzhaut. Verhandl. d. Moskauer
           augenärztl. Ges.
       415. Natanson, Dritter Fall von doppelter Durchbohrung des Augapfels.
           (Demonstration von Präparaten.) Verhandl. d. Moskauer augenärztl.
           Gesellschaft.
       416. Kraisky, Ophthalmologische Beobachtungen. Ophth. Klinik. Nr. 20.
       417. Barkan, Presentation of a man, who was struck on the eye with a·
           piece of stone and of an another patient, whose eye had been penetrated
           by a bit of metal. Ophth. Record. p. 115.
       418. Dodd, A case in which a piece of nut-shell had penetrated the globe
           and remained for thirty years without causing trouble. (Chicago Ophth.
           and Otol. Soc.) Ophth. Record. p. 220.
       419. Hoffmann, Über einen bemerkenswerten Fall von Eisensplitter-
           verletzung des hinteren Bulbusabschnittes. Inaug.-Diss. Jena.
       420. Lagrange, Corps étranger ayant séjourné dans l'œil pendant trente
           ans. (Soc. de méd. de Bordeaux.) Rev. gén. d'Opht. p. 470.
       421. Leitner, Einbohrung eines Kupfersplitters im Auge. Jahrb. f. Kinder-
           heilk. LV, 4.
       422. Mazet, Corps étranger fixé sur la rétine. (Soc. de méd. de Marseille.)
           Ann. d'Ocul. CXXVII. p.·232.
       423. Braunstein, 8. Kongr. russ.·Ärzte in Moskau. Ophth. Sektion. 7. Jan.
           Wratsch. No. 5.
       424. Burton, K. Chance, The clinical and pathological report of a case of
           foreign body retained in an eye for twenty-six years. Ophth. Record.
           p. 129.
       425. Cramer, Weiterer Beitrag zum klinischen Verhalten intraokularer
           Eisensplitter (akute Druckerniedrigung und Drucksteigerung). Zeitschr.
           f. Augenheilk. VII. S. 144.
       426. Delany, Zwei Fälle von Stahlsplitter im Auge. Arch. of Ophth. XXX.
           Übersetzt Arch. f. Augenheilk. XLV. S. 68.
       427. Fehr, Auge mit Glaskörperabszeß nach Eisensplitterverletzung beim
           Hufbeschlag. (Berliner Ophth. Ges.) Zentralbl. f. prakt. Augenheilk.
           S. 233.
       428. Franke, 2malige Perforation des Augapfels durch einen Eisensplitter.
           (Ärztl. Verein in Hamburg.) Münchener med. Wochenschr. S. 500.
       429. Lehmann und Cowl, Totale Durchbohrung des Augapfels durch einen
           Eisensplitter, nebst einem Beitrag zur Röntgendiagnostik. Zentralbl.
           f. prakt. Augenheilk. Okt. S. 290.
       430. Fleischer, Über eiserne Fremdkörper im Augapfel usw. Württem-
           berger ärztl. Korrespondenzbl. Nr. 18.
       431. Gelpke, Aus meiner 15jährigen augenärztlichen Tätigkeit. Deutsch-
           manns Beiträge z. prakt. Augenheilk. Heft 52.
       432. Gelpke, Über den diagnostischen Wert großer Elektromagnete. Klin.
           Monatsbl. f. Augenheilk. XL. (Bd. II.) S. 32.
       433. Grandclément, Corps étranger de l'œil. Recueil d'Opht. p. 134.
       434. Haab, Über die Anwendung des großen Magneten usw. Zeitschr. f.
           Augenheilk. VIII. S. 587.
       435. Haab, Über einen Fall von Magnetoperation. Bericht über d. 30. Vers.
           d. Ophth. Ges. Heidelberg. S. 358.
       436. Vossius, Schicksal eines Eisensplitters, welcher 8 Jahre im Glaskörper
           eines 44jährigen Patienten gesteckt hatte. Klin. therap. Wochenschr.
           Nr. 50.
       437. Rothe, Ein Beitrag zur Kasuistik der Eisensplitterverletzungen des
           Auges. Inaug.-Diss. Halle a. S.
       438. Sweet, Foreign bodies in the eye. Ophth. Record. p. 388.
       439. Weill, Verrostung des Auges. Münchener med. Wochenschr. S. 300.

1902. 440. Schoeler, Verletzung des Auges durch einen Glassplitter, der 6 Monate später spontan ausgestoßen wurde. (Berliner Ophth. Ges. 23. Okt.) Zentralbl. f. prakt. Augenheilk. 1903. S. 24.

1903. 441. Andresen, Zur Siderosis bulbi nebst Bericht über 38 Magnetoperationen. Inaug.-Diss. Gießen.

442. Basso, Un caso di estrazione di scheggia di ferro dal vitreo dieci mesi dopo la sua penetrazione. Paralisi riflessa traumatica della pupilla e dell' accommodazione. Ann. di Ottalm. XXXII. Marzo.

443. Natanson, Anatomische Untersuchungen über doppelte Perforation und Siderosis des Auges. Bericht über d. 31. Vers. d. Ophth. Ges. Heidelberg. S. 318.

444. Neuburger, Kasuistischer Beitrag zur Siderosis bulbi. Klin. Monatsbl. f. Augenheilk. XLI. (Bd. I.) S. 396.

445. Uhthoff, Zur Siderosis retinae et bulbi. Deutsche med. Wochenschr. Nr. 48.

446. Bär, Ein Beitrag zur Kasuistik der Zündhütchenverletzungen. Arch. f. Augenheilk. LXIX. S. 60.

447. Dar, Die Toleranz des Auges gegen Fremdkörper, mit Beschreibung eines einschlägigen Falles. Szemészet. Nr. 2.

448. Schimanowski, Zwei Fälle von Extraktion der Zündhütchensplitter aus dem Glaskörper mit Erhaltung des Auges. Westnik Ophth. XX, 3.

449. zur Nedden, Mitteilungen über ein eigenartiges Verhalten von Kupferstückchen im menschlichen Auge. Klin. Monatsbl. f. Augenheilk. XLI. (Bd. I.) S. 484.

450. Braunstein, Klinische Erfahrungen und Bemerkungen über den relativen Wert der verschiedenen Elektromagnete und über die doppelte Durchbohrung des Augapfels durch Eisensplitter. Zentralbl. f. prakt. Augenheilk. S. 199.

451. Franke, Zur Diagnose und Behandlung retrobulbärer Erkrankungen. Arch. f. Augenheilk. XLVII. S. 60.

452. Mills, Aufklärung einer traumatischen Katarakt. Arch. f. Augenheilk. XLIX. S. 234.

453. Cerviček, Eine Verletzung des Auges durch einen Stahlsplitter. Wiener klin. Wochenschr. Nr. 33.

454. Genth, Ein Fall von doppelter Perforation des Augapfels durch einen Eisensplitter. Arch. f. Augenheilk. XLVIII. S. 275.

455. Seggel, Doppelte Perforation der Augapfelwandungen durch einen Fremdkörper. Klin. Monatsbl. f. Augenheilk. XLI. (Bd. II.) S. 66.

456. Keiper, Complete absorption of an injured crystalline lens in a man forty-six years old. Ophth. Record. p. 367.

457. Davids, Ein Beitrag zur Lehre von den Magnetoperationen. Inaug.-Diss. Göttingen.

458. Sweet, A case of injury from foreign body. Ophth. Record. p. 128.

459. Gillman, A case of normal vision of an eye with a piece of steel imbedded in its uveal tract nearly seven months and spontaneous expulsion of the alien particle. Ophth. Record. p. 43.

460. Hosch, Ophthalmologische Miscellen. 2. Zur Einheilung metallischer Fremdkörper in die Netzhaut. Arch. f. Augenheilk. XLIX. p. 209.

461. Clausen, Ein Beitrag zur Kenntnis der Explosionsverletzungen usw. Inaug.-Diss. Jena.

462. Hazewinkel, Siderosis bulbi. Nederl. Tijdschr. voor Geneesk. II. S. 964.

463. Lincke, Über das 30 jährige Verweilen eines Eisensplitters im Auge mit anatomischem Befunde. Inaug.-Diss. Jena.

464. Kessel, Über einen Fall von Doppelperforation des Auges durch Eisensplitter. Inaug.-Diss. Jena.

1903. 465. Hillemanns, Über Augenverletzungen und Augenschutz in der Eisen-
und Stahlindustrie. Klin. Monatsbl. f. Augenheilk. XLI. (Bd. II.) S. 301.
(Festschr. zum 70. Geburtstag von Saemisch.)

466. Hirschberg, Über Magnetoperation und über doppelte Durchbohrung
des Augapfels seitens eingedrungener Eisensplitter. Zentralbl. f. prakt.
Augenheilk. S. 9.

467. Haab, Hackensplitterverletzungen. Korrespondenzbl. f. Schweizer Ärzte.
Nr. 20 u. 21.

468. Hartwig, Über einen Fall von Eisensplitterverletzung mit nachfolgender
Infektion (Heubazillen) und über die dabei gemachten Erfahrungen
betr. Einführung von Jodoformblättchen. Inaug.-Diss. Jena.

469. Wagenmann, Fall von Eisensplitter im Glaskörper. Münchener med.
Wochenschr. S. 1316.

1904. 470. Feilke, Doppelte Perforation eines Augapfels (vordere und hintere Wand)
mit einer Häkelnadel. Günstige Heilung. Münchener med. Wochenschrift. S. 2320.

471. Drucker, Ein Fall von Erkrankung der Makula nach Extraktion eines
der Netzhaut aufsitzenden Eisensplitters. Ophth. Klinik. Nr. 9.

472. Hosch, Zur Einheilung metallischer Fremdkörper in die Netzhaut.
Arch. f. Augenheilk. XLIX. S. 209.

473. Kauffmann, Zur Magnetoperation. Ophth. Klinik. S. 235.

474. Fruginele, Un caso di doppia perforazione del bulbo oculare par
scheggio di ferro, con interessante reperto anatomico. Giorn. intern.
delle science med. XXVI.

475. Kraus, Doppelte Perforation der Bulbuswandungen durch einen Eisensplitter mit Sichtbarwerden der Ziliarfortsätze. Zeitschr. f. Augenheilk.
XI. S. 481.

476. Nöldecke, Eine ungewöhnliche Fremdkörperverletzung des Auges.
Münchener med. Wochenschr. S. 1391.

477. Noyon, Meer dan een corpus alienum in het inwendige van don oogbol.
Nederl. Tijdschr. voor Geneesk. II. S. 772.

478. Hirschberg, Ein seltener Operationsfall. Zentralbl. f. prakt. Augenheilk. S. 353.

479. Bernartz, Über Magnetoperation am Auge. Inaug.-Diss. Bonn.

480. Salzer, Über eine ungewöhnliche Fremdkörperverletzung der Orbita.
Münchener med. Wochenschr. S. 1145.

481. Wicherkiewicz, Beitrag zur Wanderung fremder Körper im Auge.
Klin. Monatsbl. f. Augenheilk. XLII, 2. S. 559.

482. Wirtz, Über Toleranz des Auges gegen eingedrungene Fremdkörper.
Inaug.-Diss. Straßburg i. E.

1905. 483. Binder, Über die in der Augenklinik zu Jena während der Jahre 1901
bis 1905 vorgenommenen Magnetoperationen. Inaug.-Diss. Jena.

484. Brekle, Erfolgreiche Extraktion von Kupfersplittern aus dem Auge.
Inaug.-Diss. Tübingen.

485. Coover, Foreign bodies in both eyes. Ophth. Record. p. 249.

486. Eskenazi, Corps étranger ayant traversé l'œil de part en part et y
ayant séjourné six semaines. Revue gén. d'Opht. p. 183.

487. Fisher, Two cases of removal of fragments of glass from the interior
of the eye. Ophth. Review. p. 120 and Transact. of the Ophth. Soc.
of the Unit. Kingd. XXV. p. 290.

488. Gesang, Über Wanderungen von Fremdkörpern im Auge und Spontanausstoßung derselben. Wiener klin. Wochenschr. Nr. 5.

489. Hirschberg, Die Magnetoperation bei Kindern. Zentralbl. f. prakt.
Augenheilk. S. 265.

490. Ilka, Über Heilerfolge bei Fremdkörpern in infizierten Augäpfeln.
Inaug.-Diss. Halle a. S.

1905. 491. **Hermjohanknecht**, Über Fremdkörper im Innern des Auges. Inaug.-Diss. Gießen.

492. **Hirsch**, Untersuchungen über Pigmentierung der Netzhaut. Berlin, Karger.

493. **Kauffmann**, Beitrag zur Kasuistik der Metallsplitterverletzungen des Auges. Ophth. Klinik. Nr. 1.

493. **Lauber**, Extraktion von Kupfersplittern aus dem Glaskörper. (Ophth. Ges. in Wien.) Zeitschr. f. Augenheilk. XIV. S. 363.

495. **Leitner**, Ein nach doppelter Durchbohrung des Augapfels in die Schädelhöhle gelangter Fremdkörper. Gyerme Kgyógyászat. Nr. 4.

496. **Scalinci**, Eliminazione spontanea dopo trenta anni di un corpo estraneo dell' occhio. Progr. Ottalm. p. 106.

497. **Schleich**, Über Extraktion von Kupfersplittern aus dem Auge. Ophth. Klinik. S. 7.

498. **Wagenmann**, Vorstellung eines Patienten mit Siderosis bulbi. Münchener med. Wochenschr. S. 94.

499. **Hornstein**, Verletzungen des Auges durch Kupfer- und Messingsplitter. Inaug.-Diss. Tübingen.

500. **Pihl**, Kasuistische Beiträge zur sympathischen Ophthalmie usw. v. Graefes Arch. f. Ophth. LX. S. 528.

1906. 501. **Harms**, Fremdkörperverletzung des Auges. (Württemberg. augenärztl. Vereinigung.) Bericht: Klin. Monatsbl. f. Augenheilk. XLIV. (N. F. II.) S. 156.

502. **v. Heuß**, Spontanruptur der hinteren Linsenkapsel nach doppelt perforierender Eisensplitterverletzung. v. Graefes Arch. f. Ophth. LXV. S. 46 u. Bericht über d. 32. Vers. d. Ophth. Ges. Heidelberg. 1905. S. 352.

503. **Schirmer**, Zur Prognose des traumatischen Glaskörperabszesses. Bericht über d. 33. Vers. d. Ophth. Ges. Heidelberg. S. 131 u. Deutsche med. Wochenschr. S. 1268.

504. **Powers**, Foreign body in the eye. Ophth. Record. p. 42.

505. **Sweet**, Ocular injuries from foreign bodies with a report of four hundred and twenty cases. Ophth. Record. p. 331.

506. **Baker**, The use of the electromagnet and x-ray in removing foreign bodies from the eye. Ophth. Record. p. 255.

507. **Beck**, Über Perforationsverletzungen des Bulbus. Arch. f. Augenheilk. LV. S. 375.

508. **Wörtz**, Über eiserne Fremdkörper im Augapfel und die Resultate ihrer Entfernung. Inaug.-Diss. Tübingen.

1907. 509. **Amberg**, Weiterer kasuistischer Beitrag zur Entfernung von Eisensplittern aus dem Auge mit dem Innenpolmagneten. Zeitschr. f. Augenheilk. XVIII. S. 511.

510. **Cramer**, Entfernung eines durch die Augenhöhle in den Augapfel eingedrungenen Eisensplitters. Monatsschr. f. Unfallheilk. Nr. 11. S. 333.

511. **Böhm**, Über Verletzungen der Orbita. Ophth. Klinik. Nr. 20.

512. **Lambert**, Case of double perforation of the eyeball by metallic foreign body, removal with preservation of normal vision. Transact. of the Amer. Ophth. Soc. XI. P. II. p. 401.

513. **Rößler**, Zur Kenntnis der Magnetoperation und Siderosis bulbi. Inaug.-Diss. Jena.

514. **Sweet**, Double perforation of the eyeball by iron and steel. Ophth. Record. p. 309.

515. **Berendes**, Ein Fall von doppelter Perforation des Auges durch einen 19 mm langen Kupferdraht. Inaug.-Diss. Jena.

516. **Lang**, Über Zilien im Auge nebst Mitteilung je eines Falles von Spontanausstoßung einer Zilie aus der vorderen Kammer und aus dem Glaskörper. Inaug.-Diss. Rostock.

1907. 517. Vigier, Panophtalmie après pénétration d'une mèche de fouet dans le corps vitré. Ann. d'Ocul. CXXXVII. p. 126.

518. Wagenmann, Perforierende Verletzung durch Radfahrerknallerbse mit zinnoberroten Massen im Glaskörper und umschriebener Fremdkörperentzündung. Bericht über d. 34. Vers. d. Ophth. Ges. Heidelberg. S. 272.

519. Weinstein, Ein seltener Fall von Verletzung des Auges durch einen Glassplitter. (Petersburger Ophth. Ges.) Bericht: Klin. Monatsbl. f. Augenheilk. XLVI. (N. F. Bd. V.) S. 204.

520. v. Werthern, Die Augenverletzungen der letzten 6 Jahre aus der Kieler Universitäts-Augenklinik. Inaug.-Diss. Kiel.

1908. 521. Forsmark, Fall of dubbelperforation of ögat genom jörnflisor etc. Hygiea. p. 883.

522. Gradle, Foreign body in the globe nineteen years. Ophth. Record. p. 81.

523. Shumway, Double perforation of the eyeball by metallic foreign bodies. Ophth. Record. p. 39.

524. Caspar, Beitrag zur Kenntnis der Verletzungen des Auges durch Kupfersplitter. Klin. Monatsbl. f. Augenheilk. XLVI. (N. F. Bd. VI.) S. 179.

525. Kümmell, Über einige bemerkenswerte Fremdkörperverletzungen. Zeitschr. f. Augenheilk. XIX. S. 36.

526. Gilbert, Klinische und pathologisch-anatomische Beiträge zur Kenntnis degenerativer Hornhauterkrankungen. v. Graefes Arch. f. Ophth. LXIX. S. 1.

527. Erdmann, Eisensplitterverletzung. Münch. med. Wochenschr. S. 1204.

1909. 528. Kauders, Zur Kasuistik der Fremdkörperwanderung im Auge. Wiener med. Wochenschr. Nr. 5.

529. Hennicke, Fall von doppelter Durchbohrung des Augapfels durch Eisensplitter. Wochenschr. f. Therapie u. Hygiene d. Auges. Nr. 47.

530. Warnecke, Doppelte Durchbohrung des Augapfels mit einem Taschenmesser und Implantation einer Zilie und eines Epithelkeims in der Narbe der hinteren Augenwand. Zentralbl. f. prakt. Augenheilk. S. 161.

531. Butler, A piece of steel embedded in the optic nerve. Ophthalmoscope. S. 323.

532. Hirschberg, Ein Fall von Vorderkammerzyste. Zentralbl. f. prakt. Augenheilk. S. 225.

533. Hoederath, Zwei seltene Verletzungen. 2. Großer Eisensplitter im linken Augapfel. Explosion eines Flintenlaufes. (Vers. d. rhein.-westf. Augenärzte.) Klin. Monatsbl. f. Augenheilk. XLVIII. (N. F. VIII.) S. 110.

534. Sweet, Third series of cases of injuries from foreign bodies examined by the Roentgen rays, with results of operation. Ophth. Record. p. 437. —B

535. Wiegels, Beitrag zu den Verletzungen des Auges durch Kupfersplitter, speziell ihrer spontanen Ausstoßung. Klin. Monatsbl. f. Augenheilk. XLVII. (N. F. VII.) Beilageheft. (Festschrift für Schmidt-Rimpler.) S. 105.

1910. 536. Brückmann, Über die Fälle von doppelter Perforation der Bulbuswandungen durch Eisensplitter. Inaug.-Diss. Erlangen.

537. Erb, Zwei seltene Fälle von Eisensplitterverletzungen des Auges. Zeitschr. f. Augenheilk. XXIII. S. 339.

538. Kodama, Zur Panophthalmitis durch Subtilisinfektion nach Hackensplitterverletzung. Klin. Monatsbl. f. Augenheilk. XLVIII. (N. F. Bd. IX.) S. 624.

539. Lutz, Über einige Fälle von ektogener Panophthalmie. Klin. Monatsbl. f. Augenheilk. XLVIII. (N. F. Bd. X.) S. 31.

540. Rübel, Beitrag zur klinischen Diagnose der Doppelperforation des Bulbus durch Eisensplitter. Klin. Monatsbl. f. Augenheilk. XLVIII. (N. F. X.) S. 572.

1910. 541. v. Bogusz, Linsenverletzung ohne nachfolgende Trübung. Deutsche med. Wochenschr. S. 965.

542. Bellot, Très petit éclat de verre decouvert et localisé dans un globe oculaire par la radiographie rapide; intervention justifiant le diagnostic radiologique. Ann. d'Ocul. CXLIII. p. 490.

543. Wallenberg, Reizlose Einheilung eines kleinen Stahlsplitters in die hintere Bulbuswand. Zeitschr. f. Augenheilk. XXIII. S. 266.

544. Vignol, Les corps étrangers de la rétine. Thèse de Lyon.

545. Addario, Grosso corpo estraneo allocato da molto tempo nella coroide con mantenimento normale del visus. Progr. oftalm. p. 104.

1911. 546. Rubert, Iridochorioiditis serosa nach langjährigem Verweilen eines Eisensplitters im Auge, zugleich ein Beitrag zur Siderosis bulbi. v. Graefes Arch. f. Ophth. LXXVIII. S. 268.

547. Cohn, Pfeilschußverletzung des Auges. Wochenschr. f. Ther. u. Hyg. d. Auges. XV. S. 37.

548. van den Bosch, Pfeilschußverletzung des Auges. Wochenschr. f. Ther. u. Hyg. d. Auges. XV. S. 54.

549. Kauffmann, Zwei Fälle von spontaner Ausstoßung größerer Fremdkörper aus dem Augapfel. Wochenschr. f. Ther. u. Hyg. Nr. 11.

550. Genet et Mawas, Corps étranger de la rétine et choroide. Rev. gén. d'Opht. XXX. p. 218.

551. Holmstroem, 68 fall af järnsplittra i ögats inre delar. (Ärztl. Ges. zu Lund.) Hygiea. Beilage.

552. Jung, Doppelte Perforation des Auges und Nachweis durch Röntgenstrahlen. (27. Vers. rhein.-westf. Augenärzte.) Bericht: Klin. Monatsbl. f. Augenheilk. XLIX. (N. F. XII.) S. 97.

553. Black, Steel in the orbit. Ophth. Record. p. 75.

554. Takamura, Ein Beitrag zu den Magnetextraktionen von Eisensplittern aus dem Auge. Inaug.-Diss. Göttingen.

555. Friedenwald, Two cases of double perforation of the eyeball by foreign bodies, with recovery of perfect vision. Ophth. Record. p. 294.

1912. 556. Szarvasy, Beiträge zur Toleranz des Auges gegen Fremdkörper. Wiener klin. Wochenschr. S. 1091.

557. Posey, A strunken globe enveloping an unusually large fragment of steel. Ophth. Record. p. 205.

558. Lange, Zur Kasuistik der Augenverletzungen. Klin. Monatsbl. f. Augenheilk. L. (N. F. XIV.) S. 553.

559. Lauber, Zwei Fälle von perforierenden Fremdkörperverletzungen. (Wiener Ophth. Ges.) Wochenschr. f. Ther. u. Hyg. d. Auges. XVI. S. 81.

560. Henderson, A case which demonstrates the hardihood of the human eye. Amer. Journ. of Ophth. XXIX. p. 71.

561. McLean, Penetrating wounds of the eye leading to enucleation city. Presentation of specimens. Amer. Med. January. Ophthalmology. VII. p. 543.

562. Manolescu, Sur un cas de corps étranger oculaire. Rev. gén. d'Opht. p. 178.

563. Pincus, Fall von doppelter Perforation des Augapfels. (29. Vers. d. rhein.-westf. Augenärzte.) Bericht: Klin. Monatsbl. f. Augenheilk. L. (N. F.) S. 101.

564. Alt, Presentation of specimen. Ophth. Record. p. 163.

565. Audouard, Extraction des corps étrangers non magnétiques du segment postérieur de l'œil. Thèse de Lyon.

566. Rochon-Duvigneaud, Les corps étrangers intraoculaires méconnus. Revue gén. d'Opht. 1913. p. 123.

567. Guibert, Corps étrangers intraoculaires et ophtalmie sympathique. Opht. Prov. IX. p. 33.

1912. 568. Metge, Die in der Zeit vom 1. Oktober 1909 bis 1. Dezember 1911 beobachteten Augenverletzungen. Inaug.-Diss. Halle a. S.

569. Naendrup, Bericht über die in den letzten 10 Jahren in der Marburger Augenklinik beobachteten intraokularen Fremdkörper. Inaug.-Diss.

570. Claiborne, A piece of glass in the crystalline lens etc. (Amer. Ophth. Soc. Disc.: Ziegler, Sweet.) Ophth. Record. p. 491.

571. Haase, Extraktion eines Kupfersplitters aus dem Glaskörper. Klin. Monatsbl. f. Augenheilk. L. (N. F. XIV.) S. 347.

572. v. Hippel, Über Extraktion von Kupfersplittern aus dem Glaskörperraum. Klin. Monatsbl. f. Augenheilk. L. (N. F. XIV.) S. 52.

573. Allport, An unusual case of steel injury. Ophth. Record. p. 65.

574. Krider, Report of a case of steel passing through eyeball into the orbit. Ophth. Record. p. 653.

575. Risley, Foreign body in vitreous chamber. Ophth. Record. p. 262.

576. Stuart, Two cases of injury to eye by pieces of steel, one a double perforation. Cleveland Med. Journ. XI. No. 4. p. 12.

577. Chance, Case of a double perforation of globe by a splinter of iron. Ann. of Ophth. XXI. No. 1 and Ophth. Record. p. 46.

1913. 578. Terrien, Les corps étrangers intraoculaires. Progr. méd. p. 312.

579. McKeown, Steel in orbit after penetrating eye. Ophth. Record. p. 259.

580. Elschnig, Zur Statistik der Eisensplitterverletzungen des Auges. Zentralbl. f. prakt. Augenheilk. S. 230.

581. Rogers, Observations concerning foreign bodies within the eye or orbit. Ophthalmology. IX. p. 153.

582. Ginestous et Debedat, Corps étrangers intra-oculaires. Revue gén. d'Opht. 1914. p. 39.

583. van der Hoeve, Extraktion von Kupfersplittern aus dem Glaskörperraum. Klin. Monatsbl. f. Augenheilk. LI. (N. F. XV.) S. 643. (N. F. XVI.) S. 588.

584. v. Hippel, Bemerkungen zu der Arbeit von van der Hoeve usw. Klin. Monatsbl. f. Augenheilk. LI. (N. F. XVI.) S. 104.

585. Dambrowski, Ein seltener Fall von Augenverletzung. Lekarz wilenski. No. 10. Ref.: Jahresber. f. Ophth. S. 639.

586. Contino, Sulle ferrite del corpo ciliare. Clin. ocul. XIII. p. 1473.

587. van Lint, Eclat de cuivre intraoculaire. Clin. opht. p. 565 et Policlin. No. 15. p. 230.

588. Lauber, Über die Extraktion nichtmagnetischer Fremdkörper aus dem Auge nach der Methode von Sachs. (Internat. med. Kongr. in London. Sekt. f. Ophth.) Bericht: Klin. Monatsbl. f. Augenheilk. LI. (N. F. XVI.) S. 415. Ref.: Jahresber. f. Ophth. S. 694.

589. Rollet, De l'extraction des corps étrangers intraoculaires non magnétiques. Arch. d'Opht. XXXIII. p. 321 et 439.

590. Hüttemann, Über die während der letzten 3 Jahre in der Straßburger Universitäts-Augenklinik beobachteten Eisensplitterverletzungen des Auges. Klin. Monatsbl. f. Augenheilk. LI. (N. F. XVI.) S. 315 u. 479.

591. Allport, A case of injury in which six pieces of steel were discovered in an enucleated eye; only one piece being found by the X ray. Ophth. Record. p. 14.

592. Sandmann, Doppelte Perforation des rechten Auges. Münchener med. Wochenschr. S. 1801.

593. Kraus, Doppelte Perforation des Bulbus. Münchener med. Wochenschr. S. 1298.

594. Coover, Penetrating steel injury. Ophth. Record. p. 319.

595. Oguchi, Augenverletzungen im japanischen Heere während des letzten Krieges. Beiträge z. Augenheilk. IX. Heft 83. S. 75.

596. Heß, Über eine bisher nicht bekannte Ursache schwerer eitriger Chorioretinitis mit Netzhautablösung. Arch. f. Augenheilk. LXXIV. S. 227.

1914. 597. Krider, Report of case of steel lodging in the sclera. Ophth. Record. XXIII. p. 133.

598. Jennings, A piece of steel localized partly in and partly out of the eyeball near the optic nerve, removed by forceps through the orbit. (St. Louis med. Soc. 7. Jan.) Bericht: Klin. Monatsbl. f. Augenheilk. LIII. S. 276.

599. Alt, An eye with double perforation by a foreign body not located by Roentgen rays. Amer. Journ. of Ophth. XXXI. p. 2.

600. v. Speyr, Kupfersplitterverletzung des Glaskörpers. Klin. Monatsbl. f. Augenheilk. LIII. S. 194.

601. Lehmann, Über Kupfersplitter im Glaskörperraum. Inaug.-Diss. Berlin.

602. Brückner, Erfolgreiche Kupfersplitterextraktionen aus dem Augeninnern. (Berliner Ophth. Ges.) Bericht: Klin. Monatsbl. f. Augenheilk. LII. S. 720.

603. Lauber, Drei merkwürdige Fälle von Augenverletzungen. Zeitschr. f. Augenheilk. XXXII. S. 360.

604. McCassy, Steel in the eye and suicide. Ann. of Ophth. July.

1915. 605. Oleynick, Rosa, Über die in der Augenstation des Festungslazaretts I Königsberg i. Pr. beobachteten Augenverletzungen während der ersten sieben Kriegsmonate. Zeitschr. f. Augenheilk. XXXIV. S. 301.

606. Handmann, Über Augenverletzungen durch Bleispritzer von aufschlagenden Infanteriegeschossen. Zeitschr. f. Augenheilk. XXXIV. S. 81.

607. Barne Brownlie, A clinical study of fifty-five cases of intraocular retention of foreign bodies with result two years afterwards. Ophthalmoscope. July-October.

608. Holloway, Annular opacity of the lens, following a penetrating wound into the vitreous chamber. Ophth. Record. p. 404.

609. Birch - Hirschfeld, Einige bemerkenswerte Fälle von Augenverletzungen. Zeitschr. f. Augenheilk. XXXIV. S. 71.

610. Haab, Die Verletzung des Auges durch Hackensplitter. Sep.-Abdr. Zürcher-Bauer. Nr. 3.

1916. 611. Hertel, Über Fremdkörperverletzungen des Auges im Kriege. Bericht über d. 40. Vers. d. Ophth. Ges. Heidelberg. S. 117.

612. v. Herrenschwand, Seltenere Kriegs-Augenverletzungen. Wiener klin. Wochenschr. Nr. 4. S. 116.

613. Schnaudigel, Diskussionsbemerkungen. Bericht über d. 40. Vers. d. Ophth. Ges. Heidelberg. S. 130.

614. Brenske, Diskussionsbemerkungen. Bericht über d. 40. Vers. d. Ophth. Ges. Heidelberg. S. 129.

615. Fleischer, Diskussionsbemerkungen. Bericht über d. 40. Vers. d. Ophth. Ges. Heidelberg. S. 130.

616. Uhthoff, Kriegsophthalmologische Erfahrungen und Beobachtungen. Berliner klin. Wochenschr. Nr. 1.

617. Böhm, Über Verletzungen des Auges durch Bleispritzer. Klin. Monatsbl. f. Augenheilk. LVII. S. 82.

618. Velter et Perrin, Deux cas de corps étrangers intraoculaires visibles à l'ophtalmoscope. Arch. d'Opht. XXXV. p. 231.

619. v. Szily, Ophthalmoskopische Befunde bei Kriegsverletzungen. Bericht über d. 40. Vers. d. Ophth. Ges. Heidelberg. S. 135.

620. Dor, Fonctionnement d'une clinique privée d'ophtalmologie de 20 lits pendant 17 mois de guerre. Clin. d'Opht. p. 259.

1917. 621. Cords, Fremdkörperextraktion aus dem Augapfel unter Leitung des Röntgenschirms. Zeitschr. f. Augenheilk. XXXVII. S. 67.

622. Weigelin, Über Fremdkörperverletzungen des Auges im Kriege. Klin. Monatsbl. f. Augenheilk. LIX. S. 84.

623. Terrien, Des corps étrangers oculaires bien tolérés. Arch. d'Opht. XXXV. p. 397.

624. Dor, Corps étrangers intraoculaires. Clin. d'Opht. p. 206.

1917. 625. Engelbrecht, Zur Entfernung nichtmagnetischer Fremdkörper aus
    dem Innern des Auges. v. Graefes Arch. f. Ophth. XCIV. S. 329.
1918. 626. Frenkel, Le pronostic et le traitement des blessures oculaires avec
    pénétration de corps étrangers. Arch. d'Opht. XXXVI. p. 193.
    627. Jeß, Augenärztliche Kriegserfahrungen. Samml. zwangl. Abh. a. d. Geb.
    d. Augenheilk. X, 3.
    628. v. Szily, Atlas der Kriegsaugenheilkunde 1916—1918. Enke, Stuttgart.
    629. Haase, Kurze Mitteilung über eine einfache rechnerische Lagebestim-
    mung von Fremdkörpern im Augapfel (Netzhaut). Klin. Monatsbl. f.
    Augenheilk. LXI. S. 324.
    630. van der Hoeve, Fremdkörper im Auge. Zeitschr. f. Augenh. XXXIX. S. 20.
    631. Morax, Prolifération mycotique au niveau d'un éclat de pierre ayant
    pénétré dans le corps vitré. Ann. d'Ocul. CLV. p. 197.
    632. Klauber, Beobachtungen über seltenere Folgeerscheinungen von
    Augenverletzungen. Klin. Monatsbl. f. Augenheilk. LX. S. 764.
    633. Morax, Glaucome secondaire au blessures du globe avec éclats intra-
    oculaires. Ann. d'Ocul. CLIV. p. 11.
    634. Haab, O. E., Über das Gewicht von 370 ins Auge eingedrungenen Eisen-
    splittern, ihre Form und deren Entstehung. Inaug.-Diss. Zürich.
1919. 635. Schmitt, Über die Magnetoperationen bei Kriegsverletzungen im Ver-
    einslazarett Universitäts-Augenklinik Heidelberg. In.-Diss. Heidelberg.
    636. Winkler, Weitere Erfahrungen über Bleispritzerverletzungen des Auges,
    insbesondere über das Dauerschicksal länger beobachteter Fälle. Zeit-
    schrift f. Augenheilk. XLI. S. 60.
    637. Rumbaur, Über intraokulare Fremdkörper im Kriege. Klin. Monatsbl.
    f. Augenheilk. LXIII. S. 196.

Verletzungen mit Zurückbleiben eines Fremdkörpers in der Orbita.

§ 208. Allgemeines. Der verletzende Fremdkörper. Die Verletzungen mit Zurückbleiben eines Fremdkörpers in der Orbita entstehen
analog den einfachen Stichwunden der Orbita (§ 184, S. 1099) besonders
häufig durch lange, spitze und dünne Fremdkörper, die durch Stich, Stoß
oder Schlag gegen den Kopf oder durch Fall und Stoß des Kopfes gegen
die Fremdkörper meist im Bereich der vorderen freien Orbitalöffnung und
zwischen Bulbus und knöchernem Augenhöhlenrand entweder durch die
Bindehaut oder durch das Lid, seltener nach Durchquerung des Auges eindringen, abbrechen und dadurch teilweise zurückbleiben. Besonders häufig
finden sich Holzstücke aller Art, sodann Schiefer- und Bleistifte, Messerklingen, Stricknadeln, Pfeifenstücke von Holz- oder Tonpfeifen u. dgl.
Ferner werden in der Augenhöhle angetroffen abgesprungene Splitter von
Eisen, Glas, Stein oder Kupfer. Größere derartige Splitter aus Metall oder
Stein können, durch Explosion geschleudert, in die Augenhöhle eindringen.
Kleinere Eisensplitter gelangen nicht selten nach doppelter Perforation des
Bulbus in die Augenhöhle, wo sie häufig in der Nachbarschaft des Auges
haften bleiben, seltener Zündhütchen oder andere Splitter (vgl. § 207, S. 1536).

Zu den häufig vorkommenden Fremdkörpern in der Augenhöhle gehören ferner die durch Schuß eindringenden Projektile, besonders Schrotkörner, die entweder neben dem Bulbus oder nach doppelter Perforation

desselben ihren Weg in die Tiefe nehmen, sowie Revolverkugeln, die seltener von der freien Augenhöhle aus, sondern vornehmlich nach Zertrümmerung des knöchernen Orbitalrandes oder der Orbitalwand, vor allem der temporalen, eindringen. Bei Kriegsverletzungen handelt es sich bei den Projektilen um Granatsplitter, Schrapnell- oder Gewehrkugeln. Auf die Verletzungen durch Projektile wird bei den Schußverletzungen im Abschnitt VI eingegangen.

Eine Zusammenstellung über die Natur der in der Orbita angetroffenen Fremdkörper, die sich auf 153 Fälle einschließlich der Projektile bezieht, findet sich bei Boudin (1900).

Als ungewöhnliche oder seltene Fremdkörper in der Orbita seien erwähnt: Drei Stücke Strohhalm (Makenzie 1856), zwei Stücke Strohhalm (v. Hippel 1912), Elfenbeingriff eines Spazierstockes von 4 cm Länge und $1^1/_2$ cm Dicke (Nélaton 1854, ref. Zander und Geissler 1864, S. 225), Teile einer Spazierstockkrücke (Höderath 1909), abgestreifte Zwingen von Stock oder Schirm (His 1856, Bower 1879), Lederkappe eines Billardqueues, ebenfalls durch Abstreifen zurückgeblieben (Briggs 1888), ein mit 6 Zähnen besetzter Fischschnabel, den ein Korporal in Westindien, der von einem Fisch beim Baden gestoßen war, in der Orbita aufwies (Burnell Thomson 1895), Pfriem (Kellner 1878), Schusterahle (Fromaget und Cabannes 1895), Metallpfeil mit Wollbüschel (Aub 1871), Nagel (Norris 1890), Uniformknopf (Chenu 1870, ref. Boudin 1900), Rotstift (Nicolini 1880), Pinselborste in der Fissura orbitalis superior (Chacon 1904), Stück ledernen Peitschenriemens, wohl in gefrorenem Zustand eingedrungen (Salzer 1904), Stück Pferdehuf von $2^1/_2$ cm Länge, 1 cm Breite und $1/_2$ cm Dicke (Debève 1905), Pfeil, der unter Perforation des Auges tief in dem Knochen der äußeren Orbitalwand steckte und unter großer Anstrengung herausgezogen werden konnte (Rutten 1912).

Mehrfach sind Teile von explodierten Gewehren oder Patronen in die Augenhöhle geschleudert (Allen Stor 1884, Waldhauer 1889, Beck 1894, Praun 1899, S. 467, Bart Ellis 1900, Schischkin 1904, Ledbetter 1905, Debève 1905, Böhm 1907, Römer 1911, Verderane 1915 u. a.). Cantonnet (1915) berichtet über die Extraktion eines ungewöhnlich großen Fremdkörpers aus Augenhöhle und Oberkiefer eines durch Handgranate verwundeten Soldaten. Der Fremdkörper erwies sich als der noch Explosivstoff enthaltende Zünder von 12 cm Länge und 12 mm Breite, der bei der Extraktion leicht zu einer Explosion hätte Anlaß geben können.

Ein Messingstück nach Explosion eines Eisenbahn-Alarmtorpedos fand Norris (1890) und Astengo (1891) einen ovalen Stein von 28 mm Länge, 18 mm Breite und 9 mm Dicke, der durch Schuß mit einer kleinen Kanone einem Knaben unter Zertrümmerung des Auges in die Augenhöhle eingedrungen war.

Über Eisensplitter, die bei der Arbeit abgesprungen, neben dem Bulbus ihren Weg in die Tiefe genommen hatten, berichten z. B. Dujardin (1894), Schoeler (1900), Kreuzberg (1906), Hirschberg 1906, derselbe Fall Ohm 1907), Plaut (1911), Hüttemann (1913) Eingangswunde am Unterlid, über entsprechend eingedrungene Zündhütchensplitter z. B. v. Graefe (1855), Schmeichler (1887).

Bei Kriegsverletzungen werden die verschiedenartigsten Fremdkörper von verschiedenster Größe oft in größerer Zahl in der Orbita angetroffen, vor allem Granatsplitter.

Cords (1916) berichtet über 50 Fälle, darunter 41 aus Eisen, 2 aus Holz, Bleispritzer, (Pichler 1918).

Zahl der eingedrungenen Fremdkörper. Meist dringt nur ein Fremdkörper ein, seltener mehrere, besonders bei Glassplittern und den hier nicht näher berücksichtigten Schrotkörnern. Sodann können Fremdkörper innerhalb der Orbita bei der Verletzung zerbrechen, so daß mehrere Stücke gefunden werden oder bei Extraktionsversuchen abbrechen, so daß Stücke zurückbleiben. Auch können sich bei der Extraktion Teile, z. B. die Rinde bei Aststücken, abstreifen und zurückbleiben.

Mehrere Fremdkörper wurden z. B. beobachtet von Makenzie (1856), Reeve (1871), Hardy (1873), Cash (1880), Pflüger (1884), Bock (1898), v. Hippel (1912). Ich habe durch Gallus (1897) einen Fall mitteilen lassen, bei dem ein 5 cm langes Holzstück extrahiert wurde und bei dem 2 Jahre später ein zweites 4 cm langes Stück durch beginnende Spontanausstoßung zutage trat. Ledbetter (1905) berichtete über zwei verschiedenartige Fremdkörper, die durch zwei Verletzungen eingedrungen waren. Bei der ersten Verletzung war das Auge durch ein bei Gewehrexplosion abspringendes Stück Schwanzschraube zerstört. 3 Jahre später erfolgte Verletzung durch einen Glassplitter. Nach Entfernung des Glassplitters fand sich beim nochmaligen Nachsehen das vor 3 Jahren eingedrungene Metallstück in der Orbita. In der Beobachtung von Collette und Ansiaux (ref. Zander und Geissler 1864, S. 229), bei der nach und nach bis über 200 Glassplitter zum Vorschein gekommen sein sollten, sowie in einem analogen Fall von Baudry (1886) handelte es sich um Täuschungsversuche.

In dem Baudryschen Fall war eine 32jährige Frau angeblich durch Glassplitter an beiden Augen verletzt. Einen Teil der Glassplitter brachte die Frau mit der Angabe, daß sie sich von selbst ausgestoßen hätten, einen Teil extrahierte Baudry aus Lider und Orbita, zusammen waren es 22 Splitter. Höchstwahrscheinlich hatte die Frau sich die Splitter auf künstliche Weise selbst eingeführt; sie simulierte zugleich an einem Auge Amaurose.

Die Größe der eingedrungenen Fremdkörper schwankt beträchtlich. Zu den kleinsten Fremdkörpern, die in der Orbita verweilen, gehören, abgesehen von Schrotkörnern, kleine Eisensplitter, die unter doppelter Perforation des Auges in die Tiefe eingedrungen sind. In der Regel handelt es sich um längliche Stücke von einigen Zentimetern Länge, nicht selten sind längere Fremdkörper bis 5—10 cm Länge gefunden, die dann zum Teil in die Nebenhöhlen hineinragten. Als besonders lange Fremdkörper fand z. B. Poirier einen 13 cm langen und 5 mm dicken Bleistift, der durch die Augenhöhle in die Schädelhöhle eingedrungen war, und Percy (ref. Boudin 1900), in dessen Fall ein Florettstich durch die Augenhöhle erfolgte und ein abgebrochenes Stück von $\frac{1}{2}$ Fuß Länge ausgezogen wurde.

Die Größe des Fremdkörpers hat große Bedeutung für den Befund und seinen Sitz. Nach Merkel und Kallius (Dieses Handb., 2. Aufl., I. Bd., 1. Abt., I. Kap., S. 16) beträgt die Tiefe der Orbita, senkrecht zum Orbitaleingang gemessen, 39,5 mm. Nobele (1895) untersuchte, bis zu welcher Länge Fremdkörper in die Orbita, ohne sie hinten zu verlassen, eindringen können und fand eine Entfernung von 45,6 mm vom inneren Augenwinkel bis zum Foramen opticum und 49 mm vom äußeren Augenhöhlenrand bis zur Spitze. Daraus folgt, daß sämtliche Fremdkörper, deren Länge diese Zahlen übertrifft, das Orbitalgebiet zum Teil verlassen und eine der Nebenhöhlen eröffnet haben müssen.

Die Verletzungsursache. Wie schon BERLIN (1880) hervorhob, entstehen die Orbitalverletzungen mit Zurückbleiben eines Fremdkörpers gewöhnlich nicht bei der Berufsarbeit, sondern es handelt sich vornehmlich um unglückliche Zufälle, besonders Fall in spitze Gegenstände, oder um Verletzungen, die von einer anderen Person durch Stich, Schlag oder dergleichen zugefügt werden.

Nach der Zusammenstellung BERLINS (1880) entstanden bei 59 Beobachtungen 6% bei der Arbeit, 45% durch unglücklichen Zufall und 49% durch aktiven Eingriff anderer Personen.

Bei Kindern entstehen charakteristische Verletzungen nicht selten dadurch, daß sie mit einem Griffel, Bleistift, Holzstück oder dergleichen spitzen Gegenständen in der Hand hinfallen und sich beim Aufschlagen des Kopfes den Fremdkörper in die Orbita stoßen.

Bei Kriegsverletzungen dringen häufig Fremdkörper in die Orbita ein und bleiben in ihr stecken.

Die Bahn des verletzenden Fremdkörpers. Die Fremdkörper dringen meist von der vorderen freien Orbitalöffnung ein, entweder durch die Haut der Lider oder von dem Bindehautsack aus oder durch den Bulbus. Die durch Stich eindringenden länglichen Fremdkörper nehmen meist ihren Weg zwischen Bulbus und Augenhöhlenrand in die Tiefe. Der Bulbus weicht ihnen aus. Doch können länglich spitze Fremdkörper den Bulbus zweimal perforieren und in die Orbita, selbst weiter in eine der Nebenhöhlen vordringen. Größere unförmige Fremdkörper gelangen manchmal unter vollkommener Zertrümmerung des Augapfels in die Tiefe. Den Weg durch den Bulbus nehmen besonders gern kleinere mit großer Flugkraft auftreffende harte Splitter aus Metall oder Glas, ebenso von vornher eindringende Projektile, z. B. Schrotkörner, Granatsplitter. Größere Geschosse, wie Revolverkugeln, oder größere, durch Explosion abgesprengte Stücke aus Metall oder Stein können ferner durch Zertrümmerung des knöchernen Orbitalrandes oder durch die Orbitalwand eindringen, ebenso kräftig geführte Messerstiche oder Dolchstiche. Nur von der Nase aus können Fremdkörper ohne besondere Gewalteinwirkung die nasale Orbitalwand durchstoßen. So beobachtete GRÜNFELD (1905) Eindringen eines Holzstückes von der Nase aus.

Bei Kriegsverletzungen, vor allem bei Geschossen und Geschoßsplittern sind alle nur möglichen Eintrittswege beobachtet worden, Eintritt von vorn durch den Bulbus, durch Lider und Bulbus, durch die Lider am Bulbus vorbei, durch den Bindehautsack am Bulbus vorbei, Eintritt von

der Schläfenseite, Eintritt von unten durch den Kieferknochen, Eintritt von
der Nasenseite durch die Nase oder von der anderen Orbita aus, Eintritt
von oben durch die Stirnhöhle oder durch das Stirnhirn, Eintritt von hinten
durch das Gehirn (vgl. z. B. Cords 1916). Wir kommen auf diese Verletzungen
bei den Schußverletzungen zurück.

Fälle, in denen kleine, meist splitterförmige Fremdkörper, zumal Eisensplitter, unter vollständiger Perforation des Augapfels in die Orbita übertraten,
sowie Fälle von unvollständiger doppelter Perforation, bei denen der Fremdkörper zum Teil in der Augenwand festsaß und nur zum Teil in das retrobulbäre
Gewebe vorragte, sind bereits im vorigen Paragraphen S. 1537 angeführt.

Von besonderem Interesse sind die Fälle, in denen größere längliche Fremdkörper unter doppelter Perforation des Auges vordrangen, z. B. Beobachtungen von Pagenstecher (1864) Doppelperforation durch Stricknadel, die bis in
den Schädel vordrang, Aub (1871) durch 32 mm langen, aus einer Windbüchse
abgeschossenen Pfeil mit Wollpüschel, Sattler (1884) durch Holzstück, Ramorino
(1887) durch ein durch das Auge bis in die Nase vordringendes Holzstück,
Fromaget und Cabannes (1895) durch eine Schusterahle, Praun (1899) durch ein
Stück Platzpatrone mit Lochfraktur des Oritaldaches, Mayweg jun. (1905) durch
Holzstück mit nachfolgendem Tetanus, Leitner (1905) durch ein Griffelstück, das
durch das Orbitaldach bis ins Gehirn vordrang.

Fälle von Zertrümmerung des Auges durch größere in die Orbita eindringende Fremdkörper sind u. a. mitgeteilt von: Chisolm (1877), Waldhauer
(1889), Norris (1890), Astengo (1891), Roose (1893), v. Beck (1894),
Schischkin (1904), Ledbetter (1905), Baker (1906), Böhm (1907).

Am häufigsten dringen die zumeist länglichen Fremdkörper in der
Gegend des inneren Augenwinkels ein, da alle direkt oder schräg von vorn
kommenden und von der Nasenwurzel, dem oberen oder unteren inneren
Orbitalrand abgleitenden Körper ohne weiteres nach dem inneren Augenwinkel geleitet werden. Am seltensten findet sich der Eintritt auf der
temporalen Seite, da die am äußeren Orbitalrand auftreffenden Körper vermöge seiner anatomischen Gestalt zur Schläfe abgleiten. Etwas häufiger
erfolgt die Stichrichtung von unten nach oben, so daß der durch die Lidhaut oder die Konjunktiva meist im Bereich der Übergangsfalte vordringende
Fremdkörper unter den überhängenden oberen Orbitalrand gerät, in die
Tiefe gleitet, den Weg in die Orbita nimmt und weiterhin das Orbitaldach
leicht erreicht. Die von oben kommenden Stöße gleiten dagegen am oberen
Orbitalrand ab und werden nach dem Gesicht zu geleitet, wobei sie unter
Umständen den unteren Orbitalrand streifen.

Sitz des Fremdkörpers. Der in der Orbita zurückgebliebene Fremdkörper kann ganz innerhalb der Weichteile der Augenhöhle stecken. Dabei
kann er die knöcherne Orbitalwand erreichen ohne sie zu frakturieren. In
anderen Fällen hat er sie durchbrochen, zum Teil das Orbitalgebiet verlassen und ragt in eine der Nebenhöhlen vor. Ferner kann ein Fremdkörper zu Knochenfraktur oder Splitterung führen, während er in der Orbita

verbleibt. Die abgesprengten Splitter vermögen aber schwere Veränderungen, z. B. im Gehirn oder an den Nerven, hervorzurufen. Und schließlich kommen Fälle vor, in denen der Fremdkörper die Orbita durchquert hat, in eine Nebenhöhle eingedrungen und dort abgebrochen ist oder ein abgestreiftes Stück zurückgelassen hat, während in der Orbita nichts zurückgeblieben ist.

Befund. Der anfängliche Befund der Wunde und der übrigen objektiven und subjektiven Erscheinungen gleichen durchaus dem Befund bei entsprechenden Orbitalverwundungen ohne Zurückbleiben des Fremdkörpers (vgl. § 184 ff.). Nicht selten besteht im Moment der Verletzung eine gewisse Schockwirkung, selbst kurze Bewußtlosigkeit kann, ohne daß die Schädelhöhle eröffnet war, durch bloße Gehirnerschütterung vorkommen. Stärkere Zerebralerscheinungen deuten auf Verletzung des Orbitaldaches und Eröffnung der Schädelhöhle. Andererseits können selbst beim Eindringen eines spitzen Fremdkörpers durch das Orbitaldach ins Gehirn die Zerebralerscheinungen äußerst gering sein.

Beim Eindringen des Fremdkörpers durch das Lid oder die Bindehaut sind die entsprechenden Wunden häufig ohne weiteres zu erkennen, in anderen Fällen, zumal beim Eintritt durch die Übergangsfalte, kann die Wunde durch Schwellung und Sugillation schwerer auffindbar sein. Der Befund an der Wunde gestattet oft nicht zu entscheiden, ob der Wundkanal sich bis in die Augenhöhle erstreckt, da sich die Gewebe gegeneinander verschieben und die Stellung des Auges im Moment der Verletzung ebenfalls von Wichtigkeit ist.

In der Regel sind die charakteristischen Symptome der Orbitalverwundung vorhanden, die durch Schädigung der Weichteile der Orbita, der Gefäße, Augenmuskeln und Nerven veranlaßt werden. Überaus häufig findet sich Exophthalmus durch Blutung oder entzündliche Schwellung oder bei voluminöseren Fremdkörpern außerdem durch die Raumbeschränkung infolge des Fremdkörpervolums. In seltenen Fällen kann anfangs durch längere stumpfspitze Fremdkörper eine partielle oder totale Avulsio bulbi hervorgerufen sein. Bei voluminösen Fremdkörpern ist das Auge vielfach zugleich in der der Lage des Fremdkörpers entgegengesetzten Richtung seitlich verschoben, in späteren Stadien kann das Auge durch narbige Schrumpfung in der Umgebung des Fremdkörpers nach ihm hingezogen und dort fixiert erscheinen.

Neben der Lageveränderung des Augapfels werden überaus häufig Beweglichkeitsstörungen und in manchen Fällen Schädigung des Optikus, seltener der sensiblen und sympathischen Nerven beobachtet. Beim Eindringen der Fremdkörper bis in die Spitze des Orbitaltrichters kommen charakteristisch kombinierte Verletzungsfolgen zustande, da hier die Bewegungsnerven, der Optikus, die Augenmuskeln und größeren Gefäße dicht zusammenliegen.

Die Schädigung der Weichteile der Orbita erfolgt entweder unmittelbar bei der Verletzung, sei es durch den Fremdkörper selbst, sei es durch Blutung, sei es bei gleichzeitiger Knochenverletzung durch dislozierte Knochenfragmente, oder durch sekundäre Folgezustände, vor allem durch entzündliche Vorgänge in der Umgebung des Fremdkörpers oder durch Vernarbung und abnorme Verwachsungen. Je nach der Art der direkten oder indirekten Läsion ist die Funktionsstöruug eine bleibende oder der Rückbildung fähige.

Mitverletzung des Augapfels. Für den Befund ist von großer Bedeutung, ob das Auge mitverletzt war oder nicht, häufig bleibt der Augapfel besonders beim Eindringen längerer stumpfspitzer Fremdkörper völlig unverletzt, da er leicht ausweichen kann.

In anderen Fällen finden sich Zeichen der Kontusion und Streifung des Auges, wie Blutungen im Glaskörper, in der Netzhaut und Aderhaut, Rupturen der inneren Augenhäute usw.

GOLOWIN (1896) z. B. beschrieb ausgedehnte derartige Veränderungen mit dem Bild der Retinitis proliferans; HIRSCHBERG (1906) fand Netzhauttrübung, Blutungen und Aderhautrupturen, und DUJARDIN (1884) beobachtete schwere Kontusion des Auges mit Hornhauttrübung, Blutungen und Drucksteigerung, so daß es wegen heftiger Schmerzen zur Enukleation kam.

Bei den Kriegsverletzungen werden alle möglichen Kontusionsfolgen am Auge beobachtet, auch ohne daß der Bulbus selbst berührt war, nur durch die Erschütterung vom Knochen aus.

In anderen Fällen werden perforierende Verwundungen der Sklera durch den eindringenden Fremdkörper veranlaßt z. B. durch Glassplitter, Messerklingen usw. Beim Eindringen größerer unförmiger Fremdkörper werden schwere Quetsch- und Rißwunden bis zur Zertrümmerung des Auges beobachtet, wofür bereits auf S. 1604 Beispiele genannt sind.

Hatte der Fremdkörper seinen Weg durch das Auge genommen, so finden sich die Zeichen der perforierenden Verletzung des Auges an der Hornhaut oder Sklera, deren Schwere von der Größe der Fremdkörper abhängt. Gerade bei den Fällen, in denen der Fremdkörper seinen Weg durch den Augapfel genommen hat, kann selbst bei größeren Fremdkörpern die Tatsache der doppelten Perforation und des Zurückbleibens des Fremdkörpers in der Orbita vollkommen entgehen, so daß vielfach erst nach der Enukleation die zweite Perforation und der Fremdkörper in der Augenhöhle gefunden wurden.

Bei intaktem Bulbus können Schmerzen anfangs fehlen, in anderen Fällen wird über Druckgefühl und Spannung in der Tiefe geklagt, und die Beschwerden bleiben bestehen, wenn der anfängliche orbitale Bluterguß sich zurückgebildet hat; kommt es weiterhin zu stärkeren Reaktionserscheinungen, so können lebhafte Schmerzen mit starkem Lidkrampf vorhanden sein.

Unter den Verletzungen der Weichteile der Orbita steht die Läsion des Optikus im Vordergrund, der, wie schon bei den Verwundungen der Orbita § 188, S. 1120 ausführlicher besprochen wurde, an ganz verschiedener Stelle und in verschiedener Art in Mitleidenschaft gezogen werden kann. Über kontralaterale Optikusatrophie und totale Ophthalmoplegie durch eine unter dem linken Auge eingestoßene und im Schädel steckengebliebene Messerklinge berichtete TRESLING (1915).

Die Schädigung erfolgt entweder unmittelbar bei der Verletzung oder durch die sekundären Verletzungsfolgen. Die unmittelbare Verletzung kann hervorgerufen werden entweder direkt durch den Fremdkörper selbst, sei es daß er auf seinem Weg in die Tiefe den Optikus verletzt hat, sei es daß er in den Optikus eingedrungen und darin stecken geblieben ist, sei es daß er dicht neben dem Nerven seinen Sitz hat und einen Druck auf ihn ausübt oder indirekt durch Blutungen, durch Zerrung infolge von Luxatio bulbi, durch abgesprengte Knochenstücke, durch Zerreißung der den Nerv und die Netzhaut versorgenden Gefäße. Die direkte Läsion durch den Fremdkörper kann bestehen in Zerreißung des Nerven, in Quetschung oder in Druckwirkung. Die sekundären Folgeerscheinungen, die zur Schädigung des Optikus führen, sind vor allem entzündliche Vorgänge, sei es durch Infektion, sei es durch Fremdkörperwirkung. Es kann zu Neuritis optica, Thrombophlebitis, Netzhautblutungen usw. kommen. Hat der zurückbleibende Fremdkörper die Schädelhöhle eröffnet, so können sekundäre Optikusveränderungen wie nach anderen Schädelverletzungen auftreten (vgl. § 148, S. 789).

Je nach der Art der Schädigung des Optikus wird eine vollständige oder unvollständige Erblindung, eine vorübergehende oder bleibende Funktionsstörung, die das zentrale Sehen und das Gesichtsfeld betreffen kann, beobachtet und je nach dem Sitz, und der Art der Läsion wird der ophthalmoskopische Befund sich verschieden verhalten, wie das in § 188 besprochen wurde.

Je nach der Art der Läsion hat sodann auf den weiteren Verlauf des Befundes und der Funktionsstörung die Entfernung des Fremdkörpers einen Einfluß. So wurde Besserung des Sehens nach Entfernung des Fremdkörpers beobachtet in den Fällen von HIRSCHBERG (1906), FISER (1901). Blieb der Fremdkörper in der Spitze des Orbitaltrichters haften, so können durch Verletzung in der Fissura orbitalis superior alle drei Bewegungsnerven dauernd oder vorübergehend mitgeschädigt werden.

Kasuistik. ZANDER und GEISSLER (1864, S. 226) referierten eine Beobachtung von GENDRON, in der einem durch ein Schlüsselloch blickenden Kinde ein federkieldicker Stift in die Orbita gestoßen wurde und bei unverletztem Auge bleibende vollständige Erblindung eintrat, nachdem der Fremdkörper nach 2 Tagen extrahiert war, und einen zweiten Fall von BELL, in dem ein in die

Orbita eingedrungenes großes Eisenstück Luxation des Bulbus mit Aufhebung des Sehvermögens hervorgerufen hatte und in dem das Sehvermögen nach der Extraktion des Fremdkörpers wiederkehrte, ehe die Luxation des Auges beseitigt war.

Erblindung des Auges mit anfangs normalem Befund und Ausgang in Atrophie durch Orbitalfremdkörper beobachteten: HIRSCHBERG (1879), TAYLOR (1892), TWEEDY (1892), SCHILD (1897), ADAMS FROST (1892), BURNELL THOMSON (1895), WENYON (1896), IWANOWSKI (1897), PETERS (1900), VÉLEZ (1902), BLACK (1905), KIRSCHMANN (1914).

Verletzung des Optikus und des Auges erwähnte SCHISCHKIN (1904) nach Verletzung durch großen Fremdkörper, der Fraktur des Orbitaldachs veranlaßt hatte und sich fest gegen die Pars petrosa ossis temporalis und die Sella turcica stützte.

Partielle Optikusläsion mit Besserung des Visus, aber deutliche Abblassung der Papille erwähnte HIRSCHBERG (1906). In einem von SCHOELER (1900) mitgeteilten Fall war nach Eindringen eines Eisensplitters anfangs Erblindung und arterielle Ischämie neben venöser Hyperämie vorhanden. Nach Iridektomie kehrte Lichtschein zurück, und die Farbe der Papille und Gefäßfüllung wurden normal, der Visus hob sich auf $^{15}/_{20}$ bei Gesichtsfeldbeschränkung. Angenommen wurde partielle Optikusdurchtrennung bulbuswärts vom Eintritt der Zentralgefäße.

In einem von VERSÉ (1907) mitgeteilten Fall war nach einem Fall in einen Pfahl unter Meningitis Exitus letalis erfolgt. Die Sektion ergab einen 3 cm langen, in das Foramen opticum eingekeilten Holzsplitter. Der Optikus war vollständig durchtrennt.

In einem von STEINDORFF (1898, Fall 7) veröffentlichten Fall von Eindringen eines Holzstückes mit nachfolgender Eiterung war nur Lichtschein vorhanden und die Papille blaß bei normaler Gefäßfüllung. Bei der Sektion fand sich ein Holzstück auf dem Optikus liegend, mikroskopisch war der Nerv unverändert.

In einem von WALDHAUER (1889) mitgeteilten Fall, in dem das Auge durch die Verletzung phthisisch geworden war, ergab die Sektion ein Loch, durch das der Fremdkörper in den Schädelraum eingetreten war. Es lag unter dem kleinen Keilbeinflügel und war mit Kallus umgeben. Der Optikus erschien atrophisch.

Doppelseitige Sehnervenschädigung durch eine 6 cm lange, beide Orbitae durchquerende und steckengebliebene Messerklinge beobachtete ROLLET (mitgeteilt durch BOUDIN 1900).

v. MICHEL (1903) fand nach Verletzung durch Bambusrohr Erblindung, weite Pupille und ophthalmoskopisch das Bild der Embolie der Zentralarterie. Wegen beginnenden Tetanus wurde die Orbita exenteriert. Das Rohrstück fand sich in stinkendem Eiter in der nächsten Nähe des Foramen opticum, es schien in die Fissura orbitalis superior eingeklemmt gewesen zu sein. Als Ursache des ophthalmoskopischen Bildes fand sich ein Verschluß der Zentralarterie durch abgelöste Intima offenbar infolge Zerreißung der Arteria centralis.

Sicher erst durch die Entzündung waren Erblindung durch Sehnervenatrophie und Beweglichkeitsbeschränkung in einem Fall von LOTZ (1890) veranlaßt. Anfangs war S = $^2/_3$ bei normalem Spiegelbefund. Später, infolge von starker eiteriger Entzündung, erblindete das Auge; es fand sich starke Hyperämie der Papille, später Abblassung.

In dem Fall von CHACON (1904) hatte sich eine Pinselborste in die Fissura orbitalis superior eingekeilt und eitrige Entzündung sowie Lähmung des Rectus superior und externus verursacht. Später fand sich Atrophie der Papille.

Neuritis optica bei Abszeßbildung um den Fremdkörper erwähnten Pignatori (1884), Fejér (1910) mit günstigem Ausgang nach Entfernung des Fremdkörpers und Ausheilung des Abszesses, Birch-Hirschfeld (1912).

Fälle von Papillen- und Optikusläsion nach doppelter Perforation des Auges durch kleinere Fremdkörper wurden, im vorigen Paragraphen erwähnt.

Fälle, in denen neben Optikus die drei Bewegungsnerven dauernd oder vorübergehend gelähmt waren, finden sich z. B. bei Lawson (1877), Burnell Thomson (1895), Schild (1895), Hirschberg (1879, 1906), Chacon (1904), Rollet (mitgeteilt durch Boudin 1900).

Bei Fremdkörpern in der Orbita nach Kriegsverletzungen fand Cords (1916) den Optikus 5 mal verletzt.

Zu den konstantesten Symptomen gehören die Bewegungsstörungen, teils durch Läsion der Muskel, teils und häufiger durch Läsion der Nerven, die entweder unmittelbar bei der Verletzung oder durch sekundäre Folgezustände veranlaßt wird.

Je nach Art der Läsion sind die Lähmungen bleibend oder nur vorübergehend. In der Art der Beteiligung der einzelnen Nerven und Muskeln sowie in der Kombination der verschiedenen Lähmungen kommen größte Mannigfaltigkeiten vor.

Je nach der Art der Schädigung können einzelne Lähmungen zurückgehen, andere bestehen bleiben, auch tritt nach Entfernung des Fremdkörpers häufiger ein Zurückgehen der Lähmungen auf. .

Von besonderem Interesse sind die Fälle, in denen nur ein Muskel oder Nerv betroffen ist, sowie die kombinierten Lähmungen durch Läsion mehrerer oder aller Nerven in der Spitze der Orbita, wobei meist der Optikus mitgetroffen ist.

Mehrfach findet sich von den Bewegungsnerven allein der Abducens betroffen, so in den Fällen von Reeve (1871), Kellner (1878), Philipsen (1887), Iwanowski (1897), Böhm (1907).

In anderen Fällen wurde nur Ptosis nachgewiesen, z. B. im Fall Hardy (1873).

Lezenius (1908) fand bei der Operation einer traumatischen Ptosis eine Messerklinge in der Orbita, die dort 7 Monate unerkannt gesteckt hatte.

Neben Ptosis bestand Rectus superior- und Rectus externus-Lähmung im Fall Wentscher (1899).

Cauvin (1907) fand einen Eisensplitter im Rectus inferior mit entsprechender isolierter Muskellähmung.

Fälle von kombinierter Lähmung durch Fremdkörper, die in der Spitze des Orbitaltrichters saßen, wurden bereits vorher erwähnt.

van der Hoeve (1914) fand nach Messerstich im linken äußeren Augenwinkel totale Lähmung der Muskeln des rechten Auges, des rechten Sehnerven und eine rechtsseitige Hornhautanästhesie. Die Röntgenphotographie zeigte eine 8 cm lange Messerklinge zwischen linkem äußerem Orbitalrand und rechtem Foramen opticum. Mende (1910) beobachtete durch ein in die Fissura orb. sup. und weiter in das Gehirn eingedrungenes 9,5 cm langes Aststück Lähmung sämtlicher Augenmuskelnerven und des Trigeminus I.

Cords (1916) fand bei 50 orbitalen Fremdkörpern nach Kriegsverletzungen die Augenmuskeln 9 mal, die Augenmuskelnerven 2 mal verletzt.

Durch Fremdkörper in der Orbita können sodann Sensibilitätsstörungen, selbst mit nachfolgender Keratitis neuroparalytica, veranlaßt werden.

Sensibilitätsstörungen fanden z. B. Hardy (1873), Wentscher (1899), van der Hoeve (1914), Mende (1910), Randall (1910).

Anästhesie mit nachfolgender Keratitis sind beobachtet von Philipsen (1887), Hirschberg (1879).

Reizerscheinungen im ersten Trigeminusast erwähnte Seggel (1903).

Ohm (1907) hat in dem von Hirschberg (1906) publizierten Fall, in dem durch ein in die Orbita eingedrungenes und mit dem Magneten extrahiertes Eisenstück anfangs Optikus-, Okulomotorius- und Abduzensläsion bestand, nach Zurückgehen der Okulomotoriuslähmung und Besserung der Sehschärfe einseitige reflektorische Pupillenstarre bei vorhandener Konvergenzreaktion beobachtet, die er mit Verletzung der Ziliarnerven in Verbindung bringen möchte, die aber einfacher als unvollständig zurückgegangene Pupillenstarre nach Okulomotoriuslähmung und gleichzeitiger Optikusläsion zu erklären ist.

Durch Fremdkörper, die in der Orbita stecken bleiben, kann auch die Tränendrüse in Mitleidenschaft gezogen werden, sei es daß ein kleinerer Fremdkörper darin stecken bleibt, sei es daß es zu Prolaps und Luxation der Drüse kommt.

Zander und Geissler (1864, S. 233) führen eine Beobachtung von Larrey an, der das Stück einer Bleikugel in der Tränendrüse fand und die Drüse deshalb exstirpierte.

Beim Eindringen eines Fremdkörpers in die Orbita fand Haltenhoff (1902) Prolaps der Tränendrüse.

In einem von Jackson (1904) mitgeteilten Fall entstand nach Sturz eine Wunde am Orbitalrand, die genäht wurde und primär heilte. Wegen einer sich entwickelnden Schwellung wurde incidiert, Eiter und Tränenflüssigkeit entleert und die luxierte Tränendrüse entfernt. Beim Eingehen mit der Sonde stieß man auf ein Holzstück.

Über die Verletzung größerer Gefäße und ihre Folgen durch Orbitalfremdkörper sowie über die Möglichkeit, daß nach einer Verwundung der Orbita mit Zurückbleiben eines Fremdkörpers pulsierender Exophthalmus auftritt, gilt das bei den Verwundungen der Orbita in § 189 und § 190 Ausgeführte.

Die Verletzung der Orbitalknochen durch Verwundung mit Zurückbleiben eines Fremdkörpers. Eine für den Befund, den Verlauf und Ausgang überaus wichtige Komplikation stellt die Verletzung der knöchernen Wand mit der Eröffnung einer Nebenhöhle, vor allem der Schädelhöhle, dar. Fremdkörper von einer gewissen Größe haben nicht mehr in der Orbita Platz und durchbrechen, falls sie nicht durch eine Fissur weiterdringen, die knöcherne Orbitalwand. Ebenso hängt von der

Richtung des eindringenden Fremdkörpers und seiner Flugkraft die Entstehung der Knochenverletzung mit ab. Die Knochenverletzung mit Zurückbleiben des Fremdkörpers schließt sich in bezug auf Entstehung und Symptome vollkommen den entsprechenden Verwundungen der Knochen ohne Zurückbleiben eines Fremdkörpers an, so daß das früher in §§ 185 bis 187 Gesagte auch hier gilt. Nur wird das Krankheitsbild durch die Gegenwart des Fremdkörpers kompliziert.

Nicht selten wird die innere Orbitalwand durchbrochen und die Nasenhöhle eröffnet, so daß der Fremdkörper zum Teil in die Nasen- oder Nasen-Rachenhöhle hineinragt. Bei ganz tangentialer Richtung kann sogar die Nase durchquert und selbst die zweite Orbita verletzt werden [BERGMEISTER (1891) durch Federstiel, ROLLET (mitgeteilt von BOUDIN 1900) durch abgebrochene und mittels Radiographie nachgewiesene Messerklinge]. KIRSCHMANN (1914 durch Holzsplitter mit kontralateraler Optikusatrophie).

Auch kann ein Fremdkörper von der Nase aus unter Fraktur der nasalen Orbitalwand in die Orbita eindringen und daselbst stecken bleiben (GRÜNFELD 1905). Die unmittelbare Folge der Fraktur der inneren Orbitalwand sind meist Blutungen aus Nase und Mund, unter Umständen kann Emphysem nachfolgen. War ein Stück Pfeifenrohr eingedrungen, so können Geruch und Geschmack von Tabak bestehen (WHITE [ref. von ZANDER und GEISSLER 1864, S. 228], BOREL 1871). In einzelnen Fällen waren aber die Symptome beim Verweilen des Fremdkörpers nur gering. Doch kann der Fremdkörper eitrige Entzündung in der Nasen-Rachenhöhle unterhalten. Er wird zuweilen durch die Nase ausgestoßen.

In dem von ZANDER und GEISSLER (1864, S. 228) referierten Fall von WHITE wurde 2 Jahre nach der Verletzung in einem starken Hustenanfall ein Stück der eingedrungenen Pfeife spontan ausgehustet. Zuweilen wird das Auge durch starken Narbenzug, später in Schielstellung, weit nach innen fixiert. Im inneren oberen Augenwinkel eingedrungene Fremdkörper können zum Teil im Sinus frontalis stecken, wie in einem von HIGGENS (1891) mitgeteilten Fall, in dem ein Stück Messerklinge 46 Jahre lang daselbst verweilt hatte.

Kasuistik. Die älteren Fälle von NÉLATON, VERHAEGHE und WHITE sind von ZANDER und GEISSLER (1864, S. 227/228) referiert. Weiter gehören hierher die Fälle von BOREL (1871), KRAMSTYK (1881), RAMORINO (1887), STICKLER (1890), BERGMEISTER (1891), HIGGENS (1891), v. WECKER (1891), WENYON (1896), ADAMÜK (1896), CRAMER (1897), FOUCHER (1897), ROLLET (BOUDIN 1900), MORROW (1904). Nicht ganz sicher lag Fraktur der inneren Orbitalwand im Fall BOCK (1898) vor.

In einer Reihe von Fällen wurde der Orbitalboden frakturiert, und der Fremdkörper gelangte zum Teil in die Kieferhöhle. Auch kann es zu Verletzung des Infraorbitalnerven kommen. Größere, im inneren unteren

Augenwinkel eingedrungene Fremdkörper können die knöcherne Orbitalwand ausgiebig zertrümmert und mehrere Nebenhöhlen eröffnet haben.

So waren in dem Fall von Foucher (1897), in dem sofort nach der
Verletzung ein 8 cm langes Holzstück entfernt, aber mehrere Holzstücke
zurückgeblieben waren, der Sinus maxillaris, ethmoidalis und sphenoidalis
eröffnet.

Auch vom Gaumen aus kann ein Fremdkörper den Orbitalboden durchbohren und darin stecken bleiben, wie in einem von Birkhäuser (1911) mitgeteilten Fall, bei dem das Mundstück einer langen Tabakspfeife vom Gaumen
aus eingedrungen war und zu einer direkten Optikusläsion geführt hatte.

Kasuistik. Mehrfach handelte es sich um Messerklingen, die, in den
Orbitalboden eingedrungen, abgebrochen und selbst viele Jahre lang verweilt
hatten, zum Teil ohne daß die Träger eine Ahnung davon hatten, so in dem
Fall von Zenker (1898), in dem eine 5,2 cm lange, 2 cm breite und 2 mm
dicke verrostete Messerklinge 12 Jahre lang als okkulter Fremdkörper getragen
war. Der Mann hatte wegen einer seit 6 Jahren zunehmenden Eiterung am
Auge Hilfe gesucht und sich dann erst an einen 12 Jahre zuvor erfolgten
nächtlichen Überfall erinnert.

In einem von Wicherkiewicz (1890) mitgeteilten Fall zeigte sich bei einem
Patienten, der nichts von Verletzung wußte, eine episkleritische Geschwulst nach
innen unten und eine Verhärtung am unteren Orbitalrand. Beim Einschneiden
auf dieser Stelle fand sich ein 4,6 cm langes und 1,4 cm breites Stück einer
Taschenmesserklinge, das nur 3 mm in die Orbita vorragte, im übrigen aber
in der Kieferhöhle steckte. Jetzt erst erinnerte sich der Patient an eine Verletzung bei einer Rauferei.

Eine überaus schwere Verletzung durch einen unter Zerschmetterung des
Auges in die Kieferhöhle eingedrungenen Mündungsdeckel eines Gewehres mit
Nachblutung aus der Arteria infraorbitalis maxillaris hat v. Beck (1894) mit-
geteilt.

Außer den genannten Fällen sind noch zu erwähnen die Fälle von Falch
(1879), Dujardin (1892), Pignatari (1894), Lederer (1899), Hildebrand (1900),
Fiser (1901).

Lange Fremdkörper, die dem Orbitalboden entlang gleiten, können in eine
der Fissuren gelangen, selbst ohne zu Verletzungen der Nerven und Gefäße zu
führen.

Zander und Geissler (1864, S. 232) führen zwei derartige Fälle an, einen
von Faber und einen von Haine. Im letzteren Falle kam es zu Abszessen am
Ohr. Koster (1897) fand den Fremdkörper in die Fissura orbitalis superior
ohne Verletzung von Muskeln und Nerven eingedrungen. Pflüger (1884) sah
ein Holzstück in der Fossa sphenopalatina eingekeilt.

Zander und Geissler (1864) führten ferner zwei Fälle an, in denen die
Fremdkörper, am Orbitalboden entlang gleitend, ohne die Schädelhöhle zu eröffnen,
nach dem Gaumen zu vordrangen und dort zum Vorschein kamen, in dem
einen Fall von Marchetti nach 3 Monaten, in dem zweiten Fall von Hostii erst
nach 30 Jahren.

Die temporale Orbitalwand wird nur selten verletzt. In einem
von Fromaget und Cabannes (1895) mitgeteilten Fall war ein Pfriem an

die temporale Wand angestoßen und dort abgebrochen. Das Eindringen von Fremdkörpern durch die temporale Wand wurde bereits vorher erwähnt.

Von ganz besonderer Bedeutung sind die Verletzungen des Orbitaldaches mit Eindringen und Zurückbleiben des Fremdkörpers in der Schädelhöhle.

Der Durchbruch erfolgt meist im hinteren Abschnitt der Augenhöhle, zuweilen in der Gegend des Foramen opticum und der Fissura orbitalis superior, wobei die Keilbeinflügel frakturiert und disloziert sein können. Vielfach verursachen die Fremdkörper direkte Loch- oder Splitterfrakturen des Orbitaldaches. Der zurückgebliebene Fremdkörper steckt häufig dann teils in der Orbita, teils in der Schädelkapsel. Der Weg im Gehirn kann durch Knickung des Fremdkörpers sich unregelmäßig gestalten (z. B. Günther, Verletzung durch Holzstück, ref. Zander und Geissler 1864, S. 239).

Ferner kommt vor, daß der verletzende Fremdkörper zurückgezogen wird, dabei aber Teile abgestreift werden und im Schädelraum zurückbleiben, z. B. abgelöste Rinde, Zwingen von Stock und Schirm, Lederkappe eines Billardqueues usw. Sodann kann der eingestoßene Fremdkörper abbrechen und ein Stück im Schädel verbleiben, ein Stück in der Orbita. Abgesehen von dem Fremdkörper, können durch abgesprengte und dislozierte Knochenstücke Verletzungen im Gehirn, an den Hirnnerven und -gefäßen hervorgerufen werden.

Meist schließen sich an die Verletzung schwere Hirnerscheinungen an, teils allgemeiner Art, wie Bewußtlosigkeit, Erbrechen, Pulsverlangsamung usw., teils lokaler Art, als Herdsymptome je nach dem Sitz der Läsion. In einzelnen Fällen bestanden anfangs nur ganz geringfügige Verletzungserscheinungen, so daß die Schwere der Verletzung vollkommen entging.

Allen Star (1884) z. B. berichtete über eine durch die rechte Orbita in den Stirnlappen eingedrungene Schwanzschraube, die 5 Monate ohne Hirnerscheinungen getragen war. In einem von Poirier (1905) mitgeteilten Fall, in dem ein 13 cm langer und 5 mm dicker Bleistift bis in den Schädel eingedrungen und herausgezogen war, ging die Ophthalmoplegie mit Ptosis zurück und Hirnerscheinungen fehlten. In einem von Harris (1910) mitgeteilten Fall von Schlag mit einem Brett gegen den oberen Orbitalrand traten erst nach einiger Zeit schwere Gehirnerscheinungen mit doppelseitiger Stauungspapille auf. Die Trepanation ergab Frontallappenabszeß und in demselben ein Holzstück, das durch das Dach der Orbita eingedrungen war. Es erfolgte Heilung, aber nach $1\,^1/_2$ Jahren traten Krämpfe auf, die auf große Bromdosen zum Stillstand kamen.

Bleibt der Fremdkörper zurück, so kommen zu den anfänglichen Veränderungen durch Blutung und Gewebszertrümmerung und Quetschung meist nach kürzerer oder längerer Zeit die entzündlichen Erscheinungen hinzu, nur in seltenen Fällen wird ein aseptischer Fremdkörper längere Zeit relativ gut vertragen.

In der Regel aber treten Erscheinungen der Meningitis und Enzephalitis auf; vielfach gehen die Verletzten zugrunde, manchmal erbringt erst die Sektion den Nachweis des Verweilens eines Fremdkörpers. In einigen Fällen gelang es durch Extraktion des Fremdkörpers, trotz beginnender Meningitis und Enzephalitis Heilung zu erzielen. Meningitis kann ohne bei der Sektion nachweisbare Lochfraktur durch einfache Periostverletzung oder kleine Infraktion eintreten z. B. in einem von mir beobachteten und von ZEHNER (1917) mitgeteilten Fall.

Im übrigen verweise ich auf die direkten Orbitaldachfrakturen durch Verwundung ohne Zurückbleiben eines Fremdkörpers (S. 1111).

Kasuistik. Die Fälle der älteren Literatur sind von ZANDER und GEISSLER (1864) zusammengestellt und im Auszuge mitgeteilt (GÜNTHER, GEOGHEGAN, COOPER, NEUMANN, GINTRAC, FISCHER und ein Fall im Lancet 1832).

Weitere hierhergehörige Fälle sind mitgeteilt von PAGENSTECHER (1864), REEVE (1871), KELLNER (1878), BOWER (1879), ALLEN STAR (1884), WALDHAUER (1889), LOTZ (1890), POLAILLON (1891), JOHNSON (1894), SAMELSOHN (1894), ADAMÜK (1896), SZULISLAWSKI (1899), ROCKLIFFE und HAINWORTH (1899), PRAUN (1899, S. 467), CAPELLINI (1901), WERTHEIM (1904) SCHISCHKIN (1904), POIRIER (1905), v. MICHEL (1905), LEITNER (1905), COQUERET (1906), VERSÉ (1907), JUNIUS (1909), HARRIS (1910), MENDE (1910), SIOLI (1912), GALLEMAERTS (1912), LINDNER (1914), BIRCH-HIRSCHFELD (1915).

Sektionsbefunde finden sich u. a. bei PAGENSTECHER (1864), KELLNER (1878), WALDHAUER (1889), LOTZ (1890), JOHNSON (1894), WERTHEIM (1904), SAMELSOHN (1904), v. MICHEL (1905), VERSÉ (1907), SIOLI (1912), ZEHNER (1917).

Heilung wurde beobachtet in den Fällen von REEVE (1871), ALLEN STAR (1884), POLAILLON (1891), ROCKLIFFE und HAINWORTH (1899), POIRIER (1905), COQUERET (1906), SCHISCHKIN (1904), GALLEMAERTS (1912).

Die Trepanation wurde mehrfach ausgeführt z. B. in den Fällen KELLNER (1878), ROCKLIFFE und HAINWORTH (1899), HARRIS (1910), ZEHNER (1917).

Von Fällen, bei denen unter doppelter Perforation des Auges der Fremdkörper das Orbitaldach verletzt hatte, seien erwähnt die Fälle von PRAUN (1899), LEITNER (1905).

Im Fall LEITNER (1905) war ein 4 cm langes Griffelstück unter doppelter Perforation des Auges durch das Orbitaldach bis in die Schädelhöhle eingedrungen. Nach der Enukleation des Auges stieß man auf den Fremdkörper, ein subduraler Abszeß wurde entleert, dann trat Heilung ein.

Im Fall LINDNER (1914) war ein Eisenstück unter Verletzung des Bulbus im hinteren Abschnitt durch die Orbita und, wie die Röntgenaufnahme ergab, bis in die mittlere Schädelgrube eingedrungen.

Der Verlauf. Der Verlauf hängt in erster Linie davon ab, ob die Verletzung infiziert ist oder nicht, ferner von der Art des Fremdkörpers und seiner entzündungerregenden Eigenschaft, sowie von seiner Größe und der Ausdehnung der Weichteilverletzung und schließlich von dem wichtigen Umstand, ob der Fremdkörper ausschließlich in der Orbita sitzt oder ob er eine Nebenhöhle, vor allem die Schädelhöhle, eröffnet hat und teilweise darin eingedrungen ist.

War der Fremdkörper infiziert, so kommt es je nach der Schwere der Infektion zu mehr stürmischer oder chronischer Eiterung. Bei schwerer Infektion stellt sich schon in den ersten Tagen nach der Verletzung das charakteristische Bild der Orbitalphlegmone und des Orbitalabszesses ein, es kann sehr bald zum Durchbruch des Eiters, zuweilen mit Entleerung des Fremdkörpers kommen. In manchen Fällen tritt nach dem Durchbruch des Eiters ein Zurückgehen der schweren Erscheinungen ein, aber es bleibt eine eiternde Fistel zurück, und es treten später erneute stärkere Entzündungsanfälle auf. Der Bulbus kann dabei in schwere Mitleidenschaft gezogen werden und auf die verschiedenste Art leiden.

Bei schwerer Orbitaleiterung kann ohne Knochenverletzung der Tod erfolgen (Szulislawski 1899).

Bei weniger schwerer Infektion kann die Eingangswunde sich schließen, und es stellen sich nach kürzerer oder längerer Zeit die Zeichen der chronischen Eiterung ein, meist mit späterem Durchbruch und Fistelbildung entweder am Sitz des Fremdkörpers oder unter Senkung des Eiters an einer entfernten Stelle, sei es im Bereich der Konjunktiva, sei es im Bereich des Lides. Wuchernde Granulationen mit stärkerer Rötung der Umgebung sind vielfach dabei vorhanden.

War eine der Nebenhöhlen eröffnet, so gesellen sich zu den Zeichen der orbitalen Eiterung noch die der entsprechenden Nebenhöhleneiterung. War ein infizierter Fremdkörper in den Schädelraum unter Perforation des Orbitaldaches eingedrungen, so kann die infektiöse Entzündung im Schädelraum einsetzen, während die orbitalen Erscheinungen gering sind oder fast fehlen. Die Erscheinungen der Meningitis und Enzephalitis beherrschen das Krankheitsbild.

In einer Anzahl von Fällen wurde nach Zurückbleiben eines Fremdkörpers in der Orbita Tetanus beobachtet, meist handelte es sich um Holzstücke, die mit dem Erdboden in Berührung gekommen waren, seltener um Erdklumpen (Darier 1897) oder um Messerklingen (Hildebrand 1900).

Hierher gehören die Tetanusfälle von Cooper (1859), Hulke (1867), Hotz (1882), Rockliffe (1890), Marx (1893), Darier (1897), Steindorff (1898), Hildebrand (1900), Pes (1902), Haltenhoff (1902), Genth (1903), Grünfeld (1905), v. Michel (1905), Mayweg jun. (1907) (vgl. § 30, S. 139). Vossius (1913) fand Tetanusbazillen am Fremdkörper ohne Ausbruch des Tetanus bei frühzeitiger Injektion von Tetanusantitoxin.

War der Fremdkörper aseptisch, so ruft er anfangs gar keine oder nur geringe entzündliche Reaktion in seiner Umgebung hervor und kann eingekapselt oder frei lange Zeit reizlos vertragen werden. Die Eingangswunde schließt sich, die anfänglichen durch mechanische Verletzung oder Blutungen hervorgerufenen Erscheinungen gehen zurück. In einer größeren Anzahl von Fällen bleiben selbst größere Fremdkörper unerkannt liegen und werden reizlos vertragen. Auf die Dauer des reizlosen Verweilens hat großen Einfluß die Art des Fremdkörpers, seine Größe und sein Sitz, ob er im Fettgewebe liegt, ob er mit gefäßreichen Gebilden in Berührung steht, ob er teilweise im Knochen steckt.

Unter den Fremdkörpern werden am besten vertragen die aus Glas, Eisen, Stein, Schiefer, während die Fremdkörper aus Holz, Kupfer und Messing bald stärkere Entzündung in ihrer Umgebung hervorrufen.

Bei größeren Fremdkörpern treten aber nach kürzerer oder längerer Zeit in der Regel Erscheinungen auf, die auf die Anwesenheit des Fremdkörpers schließen lassen. Es kommt zu chronischer Entzündung in der Umgebung des Fremdkörpers mit Exophthalmus, zu Eiterbildung, spontaner Öffnung, Entleerung von Exsudat, zur Fistelbildung mit chronischer Eiterung, oft zur Spontanausstoßung des Fremdkörpers. Ist noch etwas zurückgeblieben, so öffnet sich nach einiger Zeit der Ruhe die Fistel von neuem, bis schließlich alles spontan oder durch Operation entfernt ist. Zuweilen werden zystenartige Verdickungen, die den Fremdkörper in sich schließen, beobachtet. So entfernte FRYER (1895) eine Knochenzyste und fand darin einen Holzsplitter.

Durch die chronische Entzündung können die Orbitalweichteile, Muskel, Nerven, Optikus und der Bulbus die mannigfachsten Veränderungen erfahren. Gewöhnlich bleiben dann tief eingezogene Narben, abnorme Verwachsungen der Orbitalgebilde, abnorme Fixierung des Auges, oft Enophthalmus mit mannigfacher Beweglichkeitsbeschränkung zurück.

Orbitale Fremdkörper aus Eisen. Kleine splitterförmige Fremdkörper, die unter doppelter Perforation des Auges in die Orbita übertreten, können dauernd reizlos vertragen werden. Größere eiserne Fremdkörper, vor allem Messerklingen, bleiben ebenfalls oft jahre- und jahrzehntelang reizlos, zuweilen kommt es aber später doch zu gewissen entzündlichen Erscheinungen, zu Lockerung und zu Fistelbildung.

HIGGENS (1891) fand eine Messerklinge, die 46 Jahre lang in der Orbita und im Sinus frontalis steckte. HOLMES (1900) entfernte eine 3,8 cm lange und 8 mm breite Messerklinge aus der Orbita, die 32 Jahre lang keinerlei Beschwerden verursacht hatte. JUNIUS (1909) berichtete über einen Fall, in dem eine Messerklinge von 6,1 cm Länge und 1,4 cm Breite unbewußt getragen war, dann aber seit 6 Wochen Exophthalmus und Fistel verursacht hatte. TEILLAIS (1893) berichtete über das 20jährige beschwerdefreie Verweilen eines Stricknadelstückes, das seit einigen Jahren im inneren Augenwinkel fühlbar und beweglich war. Es wurde deshalb entfernt. Erwähnt seien noch die Fälle von FALCH (1879) 3,5 cm lange, 1,5 cm breite Messerklinge fast $\frac{1}{2}$ Jahr im Orbitalboden und in der Kieferhöhle; WICHERKIEWICZ (1890) Messerklinge 3 Monate unbewußt getragen, dann episkleritische Geschwulst und Verdickung am Knochenrand; LEZENIUS (1908) Messerklinge 7 Monate unbewußt getragen; LEDBETTER (1905) Schwanzschraubenstück vom Gewehr 3 Jahre getragen; BERT ELLIS (1900) Flintenstück von 29 mm Länge, 17 mm Breite, 7,5 mm Dicke, 190 g Gewicht, $6\frac{1}{2}$ Jahre.

In einem von ZENKER (1898) mitgeteilten Fall war die Verletzung 12 Jahre zuvor erfolgt, seit 6 Jahren bestand eiternde Fistel, entfernt wurde eine in der Oberkieferhöhle steckende Messerklinge von 5,2 cm Länge.

In einem von LUIS Y YAGHE (1910) mitgeteilten Fall, bei dem durch Dolchstoß in die linke Schläfe doppelseitige Erblindung veranlaßt war, trat 30 Jahre später in einer Wunde am rechten Oberlid außen ein Fremdkörper zutage, der sich bei der Extraktion als 6 mm lange und 7 mm breite Dolchspitze erwies. In einem von STEINER (1911) mitgeteilten Fall, der das Bild einer Karies des Orbitaldaches bot, stieß man bei mehrfacher Inzision auf eine abgebrochene Messerklinge. In einem von TRESLING (1915) mitgeteilten Fall war nach Messerstich unter dem linken Auge kontralateral rechtsseitige Sehnervenatrophie mit Erblindung, totale Ophthalmoplegie und Hornhautanästhesie aufgetreten. Die Röntgenaufnahme ergab eine im Schädel steckende Messerklinge, die vom linken Jochbein mit ihrer Spitze nach der rechten Orbita in die Gegend des Foramen opticum hin gerichtet war. Die extrahierte verrostete Klinge war 9 cm lang und 2 cm breit.

WALDHAUER (1889) berichtete über Verletzung durch Schwanzschraube einer Jagdflinte, die damals zu Phthisis bulbi geführt hatte. 4 Jahre später bestanden Fistelgänge am inneren Augenhöhlenrand, der unter dem kleinen Keilbeinflügel fest eingekeilte Fremdkörper wurde mit Hammer und Meißel entfernt, wonach Tod durch Hirnabszeß eintrat.

Kleinere eiserne Fremdkörper können sich spontan ausstoßen. So berichtete CALDERON (1901) über eine Verletzung durch ein Stahlfederbruchstück, das 3 Jahre keine Erscheinungen machte, dann zu Konjunktivalhyperämie führte und sich mit der Spitze im Bindehautsack zeigte.

Eine analoge Beobachtung findet sich bei GLAUNING (1900).

Glassplitter. Glassplitter als Fremdkörper in der Orbita werden meist relativ gut vertragen. EWART (1903) berichtete über ein 20 Jahre eingebettetes Glasstück, das keine Erscheinungen veranlaßt hatte. v. HASNER (1881) fand einen Glassplitter 6 Wochen, TERENTJEW (1909) 14 Monate reizlos vertragen. ADAMÜK (1896) fand eine Fistel am rechten oberen Augenwinkel und stieß nach Spaltung auf ein 1 qcm großes Glasstück, das dort 8 Jahre gesessen hatte.

Steinstücke. Fremdkörper aus Stein, vor allem die häufiger vorkommenden Schiefergriffelstücke, können viele Jahre vertragen werden, machen dann aber doch zuweilen noch Entzündung.

In einer Beobachtung von BÖHM (1907) steckte ein Griffelstück 18 Jahre lang in der Orbita und verursachte erst im letzten Halbjahr leichte Entzündungserscheinungen sowie eine Wucherung der Karunkel. HUTCHINSON jun. (1889) fand einen Schieferstift 6 Wochen ohne Beschwerden getragen. TEILLAIS (1893) fand 5 Jahre nach einer Verletzung durch Steinwurf erneute Entzündung und nach Punktion ein Stück Schiefer.

Kupfersplitter in der Orbita können Eiterung erregen, wie in den Fällen von v. GRAEFE (1855), VERDERAME (1915, Messingsplitter) und bei eigener Beobachtung. In einem von CLOTHIER (1909) mitgeteilten Fall verweilte ein Kupfersplitter 16 Jahre reizlos in der Orbita, machte dann Reizerscheinungen und wurde extrahiert.

Holzsplitter. Die am häufigsten als orbitale Fremdkörper angetroffenen Holzsplitter werden auf die Dauer schlecht vertragen, selbst bei anfänglich reizloser Einheilung kommt es früher oder später zu Entzündung, Fistelbildung, beginnender Spontanausstoßung; oft spielt später sekundäre Infektion eine Rolle.

Nur ausnahmsweise werden sie längere Jahre vertragen, ehe die Unverträglichkeit durch Fremdkörperentzündung sich zeigt. In einem von Mitkewitsch (1886) mitgeteilten Fall verweilte ein Stück Fichtenholz 10 Jahre in der Orbita, erst 8 Jahre nach der Verletzung trat eine Fistel auf. Veasey (1910) extrahierte ein $2^4/_2$ cm langes Holzstück, das 25 Monate verweilt hatte und geringe Reizerscheinungen, aber dauernde Schmerzen in der Augenhöhle verursacht hatte. Randell (1910) berichtete über 15jähriges Verweilen eines Holzsplitters mit mehrfacher Entzündung und Eiterung im Laufe der Jahre.

Als Beispiel des wechselvollen Verlaufes sei noch ein von mir beobachteter Fall angeführt, den Gallus (1897) mitgeteilt hat. Es war ein Holzstück eingedrungen und 4 Wochen später fanden sich zwei Fisteln, eine am Lid und eine im Konjunktivalsack unten. Ein 5 cm langes und 0,5 cm dickes Holzstück wurde extrahiert, worauf sich die Wunde bei $S = {}^6/_{10}$ schloß. Nach 2 Jahren stellte sich der Patient wieder vor, da einige Monate nach der Entlassung neue Entzündung aufgetreten war. Aus der eiternden Fistel ragte soeben ein Holzsplitter hervor, der als zweites Stück von 4 cm Länge extrahiert wurde. Heilung mit Doppeltsehen.

Diagnose. Die Diagnose auf Zurückgebliebensein eines Fremdkörpers in der Orbita kann sich je nach dem Zeitpunkt, in dem sich der Verletzte nach der Verletzung vorstellt, leichter oder schwieriger gestalten. Kommt eine Verletzung im frischen Stadium, so ist zunächst festzustellen, daß eine Orbitalverwundung vorlag und sodann die Frage zu entscheiden, ob ein Fremdkörper zurückgeblieben ist. Hinsichtlich der Diagnosestellung auf erfolgte Orbitalverwundung verweise ich auf § 184, S. 1102. So leicht in den meisten Fällen die Diagnose auf Orbitalverwundung zu stellen ist, so schwer ist es nach dem Befund zu entscheiden, ob ein Fremdkörper in der Tiefe zurückgeblieben ist, zumal wenn die Anamnese ergibt, daß die Verletzung durch einen Fremdkörper erfolgt ist, der erfahrungsgemäß leicht in der Tiefe der Orbita abbricht und teilweise zurückbleibt, wie Holz- und Aststücke, Griffel, Messerklingen usw. Leicht ist die Diagnose in den Fällen, in denen der Fremdkörper annähernd im Niveau der Wunde abgebrochen ist, so daß man sein hinteres Ende sieht oder bei vorsichtigem Abtasten der Wundgegend fühlt. In allen Fällen, in denen das Zurückgebliebensein eines Fremdkörpers in der Orbita in Frage kommt, ist sofort die Röntgenaufnahme zu machen, die beim Nachweis der orbitalen Fremdkörper und Bestimmung ihres Sitzes unschätzbare Dienste leistet.

Da es sich meist um größere Fremdkörper handelt, so heben sie sich deutlich ab, und die Röntgenuntersuchung gibt sofort wichtige Aufschlüsse über die Größe und Lage des Fremdkörpers, über die Mitverletzung der Knochen und über das Hineinragen der Fremdkörper in die Nebenhöhlen, vor allem die Schädelhöhle. Sie hat zudem den großen Vorteil, daß sie die wegen der Infektionsgefahr nicht ungefährliche und in ihrem Resultat oft unsichere Sondierung vielfach ganz ausschaltet. Allerdings lassen sich nur für Röntgenstrahlen undurchlässige Fremdkörper mit ihr nachweisen, vor allem also metallische Fremdkörper, sodann die großen aus Stein und Glas. Die Röntgenaufnahme versagt bei Holzsplittern. Fig. 141 gibt den Befund der Röntgenaufnahme bei einem Schieferstift in der Orbita wieder.

In zahlreichen Fällen wurde die Röntgenaufnahme mit großem Vorteil ausgeführt. SWEET (1909) berichtete z. B. summarisch über 39 Fremdkörper in der Orbita einschließlich der hier nicht berücksichtigten Schußverletzungen, in denen die Röntgenaufnahmen sich bewährt hatten. BOUDIN (1900) z. B. bringt

Fig. 141.

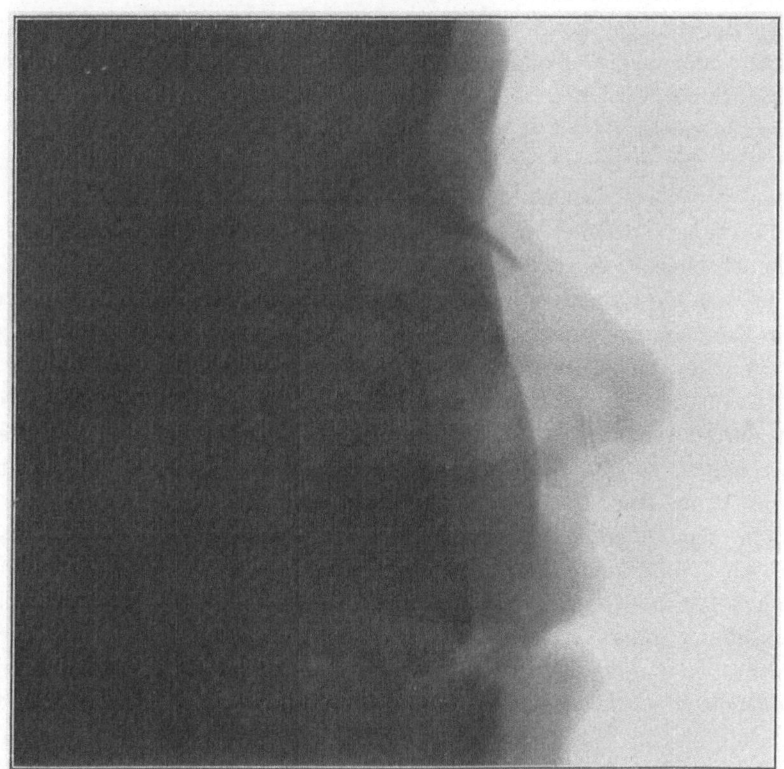

R. A. Fall in Griffel. Erbrechen. Aufnahme 8 Tage nach der Verletzung. 5 cm langer Schieferstift in der Orbita. Extraktion.

zwei Aufnahmen von dem von ROLLET beobachteten Fall, in dem eine Messerklinge in beiden Orbitae steckte.

Daß bei kleinen Fremdkörpern, die nach doppelter Perforation des Auges dicht hinter diesem stecken bleiben, die Lokalisation erschwert sein kann, wurde bereits im vorigen Paragraphen erwähnt.

Auch bei größeren Fremdkörpern kann der Befund noch Zweifel lassen. So rief in dem von BÖHM (1907) mitgeteilten Fall die Röntgenaufnahme die Vorstellung hervor, daß das seit 18 Jahren eingedrungene Griffelstück in der Oberkieferhöhle steckte, während es sich in der Orbita fand.

Handelt es sich um begründeten Verdacht auf zurückgebliebene Holzsplitter, so wird die Sondierung oder bei größeren Splittern die Untersuchung mit dem Finger heranzuziehen sein. Die Sonde läßt aber gerade weichere Holzstücke oft nicht erkennen.

In allen Fällen, bei denen Fremdkörper aus Eisen in Frage kommen, ist die Sideroskopie zur Diagnose mit heranzuziehen. Wie Zander und Geissler (1864, S. 224) mitteilten, hatte schon Anselmier (1859, Gazette des Hôpitaux Nr. 109) die Annäherung an eine horizontal aufgehangene empfindliche Magnetnadel empfohlen.

Ist der Bulbus durch einen eindringenden größeren Fremdkörper zertrümmert oder doppelt perforiert, so kann das Zurückgebliebensein entgehen, und manchmal wird er erst bei der Enukleation oder Exenteration gefunden, z. B. Aub (1871), Baker (1906), Böhm (1907).

Über die Diagnose der vollständigen doppelten Perforation kleiner Splitter, vor allem Eisensplitter, s. S. 1565.

Die Zahl der Fälle, in denen selbst größere Fremdkörper längere Zeit unerkannt blieben, ist eine große.

Kommt ein Patient erst im späteren Stadium mit chronisch entzündlichen Erscheinungen oder gar schon mit Fistelbildung, so ist die Diagnose meist leichter zu stellen. Bei vorhandener Fistel kann unbedenklich sondiert werden. Man stößt dabei oft sofort auf den Fremdkörper. Freilich kann durch Senkung des Eiters die Fistelöffnung weiter ab vom Fremdkörper liegen, so daß das Auffinden erschwert ist. Der Befund bei Fistelbildung kann den Eindruck einer Knochenerkrankung hervorrufen, wie z. B. in den Fällen von Haberern (1903), Fabrini (1907), Junius (1909), doch wird die Sondierung oder operative Freilegung den Fremdkörper erkennen lassen. In fraglichen Fällen ist Röntgenaufnahme und Sideroskopuntersuchung nötig. Wird bei der Untersuchung der Fistel etwas herausgebracht, so empfiehlt sich sofortige mikroskopische Untersuchung. Bei beginnender Spontanausstoßung kann der Fremdkörper sichtbar oder fühlbar sein.

Von größter Wichtigkeit ist die klinische Feststellung, ob ein Fremdkörper in eine Nebenhöhle, vor allem die Schädelhöhle, vorgedrungen ist. Da beim Eindringen größerer Fremdkörper in die Orbita ohne Knochenfraktur Schockwirkung mit leichten Allgemeinsymptomen, wie kurzer Unbesinnlichkeit, Schwindel, Kopfschmerz, vorkommt, so deuten diese Symptome nicht ohne weiteres auf Hirnverletzung. Dagegen weisen schwere Zerebralsymptome, wie Erbrechen, Bewußtlosigkeit usw. oder lokale Ausfallserscheinungen, auf sie hin. Im übrigen verweise ich auf die Besprechung der Diagnose bei Orbitalknochenfrakturen durch Verwundung.

Prognose. Bei nicht infizierten Verletzungen hängt die Prognose ab von der Art und Größe des Fremdkörpers, von der Schwere der unmittelbaren Verletzungsfolgen, der Art und Ausdehnung der Weichteilverletzung, wobei die Verletzung des Bulbus selbst und des Optikus für die Erhaltung des Sehvermögens von ausschlaggebender Bedeutung ist, sowie von den Komplikationen mit Eröffnung der Nebenhöhlen, vor allem der Schädelhöhle. Verletzung des Orbitaldaches und Eindringen des Fremdkörpers bis in das Gehirn gestaltet die Verletzung zu einer lebensgefährlichen. Gelingt bei größeren, innerhalb der Augenhöhle steckenden Fremdkörpern die baldige Extraktion, so kann die Prognose günstig sein, wenn ernstere Weichteilverletzungen fehlen. In diesen Fällen ist die Art und Schwere der Weichteilverletzung für den Ausgang bestimmend.

Das längere Verweilen größerer Fremdkörper in der Augenhöhle, vor allem der am häufigsten vorkommenden Fremdkörper aus Holz, ist in der Regel prognostisch ungünstig, weil es, abgesehen von den unmittelbaren Schädigungen, weiterhin zu sekundären schweren Störungen in der Funktionstüchtigkeit und Gebrauchsfähigkeit des Auges kommt, teils durch indirekte Erblindung, teils durch Beeinträchtigung der Muskeln und Nerven infolge entzündlicher Vorgänge, teils durch Lageveränderung und abnorme Verwachsungen des Auges, teils durch schrumpfende Narbenbildung. Vielfach unterhalten die Fremdkörper langdauernde Fistelbildung und chronische Eiterung, die weitere Schädigung der Weichteile der Augenhöhle nach sich ziehen. Aseptisch eingedrungene Fremdkörper aus Eisen, Glas oder Stein können unter Umständen jahrelang oder dauernd ohne Beschwerden vertragen werden, zumal dann, wenn sie peripher eingedrungen sind und zum Teil im Knochen stecken. Aber auch bei ihnen kann später Unverträglichkeit sich einstellen. Wir sehen hier ab von kleinen metallischen Fremdkörpern, die dauernd reizlos einheilen können, wie Schrotkörner, kleine Eisensplitter, die nach doppelter Perforation des Auges eingedrungen sind.

Bei Verletzung der Schädelhöhle und Gehirnverletzung ist die Prognose ernst. Meningitis und Gehirnabszeß folgen meist nach und können zum Exitus letalis führen.

Wie schon bei den Stichverletzungen gesagt wurde, haben diese Verletzungen etwas Unheimliches und können plötzlich, bei anfangs scheinbar gutem Verlauf und bei glücklich gelungener Extraktion, zu den schwersten Erscheinungen führen (z. B. Samelsohn 1894).

Bei schwerer Infektion stellen sich Phlegmone und Orbitalabszeß mit oft ungünstigem Ausgang für das Auge ein. In schweren Fällen kann selbst Meningitis eintreten. Doppelt ernst gestaltet sich die Prognose bei Tetanus.

Therapie. Im allgemeinen muß als Regel gelten, in die Orbita eingedrungene größere Fremdkörper zu entfernen. Besonders bei frischen Fällen, bei denen man mit dem Infiziertsein des Fremdkörpers rechnen muß, wird man möglichst baldige Entfernung versuchen. In der Regel wird man die Extraktion des Fremdkörpers unter Erhaltung des Auges anstreben, nur bei gleichzeitiger schwerer Verletzung des Auges durch große Fremdkörper, z. B. Granatsplitter usw., ist der Bulbus zu entfernen.

Nur bei kleinen metallischen Fremdkörpern, die erfahrungsgemäß ohne jeden Schaden dauernd vertragen werden, wie kleine Eisensplitter, Schrotkörner und selbst Revolverkugeln, muß man exspektativ verfahren. Bei der Kleinheit der Fremdkörper kann zudem die operative Entfernung die größten Schwierigkeiten bereiten, und die Gefährlichkeit des Eingriffes würde in keinem Verhältnis zum Gewinne stehen. Sollte ein derartiger Fremdkörper ausnahmsweise später schwerere Erscheinungen machen, so kann man die Extraktion versuchen, ob sie gelingt steht dahin. FRANKE (1902) versuchte einen nach doppelter Perforation des Auges in die Orbita eingedrungenen Eisensplitter wegen heftiger Schmerzen mittels der KRÖNLEINschen Operation zu entfernen; der Versuch mißlang, die Schmerzen hörten aber auf.

WOOD (1911) entfernte einen in der Spitze der Orbita steckenden Eisensplitter wegen stärkerer Beschwerden mittels Optikoneurektomie, schloß aber die Enukleation des Bulbus an.

Der Versuch, die nach doppelter Perforation des Bulbus eingedrungenen Eisensplitter mit dem Magnet zu extrahieren, schlug wiederholt fehl (z. B. BLACK 1911, ALLPORT 1912). Über erfolgreiche Entfernung unter Hilfe des Magneten berichtete u. a. BURTON CHANCE (1912), KRAUS (1913).

Am besten wird man den Fremdkörper zu extrahieren suchen bei frischen Verletzungen durch die erweiterte Eingangswunde, bei älteren Verletzungen und vorhandener Fistel unter Freilegung und Erweiterung des Fistelganges. Hat sich die Eingangswunde geschlossen, so kann ein direkter Weg durch Einschnitt auf den Fremdkörper zu wählen sein. Der Fremdkörper wird dann am besten mit einer kräftigen anatomischen Pinzette oder Kornzange an seinem Ende gefaßt und durch den Wundkanal herausgezogen.

Steckt der Fremdkörper nur in den Weichteilen, so wird er einem kräftigen Zuge folgen. Bei Extraktion der so häufigen Holzsplitter oder Griffel muß man sich hüten, den Fremdkörper durch seitliche oder rotierende Bewegungen abzubrechen. In manchen Fällen wird man sich zu vergewissern haben, daß nichts zurückgeblieben oder abgestreift ist, wie Rinde bei eingedrungenen Asten. Den extrahierten Fremdkörper muß man auf frische Bruchstelle untersuchen.

Bei Fremdkörpern in der Tiefe der Orbita kommt ferner die KRÖNLEINsche temporäre Resektion der äußeren Orbitalwand in Frage, um den Fremdkörper sicher und schonend zu entfernen. Handelt es sich um Eisensplitter, die neben dem Bulbus eingedrungen sind, so kann der Magnet zu Hilfe genommen werden (KREUZBERG 1906, HIRSCHBERG 1906). Bei der

Extraktion größerer Eisenstücke, besonders Granatsplitter, kann der Magnet als magnetische Sonde eventuell mit Hilfe des Röntgenschirmes gute Dienste leisten, Cords (1916).

Kirschmann (1914) extrahierte mittels der Krönleinschen Operation ein Holzstück, das neben dem Optikus lag.

Ist der Fremdkörper zum Teil in den Knochen eingedrungen, so ist oft erhebliche Kraft nötig, um ihn glücklich herauszubringen. Steckt der Fremdkörper in der inneren, unteren oder äußeren Orbitalwand, so wird man ohne Bedenken die erforderliche Kraft anwenden, bei fest eingekeilten unzerbrechlichen Fremdkörpern seitlich hebelnde Bewegungen ausführen oder unter Zuhilfenahme von Hammer und Meißel ihn zu lockern suchen. Besonders schwierig kann sich die Entfernung fest eingestoßener Messerklingen gestalten. Die Blutung in die Nebenhöhle ist meistens gering.

Nach glücklich gelungener Extraktion ist die entsprechende Wundbehandlung erforderlich. Zur Vorsicht wird man anfangs einen Gazedocht einlegen und die Wunde offen halten.

War bereits Infektion vorhanden, so sind die bei Orbitalphlegmone notwendigen Maßnahmen zu ergreifen. (Vgl. z. B. Birch-Hirschfeld 1912.)

Mit besonderer Sorgfalt und nach streng chirurgischen Regeln sind die Verletzungen zu behandeln, bei denen ein Fremdkörper das Orbitaldach verletzt, die Schädelhöhle eröffnet oder in das Gehirn eingedrungen ist.

In frischen Fällen wird man sofortige Extraktion anstreben, da mit der Gefahr der infektiösen Entzündung zu rechnen und das Leben in jedem Fall auf das schwerste bedroht ist. Unter hinreichender Freilegung der Wunde kann man den Fremdkörper zu entfernen versuchen. Handelt es sich um größere Fremdkörper und tiefe Lage der Fraktur, so muß unter Umständen der Bulbus geopfert werden und nach Exenteratio orbitae die Orbitaldachwunde freigelegt, der Fremdkörper entfernt und die Gehirnverletzung entsprechend chirurgisch behandelt werden. Handelt es sich um ältere Fälle, in denen der Fremdkörper bereits eingeheilt und ohne Beschwerden lange Zeit vertragen ist, so wird man abwarten können, so lange keine dringende Indikation zum Eingreifen vorliegt. Der Eingriff als solcher ist dann nicht ungefährlich. Und wenn man sich zur Extraktion entschließt, ist nach den Regeln der modernen Hirnchirurgie vorzugehen, damit ein übler Ausgang nach der Extraktion vermieden wird.

Es sind mehrere Fälle bekannt, in denen im Anschluß an die Extraktion entweder unmittelbar durch eine intrakranielle Blutung oder bald darauf durch Meningitis tödlicher Ausgang eintrat (Desmours, ref. Zander und Geissler 1864, S. 246, Pagenstecher 1864, Waldhauer 1889).

Die Läsion der zentralen Optikusbahn und der zentralen Bahnen der anderen mit dem Auge in Beziehung stehenden Nerven durch Verwundung mit Zurückbleiben eines Fremdkörpers.

§ 209. Wie bereits in § 191, S. 1159 hervorgehoben wurde, kommen, abgesehen von den Schußverletzungen, die hier nicht berücksichtigt werden, nur selten direkte Verwundungen der zerebralen Optikusbahn durch einen eindringenden Fremdkörper vor, mag er wieder herausgezogen werden, mag er im Gehirn stecken bleiben. Derartige Verwundungen führen immer zu Splitterfrakturen der Schädelknochen, so daß die Schädigungen hauptsächlich durch Knochensplitter und Blutungen veranlaßt werden. Die Fälle sind deshalb bei den Verletzungen der zentralen Optikusbahn nach Schädelverletzung durch stumpfe Gewalt mit berücksichtigt, wie z. B. der Fall von Hebold (S. 810), bei dem ein Geisteskranker sich in selbstmörderischer Absicht einen Nagel ins Gehirn getrieben hatte und rechtsseitige Hemianopsie aufwies, und bei dem nach mutmaßlich 6 wöchigem Verweilen der Tod unter Konvulsionen eintrat.

Dasselbe, was für die Läsion der zerebralen Optikusbahn durch Verwundung mit Zurückbleiben eines Fremdkörpers gilt, trifft für die analogen Verletzungen der zentralen Bahn der mit dem Auge in Verbindung stehenden Nerven (Augenmuskelnerven, Trigeminus, Fazialis) zu. Ich verweise auf die §§ 150—156.

Literatur zu §§ 208 und 209.

1813. 1. Beer, Lehre von den Augenkrankheiten. I. S. 146. Wien.
1832. 2. Lancet. 11. Febr.
1842. 3. Cunier, Ann. d'Ocul. VII. p. 4.
1845. 4. Capelletti, Giornale per service ai progressi etc. Corps étranger volumineux resté pendant plus de deux mois dans l'orbite. Ann. d'Ocul. XIV. p. 177.
       5. Neumann, Caspers Wochenschr. Nr. 22.
1847. 6. Haine, Corps étranger, de six centimètres de longueur, ayant séjourné pendant 60 jours dans la cavité orbitaire et la fosse zygomatique. Ann. de la Soc. de méd. d'Anvers et Ann. d'Ocul. XVII. p. 113.
1849. 7. Hildret, Fragment de chaise volumineux restant trois mois dans l'orbite après avoir écrasé l'œil. Clinique européenne. No. 4. 22. Janvier.
1850. 8. Collette, Ann. d'Ocul. XXIII. p. 217.
       9. Fronmüller, Beobachtungen auf dem Gebiete der Augenheilkunde.
      10. Pilz, Corps étranger dans l'orbite. London med. Gaz. April et Ann. d'Ocul. XXXIII. p. 236. 1855.
1851. 11. Verhaeghe, Corps étranger dans l'orbite. Sortie après deux années de séjour. Ann. d'Ocul. XXV. p. 204.
1854. 12. Dolbeau, Arch. d'Opht. III. p. 56. Schmidts Jahrbücher. Nr. 88. S. 362.
      13. Jäger, Über Star und Staroperationen.
      14. Lenoir, Arch. d'Opht. II. p. 261. Schmidts Jahrbücher. Nr. 88. S. 361.
      15. Faber, Württemberg. med. Korrespondenzbl. Nr. 31.
      16. Nélaton, Arch. d'Opht. Paris. III. p. 56.

1855. 17. v. Graefe, Einige außergewöhnliche Verletzungen. Nr. 4. v. Graefes Arch.
          f. Ophth. II, 1. S. 233.
1856. 18. Makenzie, Traité pratique des maladies des yeux. 4. Edit. traduit par
          Warlomont et Testelin.
      19. His, Beiträge zur normalen und pathologischen Histologie der Kornea.
          Basel. S. 132.
1859. 20. Rothmund, Zur Kasuistik der fremden Körper. Deutsche Klinik. Nr. 16.
      21. Demarquay, L'Union méd. No. 129.
1860. 22. Poland, Foreign body within the orbit; orbital inflammation; protrusion
          of the eye; extraction of the foreign body; recovery. Ophth. Hosp.
          Rep. II. p. 216.
1861. 23. Wordworth, Ein fremder Körper 6 Wochen lang tief in der Orbita ein-
          gebettet. Med. Times and Gaz. 2. Nov. Schmidts Jahrbücher. Nr. 113.
          S. 336.
1862. 24. Branzeau, Pénétration et séjour pendant trois mois dans l'orbite, d'un
          corps étranger. Extraction. Gaz. méd. d'Orient. Ann. d'Ocul. XLIX. p. 50.
1863. 25. Rothmund, Bayer. ärztl. Intelligenzbl. Nr. 26.
1864. 26. Pagenstecher, Extraktion eines fremden Körpers aus der Orbita und
          Schädelhöhle nach 17 Jahre langem Verweilen daselbst. Tod. Klin.
          Monatsbl. f. Augenheilk. S. 166.
      27. Zander und Geißler, Die Verletzungen des Auges. Leipzig u. Heidelberg.
1865. 28. Lawson, Fremdkörper in der Orbita. Lancet. II. Schmidts Jahrbücher.
          Nr. 128. S. 321.
1866. 29. Fano, Traité pratique des maladies des yeux. I.
      30. Rothmund, Schußwunde. Klin. Monatsbl. f. Augenheilk. IV. S. 110.
1867. 31. Hulke, Penetrierende Wunde der Augenhöhle mit Einlagerung von Holz-
          splittern. Tod an Tetanus. Brit. med. Journ. 28. Sept.
      32. Lawson, Injuries of the eye, orbit and eyelids. Cap. X. London.
1871. 33. Aub, Beiträge zur Kenntnis der Verletzungen des Augapfels und seiner
          Umgebungen. Unvermutete Gegenwart eines fremden Körpers in der
          Augenhöhle; erfolgreiche Entfernung 3 Wochen nach der Verletzung.
          Arch. f. Augenheilk. II. S. 252.
      34. Reeve, A case of foreign body in the orbit with remarks. Ref.: Nagels
          Jahresbericht f. Ophth.
      35. Jeaffreson, Foreign body lodged in the orbit. Ophth. Hosp. Rep. VII.
          p. 190.
      36. Borel, Corps étranger volumineux de l'orbite. Bull. de Thérapie. V.
          No. 80. p. 131.
      37. Saemisch, Schuß in die Orbita ohne Verletzung des Bulbus. Klin.
          Monatsbl. f. Augenheilk. S. 51.
1872. 38. la Forse, Plötzlicher Tod nach Extraktion eines Splitters aus der Orbita.
          Philadelphia med. Rep. XXVI, 4. p. 87.
1873. 39. Hardy, A case of frontal anaesthesia and loss of parallelism between
          the eyes, caused by the presence of broken glass within the orbit.
          Med. Times and Gaz. No. 46. p. 328.
      40. Haltenhoff, Fragment de bois dans la cavité orbitaire. Bull. de la
          Soc. méd. de la Suisse Rom. No. 10. Ann. d'Ocul. LXXI. p. 180.
1874. 41. Wohlmuth, Klinische Mitteilungen über Orbitalfrakturen. Inaug.-Diss.
          München.
      42. Berger, Mitteilungen einiger interessanter Augenverletzungen. Ophth.
          Mitt. aus der Rothmundschen Augenklinik. 1871/72. München.
1875. 43. Lussier, Corps étranger dans l'orbite. Recueil d'Opht. p. 94.
      44. Dèzes, Über fremde Körper in der Orbita. Inaug.-Diss. Bonn.
1876. 45. Lyster, Foreign bodies in the orbit. Lancet. 18. March.
      46. Haasis, Schwere Körperverletzung mit glücklichem Ausgang. Betz,
          Memorabilien 11.

1876. 47. **Waldhauer**, Verletzungen des Auges und der Augenhöhle. Klin. Monatsbl. f. Augenheilk. S. 96 u. 2×9.

1877. 48. **Lawson**, Lodgment of a large piece of stick in the orbit of a child; complete paralysis of all the ocular muscles; removal; recovery. Lancet. 15. Sept. p. 390.

1878. 49. **Kellner**, Beitrag zur Lehre von den Schädelfrakturen. Inaug.-Diss. Kiel.

1879. 50. **Falch**, Fremde Körper in der Orbita. Inaug.-Diss. Greifswald.

51. **Bower**, Penetrating wound of orbit; wound of internal carotid artery. Death. Brit. med. Journ. I. p. 547.

1880. 52. **Cast**, Removal of foreign body from the orbital cavity. Brit. med. Journ. p. 514.

53. **Nicolini**, Di un voluminoso corpo straniero nell'orbita. Ann. di Ottalm. IX. p. 301.

54. **Richet**, Corps étrangers dans l'orbite. Gaz. des Hôp. IV. p. 802.

55. **Yvert**, Traité pratique et clinique des blessures du globe de l'œil. Paris.

56. **Bergmann**, Die Lehre von den Kopfverletzungen. Deutsche Chirurgie. XXX. Stuttgart, Enke.

1881. 57. **v. Hasner**, Die Verletzungen des Auges in gerichtsärztlicher Hinsicht. Handb. d. gerichtl. Med. v. Maschka.

58. **Ryon**, Foreign body in the orbit. Austral. med. Journ. Melbourne. III. p. 181.

59. **Kramsztyk**, Ein Fremdkörper in der Orbita. Gazeta lek. Jahresber. über d. ophth. Literatur Polens für 1881. Zentralbl. f. prakt. Augenheilk. S. 385.

1882. 60. **Fonseca**, Pénétration dans l'orbite d'une esquille de bois d'énormes dimensions; chemin capricieux suivi par le corps étranger. Arch. opht. de Lisboa. Mars/Avril.

1884. 61. **Dujardin**, Trois blessures avec corps étranger de l'œil ou de ses annexes. Journ. des scienc. méd. de Lille. VI. p. 201.

62. **Sattler**, Foreign body (scale of steel) in left orbit and globe; forced through the upper lid in to the orbital cavity, penetrating about onethird its length in to the eyeball behind the equator, transfixing it, and abolishing all movement inwards and upwards; severe paroxysms of pain and sympathetic irritation of right eye one ear after accident; enucleation of globe and removal of foreign body. Cincinnati Lancet and Clin. XII. p. 755.

63. **Allen Star**, Cortical lesions of the brain. A collection and analysis of the american cases of lokalised cerebral disease. Amer. Journ. of med. scienc. CLXXIV. April.

64. **Pflüger**, Universitäts-Augenklinik in Bern. Bericht über das Jahr 1882.

1885. 65. **Rivière**, Corps étranger de l'orbite. Journ. de méd. de Bordeaux. XV. p. 64.

66. **Fryer**, Bony tumor of orbit (cystoid), caused by and enclosing foreign body. Transact. of the Amer. Ophth. Soc. Twenty-first annual meeting. p. 90 and Amer. Journ. of Ophth. II. p. 145.

67. **Page**, Wound of the cornea, with prolaps of the iris; removal of foreign bodies from the orbit; cure. Lancet. I. p. 155.

1886. 68. **Ground**, Foreign bodies in the orbit. Weekly med. Rev. XIII. p. 132.

69. **Lübinsky**, Vollständiger Durchgang eines Fremdkörpers durch den Augapfel. Protokoll d. Ges. d. Marineärzte in Kronstadt.

70. **Mengin**, Paralysie du releveur de la paupière supérieure et du droit supérieur consécutive à la pénétration d'un plomb de chasse dans la cavité orbitaire. Guérison. Recueil d'Opht. p. 21.

71. **D'Angelo**, Estrazione di una enorme scheggia di ferro, situata su tutta la parete del cavo orbitario sinistro. Rendic. Accad. med.-chir. di Napoli. p. 72.

1886. 72. Mitkewitsch, Zehnjähriges Verweilen eines Stückes Holzes in der Orbita. Westnik Ophth. III. p. 345. Ref.: Jahresb. f. Ophth. S. 556.

73. Besnard, Contribution à l'étude des plaies pénétrantes avec corps étranger de l'orbite par arme à feu de petit calibre. Thèse de Paris.

74. Baudry, Note sur un nouveau cas d'introduction de nombreux fragments de verre dans l'orbite. Arch. d'Opht. VI. p. 258.

75. Taylor, A case of foreign body driven through the tissue of the nose into the orbit; recovery. Arch. Ophth. New York. XV. p. 262.

76. Woods, Removal of a splinter of wood from the orbit. Med. and surg. Rep. 17. April.

1887. 77. Béranger-Férand, Coups de couteau dans la région temporale gauche datant de neuf mois; inflammation chronique de la région lacrymale droite; extraction, par une incision pratiquée dans cet endroit, d'un fragment de lame de couteau de six centimètres et demi de longueur sur douze millimètres de largeur. Bull. de Thérap. p. 529.

78. Consalvi, Contribuzione alla casuistica dei corpi estranei nell' orbita. Progresso med. Napoli. I. p. 582.

79. D'Angelo, A proposito dei corpi estranei nell' orbita. Lettera di risposta al Dr. Consalvi. Progresso med. Napoli. I. p. 690.

80. Ramorino, Nota di un caso di traumatismo dell' occhio destro o corpo estraneo nel naso. Boll. d'Ocul. Firenze 2. IX. p. 9.

81. Schmeichler, Ophthalmologische Kasuistik. Wiener med. Wochenschrift. Nr. 4.

82. Gardner, Tolerance of foreign bodies in the orbit and the eye; a few cases reported in illustration. Arch. Ophth. New York. XVI. p. 207.

83. Philipsen, Janledning af et tilfälde af traumatisk afrioning af musc. rect. inf. oculi. Hosp. tid. No. 26.

1888. 84. Briggs, Introduction of typs of billiard-cue in the orbit. Sacramento med. Times. Sept.

1889. 85. Marsh, A case of foreign body in the orbit. New York med. Journ. p. 123.

86. Waldhauer, C., Fremdkörper in der Orbita. Deutsche Zeitschr. f. Chir. XXIX. S. 266.

87. Viciano, Ruptures traumatiques des muscles de l'œil. Arch. d'Opht. IX. p. 508.

88. Kretschmer, Schußverletzung des Auges, Aneurysma spurium der Arteria orbitalis oder Verwundung der Karotis im Sinus cavernosus. Zentralbl. f. prakt. Augenheilk. S. 112.

89. Hutchinson jun., On some unusual cases of injury to the eye and orbit. Ophth. Hosp. Rep. Part. IV. Ref.: Zentralbl. f. prakt. Augenheilk. 1890. S. 282.

1890. 90. Wicherkiewicz, Inflammation de la sclérotique provoquée par un corps étranger invisible logé dans le voisinage de l'œil. Revue gén. d'Opht. p. 245.

91. Lotz, Zwei Fälle von unerwartet großen Fremdkörpern der Orbita bei perforierenden Wangenverletzungen durch Sturz. 1. Tod durch einen in die Orbita eindringenden Schiefergriffel. 2. Erblindung durch ein großes, in die Orbita eindringendes und längere Zeit in derselben verweilendes Holzstück. Klin. Monatsbl. f. Augenheilk. S. 365 u. 370.

92. Norris, Foreign bodies in the orbit. Transact. of the Amer. Ophth. Soc. Twenty-sixth annual meeting. p. 569.

93. Strickler, A large foreign body in the orbit and nasal cavities for nearly three years giving rise to but little inconvenience. Journ. of Ophth. New York. II. p. 244.

1891. 94. Pollaion, Plaie de l'orbite. (Séance de l'acad. de méd.) Union méd. No. 95. p. 215.

1891.   95. **Bergmeister**, Ein Fall von Orbitalverletzung. Wiener klin. Wochenschrift. Nr. 18.

96. **Higgens**, Foreign body lodged in the orbit for 46 years; removal.
Lancet. I. p. 82.

97. **Astengo**, Enorme pietra in cavità orbitaria. Boll. d'Ocul. XIII. p. 8.

98. **de Wecker**, Fracture directe de la paroi interne de l'orbite par pénétration d'un volumineux corps étranger. Arch. d'Opht. XI. p. 531.

1892.   99. **Taylor**, A case of probable rupture of the optic nerve. (Ophth. Soc.
of the Unit. Kingd. 8. Dec. Disc.: Adams Frost, Wray, Bullar, Tweedy.)
Ophth. Review. 1893. p. 27.

100. **Dujardin**, Ein Pfeifenrohr 4 Wochen lang in der Orbita und im Oberkiefer ohne schwere Zufälle. Journ. des scienc. de Lille. Nr. 16. Ref.:
Zentralbl. f. prakt. Augenheilk. S. 560.

1893. 101. **Rouse**, Extraction récente d'une balle reçue dans l'orbite droite pendant la guerre de 1870. Recueil d'Opht. p. 346.

102. **Krutowsky**, Zur Kasuistik der Fremdkörper der Augenhöhle. Sitzungsbericht d. Ges. d. Ärzte d. Tenisejschen Gouvernements.

103. **Marx**, Fremdkörper in der Orbita als Erreger von Tetanus. Inaug.-
Diss. Berlin.

104. **Ramage**, A foreign body in the left orbit; removal; recovery. Lancet.
II. p. 807.

105. **Teillais**, Traumatisme de l'orbite. Gaz. méd. de Nantes. XI. p. 192.

1894. 106. **Samelsohn**, Griffelverletzung der Orbita mit nachfolgendem Abszeß
des Stirnhirns. Deutsche med. Wochenschr. 20. Sept. Disk.: Schultze.

107. **Pignatari**, Fracture directe du plancher de l'orbite. Revue gén.
d'Opht. p. 199.

108. **v. Beck**, Schußverletzung des Gesichts, Sekundärblutung der Arteria
maxillaris externa. Deutsche Zeitschr. f. Chir. XXXVI. S. 552.

109. **Johnson**, Foreign bodies in the orbital cavity. Amer. Journ. of Ophth.
p. 161 and Transact. of the Amer. Ophth. Soc. p. 58.

110. **Pio Labrador**, Cuerpo extraño de la orbita. Rev. de med. Madrid.
1893. XXXIII. p. 625.

1895. 111. **Nobele**, Sur les plaies de l'orbite par pénétrante par des corps étrangers.
Bull. de la Soc. de Méd. de Gand. Août.

112. **Burrell Thomson**, Foreign body in orbit: the bill of a fish. Brit.
med. Journ. 7. Dec. and Amer. Journ. of Ophth. 1896. p. 76.

113. **Fromaget et Cabannes**, Plaie pénétrante de l'œil par une alène.
Gaz. hebd. des scienc. méd. de Bordeaux. p. 144.

1896. 114. **Adamük**, Zur Kasuistik der Corpora aliena in der Orbita. Klin.
Monatsbl. f. Augenheilk. S. 198.

115. **Hoene**, Zur Kasuistik der traumatischen Läsionen des Auges und der
Augenhöhle. Klin. Monatsbl. f. Augenheilk. S. 32.

116. **Baudry**, Étude médico-legale sur le traumatisme de l'œil et de ses
annexes. Lille.

117. **Wenyon**, A case of breech-pin of a gun in orbit; removal. Brit. med.
Journ. 12. Oct. 1895.

118. **Yvert**, De la conduite à tenir dans le cas de blessure du globe de
l'œil et de la cavité orbitaire par des grains de plomb de chasse ou
de petit calibre. Recueil d'Opht. p. 65.

119. **Golowin**, Ein Fall von langem Verweilen eines Fremdkörpers in der
Orbita (mit Demonstration). Sitzungsber. d. Moskauer Ophth. Vereins.
Ref.: Zentralbl. f. prakt. Augenheilk. 1897. S. 460.

1897. 120. **Chisolm**, A large foreign body in the orbit penetrating and destroying
the eyeball. Journ. of Eye, Ear and Throat Diseases. II. Juli.

121. **Iwanowski**, Klinische Beobachtungen aus der augenärztlichen Praxis.
Wjestnik Oftalm. 1896. Ref.: Zentralbl. f. prakt. Augenheilk. S. 580.

1897.   122. **Cramer**, Zu den Verletzungen der Augenhöhle. Monatsschr. f. Unfallheilk. Ref.: Zentralbl. f. prakt. Augenheilk. S. 612.

123. **Hartridge**, Foreign bodies lodged in the eye and orbit. (Ophth. Soc. of the Unit. Kingd.) Ophth. Review. p. 395.

124. **Isbruch**, Beitrag zur Kenntnis der Schrotschußverletzungen des Auges. Inaug.-Diss. Jena.

125. **Friedmann**, Über die Anwendung von Röntgenstrahlen zur Feststellung von Fremdkörpern im Auge. Klin. Monatsbl. f. Augenheilk. S. 340.

126. **Koster**, Verwanding der orbita door een pypesteel. Bericht über d. XII. Vers. v. het Nederl. Oogheelk. Gezel. Bericht: Zentralbl. f. prakt. Augenheilk. 1898. S. 251.

127. **Schild**, Fremdkörper in der Orbita. (Ärztl. Verein in Nürnberg.) Münchener med. Wochenschr. S. 1006.

128. **Foucher**, Traumatisme grave de l'orbite ayant intéressé les sinus maxillaire, ethmoïdal et sphenoïdal. L'Union méd. du Canada. Févr. Ref.: Ann. d'Ocul. CXVIII. p. 156.

129. **Gallus**, Über einige Fälle von Orbitalverletzung. Inaug.-Diss. Jena.

130. **Darier**, Tétanos consécutif à un leger traumatisme de la paupière, mort en trois jours. (Soc. d'Opht. de Paris.) Ann. d'Ocul. CXVII. p. 441.

1898.   131. **Bock**, Augenärztliche Mitteilungen. Wiener klin. Wochenschr. Nr. 30 ff.

132. **Steindorff**, Die isolierten, direkten Verletzungen des Sehnerven innerhalb der Augenhöhle. Inaug.-Diss. Halle a. S.

133. **Bloch**, Wert der Lokalanästhesie in der chirurgischen Landpraxis; Fistel oberhalb des rechten Auges, seit 3 Jahren bestehend. Heilung nach Entfernung von Holzstücken aus der Orbitalhöhle. Die Heilkunde. Heft 12.

134. **McKenzie Davidson**, The localisation of foreign bodies in the eye and orbit by means of the Roentgen rays. (Ophth. Soc. of the Unit. Kingd.) Ophth. Review. p. 54.

135. **Schubert**, Fall von Orbitalfremdkörper. (Ärztl. Verein in Nürnberg.) Münchener med. Wochenschr. S. 1135.

136. **Truc**, Zwei Fälle von großen Fremdkörpern in der Periorbita, welche von den Patienten während eines Zeitraums von 4 Jahren ignoriert wurden. Ophth. Klinik. II. Nr. 3.

137. **Zenker**, Ein Fall von Eindringen einer 5 cm langen Messerklinge, vom Bindehautsack durch den Boden der Augenhöhle in den Oberkiefer, und zwölfjähriges Verweilen in demselben ohne Wissen des Patienten. Klin. Monatsbl. f. Augenheilk. S. 132.

138. **Blondeau**, Corps étranger de l'orbite (balle de revolver), radiographie. (Soc. Belge d'Opht.) Ann. d'Ocul. CXX. p. 48.

139. **Boucheron**, Radiographies d'un grain de plomb dans l'orbite après blessure perforante de l'œil. (Soc. de Paris.) Ann. d'Ocul. CXIX. p. 51.

140. **Weiß**, Über den Nachweis von in das Augeninnere eingedrungenen Fremdkörpern durch Röntgenstrahlen. Ophth. Klinik. II. Nr. 5.

141. **Weiß**, Weitere Mitteilungen über die Nachweisbarkeit von Fremdkörpern im Auge mittels Röntgenstrahlen. Klin. Monatsbl. f. Augenheilk. S. 350 u. 414.

1899.   142. **Groenouw**, Schußverletzungen der Augenhöhle mit Nachweis des Geschosses durch Röntgenstrahlen. Klin. Monatsbl. f. Augenheilk. S. 151.

143. **Rockliffe and Hainworth**, A case of penetrating wound of the orbit followed by meningitis, trephining; recovery. (Ophth. Soc. of the Unit. Kingd.) Ophth. Review. p. 228.

144. **Szulislawski**, Über die Entstehung von Gehirnabszessen nach Orbitalphlegmone. Klin. Monatsbl. f. Augenheilk. S. 289.

145. **Praun**, Die Verletzungen des Auges. Wiesbaden.

146. **Lederer**, Zwei Fremdkörper. Ophth. Klinik. Nr. 22. S. 341.

1899. 147. **Wentscher**, Zur Kasuistik der okkulten Fremdkörper. Deutsche med. Wochenschr. Nr. 46.

1900. 148. **Bert Ellis**, Foreign body. Piece of gunlock imbedded in frontal sinus for six and a half years. Removal. Ophth. Record. p. 221.

149. **Holmes**, Foreign bodies in the orbit. Amer. Journ. of Ophth. p. 129.

150. **Jahresbericht** über die chirurgische Abteilung und die chirurgische Poliklinik des Spitals zu Basel für 1899.

151. **Peters**, Aus der Unfallpraxis. Münchener med. Wochenschr. S. 360.

152. **Schöler**, Vier Fälle von Orbitalverletzung. Inaug.-Diss. Berlin.

153. **Cramer**, Eindringen eines Schrotkorns in den Sehnerven ohne Verletzung des Bulbus mit Erhaltung des Sehvermögens. Zeitschr. f. Augenheilk. III. S. 152.

154. **Boudin**, Corps étrangers de l'orbite. Thèse de Lyon.

155. **Glauning**, Zwei bemerkenswerte Fälle von Eisensplittern in dem vorderen Teile des Auges. Arch. f. Augenheilk. XLI. S. 225.

156. **Wagenmann**, Pulsierender Exophthalmus nach Schußverletzung. (Med.-naturw. Ges. in Jena.) Münchener med. Wochenschr. S. 301.

157. **Wagenmann**, Über zweimalige Durchbohrung der Augenhäute durch Eisensplitterverletzung. Bericht über d. 28. Vers. d. Ophth. Ges. Heidelberg. S. 170.

1901. 158. **Capellini**, Un caso di morte per ferita dell' orbita. Assoc. med. chir. di Parma. 12. Luglio.

159. **Ciré**, Beitrag zur Kasuistik der Verletzungen der Orbita. Inaug.-Diss. Gießen.

160. **Fromaget**, Corps étranger de l'orbite. (Soc. de méd. de Bordeaux.) Rev. gén. d'Opht. p. 520.

161. **Garcia, Calderon**, Beitrag zur Kenntnis von Fremdkörpern in der Augenhöhle. Ophth. Klinik. Nr. 2.

162. **Hirschberg**, Doppelte Durchbohrung des Auges durch einen Eisensplitter, der in die Orbita drang. (Berliner Ophth. Ges.) Zentralbl. f. prakt. Augenheilk. S. 209.

163. **Stickel**, Über doppelte Perforation des Augapfels durch Schußverletzung. Inaug.-Diss. Jena.

164. **Wagenmann**, Doppelte Perforation des Auges durch Schußverletzungen. (Med.-naturw. Ges. in Jena.) Münchener med. Wochenschr. S. 1194.

165. **Fiser**, Zur Kenntnis der Krankheiten der Augenhöhle. Wiener med. Wochenschr. Nr. 48.

1902. 166. **Franke**, Zur Diagnose und Behandlung retrobulbärer Erkrankungen. Bericht über d. 30. Vers. d. Ophth. Ges. Heidelberg. S. 104.

167. **Lehmann und Cowl**, Totale Durchbohrung des Augapfels durch einen Eisensplitter, nebst einem Beitrag zur Röntgendiagnostik. Zentralbl. f. prakt. Augenheilk. Oktober.

168. **Natanson**, Doppelte Durchbohrung der Augapfelwände durch einen Eisensplitter. Klin. Monatsbl. f. Augenheilk. XL. (Bd. I.) S. 513.

169. **Terrien et Béclère**, Valeur comparée de la radiographie et de la radioscopie pour la détermination du siège des corps étrangers dans l'orbite. Clinique Opht. p. 6.

170. **Vélez**, Corps étranger de l'orbite toléré durant deux mois. (Soc. d'Opht. de Mexico.) Clinique Opht. p. 331.

171. **Ohm**, Fremdkörper in der Orbita. Inaug.-Diss. Kiel.

172. **Pes**, Sopra un caso di tetano consecutivo a traumatismo dell' orbita. Ann. di Ottalm. e Lavori della clinica oculistica di Napoli. XXXI. p. 701.

173. **Wilder**, A case of foreign body in the orbit. Ophth. Record. p. 101.

174. **Franke**, Zweimalige Perforation des Augapfels durch einen Eisensplitter. (Ärztl. Verein in Hamburg.) Münchener med. Wochenschr. S. 500.

175. **Fromaget**, Corps étranger de l'orbite. Insuffisance des renseignements radiographiques. (Soc. de méd. de Bordeaux.) Recueil d'Opht. p. 556.

1902. 176. Haltenhoff, Un cas de tétanoś céphalique avec paralysie faciale et oculaire, guérison. Corps étranger de l'orbite. Prolapsus traumatique de la glande lacrymale. Ann. d'Ocul. CXXVIII. p. 467.

1903. 177. Bellarminow, Seltener Fall eines großen Fremdkörpers in der Orbita. (Petersburger Ophth. Ges. 17. April.) Russk. Wratsch. II. Nr. 23.

178. Genth, Ein Fall von doppelter Perforation des Augapfels durch einen Eisensplitter. Arch. f. Augenheilk. XLVIII. S. 275.

179. Golossow, Ein Fremdkörper in der Orbita und die von ihm hervorgerufenen entoptischen Erscheinungen. Wratsch Gaz. X. Nr. 38.

180. Hirschberg, Über Magnetoperation und über doppelte Durchbohrung des Augapfels seitens eingedrungener Eisensplitter. Zentralbl. f. prakt. Augenheilk. S. 9.

181. Jackson, A case of foreign body (wood) in the orbit. Ophth. Rec. p. 539.

182. Haberern, Beitrag zur Kenntnis der Orbitalverletzungen. Szemész. lapok. No. 21.

183. Ewart, Large piece of glass embedded in the orbit for twenty years without causing symptoms; removal. Lancet. August.

184. Roselli, Traumatismi oculari. Questione medico-legali. Ed. Fratelli Centenari.

185. Seggel, Doppelte Perforation der Augapfelwandungen durch einen Fremdkörper. Klin. Monatsbl. f. Augenheilk. XLI. (N. F. II.) S. 66.

1904. 186. Chacon, Un caso de mas de cuerpo extraño en la orbita. Ann. de Oftalm. p. 352 et Revue gén. d'Opht. p. 517.

187. Jackson, Traumatic dislocation of the lacrimal gland, with foreign body in the orbit. Ophth. Record. p. 345.

188. Morrow, A case of foreign body within the orbit, with penetration of the cranial cavity. Ophth. Record. p. 447.

189. Newolina, Ein Fall von Fremdkörper der Orbita. Westn. Ophth. XXI. Nr. 5.

190. Salzer, Über eine ungewöhnliche Fremdkörperverletzung der Orbita. Münchener med. Wochenschr. S. 1115.

191. Schischkin, Eine Patrone in der Orbita. Woenno med. Journ. April.

192. Wertheim, Zur Kasuistik der durch die Orbita erfolgten Fremdkörperverletzungen des Gehirns. Inaug.-Diss. Gießen.

193. Mould, Foreign body in the eye. Journ. of the royal army med. corps. May et Revue gén. d'Opht. 1905. p. 83.

1905. 194. Black, The difficulties attending diagnosis of aseptic foreign bodies in the orbit. Ophth. Record. p. 160

195. Debève, Contribution à l'étude des corps étrangers de l'orbite. Arch. d'Opht. XXV. p. 157.

196. Lawson, Wound of the orbital margin; perforation of the bone by a splinter of wood and subsequent gradual protrusion of the splinter from the orbital ridge so as to simulate an orbital exostosis. Transact. of the Ophth. Soc. of the Unit. Kingd. XXV. p. 288.

197. Ledbetter, Breech-pin in orbit three years. Ophth. Record. p. 117.

198. Leitner, Ein nach doppelter Durchbohrung des Augapfels in die Schädelhöhle gelangter Fremdkörper. Gyermekg. No. 4.

199. Poirier, Corps étranger de l'orbite et du crâne n'ayant occasionné que des troubles insignificants. Recueil d'Opht. p. 552.

200. Grünfeld, Ein Fall von geheiltem Tetanus traumaticus nach Pfählungsverletzung der Orbita. Prager med. Wochenschr. Nr. 48.

201. v. Michel, Tetanus nach Augenverletzung. (Berliner Ophth. Ges.) Zentralbl. f. prakt. Augenheilk. Nov. S. 338 u. Deutsche med. Wochenschr. Vereinsbeilage. S. 1909.

202. Keiper, Tine of steel fork thrust through the left upper eyelid, eyeball and through the antrum highmore. Therein for fourteen years. Removal. No Reaction. Ophth. Record. p. 426.

1906. 203. Baker, A case of foreign body in the orbit. Ophth. Record. p. 193.
   204. Coqueret, Contribution à l'étude des plaies pénétrantes du crâne par la voie orbitaire. Thèse de Paris. 1905. Ref.: Revue gén. d'Opht. p. 475.
   205. Hirschberg, Ein Fall von Fremdkörper in der Orbita. Zentralbl. f. prakt. Augenheilk. Sept.
   206. Hirschberg, Eine seltene Orbitalverletzung. Zentralbl. f. prakt. Augenheilk. April. S. 106.
   207. Schreiber, Fremdkörper in der Augenhöhle. Münchener med. Wochenschrift. S. 1496.
   208. Werekundow, Ein Fall von langem Verweilen eines Fremdkörpers in der Orbita. Wraschebn. Nr. 19. S. 523.
   209. Kreuzberg, Einige Beobachtungen bei Eisensplitterverletzungen des Auges. Zentralbl. f. prakt. Augenheilk. Juni.
   210. Pockley, Foreign body retained in the orbit for nearly 4 years. Austr. Med. Gaz.
1907. 211. Böhm, Über Verletzungen der Orbita. Ophth. Klinik. Nr. 20.
   212. Cauvin, Paralysie traumatique du muscle droit inférieur (corps étranger intramusculaire. Extraction à l'électro-aimant. Guérison). Arch. d'Opht. XXVII. p. 777.
   213. Ohm, Ein Fall von einseitiger reflektorischer Pupillenstarre bei Vorhandensein der Konvergenzreaktion infolge von peripherer Okulomotoriuslähmung nach Eindringen eines Eisensplitters in die Orbita. Zentralbl. f. prakt. Augenheilk. S. 192.
   214. Versé, Demonstration einer eigentümlichen Splitterverletzung der Orbita. (Med. Ges. in Leipzig.) Münchener med. Wochenschr. S. 293.
   215. Fabrini, Contributo alla casistica dei corpi estranei dell'orbita. Ann. di Ottalm. XXXVI. p. 146.
   216. Hilbert, Zur Kasuistik der Unfallverletzungen der Orbita. Ärztl. Sachverständigenztg. XIII. Nr. 6 u. Zentralbl. f. prakt. Augenheilk. S. 254.
   217. Mayweg jun., Tetanus im Anschluß an eine Bulbusverletzung. Klin. Monatsbl. f. Augenheilk. XLV. (N. F. IV.) S. 204.
   218. v. Werthern, Inaug.-Diss. Kiel.
   219. Thorey, Alter Fremdkörper im Oberkiefer als Ursache akut einsetzender blennorrhoeähnlicher Bindehauteiterung. Münchener med. Wochenschrift. Nr. 49.
1908. 220. Lezenius, Fremdkörper der Orbita. Petersburger med. Wochenschr. S. 118.
   221. Ridley, Foreign bodies in the orbit. Ophth. Review. p. 202.
1909. 222. Carman, The technique of localizing foreign bodies in the eye and orbit by the X-ray. Ophth. Record. p. 378.
   223. Junius, Ein Fall von einseitigem Exophthalmus geheilt durch Entfernung einer 6 cm langen Messerklinge aus der Augenhöhle. Zeitschr. f. Augenheilk. XXI. S. 138.
   224. Sweet, Third series of cases of injuries from foreign bodies examined by the Roentgen rays, with results of operation. Ophth. Record. p. 437-B.
   225. Hoederath, Zwei seltene Verletzungen. I. Teile einer zerbrochenen Spazierstockkrücke in der rechten Augenhöhle. (Bericht über d. 23. Vers. rheinisch-westf. Augenärzte.) Klin. Monatsbl. f. Augenheilk. XLVIII. (N. F. VIII.) S. 109.
   226. Terentjew, Ophthalmologische Beobachtungen. Woenno med. Journ. CCXXVI. S. 313.
   226a. Clothier, Foreign body of the orbit of long standing. Journ. of Ophth. and Oto-laryng. March.
1910. 227. Luis y Yagiie, Un caso extraordinario de cuerpo extraño ocular. Arch. de Oft. Hisp.-amer. p. 342. Ref.: Klin. Monatsbl. f. Augenheilk. XLVIII. (N. F. X.) S. 699.

1910. 228. Harris, A case of choked disc possessing some unique features. Ophth. Record. p. 457.

229. Veasey, Large piece of wood embedded deeply in orbit of child twenty-five month removed with preservation of vision. Ophth. Record. p. 416.

230. Fejér, Ein geheilter Fall von — durch Fremdkörper verursachter — retrobulbärer Entzündung. Zentralbl. f. prakt. Augenheilk. S. 228.

231. Mende, Ein Fall von Fremdkörper in der Orbita. Petersburger med. Wochenschr. S. 251.

232. Randall, A splinter of wood in the left orbit for fifteen years. A clinical note. Ophth. Record. p. 370.

233. Wolff, Extraktion eines Stahlsplitters mittels des Riesenmagneten. (24. Vers. d. rheinisch-westf. Augenärzte.) Bericht: Klin. Monatsbl. f. Augenheilk. XLVIII. (N. F. IX.) S. 497.

1911. 234. Birkhäuser, Plötzliche einseitige Erblindung durch perforierende Schädelverletzung vom Gaumen aus. Klin. Monatsbl. f. Augenheilk. XLIX. (N. F. XII.) S. 23.

235. Wood, The removal of a piece of steel from the apex of the orbit. Ophthalmology. VIII. p. 6.

236. Plaut, Zur Kasuistik der Eisenfremdkörper in der Umgebung des Auges. (Verein niedersächs. Augenärzte.) Bericht: Klin. Monatsbl. f. Augenheilk. XLIX. (N. F. XII.) S. 99.

237. Black, Steel in the orbit. Ophth. Record. p. 75.

238. Römer, Fremdkörper in der Orbita. Deutsche med. Wochenschr. S. 286.

239. Steiner, Fremdkörper eigentümlicher Art oder in eigentümlicher Lage. Wiener med. Wochenschr. Nr. 6.

240. Schoute, Een griffel in het oog. Nederl. Tijdschr. v. Geneesk. I. p. 492.

1912. 241. Cramer, Abriß der Unfall- und Invaliditätskunde des Sehapparates. Enke, Stuttgart.

242. Birch-Hirschfeld, Zum Kapitel der Orbitalentzündungen, besonders ihrer Therapie. Zeitschr. f. Augenheilk. XXVII. S. 25 u. 156.

243. Terson, Sur un corps étranger placé sous la glande orbitaire et son extraction. (Soc. d'Opht. de Paris.) Clin. Opht. p. 270.

244. Beykowsky, Röntgendiagnose und Operation von Fremdkörpern der Orbita. (Vers. Deutscher Augenärzte Böhmens u. Mährens.) Bericht: Klin. Monatsbl. f. Augenheilk. L. (N. F. XIII.) S. 596.

245. Rutten, Perforation du globe oculaire et de la paroi externe de l'orbite par flèche demeurée implantée dans l'os etc. Bull. de la Soc. belge d'Opht. No. 32. p. 19.

246. v. Hippel, Verletzung der Orbita durch Strohhalm. (Verein d. Augenärzte Thüringens.) Bericht: Klin. Monatsbl. f. Augenheilk. L. (N. F. XIII.) S. 762.

247. Gallemaerts, Perforation de la voûte orbitaire. (Acad. royale de méd. de Belgique.) Revue gén. d'Opht. p. 141.

248. Sioli, Gehirnverletzung im epileptischen Anfall. Allg. Zeitschr. f. Psychiatrie. LXIX. Heft 2. S. 177.

249. Snow, Foreign bodies in orbit. Northwest Med. Seattle. July IV. No. 7.

250. Hogue, Diagnosis and treatment of foreign bodies in eye and orbit. Wisconsin Med. Journ. Milwaukee. Sept. XI. No. 4.

1913. 251. Vossius, Orbitalverletzung mit Tetanusbazillen ohne Ausbruch des Tetanus. (Verein hess. u. hess.-nass. Augenärzte.) Bericht: Klin. Monatsbl. f. Augenheilk. LII. S. 144.

252. Rogers, Observations concerning foreign bodies within the eye or orbit. Ophthalmology. p. 153.

253. Stevenson, Foreign body, three inches long, removed from orbit of a small boy: wound of optic nerve. Ophthalmoscope. p. 23.

1913. 254. Stieren, The management of foreign bodies in the eye and orbit.
          Ophth. Record. p. 533.
      255. Burton Chance, Magnetextraction of a foreign body from the orbit.
          Ophth. Record. p. 657.
      256. Kraus, Doppelte Perforation des Bulbus. Münchener med. Wochenschr.
          S. 1298.
      257. Vossius, Orbitalverletzung durch Fall. (Med. Ges. Gießen.) Deutsche
          med. Wochenschr. S. 1706.
      258. Wicherkiewicz, Ein großer Fremdkörper unter der Augapfelbinde-
          haut. Postep okul. No. 9—10.
      259. McKee, Foreign body in the orbit: removal after two years. Oph-
          thalmoscope. p. 159.
      260. Rubrich, Fall von großem Fremdkörper (Holzstück) unter dem oberen
          Orbitalrand. Münchener med. Wochenschr. S. 2314.
1914. 261. Lindner, Bulbusverletzung im hinteren Abschnitt. (Wiener Ophth. Ges.)
          Bericht: Klin. Monatsbl. f. Augenheilk. LII. S. 536.
      262. Kirschmann, Über Spanverletzungen der Orbita mit nachfolgender
          Sehnervenatrophie. Westnik Ophth. XXXI. p. 234.
      263. van der Hoeve, Eine ungewöhnliche Verletzung der Nerven. (Niederl.
          Ophth. Ges.) Bericht: Klin. Monatsbl. f. Augenheilk. LIII. S. 584.
      264. Haab, Über den richtigen Gebrauch des Riesenmagneten bei Augen-
          operationen. Arch. f. Augenheilk. LXXVII. S. 271.
1915. 265. Tresling, Kasuistische Mitteilungen über Verletzungen des Sehnerven.
          Klin. Monatsbl. f. Augenheilk. LIV. S. 188.
      266. Verderame, Über eine ungewöhnliche Form von Augenläsion infolge
          Explosion einer blinden Gewehrpatrone. Ann. di Ottalm. XLIV.
      267. Birch-Hirschfeld, Einige bemerkenswerte Fälle von Augen-
          verletzungen. Zeitschr. f. Augenheilk. XXXIV. S. 71.
      268. Cantonnet, Blessures de guerre. Arch. d'Opht. XXXIV. p. 651.
1916. 269. Cridland, The prognosis of foreign bodies in the eye and orbit.
          Ophthalmoscope. August.
      270. Miller, Retained foreign bodies in the orbit. Ophthalmology. April.
      271. Cords, Zur Therapie orbitaler Fremdkörper im Stellungskriege. Zeitschr.
          f. Augenheilk. XXXV. S. 26.
1917. 272. Zehner, Beitrag zur Kasuistik der Orbitalverletzungen. Inaug.-Diss.
          Heidelberg.
1918. 273. Pichler, Überstreuung der Regenbogenhaut mit Steinstaub. Klin.
          Monatsbl. f. Augenheilk. LX. S. 102.